中华影像鉴别诊断学
骨肌分册

主　审　孟悛非

主　编　袁慧书

副主编　程晓光　曾献军　王绍武　陈　爽

人民卫生出版社
·北京·

图书在版编目（CIP）数据

中华影像鉴别诊断学. 骨肌分册 / 袁慧书主编.
北京：人民卫生出版社，2024. 10. — ISBN 978-7-117-
36925-1

Ⅰ. R445

中国国家版本馆 CIP 数据核字第 2024YQ5979 号

人卫智网	www.ipmph.com	医学教育、学术、考试、健康，购书智慧智能综合服务平台
人卫官网	www.pmph.com	人卫官方资讯发布平台

中华影像鉴别诊断学——
骨肌分册

Zhonghua Yingxiang Jianbie Zhenduanxue——
Guji Fence

主　　编：袁慧书
出版发行：人民卫生出版社（中继线 010-59780011）
地　　址：北京市朝阳区潘家园南里 19 号
邮　　编：100021
E - mail：pmph @ pmph.com
购书热线：010-59787592　010-59787584　010-65264830
印　　刷：北京华联印刷有限公司
经　　销：新华书店
开　　本：889×1194　1/16　　印张：36.5
字　　数：1131 千字
版　　次：2024 年 10 月第 1 版
印　　次：2024 年 11 月第 1 次印刷
标准书号：ISBN 978-7-117-36925-1
定　　价：218.00 元

打击盗版举报电话：010-59787491　E-mail：WQ @ pmph.com
质量问题联系电话：010-59787234　E-mail：zhiliang @ pmph.com
数字融合服务电话：4001118166　E-mail：zengzhi @ pmph.com

（以姓氏笔画为序）　　**编　　者**

丁建平　杭州师范大学附属医院

于爱红　首都医科大学附属北京安定医院

于静红　内蒙古医科大学第二附属医院

王绍武　大连医科大学附属第二医院

王晨光　海军军医大学第二附属医院

牛金亮　山西医科大学第二医院

艾松涛　上海交通大学医学院附属第九人民医院

刘　霞　北京大学人民医院

汤光宇　同济大学附属第十人民医院

许　霖　中国人民解放军总医院

李小明　华中科技大学同济医学院附属同济医院

李绍林　中山大学附属第五医院

杨　炼　华中科技大学同济医学院附属协和医院

何　波　昆明医科大学第一附属医院

邹月芬　南京医科大学第一附属医院

张　燕　北京协和医院

张劲松　空军军医大学第一附属医院

张朝晖　中山大学附属第一医院

陆　勇　上海交通大学医学院附属瑞金医院

陈　伟　陆军军医大学第一附属医院

陈　爽　复旦大学附属华山医院

陈建宇　中山大学孙逸仙纪念医院

林祥涛　山东省立医院

欧阳林　厦门大学附属东南医院

周　晟　甘肃省人民医院

郎　宁　北京大学第三医院

赵　建　河北医科大学第三医院

郝大鹏　青岛大学附属医院

查云飞　武汉大学人民医院

姚伟武　上海交通大学医学院附属同仁医院

袁慧书　北京大学第三医院

龚向阳　浙江省人民医院

常晓丹　大连大学附属中山医院

程晓光　首都医科大学附属北京积水潭医院

曾自三　广西医科大学第一附属医院

曾献军　南昌大学第一附属医院

强永乾　西安交通大学第一附属医院

雷新玮　天津市第一中心医院

蔡香然　暨南大学附属第一医院

潘诗农　中国医科大学附属盛京医院

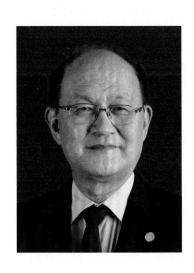

孟悛非

现任中山大学附属第一医院医学影像科主任医师、二级教授、博士研究生导师、学科带头人。曾任中山大学中山医学院医学影像学系主任、附属第一医院医学影像学教研室主任、放射科主任，兼职中华医学会放射学分会副主任委员、《中华放射学杂志》副总编、原卫生部高等医药院校医学影像学专业教材评审委员会委员、教育部高等学校医药学科教学指导委员会医学技术类教学指导委员会副主任委员、中华医学会放射学分会骨关节学组组长、广东省医学会放射学分会主任委员等。

从事影像诊断和教学工作50余年，从事肌骨系统影像诊断和教学40余年。擅长肌骨系统、中枢和外周神经影像诊断。荣获"中山大学资深名医"和"中山大学名师"称号。曾在"中华"系列杂志和国外SCI杂志上以第一作者或通讯作者发表论文50余篇。主编专著多部，参编教材多部。主编国家级规划教材《医学影像学》1~4版。由其主持的本科生课程"放射诊断学"获国家级精品课程和共享课程。获《中华放射学杂志》"金笔奖"（两次）和中华医学会放射学分会首届"金睛奖"。2020年获中华医学会放射学分会颁发的"中华医学会放射学分会终身成就奖"。

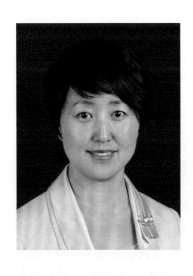

袁慧书

　　主任医师,二级教授,博士研究生导师。北京大学第三医院放射科主任,中华医学会放射学分会常务委员,中华医学会放射学分会骨关节学组组长,中国医师协会放射医师分会委员,北京医学会放射学分会副主任委员,北京医师协会放射专科医师分会常务理事,中国医学装备协会普通放射装备专业委员会副主任委员,中国女医师协会放射专科分会副主任委员。

　　长期从事骨关节系统影像临床、教学、科研工作,在骨肌系统影像检查及诊断方面积累了丰富的经验。主要研究方向为骨肌系统影像新技术及人工智能在骨肌系统影像中的应用,取得丰硕的研究成果,共培养硕士、博士研究生 30 余名,发表 SCI 收录和国内核心期刊百余篇。承担科技部国家级 863 计划、985 计划、国家重点研发计划项目、国家自然科学基金项目、北京市首都医学发展科研基金等多项科研课题。两次获得教育部科技进步奖二等奖。担任国内多家核心期刊编委,主编十余部骨关节学术著作。

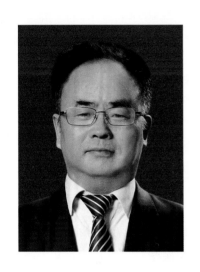

程晓光

  教授,博士研究生导师。首都医科大学附属北京积水潭医院放射科主任。现任中华医学会骨质疏松和骨矿盐疾病分会副主任委员,中国医师协会放射医师分会委员,中华医学会放射学分会骨关节学组副组长。

  长期从事医学影像学临床与研究工作,尤其是在骨科放射和骨质疏松研究方面具有丰富临床应用和科研经验,学科居国内领先水平,部分项目居国际水平。在国内外高水平期刊上发表SCI论文100余篇,中文核心论文300余篇,论著30余部。建立中国人骨质疏松DXA和QCT骨密度的正常参考值和诊断标准,在全国得到广泛推广应用,提高了我国骨质疏松症诊断水平。国际公认的骨质疏松骨密度研究专家之一,是国内著名的骨质疏松骨密度研究专家。

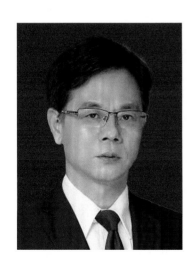

曾献军

  主任医师、三级教授,博士研究生导师。现任南昌大学第一附属医院影像中心主任、南昌大学第一临床医学院放射诊断教研室主任,江西省医学影像研究所所长。兼任中华医学会放射学分会委员、骨关节学组副组长,中国医师协会放射医师分会委员,骨肌专业委员会副组长,江西省医学会放射学分会主任委员,江西省医师协会放射医师分会会长,江西省医学影像质控中心主任委员。

  先后主持并参与科研课题20余项,其中国家自然科学基金课题3项。在国内外杂志发表学术论文近100篇。参加编写学术专著13部,其中2部主编,8部副主编。获省教学成果奖5项,省科技进步奖5项。获2005—2006年度全国卫生系统“青年岗位能手”称号,2009年评为江西省第四批“青年骨干人才”培养对象,获2009年度江西省第四届学术青年技术带头人荣誉称号,江西省高等学校第七批中青年骨干教师,江西省普通高等学校临床医学类专业教学指导委员会委员。

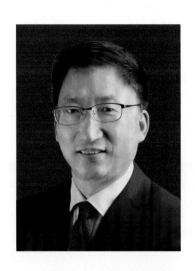

王绍武

医学博士，主任医师、教授，博士研究生导师，辽宁省教学名师。大连医科大学附属第二医院原副院长、医学影像学院原院长。中华医学会放射学分会骨关节学组副组长，中国研究型医院学会放射学专业委员会副主任委员，中国康复医学会医学影像与康复专业委员会副主任委员，教育部高等学校医学技术类专业教学指导委员会委员等。

主持国家自然科学基金项目4项。主编、副主编全国高等学校临床医学iCourse教材、国家"十三五"规划教材《医学影像学》及《医学影像诊断学》4部，主编国家级《医学影像学数字课程》，参编国家"十一五"至"十四五"规划教材、国家精品课教材《医学影像学》和专业学位研究生规划教材《放射诊断学》等。副主编《中华影像医学 骨肌系统卷》，主译、副主编影像类专著10余部。获国家教学成果奖二等奖2项，辽宁省教学成果奖一等奖3项，省科技进步奖二等奖、三等奖4项。发表专业学术论文150余篇，SCI收录30余篇。

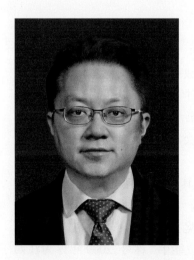

陈 爽

医学博士，主任医师，教授，博士研究生导师，复旦大学附属华山医院宝山院区副院长，复旦大学附属华山医院影像科副主任。目前担任国家自然科学基金评委，浙江省自然科学基金评委，亚洲骨放射学会（AMS）委员，中华医学会放射学分会骨关节学组副组长，上海市医学会放射学分会委员兼秘书，第十届上海市医学会放射学分会骨关节学组组长，第四届中国医师协会肌骨影像专委会副主任委员，上海市医学会临床医学工程专科分会主任委员，中华医学会医学工程学分会常务委员，中国医师协会临床工程师分会常务委员，上海市医师协会临床工程师分会副会长，中华医学会运动医疗分会医务监督学组副组长，上海市中西医结合学会医学影像专业委员会委员兼肌骨专业学组组长。《中华放射学杂志》审稿专家，《中华医学杂志》英文版审稿专家等。

2002年赴比利时布鲁塞尔自由大学ERASME医院进修神经放射，2004年赴意大利都灵大学运动医学科进修运动医学及骨关节影像诊断，2014年赴美国哈佛大学医学院进修。主要研究方向和领域是神经系统和骨关节系统的影像诊断，特别是在骨科领域内的运动创伤影像诊断方面有扎实的工作基础和经验，致力于关节软骨的MR成像及相关代谢机制，以及骨性关节炎人工智能和运动损伤影像方面的临床及基础研究。主持与肌骨影像相关的上海市科委项目2项和国家自然科学基金面上项目7项。2024年在国际影像学期刊*Radiology*上发表论著1篇。

出版说明

医疗资源分布不均、区域不平衡是我国医疗卫生体系中长期存在的突出问题。2024年政府工作报告指出，提高基层医疗卫生服务能力和引导优质医疗资源下沉依然是政府保障和改善民生的工作重点。相信在今后较长的时期内，这项工作重点一直会是我们卫生健康行业需要解决的瓶颈问题，也自然是出版工作的使命所在。

正是基于以上的认识和思考，人民卫生出版社联合中华医学会放射学分会和中国医师协会放射医师分会启动了"中华影像鉴别诊断学丛书·中华临床影像征象库"的编写工作。

相对于既往医学影像类图书以疾病为单元的内容体系，"中华影像鉴别诊断学丛书·中华临床影像征象库"在编写思路方面进行了系统性的创新。丛书以临床所能见到的影像学基本病变/征象为编写切入点，直面"同病异征，同征异病"的临床实际问题，对人体疾病在身体各部位的影像学变化/征象进行了系统梳理，对临床上能见到的各种影像学基本变化相关疾病的鉴别诊断进行了全面总结。通过"逆向"的编写思路契合临床实践中"正向"的影像诊断思维，实现了编写思路的重大突破，更好地契合了影像科医师的实际需求。

在纸质书稿编写的同时，构建了"以影像学基本病变/征象为单元"的中华临床影像征象库。征象库汇集了纸质书中各种基本病变/征象所对应疾病的具体病例，对各病例影像学检查DICOM格式的影像资料进行了系统展示，以类似于"情景再现"的形式为读者呈现了影像科医师在临床工作中所能获取的病例资料，并由权威专家进行了全面解读。登录中华临床影像征象库，相当于随时随地进入165家大型三甲医院影像科的联合工作站，零距离跟着知名专家学习阅片。创新性地解决了医学影像从业人员业务能力提升中"百闻不如一见"的痛点，推动了优质医疗影像资源的扩容和下沉。

纸质书与征象库"目录相互对应""内容相互融合""纸质载体与数字载体（手机/电脑）互补运用"，为读者呈现了从所见影像学变化/征象，到诊断思路解读，再到具体疾病的诊断与鉴别诊断，全流程"闭环"的知识体系。创新了出版形式，体现了理论总结、思路梳理与临床阅片场景再现的有机结合，进一步缩短了出版物中知识的抽象性与临床工作的实践性之间的距离，创新性地落实了优质医疗影像资源下沉的国家战略。

基于医学影像从业人员的亚专科分工，丛书共分为9个分册，征象库包括9个分库。汇集了全国165家大型三甲医院珍贵的病例资源和近千位专家丰富的临床智慧。中华医学会放射学分会和中国医师协会放射医师分会等学术组织的专家构成了编委的核心力量。

该丛书将于2024年下半年陆续出版，相应的征象库也将同步上线。

中华影像鉴别诊断学丛书
编写委员会

神经分册	主　审	陈　敏
	主　编	马　林、朱文珍
	副主编	张　辉、余永强、廖伟华、陈　峰
头颈分册	主　审	王振常
	主　编	鲜军舫、陶晓峰
	副主编	曹代荣、吴飞云、沙　炎、罗德红
胸部分册	主　审	郭佑民、陈起航
	主　编	伍建林、萧　毅
	副主编	胡春洪、赵绍宏、于　红
心血管分册	主　审	卢光明
	主　编	郑敏文、赵世华
	副主编	吕　滨、侯　阳、张龙江、王怡宁
消化分册	主　审	梁长虹、宋　彬
	主　编	严福华
	副主编	刘爱连、孙应实、刘再毅、孟晓春
泌尿生殖分册	主　审	洪　楠、张惠茅
	主　编	赵心明、居胜红
	副主编	高剑波、薛华丹、沈　君、辛　军
骨肌分册	主　审	孟悛非
	主　编	袁慧书
	副主编	程晓光、曾献军、王绍武、陈　爽
乳腺分册	主　审	王培军
	主　编	彭卫军
	副主编	顾雅佳、汪登斌、杨　帆
儿科分册	主　审	朱　铭
	主　编	邵剑波、李　欣
	副主编	钟玉敏、宁　刚、彭　芸、严志汉

前　言

近年来，随着我国医学继续教育的飞速发展，广大年轻医学影像工作者对包括骨肌影像在内的高质量医学影像书籍的需求日益增加。目前，不断有新的影像学专著及教科书问世，侧重点不同，亮点也很多。但总体来讲，它们主要是以疾病类型为主线系统介绍影像学诊断知识，如骨肌系统按照发育畸形、创伤、肿瘤、感染、炎症和代谢性疾病等为主线，对各种疾病从流行病学、病因、病理、影像表现、鉴别诊断等几方面系统讲述。这类书籍有利于影像学专业学生和年轻医生系统地学习影像学知识，但也在一定程度上忽视了每个具体病例的复杂性和对读者临床思维能力的培养。

在日常临床工作中，很多骨肌系统疾病缺乏典型的影像学表现，存在"同病异影、同影异病"的现象，我们面对不同的个体，需要从临床和影像表现入手，结合所掌握的专业知识进行综合分析和辨别才能得出正确的诊断。但是影像专业学生和年轻医生在初次接触临床工作时，由于医院病例数量及病种有限，抑或是缺乏经验丰富老师的指导等方面因素，大大阻碍了这些刚刚进入医学影像专业领域的医生建立规范、系统的诊断思路及模式，不利于他们培养出全面、正确的临床思维能力。鉴于目前的现状，我们编写的《中华影像鉴别诊断学——骨肌分册》，将从日常实际的工作流程出发，以临床-影像路径为主线，系统讲述如何结合临床对所提供的影像信息进行系统的分析和鉴别，帮助读者快速梳理鉴别诊断思路，将系统影像专业知识与临床工作结合，迅速掌握临床思维能力，提升临床实际工作能力，顺利成长为经验丰富的影像医生。同时，本书也会长期陪伴读者的工作生涯，成为影像工作者不可或缺的一本工具书，在遇到疑难或罕少见病例时，为读者提供帮助。在纸质书稿编写的同时，还同步编写了影像征象库，征象库汇集了纸质书中各种基本病变/征象所对应疾病的具体病例，对各病例影像学检查DICOM格式的影像资料进行了系统展示，并进行了全面解读。

我们集结了全国40余位权威的骨肌系统影像专家共同撰写了这本书，每个人都尽心尽力将自己的经验总结和精华融入其中。诚挚感谢各位编者的辛勤付出。

本书适用于影像科、骨科的各级医师及其他相关专业从业人员阅读。衷心希望这本书能为您的日常临床工作及相关研究工作提供帮助。由于编写时间有限，对有些疾病认识不足，纰漏在所难免，恳请各位读者不吝赐教。

袁慧书

2024年9月

目　录

第一章　骨肌系统基本病变鉴别诊断思路

第一节　分册设计思路

近年来,随着我国医学继续教育的飞速发展,广大年轻医学影像工作者对包括骨肌影像在内的高质量医学影像书籍的需求日益增加。目前,不断有新的影像学专著及教科书问世,侧重点不同,亮点也很多。但总的来说,它们主要是按照疾病类型为主线来系统介绍影像学诊断知识,如骨肌系统按照发育畸形、创伤、肿瘤、感染、炎症和代谢性疾病等为主线,对各种疾病从流行病学、病因、病理、影像表现、鉴别诊断等几方面系统讲述。这类书籍有利于影像学专业学生和年轻医生系统地学习影像学知识,但也在一定程度上忽视了每个具体病例的复杂性和对读者临床思维能力的培养。

在日常临床工作中,很多骨肌系统疾病缺乏典型的影像学表现,存在"同病异影、同影异病"的现象,我们面对不同的个体,需要从临床和影像表现入手,结合所掌握的专业知识进行综合分析和辨别才能得出正确的诊断。但是影像专业学生和年轻医生在初次接触临床工作时,由于医院病例数量及病种有限,抑或是缺乏经验丰富老师的指导等方面因素,大大阻碍了这些刚刚进入医学影像专业领域的医生建立规范、系统的诊断思路及模式,不利于他们培养出全面、正确的临床思维能力。鉴于目前的现状,我们编写的《中华影像鉴别诊断学——骨肌分册》将从日常实际的工作流程出发,以临床-影像路径为主线,系统讲述如何结合临床对所提供的影像信息进行系统的分析和鉴别,帮助读者快速梳理鉴别诊断思路,将系统影像专业知识与临床工作结合,迅速掌握临床思维能力,提升临床实际工作能力,顺利成长为经验丰富的影像医生。同时,本书也会长期陪伴读者的工作生涯,成为影像工作者不可或缺的一本工具书,在遇到疑难或罕见病例时,为读者提供帮助。

(袁慧书)

第二节　临床症状和体征

一、疼痛

(一)定义及概述

疼痛(pain)是机体对损伤组织或潜在的损伤产生的一种不愉快的反应和情感体验,是一种复杂的心理活动,是临床上最常见的症状之一。

疼痛的发生机制尚不完全清楚。一般认为是由神经末梢受到各种伤害性刺激后,经过传导系统传至大脑,而引起疼痛感觉。同时,中枢神经系统对疼痛的发生及发展具有调控作用。根据疼痛的持续时间将其分为急性疼痛(短于 3 个月)和慢性疼痛(长于 3 个月)。导致不同类型疼痛的因素各不相同,常见导致急性疼痛的病因包括外伤、感染及进展迅速的肿瘤等,导致慢性疼痛的病因包括骨关节的退行性变,慢性损伤,先天性、肿瘤性及代谢性疾病等。

(二)临床表现与诊断检查

1. 临床表现

(1)疼痛性质:局部疼痛由病变本身或继发性肌痉挛所致,骨肌系统疾病中常见于肌筋膜炎、腰肌劳损等;放射痛是沿受损神经向末梢放射引起,如腰椎间盘突出症引起的下肢放射痛等;而某些脏器疾病常会引起体表的痛觉即牵涉痛,如心绞痛引起的左上肢牵涉痛。

(2)疼痛部位:骨肌系统疾病中引起全身疼痛的病因常见于骨质疏松症、多发性骨髓瘤等;局部疼痛包括关节痛、颈肩痛及腰腿痛,如退行性骨关节炎引起的关节痛等。

(3)疼痛的发作规律:静息痛或夜间痛通常指肢体在静止状态下的疼痛,疼痛持续存在,夜间可更加明显,常见于痛风性关节炎及骨肿瘤等;疼痛活动后加重,休息后减轻常见于退行性骨关节炎;疼痛休息后加重,活动后减轻则常见于类风湿性关节炎、强直性脊柱炎等。

2. **体格检查**　骨肌系统疼痛相应的体格检查较为复杂,脊柱、四肢及每个关节都有其特殊的检查,一般包括形态检查、运动功能检查、神经系统检查及一些特殊检查。如在脊柱检查时应注意其形态、弯曲度、活动范围、压痛和叩痛,深反射检查等获得定性定位,特殊检查如直腿抬高试验、臂丛牵拉试验、压头试验可观察神经损伤情况。

3. **诊断检查**　包括影像学检查、电生理检查、实验室检查以及病理活检等。

X线平片操作便捷,费用低廉,并且由于大的投照范围,可对骨的整体结构进行观察,同时还可对屈伸位、应力位以及负重位等功能体位的骨骼进行采集;CT作为一种断层影像,可对微细骨质结构及解剖结构复杂区域的病变进行更精准的评估,同时可以兼顾软组织病变的诊断;MRI主要反映组织信号改变,是软组织病变的首选检查,对半月板、韧带及肌腱等损伤具有绝对优势,还可以对隐匿性骨折、骨髓水肿及软组织改变等做出明确诊断。

(三)影像学在急性疼痛中的应用

根据临床病史、体格检查以及初始影像学检查,可将急性疼痛分为外伤性和非外伤性,详见图1-2-1。

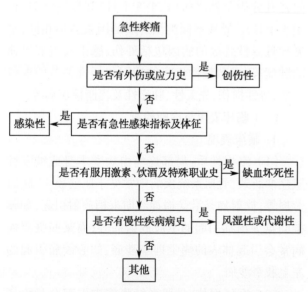

图1-2-1　骨肌系统疾病引起急性疼痛的诊断思路

1. **外伤性疼痛**　常见病因包括骨折、关节脱位、肩袖损伤、膝关节半月板及韧带损伤等。X线和CT明确骨折的部位、类型和骨折端移位情况等。MRI可以清晰地显示出肩袖、韧带、半月板有无变性、撕裂,还可确定其损伤类型及其损伤程度。

2. **非外伤性疼痛**　常见病因包括细菌感染,如化脓性关节炎、化脓性骨髓炎等,早期X线呈阴性表现,常需要结合实验室检查检出病原菌,MRI可检测早期骨髓水肿,随着疾病进展影像学常用来判断疾病病程,增强扫描可以清晰显示脓肿坏死及脓肿壁等可与肿瘤性疾病等鉴别。另外,某些慢性疾病急性发作也会呈急性疼痛的表现,如痛风,结合其好发部位典型的临床表现第一跖趾关节红肿热痛以及高嘌呤饮食,双能CT检出其患处的尿酸盐结晶等不难诊断。此外,骨梗死作为少见病因,常累及四肢长骨的松质骨,X线片上早期检出困难,MRI可较早发现典型地图样表现可作为鉴别依据。

(四)影像学在骨肌系统慢性疼痛中的应用

慢性疼痛在骨关节系统常见,很多病因均可导致骨肌系统慢性疼痛的发生,影像学检查主要是找寻其病因。常见病因包括感染性、退变性、自身免疫性、缺血性、代谢性、肿瘤性及其他疾病等,详见图1-2-2。

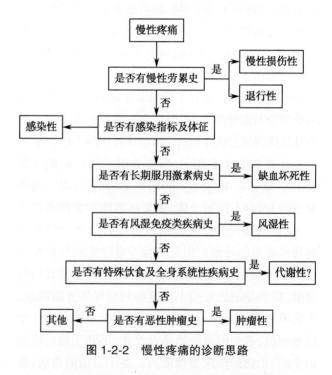

图1-2-2　慢性疼痛的诊断思路

1. **感染性疾病**　相较于急性疼痛毒力较强的化脓性细菌而言,引起慢性疼痛的细菌主要是毒力较低的细菌,常见的疾病包括骨关节结核、脊柱结核、布鲁氏菌性脊柱炎等。可发生于任何年龄段,疾病起病隐匿,进展缓慢,早期X线平片均为阴性,MRI早期显示骨髓炎性水肿及软组织侵犯,增强扫描对疾病的鉴别诊断有一定帮助。除了影像学检查,病原菌培养、接触史及特殊的临床表现均有助于鉴别。此外,其他少见的病因包括寄生虫感染,如骨包虫等均可引起骨骼肌肉的慢性疼痛。

2. **退变性疾病** 好发人群为中老年人,脊柱和负重的大关节常累及,常见的疾病包括退行性骨关节炎、颈椎病及椎间盘突出等。X线及CT常显示退变导致的关节和椎体骨质增生,椎间孔和关节间隙的情况等;MRI可早期显示关节软骨、椎间盘的信号变化,关节和椎体附属结构、脊髓内部及脊髓受压部位及形态改变等。因此,依据病史、临床体征及影像学检查即可确诊。

3. **风湿性疾病** 常见疾病有类风湿性关节炎和强直性脊柱炎等,发病年龄、性别、家族史、实验室检查等对疾病的诊断具有参考价值,如类风湿性关节炎好发于中年女性,强直性脊柱炎好发于青年男性,部分有家族史;前者血清类风湿因子及抗环瓜氨酸多肽抗体阳性,后者与人类白细胞相关抗原HLA-B27强关联。MRI早期均表现为关节周围软组织肿胀、骨髓水肿。随着疾病进展,X线和CT逐渐出现类风湿性关节炎双侧对称性小关节肿胀及半脱位,而强直性脊柱炎出现竹节椎及膝、踝、髋关节为主的非对称性下肢大关节肿痛等典型表现可明确诊断。而少见疾病如银屑病性关节炎,常引起非对称性远端小关节的骨质破坏出现的笔套征、鼠耳征等,结合疾病的临床表现及自身抗体等不难鉴别。此外,系统性红斑狼疮及干燥综合征等结缔组织病所导致的关节炎也会引起慢性关节痛,症状非特异,表现不典型时应注意鉴别。

4. **缺血性疾病** 常见病因包括股骨头坏死和月骨缺血性坏死,多见于中青年人,前者与外伤、酗酒、应用激素等密切相关,后者好发于对腕部活动频繁者。X线早期呈阴性改变,MRI较为敏感,可发现早期病变,随着疾病进展,X线和CT可对其进行分期,并分别可在X线、CT及MRI的T2WI及抑脂序列上可显示典型的负重区边缘线样"双线征"。此外,腕舟骨、足舟骨和距骨的缺血坏死也并不罕见,在疾病诊断时考虑缺血坏死的发生。

5. **代谢性疾病** 常见疾病包括痛风性关节炎、骨质疏松症等。痛风性关节炎虽然是一种慢性疾病,但其疼痛常表现为急性发作。骨质疏松是由于钙磷代谢障碍导致骨密度减低,引起骨痛。在发病早期可无任何X线表现,随着病情发展,X线和CT示密度减低,骨小梁稀疏,生化指标有助于诊断。很多疾病可以引起全身的骨质疏松,如多发性骨髓瘤、甲状旁腺及肾上腺皮质功能亢进等,其中,甲状旁腺功能亢进常出现棕色瘤,肾上腺皮质功能亢进患者常出现满月脸、水牛背,而多发性骨髓瘤则出现本周

蛋白尿等典型症状。此外,绝经期女性及服用药物等均会引起骨质疏松,应注意结合临床及实验室检查明确病因。

6. **肿瘤性疾病** 恶性肿瘤患者疼痛常为持续性疼痛,夜间加重。而较少部分良性肿瘤会有分泌炎症因子导致疼痛的发生,如骨样骨瘤导致的局部疼痛以夜间为重,服用水杨酸钠类药物可缓解疼痛;骨母细胞瘤服用水杨酸类药物无效和无明显夜间疼痛,这是与骨样骨瘤的不同点。骨髓瘤和广泛的骨转移瘤往往引起全身性疼痛。影像学手段对疾病良恶性的诊断具有很高的价值,X线和CT能评估肿瘤的位置、大小、边界及骨质的破坏等,MRI可评估恶性肿瘤周围软组织侵犯等,增强扫描可评估肿瘤内部的血供、髓内浸润等,通过影像对疾病诊断、鉴别诊断及分期,可帮助临床医生制订合理的诊疗决策。

7. **慢性损伤性疾病** 患者常有在风寒环境下工作史、剧烈运动史和慢性劳损史,常见疾病包括软组织慢性损伤,如滑囊炎、腱鞘炎、肩周炎、腰肌劳损和肌筋膜炎等,MRI检查有助于诊断;骨/软骨的慢性损伤,如疲劳性骨折、髌骨软骨软化症、胫骨及股骨结节骨软骨病等,X线可明确有无关节面下骨囊肿、骨质的破坏,MRI评估软骨信号改变等,结合典型的临床表现对其诊断不难;另外,周围神经因频繁的重复活动或由于神经组织周围的结构增生、狭窄等原因造成局部的神经损伤,MRI检查有助于其连续性及信号改变。

二、肿块

(一)定义和概述

肿块(lump)通常是指机体器官或组织内可被触及的异常包块。

肿块的发生机制复杂,根据肿块的性质一般分为肿瘤性和非肿瘤性,前者是机体在内、外各种致瘤因素的长期协同作用下,导致细胞异常增殖而形成的新生物,如骨肉瘤等。后者是机体受到外伤、感染及慢性损伤等因素而形成的肿块,如局部血肿和脓肿等。也可以根据肿块的良恶性程度分为癌性肿块和非癌性肿块,前者仅指恶性肿瘤,后者包括良性肿瘤和非肿瘤性肿块。

(二)临床表现与诊断检查

1. **临床表现** 癌性肿块常伴有疼痛、贫血、乏力、营养不良和恶病质等全身症状,短期内形成较大肿块,功能障碍,骨骼畸形及病理性骨折等,常见有骨肉瘤,尤因肉瘤等;非癌性肿块常生长缓慢,预后

良好,在肿块较小时通常无明显临床表现,往往在肿块增大后引起局部压迫症状。而感染导致的脓肿常伴有局部的红肿热痛,结核常起病缓慢,伴低热、乏力、盗汗、消瘦、食欲缺乏、贫血等全身症状,部分良性肿瘤若在短时间内增大并且出现肿痛,则可能发生恶变。

2. **体格检查**　肿块的体格检查包括其发生的部位、大小、硬度、活动度、与周围组织的关系,皮肤表面有无红肿、皮温改变、压痛、破溃等,是否有肌肉萎缩或痉挛、畸形、摩擦音及关节活动障碍等。

3. **诊断检查**　包括影像学检查、实验室检查及病理检查。

X 线平片可以发现较大的肿块,并可反映其形态和密度改变。CT 对肿块与周围组织关系的显示较 X 线更清晰,同时可以观察到肿块内部细微骨质破坏、微小钙化及骨膜增生等,CT 增强检查可以评估肿瘤的血供情况、血管生成和肿瘤的恶性程度。另外,能谱 CT 有助于鉴别肿块的良恶性。MRI 则对解剖结构复杂区域的肿块及其与周围组织的关系显示效果更好,如脊柱及椎管内病灶等,同样 MRI 增强检查也能对病灶内血供情况进行评估。另外,MRI 的新技术如弥散加权成像可以评估肿瘤细胞的密度和活跃性,磁共振波谱成像提供肿块内部的生化信息等,这对肿块性质的鉴别也具有一定价值。

（三）影像学在非肿瘤性肿块中的应用

很多病因均可导致骨肌系统非肿瘤性肿块的发生,影像学检查主要是评估其范围和程度,常见病因包括感染性疾病和创伤性疾病等,详见图 1-2-3。

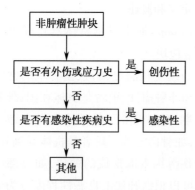

图 1-2-3　非肿瘤性肿块的诊断思路

1. **感染性疾病**　当发生急性化脓性感染时,患者往往起病急骤,局部出现红肿热痛,在 CT 或 MRI 图像上,病灶周围的水肿较弥漫,边界不清,脓肿壁厚薄不均,增强时脓肿壁强化;若发生骨或关节结核时,患者往往起病慢,病程长,骨关节内病灶常突破骨膜形成窦道并扩散至肌间隙内形成冷脓肿,影像

上呈囊袋状或蜂窝状,脓肿壁较薄,边界较清楚,增强扫描壁明显强化且局部见钙化。因此,结合病史、血培养、实验室指标及影像学检查等有助于疾病的诊断和鉴别诊断。

2. **创伤性疾病**　外伤导致急性血肿在 CT 常为高密度,MRI 上由于脱氧血红蛋白的顺磁性效应,T2WI 呈低信号,T1WI 为等信号。随着时间的变化逐渐发展成慢性血肿,MRI 上由于含铁血黄素的沉积,T2WI 可见低信号环。另外,骨化性肌炎也可导致肿块的形成,好发于青年男性的四肢大肌群,伴明显外伤史,并且该病为自限性疾病,肿块表现为增大快、钙化快、消肿快。影像学上肿块内呈典型的蛋壳样或棉絮状的钙化或骨化影有助于诊断。但当影像学表现不典型或病史询问不全面时,与骨旁骨肉瘤等鉴别存在一定困难。

（四）影像学在肿瘤性肿块中的应用

1. **良性肿瘤形成的肿块**　很多良性骨肿瘤或软组织肿瘤均可形成肿块,诊断须结合患者的发病年龄、部位、影像学表现等综合评估。如发生于骨的良性肿瘤好发于 10～30 岁的青少年,发生于软组织的良性肿瘤好发于 40～70 岁中、老年人。同时,不同类型的肿瘤有其独特的好发部位,如骨纤维异常增殖症好发于颅面骨,骨巨细胞瘤好发于长骨骨端,腱鞘巨细胞瘤好发于关节周围,弹力纤维瘤好发于肩胛下角区。此外,从影像特征来看,良性骨肿瘤常呈膨胀性缓慢生长,边缘清晰,常无骨膜反应或仅有均匀致密的骨膜反应。有些骨肿瘤有其特征性的影像表现,这有助于诊断及鉴别诊断,如骨巨细胞瘤的偏心性皂泡样骨质破坏,骨纤维异常增殖症的磨玻璃样改变,椎体血管瘤表现为栅栏样改变,动脉瘤样骨囊肿表现为膨胀囊性透亮区伴液-液平面等;而绝大多数良性软组织肿瘤边界清晰,内部均质,如脂肪瘤;但部分软组织肿瘤边界不清,内部易发生出血坏死,如血管瘤边界模糊,出现静脉石为其特征;弹力纤维瘤的脂性条纹征及神经鞘瘤出现靶征或神经出入征等。

2. **恶性肿瘤形成的肿块**　恶性骨或软组织肿瘤均会形成肿块,患者的发病年龄、肿瘤生长的部位及典型的影像学表现对疾病的诊断及鉴别诊断具有价值。发病年龄有助于恶性肿瘤的诊断,如尤因肉瘤好发于 5～15 岁青少年,骨肉瘤好发于 10～25 岁,滑膜肉瘤好发于中青年人,而更多的恶性肿瘤好发于中老年人如脂肪肉瘤、软骨肉瘤、转移瘤。发病部位对恶性肿瘤的诊断也有帮助,如骨肉瘤好发于干骺端,尤因肉瘤好发于骨干,骨髓瘤及骨转移瘤好发于脊柱等。此外,从影像学表现来说,恶性骨肿瘤呈迅速的浸润性生长,边界不清,常破坏骨皮质和侵犯周围软组织,其骨膜反应也更常见,并且不同肿瘤有其各自的特点,如骨肉瘤的 Codman 三角,尤因肉瘤的葱皮样改变等。另外,有些征象也可以提示肿瘤的来源,如环状钙化提示为软骨源性,脂肪成分的出现提示为脂肪源性,而多发散在的溶骨性或成骨性病灶可能提示是转移性肿瘤等。除了上述特征性改变以外,很多肿块的性质无法确定时,行经皮穿刺活检有助于肿块的定性,指导手术方案的制订。肿瘤性肿块的良恶性鉴别诊断思路见表 1-2-1。

表 1-2-1　肿瘤性肿块的良恶性鉴别诊断表

	良性肿瘤	恶性肿瘤
发病年龄	30 岁以下 - 多数骨肿瘤 40~70 岁 - 软组织肿瘤	5~15 岁 - 尤因肉瘤等 10~25 岁 - 骨肉瘤等 中青年人 - 滑膜肉瘤等 中老年人 - 转移瘤等
发病部位	颅面骨 - 骨纤维异常增殖症 长骨骨端 - 骨巨细胞瘤 关节周围 - 腱鞘巨细胞瘤 肩胛下角区 - 弹力纤维瘤	干骺端 - 骨肉瘤等 骨干 - 尤因肉瘤等 脊柱 - 骨髓瘤及骨转移瘤
影像特征	偏心性皂泡样骨质破坏 - 骨巨细胞瘤 磨玻璃样改变 - 骨纤维异常增殖症 栅栏样改变 - 椎体血管瘤 脂性条纹征 - 弹力纤维瘤	Codman 三角 - 骨肉瘤等 葱皮样改变 - 尤因肉瘤

三、肿胀

(一)定义和概述

肿胀(swelling)指肌肉、皮肤或黏膜等组织由于发炎或充血而体积增大。其中关节肿胀是由于关节囊内部的滑膜等结构和周围的肌腱、韧带等组织的病变及关节内积液导致的。

肿胀是由于人体皮肤、皮下组织、肌肉组织及韧带等组织等受到创伤或压迫时,致细胞内组织液渗出所形成。而关节肿胀可以是因滑膜受刺激充血水肿分泌滑液导致,也可以是滑膜本身的炎症、增生或肿瘤样变等导致。根据疾病的特点可分为对称性(肢体两侧对称分布)或非对称性肿胀,常见病因包括创伤、炎症、感染、血栓、肿瘤或慢性损伤等。

(二)临床表现与诊断检查

1. 临床表现　急性创伤常引起局部软组织红肿,其中前臂和小腿处损伤时易导致急性骨-筋膜室综合征,早期会引起持续性剧烈疼痛伴肿胀,若病情进展,则会出现血压下降等全身症状,随后出现无痛、苍白、感觉异常、麻痹和无脉等症状。急性感染性肿胀常伴典型的红肿热痛,如急性蜂窝织炎等。血管性疾病形成的肿胀常表现为无痛、不发红、不发热及明显指凹性水肿,如深静脉血栓形成。而淋巴性疾病形成的肿胀常表现逐渐出现肿胀伴有皮肤增厚、粗糙及非指凹性水肿,如丝虫病。关节肿胀表现为以关节为中心的梭形肿胀,可伴有不同程度的疼痛、活动受限等症状,如类风湿性关节炎和关节积液等。

2. 体格检查　肿胀体格检查包括其发生的部位、肿胀的范围,是否对称,按压是否凹陷,单发或多发等,皮肤黏膜有无红肿、发青,皮肤有无粗糙变厚等,是否有关节变形、关节活动度、有无压痛、摩擦音及是否有关节功能障碍等。

3. 诊断检查　包括影像学检查、实验室检查及病理检查。

X 线平片可显示局部肿胀的皮下脂肪间隙消失,关节梭形膨隆及关节周围脂肪间隙模糊;CT 对软组织层次及关节积液的显示更加清楚,CT 血管造影可以清楚地显示深静脉血栓的位置及长度等。MRI 可以更准确地确定肿胀的原因和范围,对肌肉、肌间隔、筋膜及淋巴管等处病变的显示更加敏感,并且常规平扫即可发现血栓,为疾病早期诊断查明病因。

(三)影像学在对称性肿胀中的应用

类风湿性关节炎是引起对称性关节肿胀最常见的病因之一,常好发于远端手、足小关节,肿胀呈反复发作伴进行性发展。MRI 可早期显示骨髓水肿及滑膜炎症,增强检查示滑膜明显强化;此外,双能 CT 也被证实可以早期诊断骨髓水肿,对疾病的早期诊断提供帮助。另外,退行性骨关节炎也可引起对称性关节肿胀的形成,但双侧肿胀程度常不一致,肿胀好发于负重的大关节,表面无红肿热痛,CT 和 MRI 可以早期发现关节积液的形成,MRI 除了更清楚发现关节积液外,还可以早期显示软骨病变,为早期诊断提供影像学依据。值得注意的是,部分类风湿性关节炎患者的早期症状也可能是大关节的肿胀,早期诊断易混淆,因此需要结合病史、抗体检测及影像学检查等综合诊断。

此外,双侧深静脉血栓、下腔静脉受压或堵塞、淋巴管堵塞也可引起双下肢水肿、甲状腺疾病引起的胫前黏液性水肿等均可导致肢体的对称性肿胀，结合病史、实验室指标、CT静脉造影或MRI等有助于诊断上述疾病。

若双侧下肢对称性肿胀缓慢发展，伴有或不伴有上肢及颜面水肿也应考虑为其他系统疾病的存在，如心衰、肾功能不全及全身营养不良性疾病等，影像学检查可帮助其明确病因，以上内容见图1-2-4。

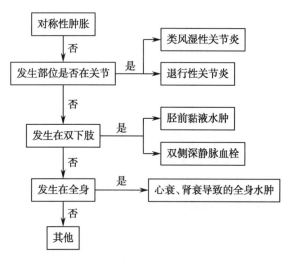

图1-2-4　对称性肿胀的诊断思路

（四）影像学在非对称性肿胀中的应用

造成非对称性肿胀的因素众多，影像学有助于查明病因、判断疾病发生的位置、范围及程度等，常见的病因有创伤、感染、退行性、缺血性及代谢性疾病等，详见图1-2-5。

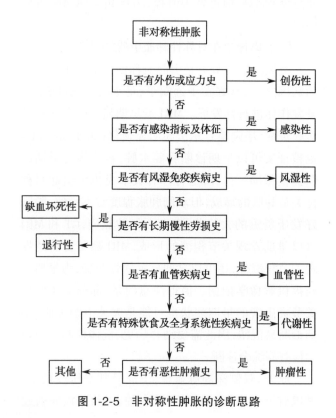

图1-2-5　非对称性肿胀的诊断思路

1. **创伤性疾病**　创伤是造成肿胀最常见的原因之一，X线和CT常用来判断有无骨折、骨折类型、有无皮下气肿及肿胀的范围和程度等，MRI检查往往用来评估关节内有无韧带、半月板、软骨及滑膜的损伤、骨髓水肿以及关节腔内的积液积血量，还可清晰地显示骨筋膜室内的肌肉及神经的压迫情况和肌间室及肌肉的信号改变。

2. **感染性疾病**　感染性疾病除了累及关节，形成关节肿胀外，还可以是由于骨的感染破溃穿破骨皮质导致周围软组织肿胀，甚至是由于周围软组织的肿胀蔓延形成骨髓炎等。前者常见的疾病有化脓菌和结核分枝杆菌引起的病变，如化脓菌导致的疾病常起病急伴红肿热痛，结核分枝杆菌导致的疾病常发病缓慢且症状轻微；影像上化脓菌破坏关节时常表现为关节承重面骨质破坏及短期内的关节间隙变窄，而结核分枝杆菌表现为非承重面的骨质侵蚀及缓慢进行的关节间隙狭窄等。后者常见的疾病有糖尿病性足病，MRI可以明确显示其溃疡、窦道、瘘管、肉芽组织形成及感染的范围。此外，淋巴丝虫病作为导致肿胀的少见病因，影像学对其诊断和评估中并不常用，但超声检查可以显示淋巴管扩张、淋巴结增大和淋巴管内的虫体等。

3. **缺血性疾病**　深静脉血栓往往是由于术后长期卧床引起，常表现为患肢肿胀明显，累及范围广泛，D-二聚体对凝血状态和早期血栓风险评估具有一定价值，但不具有特异性。CT静脉造影及MRI平扫可直观明确有无血栓形成。此外，慢性损伤导致的月骨缺血坏死也会引起局部肿胀，MRI及双能CT可以早期检测骨髓水肿和软组织肿胀。

4. **代谢性疾病**　代谢性因素导致的肿胀，主要有痛风性关节炎，表现为关节周围不对称的红肿热痛，常有饮酒及不良饮食史，双能CT对痛风石的检出具有特异性，可以无创性地区分钙化及痛风结晶沉积等。

另外，动物蜇伤和咬伤、过敏免疫原因及肿瘤性疾病并发感染或瘤卒中等均可导致肿胀的形成，应结合病史、实验室检查及影像学资料等综合诊断。

四、活动受限

（一）定义和概述

活动受限（activity limitation）指各种原因导致的关节活动范围减小或运动无力而不能满足正常功能的需要。

引起机体活动受限的因素除了肌肉骨骼本身的

问题以外,还包括中枢及周围神经系统等原因。活动受限的发生机制复杂,根据临床病史可分为先天性和后天性,如先天性活动受限常见的疾病有先天性髋关节脱位等;而后天性活动受限则常由于创伤、感染、代谢、肿瘤及慢性损伤等因素引起关节、肌肉及神经病变所导致的。

(二)临床表现与诊断检查

1. **临床表现** 活动受限一方面是主动、被动均受限,表现为关节或肌肉的运动范围受限,可能是由于肌肉、韧带或关节囊的损伤、炎症等引起,如肩周炎等。另一方面是主动活动受限,主要是由于肌力减退无法产生足够的力量完成某些活动,可能是由于神经系统的问题、肌肉本身原因或失用性肌萎缩引起的,如重症肌无力等。而长时间的主动或被动活动受限最终会导致关节强直的发生。

2. **体格检查** 活动受限相应的体格检查包括对运动范围和肌力的检查。对于运动范围的检查,除了注意其形态,有无畸形、压痛和叩痛及双侧对比外,还应对其弯曲度和活动范围进行测量;对于肌力的检查,应该包括运动功能的检查(如肌力、肌张力)和神经系统的检查,以获取疾病的定位和定性信息。

3. **诊断检查** 包括影像学检查、实验室检查、自身抗体检测及关节镜检测等。

影像学检查可以帮助病因的诊断,X线平片除了常规静态观察骨骼的排列及形态以外,还能行各种功能位及特殊位检查,如检查颈椎功能时的过伸、过屈位等;CT三维重建技术较X线平片能更清晰地了解病变的位置及形态,还可观察到软组织的钙化、骨质的破坏及肌肉萎缩等;MRI检查有助于发现软组织病变,明确有无关节附属结构、肌肉及神经病变,特别对神经病变导致的肌肉萎缩,肌肉变性及肌病等的诊断及鉴别诊断具有价值。

(三)影像学在先天性活动受限中的应用

先天性活动受限是指在分娩结束前所造成的运动功能障碍,包括遗传性或分娩过程中所造成的伤害。遗传性因素造成活动受限常见的疾病有成骨不全、肌营养不良症、脊髓性肌萎缩症及骨骼发育畸形等。其中一部分疾病在出生后即发现异常,一部分出生后正常在发育过程中逐渐出现异常。影像学在一些疾病中具有特征性,如成骨不全常表现为不对称性多发骨折及假关节形成等;而一些疾病的影像学只用来排除诊断,明确诊断需要依靠症状、家族史、肌肉神经功能检查及基因检测等。分娩因素造成活动受限常见疾病包括先天性肌斜颈、先天性

马蹄内翻足、先天性髋关节脱位等,详见图1-2-6。这些疾病大多在生后早期就可确诊,但也有部分疾病会随着骨骼的发育逐渐显现,因此选择合适的检查时机将有助于患儿后期的恢复。影像学检查可以直观显示骨骼发育情况,通过定量测量明确疾病发展程度及决定是否需行手术纠正。

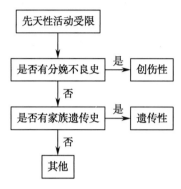

图1-2-6 先天性活动受限的诊断思路

(四)影像学在后天性活动受限中的应用

导致关节活动受限的因素有很多,如创伤、炎症、肿瘤及肌肉和神经本身的病变等,详见图1-2-7。

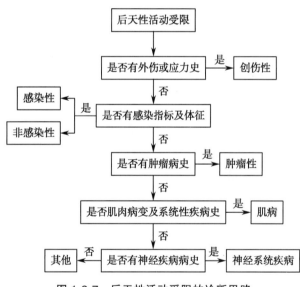

图1-2-7 后天性活动受限的诊断思路

1. **创伤性疾病** 创伤引起的活动受限常为主动和被动均受限,可表现为局部的疼痛肿胀,也可以是局部的活动异常。影像学首选且常规进行X线检查,了解有无骨折、脱位等情况;CT可以明确不典型病例以及复杂的解剖部位的骨性结构;MRI则除了发现损伤的位置、范围和严重程度外,还能确定损伤的类型,如肌肉拉伤、韧带撕裂、神经断裂等。

2. **炎症性疾病** 炎症性疾病包括关节内和关节外的病变,均可导致活动受限。关节内的疾病常包括感染性、无菌性关节炎等,不同因素导致的疾病病

程快慢不一,但一般表现为疾病早期因疼痛而主动活动受限,影像学呈关节梭形肿胀,晚期 X 线或 CT 上显示关节间隙狭窄,关节面骨质破坏,最终出现关节的骨性或纤维强直及畸形,MRI 可以评估骨髓炎和关节囊内滑膜的病变。患者年龄、临床表现、实验室检查及影像学检查等有助于关节内炎性疾病的鉴别。关节以外的炎性疾病常见有化脓性骨髓炎等,患者往往由于疼痛而引起主动性活动受限,MRI 可显示病变的范围和程度及髓腔内的情况,X 线和 CT 可显示急性期明显的骨膜反应,有时甚至被破坏消失,而慢性期可显示明显的骨质硬化增生及大块死骨形成。

3. 肿瘤性疾病 肿瘤性病变造成活动受限的原因可能是肿瘤生长在关节附近形成占位,也可能是肿瘤引起的病理性骨折,或是肿瘤侵犯周围肌肉、神经组织以及肿瘤导致的疼痛等,如骨肉瘤、尤因肉瘤、骨样骨瘤等。影像学检查往往相互补充,全面评估肿瘤的性质、位置、大小和对周围组织的影响程度等,明确影像学分期,帮助临床制订适当的治疗方案。

4. 肌肉病变 肌肉本身的病变常引起主动性的活动受限,表现为肌收缩力减退或消失以及肌肉萎缩,分布往往以肌肉群为主,如重症肌无力、皮肌炎、多发性肌炎等。MRI 可以通过肌肉水肿、筋膜炎症、皮下炎症、脂肪替代等异常信号提示诊断,同时 MRI 新技术如磁共振波谱成像可以通过检测肌肉内代谢产物的变化帮助诊断,评估肌病的进展和严重程度等。

5. 神经病变 神经本身的病变引起的活动受限多为主动性,常由于各种原因导致的中枢及外周神经病变引起所支配区的肌肉功能障碍,如尺神经卡压常导致爪形手畸形,腰膨大 $L_1 \sim S_2$ 神经损伤导致双下肢硬瘫等。MRI 及 MR 神经成像可以提供直观的神经解剖图像,MRI 新技术如扩散张量成像通过纤维束追踪技术显示神经形态及其连续性。

此外,手术后或长期制动的关节、电解质紊乱、中毒、副瘤综合征、一些自身免疫性疾病(如多发性硬化症、吉兰-巴雷综合征)及营养不良性疾病等均可引起活动受限,应在鉴别诊断中全面考虑。

五、麻木

(一)定义和概述

麻木(numbness)是指肢体的感觉功能减退或消失的异常感觉。

麻木的产生机制通常是由于神经支配的皮肤区通过特定的脊髓节段传导至大脑皮层,在此神经传导通路上发生的任何病变均可产生肢体麻木感。根据麻木分布的特点分为局灶性和系统性疾病,常见的病因包括感染性、肿瘤性、代谢性、血管性、压迫性以及药物等。

(二)临床表现与诊断检查

1. 临床表现

(1)麻木的特点:表现为受累区域的感觉异常、僵硬、针刺感、蚁走感、袜套样感觉等。蚁走感可见于糖尿病性周围神经病、维生素 B 缺乏及狂犬病等,袜套样感觉见于四肢末梢神经炎等。

(2)麻木的分布:对称性受累通常是由系统病变引起,如代谢、中毒、感染、维生素缺乏及脊髓损伤等疾病引起,不对称性受累主要是由外伤、卒中、肿瘤或炎症等导致的中枢神经及周围神经丛病变引起。

(3)麻木的起病速度:瞬时性麻木由颈椎病、缺血性或创伤性疾病等引起;数小时到数天麻木一般是由感染性、中毒或代谢性等疾病导致;数天到数周麻木多由感染、中毒、代谢性或免疫因素等导致;数周至数月麻木则由神经卡压、肿瘤性、退行性病变等引起。

2. 体格检查 骨肌系统麻木应进行全套神经系统体格检查,关注反射、运动和感觉功能减退的部位和神经支配范围。

3. 诊断检查 包括影像学检查、电诊断测试等。

引起麻木的病因很多,针对不同的病因选择的影像学检查方式不同。X 线和 CT 可以评估创伤导致的麻木的病因,如检查是否是骨折的问题导致麻木等。而 MRI 有助于明确麻木的病因,除了可以清楚评估中枢和外周神经的解剖结构及走行外,MRI 新技术如背景抑制的弥散加权成像有助于小神经的显示,扩散张量成像可帮助提供有关正常或病变神经的定量信息等。

(三)影像学在对称性麻木中的应用

骨肌系统引起对称性麻木的病因多种多样,常见病因包括创伤性、代谢性和感染性疾病等,详见图 1-2-8。

1. 创伤性疾病 脊髓创伤是引起对称性麻木的常见原因之一,常导致损伤水平以下脊髓运动、感觉及反射等功能的障碍。不同脊髓节段损伤其临床表现各具特点,如上颈段 $C_{1\sim4}$ 损伤导致四肢硬瘫,颈膨大 $C_5 \sim T_2$ 损伤导致双上肢软瘫,双下肢硬瘫,胸段 $T_{3\sim12}$ 损伤导致双下肢硬瘫伴感觉丧失,腰膨大 $L_1 \sim$

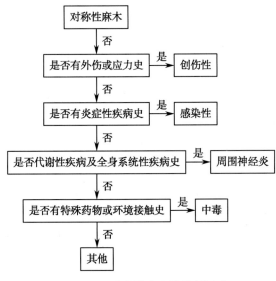

图 1-2-8 对称性麻木的诊断思路

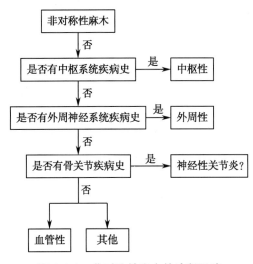

图 1-2-9 非对称性麻木的诊断思路

S_2 损伤导致双下肢硬瘫,脊髓圆椎损伤导致会阴部感觉异常,马尾处受损导致双下肢软瘫等。影像学检查可以早期确定其损伤范围和程度,X 线和 CT 能显示脊柱骨折的情况,MRI 可提供详细的软组织图像,包括脊髓、神经根、椎间盘等结构等,还能显示脊髓损伤的范围和程度,对于脊髓压迫、脊髓水肿等情况具有高度敏感性。

2. 代谢性疾病 某些代谢性疾病也会引起麻木,临床常见的疾病有糖尿病性周围神经病变、尿毒症性多发性神经病等,早期症状隐匿,晚期才可出现典型表现,如糖尿病性周围神经病变常表现为下肢远端的麻木,烧灼样或闪电样异常感觉,四肢呈"袜套样"异常感觉等。主要检查方法包括神经电生理检查、神经活检及皮肤活检等,影像学诊断主要可以用来排除性诊断,在鉴别诊断中发挥作用。

3. 感染性疾病 导致麻木产生的感染性疾病有脊髓炎和吉兰 - 巴雷综合征,前者多由 HIV、梅毒及疱疹病毒引起,MRI 常表现为脊髓内长节段的信号异常,结合患者病史、实验室检查等有助于诊断。后者往往有前驱感染史,由双下肢对称性麻木起病并逐渐上升性麻痹,早期 MRI 检查常为阴性,进展期常出现非特异性的脊髓炎性改变。脑脊液中出现蛋白-细胞分离现象具有特异性,可明确诊断。

此外,药物及其他化学物品中毒、B 族维生素缺乏等因素导致的麻木,除了询问患者的药物或环境接触史、实验室检查外,还需要注意病变是否累及脑实质,如 MRI 上出现边缘系统的双侧对称性信号异常等典型表现。

(四)影像学在非对称性麻木中的应用

根据临床病史、体格检查以及初始影像学检查,可将非对称性麻木的患者分为中枢性、外周性麻木及特殊疾病神经性关节炎等,详见图 1-2-9。

1. 中枢性疾病 引起中枢性非对称性麻木的病因多种多样,包括脑血管病、肿瘤、感染及一些脱髓鞘性病变等。病灶的位置和大小会直接影响出现的症状和病情的严重程度。影像学检查中枢系统的作用显著,如 CT 可以快速确定是否存在脑出血、脑梗死等病变,并确定病变的部位、范围或出血量,还可以显示肿瘤内的细微钙化及骨质破坏;MRI 清晰显示脑和脊髓的解剖结构和病灶的位置、大小和形态,还可以通过 MRI 新技术确定病灶的性质和生化信息,此外,还能反映急性脑卒中的病理生理变化。增强扫描可以观察颅内血管的病变以及肿瘤内部和手术路线区的血供,帮助临床医生进行术前规划等。

2. 外周性疾病 由于神经根及外周神经受压导致麻木,常见原因包括创伤、炎症、肿瘤等,如颈椎病、腰椎间盘突出及各类神经卡压综合征等。临床表现为某些特定部位感觉异常,肌力下降和反射异常,相应的体格检查可帮助定位,如腕管综合征常表现为桡侧三个手指端麻木或刺痛等。MRI 及 MR 神经成像可见神经增粗、肿胀及 T2WI 信号增高,同时可显示相应支配区的肌萎缩或肌肉信号改变。若存在肿块可显示局部神经受压,并能评估肿块的性质、大小及位置等。

3. 神经性关节炎 该病作为脑、脊髓和周围神经等疾患的继发性病变,由于严重的神经病变使得保护性感觉缺失,关节过度活动时易产生难以察觉的骨应力性损伤,最终引起慢性、进行性、多处关节破坏等表现。关节破坏、半脱位及异位骨化是其三大 X 线征象,MRI 能较好地显示软组织内各层结构,尤其是对显示软组织水肿、关节积液及早期骨髓水肿有重要价值。

此外,特定姿势(如睡觉时手臂受压等)、极度寒冷或冻伤、深静脉血栓等疾病也可导致麻木的发生,应多方面综合诊断。

(袁慧书)

参 考 文 献

[1] COHEN S P,VASE L,HOOTEN W M. Chronic pain:an update on burden,best practices,and new advances[J]. Lancet,2021,397(10289):2082-2097.

[2] FITZCHARLES M A,COHEN S P,CLAUW D J,et al. Nociplastic pain:towards an understanding of prevalent pain conditions[J]. Lancet,2021,397(10289):2098-2110.

[3] HURLEY R W,ADAMS M C B,BARAD M,et al. Consensus practice guidelines on interventions for cervical spine (facet)joint pain from a multispecialty international working group[J]. Reg Anesth Pain Med,2022,47(1):3-59.

[4] ANAYA J E C,COELHO S R N,TANEJA A K,et al. Differential Diagnosis of Facet Joint Disorders[J]. Radiographics,2021,41(2):543-558.

[5] DAINESE P,WYNGAERT K V,DE MITS S,et al. Association between knee inflammation and knee pain in patients with knee osteoarthritis:a systematic review[J]. Osteoarthritis Cartilage,2022,30(4):516-534.

[6] 李菁,王珏.糖尿病足的影像学研究进展[J].介入放射学杂志,2014,23(05):456-459.

[7] 袁慧书,李绍林,张晓东.周围神经MRI检查中国专家共识[J].磁共振成像,2023,14(05):1-7.

第三节 骨关节解剖定义

骨关节的形态随个体的生长发育在不断变化,不同的骨生长方式及生长速度不同,最终干骺闭合时间也不同。同时,随着骨在不同时期解剖结构特点的不同,相应的解剖名词也有所改变。这节主要讲述在骨骼生长发育期间,不同阶段的骨关节相关的解剖定义。

1. 四肢骨的生长发育及解剖定义 四肢骨和躯干骨的来源为软骨化骨,在生长发育过程其形态结构会发生改变,相应的解剖学名词也有变化。

软骨原基:四肢躯干各骨均由软骨发生而来,胚胎初期各部位的软骨已具有相应成熟骨的大致形态,称为软骨原基。

初级骨化中心:胚胎发育到一定时间,软骨原基中心的软骨细胞变得肥大,基质钙化,成骨细胞随血管进行并成骨,形成初级骨化中心。四肢各软骨原基的初级骨化中心不断扩大、增长,形成骨干。

二级骨化中心:出生时四肢长骨、短骨骨干的两端均为软骨,称为骺软骨。随着生长发育,二级骨化中心在四肢长骨、短骨的骺软骨中出现称为骺核或化骨核。二级骨化中心的发育是具有一定时间顺序的,而遗传因素、环境因素、营养问题等常引起二级骨化中心的发育异常,如二级骨化中心的延迟出现、异位骨化和骨化缺失等。

干骺端:在二级骨化中心出现之前,长骨两端是软骨称为骨骺。骨干的两端即靠近骨骺的骨干部分称为干骺端。骺板:又名生长板,位于骨骺骨化中心即二级骨化中心与干骺端之间的透明软骨组织。在X线上显示的骨骺骨化中心与干骺端之间的透亮线即骺板的投影又称骺线。骺板内的软骨细胞经历增殖、成熟、肥大、钙化以及随之成骨细胞的成骨等,最终形成持续性的骨干纵向生长。在这个过程中,骺板内的软骨细胞静止带、增殖带、肥大带及临时钙化带随着干骺端软骨内成骨的不断进展也不断向骺侧移动骨的长度也随之增加。X线平片可显示临时钙化带,它位于骺板最靠近干骺端的顶端。由于遗传、基因、营养及代谢问题等常导致临时钙化带或者干骺端的发育异常,如佝偻病,先天性骨与软骨发育不全等疾病。随着个体的发育成熟骺板的软骨细胞全部转化为骨,骨干和骨骺骨化中心愈合后骨的纵向生长也就终止了,骨的生长发育停止。干骺愈合后可在原骺板的位置形成一薄层较致密的骨小梁称为骨骺瘢痕,一般在成年后逐渐消失。干骺愈合后长骨的两端称为骨端,中间较细的部分称骨干。

初级骨小梁:是骺板内软骨内成骨过程的最初产物。它们是骺板软骨基质和成骨细胞形成的骨质的混合物,呈长针状彼此平行且与骺板垂直。初级骨小梁形成后就在其末端(远离骺板侧)渐次被次级骨小梁所取代。松质骨和密质骨:初级骨小梁形成之后,随即进行改建、取代、塑型,变成较粗大、较稀疏、按生理学要求排列的次级骨小梁,即松质骨。松质骨常分布在骨的两端,X线表现为密度较低、粗细不等、交错排列的海绵状或网状影像。成熟的密质骨由哈佛系统构成骨表面的致密层,即骨皮质。骨皮质分布于骨表面,呈密度均匀、连续的条状高密度影,以长骨干的中段最厚,向两端逐渐变薄,外缘锐利,内缘界限可不很清晰。

骨膜:是覆盖在骨表面的一层薄膜,对于骨骼的生长发育起着重要的作用。骨膜由内骨膜和外骨膜组成,外骨膜覆于骨皮质外表面而内骨膜覆于骨皮质内表面。骨膜是富含血管和神经的纤维结缔组织,起到保护、营养骨的作用,内外骨膜的成骨层含有成骨细胞,有增加骨的横径和修复骨组织的功能,在影像学上正常骨膜不能显示。当骨膜受到外界刺激如创伤或肿瘤时,骨膜增厚,影像学可以评估不同的骨膜形态,有助于诊断和鉴别诊断。

2. 脊柱的生长发育及解剖定义 脊柱来源于软骨化骨。

椎体、椎弓:胚胎早期,软骨性椎体形成后,椎体的初级骨化中心首先出现在下胸段或上腰段,由此向上、下两个方向进行。胚胎后期,每个椎骨由3个初级骨化中心组成,即一个中心部(椎体)和左右两个神经弓(椎弓),彼此之间借透明软骨相连,分别形成左右两个神经弓中心软骨联合和后方一个神经弓软骨联合。神经弓中心软骨联合通常在3～8岁时融合;两侧椎弓的骨化中心向腹外侧及背侧形成软骨性肋突及棘突,于1岁时开始在后部融合,从颈部顺序向下,至10岁时骶骨的椎弓全部融合。胚胎发育过程中椎体分节不全或形成不全是导致先天性脊柱畸形的常见原因,常见的椎体畸形有蝴蝶椎、半椎体、阻滞椎等。

骺环:出生后,椎体上下面边缘出现一马蹄形软骨性骺环,并非真正骨骺,对椎体生长不起作用,以后逐渐骨化,青春期与椎体融合,形成骨性骺环。骺环可骨化不完全或始终不与椎体融合,从而遗留软骨间隔。因此,这部分薄弱区域常导致一些疾病的发生,如椎缘骨的形成等。

骺板、骨性终板:青春期后,椎体中可出现5个次级骨化中心,分别位于棘突、两侧横突的尖端及椎体上下软骨盘内的骺板,椎体骺板与长骨相似,由软骨化骨使得脊柱纵向生长。16～21岁,骺板闭合,椎体停止纵向生长,软骨下骨性终板形成,表面遗留的软骨盘形成软骨终板,椎体上下软骨终板与髓核和纤维环连接共同构成椎间盘。

椎间盘:在胚胎时期,盘内的髓核由脊索残留物构成,周围是连接椎体上下缘的纤维软骨性纤维环。随着髓核的继续增大和脊索细胞的增殖,纤维环开始分化出层状结构,这个过程也有助于整个脊柱的纵向增长。随着年龄的增长,来自纤维环和软骨板的纤维软骨逐渐替代髓核中黏液样胶原物质,并使髓核的形态随着改变。髓核具有可塑性,在压力下变为扁平状,使压力向各个方向传递。在相邻的椎体活动中,髓核起到支点作用,如同滚珠,随着脊柱的屈伸而向前或向后移动。

脊柱的初级弯曲是胸曲和骶曲,形成于胎儿期;脊柱的次级弯曲是颈曲和腰曲,形成于出生后,分别由头部抬起和行走的原因所形成。儿童期脊柱发育的可塑性大,从爬行到行走,从卧位、坐位到直立位,随着应力负荷的增加,脊柱各部发育发生相应变化。特发性脊柱侧弯也多在这一时期开始并发展加重。

3. 骨发育的动态平衡 从胚胎开始,骨的生长发育就处于一个动态平衡。幼儿期,成骨速度大于破骨的速度,骨骼处于快速发育期,骨量和骨密度持续增加。到成年,骨骼基本发育完全,身高趋于稳定,骨的大小和外形,在相当长的时期内保持恒定不变。到老年期,骨吸收增加,骨逐渐萎缩,如骨皮质变薄、骨小梁变细甚至吸收消失等。而当骨骼生长发育的平衡状态被干扰或者打破如垂体功能异常、甲状旁腺功能亢进、肾性骨病时,将出现骨骼发育增速、延迟、骨骼畸形、骨质疏松、骨质软化等。

4. 骨髓的生长发育及解剖定义 骨髓是人体中最重要的造血器官。出生时,全身均为红骨髓,出生后部分红骨髓逐渐向黄骨髓转换,由远端到近端和从四肢到中轴骨,约在25岁达到成人型骨髓,此时红骨髓主要集中在中轴骨、股骨及肱骨的近端。而当机体红骨髓需求量增加时可导致黄骨髓向红骨髓逆转换,如贫血、骨髓增生异常综合征、白血病、淋巴瘤等恶性肿瘤等。此外,吸烟、高体能运动、高海拔、辐射、骨髓刺激性药物和肥胖等均能导致骨髓逆转换的发生。

骨髓中的脂肪、水、蛋白质及矿物质等是形成MRI信号的重要基础,尤其是脂肪与水含量比例也决定着MRI信号强弱。红骨髓参与红细胞、白细胞和血小板的产生,T1WI上出生1年内红骨髓信号强度与周围肌肉信号相当;随着骨髓正常转换,青春期时信号高于周围肌肉信号,T2WI呈中等信号,在STIR或PD-FS序列均与肌肉信号相似。黄骨髓主要由脂肪细胞组成,在T1WI呈高信号,与皮下脂肪相近,T2WI呈中等信号,在STIR或PD-FS序列中脂肪被抑制。

5. 关节的解剖定义 人体各部位真关节大多由两骨或数骨关节端的关节面、关节囊和关节腔以及附属结构组成,具有连接作用和活动功能。四肢各关节和脊柱小关节为活动关节。而椎间盘、耻骨联合等并非真关节,它们主要依靠纤维软骨、纤维环、韧带连接,主要起连接作用。

关节腔是由关节囊、关节面共同围成的间隙,正常情况下有少量滑液,呈负压。关节面即关节骨端的接触面,通常一面凹,称关节窝,一面凸,称关节头,均有关节软骨覆盖。关节囊是由结缔组织构成的膜性囊,内层衬有滑膜,可分泌滑液,具有润滑关节面的作用;外层包裹致密结缔组织,与周围的肌腱韧带相延续。此外,有些关节存在其独有的附属结构,如膝关节半月板,具有增加关节的稳定性和缓冲震荡的作用,交叉韧带可以防止膝关节的移位,肩关节盂唇维持肩部运动时的稳定等。

X线及CT片上显示的关节面是关节软骨下的骨性关节面,骨皮质薄而致密,边缘光滑,关节软骨不显影,参与关节间隙的构成;儿童期间的关节间隙因骺软骨的存在而较宽。MRI对关节软骨、关节液及关节内附属结构均可显示,可用于评估关节内软骨、韧带、半月板等结构的健康状况和损伤程度。成人期关节间隙增宽常提示关节内疾病的发生,如关节积液等;关节间隙狭窄则常见于退行性骨关节病,其他骨关节炎的晚期等。关节滑膜在正常情况下不显示,但发生滑膜病变时,可导致滑膜增生、变厚,在MRI可显示并且可明显强化。

(袁慧书)

参 考 文 献

[1] ALMAN B A. Skeletal dysplasias and the growth plate[J]. Clin Genet,2008,73(1):24-30.

[2] ANDRADE A C,NILSSON O,BARNES K M,et al. Wnt gene expression in the post-natal growth plate:regulation with chondrocyte differentiation[J]. Bone,2007,40(5):1361-1369.

[3] BOSKEY A L,COLEMAN R. Aging and bone[J]. J Dent Res,2010,89(12):1333-1348.

[4] LUI J C,JEE Y H,GARRISON P,et al. Differential aging of growth plate cartilage underlies differences in bone length and thus helps determine skeletal proportions[J]. PLoS Biol,2018,16(7):e2005263.

[5] KALKWARF H J,GILSANZ V,LAPPE J M,et al. Tracking of bone mass and density during childhood and adolescence[J]. J Clin Endocrinol Metab,2010,95(4):1690-1698.

第四节 骨质基本病变

一、骨质疏松

【定义】

骨质疏松(osteoporosis)是指单位体积内正常钙化骨组织的有机成分和钙盐成比例减少。

【病理基础】

正常情况下,骨质吸收与形成维持动态平衡。

成骨活动减弱或破骨活动增强均可打破此平衡而引起骨量的减少,而骨质的有机质与无机质比例正常,即形成骨质疏松。组织学表现为骨皮质变薄,哈弗斯管(Haversian canal)与福尔克曼管(Volkmann's tube)扩大,骨小梁稀疏或消失。

【征象描述】

1. X线表现 主要表现是骨密度减低(图1-4-1)。在长骨可见骨小梁变细、减少,但边缘清晰,小梁间隙增宽,骨皮质出现分层和变薄现象;在脊椎,椎体内结构呈纵行条纹,周围骨皮质变薄,严重时,椎体可呈楔形或双凹形改变。

2. CT表现 与X线表现基本相同但显示更清晰,多平面重组有助于骨质疏松及伴随征象的显示(图1-4-2)。

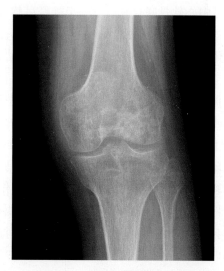

图1-4-1 骨质疏松X线表现

男性,57岁,左膝胫骨平台骨折治疗后复查,正位片示左膝关节诸骨骨质密度不均匀减低,以股骨下端显著

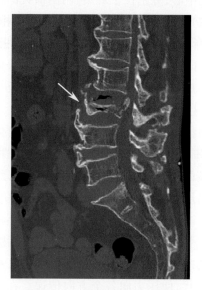

图1-4-2 骨质疏松CT表现

男性,77岁,矢状位CT示腰椎诸骨骨质密度减低,椎体缘骨质增生,腰3椎体压缩性骨折(白箭)

3. MRI 表现 老年性骨质疏松因骨小梁稀疏以及黄骨髓增多,在 T1WI 和 T2WI 上呈高信号(图 1-4-3);此外因中央管扩张和黄骨髓侵入,骨皮质内可出现线状高信号,另外可出现骨皮质变薄及骨外形改变。肢体失用性骨质疏松 MRI 表现多样,包括垂直和水平骨小梁增粗(T1WI 和 T2WI 上低信号),软骨下脂肪小叶存在(T1WI 上高信号和抑脂 T2WI 上低信号),显著的骨血管化(T1WI 上低信号,

T2WI 上高信号),以及抑脂 T2WI 图像上的点状高信号灶(图 1-4-4)。

【相关疾病】

骨质疏松分全身性和局限性两类,全身性骨质疏松主要见于老年、绝经后以及继发性骨质疏松,如甲状旁腺功能亢进、类风湿性关节炎、维生素 C 缺乏等导致。局限性骨质疏松多见于骨折后、感染、肿瘤等,详见表 1-4-1。

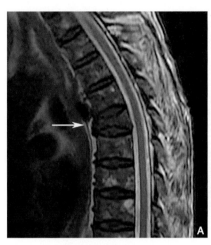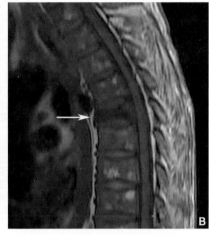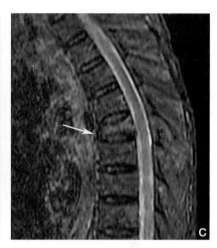

图 1-4-3 骨质疏松 MRI 表现
男性,81 岁,矢状位,A.T2WI;B.T1WI;C.STIR 示胸椎骨质疏松,胸 6 椎体压缩性骨折伴骨髓水肿(白箭)

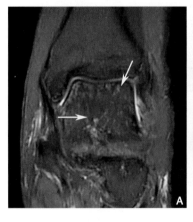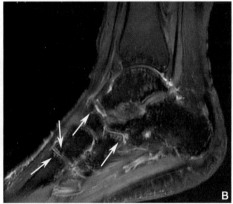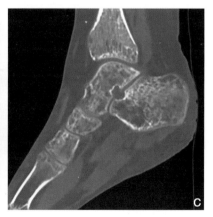

图 1-4-4 失用性骨质疏松 MRI 及 CT 表现
女性,18 岁,左踝关节外伤制动 2 个月后,左踝关节抑脂 PDWI
A. 冠状位;B. 矢状位:示左距骨及跗骨多发点状高信号灶(白箭);C. 外伤 5 个月后复查左踝 CT,矢状位 CT 示左踝、左足诸骨显著骨质疏松

表 1-4-1 骨质疏松病因

全身性骨质疏松	局限性骨质疏松
老年骨质疏松	失用性骨质疏松(肢体制动)
绝经后骨质疏松症	感染
继发性骨质疏松(内分泌性、营养性、遗传性、肿瘤性、失用性等)	一过性局限性骨质疏松
特发性青少年骨质疏松症	反射性交感神经营养不良

【分析思路】

骨质疏松主要表现为骨皮质变薄,骨小梁稀疏、消失,分析思路如下:

第一,识别征象。骨质疏松需与骨质软化鉴别,两者均表现为骨质密度减低,但骨质软化有骨小梁和骨皮质的边缘模糊,以及承重部位骨骼弯曲变形。

第二,判断骨质疏松范围:判断病变范围有助于病因的分析,局限性骨质疏松多因局部病变引起,最常见的是因骨折后制动引起的失用性骨质疏松,也

可见于局部炎症或肿瘤。

第三,结合患者病史、体征及诊疗经过等临床资料,有助于辨别原发或继发性病变,以免发生漏诊或误诊。

第四,分析周围其他影像学表现,如是否有骨折、软组织内钙质沉积或关节强直等伴随征象。

【疾病鉴别】

骨质疏松的病因分析需密切结合临床病史进行分析。

1. 基于临床信息的鉴别诊断流程见图 1-4-5。

2. 骨质疏松常见病因的鉴别要点见表 1-4-2。

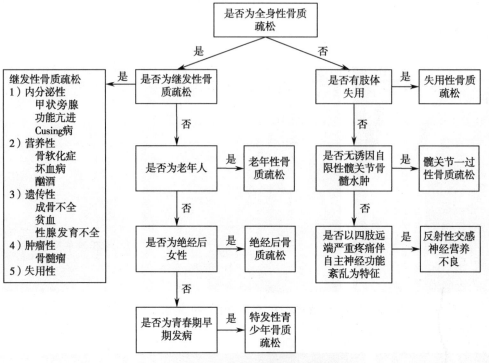

图 1-4-5 基于临床信息的鉴别诊断流程图

表 1-4-2 骨质疏松常见病因的鉴别要点

疾病	典型影像特征	主要伴随征象	鉴别要点
绝经后骨质疏松	广泛性病变,骨密度减低	可有脆性骨折	女性,绝经后15~20年出现;骨松质不成比例流失
老年骨质疏松	广泛性病变,骨密度减低	可有脆性骨折及其他骨退行性变	患病年龄≥75岁,骨松质与骨皮质成比例流失
失用性骨质疏松	广泛或局限性骨质密度减低	可有骨挫伤或骨折	患者长期卧床、制动或失重
甲状旁腺功能亢进	骨膜下侵蚀,骨皮质吸收	软骨钙化、软组织内钙沉积、棕色瘤	无症状高钙血症
髋关节一过性骨质疏松	X线片上表现为局限于髋关节骨质密度减低,MRI可显示早期骨髓水肿		自限性疾病,好发于中青年,与外伤无关的突发性疼痛

(查云飞)

参 考 文 献

[1] 程晓光,崔建岭. 肌骨系统放射诊断学[M]. 北京:人民卫生出版社,2018.

[2] 徐克,龚启勇,韩萍. 医学影像学[M]. 8版. 北京:人民卫生出版社,2018.

[3] ADAM ANDREAS,DIXON ADRIAN K,GILLARD JONATHAN H,等. 格-艾放射诊断学[M]. 6版. 张敏鸣,译. 北京:人民军医出版社,2015.

[4] ADAM GREENSPAN,JAVIER BELTRAN. 实用骨科影像学[M]. 6版. 白荣杰,殷玉明,娄路馨,译. 北京:科学出版社,2018.

[5] JACOB MANDELL. 核心放射学:影像诊断图解教程[M]. 王维平,译. 北京:人民卫生出版社,2017.

［6］DE ABREU MR，WESSELLY M，CHUNG CB，et al. Bone marrow MR imaging findings in disuse osteoporosis. Skeletal Radiol，2011，40（5）：571-575.

二、骨质软化

【定义】

骨质软化（osteomalacia）是指单位体积骨组织内钙盐含量减低，而有机成分正常。骨质软化发生在骨骺闭合前的儿童称为佝偻病，发生在成人则称为骨软化症。

【病理基础】

骨质软化主要是钙吸收减少，以及成骨活动中的矿物化过程受阻。组织学上表现为骨样组织钙化不足，常见骨小梁中央部分钙化，而周围围绕一层未钙化的骨样组织。

【征象描述】

X线及CT表现：主要表现是普遍性骨密度减低并骨小梁及骨皮质边缘模糊（图1-4-6）。

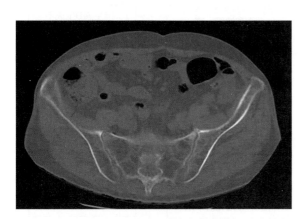

图1-4-6　骨质软化CT表现

75岁，男性，慢性肾病，轴位CT示骨盆诸骨骨质密度减低，骨小梁模糊

儿童佝偻病好发于膝关节、腕关节及中间肋骨前端等骨生长活跃部位（图1-4-7）。表现为生长板增宽，干骺端边缘模糊、杯口样增宽，肋骨可有串珠样改变。另可见长骨弓状变形（图1-4-8），骨盆内陷呈三叶状改变。

成人骨软化症除了全身性的骨质密度减低，还可出现特异性的假骨折线（即Milkman骨折），又称卢塞带（Looser zone），表现为对称性的、宽1～2mm的透亮线，与骨皮质垂直，有轻度的硬化边，常见于股骨颈内侧、耻骨支、肩胛骨外侧缘及肋骨。

【相关疾病】

骨质软化发生在儿童称为佝偻病，发生在成人则称为骨软化症。佝偻病/骨软化症病因众多，

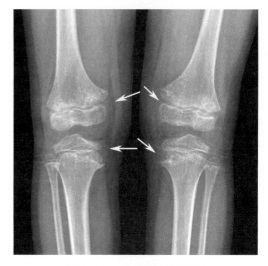

图1-4-7　佝偻病X线表现

X线正位片示双膝诸骨骨质密度减低，双侧股骨下段及胫腓骨上段干骺端临时钙化带模糊、变薄、毛糙，边缘呈毛刷状（白箭）

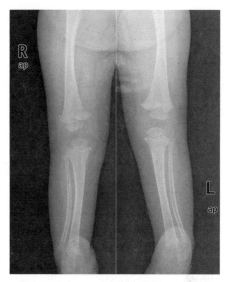

图1-4-8　佝偻病X线表现（长骨变形）

双膝关节、双侧胫腓骨正位X线片示双侧股骨及胫腓骨变形

大致归为低血磷性、营养性不良性、维生素D代谢异常或作用异常以及药物治疗所致等四类，具体见表1-4-3。

【分析思路】

分析思路如下：

第一，识别征象：骨质软化主要表现为全身性骨质密度减低，骨皮质变薄、骨小梁模糊，儿童好发于骨生长活跃部位，可有骨变形；成人假骨折征象有特异性，有助于明确诊断。

第二，结合患者年龄、发育情况，明确佝偻病或骨软化症的诊断。

第三，进一步结合患者实验室检查、发病年龄、家族史等信息进一步进行疾病分类。

表 1-4-3　佝偻病/骨软化症病因

营养性不良性	维生素 D 代谢异常或作用异常	低血磷性	药物治疗
维生素 D 缺乏（日照不足、饮食、合成障碍） 消化道疾病或手术导致吸收障碍 低钙	肾性骨营养不良 胆汁淤积性肝硬化 维生素 D 依赖性佝偻病（ⅠA 型、ⅠB 型、Ⅱ型）	遗传性低血磷性佝偻病 肿瘤相关性骨软化症（血管外皮瘤最常见，也见于血管瘤、巨细胞瘤、非骨化性纤维瘤及成骨细胞瘤） 范可尼（Fanconi）综合征	长期使用 1）二苯乙内酰脲、利福平等 2）异环磷酰胺、阿德福韦酯、丙戊酸等 3）铝、依替膦酸盐等

【疾病鉴别】

佝偻病/骨软化症的病因分析需密切结合临床信息进行分析：

1. 基于临床信息的鉴别诊断流程见图 1-4-9。
2. 骨质软化常见病因鉴别要点见表 1-4-4。

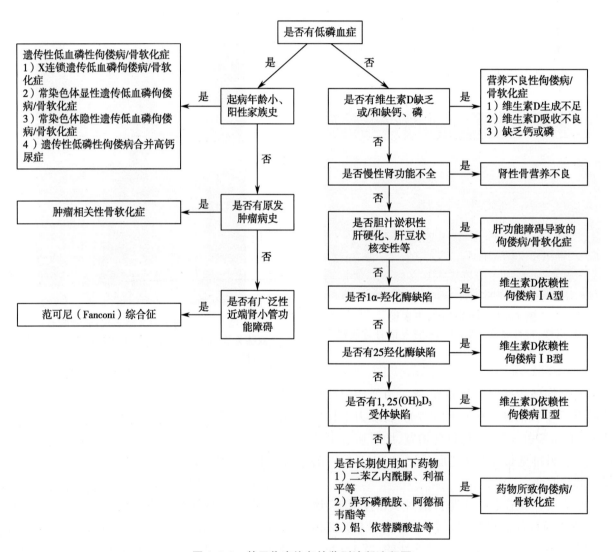

图 1-4-9　基于临床信息的鉴别诊断流程图

表 1-4-4　骨质软化常见病因的鉴别要点

疾病	典型影像特征	主要伴随征象	鉴别要点
维生素 D 缺乏性佝偻病	全身性骨量减少；干骺端临时钙化带模糊、变薄，以至消失；生长板增宽，干骺端增宽、杯口状、毛刷状改变	方颅、鸡胸、漏斗胸、串珠肋、手足镯、O 型腿或 X 型腿	儿童发病；血清 25 羟维生素 D 水平降低，血浆中碱性磷酸酶升高
遗传性低血磷性佝偻病	同上	同上	低磷血症，起病年龄小，有阳性家族病史，可根据基因检测确定具体类型
维生素 D 依赖性佝偻病 Ⅰ A 型	同上	同上	1α- 羟化酶功能缺陷，血清 $1,25(OH)_2D$ 显著降低
维生素 D 依赖性佝偻病 Ⅰ B 型	同上	同上	先天性 25- 羟化酶缺陷症，常染色体隐性遗传疾病
维生素 D 依赖性佝偻病 Ⅱ 型	同上	同上	血中 $1,25(OH)_2D$ 水平显著升高，可有秃发
骨软化症	全身性骨量减少，骨小梁模糊	假骨折线，承重骨变形	成人发病，假骨折征象
肿瘤相关性骨软化症	骨质软化	假骨折线，原发性骨肿瘤	低磷血症、有原发肿瘤征象，FGF23 分泌过多
肾性骨营养不良	表现为继发性甲状旁腺亢进、骨质硬化、骨量减少及软组织及血管钙化	骨骼变形，病理性骨折	为终末期肾病患者的骨骼系统并发症

（查云飞）

参 考 文 献

[1] 程晓光，崔建岭.肌骨系统放射诊断学[M].北京：人民卫生出版社，2018.

[2] 徐克，龚启勇，韩萍.医学影像学[M].8 版.北京：人民卫生出版社，2018.

[3] ADAM ANDREAS,DIXON ADRIAN K,GILLARD JONATHAN H,等.格-艾放射诊断学[M].6 版.张敏鸣，译.北京：人民军医出版社，2015.

[4] ADAM GREENSPAN,JAVIER BELTRAN.实用骨科影像学[M].6 版.白荣杰，殷玉明，娄路馨，译.北京：科学出版社，2018.

[5] JACOB MANDELL.核心放射学：影像诊断图解教程[M].王维平，译.北京：人民卫生出版社，2017.

[6] 姜艳，夏维波.维生素 D 与佝偻病/骨软化症[J].中华骨质疏松和骨矿盐疾病杂志，2018,11（01）:51-55.

[7] 徐潮，赵家军，夏维波.中国低血磷性佝偻病/骨软化症诊疗指南[J].中华骨质疏松和骨矿盐疾病杂志，2022,15（02）:107-125.

[8] FUKUMOTO S,OZONO K,MICHIGAMI T,et al. Pathogenesis and diagnostic criteria for rickets and osteomalacia--proposal by an expert panel supported by the Ministry of Health, Labour and Welfare,Japan,the Japanese Society for Bone and Mineral Research,and the Japan Endocrine Society[J]. J Bone Miner Metab,2015,33（5）:467-473.

三、骨质破坏

【定义】

骨质破坏（bone destruction）是局部骨组织为病理组织代替而造成的局部骨质结构缺失。

【病理基础】

骨质破坏可由髓内病变、骨皮质内、骨膜及骨周围软组织病变引起。由病变组织本身直接溶解骨组织使之消失，或由病变组织刺激引起的动态平衡的溶骨占据主导，从而形成骨质溶解。

【征象描述】

1. X 线与 CT 检查表现　为局部骨质缺失、密度减低、结构消失，缺失的部分为病变组织所替代（图 1-4-10A）。边缘可以清楚、有硬化边、不清楚、虫噬状等，边界清楚与硬化边为良性肿瘤的特征，但也有例外，少数恶性肿瘤生长较慢者也可有类似表现；边界不清楚常为恶性肿瘤、炎症引起。良性肿瘤常引起受累骨的膨胀，如单纯性骨囊肿（图 1-4-10B）、动脉瘤样骨囊肿、骨巨细胞瘤等。

2. MRI 表现　显示骨结构不如 X 线平片与 CT 直观，但对骨质破坏的病理组织的特征显示有较大价值。多数引起骨质破坏的病变组织在 T1WI 上为低信号，而在 T2WI 上为高信号。信号的复杂变化受病变成分影响,分析这些信号对诊断很有帮助。比较有特征性的征象或病变组织有:含液体囊腔及脓肿、液-液平面、黏液与黏液变性、纤维组织、出血与含铁血黄素沉积。含液体囊腔见于脓肿、骨囊肿、肿瘤液化坏死形成的腔,少数可形成液-液平面(fluid-fluid level,FFL)(图1-4-11)。

【相关疾病】

骨质破坏见于炎症、肉芽肿、肿瘤或瘤样病变。详见表1-4-5。

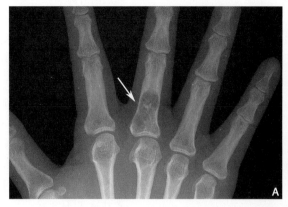
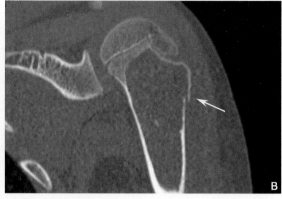

图1-4-10　骨质破坏X线及CT表现

A.X线平片示右手第三近节指骨基底部内生软骨瘤(白箭);B.CT冠状位重组示左侧肱骨近段单纯性骨囊肿并病理性骨折(白箭)

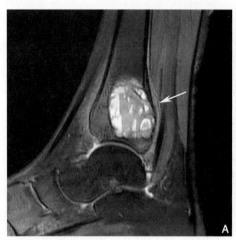
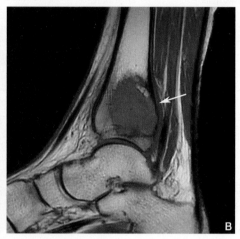

图1-4-11　骨质破坏MRI表现

女性,7岁,右脚踝疼痛;右胫骨远端干骺端动脉瘤样骨囊肿,矢状位
A.STIR;B.T1WI示边界清楚的囊性膨胀性骨破坏(白箭),囊内可见液-液平面

表1-4-5　骨质破坏相关疾病

良性骨肿瘤	恶性骨肿瘤	感染
纤维结构不良	骨肉瘤	急性骨髓炎
内生软骨瘤	骨旁骨肉瘤	慢性骨髓炎
嗜酸性肉芽肿	软骨肉瘤	化脓性关节炎
骨巨细胞瘤	尤因肉瘤	骨关节结核
非骨化性纤维瘤	恶性骨巨细胞瘤	骨梅毒感染
动脉瘤样骨囊肿	恶性纤维组织细胞瘤	软组织感染
孤立性骨囊肿	骨原发性淋巴瘤	
软骨母细胞瘤	转移瘤	
	骨髓瘤	

【分析思路】

骨质破坏分析思路如下:

第一,识别征象。在识别骨质破坏征象时,需从以下方面进行分析:①骨质破坏类型:膨胀性骨质破坏多为良性病变,恶性病变多为浸润性骨质破坏;②骨质破坏区边缘及周围骨质改变:良性病变周围可见硬化边及周围骨质硬化,恶性病变少见;③局部骨皮质连续性:良性病变骨质破坏区骨皮质连续性常存在,即使出现病理性骨折时边缘也较清晰,恶性病变多见骨皮质穿透、溶解状或筛孔样骨皮质缺损;④骨质破坏区骨皮质内膜面改变:良性病变可见骨皮质内膜面可呈分叶状或弧形压迹变薄,恶性病变常无;⑤骨质破坏位置:部分骨病变有好发区,如骨巨细胞瘤好发长骨关节面下,软骨母细胞瘤常见于骨骺区,骨母细胞瘤常见于脊椎附件,骨样骨瘤好发于长骨皮质,脊索瘤好发于脊柱两端,骨结核好发于脊柱相邻椎体间,痛风常出现第一跖趾关节骨质破坏;⑥肿瘤基质:病变出现象牙状、云絮状改变提示成骨样病变,环形、弧形、卷毛状则提示成软骨样病变。

第二,结合患者病史、实验室检查及诊疗经过等临床资料,有助于骨肿瘤定性诊断。如急性炎症或恶性骨肿瘤,病程短、骨质破坏常较迅速,而慢性炎症或良性骨肿瘤,病程长,骨质破坏进展较缓慢。实验室检查,成骨性转移者碱性磷酸酶增高,溶骨性转移者血清钙、磷增高;前列腺癌转移者酸性磷酸酶增高。尿本周蛋白阳性可提示骨髓瘤。

第三,分析周围其他影像学表现,如实性致密的骨膜反应见于良性病变,表现为放射状、洋葱皮样或 Codman 三角的骨膜反应见于恶性病变;肿块内绒毛状、棉絮状及云样密度多提示为肿瘤骨,为骨肉瘤的特征;具有环形、弧形或爆米花样钙化提示软骨类肿瘤。

【疾病鉴别】

骨质破坏可通过骨病变的边界分析联合其他影像学特征和临床信息进行诊断和鉴别诊断。

1. 骨质破坏鉴别诊断流程图见图 1-4-12。

2. 骨质破坏常见病因的鉴别要点见表 1-4-6:

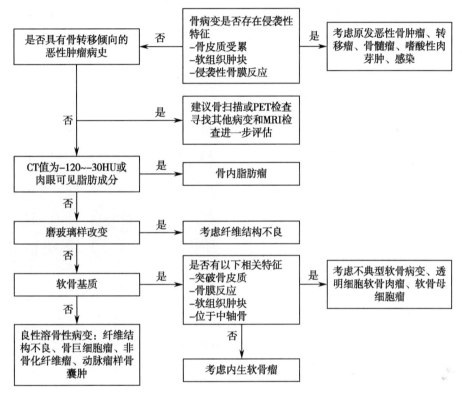

图 1-4-12　基于影像特征的鉴别诊断流程图

表 1-4-6　骨质破坏常见病因的鉴别要点

疾病	典型影像特征	主要伴随征象	鉴别要点
骨样骨瘤	圆形或椭圆形低密度瘤巢,周围反应性硬化;	加速生长(病灶靠近生长板时),脊柱侧弯	典型的病史:口服水杨酸后疼痛症状明显缓解
骨巨细胞瘤	单纯溶骨性病变伴窄移行带且无硬化边,偏心性生长,常无骨膜反应	病理性骨折	几乎均发生于生长板闭合的骨骼成熟后
内生软骨瘤	病变内常见各种钙化灶,骨内膜部分可见扇贝样改变,没有骨膜反应	病理性骨折	好发于短管状骨,边界清晰,可轻微膨胀
骨肉瘤	髓腔和皮质的骨质破坏、侵袭性骨膜反应、软组织肿块和肿瘤骨	病理性骨折和肺转移	10～20 岁高发,好发于膝关节
转移瘤	常见于中轴骨,多发病灶,骨膜反应少见	病理性骨折	原发恶性肿瘤病史
骨髓炎	骨质破坏、死骨形成、骨膜新生骨和骨质增生	可有"死骨"形成、皮肤窦道	感染相关生化指标改变
骨关节结核	关节边缘骨质破坏、骨质疏松,软组织"冷"脓肿	脊柱后凸畸形	结核病史

(查云飞)

参考文献

[1] 程晓光,崔建岭.肌骨系统放射诊断学[M].北京:人民卫生出版社,2018.

[2] 徐克,龚启勇,韩萍.医学影像学[M].8 版.北京:人民卫生出版社,2018.

[3] ADAM ANDREAS,DIXON ADRIAN K,GILLARD JONATHAN H,等.格-艾放射诊断学[M].6 版.张敏鸣,译.北京:人民军医出版社,2015.

[4] JACOB MANDELL.核心放射学:影像诊断图解教程[M].王维平,译.北京:人民卫生出版社,2017.

[5] 徐文坚,袁慧书.中华影像医学——骨肌系统卷[M].3 版.北京:人民卫生出版社,2019.

四、骨质增生硬化

【定义】

骨质增生硬化(hyperostosis and osteosclerosis)是指一定单位体积内骨量的增多。

【病理基础】

成骨增多或/和破骨减少所致。组织学上为骨皮质增厚,骨小梁增粗、增多。多为病变异常刺激引起的修复性反应,包括急慢性创伤、肿瘤、炎症等。关节的慢性创伤引起软骨下骨质硬化;慢性骨髓炎、骨样骨瘤的病灶周围骨质增生硬化、非骨化性纤维瘤周边的硬化环等。成骨性骨转移瘤为肿瘤刺激周围骨的增生硬化,与肿瘤细胞分泌形成的肿瘤骨不同。

【征象描述】

1. **X 线及 CT 检查表现** X 线片上主要表现为骨质密度增高,伴有或不伴有骨骼的增大;骨小梁增粗、增多、密集;骨皮质增厚、致密;明显者,则难以分清骨皮质与骨松质;发生于长骨可见骨干粗大,骨髓腔变窄或消失(图 1-4-13A)。也可以是广泛的骨皮质增厚硬化,见于石骨症、氟骨症、肾性骨病等。

CT 表现与 X 线表现相似但显示更清楚,即骨质密度增高,骨小梁增粗、增多,骨皮质增厚(图 1-4-13B)。

2. **MRI 表现** 增生硬化的骨质在 T1WI 和 T2WI 上多均为低信号(图 1-4-14)。

【相关疾病】

骨质增生硬化分为局限性和广泛性:前者见于慢性炎症、退行性变、外伤后的修复和成骨性肿瘤;后者见于代谢性骨病、中毒性骨病和骨软骨发育异常,详见表 1-4-7。

【分析思路】

骨质增生硬化主要表现为骨皮质增厚,骨小梁增粗,骨质密度增高,分析思路如下:

第一,识别征象。要注意与肿瘤骨、软骨基质钙化等高密度病变相鉴别,肿瘤骨为骨肿瘤细胞分泌的基质矿物化而形成的异常骨质,常表现为条状、片

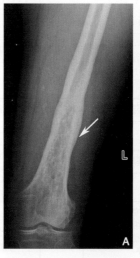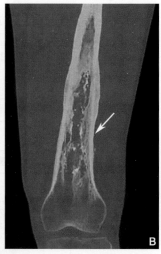

图 1-4-13 骨质增生硬化 X 线及 CT 表现

63 岁,男性,左侧股骨中下段慢性骨髓炎
A. X 线片示骨质增生硬化,轮廓变粗,骨皮质增厚(白箭),髓腔变窄,骨密度增高;B. CT 冠状位重组示骨皮质增厚(白箭),骨质破坏区可见

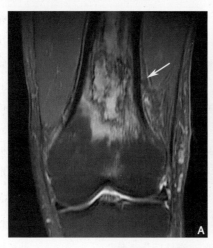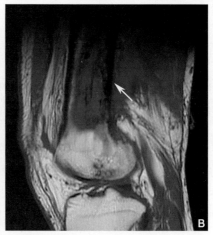

图 1-4-14 骨质增生硬化的 MRI 表现

63 岁,男性,慢性骨髓炎患者,左侧下段股骨增粗,骨皮质增厚(白箭),骨髓腔变窄
A. FS T2WI 呈低信号;B. T1WI 呈等、低混杂信号

表 1-4-7 骨质增生硬化病因

创伤	感染	肿瘤	代谢性骨病	中毒性骨病	遗传性骨病
急慢性创伤	慢性骨髓炎	骨样骨瘤 非骨化性纤维瘤 成骨性转移瘤	肾性骨病 甲状旁腺功能减退	氟骨症	石骨症

状且密度不等的高密度影。软骨基质钙化常表现为骨内的弧形或小环状高密度影。

第二,判断骨质增生硬化范围:判断病变范围有助于病因的分析,局限性骨质增生硬化多为病变异常刺激引起的修复性反应。

第三,结合患者病史、体征等临床资料,有助于辨别原发或继发性病变,以免发生漏诊或误诊。是否有外伤史、慢性肾功能不全、氟中毒或膀胱癌、前列腺癌等肿瘤病史。

第四,分析周围其他影像学表现,如有死骨、皮肤窦道等伴随征象,提示慢性骨髓炎。

【疾病鉴别】

骨质增生硬化的病因分析需密切结合临床病史进行分析。

1. 基于临床信息的鉴别诊断流程图见图 1-4-15。

2. 骨质增生硬化常见病因的鉴别要点见表 1-4-8。

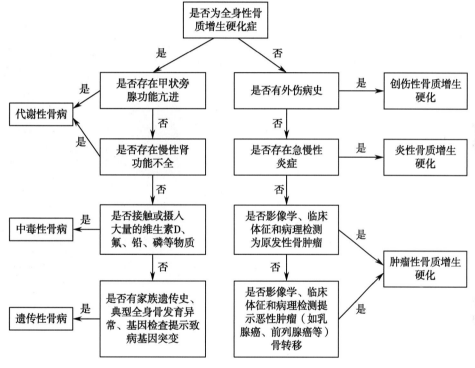

图 1-4-15 基于临床信息的鉴别诊断流程图

表 1-4-8 骨质增生硬化常见病因的鉴别要点

疾病	典型影像特征	主要伴随征象	鉴别要点
慢性骨髓炎	骨质增生硬化、骨质破坏(死腔形成)、软组织肿胀	可有"死骨"形成、皮肤窦道	急性化脓性骨髓炎治疗不彻底或迁延不愈
创伤性骨性关节炎	骨质增生硬化	可有骨折及其他骨退行性变	外伤史
肾性骨病	广泛性骨质增生硬化	骨质疏松、骨质软化、软组织及血管钙化等	慢性肾功能不全、钙磷代谢障碍
原发性骨肿瘤	骨质破坏区内或周围骨密度增高	骨膜反应、软组织肿块、病理性骨折等	局部骨质破坏
成骨性骨转移瘤	X 线、CT 表现为斑片状、大片状高密度影,T1WI 和 T2WI 上多表现为低信号或不同程度高信号	原发肿瘤、病理骨折等	原发恶性肿瘤病史(多为肺、乳腺或前列腺恶性肿瘤)

(查云飞)

参 考 文 献

[1] 程晓光,崔建岭.肌骨系统放射诊断学[M].北京:人民卫生出版社,2018.

[2] 徐克,龚启勇,韩萍.医学影像学[M].8版.北京:人民卫生出版社,2018.

[3] MANASTER ANDREWS, PETERSILGE ROBERTS.影像专家鉴别诊断　骨关节肌肉分册[M].程晓光,译.北京:人民军医出版社,2012.

[4] JACOB MANDELL.核心放射学:影像诊断图解教程[M].王维平,译.北京:人民卫生出版社,2017.

五、骨内或软骨内钙化

【定义】

骨内钙化(intraosseous calcification)是指骨内钙盐异常沉积,常见于坏死性钙化、转移性钙化等,如骨内软骨类肿瘤、骨梗死、骨结核等;软骨内钙化(endochondral calcification)可为生理性(如肋软骨钙化)或病理性(如软骨类肿瘤软骨基质钙化)。

【病理基础】

骨或软骨内钙化主要是骨或软骨内出现异常的钙盐沉积,常见软骨钙化,坏死性钙化,转移性钙化等。

软骨钙化最常见于软骨类肿瘤的软骨基质钙化,标志着骨内或骨外有软骨组织或瘤软骨的存在。

坏死性钙化为坏死组织内的病理性钙沉积,常见于骨梗死引起的骨髓坏死并钙化,也可见于结核干酪钙化等。

转移性钙化为高血钙引起多种组织钙沉积,特别是维生素 D 中毒的患者钙盐沉积在坏死组织内。

【征象描述】

1. X 线表现　主要表现为散在的、不定型的高密度影,小点、条状、片状、环形、弧形、团块状等各种形态,无骨小梁结构。骨内的弧形或小环状钙化对诊断软骨源性的肿瘤具有重要价值(图 1-4-16)。骨梗死的骨内钙化常双侧对称、多骨多发。

2. CT 表现　与 X 线表现基本相同,但 CT 能显示 X 线不能看到的钙化影(图 1-4-17),CT 值差异大,从 100~1 000HU 都可。如果形成典型中央松质骨和表面皮质骨,则骨化可与钙化相鉴别,当骨化不典型时不易与钙化区分。

3. MRI 表现　骨内与软骨内钙化在 T1WI 和 T2WI 一般均为低信号(图 1-4-18),MRI 对发现和确定钙化不敏感。MRI 可以显示相关的软骨、炎症组织。

【相关疾病】

骨内钙化常见于坏死性钙化、转移性钙化等,如

骨梗死、骨结核等;软骨内钙化分为生理性(如肋软骨钙化)或病理性(如软骨类肿瘤软骨基质钙化),详见表 1-4-9。

【分析思路】

骨内钙化表现为骨内高密度影,内部无骨小梁结构,分析思路如下:

第一,识别征象,注意钙化、骨化、肿瘤骨等的识别。

第二,判断骨内或软骨内钙化形态、范围:判断病变钙化形态、范围有助于病因的分析,骨内的弧形或小环状钙化对诊断软骨源性的肿瘤具有重要价值;骨梗死的骨内钙化常双侧对称、多骨多发。

第三,结合患者病史、体征及诊疗经过等临床资料,有助于辨别坏死性钙化、转移性钙化、生理性钙化或肿瘤伴发钙化,以免发生漏诊或误诊。

第四,分析病灶内其他的影像学表现,如病灶内

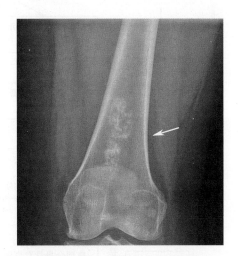

图 1-4-16　软骨钙化 X 线表现

女性,47 岁,左侧股骨下段内生软骨瘤(白箭),钙化成斑点或环状,边缘清楚

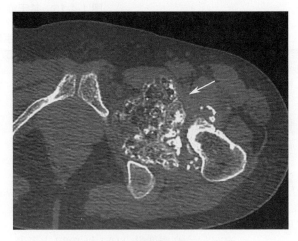

图 1-4-17　软骨瘤钙化 CT 表现

女性,55 岁,左髂骨软骨瘤钙化,骨盆轴位 CT 图像显示左髋关节内下方见团块状高密度影,内可见弧形、小环状高密度影(白箭)

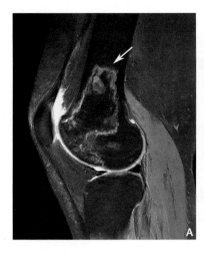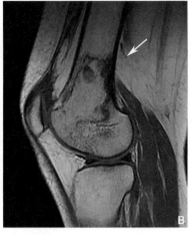

图 1-4-18 骨内钙化 MRI 表现

女性,30 岁,系统性红斑狼疮并口服激素治疗 4 年,骨梗死;矢状位

A. PDWI;B. T1WI 示左侧股骨下段、胫骨上段地图样异常信号区,病灶中心在 T1WI 上呈等信号、在 T2WI 呈低信号,周边见 T1WI 上呈低信号、在 T2WI 呈高信号的环形影(白箭)

表 1-4-9　骨内或软骨内钙化病因

骨内钙化		软骨内钙化	
坏死性钙化	转移性钙化	生理性钙化	病理性钙化
骨梗死、结核干酪钙化等	尿毒症、维生素 D 中毒、甲状旁腺功能亢进	肋软骨钙化	软骨类肿瘤软骨基质钙化

骨质是否破坏、病灶内是否伴有软组织肿块。

【疾病鉴别】

1. 骨或软骨内钙化的病因需密切结合临床进行

分析,见图 1-4-19。

2. 骨或软骨内钙化常见病因的鉴别要点见表 1-4-10。

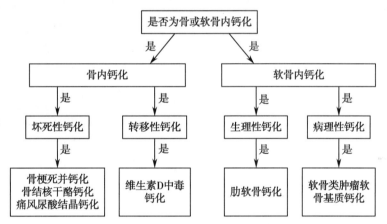

图 1-4-19　基于影像学特征及临床信息的鉴别诊断流程图

表 1-4-10　骨或软骨内钙化常见病因的鉴别要点

疾病	典型影像特征	主要伴随征象	鉴别要点
骨梗死	骨髓腔内不规则斑片、片状钙化,内可见囊状或蜂窝状低密度区,不累及骨皮质,周围软组织一般不肿胀,地图样改变、双线征、三线征	可有关节面下骨质破坏、关节腔积液	主要发生在酗酒、大量应用激素患者中;好发股骨下段、胫骨上段,骨髓腔内不规则斑片、片状钙化
结核干酪钙化	稍低、稍高或等密度	可伴肺结核改变	结核病史
肋软骨钙化	肋软骨质密度增高	无	无临床症状
软骨类肿瘤软骨基质钙化	弧形或小环状钙化,边界清楚	局部骨质破坏,软组织肿块内可见钙化灶	肿瘤病史

(查云飞)

参 考 文 献

[1] 程晓光,崔建岭.肌骨系统放射诊断学[M].北京:人民卫生出版社,2018.

[2] 徐克,龚启勇,韩萍.医学影像学[M].8版.北京:人民卫生出版社,2018.

[3] ADAM ANDREAS,DIXON ADRIAN K,GILLARD JONATHAN H,等.格-艾放射诊断学[M].6版.张敏鸣,译.北京:人民军医出版社,2015.

[4] 徐文坚,袁慧书.中华影像医学——骨肌系统卷[M].3版.北京:人民卫生出版社,2019.

六、骨质坏死

【定义】

骨质坏死(osteonecrosis)是骨组织局部代谢的停止,坏死的骨质称为死骨(sequestrum)。形成死骨的原因主要是血液供应的中断。死骨常见于化脓性骨髓炎、骨结核、骨缺血坏死及部分恶性骨肿瘤等所致骨质坏死。

【病理基础】

骨质坏死组织学表现为骨细胞死亡、消失和骨髓液化。在坏死早期,骨结构和骨钙含量尚无变化;随着周围血管丰富的肉芽组织长向死骨,则出现破骨细胞对死骨的吸收和成骨细胞生成的新骨。

【征象描述】

1. X线表现 坏死早期,X线平片上无异常表现;死骨表现为骨质局限性密度增高(图1-4-20)原因有二:一是周围骨质疏松,死骨相对性地密度增高;二是死骨骨小梁表面有新骨形成,骨小梁增粗,骨髓内亦有新骨形成,即绝对的密度增高。随着病程的延长,死骨可逐渐被吸收。

2. CT表现 与X线表现相似(图1-4-21)。早期表现为骨小梁结构紊乱,其中见点状、片状密度增高影,随后其密度逐渐增高,晚期死骨变形、碎裂,正常骨结构消失。

3. MRI表现 MRI骨质坏死早于X线平片和CT,在骨形态和密度未变化之前,死骨病灶MRI上形态多不规则,T1WI上为等或低信号,T2WI为等或稍高信号(图1-4-22);死骨周围肉芽组织和软骨化生组织带在T1WI为低信号,T2WI为高信号;最外侧新生骨质硬化带在T1WI和T2WI均为低信号。

【相关疾病】

骨质坏死的病因与许多相关疾病有关(表1-4-11)。骨质坏死最常见的病因是创伤、糖皮质类固醇和酗酒。创伤是股骨头(股骨颈骨折或髋关节脱位)、舟状骨(舟状骨腰部骨折)和距骨骨质坏死的常见原因。

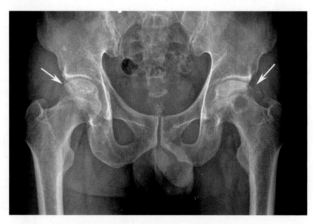

图1-4-20 骨质坏死X线表现

男性,44岁,双侧股骨头缺血性坏死,正位X线片示右侧股骨头骨髓腔内可见斑片状密度增高影(白箭),左侧股骨头可见斑片状密度增高影及局限囊变区

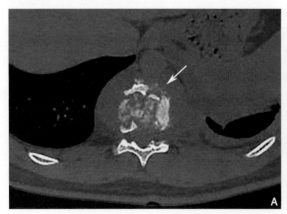
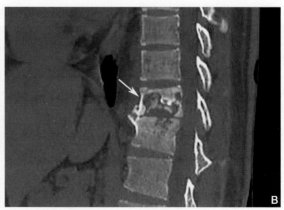

图1-4-21 骨质坏死CT表现(胸椎结核)

男性,22岁,A.轴位;B.矢状位CT示胸椎体骨质破坏,内可见沙砾样、碎片状死骨(白箭)

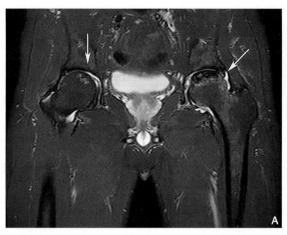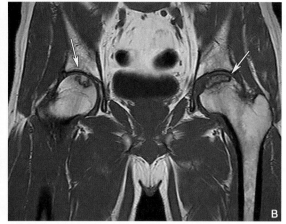

图 1-4-22　骨质坏死 MRI 表现

男性,44 岁,冠状位,A.T2WI,B.T1WI,示双侧股骨头缺血性坏死,可见"双线征"(白箭)

表 1-4-11　骨质坏死病因

常见病因	少见病因	罕见病因
创伤	胰腺炎	减压病
皮质类固醇激素	肾移植	血友病
酒精中毒	药物治疗(免疫抑制、细胞毒性治疗、双膦酸盐)	痛风
特发性骨坏死	妊娠期	热损伤(烧伤、冻伤)
镰状细胞性贫血	放射治疗	戈谢病
胶原血管病	闭塞性血管疾病(血栓栓塞性疾病和动脉硬化)	朗格汉斯细胞组织细胞增生症
	感染(包括人体免疫缺陷病毒)	神经性关节病
	白血病/淋巴瘤	真性红细胞增多症
	血管炎	多发性骨骺发育不良
	糖尿病	

【分析思路】

死骨表现为局限性骨质密度增高,形态不一,MRI 对骨质坏死早期诊断有特异性,典型表现为"地图样"改变,死骨病灶周边呈"双线征""三线征",T1WI 上低信号、T2WI 上高信号,并可随时间增加逐渐被吸收,分析思路如下:

第一,识别典型征象,如"星芒征""双线征""三线征""地图样"改变。

第二,结合病变发生部位、年龄、临床病史(如创伤史、药物服用史、饮酒史、职业史等)、实验室检查等,若病变累及骨骺和软骨下骨,基本可诊断为"某某部位 + 缺血性坏死",若病变累及干骺端和骨干,基本可诊断为"某某部位 + 骨梗死"。

第三,分析周围其他影像学表现,如是否伴随骨折、骨性关节炎、关节腔积液等伴随征象。

【疾病鉴别】

骨质坏死的病因分析需密切结合临床病史进行分析。

1. 基于临床信息的鉴别诊断流程图见图 1-4-23。

2. 骨质坏死在几种不同常见疾病的主要鉴别诊断要点见表 1-4-12。

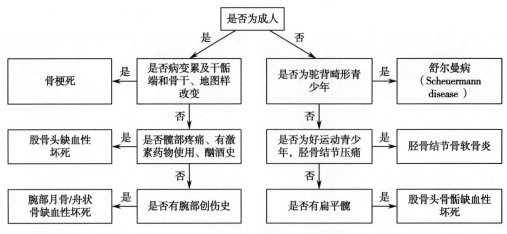

图 1-4-23 基于临床信息的鉴别诊断流程图

表 1-4-12 骨质坏死常见疾病的鉴别要点

疾病	典型影像特征	主要伴随征象	鉴别要点
股骨头缺血性坏死	股骨头变形、塌陷、碎裂、星芒征、新月征、双线征、三线征	可继发髋关节骨性关节炎、髋关节半脱位、骨质疏松	成人,可有股骨颈骨折、髋关节脱位或创伤、减压病、长期用皮质激素或酒精中毒病史
股骨头骨骺缺血性坏死	股骨头骨骺变形、塌陷,骨骺密度不均匀增高,双线征、三线征	可继发扁平髋、髋关节骨性关节炎、髋关节半脱位	儿童,好发 3～12 岁男孩,多与外伤有关
胫骨结节骨软骨炎	胫骨结节密度增高、碎裂,可见游离骨碎片及裂隙状缺损,髌韧带肿胀增厚	可有前交叉韧带损伤,股骨、胫骨骨挫伤,半月板撕裂、关节腔积液	多见于爱好运动的青少年,胫骨结节局部压痛
腕舟状骨缺血性坏死	舟状骨骨质密度增高,内可见囊样低密度区	可继发于舟状骨骨折	见于舟状骨骨折后
腕月骨缺血性坏死	月骨变形、塌陷,骨质密度增高,内可见囊状低密度区	可继发于月骨骨折脱位	好发 20～30 岁手工劳动者,也常见于月骨骨折脱位后
舒尔曼病(Scheuermann disease）	多个相邻椎体楔形变,椎体上下缘密度增高、不规则	可有脊柱后凸或侧凸畸形、椎间盘膨出或突出,许莫氏结节	青少年,脊柱后凸、驼背畸形,多个相邻椎体楔形变
骨梗死	骨髓腔内不规则斑片、片状钙化,内可见囊状或蜂窝状低密度区,不累及骨皮质,周围软组织一般不肿胀,地图样改变、双线征、三线征	可有关节面下骨质破坏、关节腔积液	好发股骨下段、胫骨上段,骨髓腔内不规则斑片、片状钙化

（查云飞）

参 考 文 献

[1] 程晓光,崔建岭.肌骨系统放射诊断学[M].北京:人民卫生出版社,2018.

[2] 徐克,龚启勇,韩萍.医学影像学[M].8 版.北京:人民卫生出版社,2018.

[3] ADAM A,DIXION A K,GILLARD J H,等.格-艾放射诊断学[M].6 版.张敏鸣,译.北京:人民军医出版社,2015.

[4] MANASTER A,PETERSILGE R.影像专家鉴别诊断 骨关节肌肉分册[M].程晓光,译.北京:人民军医出版社,2012.

[5] JACOB M.核心放射学:影像诊断图解教程[M].王维平,译.北京:人民卫生出版社,2017.

[6] MURPHEY M D,FOREMAN K L,KLASSEN-FISCHER M K,et al. From the radiologic pathology archives imaging of osteonecrosis:radiologic-pathologic correlation [J]. Radiographics,2014,34:1003-1028.

七、骨内矿物质沉积

【定义】

骨内矿物质沉积(mineral deposits in bone):氟、铅、磷、铋等进入体内,大量沉积于骨内,在生长期主要沉积于生长较快的干骺端。

【病理基础】

骨内矿物质沉积过程受多种因素调节：过量氟可以激活成骨系细胞和碱性磷酸酶活性，进而促进成骨活动，高氟刺激会促进 C-Fos、C-jun 及其基因和蛋白质等的高表达，这些都会对成骨细胞系的激活和骨形成起到重要作用。地方性氟中毒的特征病变过程即为骨组织的骨转换加速，亦称为高骨转换状态。铅中毒是多种机制共同参与的结果，包括竞争性抑制同价离子如铁离子、钙离子、镁离子等的吸收。主要表现为骨软化、骨硬化、骨质疏松和异位骨化。

【征象描述】

1. **X 线和 CT 检查表现** 普通 X 线检查和 CT 显示多条相互平行的横向致密带，厚薄不一，主要位于生长较快的干骺端。可见广泛的骨皮质增厚、骨小梁增粗融合和骨膜增生。

2. **MRI 表现** T1WI 及 T2WI 信号强度表现为均匀或不均匀的不同程度减低，伴有不同程度的骨质增生。累及到脊椎可伴有椎管狭窄及不同程度的脊髓受压，严重者出现脊髓信号改变。

【相关疾病】

骨内矿物质沉积主要见于氟骨症、铅/磷/铋中毒等，可能与骨吸收异常有关。

【分析思路】

骨内矿物质沉积分析思路如下：

第一，识别征象，骨质密度改变作为一种征象很好识别。

第二，判断骨内矿物质沉积的范围，可表现为全身骨质增生、硬化，但是对于细节之处又有不同，比如发病原因、累及部位、影像表现等都有区别。

第三，结合患者病史、体征及诊疗经过等临床资料，如具有明确的地方性氟中毒病区生活史，或者遗传因素，有助于辨别，以免发生漏诊或误诊。

【疾病鉴别】

骨内矿物沉积常见病因的鉴别要点见表 1-4-13。

表 1-4-13 骨内矿物沉积常见病因的鉴别要点

疾病	典型影像特征	主要伴随征象	鉴别要点
铅中毒	儿童干骺端致密铅线 关节内弹片 关节碎裂程度与铅中毒症状相关（增加暴露的表面积）	肠管内铅片	患者多有接触铅化合物史 患者长骨干骺端出现密度增加，呈一白色
氟骨症	氟骨症硬化区骨小梁呈纱布网眼状，有时呈弥漫性结构。韧带及肌腱附着处钙化是其特征表现，可表现为“玫瑰刺样” 向心性骨硬化	氟斑牙为最常见症状 脊柱、胸廓和骨盆几个部位变形常同时存在	患者多有接触氟化合物史 氟骨症病变累及范围广，常呈弥漫性或多节段分布

（查云飞）

参 考 文 献

[1] 丁云鹏，魏玮，孙殿军，等. 氟对机体骨相组织作用机制的研究进展[J]. 第七次全国地方病学术会议论文集，2011:36-40.

[2] 李广生，井玲，徐辉. 地方性氟中毒发病机制的研究进展[J]. 中华病理学杂志，2005(10):632-634.

[3] 李正然，李斯琴，李帆，等. 地方性氟骨症的全脊柱 MRI 影像学特征分析[J]. 磁共振成像，2023(2):87-91.

[4] SRIVASTAVA S, FLORA S. Fluoride in drinking water and skeletal fluorosis: a review of the global impact [J]. Curr Environ Health Rep, 2020, 7(2):140-146.

[5] 王成林，李文革，吴政光，等.59 例石骨症的临床及 X 线表现分析[J]. 中华医学遗传学杂志，2004(1):92-93.

[6] NAVA-RUIZ C, ALCARAZ-ZUBELDIA M, MENDEZ-ARMENTA M, et al. Nitric oxide synthase immunolocalization and expression in the rat hippocampus after sub-acute lead acetate exposure in rats [J]. Exp Toxicol Pathol, 2010, 62(3):311-316.

八、骨骼变形

【定义】

骨骼变形（skeletal deformity）是指骨骼失去正常形态结构。

【病理基础】

骨骼变形的病理基础多种多样，包括骨折、发育异常、关节炎、骨代谢性疾病、神经肌肉疾病、先天性畸形和肿瘤。这些因素可能导致骨骼结构异常，最终引发骨骼变形。

【征象描述】

1. **X 线检查表现** 骨骼变形的 X 线表现包括骨骼增粗或变细，骨骼轮廓突出或凹陷，骨弯曲、变形（图 1-4-24）。

2. **CT 表现** 与 X 线表现基本相同，但 CT 可提供多种后处理技术，有助于局部病变与复杂解剖结

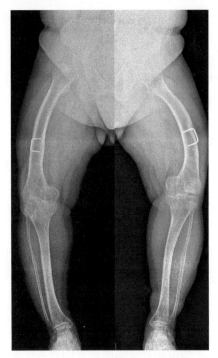

图 1-4-24　骨骼变形 X 线表现

佝偻病患者,双下肢长骨畸形

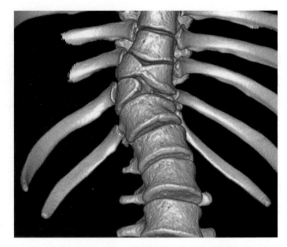

图 1-4-25　骨骼变形 CT 表现

脊柱侧弯患者,CT 容积重现示胸 10 椎体蝴蝶椎,胸 11 椎体半椎畸形

构的显示(图 1-4-25,彩图见文末彩插)。

3. MRI 表现　MR 多平面成像可有效评估骨骼变形的空间改变,此外 MRI 还有助于分析骨骼变形的病因,评估疾病的病程、邻近软组织及关节改变(图 1-4-26)。

【相关疾病】

骨骼变形分急性病程和慢性病程两类,慢性全身性骨骼变形常由甲状旁腺功能亢进、维生素 D 缺乏等病因导致。急性病程骨骼变形多见于创伤后骨折、恶性肿瘤骨质破坏(相对快的病程)等,详见表 1-4-14。

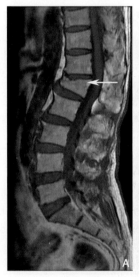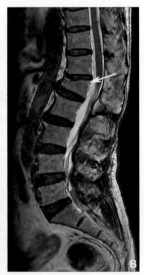

图 1-4-26　骨骼变形 MRI 表现

腰椎陈旧性压缩性骨折,腰椎矢状位,A. T1WI;B. T2WI,示腰 1 椎体楔形变(白箭)

表 1-4-14　骨骼变形病因

创伤	发育异常	炎症性疾病	代谢性骨病	神经肌肉疾病	肿瘤和治疗	血管性疾病
骨折、关节脱位	先天性畸形	类风湿性关节炎	骨质疏松	肌肉萎缩症	恶性骨肿瘤	血管性坏死
	生长发育异常	强直性脊柱炎	骨软化症		放疗和化疗	

【分析思路】

骨骼变形作为一种征象很好识别,分析思路如下:

第一,识别征象:审视 X 射线、CT 和 MRI 等影像,准确定位骨骼结构的异常。

第二,判断变形范围:分析病变范围,局限性变形可能源自退行性病变或外伤,如骨折或炎症。考虑常见的原因有助于确定病因。

第三,综合临床资料:结合患者病史、体征及诊疗经过,识别原发或继发性病变,避免漏诊或误诊。

第四,分析其他影像学表现:观察是否存在外伤、软组织肿块、韧带钙化或关节退变等伴随征象,有助于全面了解病情。

【疾病鉴别】

骨骼变形的病因分析需密切结合临床病史进行分析。

1. 骨骼变形基于临床信息的鉴别诊断流程图见图 1-4-27。

2. 骨骼变形常见病因的鉴别要点见表 1-4-15。

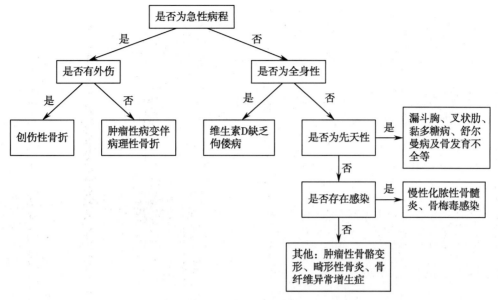

图 1-4-27　基于临床信息的鉴别诊断流程图

表 1-4-15　骨骼变形常见病因的鉴别要点

疾病	典型影像征象	主要伴随征象	鉴别要点
骨折后骨变形	骨皮质皱褶或连续性中断,断端成角、分离,椎体楔形或压缩性改变,骨折不愈合或畸形愈合	关节脱位、软组织损伤	有明确外伤史
代谢性病变骨变形	广泛性病变,骨皮质变薄,特殊征象包括:三叶草骨盆、长骨弓状畸形、椎体双凹变形等	可有脆性骨折	血钙、磷指标异常,维生素 D 代谢异常或作用异常
肿瘤性骨变形	骨质增生、膨胀性、破坏造成变形、病理性骨折	伴或不伴软组织肿块	原发性骨肿瘤
感染性骨骼变形	骨皮质增厚、骨髓腔扩大、骨小梁疏松	周围软组织炎症	有感染相关血生化指标改变

(查云飞)

九、骨膜反应

【定义】

骨膜反应(periosteal reaction)是指骨膜受到各种刺激(炎症、创伤、缺氧、代谢改变、中毒、肿瘤等)而发生水肿、炎性增生及内层成骨细胞活动增加而导致的骨膜增厚及形成骨膜新生骨的病理过程。

【病理基础】

骨膜由外部纤维层和内部形成层组成,形成层由成骨细胞和成软骨细胞的祖细胞组成;在病理情况下,内部形成层受刺激后沿着骨皮质的表面可形成不同形状骨膜新生骨。不同病因的骨膜反应的病理基础也不同,如在创伤性疾病中,由骨皮质和骨膜的破裂出血而刺激骨膜所致;在感染性疾病中,骨膜受到刺激早期可产生平行于骨干的新生骨,病情进展还可出现骨膜隆起,骨膜下脓肿,偶见骨膜下脂肪球或脂肪脓层;在侵袭性肿瘤中,更快的皮质破坏超过了骨膜对肿瘤的封闭及骨膜的愈合能力而表现出侵袭性骨膜反应;在先天性疾病中,如生理性骨膜炎,主要认为是产后快速生长所致,而婴儿皮质增生症是一种原因不明的Ⅰ型胶原病所导致;在炎症性疾病中,可能是由促炎细胞因子、骨形态发生蛋白以及 Wnt 信号通路导致成骨细胞增殖异常和活性改变所致;在血管性疾病中,是由于间质压力增高作用于骨膜所致;在代谢性疾病中,致病机制不同所引起的骨膜反应病理机制也不同,坏血病是由维生素 C 缺乏造成血管完整性丧失导致的骨膜下出血、骨膜抬高和水肿所致,氟中毒是由血清中过量的氟以氟磷灰石的形式与骨基质结合进而刺激成骨细胞所致;也有一些骨膜反应与潜在的恶性肿瘤或慢性疾病有关,如肥大性骨关节病。

【征象描述】

1. X 线表现　X 线、CT 不能显示骨膜反应的骨膜水肿和炎性增生阶段,而骨膜新生骨通常在X线上表现为邻近骨皮质外的不同形状的稍高或高密度影(图1-4-28)。良性病变所致骨膜新生骨通常为单层、连续且形态较规则;侵袭性病变则可能出现骨膜新生骨连续性中断、"葱皮样"改变、放射状或Codman三角等表现。需注意的是X线可观察到的骨膜新生骨通常在骨膜受刺激后的10~21d左右出现。儿童的骨膜新生骨出现得更早,在受刺激后5d就可以观察到。

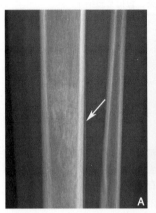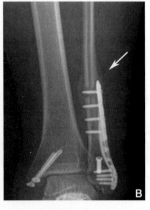

图1-4-28　骨膜新生骨X线表现

A.男性,12岁,急性骨髓炎,胫骨中上段髓腔骨质密度不均增高,外侧薄层状骨膜新生骨(白箭);B.女性,30岁,骨折术后,腓骨下段厚而不规则骨膜新生骨(白箭)

2. CT表现　各种骨膜新生骨的CT表现与X线类似,除此之外,还可以清晰显示病变的范围、形态(图1-4-29)。相较于X线,CT的密度分辨率较高,有助于显示皮质病变、细小钙化和基质的矿化,以及X线检查难以观察区域的骨膜新生骨。

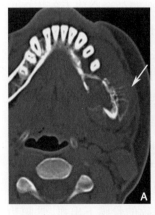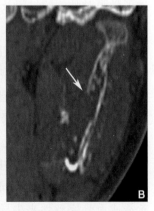

图1-4-29　骨膜新生骨CT表现

男性,10岁,B淋巴母细胞瘤,A.轴位;B.冠状位。显示左下颌骨骨质吸收破坏(B白箭)并放射样骨膜新生骨(A白箭)

3. MRI表现　尽管MRI通常不用于评估骨膜反应,但也可以清楚地显示骨膜反应,成熟的骨膜反应(骨膜新生骨)在MRI各序列上均表现为低信号

(图1-4-30)。MRI还是显示非矿化骨膜反应的最佳方式,也可以检测骨膜下血肿或骨膜包埋;非矿化的骨膜反应在骨膜水肿阶段表现为液体敏感序列信号强度不均匀增加、不规则或骨膜被水肿包围;当骨膜增生并逐渐开始矿化时,液体敏感序列信号强度逐渐减低,有些时候骨膜新生骨与骨膜增生在影像学上可能不易区分确切的时期。此外,MRI对骨髓及周围软组织的异常评估具有优势,能显示出病变累及范围及程度。

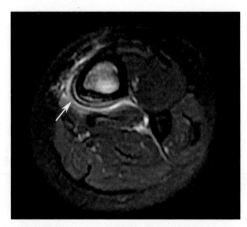

图1-4-30　骨膜反应MRI表现

小腿轴位T2WI FS序列可见胫骨骨膜水肿呈高信号,骨膜新生骨呈低信号(白箭),同时也可见骨髓和周围软组织受累

【相关疾病】

骨膜反应与多种疾病相关,包括创伤、感染和肿瘤性疾病等,详见表1-4-16。

【分析思路】

骨膜反应可由不同类型的病变造成,分析思路如下:

第一,认识这个征象:X线和CT只能显示骨膜新生骨,通常在X线和CT表现为骨皮质旁形态和方向各异的密度增高影;在MRI根据骨膜反应的时期不同表现为骨皮质边缘异常的T2WI低信号/高信号。

第二,重点分析骨膜新生骨的性质,如果具有非侵袭性表现,首先考虑良性病变可能,如感染性、代谢性;具有侵袭性表现者,则需要考虑恶性病变可能,如骨肉瘤、尤因肉瘤等,但良性和恶性病灶所导致的骨膜新生骨影像表现可能重叠。此外,与成人相比,儿童的骨膜生长更活跃,与皮质相连相对疏松,导致骨膜新生骨较成人出现更早、更明显。

第三,结合患者的其他病史、临床症状等可缩小鉴别诊断范围。重点关注患者相应部位是否有创伤史或异常应力作用,再考虑其他病变的可能。如有原发性骨外恶性肿瘤病史,应考虑是否有转移性肿瘤的可能;如果患者出现急性病程,红肿热痛并感染相关指标增加,应考虑由感染性病变引起;对于新生儿患者,应考虑先天性病变的可能。

表 1-4-16 骨膜反应相关疾病

创伤	感染	肿瘤	代谢性疾病	药物	炎症性疾病	先天性疾病	血管性疾病
应力性骨折	化脓性骨髓炎	良性肿瘤	肥大性骨关节病	氟中毒	银屑病关节炎	新生儿生理性骨膜炎	静脉淤滞
骨折	骨结核	恶性肿瘤	甲状腺肢端病	维生素A过多症	反应性关节炎	Caffey病或婴儿骨皮质增生症	
血肿		转移性肿瘤 白血病 淋巴瘤	肾性骨营养不良 维生素A缺乏症 坏血病	伏立康唑 前列腺素		骨膜增生性厚皮症	

第四,分析出现骨膜反应部位的其他影像学表现,如是否具有骨质破坏,是否有骨壳或死骨形成,是否双侧对称出现,是否多发、骨膜反应的位置等,这些会对鉴别感染、肿瘤及应力骨折等常见病提供帮助。

【疾病鉴别】

导致骨膜反应的疾病众多,且各种病变存在重

叠,不可断然诊之,需要联合其他影像学特征和临床信息进行诊断和鉴别诊断。

1. 骨膜反应在几种不同常见疾病的主要鉴别诊断要点见表 1-4-17。

2. 基于临床信息和骨膜反应分布的鉴别诊断流程图见图 1-4-31。

表 1-4-17 骨膜反应在几种常见疾病的主要鉴别诊断要点

疾病	骨膜反应的典型征象	主要伴随征象	其他鉴别要点
骨折	层状、厚而致密的骨膜新生骨	清晰或模糊的骨折线,邻近软组织肿胀	明确的外伤史
骨髓炎	层状、厚而不规则的骨膜新生骨	死骨形成、骨质疏松、骨鞘形成、软组织肿胀	红肿热痛、急性病史、脓腔
骨样骨瘤	厚而致密的骨膜新生骨	骨皮质梭形增厚并可见透亮区	夜间痛、水杨酸类药物可缓解
骨肉瘤	Codman三角、日光放射状	软组织肿块、瘤骨,偏心性、溶骨性骨质破坏	青少年长骨干骺端或骨干

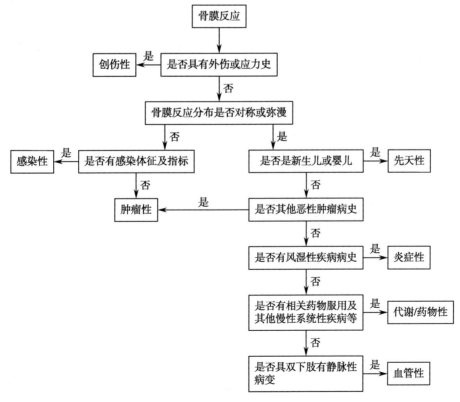

图 1-4-31 基于临床信息的鉴别诊断流程图

(何 波)

参 考 文 献

［1］GEMESCU I N，THIERFELDER K M，REHNITZ C，et al. Imaging features of bone tumors：conventional radiographs and MR imaging correlation［J］. Magn Reson Imaging Clin N Am，2019，27（4）：753-767.

［2］WENADEN A E，SZYSZKO T A，SAIFUDDIN A. Imaging of periosteal reactions associated with focal lesions of bone［J］. Clin Radiol，2005，60（4）：439-456.

［3］ALLEN H，BARNTHOUSE N C，CHAN B Y. Periosteal Pathologic Conditions：Imaging Findings and Pathophysiology［J］. Radiographics，2023，43（2）：e220120.

［4］RANA R S，WU J S，EISENBERG R L. Periosteal reaction［J］. AJR Am J Roentgenol，2009，193（4）：W259-272.

［5］MAIA FERREIRA ALENCAR C H，SAMPAIO SILVEIRA C R，CAVALCANTE M M，et al. Periosteum：An imaging review［J］. Eur J Radiol Open，2020，7：100249.

［6］BISSERET D，KACI R，LAFAGE-PROUST M H，et al. Periosteum：characteristic imaging findings with emphasis on radiologic-pathologic comparisons［J］. Skeletal Radiol，2015，44（3）：321-338.

第五节　关节基本病变

一、关节肿胀

【定义】

关节肿胀（swelling of joint）是指各种原因引起的关节积液、关节囊及周围软组织充血、水肿、出血及滑膜增厚所致的关节局部体积增大。

【病理基础】

关节肿胀的病理机制包括：①创伤、感染及出血性疾病可引起关节腔内积血、积液、积脂，关节内外软组织充血、水肿；②感染性关节炎和非感染性滑膜增生性病变可导致滑膜增生、水肿及关节积液；③滑膜原发肿瘤及滑膜转移瘤可引起滑膜组织化生、破坏、增厚，导致关节肿胀。

【征象描述】

1. X线表现　关节周围软组织膨隆，脂肪垫和肌肉间脂肪层移位变形或模糊消失，整个关节区密度增高（图1-5-1）；大量积液表现为关节间隙增宽。

2. CT表现　直接显示关节囊及关节周围软组织增厚肿胀。单纯关节积液常呈均匀的水样密度影（图1-5-2）。若合并出血或积脓，其密度高于单纯关节积液，可出现分层现象。

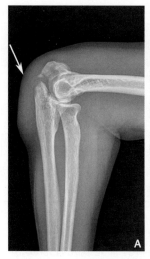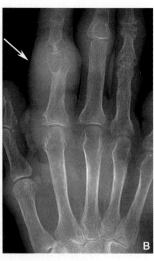

图1-5-1　关节肿胀的X线表现

A. 右肘关节尺骨鹰嘴骨折。关节周围软组织肿胀，密度增高，肌肉脂肪层模糊（细箭）。B. 痛风性关节炎。右手正位片示近节指骨关节间隙变窄，掌指关节、近端指间关节周围软组织肿胀（细箭），关节面下骨质破坏

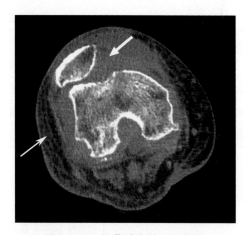

图1-5-2　关节肿胀的CT表现

右膝关节化脓性关节炎。CT软组织窗示右膝关节周围软组织肿胀，皮下脂肪不均匀密度增高（细箭），髌股关节积液，CT值为35HU，关节间隙增宽（粗箭）

3. MRI表现　单纯的关节积液T1WI低信号；当关节积液含有细胞碎片及关节内骨折引起骨髓脂肪外漏时，关节积液出现分层现象，典型表现为三层结构：上层为T1WI高信号、T2WI高信号的脂肪组织，中层为T1WI低信号、T2WI高信号的单纯积液，下层为T1WI等信号、T2WI等信号细胞碎屑（图1-5-3A）。MRI可以显示关节囊、肌腱、韧带及皮下软组织损伤，骨髓水肿（图1-5-3B）及贯穿关节软骨的骨折线。MRI可清晰显示滑膜病变的性质，滑膜增生及滑膜肿瘤一般T1WI呈低信号、T2WI呈高信号；滑膜树枝状脂肪瘤表现为树枝样、海草样弥漫增生，其脂肪成分T1WI呈高信号（图1-5-3C），色素沉着绒毛结节性滑膜炎表现为滑膜增厚，因含铁血黄素

沉积,T2WI 可表现为低信号(图 1-5-3D);滑膜血管瘤表现为特异性分叶状肿块,一般 T1WI 为等信号,T2WI 为高信号;若 T1WI 出现异常高信号表示含血管空间的血池,T2WI 可见低信号的纤维性隔膜穿过血池。

【相关疾病】(表 1-5-1)

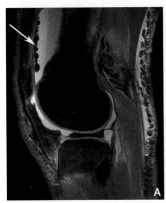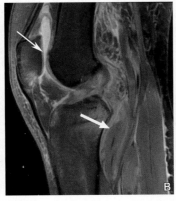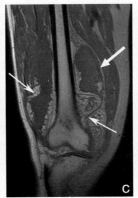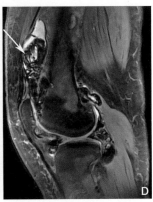

图 1-5-3 关节肿胀的 MRI 表现

A. 右膝关节外伤。矢状位 PDWI 脂肪抑制序列示关节腔内积脂血征(细箭),呈分层现象,上层低信号为脂肪组织,中层高信号为关节积液,下层等信号为细胞碎屑。B. 右膝关节外伤。矢状位 PDWI 脂肪抑制序列示股内侧肌、半膜肌、腘肌(粗箭)、比目鱼肌肿胀呈高信号,关节腔内可见大量积液影(细箭),髌骨下极骨挫伤(＊)。C. 右膝关节滑膜树枝状脂肪瘤。滑膜增厚达关节面,冠状位 T1WI 呈树枝状高信号(细箭),关节积液为低信号(粗箭)。D. 右膝关节色素沉着绒毛结节性滑膜炎。增生滑膜含铁血黄素沉积,矢状位 PDWI 脂肪抑制序列呈混杂低信号(细箭)

表 1-5-1 关节肿胀相关疾病

关节创伤	感染性炎症	非感染性滑膜增生	滑膜肿瘤
关节周围软组织损伤	化脓性关节炎	类风湿性关节炎	滑膜血管瘤
关节韧带与肌腱撕裂	关节结核	单纯性滑膜炎	滑膜转移瘤
关节内骨折		色素沉着绒毛结节性滑膜炎	滑膜软骨肉瘤
关节脱位		滑膜树枝状脂肪瘤	
		血友病性关节炎	
		幼年型特发性关节炎	
		系统性红斑狼疮关节病	

【分析思路】

1. 识别征象,结合多种影像学方法,分析受累关节是否有关节积液、关节囊和周围软组织水肿及滑膜增厚等关节肿胀征象,并明确各征象的意义。

2. 有外伤史的患者,分析是否有韧带与肌腱撕裂、关节脱位、关节内骨折,关节腔内不同时期的积血、积脂等征象,确定外伤性关节肿胀。

3. 无外伤史的患者,需进一步了解其他病史及相关临床表现、实验室检查明确病因。患者为婴幼儿,起病急,伴有全身中毒症状,关节破坏明显且进展快,考虑化脓性关节炎;慢性病程,有肺结核病史,关节破坏进展慢,考虑关节结核;双侧对称性小关节肿胀多见于类风湿性关节炎;滑膜增生出血,含铁血黄素沉积,血性关节积液,考虑色素沉着绒毛结节性滑膜炎;长期反复关节肿胀,滑膜树枝样、海草样弥漫增生,以脂肪成分为主,伴较大量关节积液,考虑滑膜树枝状脂肪瘤;伴自幼发病、凝血因子Ⅷ、Ⅸ、Ⅺ缺乏,关节腔积血,多见于血友病性关节炎;青少年原因不明的慢性滑膜炎,大关节受累多见,考虑幼年型特发性关节炎;对称性多关节肿胀伴有系统性红斑狼疮病史,考虑系统性红斑狼疮关节病。

【疾病鉴别】

1. 关节肿胀常见病因的鉴别要点见表 1-5-2。基于临床信息的鉴别诊断流程图见图 1-5-4。

表 1-5-2 关节肿胀相关疾病鉴别要点

疾病	典型影像特征	主要伴随征象	鉴别要点
关节创伤	关节囊及周围软组织挫伤、水肿,关节腔内积液、积血、积脂	关节韧带与肌腱撕裂、关节脱位、关节内骨折	有明确的外伤病史
化脓性关节炎	关节囊及周围软组织炎性充血及水肿、关节积液	关节破坏广泛且严重,短期出现关节间隙变窄,晚期可发生病理性关节脱位、骨性强直	好发于儿童、婴幼儿患者,急性起病,全身中毒症状明显;负重大关节易受累,关节破坏进展快
关节结核	同化脓性关节炎	关节破坏从关节边缘开始,早期出现骨质疏松,晚期纤维强直	好发人群同化脓性关节炎,起病隐匿,结核菌素试验阳性,关节破坏进展慢,一般从非负重面开始
类风湿性关节炎	关节周围软组织肿胀,滑膜血管翳形成,关节积液	关节破坏从关节边缘开始,晚期广泛骨质疏松;可有关节脱位、纤维强直	中老年女性好发,发病隐匿,以对称性侵犯手足小关节为主;类风湿因子阳性
色素沉着绒毛结节性滑膜炎	滑膜增生且易出血,滑膜因含铁血黄素沉积 T2WI 低信号,血性关节积液	增生滑膜可引起关节破坏,严重时关节脱位	病程长,症状轻;关节慢性进行性肿胀,增生滑膜 T2WI 低信号
滑膜树枝状脂肪瘤	滑膜呈树枝样、海草样弥漫增生,因含脂 T1WI 多为高信号,伴较大量关节积液	常伴骨关节炎及关节内游离体	长期慢性关节肿胀,反复的关节腔积液,膝关节最常受累,增生滑膜 T1WI 高信号
血友病性关节炎	滑膜增生,滑膜因含铁血黄素沉积 T2WI 低信号,关节腔积血、积液	软组织、骨内或骨膜下可形成血友病假性肿瘤	幼年发病,家族史,自发或轻微外伤引起出血,凝血时间和凝血活酶时间延长,凝血因子Ⅷ、Ⅸ、Ⅺ因子缺乏,关节腔积血、积液
幼年型特发性关节炎	关节肿胀同类风湿性关节炎	关节破坏进展慢,晚期广泛骨质疏松;可有关节脱位、骨性强直	青少年发病,大关节受累多见,抗核抗体阳性
系统性红斑狼疮关节病	关节囊及周围软组织肿胀	晚期出现关节破坏、骨质疏松	面颊部蝶形红斑皮肤损害等系统性红斑狼疮病史、对称性累及大小关节,以近端指间关节、腕关节和膝关节多见

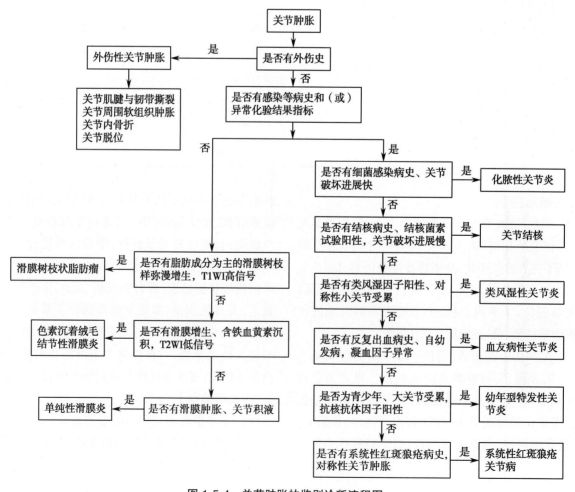

图 1-5-4 关节肿胀的鉴别诊断流程图

二、关节破坏

【定义】

关节破坏（destruction of joint）是指关节软骨及其下方的骨质被病理组织所侵犯、代替。常见于关节感染、类风湿性关节炎、痛风、肿瘤等。

【病理基础】

化脓性关节炎多为病原菌入侵关节引起滑膜充血、水肿，白细胞浸润并释放出大量蛋白酶，溶解软骨和软骨下骨质，关节破坏进展快，较早出现关节间隙狭窄。关节结核以滑膜型多见，早期表现为滑膜肿胀充血，晚期形成肉芽肿性滑膜组织，侵蚀破坏关节软骨及骨质；骨型关节结核多由骨骺或干骺端的结核蔓延而来。类风湿性关节炎主要是关节滑膜的非特异性慢性炎症，后期形成滑膜血管翳破坏关节。痛风为尿酸盐沉积于关节表面的软骨，引起相应部位的炎性反应。来源于关节组成骨及软组织的肿瘤可直接破坏关节。

【征象描述】

1. **X 线表现** 病变只累及关节软骨时，表现为关节间隙变窄；随着病情进一步发展，软骨下骨质受累，表现为骨性关节面不光整，严重者会出现局部骨质破坏、骨质增生硬化；后期可出现关节脱位和强直（图 1-5-5）。

2. **CT 表现** 与 X 线表现基本相同，不能显示关节软骨破坏，可清晰显示关节软骨下微小的骨质破坏及早期的关节间隙狭窄（图 1-5-6A），关节囊及周围软组织肿胀，关节积液；骨肿瘤可破坏骨质和关节软骨，并侵及对侧骨端，如好发于骨端的骨巨细胞瘤（图 1-5-6B）。

3. **MRI 表现** 可以显示关节破坏早期关节软骨的改变，关节软骨表面毛糙、变薄、凹凸不平，严重时大片消失，PDWI 脂肪抑制序列显示破坏的关节软骨信号不均（图 1-5-7）。关节面下骨质破坏表现为骨皮质信号中断、局部骨质信号异常，周围骨髓水肿（图 1-5-7）。可有关节积液，关节囊滑膜增厚及周围软组织肿胀。骨肿瘤直接侵犯或破坏关节结构，肿瘤组织 T2WI 为高信号。

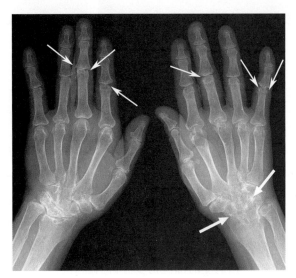

图 1-5-5 关节破坏的 X 线表现

类风湿性关节炎。双手正位片示双手近节指间关节间隙变窄，左手示指、中指近节指骨及右手中指、小指近节指骨远端关节面下骨质破坏（细箭）。右手桡腕关节及腕骨间关节间隙消失，关节骨性强直（粗箭）

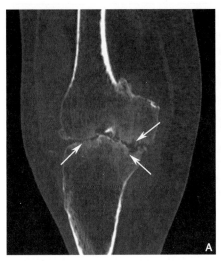
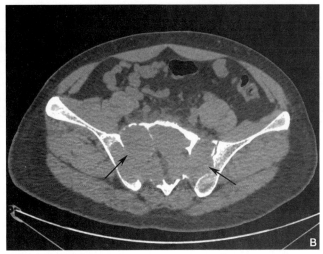

图 1-5-6 关节破坏的 CT 表现

A. 化脓性关节炎确诊 40d。CT 冠状位骨窗重建示股骨内侧髁、胫骨平台关节面下骨质破坏、骨质增生硬化（细箭），关节间隙狭窄，周围软组织肿胀。B. 骶骨骨巨细胞瘤。CT 软组织窗示骶骨肿瘤直接破坏对侧髂骨，骶髂关节间隙内可见肿瘤组织（细箭）

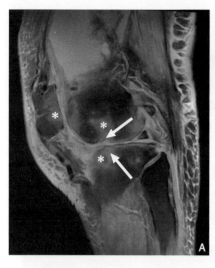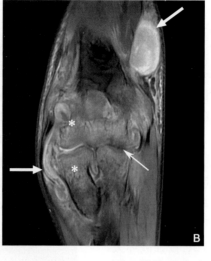

图 1-5-7 关节破坏的 MRI 表现
A. 患者同图 1-5-6A。MRI 矢状位 PDWI 脂肪抑制序列示膝关节关节间隙变窄、关节软骨凹凸不平、局部缺损(粗箭),软骨下骨质破坏,邻近骨髓信号增高(*),关节周围软组织肿胀。B. 肘关节结核。冠状位 PDWI 脂肪抑制序列示肘关节关节间隙变窄、关节软骨欠光整、局部缺损(细箭),邻近骨髓信号增高(*),脓肿形成(粗箭),关节积液、滑膜增厚

【相关疾病】(表 1-5-3)

表 1-5-3 关节破坏相关疾病

感染性病变	非感染性病变	肿瘤
化脓性关节炎	类风湿性关节炎	恶性骨巨细胞瘤
关节结核	痛风	滑膜肉瘤
	银屑病关节炎	转移瘤

【分析思路】

1. 识别征象,分析关节软骨及骨的形态及密度/信号,关节间隙的形态,明确是否为关节破坏。

2. 根据病变的部位初步分析病因。持重大关节发病,单关节受累,多见化脓性关节炎及关节结核;手足小关节发病,多见类风湿性关节炎、痛风及银屑病关节炎。

3. 综合患者年龄、病史及影像征象进一步判断病因。婴幼儿发病,急性病程,关节破坏始于关节持重面,短期出现关节间隙变窄,初步诊断化脓性关节炎;儿童患者,慢性病程,结核菌素试验阳性,关节破坏始于关节边缘,晚期关节间隙变窄,初步诊断关节结核;中老年女性患者,慢性病程,类风湿因子阳性,关节破坏起自关节边缘,双侧四肢小关节对称性受累,初步诊断类风湿性关节炎;中年男性,血尿酸升高,关节液及软组织内检出尿酸盐结晶,关节面下偏心性穿凿样或囊状骨质破坏,初步考虑痛风性关节炎;银屑病家族史,皮肤鳞屑性红斑,骨质破坏呈鼠耳状外观,进展慢,初步诊断银屑病关节炎。骨质破坏病灶穿破软骨、侵犯对侧骨端,初步考虑骨肿瘤性病变。

【疾病鉴别】

1. 关节破坏常见病因的鉴别要点(表 1-5-4)。

2. 基于临床信息的鉴别诊断流程图(图 1-5-8)。

表 1-5-4 关节破坏相关疾病鉴别要点

疾病	典型影像特征	主要伴随征象	鉴别要点
化脓性关节炎	关节破坏始于关节持重面,关节软骨与骨破坏广泛且进展快,短期可出现关节间隙狭窄	关节滑膜和周围软组织炎性改变,关节积液。严重时发生病理性关节脱位,关节骨性强直	儿童、婴儿多见;急性炎症表现,关节破坏进展快;髋关节、膝关节等持重关节多见,单关节受累
关节结核	疾病晚期出现关节破坏,始于关节持重面,表现为边缘部分的虫蚀状关节软骨和骨质破坏,进展慢	早期表现为滑膜和关节周围软组织肿胀,关节积液,骨质疏松;晚期关节间隙狭窄,严重时纤维强直	儿童、婴儿多见;起病隐匿,慢性病程,结核中毒症状;晚期出现关节破坏且进展慢,持重关节多见,单关节受累
类风湿性关节炎	疾病晚期出现破坏,始于关节边缘,进展慢,骨质破坏多呈小囊状;关节间隙不均匀变窄	早期表现为滑膜和关节周围软组织肿胀,关节积液,骨质疏松;晚期广泛骨质疏松,关节脱位或半脱位,纤维强直	中老年女性好发,发病隐匿,以对称性侵犯手足小关节为主;类风湿因子阳性
痛风	疾病晚期出现关节面下偏心性穿凿样或囊状骨质破坏,进展慢,病情严重时可见痛风结节	早期可表现为关节软组织肿胀;晚期严重时关节脱位	足、手小关节非对称性关节炎,第一跖趾关节为最好发部位;血尿酸高;尿酸盐沉积
银屑病关节炎	疾病晚期出现鼠耳状外观关节破坏,进展慢;手足短管状骨的绒毛状骨膜新生骨	早期表现为关节周围软组织肿胀,骨质增生;晚期出现关节强直、关节脱位	银屑病家族史,皮肤病变;可伴有骶髂关节炎
恶性骨肿瘤	骨肿瘤直接破坏和侵犯对侧骨质,关节间隙内可见肿瘤组织	关节肿胀	无明显诱因的局部疼痛、肿块、短期内体重下降或既往有原发肿瘤病史,软骨及骨结构破坏

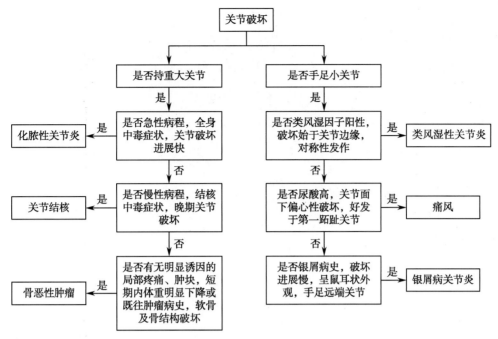

图 1-5-8　关节破坏的鉴别诊断流程图

三、关节退行性变

【定义】

关节退行性变（degeneration of joint）是指关节软骨变性、坏死、溶解，逐渐被纤维组织代替，并继发一系列病理变化的疾病。

【病理基础】

关节退行性变多见于年龄增长引起的原发性关节退行性变，外伤等疾病可引起继发性关节退行性变。各种致病因素均导致关节软骨细胞分解代谢活动增强，软骨基质破坏重塑、蛋白多糖丢失和Ⅱ型胶原降解。早期关节软骨局灶性软化，进而形成裂隙、糜烂和溃疡。晚期软骨大片脱落可致软骨下骨裸露。引起骨质改变时，可见软骨下骨质增生及囊变。关节面边缘可形成骨赘，原因不清，组织学上为成熟骨质，活动期其远端有软骨。晚期可见关节内游离体，多由软骨退行性变，碎片脱落而来，并可发生钙化及骨化。

【征象描述】

1. X线表现　关节退行性变主要表现为关节间隙变窄或不对称，骨性关节面不光整，软骨下骨密度增高（图 1-5-9）。后期可见软骨下骨囊变，表现为圆形、类圆形透光区，边缘清楚，常有窄硬化带。骨赘形成表现为关节面周缘的唇样或鸟嘴样骨质增生（图 1-5-9）。严重者出现游离体、关节失稳、关节变形等。继发性关节退行性变可见原发疾病征象，如关节发育不良表现为骨质形态及关节对合关系异常；焦磷酸关节病透明软骨及纤维软骨钙化，X线为高密度。

2. CT表现　CT三维重建可更好地显示关节退行性变的细微改变（图 1-5-10），如关节面下小囊变，关节面周缘骨赘形成等。椎小关节、骶髂关节等复杂关节的退行性变及继发性关节退行性变的原发性病变，CT显示良好。

3. MRI表现　可直接显示关节软骨肿胀、囊变、缺损，表现为软骨信号不均匀或缺失。关节面下骨质增生在T1WI和T2WI均为低信号。关节面下骨质囊变、骨髓水肿均表现为T1WI低信号和T2WI高信号（图 1-5-11）。MRI还可显示退变引起的滑膜增生、韧带损伤等。

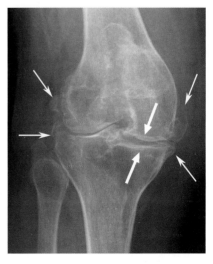

图 1-5-9　关节退行性变的X线表现

右膝关节退行性变。右膝关节后前位可见各骨边缘骨质增生、骨赘形成（细箭），关节间隙变窄，骨性关节面不光整，关节面下骨质增生硬化（粗箭）

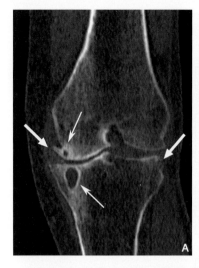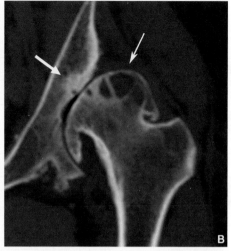

图 1-5-10　关节退行性变的 CT 表现
A. 左膝关节退行性变。CT 冠状位重建骨窗,关节各构成骨边缘可见骨质增生、骨赘形成(粗箭),关节面下骨质增生硬化和囊变(细箭),内侧股胫间室变窄。B. 左侧发育性髋关节脱位,继发关节退行性变。CT 冠状位重建骨窗显示左侧股骨头与髋臼形态失常、对合不良,各骨边缘骨质增生及骨赘形成,髂骨、股骨头内可见多发囊变影(细箭),关节面下骨质硬化(粗箭)

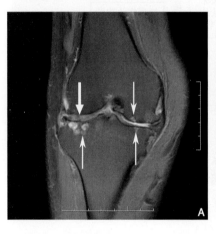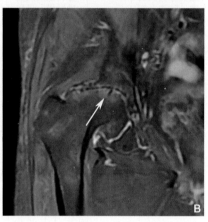

图 1-5-11　关节退行性变的 MRI 表现
A. 右膝关节退行性变。冠状位 PDWI 脂肪抑制序列显示右膝关节股骨、胫骨边缘骨质增生,外侧胫股间室关节软骨信号不均匀(粗箭),内侧胫股间室关节软骨缺损。胫骨内外侧髁、股骨内侧髁关节面下骨质囊变(细箭)。B. 右侧股骨颈骨折 10 年,右髋关节继发性退行性变。冠状位 T2WI 脂肪抑制序列显示右侧股骨头、股骨颈形态失常,右髋关节间隙变窄,股骨头及髋臼周围骨质增生,关节面下骨髓水肿 T2WI 脂肪抑制序列高信号(细箭)

【相关疾病】

关节退行性变分为原发性和继发性两类。原发性者最多见,无明显原因。继发性者为任何原因引起的关节软骨破坏或损伤。继发性关节退行性变病因详见表 1-5-5。

表 1-5-5　继发性关节退行性变相关疾病

关节软骨生物力线异常	关节软骨过度生长	关节软骨异物沉积
关节外伤	肢端肥大症性关节病	焦磷酸关节病
发育性髋关节脱位		血色素沉着性关节病
成人股骨头缺血坏死		尿黑酸尿症(褐黄病)
儿童股骨头骨骺缺血坏死		卟啉病
夏科氏关节病		

【分析思路】

1. 正确识别征象,判断是否为关节退行性变。从关节软骨、软骨下骨、关节间隙等方面进行分析,是否表现为关节软骨信号不均匀,骨性关节面增生硬化及囊变,边缘骨赘形成,关节间隙不对称变窄。

2. 中老年患者(一般年龄>50 岁),存在较长期关节痛,而无以下关节疾病及影像表现的(第 3 点),考虑原发性关节退行性变。

3. 结合患者年龄、病史等临床特征,判断继发性关节退行性变的病因。关节构成骨骨质畸形愈合或形态不规整,考虑关节外伤所致退变;若患者有糖皮质激素治疗、酗酒、股骨颈骨折等引起股骨头血供障碍等病史,考虑股骨头缺血坏死,儿童患者考虑为骨骺缺血坏死;若髋臼发育浅、髋臼与股骨头对合欠佳,则考虑发育性髋关节脱位;若透明软骨及纤维软骨可见高密度钙化,则考虑代谢性疾病引起的钙、铁等代谢异常;若患者生长激素分泌增多,关节骨端增粗、关节内其他软组织(如脂肪和滑膜)增生、鼻大唇厚、下颌前突,则考虑肢端肥大症;若患者有中枢或周围性神经损害,关节脱位或半脱位,关节腔大量游离体形成,关节边缘巨大骨赘形成,关节骨破坏呈铅笔尖样改变,则考虑为夏科氏关节病。

【疾病鉴别】

1. 关节退行性变常见病因的鉴别要点(表 1-5-6)。

2. 基于临床信息的鉴别诊断流程图(图 1-5-12)。

表 1-5-6　关节退行性变相关疾病鉴别要点

疾病	典型影像特征	主要伴随征象	鉴别要点
原发性关节退行性变	仅累及软骨时,MRI 软骨信号不均匀、局部消失。累及软骨下骨时,骨性关节面增厚、不光滑,关节面下骨质增生硬化及囊变,边缘骨赘形成	关节肿胀、游离体、关节内翻或外翻畸形	年龄多＞50 岁,承重关节和多动关节常见
继发性关节退行性变			
成人股骨头缺血坏死	同"原发性关节退行性变"	"新月征"、"双线征",软骨下骨折,关节面塌陷	糖皮质激素长期或大量使用史、酗酒史、股骨颈骨折史
发育性髋关节脱位	同"原发性关节退行性变"	髋臼浅平,股骨颈短缩,髋臼与股骨头对合不佳	年龄多＜40 岁,关节对合关系异常
焦磷酸关节病	透明软骨钙沉着,X 线及 CT 表现为高密度。其余表现同"原发性关节退行性变"	晶体沉积于纤维软骨、肌腱附着处、关节滑囊、关节囊和韧带,表现为相应部位的钙化	膝关节常见,骨囊变发生率高且体积大;发生于手部时,掌指关节受累多见;多为双侧发生
肢端肥大症性关节病	软骨增厚,掌指关节间隙增宽是其特征性表现。其余表现同"原发性关节退行性变"	关节内软组织(滑膜和脂肪等)增生,关节边缘骨赘形成	垂体病变;鼻大唇厚、下颌前突、皮肤粗糙、手足肥大等
夏科氏关节病	关节腔大量游离体形成,关节边缘巨大骨赘	关节脱位或半脱位,关节骨破坏呈铅笔尖样改变	中枢或周围性神经损害

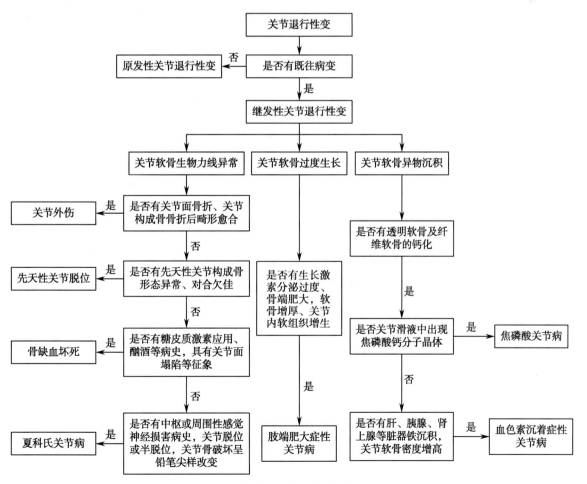

图 1-5-12　关节退行性变的鉴别诊断流程图

四、关节强直

【定义】

关节强直（ankylosis of joint）是指滑膜关节骨端之间被异常的骨或纤维组织连接，可分为骨性强直（bony ankylosis）和纤维性强直（fibrous ankylosis）。

【病理基础】

骨性强直表现为关节骨端由骨组织连接，两侧骨端可见有骨小梁通过，多见于化脓性关节炎晚期；强直性脊柱炎引起椎间盘纤维环、前纵韧带、骨突关节囊、黄韧带、棘间和棘上韧带等骨化，关节活动消失，也属于骨性强直的范畴。纤维性强直是指关节滑膜受累，关节腔内反复纤维素渗出、纤维化粘连，进而导致关节功能障碍，常见于关节结核晚期、类风湿性关节炎晚期。

【征象描述】

1. X线、CT表现　骨性强直典型表现为关节间隙部分或完全消失，并有骨小梁通过关节间隙连接两侧骨端（图1-5-13A、图1-5-14）。强直性脊柱炎侵及脊柱，表现为脊椎周围韧带骨化，平行脊柱的韧带骨化使脊椎呈竹节外观，即竹节样脊柱（图1-5-13B）。广泛的韧带骨化连接各椎体及附件，使脊柱关节发生骨性强直。纤维性强直仍可见狭窄的关节间隙，无骨小梁贯穿。纤维性强直的诊断要结合临床，不能仅靠X线平片和CT确诊。

2. MRI表现　骨性强直可见关节软骨破坏，骨质信号贯穿关节间隙，骨髓腔内以黄骨髓为主，呈T1WI高信号、T2WI高信号。强直性脊柱炎主要表现为脊椎周围韧带增厚、骨化，T1WI、T2WI均呈低信号。纤维性强直关节间隙成分多样，信号混杂（图1-5-15）：以滑膜增生为主，呈T1WI低信号、T2WI稍高信号，液体组织一般呈T1WI低信号、T2WI高信号，纤维素性渗出呈T1WI低信号、T2WI低信号；关节软骨及软骨下骨破坏，关节间隙狭窄。骨性强直、纤维性强直均可见关节内韧带、半月板等结构破坏、消失。

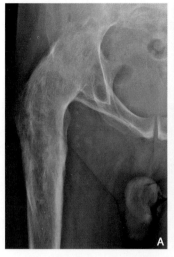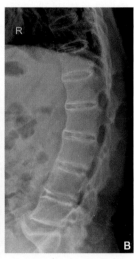

图1-5-13　关节骨性强直的X线表现

A. 右髋关节化脓性关节炎愈合后。髋关节X线示右侧髋关节骨性强直，关节间隙消失，股骨头与髋臼间可见骨小梁穿过。B. 强直性脊柱炎。腰椎侧位片示纤维环及前纵韧带骨化，形成平行脊柱的韧带骨赘，脊柱呈竹节外观，即"竹节椎"

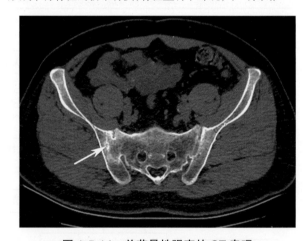

图1-5-14　关节骨性强直的CT表现

强直性脊柱炎。骶髂关节CT示右侧骶髂关节骨性强直，骨小梁穿过关节间隙连接两侧骨端（细箭）

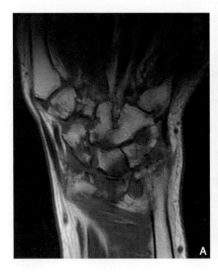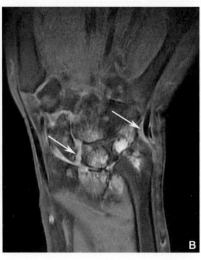

图1-5-15　关节纤维性强直的MRI表现

类风湿性关节炎。A. 腕关节冠状位T1WI可见桡腕关节、腕骨间关节间隙明显狭窄，关节腔内可见低信号的关节积液、滑膜增生、纤维组织。B. 腕关节冠状位PDWI脂肪抑制序列可见关节间隙内混杂信号（细箭），临床查体提示关节运动功能丧失

【相关疾病】（表1-5-7）

表1-5-7　关节强直相关疾病

骨性强直	纤维性强直
化脓性关节炎	关节结核
强直性脊柱炎	类风湿性关节炎
幼年型特发性关节炎	
类风湿性关节炎	
银屑病关节炎	

【分析思路】

1. 正确识别影像征象，结合临床查体，判断是否为关节强直并明确强直类型。若关节两端有骨小梁穿过，则为骨性强直；若临床查体提示关节强直，影像资料上观察到关节间隙狭窄，但无骨小梁穿过，MRI为关节间隙信号混杂，则考虑纤维性强直。

2. 从关节强直的累及部位、范围等多方面进行病因分析。如单个承重大关节受累，多见于化脓性关节炎和关节结核；对称性手足小关节受累多见于类风湿性关节炎。腕关节、颈椎的椎小关节骨性强直，可见于幼年型特发性关节炎。

3. 关节强直为多种疾病的晚期表现，因此诊断需结合患者既往病史、体征、实验室检查及诊疗经过等临床资料明确病因。追问病史，既往表现为急性起病，全身中毒症状明显，进展快，考虑化脓性关节炎；既往表现为慢性病程，有肺结核病史，结核菌素试验阳性，考虑关节结核；中老年女性，类风湿因子阳性，考虑类风湿性关节炎；青少年原因不明的慢性滑膜炎，病程长，进展慢，考虑幼年型特发性关节炎。

【疾病鉴别】

1. 关节强直常见病因的鉴别要点见表1-5-8。

2. 基于临床信息的鉴别诊断流程图（图1-5-16）。

表1-5-8　关节强直相关疾病鉴别要点

疾病	典型影像特征	主要伴随征象	鉴别要点
骨性强直			
化脓性关节炎	单发、持重大关节多见；关节间隙狭窄或消失，两侧骨端可见有骨小梁穿过	病变早期关节面骨质破坏以持重面为重；死骨形成；关节肿胀	婴幼儿与儿童时起病，急性病程；关节骨性强直于疾病晚期出现
强直性脊柱炎	主要累及骶髂关节、脊柱；骶髂关节骨性强直；脊柱周围韧带等骨化	疾病进展过程中可有脊柱附着点炎；方椎；椎间盘炎	年轻男性、背部疼痛僵直；HLA-B27阳性
幼年型特发性关节炎	可发生骨性强直，腕关节、颈椎的椎小关节多见	病变早期骨骺过度生长和骨的末端增大；受累关节表现为骨骼早熟和骨骺融合	16岁以下青少年；见于腕关节、颈椎的椎小关节
银屑病性关节炎	可发生骨性强直，手和足的指间关节多见	病变早期手指弥漫性软组织肿胀；不对称受累；关节边缘骨侵蚀；绒毛状骨膜反应；可有脊柱关节炎	皮肤银屑病病史；见于手和足的指间关节；非对称受累
纤维性强直			
类风湿性关节炎	对称性侵犯手足小关节；晚期可引起纤维性强直，表现为关节间隙狭窄，MRI关节间隙内信号混杂；	病变早期骨质破坏表现为边缘性侵蚀；软组织肿胀；关节间隙狭窄；骨质疏松；关节半脱位；	中老年女性；类风湿因子阳性；手足小关节对称受累，骨质疏松
关节结核	单发，持重大关节；后期出现纤维性强直（征象同上）	骨质破坏从非承重面开始，进一步进展可破坏整个关节，关节间隙狭窄	结核病史，起病缓慢、症状轻微；结核菌素试验阳性

（该表所述"主要伴随征象"和"鉴别要点"均属既往表现。）

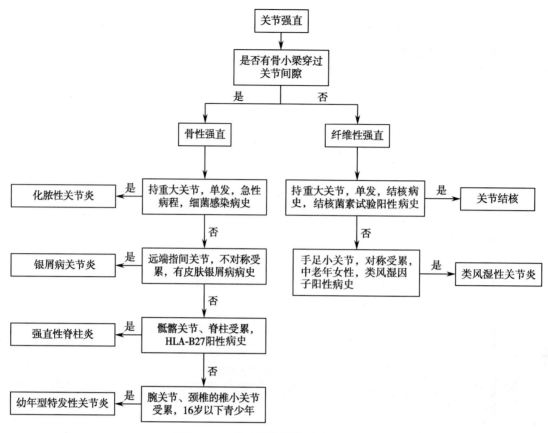

图 1-5-16　关节强直的鉴别诊断流程图

五、关节脱位

【定义】

关节脱位（dislocation of joint）是指构成关节骨端正常相对位置改变或距离增宽。

【病理基础】

关节脱位分为创伤性、病理性、先天性（儿科部分详细讲述）。创伤性脱位是由外力过度牵引或暴力打击引起，有时合并关节韧带、关节囊、肌腱等软组织损伤及撕脱骨折，受累关节常肿胀并出现明显畸形；病理性脱位是由病变破坏稳固关节的结构引起，如化脓性关节炎、类风湿性关节炎、关节结核。

关节脱位按脱位程度分为全脱位和半脱位。习惯性关节脱位是指创伤性关节脱位治疗不当，经复位后屡次复发。

【征象描述】

1. X 线表现　主要表现为关节骨端的相对位置发生异常改变。创伤性关节脱位可见关节肿胀、骨折、游离骨片等（图 1-5-17）。病理性关节脱位可见骨性关节面不光整，骨质破坏、增生，关节变形（图 1-5-18）。

2. CT 表现　与 X 线相比，CT 平扫及各种重建技术易于显示复杂部位的关节脱位，进一步显示隐匿性微小骨折、骨质破坏、周围软组织改变等伴随征象（图 1-5-19）。

3. MRI 表现　可清晰显示滑膜增生，关节积液，关节软骨、韧带及肌腱损伤、骨挫伤、关节周围软组织病变等伴随征象（图 1-5-20）。

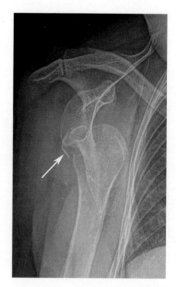

图 1-5-17　关节脱位的 X 线表现
右肩关节脱位。右肩肱骨头向内下脱位，肱骨大结节撕脱骨折（细箭）

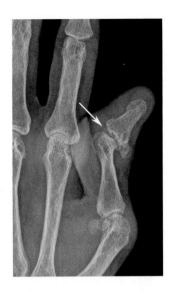

图 1-5-18 关节脱位的 X 线表现
类风湿性关节炎。左手拇指指间关节脱位(细箭),关节面不光整,骨质增生硬化

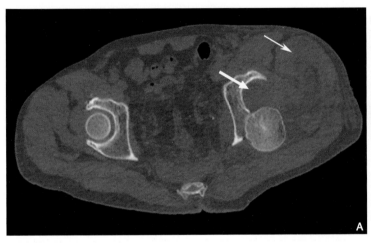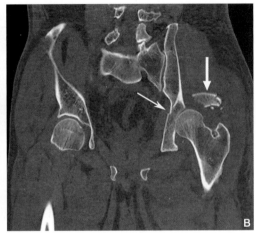

图 1-5-19 关节脱位的 CT 表现
左髋关节脱位。A.CT 平扫显示股骨头向后上方移位,关节周围肌肉及皮下软组织肿胀(细箭),关节腔内可见液体密度影(粗箭)。B.CT 多平面重组显示股骨头向上移位,髋臼骨折线(细箭),髋臼部分骨质游离(粗箭)

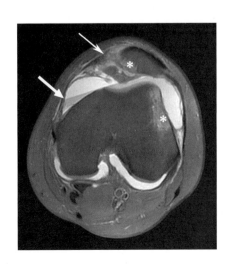

图 1-5-20 关节脱位的 MRI 表现
创伤性髌骨脱位。轴位 PDWI 脂肪抑制序列显示髌骨向外侧移位,股骨外侧髁、髌骨内侧骨挫伤(*),髌内侧支持带损伤(细箭),关节腔积液,呈分层现象(粗箭)

【相关疾病】（表1-5-9）

表1-5-9　关节脱位相关疾病

创伤性关节脱位	病理性关节脱位	
	四肢关节脱位	脊柱关节脱位
如：肩关节脱位 髋关节脱位 髌骨脱位 肘关节脱位 脊椎骨折脱位 ……	类风湿性关节炎 化脓性关节炎 关节结核 痛风	呼吸道感染、喉部手术、强直性脊柱炎、类风湿性关节炎等可导致寰枢关节脱位 椎体转移瘤导致骨折脱位

【分析思路】

1. 识别征象，明确有无关节脱位，同时分析脱位的方向和程度。

2. 询问有无创伤病史，如有创伤病史，进一步结合影像资料，明确受累关节是否有关节肌腱及韧带撕裂、关节内骨折、关节周围软组织肿胀等关节脱位的伴随征象。

3. 如无创伤病史，通过观察受累关节位置及分布，结合患者临床资料进一步分析病理性脱位的病因：近端指间关节对称性发病，类风湿因子阳性，考虑类风湿性关节炎；面颊部蝶形红斑，系统性红斑狼疮细胞阳性，考虑系统性红斑狼疮关节病；关节面下偏心性穿凿样或囊状骨质破坏，第1跖趾关节为最好发部位，血尿酸升高，考虑痛风性关节炎；银屑病史，骨质破坏呈鼠耳状外观，可伴有骶髂关节炎，考虑银屑病关节炎。

4. 如为反复多次脱位，需判断造成复发性关节脱位的原因。

【疾病鉴别】

1. 关节脱位常见病因的鉴别要点见表1-5-10。

2. 基于临床信息的鉴别诊断流程图见图1-5-21。

表1-5-10　关节脱位相关疾病鉴别要点

疾病	典型影像特征	主要伴随征象	鉴别要点
关节创伤	关节骨端的脱离、错位	关节积液，软组织肿胀，韧带、肌腱损伤，骨挫伤，撕脱骨折，可有血管神经损伤	创伤病史，关节活动异常
创伤性髌骨脱位	髌骨向外侧移位，髌骨内侧及股骨外侧髁骨挫伤，髌内侧支持带损伤	关节软骨损伤，关节肿胀	外伤史
复发性肩关节脱位	关节骨端的脱离、错位	关节囊松弛或破裂；盂唇撕脱；肱骨头嵌压骨折	有脱位病史，轻微外伤再次发生
寰枢椎脱位	寰齿间距成人>3mm、儿童>5mm，和/或齿突与两侧侧块间距不对称	寰枢椎间韧带和关节囊松弛或破坏	多见于类风湿性关节炎、少年儿童反复发作的咽炎、喉部手术等
类风湿性关节炎	手足小关节的关节骨端正常相对位置改变	关节肿胀，骨质疏松，关节破坏始于关节边缘	多见于中老年女性，对称性侵犯手足小关节，进展慢，类风湿因子阳性

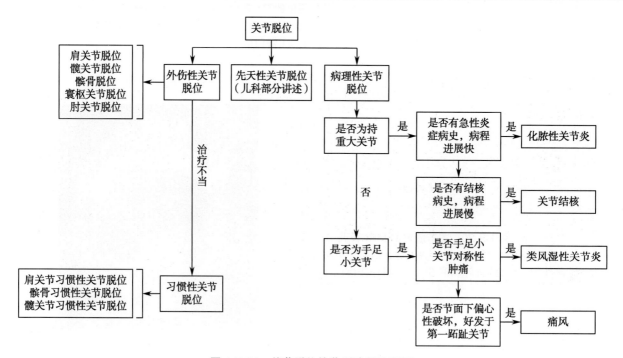

图1-5-21　关节脱位的鉴别诊断流程图

（牛金亮）

第六节　软组织基本病变

一、软组织肿胀

【定义】

软组织肿胀(soft tissue swelling)是指皮下脂肪组织、肌肉组织由于各种刺激发生损伤,充血、渗出导致的水肿、肿胀状态。

【病理基础】

软组织肿胀的病理基础主要是软组织充血和水肿,受累组织体积增大。在感染、炎症早期、脉管回流障碍、神经性肌病等,正常结构不被破坏;慢性脓肿形成、中毒坏死及切割伤等情况之下,可伴有受累组织破坏。

【征象描述】

1. **X 线表现**　主要表现是软组织密度略增高(图 1-6-1)。在皮下脂肪层,病变区密度增高,呈网状影;在肌肉组织表现为体积增大,肌间隙模糊。

2. **CT 表现**　比 X 线显示更清晰,能清楚显示皮下脂肪层的网格状影,肿胀区肌间隙模糊,呈稍高密度影,肌肉体积增大,但结构保存(图 1-6-2)。

3. **MRI 表现**　能更清晰地显示皮下脂肪层及肌肉的水肿,水肿区在 T1WI 上信号减低,T2WI 上信号增高(图 1-6-3)。

【相关疾病】

软组织肿胀见于各种急慢性创伤、感染、炎症、脉管回流障碍、神经性肌病等疾病,详见表 1-6-1。

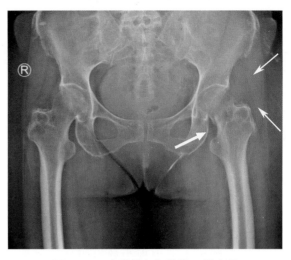

图 1-6-1　左髋软组织肿胀 X 线表现

女性,70 岁,左下肢外伤,骨盆 DR 正位片示左侧股骨颈骨折(粗箭),周围软组织较对侧肿胀,肌间隙模糊(细箭)

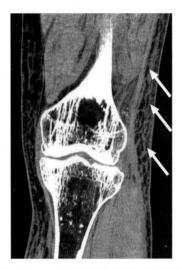

图 1-6-2　左膝软组织肿胀 CT 表现

男性,57 岁,左膝关节外伤,左膝关节 CT 示左侧膝关节周围软组织肿胀,皮下脂肪呈网格状改变(粗箭)

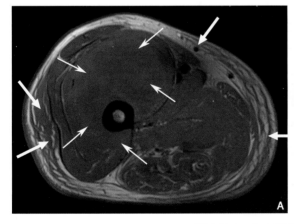
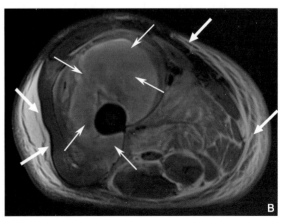

图 1-6-3　右大腿软组织肿胀 MR 表现

A. 右大腿 MRI AXI T1WI;B. 右大腿 MRI AXI FS-T2WI

男性,51 岁,右大腿 MRI 示右侧大腿皮下及肌间隙内条片状 T1WI 低信号、FS-T2WI 高信号影(粗箭),股骨周围见囊状 T1WI 低信号、FS-T2WI 高信号影(细箭),诊断为右大腿感染性病变并脓肿形成

表 1-6-1 软组织肿胀相关疾病

创伤	感染	炎症	脉管回流障碍
急性挫伤	化脓性炎	代谢性疾病(痛风等)	静脉回流障碍(淤血)
急性拉伤	结核	风湿免疫性炎症(皮肌炎、多肌炎等)	淋巴回流障碍(象皮肿)
急性切割伤	寄生虫感染性疾病	中毒性疾病(横纹肌溶解等)	
慢性撞击、摩擦伤,慢性牵拉伤(肌腱病、网球肘等)	真菌感染性疾病		
骨-筋膜室综合征	蜂窝织炎		

【分析思路】

软组织肿胀主要表现为软组织体积肿胀,肌肉/脂肪间隙模糊,分析思路如下:

第一,识别征象:软组织肿胀区,组织体积增大,正常组织结构存在。

第二,判断软组织肿胀范围:判断病变范围有助于病因的分析,局部肿胀多见于创伤、感染以及神经支配早期,弥漫性/对称性肿胀多见于炎症及脉管回流障碍。

第三,结合患者病史、体征及实验室检查等临床资料,有助于区分创伤、感染、脉管回流障碍,确定是否为风湿免疫性疾病,尽可能避免误诊。创伤包括急性损伤和慢性损伤,骨-筋膜室综合征局限于筋膜间隔内。感染多为局限性病变,炎症多为弥漫性病变。象皮肿是淋巴回流障碍的特征性表现。

【疾病鉴别】

软组织肿胀的病因分析需密切结合临床病史进行分析。

1. 基于临床信息的鉴别诊断流程图见图 1-6-4。

2. 软组织肿胀常见病因鉴别要点见表 1-6-2。

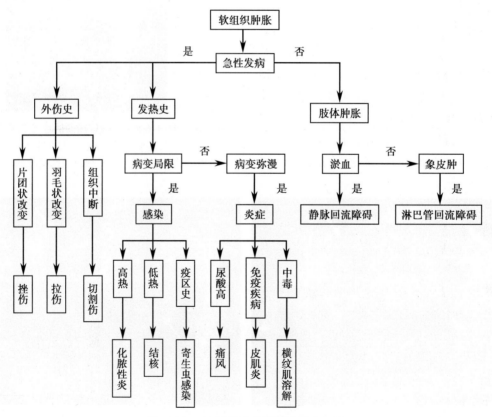

图 1-6-4 软组织肿胀鉴别诊断流程图

表 1-6-2　软组织肿胀常见病因的鉴别要点

疾病	典型影像特征	主要伴随征象	鉴别要点
创伤	局限性病变,软组织增厚,周围间隙模糊	有相应外伤史或慢性应力损伤因素	挫伤:片团状 拉伤:羽毛状 切割伤:组织中断 慢性损伤:邻近组织水肿
感染	局限性病变,软组织增厚,周围间隙模糊	有细菌、结核等感染病史	病变局限
炎症	软组织增厚,周围间隙模糊,多发	风湿免疫相关	病变弥漫
脉管回流障碍	软组织增厚,周围间隙模糊	静脉/淋巴管逆流,深静脉血栓	符合血管、淋巴管回流分布
骨-筋膜室综合征	受累筋膜室内肌群增大,肌肉水肿	5P 征:疼痛、感觉异常、苍白、无脉、麻痹	正常肌肉纹理消失
横纹肌溶解	弥漫性肌肉水肿	褐色尿	病变弥漫分布、边界不清

二、软组织钙化和骨化

【定义】

软组织钙化和骨化(soft tissue calcification and ossification)是指发生于肌肉、肌腱、关节囊、血管和淋巴结等处的钙化或骨化。钙化是软组织内的钙盐沉着,其内无任何结构;骨化则显示有骨结构。钙化常是骨化的开始。

【病理基础】

软组织钙化和骨化常由出血、坏死、肿瘤、结核及寄生虫感染等引起。软组织钙化分为两类:营养不良性钙化和转移性钙化。营养不良性钙化发生于坏死或损伤的组织中,血清钙磷代谢水平正常,可进展为骨化,占软组织钙化的95%～98%;转移性钙化通常由全身性代谢紊乱导致磷酸钙产物升高至60～70HU 范围以上的钙盐沉积所致,占软组织钙化的1%～2%。

【征象描述】

1. **X 线表现**　钙化通常表现为不同形状的致密影(图 1-6-5),骨化常呈团片状,可见骨小梁甚至骨皮质。

2. **CT 表现**　显示软组织钙化和骨化效果最佳,尤其对微小钙化和骨化,能直接反映其大小、密度、形态及分布情况,表现为不同形状的高密度影(图 1-6-6)。

3. **MRI 表现**　软组织钙化和骨化在 MRI 各序列上均呈低信号(图 1-6-7)。

【相关疾病】

软组织钙化和骨化见于创伤、感染、代谢障碍、血管疾患或某些肿瘤等疾病,详见表 1-6-3。

【分析思路】

软组织钙化和骨化主要表现为软组织内高密度影,分析思路如下:

第一,识别软组织钙化和骨化:在 X 线和 CT 检查中呈大小、形态不一的高密度影。软组织钙化 CT 值高于软组织,低于骨,大多在 100～400HU,高密度影内无骨性结构;骨化的 CT 值为 700HU(骨小梁)～1 500HU

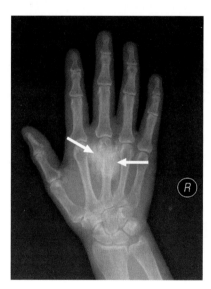

图 1-6-5　右手软组织钙化 X 线表现
女性,29 岁,右手 DR 正位片示右手第 3 掌骨周围结晶状钙质密度影(粗箭),诊断为焦磷酸钙沉积病

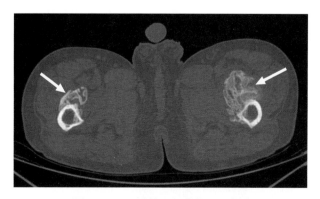

图 1-6-6　双髋软组织骨化 CT 表现
男性,53 岁,髋关节 CT 横轴位骨窗示双侧髋关节周围多发团块状、结节状骨质密度影(粗箭),诊断为骨化性肌炎

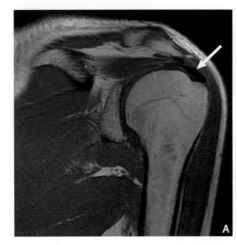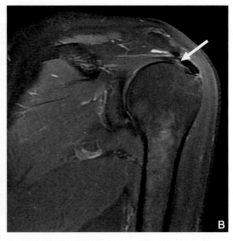

图 1-6-7 左肩软组织钙化 MRI 表现

A. 左肩关节 MRI COR T1WI；B. 左肩关节 MRI COR FS-T2WI

男性，63 岁，左肩关节 MRI 示左侧冈上肌腱走行区条片状 T1WI 及 FS-T2WI 低信号影（粗箭），诊断为钙化性肌腱炎

表 1-6-3 软组织钙化和骨化相关疾病

创伤	感染	炎症	代谢障碍	血管疾患	肿瘤
骨化性肌炎	寄生虫感染	皮肌炎/多肌炎	终末期肾病	慢性静脉功能不全	滑膜肉瘤
注射部位肉芽肿	肉芽肿性感染	硬皮病	焦磷酸钙沉积病（假性痛风）、钙化性肌腱炎	静脉畸形（静脉石）	骨旁骨肉瘤
手术瘢痕			原发性甲状旁腺功能亢进症	动脉瘤	
烧伤			肿瘤样钙质沉着	动脉粥样硬化	

（骨皮质），高密度影内可见骨小梁甚至骨皮质。

第二，确定软组织钙化和骨化的位置：发生于韧带和肌腱的包括钙化性肌腱病、退行性钙化；发生于关节区域的包括焦磷酸钙沉积病、羟基磷灰石沉积病等；发生于肌肉的包括骨化性肌炎、骨旁骨肉瘤、滑膜肉瘤、寄生虫感染及皮肌炎/多肌炎、肿瘤样钙质沉着等；血管相关的包括慢性静脉功能不全、静脉畸形和动脉粥样硬化等。

第三，结合影像学形态特征，有助于病变的诊断。软骨小叶钙化多呈环形、半环形或点状；血管壁钙化多呈条状；静脉石（静脉畸形钙化）呈多发大小不等的类圆形；骨化性肌炎的骨化常呈片状；成骨性骨旁骨肉瘤的肿瘤骨多呈云絮状或针状。

【疾病鉴别】

根据软组织钙化和骨化的形状、分布和位置，结合临床病史和实验室检查，可以系统地对病变进行评估。

1. 软组织钙化和骨化评估流程图见图 1-6-8。

2. 软组织钙化和骨化常见鉴别要点见表 1-6-4。

表 1-6-4 软组织钙化和骨化常见疾病的鉴别要点

疾病	典型影像特征	主要伴随征象	鉴别要点
骨化性肌炎	软组织内大小不一的、片状高密度影	有相应外伤史，与骨皮质之间有分界	边缘致密，中间较淡
皮肌炎和多肌炎	皮肤/筋膜斑片状高密度影	炎症因素，范围广泛	弥漫性对称分布
终末期肾病	全身弥漫分布、细小斑点状高密度影	钙磷代谢紊乱	钙化有动态变化
肿瘤样钙质沉着	邻近关节的，巨大球形高密度影	家族史或伴钙磷代谢紊乱	通常分布在大关节滑囊表面
注射部位肉芽肿	软组织内无定形高密度影	有肌内注射病史	注射部位脂肪坏死或肉芽肿
焦磷酸钙沉积病	点状、结晶状钙化	滑膜炎或骨关节炎	发生于软骨、滑膜、关节囊、肌腱
原发性甲状旁腺功能亢进症	条状、斑片状钙化	纤维囊性骨炎	关节周围
静脉畸形（静脉石）	类圆形钙化	T2WI 高信号	软组织内
滑膜肉瘤	点状周边钙化	软组织肿块	关节旁或腱鞘
骨旁骨肉瘤	云絮状或针状肿瘤骨	紧贴骨表面	骨旁软组织内

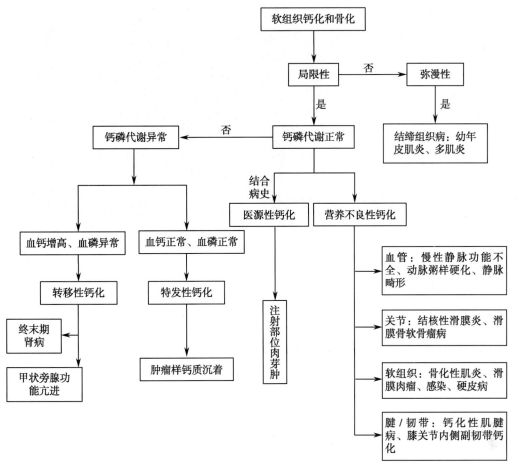

图 1-6-8　软组织钙化和骨化鉴别诊断流程图

三、软组织内气体

【定义】

软组织内气体(gas in soft tissue)是指外伤、手术或产气杆菌感染等病理情况所致软组织内积气征象。

【病理基础】

软组织内积气发生于以下四种情况:外源性气体进入、内部含气脏器破裂或穿孔、产气菌感染、血液中释放的过饱和气体。

【征象描述】

1. **X 线表现**　皮下及肌束间不规则泡形或条、带状透亮影,局部组织增厚(图 1-6-9),有时可勾勒出肌束轮廓。

2. **CT 表现**　比 X 线检查显示更清晰,表现为软组织内的极低密度影,CT 值小于 –150HU,边界清楚(图 1-6-10)。

3. **MRI 表现**　在 MRI 各序列上均呈低信号(图 1-6-11),需结合 CT 与软组织钙化区分。

【相关疾病】

软组织内气体常见于穿透伤、手术后、气胸、坏死性筋膜炎、减压病等疾病。软组织内气体常见鉴别要点见表 1-6-5。

【分析思路】

软组织内气体主要表现为软组织内积气征象,分析思路如下:

第一,识别征象:皮下及肌束间气体密度影,局部组织增厚。

第二,判断软组织积气的部位:判断软组织积气

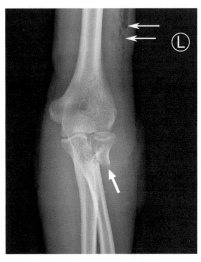

图 1-6-9　左臂软组织内气体 X 线表现

患者,男性,45 岁,左上肢机器碾压伤 1h 余,左肘关节 DR 正位片示左桡骨近段骨折(粗箭)、左前臂及上臂软组织肿胀积气(细箭)

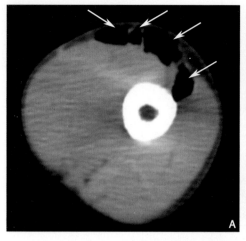
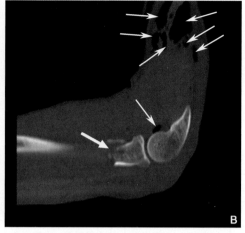

图 1-6-10　左臂软组织内气体 CT 表现

A. 左肘关节 CT 横轴位,软组织窗;B. 左肘关节 CT 矢状位重组,骨窗

患者,男性,45 岁,左上肢机器碾压伤 1h 余,左肘关节 CT 示左桡骨近段骨折(粗箭)、左前臂及上臂软组织肿胀积气(细箭)

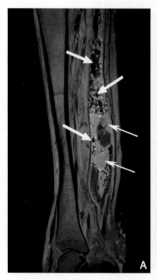
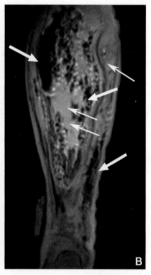

图 1-6-11　左小腿软组织内气体 MRI 表现

A. 左小腿 MRI SAG FS-T2WI;B. 左小腿 MRI COR FS-T2WI
患者,男性,59 岁,既往高血压、糖尿病病史,左小腿 MRI 示左侧小腿后群肌间隙积气(粗箭)、前后肌群软组织间隙水肿(细箭),诊断为感染性病变

表 1-6-5　软组织内气体相关疾病

外源性气 体进入	内部含气脏器 破裂或穿孔	产气菌 感染	血液释放 气体
穿透伤	气胸	坏死性筋膜炎	减压病
手术后	纵隔气肿		

的部位有助于分析病变穿孔的部位,帮助临床查明病因。

　　第三,结合患者病史、体征等临床资料,有助于区分积气是来源于外源性损伤,内部脏器破裂、产气菌感染还是潜水病,尽可能明确诊断。

　　【疾病鉴别】

　　软组织内气体的病因分析需密切结合临床病史进行分析。

　　1. 基于临床信息的鉴别诊断流程图见图 1-6-12。

　　2. 软组织内气体常见鉴别要点见表 1-6-6。

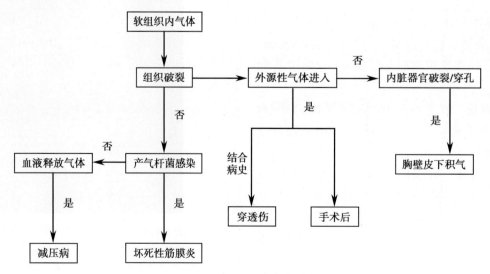

图 1-6-12　软组织内气体鉴别诊断流程图

表 1-6-6 软组织内气体常见病因的鉴别要点

疾病	典型影像特征	主要伴随征象	鉴别要点
穿透伤或手术后	相应区域软组织内积气	有相应外伤史或手术史,见穿通道	软组织损伤,损伤区积血积液
胸壁皮下积气	胸腔积气、肺组织被压缩	突发胸痛、气短,气胸	皮下气肿
坏死性筋膜炎	肌间筋膜积气	筋膜增厚,水肿	突发剧痛
减压病	大量皮下气肿	血管气体栓塞	有潜水作业、特殊高空飞行史

四、肌肉萎缩

【定义】

肌肉萎缩(muscule atrophy)是指由于肌肉营养不良而导致的骨骼肌体积缩小,肌纤维变细甚至消失,常伴有脂肪浸润。

【病理基础】

肌肉萎缩包括神经性肌萎缩、肌源性肌萎缩、失用性肌萎缩和缺血性肌萎缩。神经性肌萎缩由神经肌肉接头之前的下运动神经元病变引起,萎缩范围符合神经分布。肌肉活检可见病变区肌纤维数量减少并变细,细胞核集中,结缔组织增生。肌源性肌萎缩由神经肌肉接头突触后膜之后的肌肉(肌膜、线粒体、肌丝等)病变引起。肌肉活检可见病变区肌纤维肿胀、坏死、结缔组织增生和炎细胞浸润等。失用性肌萎缩由肌肉长期活动减退、受限引起。肌肉活检可见病变区肌纤维直径缩小,慢肌纤维数量减少,快肌纤维数量增加,总的肌纤维数量不变。缺血性肌萎缩由肌肉血管病变引起。肌肉活检可见病变区肌纤维局部坏死,数量减少。

【征象描述】

1. X 线表现 X 线成像通常用于骨骼而不是软组织如肌肉的评估,因此它在直接评估肌肉萎缩方面的作用有限。但 X 线可间接显示出与肌肉萎缩相关的一些征象,例如病变区软组织体量减少、骨质疏松等(图 1-6-13)。

2. CT 表现 CT 扫描可以显示肌肉的密度和体积变化,能清晰显示病变区体积减小,肌束纤细、脂肪成分增多(图 1-6-14)。

3. MRI 表现 MRI 是用于显示肌肉信号强度和结构的最敏感影像学检查方法,能更清晰地显示脂肪浸润,主要表现为病变区肌肉体积减小,肌间隙或肌肉内间杂不规则脂肪组织浸润(在 T1WI 和 T2WI 上均呈高信号,脂肪抑制 T2WI 上呈低信号)(图 1-6-15)。

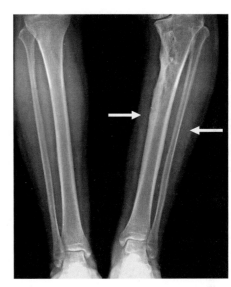

图 1-6-13 左小腿肌肉萎缩 X 线表现

患者,男性,29 岁,患者 17 年前左膝关节滑膜肉瘤手术及放射治疗后,双下肢 DR 负重位片示左侧胫骨上段骨质密度不均匀,形态欠规整,周围肌肉体积较对侧缩小(粗箭)

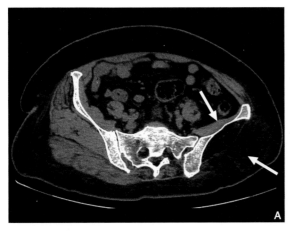
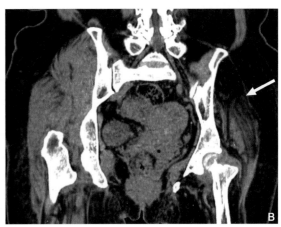

图 1-6-14 左髋肌肉萎缩 CT 表现

A. 髋关节 CT 横轴位,软组织窗;B. 髋关节 CT 冠状位重组,软组织窗

患者,女性,63 岁,左侧髋部、大腿疼痛,活动受限。髋关节 CT 示左侧髋关节周围软组织体积缩小,肌束纤细、脂肪成分增多(粗箭)

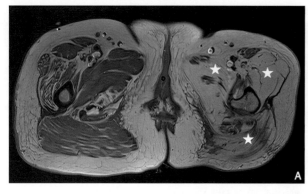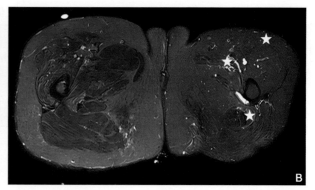

图 1-6-15　左髋肌肉萎缩 MRI 表现

A. 髋关节 MRI AXI T1WI；B. 髋关节 MRI AXI FS-T2WI

患者，女性，63 岁，左侧髋部、大腿疼痛，活动受限。髋关节 MRI 示左侧髋关节周围肌肉体积缩小并脂肪信号替代（"星号"），考虑左侧髋关节周围肌肉萎缩并脂肪浸润

神经性肌肉萎缩患者，在去神经损伤发生 4d 内即能检出水肿信号，表现为 T1WI 信号正常，液体敏感序列肌肉信号强度均匀增加，水肿肌肉周围没有筋膜下积液；在亚急性期（10～20d），流体敏感序列的水肿信号持续存在，但 T1WI 开始显示肌肉萎缩，脂肪浸润；在慢性期（60d 后），液体敏感序列上的水肿信号消失，肌肉被脂肪替代。

进行性肌营养不良多表现为双侧臀肌、大腿肌和小腿肌肉的异常，内收肌、股薄肌和缝匠肌不受影响，诊断主要依靠临床检查、肌酶测定、基因测序和组织活检。MRI 主要用于确定肌肉萎缩的分布、监测疾病的进展、帮助确定组织活检的最佳位置。定量 MRI，如 MRS 和 MRI 质子密度脂肪分数，有助于早期评价进行性肌营养不良患者的肌肉变性和脂肪浸润。

失用性肌萎缩在 MRI 上表现为患侧肌肉体积减小，脂肪浸润。

缺血性肌肉萎缩在 MRI 上常伴肌肉组织液化坏死改变。

【相关疾病】

肌肉萎缩可能是由神经损伤、肌肉疾病、缺乏运动和肌肉血管病变引起，详见表 1-6-7。

表 1-6-7　肌肉萎缩相关疾病

神经源性	肌源性	失用性	缺血性
脊髓灰质炎	进行性肌营养不良	瘫痪	动脉炎
进行性脊肌萎缩症	强直性肌营养不良	肌腱损伤	血栓形成
脊髓侧索硬化	肌炎	骨折固定	
脊髓损伤			
急性炎性脱髓鞘			

【分析思路】

肌肉萎缩主要表现为肌肉体积减小，伴有脂肪浸润，分析思路如下：

第一，识别征象，观察肌肉组织的体积是否有减少，正常肌肉的纹理是否变得稀疏，以及肌肉与周围脂肪或其他结构的界限是否清晰。

第二，判断肌肉萎缩范围：确定肌肉萎缩是局限于特定肌群还是广泛影响多个部位。局部肌肉萎缩可能与特定神经损伤或长期未使用有关，而广泛肌肉萎缩可能与系统性疾病如神经肌肉疾病或慢性消耗性疾病相关。

第三，评估肌肉萎缩程度：通过影像学检查评估肌肉萎缩的严重程度，这可能涉及测量肌肉的横截面积或体积，并与正常参考值或对侧肌肉进行比较。

第四，结合患者的病史、体征、实验室检查以及其他临床资料，包括肌力测试、神经电生理检查等，有助于确定肌肉萎缩的原因，并排除其他可能导致类似影像学表现的疾病，如软组织肿瘤、慢性炎症等。

【疾病鉴别】

肌肉萎缩的病因分析需密切结合临床病史进行分析。

1. 基于临床信息的鉴别诊断流程图见图 1-6-16。

2. 肌肉萎缩常见鉴别要点见表 1-6-8。

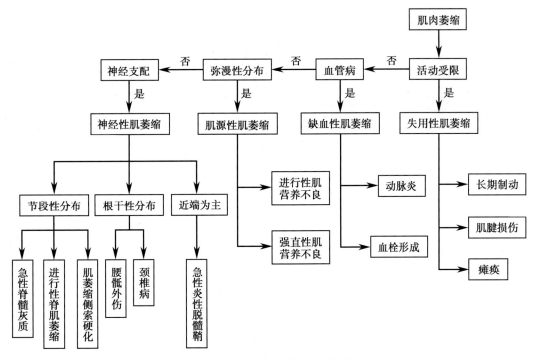

图 1-6-16　肌肉萎缩鉴别诊断流程图

表 1-6-8　肌肉萎缩常见病因的鉴别要点

疾病	典型影像特征	主要伴随征象	鉴别要点
脊髓灰质炎	受累肢体肌肉萎缩,脂肪替代	脊髓双侧灰质前角对称性 T2WI 高信号	好发于 6 月龄至 5 岁小儿,双侧对称发病
肌萎缩侧索硬化症	肌肉明显萎缩,MRI 显示脂肪信号或水肿信号	脑内锥体束对称性 T2WI 高信号	肌电图表现为活动性失神经支配和慢性神经再生共存,呈渐进性改变
进行性肌营养不良	双侧臀肌、大腿肌和小腿肌肉萎缩,内收肌、股薄肌和缝匠肌不受影响		骨骼肌进行性萎缩,范围广泛
肌腱损伤	损伤肌腱所属肌肉萎缩,脂肪浸润		肌腱慢性损伤,肌肉脂肪密度/信号影
长期制动	制动肢体肌肉萎缩,脂肪浸润	相应肢体骨质疏松	外伤致骨折或肌肉、肌腱损伤后制动,肌肉脂肪密度/信号影

（郝大鹏）

参 考 文 献

[1] 贾建平,苏川. 神经病学[M].8 版. 北京:人民卫生出版社,2018.

[2] 徐克,龚启勇,韩萍. 医学影像学[M].8 版. 北京:人民卫生出版社,2018.

[3] SMITAMAN E,FLORES DV,MEJÍA GÓMEZ C,et al. MR imaging of atraumatic muscle disorders. Radiographics,2018,38（2）:500-522.

[4] MANASTER ANDREWS,PETERSILGE ROBERTs.影像专家鉴别诊断　骨关节肌肉分册[M].程晓光,译. 北京:人民军医出版社,2012.

[5] HWANG ZA,SUH KJ,CHEN D,et al.Imaging features of soft-tissue calcifications and related diseases:a systematic approach. Korean J Radiol,2018,19（6）:1147-1160.

[6] DE FARIA LL,BABLER F,FERREIRA LC,et al.Soft tissue calcifications:a pictorial essay.Radiol Bras,2020,53（5）:337-344.

[7] DING S,DAI Q,HUANG H,et al. An overview of muscle atrophy.Adv Exp Med Biol,2018,1088:3-19.

[8] ADAM ANDREAS,DIXON ADRIAN K,GILLARD JONATHAN H,等. 格-艾放射诊断学[M].6 版. 张敏鸣,译. 北京:人民军医出版社,2015.

[9] JACOB MANDELL.核心放射学:影像诊断图解教程[M].王维平,译. 北京:人民卫生出版社,2017:995.

第二章 长骨

第一节 骨骺/骨端

骨骺是位于长骨两端的骨化点,也可以位于结节、粗隆及突起处。骨骺的表面有关节软骨附着形成关节面,与邻近骨关节面构成关节。骨骺大部分骨化后,与骨干间存在一层软骨板,即骺软骨,其通过软骨细胞的分裂增殖、骨化,使骨不断增长,成人后骨骺转化为骨端。骨骺/骨端病变相对较少,但具有明显的定位特征性,包括发育不良、损伤、缺血性坏死、肿瘤、感染及炎症等病变。

一、不规则或斑点状病变

【定义】

骨骺不规则或斑点状病变(epiphysis,irregular or spotted lesions)是指骨骺形态边缘不规则和/或斑点样骨化的一类病变。

【病理基础】

本类疾病包括多种因素所致的不同的病理基础。骨骺发育异常可以导致骨骺形态不规则,骨骺软骨细胞减少、排列结构异常,基质成分改变,骨骺钙化延迟或紊乱等。骨骺代谢障碍也可以导致骨骺发育不良,或者因缺血直接导致骨骺坏死,骨骺变扁平或变形碎裂及斑点样改变。此外,佝偻病因维生素D缺乏导致钙化不足引起骺端变形,冻伤因低温使血管收缩导致血管损伤进而累及骨骺。局部炎症或肿瘤累及骨骺时也可以引起骨骺的残存斑点样骨化及不规则改变。

【征象描述】

1. X线表现 主要表现为骨骺形态及边缘不规则(图2-1-1~图2-1-4),和/或伴有斑点样骨骺钙化(图2-1-5~图2-1-8)。病变主要表现为骨骺扁平、边缘不规则,骨骺斑点样骨化影,甚至缩小、断裂,骨骺钙化延迟或不规则骨化,干骺端可伴有相应的变形

及密度改变,晚期可以出现扁平髋(短而宽的股骨头和股骨颈)及骨关节炎等表现。幼儿正常骨骺变异可以导致股骨髁部后缘局部不规则(图2-1-9),此时勿认为是病变,进行动态观察即可。

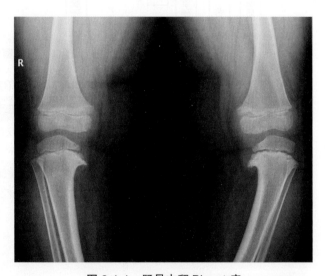

图 2-1-1 胫骨内翻 Blount 病

男性,4岁,双侧胫骨上端骨骺内侧部分变扁平,相应胫骨内翻,干骺端增宽(本例股骨骨骺内侧髁尚无明显增大表现)

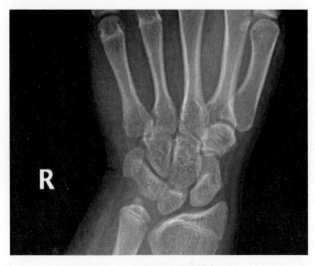

图 2-1-2 先天性马德隆畸形

女性,14岁,右手桡骨远端骨骺尺侧和掌侧发育不良、呈扁平改变,尺骨远端发育相对较快,导致腕骨排列呈尖拱形(三角排列)凸向尺桡骨间

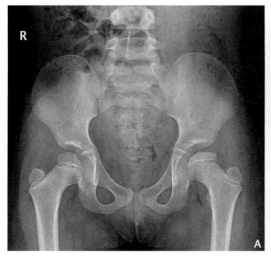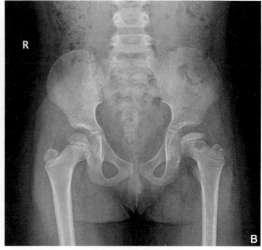

图 2-1-3　股骨头骨骺缺血性坏死

女性,7岁,A.示左侧股骨头扁平、密度不均匀增高;B.2个月后复查,骨骺进一步扁平化,同时伴密度增高,干骺端出现坏死囊变灶

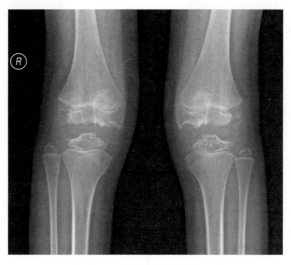

图 2-1-4　多发性骨骺发育不良

男性,12岁,双侧股骨下端和胫骨上端骨骺形态不规则、边缘毛糙,密度欠均匀

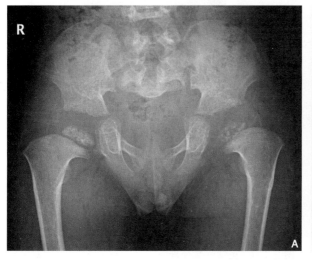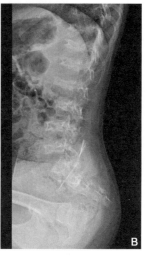

图 2-1-5　脊柱骨骺发育不良

男性,6岁,A.示双侧股骨头骨骺密度不均匀,左侧呈明显斑点样骨化影,边缘欠清晰,双侧大粗隆骨骺未显示、但大粗隆上翘,髂骨翼外展;B.示椎体不规则变扁(扁平椎)

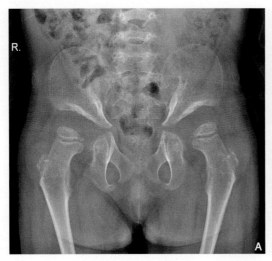
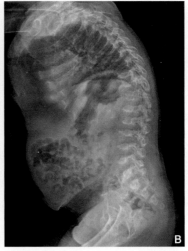

图 2-1-6 黏多糖贮积症Ⅳ型

女性,6 岁,A. 示髂骨体变窄,髋臼边缘硬化,双侧股骨头骨骺形态欠光整,大粗隆骨骺不规则、略呈斑点样改变;B. 示下胸椎及腰椎椎体小、前缘变尖呈舌突状前伸,肋骨增宽呈船桨状

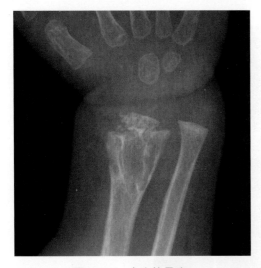

图 2-1-7 内生软骨瘤

女性,2 岁,左侧桡骨远端干骺端内生软骨瘤,累及骨骺,骨骺局部边缘毛糙欠光整,部分呈斑点样骨化影

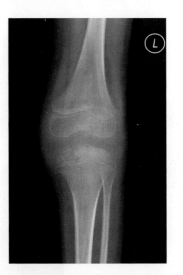

图 2-1-8 膝关节肉芽肿性炎

男性,5 岁,左膝关节肉芽肿性炎累及骨骺,胫骨近端骨骺内侧破坏呈残存斑点样骨化影改变,外侧骨骺骨质密度增加

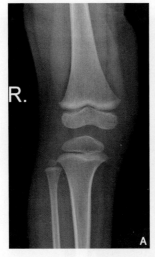
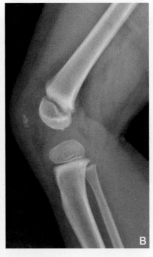

图 2-1-9 正常骨骺变异

女性,2 岁,A. 正位片显示股骨下端骨骺关节面光滑;B. 侧位片显示股骨下端骨骺后缘毛糙(侧位及切线位可以显示),有时也可表现为不规则缺损

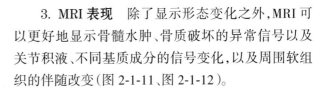

2. CT 表现　与 X 线表现类似,但可以更好地显示斑点样病灶边缘及密度改变、形态分布,三维重建可以更加全面地显示病变的结构变化(图 2-1-10、图 2-1-11)。

3. MRI 表现　除了显示形态变化之外,MRI 可以更好地显示骨髓水肿、骨质破坏的异常信号以及关节积液、不同基质成分的信号变化,以及周围软组织的伴随改变(图 2-1-11、图 2-1-12)。

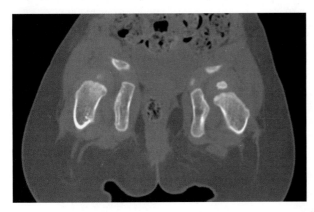

图 2-1-10　先天性髋关节发育不良
女性,2 岁,右侧先天性髋关节发育不良,右侧股骨头骨骺明显发育较小,骨化中心呈斑点样骨化(平片未能显示该股骨头骨骺的斑点样骨化)

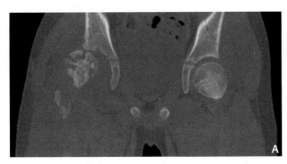
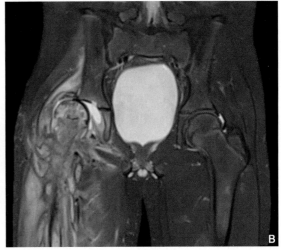

图 2-1-11　股骨骨髓炎
男性,8 岁,右股骨骨髓炎累及股骨头骨骺,骨骺破坏碎裂呈斑点样,伴右髋关节半脱位(A)。右股骨骨髓炎累及股骨头骨骺,骨骺 T2 信号不均匀,周围伴有大量脓肿形成,同时伴右髋关节半脱位、关节积液、肌肉软组织水肿改变(MRI 检查较 CT 提前 1 周)(B)

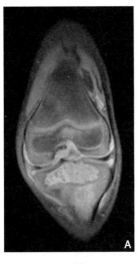
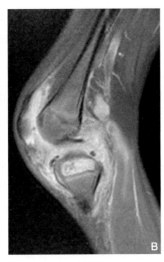

图 2-1-12　膝关节肉芽肿性炎
男性,5 岁(患者同图 2-1-8),左膝关节肉芽肿性炎累及骨骺,抑脂 PD-MRI 序列:A. 冠状位图像示胫骨平台骨骺信号增高,内侧呈斑点样改变;B. 矢状位图像示膝关节内大量炎性肉芽肿充填

【相关疾病】

骨骺不规则或斑点样相关疾病见表 2-1-1。

【分析思路】

1. 准确识别征象,明确是不规则骨骺还是斑点状骨骺或者二者同时合并存在,从而在各自的疾病谱中进一步鉴别。

2. 按照病因进行相关分析,从骨骺发育异常、代谢性病变、缺血坏死性病变、炎性或肿瘤病变依次进行对比和排除。

3. 结合发病概率进行合理诊断,临床工作中首先要考虑常见病,如:

(1)小儿膝关节的正常变异,多为偶然发现,位于股骨髁后方,切线位可以较清楚显示股骨髁不规则或毛糙,侧位有时可以显示,而常规前后位一般不能显示,MRI 显示表面软骨正常,动态观察可以逐渐

表 2-1-1　骨骺不规则或斑点样相关疾病

常见疾病	少见疾病	罕见疾病
小儿正常变异	佝偻病	热损伤或冻伤
骨坏死（包括股骨头骨骺缺血性坏死）	甲状腺功能减退	苯妥英钠并发症
幼年型特发性关节炎（JIA）	骨髓炎累及骨骺	甲状旁腺功能减退症
	华法林或双香豆素的并发症	甲状旁腺功能亢进症
	斑点状软骨发育不良	垂体功能减退症
	半肢骨骺发育不良	肢端肥大症
	脊柱骨骺发育不良	胫骨内翻 Blount 病
	指甲髌骨综合征（Fong 病）	马德隆畸形
		唐氏综合征（21 三体综合征）
		胎儿酒精综合征
		黏多糖贮积症
		多发性骨骺发育不良
		假性软骨发育不全
		高胱氨酸尿症
		内生性软骨瘤病
		18 三体综合征

恢复正常。

（2）股骨头骨骺缺血性坏死，好发年龄 4～8 岁，骨骺逐渐扁平，伴骨质密度增加，部分可自愈，部分出现断裂、塌陷，可进一步导致扁平髋。

（3）幼年型特发性关节炎（JIA），儿童较常见，以滑膜炎为特征，可以表现为腕骨锯齿状不规则和股骨髁不规则改变，可以伴有骨髓水肿、滑膜增生、关节积液，骨质疏松以及骨侵蚀、关节强直、关节对位异常等。

（4）骨骺发育异常：多发性骨骺发育不良表现为多个骨骺对称性变小变扁或不规则形态，但脊柱正常；脊柱骨骺发育不良常表现为脊椎普遍性变扁、椎间隙变窄，长骨骨骺小而不规则，干骺端增宽，股骨和肱骨为著，常伴骶骨和髂骨发育小，骨盆缩窄；半肢骨骺发育不良表现为单侧肢体的单个或多个骨骺增大，以踝膝关节常见；黏多糖贮积症Ⅳ型表现为长骨短粗，干骺端增大，骨骺小而扁平，同时伴有椎体普遍性变扁，中部舌突状前伸，椎间隙增宽，肋骨船桨样增宽。

【疾病鉴别】

1. 骨骺不规则或斑点样常见疾病鉴别要点见表 2-1-2。

2. 骨骺不规则或斑点样病变鉴别诊断流程图见图 2-1-13。

表 2-1-2　骨骺不规则或斑点样常见疾病鉴别要点

疾病	典型影像特征	主要伴随征象	鉴别要点
股骨髁正常变异	股骨髁后缘不规则或毛糙不平，X 线切线位及侧位可显示	无其他明显异常	见于幼儿及青少年；前后位一般不能显示，MRI 显示关节软骨正常
股骨头骨骺缺血性坏死	骨骺中心变扁、密度增加，部分加重呈扁平髋	骨髓水肿、关节积液、周围炎性改变	常见于小儿（4～8 岁好发），病因不明，部分伴外伤史等，部分可自愈
幼年型特发性关节炎（JIA）	股骨髁整个关节面不规则、毛糙；腕骨呈锯齿状不规则	关节滑膜增厚、关节积液、强直，骨质侵蚀、骨质疏松	发生于儿童，以慢性关节滑膜炎为主要特征表现
骨骺发育不良	病因种类较多，表现为单个或多个骨骺不规则改变	可累及多个关节及脊柱椎体，以及一些伴随的系统性改变	骨骺形态明显不规则，多数对称，少数呈单侧型（半肢骨骺发育不良）

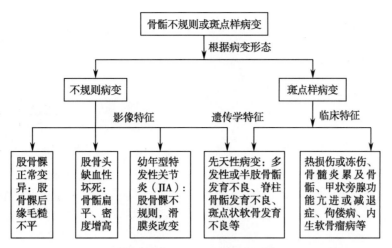

图 2-1-13　骨骺不规则或斑点样病变的鉴别诊断流程图

二、过度生长/气球样病变

【定义】

骨骺过度生长/气球样变（epiphysis,overgrowth or balloon-like lesion）是指骨骺增大甚至呈气球样膨大的一类病变。

【病理基础】

除了发育不良可以导致骨骺异常增大外,充血是骨骺过度生长的最主要原因。对于骨骼发育不成熟的患者,各种炎性病变导致关节附近长时间的充血都可能会引起骨骺过度生长,随着骨骺的不断增大、充血,会导致骨端融合、增宽,进而形成短肢畸形。

【征象描述】

1. X线表现　主要表现为骨骺/骨端的膨大、变形,有时伴有骨质密度的减低或增加,干骺端增宽,骨质增生,邻近关节间隙狭窄,关节积血,肌肉软组织肿胀或萎缩等(图 2-1-14～图 2-1-19)。

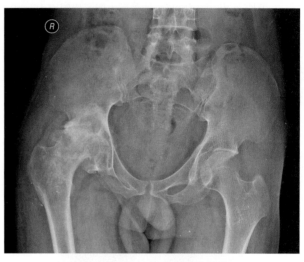

图 2-1-15　血友病右髋关节炎

男性,37 岁,右髋关节股骨头增大变形,相应髋臼增宽,关节间隙变窄,关节边缘骨质增生、变尖、密度增高,关节周围肌间隙密度减低、提示肌肉萎缩及脂肪变性

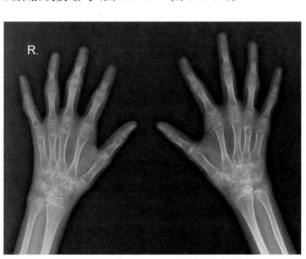

图 2-1-14　幼年型特发性关节炎（JIA）

女性,10 岁,双手骨质疏松、腕关节融合强直(JIA 特征性表现),同时伴有掌骨骨骺及尺桡骨远端骨骺膨大

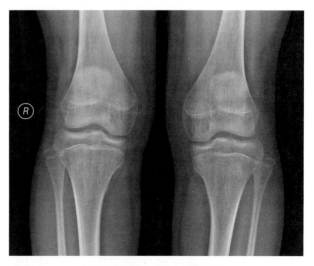

图 2-1-16　Turner 综合征

女性,14 岁,双侧股骨内侧髁骨骺明显增大,相对应的内侧胫骨平台下陷,此为 Turner 综合征特征性影像表现

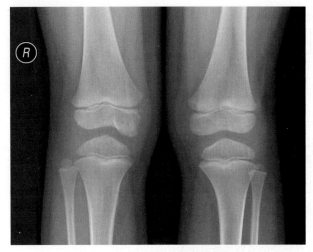

图 2-1-17 半肢骨骺发育不良
男性,5岁,右侧股骨下端骨骺内侧不规则增大

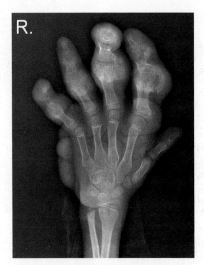

图 2-1-18 普罗特斯综合征(1)
女性,10岁,右手指骨骨端呈多发"巨指"样特征性表现,同时伴有多发皮下软组织结节或肿块

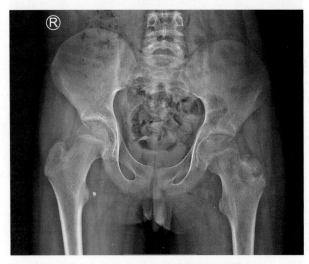

图 2-1-19 股骨大粗隆软骨母细胞瘤
男性,17岁,左侧股骨大粗隆骨骺膨大、密度不均匀、骺板显示不清

2. **CT 表现** 可以清晰显示骨骺形态及密度改变,以及邻近骺板、关节间隙、周围软组织的改变(图 2-1-20)。

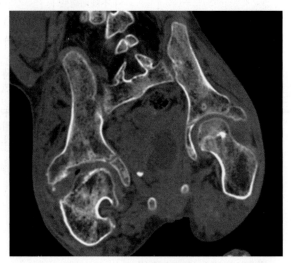

图 2-1-20 普罗特斯综合征(2)
女性,10岁(患者同图 2-1-18),右侧股骨头骨骺增大变形,同时伴有髋臼的扩大畸形

3. **MRI 表现** 对于较常见的 JIA 和血友病性关节炎,可以敏感而清晰地显示骨髓水肿、关节积液、关节面软骨及骨质破坏,帮助判断出血、滑膜增生等改变(图 2-1-21、图 2-1-22)。

【相关疾病】

骨骺过度生长/气球样病变相关疾病见表 2-1-3。

【分析思路】

1. 根据病灶特点、伴随征象、全身情况,首先判断是否为发育不良性疾病,如骨骺发育不良、Turner 综合征、胫骨内翻 Blount 病(表现为胫骨内侧平台骨骺发育不良伴股骨内侧髁相应增大,此时需与 Turner 综合征鉴别,有时表现类似)等,普罗特斯综合征又名变形综合征,可表现为面部、胳膊、腿膝关节畸形发育,是一种罕见的错构增生综合征,以皮肤、骨骼及软组织的不对称过度生长为特点。

2. 炎性充血是导致骨骺增大的另一个主要原因,如幼年型特发性关节炎和血友病性关节炎,败血性关节炎(特别是结核性或真菌),骨骺或干骺端骨折。其中,幼年型特发性关节炎因为滑膜炎引起慢性充血,导致关节内或滑车切迹的侵蚀、软骨丢失,可伴有显著的腕关节融合,一般还合并较明显的骨质疏松。血友病与幼年型特发性关节炎有类似之处,但其主要为复发性关节内出血所致,膝关节好发,可伴有显著的高密度积液或含铁血黄素沉积,MRI 可以更好地帮助鉴别。MRI 在观察滑膜增厚、骨髓水肿、软骨下骨侵蚀、软骨下囊变、关节积血(液)等方面具有优势。

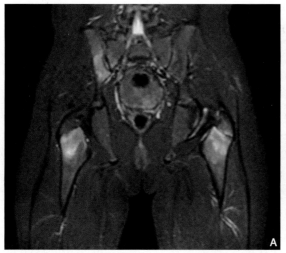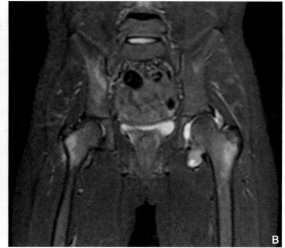

图 2-1-21 幼年性特发性关节炎

男性,12岁,A.示右侧骶髂关节及双侧股骨干骺端及左侧大粗隆骨骺多发炎性水肿改变;B.示左侧髋关节积液,左侧股骨头骨骺较对侧略显增大饱满

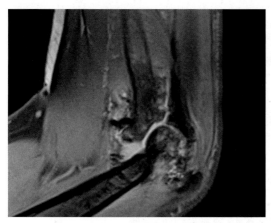

图 2-1-22 血友病肘关节炎

男性,66岁,右肘关节肱骨关节面下骨质破坏,信号不均匀,肘关节骨质增生,关节间隙变窄,桡骨近端增宽,关节内积液(血)

表 2-1-3 骨骺过度生长/气球样病变相关疾病

常见疾病	少见疾病	罕见疾病
幼年型特发性关节炎	败血病关节	脑膜炎球菌血症
血友病(肌肉和骨骼并发症)	骨骺骨折(小儿)	
	半肢骨骺发育不良	
	性腺发育不全(Turner综合征)	
	胫骨内翻 Blount 病	
	普罗特斯综合征	
	软骨母细胞瘤	

3. 有时肿瘤或肿瘤样病变发生于骨骺时,也可以引起骨骺增大等表现,此时要结合肿瘤的其他相关征象,必要时结合 CT 和 MRI 影像特征进一步明确。

【疾病鉴别】

1. 骨骺过度生长/气球样病变常见疾病鉴别要点见表 2-1-4。

2. 骨骺过度生长/气球样病变鉴别诊断流程图见图 2-1-23。

三、硬化/象牙质

【定义】

骨骺硬化/象牙质(epiphysis,sclerosis or ivory lesions)是指骨骺局灶性或弥漫性骨质密度增高,有时甚至可以达到象牙质密度的一类病变。

【病理基础】

孤立性的骨骺硬化常由于慢性劳损或急性损伤引起骺板边缘的网状血管受损、血供减少或中断,进而导致骨骺发生一系列变形及骨质密度变化,早期骨细胞坏死崩解形成坏死骨,随着病变发展,周围肉芽组织增生,坏死骨质可逐渐被吸收,新骨逐渐形成,此过程中,受应力作用可发生骨折和塌陷,邻近组织炎性反应,晚期可修复化生成骨或形成瘢痕组织。弥漫性骨骺硬化可由于肾性营养不良等代谢性疾病所致,肾性营养不良由于肾功能不全、尿毒症和酸中毒等可以诱发骨骼系统改变,包括肾性佝偻病或骨软化症,囊性纤维性骨炎、骨质疏松、骨硬化和异位骨化等多种情况。

【征象描述】

1. X 线表现 主要表现为骨骺/骨端的局灶性斑片样或斑点样骨质密度增高影,超过正常骨质密度(与骨骺斑点状病变的鉴别点),或弥漫性骨质硬化累及骨骺,可同时伴有骨质增生、骨折、局部骨质破坏等表现(图 2-1-24 ～图 2-1-28)。

2. CT 表现 可以更加清晰显示病变骨质密度增高、骨质坏死及骨质增生改变及病变分布特点

表 2-1-4 骨骺过度生长/气球样病变常见疾病鉴别要点

疾病	典型影像特征	主要伴随征象	鉴别要点
血友病（关节炎）	骨骺或骨端增大变形，骺板早闭，软骨及软骨下骨质侵蚀、囊变，关节囊肿胀，滑膜增厚伴含铁血黄素沉着，关节腔积液（血）	骨质疏松并骨质增生，关节间隙狭窄，关节强直、脱位等，有时伴骨膜反应类似假肿瘤改变	凝血因子缺乏，血友病 A 型（Ⅷ因子缺乏）最多见，临床以出血为主要表现，常为多关节改变，大关节易受累
幼年型特发性关节炎（JIA）	滑膜增厚强化，骨质侵蚀，骨骺增大变形，骺板早闭。股骨髁关节面不规则、毛糙；腕骨呈锯齿状不规则及腕关节融合	关节积液、关节间隙狭窄、关节强直，骨质疏松，软组织肿胀	发生于儿童，以慢性关节滑膜炎为主要特征表现，关节强直发生较早，诊断此病前需首先排除其他已知明确的疾病
Turner 综合征	股骨内侧髁增大，相应胫骨平台塌陷（与 Blount 病类似），导致膝内翻；第 4 掌骨缩短；肘外翻	又称先天性卵巢发育不全综合征，伴身材矮小、性腺发育不良及相关畸形如头面部特殊面容、其他系统性疾病等	外周血染色体核型分析异常为确诊指标，其中以 45X0 核型常见，另外还有其他嵌合体类型

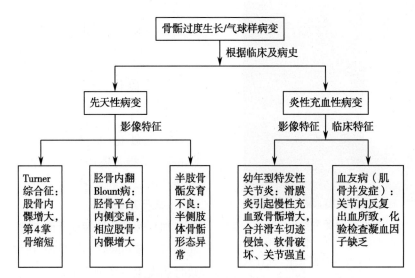

图 2-1-23 骨骺过度生长/气球样病变的鉴别诊断流程图

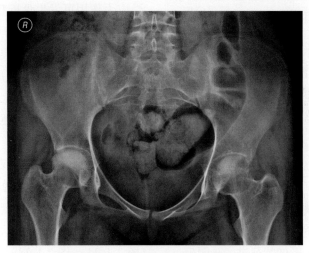

图 2-1-24 股骨头骨骺缺血性坏死

女性，16 岁，双侧股骨头骨骺密度明显增高、右侧为著

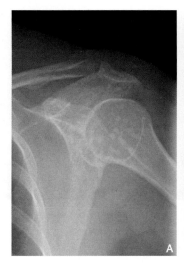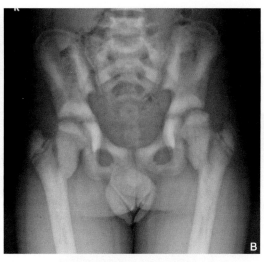

图 2-1-25　骨斑点症和石骨症

女性,35 岁,肱骨头及肩胛骨关节盂周围多发斑点样骨质密度增高影(对侧有同样表现)(A)。
男性,13 岁,示范围骨质密度普遍增高,双侧股骨头及髋臼骨骺密度显著增高(B)

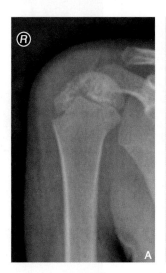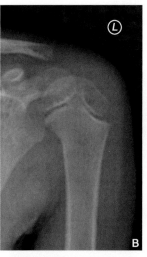

图 2-1-26　多发尤因肉瘤

女性,5 岁,多发尤因肉瘤累及右侧肱骨头骨骺,A.示右侧肱骨骨骺骨质密度不均匀增高,局
部边缘欠光整;B.示左侧肱骨头骨骺正常

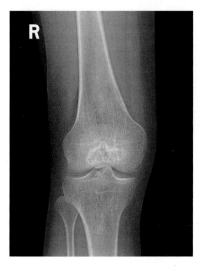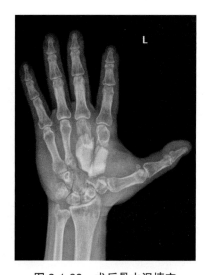

图 2-1-27　软骨母细胞瘤

男性,22 岁,右侧股骨下端骨骺区域类椭圆形密
度增高影,边缘硬化,其内部密度不均匀略减低

图 2-1-28　术后骨水泥填充

男性,41 岁,左手第 2、3 掌骨基底部术后骨水泥
填充,局部呈界限清晰均匀高密度影

（图 2-1-29～图 2-1-32）。

3. **MRI 表现**　对于骨质硬化的显示并无优势，主要表现为双低信号影，但可以帮助显示其他基质成分或相关伴随改变（图 2-1-33）。

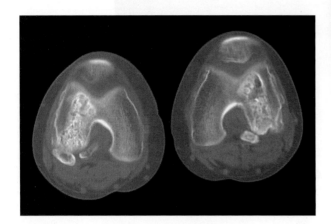

图 2-1-29　骨梗死

女性，24 岁，双侧股骨下端不均匀骨质密度增高、边缘骨质增生

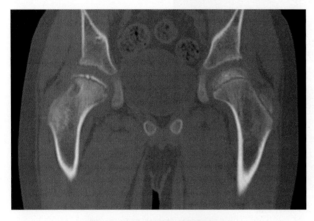

图 2-1-30　股骨头骨骺坏死

男性，8 岁，冠状位 MPR 显示右侧股骨头骨骺显著扁平、密度增高，干骺端骨质密度增高伴局部囊变

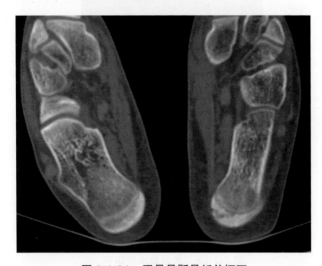

图 2-1-31　跟骨骨骺骨折并坏死

男性，12 岁，左侧跟骨骨骺密度增高并轻度变扁，内见不规则低密度骨折线影

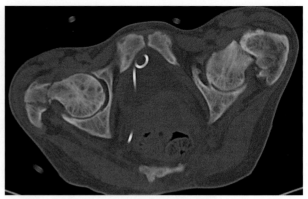

图 2-1-32　肾性骨病

女性，27 岁，骨盆及双侧股骨普遍骨质密度增高、骨小梁粗大硬化伴纤维囊性改变，双侧股骨颈多发骨折

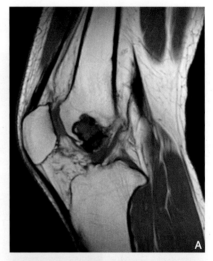

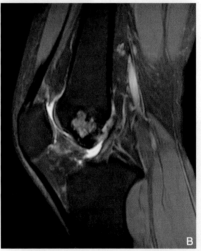

图 2-1-33　软骨母细胞瘤

男性，22 岁（患者同图 2-1-27），T1WI（A）及抑脂 T2WI（B）显示肿瘤基质呈 T1WI 低 T2WI 高信号，硬化边则呈双低信号，关节腔伴少量积液

【相关疾病】（表 2-1-5）

【分析思路】

1. 骨骺硬化性病变相对容易识别，且具有一些特征性影像表现。对于不易识别的硬化性病变，首

表 2-1-5　骨骺硬化/象牙质病变相关疾病

常见疾病	少见疾病	罕见疾病
骨坏死（AVN） 肾性骨营养不良	骨水泥（术后填充物） 肿瘤性病变（软骨母细胞瘤，尤因肉瘤，成骨型骨肉瘤等） 股骨头骨骺缺血性坏死 骨斑点症 石骨症 致密性成骨不全	唐氏综合征（21 三体综合征） 垂体功能减退症 甲状腺功能减退症 Turner 综合征 黏多糖贮积症Ⅳ型 剥夺性侏儒症 氟骨症 高胱氨酸尿症 多发性骨骺发育不良 毛发鼻指（趾）综合征 塞克尔综合征 智力低下高酮酸血症 特发性高钙血症

先要判断硬化的程度和范围,按照局灶孤立性硬化和弥漫性硬化做进一步鉴别。局灶孤立性硬化主要包括骨坏死、股骨头骨骺缺血性坏死、软骨母细胞瘤（骨骺最常见肿瘤,但软骨基质伴大片状硬化相对少见,溶骨性改变更为多见）,另外,有些病变可以同时累及骨骺/干骺端,如尤因肉瘤（偶可累及骨骺,导致反应性成骨硬化改变）、骨肉瘤、骨斑点症,均可出现累及骨骺的局部硬化改变。弥漫性硬化主要包括肾性骨营养不良、石骨症、致密性成骨不全等,诊断需要结合病史及相关临床表现,必要时需要进行分子或基因检测。

2. 骨骺硬化的常见病因是骨坏死和肾性骨营养不良,应首先结合临床表现加以排除。儿童骨骺病变和成人骨端病变需要同时考虑年龄和定位因素。

3. 检查方法中,对于硬化性病变,平片优势明显,MRI 价值有限。

4. 弥漫性骨硬化中,石骨症具有"夹心椎"和"骨中骨"的特征性改变;致密性成骨不全一般表现为身材矮小,无"夹心椎",长骨皮质向内增厚;氟骨症无"夹心椎",无干骺端致密带,常伴有胫腓骨间膜或其他韧带骨化;肾性骨营养不良可以表现为成骨细胞激活导致的弥漫性硬化,可同时伴有佝偻病干骺端毛刷样改变或甲状旁腺功能亢进症骨质重吸收的相关表现以及软组织钙化等。

【疾病鉴别】

1. 骨骺硬化/象牙质病变常见疾病鉴别要点见表 2-1-6。

2. 骨骺硬化/象牙质病变的鉴别诊断流程图见图 2-1-34。

表 2-1-6　骨骺硬化/象牙质病变常见疾病鉴别要点

疾病	典型影像特征	主要伴随征象	鉴别要点
骨坏死（AVN）	骨质硬化是骨坏死的最主要表现,其中最常见股骨头坏死可出现骨质硬化、断裂、塌陷变形,扁平髋等	周围骨质疏松,骨髓水肿,关节积液等	好发于儿童,局部血供障碍所致,可能与外伤、内分泌疾病、皮质类固醇药物等相关,有时原因不明
肾性骨营养不良	弥漫性骨质硬化,包括骨骺,伴骨小梁模糊、粗大等改变,以及骨质疏松,骨折,骨骼变形等	佝偻病改变:临时钙化带增宽,干骺端模糊;甲状旁腺功能亢进症表现:骨质重吸收;软组织钙化	具有慢性肾病或肾衰病史,钙磷代谢异常,影像包括弥漫性骨质硬化、骨质疏松、纤维囊性骨炎、软组织钙化等特征表现
肿瘤性病变（软骨母细胞瘤,尤因肉瘤,成骨型骨肉瘤等）	软骨母细胞瘤:位于骨骺,边缘硬化,伴软骨基质,有骨膜反应,邻近骨髓水肿 尤因肉瘤:多见于干骺端,可累及骨骺,可多发,反应性骨质硬化,浸润性骨质破坏并较大软组织肿块 成骨型骨肉瘤:干骺端累及骨骺,浸润性骨质破坏并瘤骨形成,软组织肿块	邻近骨及软组织水肿,碱性磷酸酶升高等	儿童多见,局部进行性疼痛,尤因肉瘤可出现发热、白细胞增高等类似炎性病变表现。不同肿瘤具备各自的特征性影像表现

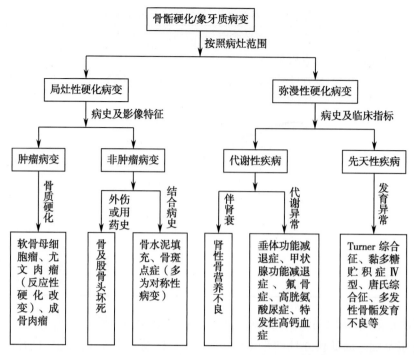

图 2-1-34 骨骺硬化/象牙质病变的鉴别诊断流程图

四、骨骺/骨突的软骨下溶骨性病变

【定义】

骨骺/骨突的软骨下溶骨性病变(epiphysis or apophysis, subchondral osteolytic lesions)是指发生于骨骺(儿童)或骨端/骨突(成人)的软骨下溶骨性病变。

【病理基础】

儿童骨骺的溶骨性病变最常见的是肿瘤或炎症导致的局部溶骨性破坏。软骨母细胞瘤常与周围骨质界限清楚,有硬化边,内伴有格子样钙化。小儿淋巴瘤及朗格汉斯组织细胞增生症均可表现出一定的侵袭性,后者常包含有朗格汉斯细胞、嗜酸性粒细胞、多核巨细胞及其他炎性细胞和坏死组织。成人骨端/骨突的溶骨性病变以富含巨细胞的骨巨细胞瘤常见,肿瘤细胞分化程度差异极大,瘤组织血供丰富,主要成分为单核瘤细胞及多核巨细胞,依据其组织学特点表现不同的侵袭性。

【征象描述】

1. X 线表现 主要表现为骨骺/骨端的溶骨性骨质破坏,根据侵袭性不同可以表现为边界清晰或模糊,部分病变可以伴有硬化边,恶性肿瘤常可以出现宽移行带、骨膜反应、周围软组织肿块等表现(图2-1-35~图2-1-37)。

2. CT 表现 可以清晰显示病变界限及边缘,帮助判断有无硬化边,是否伴有分隔及轻微骨膜反应(图2-1-38、图2-1-39)。

3. MRI 表现 可以显示病变形态、边缘、累及范围,帮助判断基质成分、水肿和积液(图2-1-40~图2-1-42)。

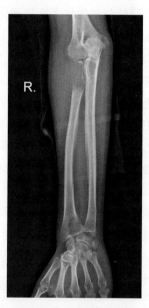

图 2-1-35 骨巨细胞瘤

女性,23 岁,桡骨两端骨巨细胞瘤:桡骨近端见不规则溶骨性破坏,内见分隔,界限欠清,外侧伴软组织肿块形成;桡骨远端见偏心性膨胀性溶骨性破坏,界限较清楚,内见分隔,无明显骨膜反应

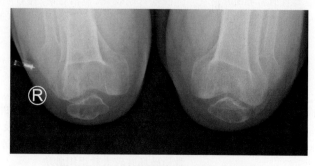

图 2-1-36 甲状旁腺功能亢进(棕色瘤)

女性,38 岁,双侧髌骨溶骨性破坏,内见分隔,无骨膜反应,右侧股骨多发斑片样密度减低影,无硬化边

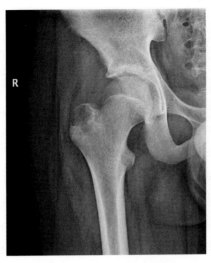

图 2-1-37　嗜酸性肉芽肿
男性,14 岁,右侧股骨大粗隆骨骺区不均匀密度减低,部分边缘欠清晰,局部伴少许硬化边

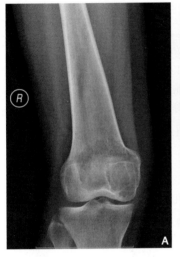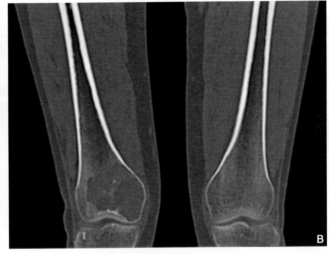

图 2-1-38　透明细胞型软骨肉瘤
女性,36 岁,右股骨下端密度减低区,边界清楚,无硬化边,内见多房样分隔,无骨膜反应(A)。CT片示右股骨下端地图样溶骨性改变,界限清楚,无硬化边,内见分隔,局部少许点状钙化(薄层扫描可显示,提示软骨来源肿瘤)(B)

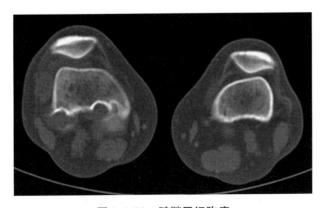

图 2-1-39　腱鞘巨细胞瘤
女性,54 岁,右膝关节腱鞘巨细胞瘤局灶性压迫并侵蚀右股骨下端后缘骨质,局部病灶界限清晰并伴有硬化边

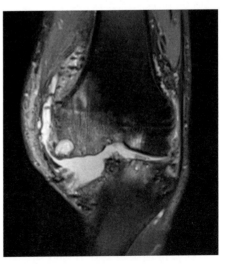

图 2-1-40　膝关节退行性关节炎
男性,59 岁,左膝退行性关节炎,左侧胫骨平台内侧塌陷,右侧股骨内髁关节面下囊肿形成,左膝关节骨髓水肿并关节积液

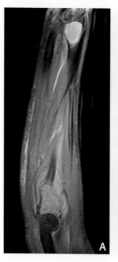
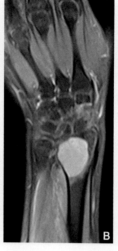
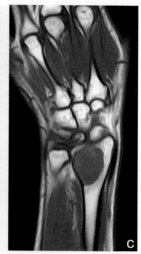

图 2-1-41　骨巨细胞瘤
女性,23 岁(患者同图 2-1-35),PD 像(A)显示桡骨近远端、PD 像(B)显示桡骨远端
病变呈高信号,邻近骨质少量水肿;T1WI(C)示桡骨远端病变呈低信号、局限清楚

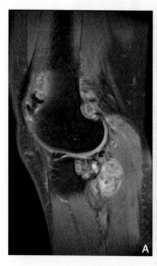
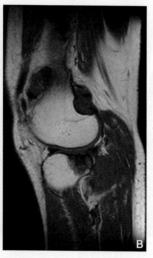

图 2-1-42　腱鞘巨细胞瘤
女性,54 岁(患者同图 2-1-39),右膝关节腱鞘巨细胞瘤侵犯股骨下端和胫骨平台,呈不均匀 T2WI 等低高信号(A)、T1WI 等低信号(B)改变,界限较清晰

表 2-1-7　骨骺/骨突的软骨下溶骨性病变相关疾病

常见疾病	少见疾病	罕见疾病
肿瘤(如骨巨细胞瘤、软骨母细胞瘤、淋巴瘤、转移瘤等)	腱鞘巨细胞瘤	淀粉沉着症
	骨髓炎(成人)	软骨肉瘤(透明细胞型)
朗格汉斯组织细胞增生症	甲状旁腺功能亢进症	
骨关节炎	软组织肿块侵蚀	
骨髓炎(小儿)	焦磷酸盐关节病(假痛风)	
色素沉着绒毛结节性滑膜炎		
痛风		

【相关疾病】(表 2-1-7)

【分析思路】

1. 本类病变主要包括骨骺(儿童)或骨端/骨突(成人)两大类。骨骺、骨端/骨突的溶骨性病变具有明显的定位特征和鉴别特点,其中,年龄具有较大的鉴别价值,骨骺(儿童)溶骨性病变首先考虑软骨母细胞瘤和朗格汉斯组织细胞增生症及炎症或感染,骨端/骨突(成人)溶骨性病变则首先考虑骨巨细胞瘤、软骨下囊肿或转移瘤、痛风等。

2. 病灶边缘要仔细识别,骨巨细胞瘤一般没有硬化边,而软骨母细胞瘤常伴有硬化边。嗜酸性肉芽肿表现多样,长骨发病部位虽然以骨干及干骺区为主,但有时可以累及骨骺,该病变从良性到恶性征象均可能出现,其发病年龄虽然多数在 10 岁以下,但 20～30 岁的年轻人也可以发生,在临床诊断实践中要特别注意。

3. 由于此类病变中肿瘤较多,因此,结合 CT 和 MRI 特点可以帮助观察软骨、钙化、纤维、出血、水肿等成分,提高鉴别诊断效能。

【疾病鉴别】

1. 骨骺/骨突的软骨下溶骨性病变常见疾病鉴别要点见表 2-1-8。

2. 骨骺/骨突的软骨下溶骨性病变鉴别诊断流程图见图 2-1-43。

表 2-1-8 骨骺/骨突的软骨下溶骨性病变常见疾病鉴别要点

疾病	典型影像特征	主要伴随征象	鉴别要点
骨巨细胞瘤	位于骨端,偏心性膨胀性溶骨性破坏,可伴皂泡样改变,边缘清晰无硬化,骨膜反应少	病变突破皮质,可形成软组织肿块,1%~2%可发生良性肺转移	好发于20~40岁,骨端膨胀性骨质破坏,无硬化边
软骨母细胞瘤	长骨骨骺或跨骺板骨质破坏,境界清楚,T2不均匀高信号,邻近骨髓水肿	可伴有斑点样钙化及硬化边,少数可出现关节积液	好发于10~20岁,定位骨骺,境界清楚,T2高信号,可伴有硬化边
淋巴瘤	虫蚀样或渗透样骨质破坏,边界不清,浸润性生长,包括溶骨性、硬化性或混合性多种表现	周围常伴有软组织肿块,且其范围常超过骨质破坏范围,呈"肉包骨"改变	好发于40岁左右,NHL为主,"肉包骨"改变,小儿病例多表现为多灶性
转移瘤	可发生于长骨、软骨下或骨骺,呈多发溶骨性破坏。骨膜反应少,可伴有周围软组织肿块	多组织多器官病变	原发肿瘤病史
朗格汉斯组织细胞增生症	边缘清楚的溶骨性破坏,不伴或偶伴硬化边,不同部位有各自影像特点	可以多发,可伴有良性或恶性影像征象,有时具有一定迷惑性	儿童和青少年多见,男性较多,典型表现为溶骨性破坏、扁平椎等
骨髓炎(小儿)	溶骨性骨质破坏,死骨形成,葱皮样骨膜反应,周围软组织肿胀	伴骨髓水肿,周围脓肿形成	儿童好发,伴全身感染及局部红肿热痛表现,白细胞增高。动态观察进展迅速
色素沉着绒毛结节性滑膜炎(PVNS)	四肢大关节(膝关节多见)滑膜增厚呈软组织结节及肿块,MRI显示含铁血黄素双低信号,结节可强化	邻近骨质受压变形或侵蚀、硬化改变,关节积液,关节肿胀,有时可形成软骨下囊肿	好发于20~50岁,分局限型和弥漫型,关节肿胀,滑膜增厚伴双低信号结节,关节间隙存在
骨关节炎	关节骨质增生,骨赘形成,关节面硬化,关节面下囊肿,关节间隙变窄	骨质疏松,关节积液,关节内游离体,晚期关节变形、强直等	常见老年人,逐渐进展,关节疼痛僵硬,伴周围组织退行性改变

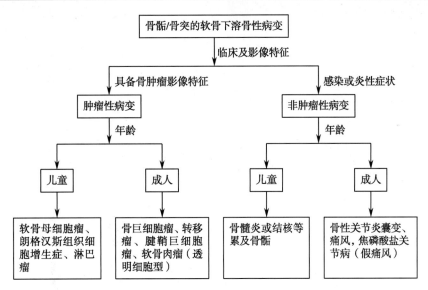

图 2-1-43 骨骺、骨端/骨突溶骨性病变的鉴别诊断流程图

(张劲松)

参 考 文 献

[1] MANASTER ANDREWS, PETERSILGE ROBERTS. 影像专家鉴别诊断 骨关节肌肉分册[M]. 程晓光, 译. 北京: 人民军医出版社, 2012.

[2] 郭启勇, 孟悛非. 中华临床医学影像学 骨关节与软组织分册. 北京: 北京大学医学出版社, 2015.

[3] 曹庆选, 徐文坚, 刘红光, 等. 体质性骨病影像诊断图谱. 北京: 人民卫生出版社, 2012.

[4] 徐聘, 唐雪梅. 幼年特发性关节炎影像学研究进展及选择建议. 中华儿科杂志, 2020, 58(12): 1024-1028.

[5] 杨洋, 吴凤岐, 刘明, 等. 幼年特发性关节炎膝关节MRI表现及与相关炎性指标的相关性. 中华放射学杂志, 2015, 49(8): 596-600.

[6] 李美霞, 葛英辉, 王玲, 等. 血友病性关节病的多种影像对照研究. 中华放射学杂志, 2012, 46(10): 912-916.

[7] 赵振江, 李石玲, 崔建岭, 等. 半肢骨骺发育异常的影像特征. 中华放射学杂志, 2012, 46(06): 540-543.

[8] 陈金英. 恶性骨肿瘤侵袭骺板累及骨骺的影像学诊断. 中华肿瘤杂志, 2003, 25 (03): 300-301.

[9] 屈辉. 儿童骺软骨骨折的影像学诊断. 中华全科医师杂志, 2014, 13 (2): 94-97.

第二节 干 骺 端

一、带状和线状病变

【定义】

带状和线状病变（band and linear lesions）指长骨干骺端骨质受到各种刺激（炎症、损伤、药物等）而发生带状和线状的骨质异常改变，在骨骼 X 线检查中表现为骺板下线带状高密度影或低密度影。

【病理基础】

不同病因的引起长骨干骺端线带状的高密度影或低密度影病理基础也不同，如铅中毒，由于铅抑制破骨细胞重塑而在临时钙化区中致密的钙沉积所致；在白血病中，由肿瘤组织的浸润压迫使骨小梁吸收所致；在坏血病中，由该区域的出血积聚所致；在佝偻病中，由未矿化的类骨质集中在生长板的干骺端侧所致，当病变恢复开始矿化时又表现为条带状高密度影；在炎症性疾病如强直性脊柱炎中，由于骨质疏松或充血所致；虽然不同病因有相应的病理机制，但是最终表现为相应区域骨量的增加或减少。

【征象描述】

1. X 线检查表现　X 线中表现为骺板下线状和带状高密度影或低密度影，可以是横行的，也可以是垂直的。

（1）高密度（图 2-2-1A、B）：如生长障碍线（growth arrest lines）：也叫发育障碍线，干骺端致密的骨小梁线，垂直于骨长轴。临床上，须与骨骺线鉴别，其是骺软骨完全骨化与骨干连合，连合处可显示为横行致密线，即骨骺板的痕迹，此致密线可在骨干与骨端连合数年后仍能见到，有的甚至可以持续终身，为正常现象。

（2）低密度（图 2-2-1C、D）：如失用性骨质疏松、幼年型特发性关节炎。同时，需注意该条带状高密度影或低密度影可单独出现，也可交替出现，如在某些病变中还可以先表现为低密度影，后为高密度影，这往往表示愈合的过程或不同时期的损害。

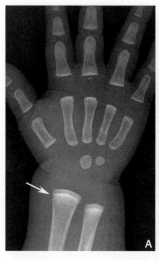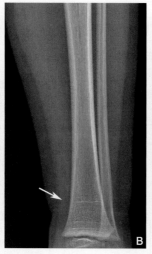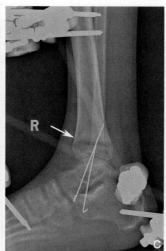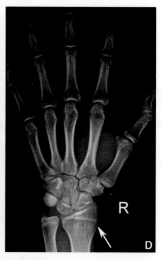

图 2-2-1　长骨干骺端线状和带状病变

A. 带状高密度影（高钙血症）; B. 线状高密度影（生长障碍线）; C. 带状低密度影（失用性骨质疏松）; D. 带状低密度影（幼年型特发性关节炎）

2. CT 及 MRI 表现　各种带状和线状病变的 CT 表现与 X 线类似。而 MRI 基于成像原理不同而对显示此类病变不太敏感，主要用于评估邻近骨髓及软组织的受累情况。

【相关疾病】

长骨干骺端带状和线状病变与多种疾病相关，包括创伤、炎性疾病和代谢性疾病等，详见表 2-2-1。

【分析思路】

长骨干骺端带状和线状表现可由不同类型的病变造成，分析思路如下：

第一，认识这个征象，熟悉干骺端线状和带状的影像学表现。

第二，重点关注该影像表现是否单发或多发，大多数为多发。如单发则考虑一些作用于局部的病变，如外伤、转移、失用性骨质疏松等，多发则考虑全身性、系统性病变的可能，如佝偻病、营养不良等。

第三，注意其密度，如表现为高密度，则考虑可导致骨量增加的因素，如慢性损伤、重金属中毒（铅

表 2-2-1　长骨干骺端带状和线状相关疾病

损伤	感染性疾病	肿瘤	代谢性疾病	金属及药物	免疫炎症疾病	慢性疾病
各种创伤	细菌感染	白血病	佝偻病	化疗并发症	强直性脊柱炎	营养不良
慢性损伤	病毒感染	转移瘤	坏血病	高剂量药物并发症	幼年型特发性关节炎	骨质疏松
射线损伤		淋巴瘤	高钙血症	重金属中毒（铅）		镰状细胞贫血
			甲状旁腺功能减退症			

常见）、高钙血症、甲状旁腺功能亢进症、疾病的愈合过程等；低密度则考虑一些可导致骨量减少的因素，如感染性疾病、营养不良性疾病、各种慢性疾病、肿瘤性疾病（白血病、转移瘤等）、骨质疏松（局部及系统性）、免疫炎症性疾病（强直性脊柱炎、幼年型特发性关节炎等）、化疗等。但需注意对于多数疾病，其密度不是一成不变的，会随着病程的进展或治疗而在高低密度间动态改变，以低密度转变为高密度常见。

第四，紧密结合患者的临床病史、实验室指标、症状等可缩小鉴别诊断范围。如果患者具有明显的创伤史，则考虑创伤所致；如具有某些阳性的病原体指标，则考虑感染性病变，如梅毒、风疹等；如有相关实验室代谢指标异常，则应考虑代谢疾病，如佝偻病、坏血病、高钙血症、甲状腺功能减退症等；如有金属及化学药物接触史，则考虑中毒可能性大，以铅中毒常见；如具有大剂量药物服用及化疗史，须考虑药物副作用可能等。

【疾病鉴别】

导致长骨干骺端带状和线状的疾病众多，需要联合影像学密度和临床信息进行诊断和鉴别诊断。

1. 基于临床信息和密度的鉴别诊断流程图见图 2-2-2。

2. 长骨干骺端带状和线状改变在几种不同常见疾病的主要鉴别诊断要点见表 2-2-2。

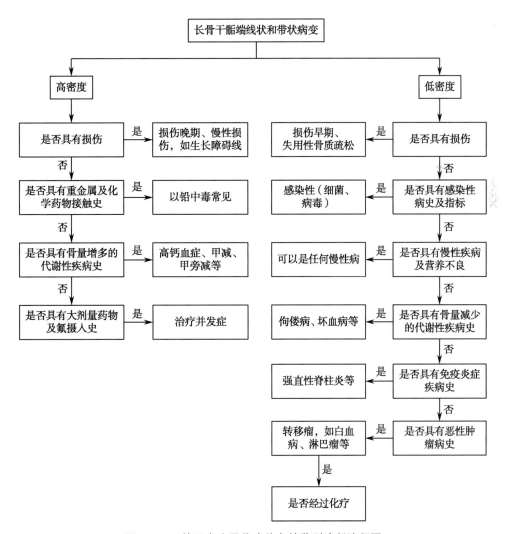

图 2-2-2　基于密度及临床信息的鉴别诊断流程图

表 2-2-2 线状和带状病变在几种常见疾病的主要鉴别诊断要点

疾病	典型征象	主要伴随征象	其他鉴别要点
佝偻病	干骺端低密度带	干骺端增宽、模糊、杯口状	方颅、长骨骨干弯曲、串珠肋
白血病	干骺端横行低密度带(白血病带)	骨质破坏,骨质疏松,骨膜反应	血细胞异常,多部位累及(神经、脊柱等)
铅中毒	干骺端边缘规则的线状或带状致密影(铅线)	无骨膜反应,累及腓骨	铅接触史,血清铅增高,胃肠道可有高密度影
失用性骨质疏松	干骺端低密度带	骨质疏松,可有骨膜反应,骨折线等	肢体失用史

【少见、罕见相关疾病】

一些较为少见的疾病也可造成干骺端的线状和带状病变,如先天性梅毒感染,可出现干骺端的带状低密度,温博格征是其特征表现,指在 X 线片上可见双侧胫骨近端内侧对称性骨质破坏,股骨远侧端内侧也可见对称性骨质破坏;纹状骨病,一种罕见的发育畸形,通常表现为干骺端对称性纵行条状骨质密度增高影;草酸盐沉积症,表现为干骺端高密度带、邻近骨干硬化、囊性骨变化、畸形、骨膜下吸收等;低磷酸酯酶症,一种遗传性疾病,表现类似佝偻病,骨质密度减低,干骺端低密度带,骨皮质模糊,无明显骨膜反应,干骺端膨大,呈杯口状、毛刷状、边缘毛糙。

(何 波 程晓光)

参 考 文 献

[1] LAMBERT A S, LINGLART A. Hypocalcaemic and hypophosphatemic rickets [J]. Best Practice & Research Clinical Endocrinology & Metabolism, 2018, 32(4):455-476.

[2] MOSTOUFI-MOAB S, HALTON J. Bone Morbidity in Childhood Leukemia: Epidemiology, Mechanisms, Diagnosis, and Treatment [J].Current Osteoporosis Reports, 2014, 12(3):300-312.

[3] GEORGIADIS A G, GANNON N P. Park-Harris Lines [J].Journal of the American academy of orthopaedic surgeons, 2022, 30(23):e1483-e1494.

[4] CHANG C Y, ROSENTHAL D I, MITCHELL D M, et al. Imaging Findings of Metabolic Bone Disease [J]. RadioGraphics, 2016, 36(6):1871-1887.

[5] GANDHI D, SHANBAG P, VAIDYA M. Lead lines [J]. The Lancet, 2003, 362(9379):197.

[6] MANASTER ANDREWS, PETERSILGE ROBERTS. 影像专家鉴别诊断 骨关节肌肉分册 [M]. 程晓光, 译. 北京:人民军医出版社, 2012.

[7] STEPHENS J R, ARENTH J.Wimberger sign in congenital syphilis [J].The Journal of Pediatrics, 2015, 167(6):1451.

[8] BACCHETTA J, BOIVIN G, COCHAT P.Bone impairment in primary hyperoxaluria: a review [J].Pediatric Nephrology, 2015, 31(1):1-6.

[9] BOULET C, MADANI H, LENCHIK L, et al. Sclerosing bone dysplasias: genetic, clinical and radiology update of hereditary and non-hereditary disorders [J].The British Journal of Radiology, 2016, 89(1062):20150349.

二、杯口状改变

【定义】

杯口状改变(cup change)是因各种疾病继发干骺端的生长障碍和变形,干骺端中份相对凹陷而边缘突起,形似杯口状,称为干骺端杯口征。

【病理基础】

病理情况下,由于干骺端软骨肥大细胞层的增殖、退变、骨化障碍,而骺板附近的软骨细胞仍正常的增殖发育,从而造成干骺端软骨细胞的叠加堆积、压迫骺端,进而使干骺端相对凹陷呈宽大杯口状并常伴有毛刷样致密影,同时,骨骺与干骺端距离可增宽。

【征象描述】

本征的 X 线表现以干骺端改变最具特征性,同时可伴有骨化中心、骨骺板及关节间隙等一系列异常。主要表现为干骺端增宽,其中心部明显向内凹陷,形成典型的杯口状改变。偶尔,病变累及干骺端的一侧,形成不对称凹陷的倾斜面。在幼儿患者中,可出现骨化中心的增大变形。受累骨骺之软骨板与同龄儿童或健侧相比都有变薄,尤其以软骨板中心部更为明显。佝偻病,在激期多表现在腕关节尺桡骨干骺端钙化带缺损,呈"杯口"状改变。在正常生长发育的无其他病史的儿童或青少年中,可仅出现干骺端轻度"杯口"状改变,为正常生长变异;软骨发育不良所致干骺端杯口样改变,往往伴有四肢骨的短粗和脊柱、骨盆异常;干骺端发育不良除了可出现杯口征,常表现为身材矮小,长骨弯曲(图 2-2-3～图 2-2-5)。

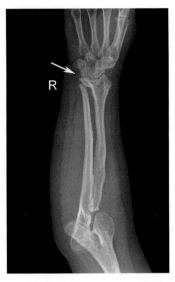

图 2-2-3　干骺端发育不良杯口状改变 X 线

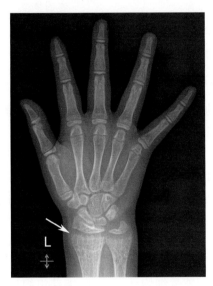

图 2-2-4　佝偻病干骺端杯口状改变 X 线

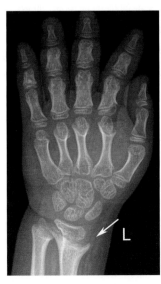

图 2-2-5　软骨发育不良杯口状改变 X 线

【相关疾病】

能引起干骺端杯口样改变的最常见疾病主要是生长变异,代谢性疾病和创伤,如表 2-2-3。

表 2-2-3　干骺端杯口样改变的最常见疾病

正常生长变异	代谢性疾病	创伤
干骺端正常生长变异	佝偻病	骨折后长期制动

【分析思路】

干骺端杯口征作为一种征象,可以产生在很多疾病的基础上。因此,由本症而再探究其真正的病因,才能获得正确的治疗。

1. 识别征象,干骺端的凹陷,伴或不伴边缘毛糙。

2. 识别伴随影像征象,有助于原发疾病的诊断。若患者为生长期儿童、青少年,应首先考虑是否为常见病佝偻病,须认识到佝偻病除该征象外,多伴有骨小梁稀疏、骨骺中心出现延迟,密度减低且不规则;若为活动期佝偻病,则下肢长骨常有弯曲、膝内翻或膝外翻畸形;胸廓改变包括鸡胸、串珠肋骨样改变;头颅常出现方颅、囟门闭合延迟;骨盆则会出现漏斗状或三叶形骨盆改变。佝偻病晚期则常出现严重的骨骼畸形。如有四肢短粗,身材矮小需考虑到发育异常的各种疾病,比如软骨发育不良、干骺端发育不良等。

3. 结合实验室检查及病史,分析原发病病因。首先结合病史,无外伤无其他病史,实验室均正常,骨骼整体形态尚可,应考虑为正常生长变异。分析患者是否存在钙磷代谢紊乱、维生素水平的异常、特殊类型的贫血,对原发病做出准确诊断。

【疾病鉴别】

1. 基于临床信息的常见疾病鉴别诊断流程图见图 2-2-6。

2. 杯口状改变常见病因的鉴别要点见表 2-2-4。

【少见、罕见疾病】

在少数维生素 C 缺乏病(坏血病)患者中可出现骨质减少,干骺端和骨骺致密线,胫腓骨近端及远端可见轻度杯口状改变;碱性磷酸酶减少的患者,可出现股骨远端生长板骨质减少,临时钙化带的增宽及轻度杯口状改变;在镰状细胞贫血的患者中,由于骨骺动脉末梢支发生镰状细胞栓塞,使骨骺板增生软骨层缺乏血液供应而导致包括手、足在内的四肢发生干骺端改变,出现"杯口"征。也可出现于受虐小儿,水平剪切力通过生长板,愈合过程中长期制动,

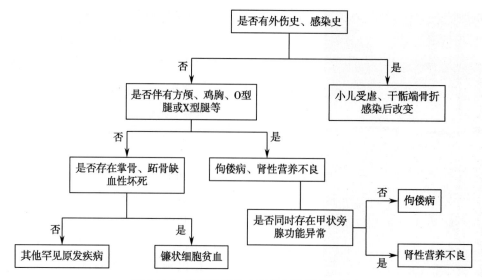

图 2-2-6 基于临床信息的鉴别诊断流程图

表 2-2-4 杯口状改变常见病因鉴别要点

疾病	典型影像特征	主要伴随征象	鉴别要点
干骺端骨折	干骺端凹陷硬化,呈轻度杯口状改变	原发骨折影像征象	骨折病史、长期制动史
佝偻病	干骺端杯口状改变,儿童骨龄延迟,长骨弯曲	活动期可出现方颅、鸡胸、O型腿或X型腿	晚期可有严重的骨骼畸形,维生素D和钙缺乏

包括脊髓灰质炎长期制动,形成中心凹陷的干骺端杯口征。

(何 波 程晓光)

参 考 文 献

[1] 徐潮,赵家军,夏维波.中国低血磷性佝偻病/骨软化症诊疗指南[J].中华骨质疏松和骨矿盐疾病杂志,2022,15(02):107-125.

[2] 范歆,彭燕,李川,等.干骺端发育不良的分类及诊治进展[J].中国实用儿科杂志,2022,37(08):583-588.

[3] 徐钰艳,朱柳燕,邵洁.儿童低磷性佝偻病的诊治新进展[J].中国儿童保健杂志,2021,29(11):1213-1217,1227.

[4] 韩琢.镰状细胞贫血的骨关节表现[J].国外医学(临床放射学分册),1991(04):238.

三、干骺端模糊病变

【定义】

干骺端模糊病变(fuzzy lesions of metaphyseal),干骺端或邻近组织异常所导致干骺端表现为边缘模糊改变的诸多骨病变,统称为干骺端模糊病变,如佝偻病中由于干骺端软骨钙化不足出现患者干骺端钙化带模糊改变。

【病理基础】

干骺端是骨质生长的主要部位,具有丰富的成熟骨小梁网,且骺板附近血流缓慢,干骺端是骨病变最常见的部位;组织病理学上,不同类型干骺端模糊病变的组织病理基础不同。

(1)代谢性疾病,佝偻病:由于维生素D不足导致细胞外液钙磷不足,破坏了软骨细胞正常的增殖分化,使骨基质不能正常矿化进而导致成骨细胞代偿性增生,碱性磷酸酶分泌增加。

(2)感染性疾病,小儿骨髓炎:由细菌进入干骺端引起炎性反应,继发骨坏死所致,表现为大量炎性细胞浸润,破骨细胞活性增加、肉芽组织增生、纤维化和新骨形成。

(3)小儿外伤疾病,长骨干骺端骨折,外伤导致骨皮质中断,骨折部位出现出血、水肿、炎症等症状。

【征象描述】

1. X线表现 不同的疾病由于病理过程不同,在X线检查中有各自的特征性征象。

(1)佝偻病:活动期典型表现为骺板增厚,先期钙化带不规则变薄、模糊或消失。干骺端宽大,呈杯口状、毛刷状改变,骨小梁稀疏。骨化中心出现延迟,密度低且不规则(图2-2-7A)。

(2)骨髓炎:可见干骺端周围软组织肿胀,随着病程进展,可出现片状的骨质密度减低、模糊区以及骨皮质中断或病理性骨折,病变骨周围可见层状骨膜反应。

(3)干骺端软骨发育不全:长骨干骺端不规则可呈外展、喇叭状及杯口状改变;干骺端模糊、硬化、增宽,先期钙化带呈波浪状、模糊、不规则等表现。管状骨缩短;生长板增宽;髋内翻(图 2-2-7B)。

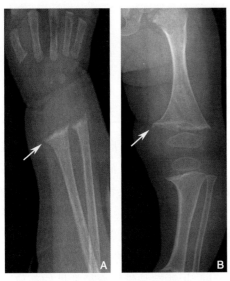

图 2-2-7　佝偻病和软骨发育不全
A.佝偻病,尺骨远侧干骺端模糊、密度增高;B.软骨发育不全,膝关节干骺端模糊,长骨短缩

(4)干骺端骨折:干骺端骨皮质中断、模糊、毛糙并周围软组织肿胀,断端错位、成角;也可仅表现为周围软组织密度增高。

2. CT 表现　CT 因其较高分辨率较容易发现 X 线检查为阴性的骨折,但是部分疾病干骺端模糊病变在 CT 上观察不及 X 线典型。

(1)骨髓炎(图 2-2-8):可发现 X 线片上不明显的骨质破坏,表现为干骺端局限性骨密度减低区,边缘不规则,病灶内可见脓液低密度区;骨皮质破坏表现为骨皮质中断,呈虫蚀样改变;髓腔破坏表现为密

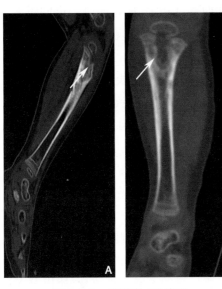

图 2-2-8　骨髓炎 CT 表现
A.胫骨近端干骺端骨质模糊、欠规整;B.冠状位可见明显骨质破坏

度不均匀,髓腔密度局部增高。

(2)干骺端骨折:与 X 线表现类似,但是由于其更高的分辨率,有利于发现 X 线片不易识别的骨折;CT 除了观察骨质病变外,也可以检测病变范围及与邻近软组织间的关系。

3. MRI 表现　MRI 主要优势为观察病灶周围软组织,干骺端在 MRI 上主要观察骨质破坏、骨髓水肿等情况,模糊病变这一征象在 MRI 上并不明显。

【相关疾病】

长骨干骺端模糊病变与多种疾病相关,包括代谢性、感染性、创伤性疾病等,详见表 2-2-5。

表 2-2-5　干骺端模糊病变的相关常见疾病

代谢性	感染性	先天性	创伤性
佝偻病	小儿骨髓炎	先天性骨骺软骨发育不全	骨骺骨折
碱性磷酸酶减少症		骨发育不全	慢性复发性创伤

【分析思路】

造成干骺端模糊改变的疾病多种多样,涉及不同的病因为及病理过程,分析思路如下:

第一,部分病变如干骺端隐匿性骨折中的模糊改变不明显,需提高对干骺端模糊改变这一征象的敏感性,并在诊断过程中重点关注。

第二,重点分析骨质伴随征象及邻近软组织的影像学特征,全身骨骼改变如肋骨串珠样改变,见于佝偻病;层状骨膜反应、骨折破坏及周围软组织脓肿形成见于小儿骨髓炎;骨折线及周围软组织肿胀见于干骺端外伤性骨折。

第三,结合一般临床表现亦可缩小诊断范围,如干骺端骨折有疼痛、畸形、骨擦音三联征;骨髓炎伴随发热及病变部位局部压痛;代谢性疾病常表现为身材矮小、髋内翻、膝内翻。

第四,结合临床病史及实验室检查综合分析,干骺端骨折一般有外伤史;骨髓炎常有感染史;佝偻病常有钙、磷及维生素 D 的缺乏。

【疾病鉴别】

干骺端模糊病变类型复杂多样,且各种病变存在重叠,不可断然诊之,需要联合其他影像学特征和临床信息进行诊断和鉴别诊断。

1. 几种不同常见疾病的主要鉴别要点见表 2-2-6。

2. 几种不同常见疾病主要诊断流程见图 2-2-9。

【罕见疾病】

除上述疾病外,另有少数不常见疾病同样会表

表 2-2-6　几种不同常见疾病的主要鉴别要点

疾病	典型影像表现	伴随征象	其他鉴别要点
佝偻病	干骺端钙化带不规则模糊、变薄	全身骨骼改变,骨质密度减低,皮质变薄	实验室指标钙、磷下降,维生素 D 缺乏
干骺端软骨发育不全	长骨干骺端不规则、模糊	管状骨缩短、髋内翻	基因测序提示有基因突变、实验室指标正常
骨髓炎	干骺端局限性骨密度减低、模糊区	骨膜反应及骨膜下脓肿	有感染的全身症状
干骺端骨折	干骺端骨皮质中断、模糊	邻近软组织肿胀,断端错位	外伤史

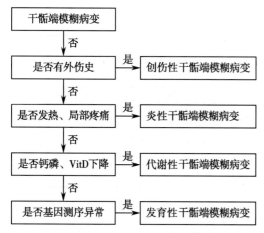

图 2-2-9　基于临床信息的干骺端模糊病变疾病鉴别诊断流程图

现为干骺端模糊改变:大骨关节病、热损伤、神经性疾病。

(何　波　程晓光)

参 考 文 献

[1] MANASTER ANDREWS,PETERSILGE ROBERTS.影像专家鉴别诊断　骨关节肌肉分册[M].北京:人民军医出版社,2012.

[2] LLEWELLYN A,JONES-DIETTE J,KRAFT J,et al. Imaging tests for the detection of osteomyelitis:a systematic review. Health Technol Assess,2019,23(61):1-128.

[3] 魏罡,薛翠萍.Schmid 型干骺端软骨发育异常 1 例报告[J].实用放射学杂志,2006(05):573,635.

[4] 衣蕾,孙珊珊,刘凯.影像学检查对儿童骨髓炎诊断及疗效评估价值[J].青岛大学医学院学报,2015,51(02):172-174.

[5] 何四平,金科,徐和平,等.婴儿长骨急性血源性骨髓炎的 MRI 表现及其诊断价值[J].临床放射学杂志,2012,31(03):417-421.

[6] 徐潮,赵家军,夏维波.中国低血磷性佝偻病/骨软化症诊疗指南[J].中华骨质疏松和骨矿盐疾病杂志,2022,15(02):107-125.

四、非侵袭性干骺端病变

【定义】

非侵袭性干骺端病变（no-invasive lesion of metaphyseal）是指起源于干骺端或骨骺闭合后位于原干骺端区域的边界清晰,没有明显侵袭性且进展缓慢的病变;常与良性病变相关,常呈膨胀性生长。

【病理基础】

干骺端是骨质生长的主要部位,具有丰富的成熟骨小梁网,干骺端是骨病变最常见的部位;组织病理学上,肿瘤细胞、炎性细胞等相对的慢性刺激引起干骺端成熟的骨小梁被异常的病理组织所取代。不同类型干骺端非侵袭性病变的组织病理基础不同:

（1）肿瘤性:如发生在干骺端区域的内生软骨瘤,为软骨细胞发生错构,成熟的骨小梁被主要由透明软骨基质和包绕在基质中的软骨细胞所替代;骨岛,主要由髓内致密而规则的错构骨皮质形成;骨巨细胞瘤,主要由多核巨细胞和单核基质细胞组成。动脉瘤样骨囊肿主要由充满血液的囊状空间组成,并被反应性骨的薄壳包围,也可以存在实心区域。

（2）代谢性:甲状旁腺功能亢进,主要由于钙磷代谢异常致骨膜下、软骨下及皮质的骨质吸收,可形成大小不等的囊肿及棕色瘤;畸形性骨炎,与病毒感染或骨代谢紊乱相关,成熟的骨小梁同时出现骨质增生和骨质吸收改变,表现为新生骨骨化不全、结构松散伴骨质疏松软化。

（3）炎性:慢性骨髓炎,由细菌进入干骺端引起炎性反应,继发骨坏死所致,表现为大量炎性细胞浸润,破骨细胞活性增加、肉芽组织增生、纤维化和新骨形成。

（4）囊性:骨囊肿主要由囊内的浅色液体、血液和纤维包膜组成,周围可见骨壁。

【征象描述】

1. X 线检查表现　随着年龄增长,骺线逐渐闭合,病变沿干骺端闭合的方向继续生长。由于干骺端非侵袭病变的不同病理改变,所以其 X 线表现多样,但大多边界清,骨膜反应及周围软组织肿块少见。

（1）肿瘤性（图2-2-10）：内生软骨瘤表现为干骺端区域中心部位含有斑点状弧形和环形软骨钙化基质的地图样改变，多有硬化边；骨岛，又称为内生骨疣，表现为干骺端区域松质骨内均匀致密的硬化区，长轴与邻近骨皮质平行；骨巨细胞瘤，表现为长骨骨端的偏心性膨胀性溶骨性破坏，边界清，一般无硬化边和骨膜反应；动脉瘤样骨囊肿，发生于干骺端的动脉瘤样骨囊肿常呈偏心性生长，累及一侧皮质，其内可见分隔，病灶边缘可骨化或钙化；非骨化性纤维瘤，典型表现为干骺端边界清楚、薄层硬化边、边缘偏心性膨胀性生长的病变，突入髓腔的病灶边缘呈扇贝样硬化为其特征性表现；软骨黏液样纤维瘤（图2-2-10），多表现为干骺端偏心膨胀性生长的圆形、椭圆形溶骨性骨质破坏，邻近骨皮质变薄，骨质破坏边缘可呈"咬饼征"，钙化少见，髓腔侧可见硬化边。

（2）代谢性：甲状旁腺功能亢进，若发生于干骺区，常表现为骨质疏松和骨膜下骨吸收，如果出现棕色瘤，则表现为扩张性溶骨性病变，伴地图样非硬化边，一般无皮质破损、骨膜炎；畸形性骨炎，破骨为主型表现为骨密度减低，骨皮质、骨松质和髓腔消失，代之以粗大的骨小梁网，可出现特征性的干骺端至骨干楔形透亮区，表现为火焰形态，一般无硬化边，易引起病理性骨折，成骨为主型表现为骨粗大弯曲，骨密度增高，皮质增厚、髓腔变窄。

（3）炎性（图2-2-10）：慢性骨髓炎，可见骨质增生，表现为骨膜增生，皮质增厚，髓腔变窄，局限性骨质破坏，死骨形成，与周围组织分界清楚。

（4）囊性：单腔样骨囊肿（图2-2-10）表现为长骨干骺端的膨胀性囊状透亮区，其内无分隔，发生骨折时可见"骨片陷落征"。

（5）骨梗死：早期X线无异常改变，中晚期可见骨小梁模糊、紊乱，进而出现密度增高区或者硬化影，边缘可见粗细不等硬化条纹；结核（图2-2-10），

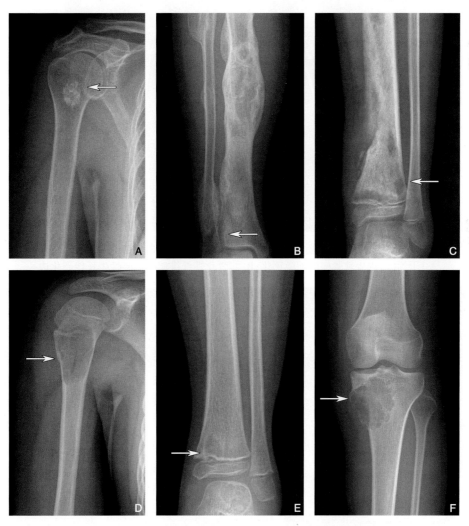

图2-2-10　干骺端（区）非侵袭性病变的X线表现（白色箭头所示）
A. 内生软骨瘤，肱骨干骺区的小点状钙化；B. 棕色瘤，胫腓骨干骺区的囊状透亮区；C. 慢性骨髓炎，胫骨干骺端的骨质破坏；D. 骨囊肿，肱骨干骺端的囊状透亮影；E. 结核，胫骨干骺端的单发溶骨性破坏；F. 软骨黏液样纤维瘤，胫骨干骺区偏心膨胀性改变，边缘可见硬化边

干骺端的结核多为单发病变,多呈溶骨性破坏,较典型者为干骺端结核穿越骺板侵犯骨骺。X 线检查能观察病灶的整体形态,而 CT 能显示早期、细微的病变,MRI 可以识别病灶的成分、血供,周围软组织受累范围,故 X 线表现与 CT 或 MRI 检查相结合将有助于干骺端非侵袭性病变的早期诊断。

2. CT 表现　各种干骺端非侵袭病变的 CT 表现与 X 线类似(图 2-2-11),CT 除了能够观察到皮质病变外,还可以检测病变范围及邻近软组织间关系。CT 由于较高的分辨率有利于识别早期的骨质破坏及显示平片上不易显示的细小钙化和骨折,且有利于评估病理性骨折的风险。

3. MRI 表现　MRI 有利于显示早期的 X 线和 CT 无法观察的骨质破坏,在 MRI 上也可观察到不同类型的干骺端非侵袭病变,如内生软骨瘤,表现为 T1WI 呈等低信号,T2WI 软骨基质呈高信号,病灶呈分叶状,增强后边缘及分隔强化,呈分叶状强化;骨巨细胞瘤,T1WI 呈不均匀等低信号,T2WI 呈低、等、高混杂信号,约 63% 的骨巨细胞瘤可出现含铁血黄素沉着,表现为 T2WI 上结节状至弥漫性分布的低信号区;对于动脉瘤样骨囊肿,MRI 可更好地显示病灶周围水肿和内部成分(例如,液-液平、结节性增强、分隔、软组织肿块)(图 2-2-12)。畸形性骨炎,早期病变 T1WI 呈低信号,T2WI 呈中高信号,病变骨增生硬化时 T1WI、T2WI 均呈低信号,混合型则信号不均匀;骨囊肿,T2WI 上呈高信号,原发性骨囊肿增强后囊壁和囊内分隔强化,继发性可有强化的结节或厚壁。骨梗死在 MRI 可有典型的地图样改变(图 2-2-12),表现为病变中心 T1WI 呈等或稍低信号,内信号不均匀,T2WI 呈等或稍高信号,病灶边缘为花边状低信号。基于 MRI 优越的软组织分辨率使其能够在评估病变范围方面发挥作用,MRI 可

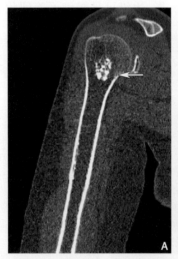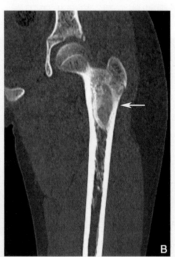

图 2-2-11　干骺端非侵袭性病变的 CT 表现(白色箭头所示)
A.(干骺区)内生软骨瘤的细微钙化;B. 非骨化性纤维瘤的偏心性生长伴硬化边

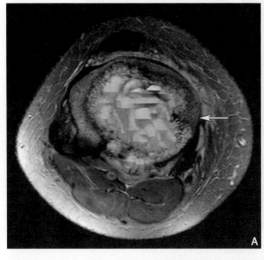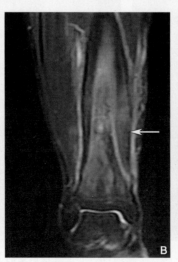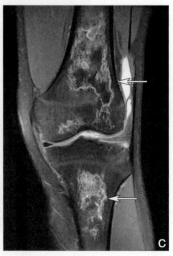

图 2-2-12　干骺端动脉瘤样骨囊肿、慢性骨髓炎和骨梗死的 MRI 表现(白色箭头所示)
A. T2WI 序列清楚地显示动脉瘤样骨囊肿的液-液平;B. T2WI 序列清楚地显示骨质信号不均增高,骨皮质局部增厚,以及慢性骨髓炎的累及范围;C. 骨梗死的地图样改变

显示关节软骨下的骨质破坏,关节腔及周围组织的受累范围。例如,慢性骨髓炎时,MRI可显示异常骨髓的信号改变,并且显示病变或感染的范围(图2-2-12)。

【相关疾病】

非侵袭性干骺端病变与多种疾病相关,通常表现为边界清,进展缓慢的骨质异常,但不同的疾病可以有类似的影像表现,相互交叉、重叠,详见表2-2-7。

【分析思路】

大多数的干骺端良性病变都表现为非侵袭性,尽管存在着许多重叠的表现,但某些影像表现可能提示某种疾病,分析思路如下:

第一,须认识和掌握干骺端非侵袭性病变所具有的影像学表现,通常边界清、骨皮质连续性未见中断常提示病情进展缓慢,反映骨病变的非侵袭性或良性特征。

第二,重点分析干骺端区域非侵袭病变类型:肿瘤性,干骺端以内生软骨瘤、骨巨细胞瘤、软骨黏液样纤维瘤多见;代谢性,多见于甲状旁腺功能亢进症、畸形性骨炎等;炎性,多见于慢性骨髓炎等;囊性,多见于单腔骨囊肿、动脉瘤样骨囊肿。

表 2-2-7　非侵袭性干骺端病变相关常见疾病

肿瘤性	代谢性	感染性	囊性
内生软骨瘤	甲状旁腺功能亢进	慢性骨髓炎	单腔骨囊肿
内生骨疣	畸形性骨炎	结核	
骨巨细胞瘤	骨梗死	真菌感染	
软骨黏液样纤维瘤			
动脉瘤样骨囊肿			

第三,分析邻近软组织及邻近骨质影像学的特征,不同肿瘤有其特征性的影像表现:如内生软骨瘤可见斑点状、弧形钙化;骨巨细胞瘤发生在骨骺融合后,呈偏心性生长,其内可见骨性分隔,一般无硬化边。如果出现棕色瘤,常考虑甲状旁腺功能亢进症。如果出现死骨、骨性包壳,多考虑慢性骨髓炎。病理性骨折出现"骨片陷落征",则可能是骨囊肿。

第四,结合患者发病年龄及症状等,可缩小鉴别诊断范围。发生在青年人管状骨干骺端,伴局部红肿疼痛,考虑骨样骨瘤,发生于儿童长骨的干骺端且有病变部位的深压痛,多考虑骨髓炎。骨巨细胞瘤一般不会发生在骨骺未闭合的年龄阶段。

第五,结合患者的临床病史,如既往是否有慢性肾病,有无钙缺乏,有无感染史。

第六,当存在干骺端非侵袭性病变的表现时,但是其他影像表现或者临床病史不支持常见良性病变时,还需考虑一些恶性疾病的可能。

【疾病鉴别】

干骺端非侵袭性病变类型复杂多样,且各种病变存在重叠,不可断然诊之,需要联合其他影像学特征和临床信息进行诊断和鉴别诊断。

1. 基于干骺端病变类型的鉴别诊断流程图见图2-2-13。

2. 干骺端非侵袭性病变在几种不同常见疾病的主要鉴别诊断要点见表2-2-8。

表 2-2-8　干骺端非侵袭病变在几种不同常见疾病的主要鉴别诊断要点

疾病	干骺端非侵袭性病变典型影像特征	主要伴随征象	其他鉴别要点
内生软骨瘤	边界清膨胀性骨质破坏区,其内可见斑点状、环形钙化	有花边状、波浪状硬化边,通常无骨膜反应,邻近骨皮质变薄膨出	好发于11~30岁,男性多见,单发多见,常见于肱骨远端、股骨远端、手足短管状骨
动脉瘤样骨囊肿	分隔状或壳状	偏心、膨胀性、多发或单发溶骨样改变,皮质受压变薄,边缘硬化	好发于30岁以下青年人,以长骨干骺端、骨盆、脊柱多见
慢性化脓性骨髓炎	实性或致密型、厚而不规则	骨干增粗,外形不整,死腔存在,软组织萎缩	通常由急性化脓性骨髓炎发展而来
畸形性骨炎	患骨粗大弯曲,海绵状结构中兼有囊状透光区和密度增高区	成骨型:骨密度增高,皮质增厚,髓腔变窄。溶骨型:骨密度减低,骨皮质、松质骨、髓腔消失,易出现病理性骨折	多见于40岁以上男性,可有家族史,病程长,进展慢,以骨盆发病率最高,碱性磷酸酶常升高

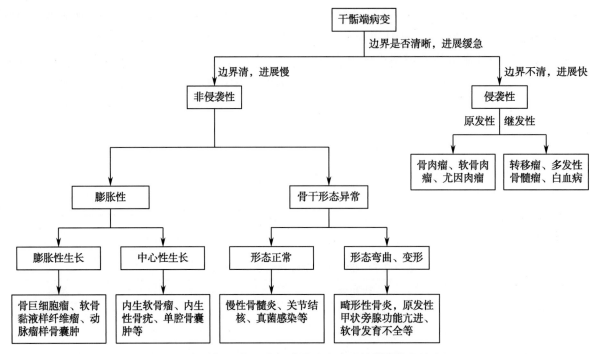

图 2-2-13　基于干骺端非侵袭性病变类型的鉴别诊断流程图

【少见、罕见相关疾病】

起源于干骺端的少见疾病包括成纤维细胞瘤，骨内脂肪瘤，浆细胞瘤，朗格汉斯组织细胞增生症，脂质硬化型黏液纤维瘤，成骨细胞瘤，真菌感染，血管类肿瘤，透明细胞软骨肉瘤，结节病，马富奇综合征（内生软骨瘤合并多发性血管瘤）。

（何　波　程晓光）

参 考 文 献

［1］SHARIF B，LINDSAY D，SAIFUDDIN A.Update on the imaging features of the enchondromatosis syndromes. Skeletal Radiol，2022，51（4）：747-762.

［2］HAKIM DN，PELLY T，KULENDRAN M，et al. Benign tumours of the bone：A review.J Bone Oncol，2015，4（2）：37-41.

［3］SCOTTO DI CARLO F，WHYTE MP，GIANFRANCESCO F.The two faces of giant cell tumor of bone.Cancer Lett，2020，489：1-8.

［4］SHARIF B，LINDSAY D，SAIFUDDIN A.Update on the imaging features of the enchondromatosis syndromes. Skeletal Radiol，2022，51（4）：747-762.

［5］BURY DC，ROGERS TS，DICKMAN MM.Osteomyelitis：Diagnosis and Treatment.Am Fam Physician，2021，104（4）：395-402.

［6］RESTREPO R，ZAHRAH D，PELAEZ L，et al. Update on aneurysmal bone cyst：pathophysiology，histology，imaging and treatment.Pediatr Radiol，2022，52（9）：1601-1614.

［7］THEODOROU DJ，THEODOROU SJ，KAKITSUBATA Y.Imaging of Paget disease of bone and its musculoskeletal complications：review.AJR Am J Roentgenol，2011，196（6 Suppl）：S64-S75.

［8］MANASTER ANDREWS，PETERSILGE ROBERTS. 影像专家鉴别诊断　骨关节肌肉分册［M］.北京：人民军医出版社，2012.

五、干骺端侵袭性病变

【定义】

干骺端侵袭性病变（invasive lesion of metaphyseal）。起源于干骺端或骨成熟后位于原干骺端区域的病变表现为边界模糊、皮质侵蚀破坏、轮廓不规则且进展迅速时，认为是干骺端侵袭性病变，通常与恶性病变或急性感染性病变相关。

【病理基础】

组织病理学上，导致干骺端侵袭性病变的疾病通常都具有相似的病理基础，即在肿瘤、炎症发生之后，干骺端骨质、骨髓受到肿瘤细胞、炎症细胞等刺激被异常的病理组织所取代。不同类型侵袭性干骺端病变的组织病理又有所不同：

（1）原发性肿瘤：如骨肉瘤，异型的肉瘤细胞直接形成骨或骨样组织，还可见肿瘤性软骨组织和纤维组织；软骨肉瘤，分化较好的肿瘤产生丰富的蓝-灰软骨基质，纤维组织伴随血管将肿瘤分隔为大小不等、形状不规则小叶，软骨基质钙化常沿血管丰富的小叶边缘进行而呈环形，并可见以软骨内骨化形成骨质；尤因肉瘤，起源于髓腔，主要由小圆形细胞及血管构成，无包膜，常被纤维组织分隔成不规则结节状。

（2）继发性肿瘤：白血病，为骨髓造血干细胞克隆性增生取代正常骨髓组织，侵蚀骨松质和骨皮质；多发性骨髓瘤，起源于红骨髓，瘤细胞分为浆细胞型和网格细胞型，初期在髓腔蔓延，后期可破坏骨皮质，侵入软组织；骨转移性肿瘤，常由其他组织、器官恶性肿瘤血行转移，可引起溶骨性骨质破坏或成骨性改变，也可两者并存，可伴有出血和坏死，镜下形态结构常与原发瘤相同。

（3）感染性：急性化脓性骨髓炎，细菌栓子经滋养动脉进入骨髓多停留在干骺端松质骨区形成化脓性炎症，导致骨质坏死，继而坏死骨吸收和新生骨形成，细菌并可穿过骨皮质形成骨膜下脓肿。

【征象描述】

1. X线检查表现　大多表现为边界模糊，轮廓不规则，呈浸润性骨破坏，生长迅速，可侵入软组织形成肿块及出现不同形式的骨膜反应。但由于干骺端侵袭性病变不同的病理改变，所以其X线表现多样：

（1）原发性肿瘤：骨肉瘤（图2-2-14A）多表现为干骺端呈斑片状、虫蚀样、筛孔样、大片状边界不清的骨质破坏，当侵犯软组织时形成软组织肿块，边界多不清楚，骨破坏区及软组织肿块内可见肿瘤骨，可引起日光放射状、不规则状骨膜反应和Codman三角；软骨肉瘤（图2-2-14B）常表现为囊状和大片状虫蚀样骨质破坏及软组织肿块，病灶区有散在点状及环状钙化，偶可见骨膜反应；尤因肉瘤常表现为形态不规则的溶骨性破坏并有软组织肿块，可见葱皮样骨膜反应。

（2）继发性肿瘤：白血病常表现为浸润性骨破坏，干骺端常出现横行透亮带"白血病线"，可出现层状骨膜反应；多发性骨髓瘤常表现为广泛骨质疏松，多个部位受累，骨质破坏多呈穿凿样、鼠咬状，一般无硬化边及骨膜反应，可合并病理性骨折；骨转移性肿瘤（图2-2-14C）以溶骨型常见，其表现多为边缘尚清的溶骨性骨质破坏，常合并病理性骨折，一般无软组织肿块、骨膜反应及硬化边。

（3）感染性：急性化脓性骨髓炎（图2-2-14D）早期可有局限性骨质疏松及软组织轻度肿胀，之后常表现为斑片状骨质破坏，边缘模糊，骨小梁结构模糊，死骨形成，同时可见骨膜新生骨，骨膜反应多呈层状，可合并病理性骨折。

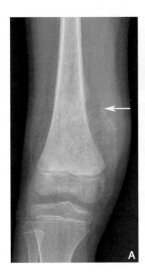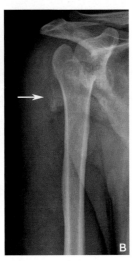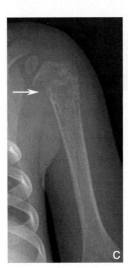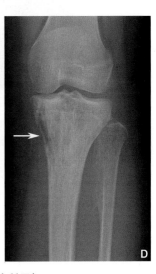

图2-2-14　干骺端（区）侵袭性病变X线表现（白色箭头所示）
A. 骨肉瘤，股骨干骺端虫蚀样骨质吸收破坏，可见骨膜反应和瘤骨形成；B. 软骨肉瘤，肱骨近端骨质破坏缺如，肱骨上段及周围软组织内不规则钙化；C. 骨转移瘤，肱骨干骺端溶骨性骨质破坏，密度不均匀减低，骨皮质连续性中断；D. 急性化脓性骨髓炎，胫骨干骺端内侧溶骨性骨质破坏，密度不均，边界不清

2. CT表现　各种干骺端侵袭性病变的CT表现与X线类似，CT的高密度分辨率，避免了组织重叠，对病变侵犯范围、软组织肿块、骨内小的骨质破坏、肿瘤骨、钙化和病理性骨折显示更为清晰，为骨膜反应的形态观察更为细致（图2-2-15）。

3. MRI表现　MRI能显示X线和CT不能显示骨破坏出现之前的骨髓内改变，可更好、更清楚地显示病灶的内部成分及侵犯范围（图2-2-16），以及早期的骨质破坏。不同类型的干骺端侵袭病变MRI表现不同，如骨肉瘤及尤因肉瘤均可表现为T1WI呈不均匀低信号，T2WI呈不均匀高信号；低度恶性的软骨肉瘤常表现为T1WI呈等、低信号，因肿瘤含软骨基质在T2WI呈高信号，高度恶性的软骨肉瘤信号强度常不均匀；多发性骨髓瘤常表现为T1WI低信号，

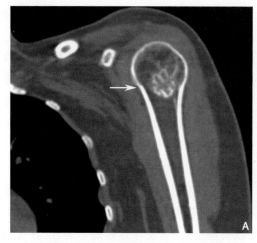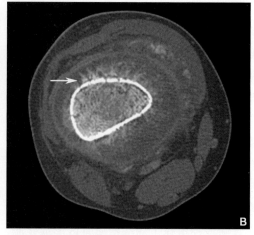

图 2-2-15　干骺端（区）侵袭性病变 CT 表现（白箭）

A. 软骨肉瘤,肱骨干骺区的环形钙化,病理证实为内生性软骨瘤恶变为高分化软骨肉瘤,I级;B. 骨肉瘤,干骺区髓腔密度增高,可见骨质破坏,骨膜呈放射状环样增生

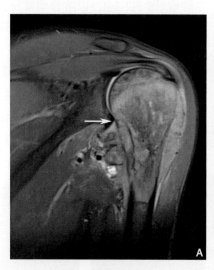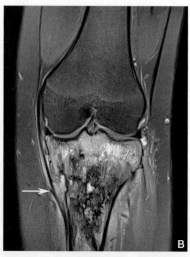

图 2-2-16　干骺端骨肉瘤和急性化脓性骨髓炎 MRI 表现（白色箭头所示）

A. T2WI 清楚地显示骨肉瘤的累及范围;B. T2WI 清楚地显示胫骨干骺端骨髓内的信号改变并内侧缘部分骨质破坏吸收,部分窦道形成,以及急性化脓性骨髓炎的累及范围

T2WI 呈高信号,当骨髓浸润呈多发、散在颗粒状时,在周围骨髓高信号背景下,T1WI 呈特征性"椒盐状"改变。急性化脓性骨髓炎可在 MRI 上显示骨破坏前的早期感染,炎性病灶常表现为 T1WI 低或中等信号,T2WI 呈不均匀高信号,增强扫描炎性病灶信号增强,坏死液化区不强化。

【相关疾病】

干骺端侵袭性病变与多种疾病相关,但不同的疾病可以有类似的影像表现,相互交叉、重叠,详见表 2-2-9。

表 2-2-9　干骺端侵袭性病变相关常见疾病

原发性肿瘤	继发性肿瘤	感染性
骨肉瘤	白血病	急性化脓性骨髓炎
软骨肉瘤	多发性骨髓瘤	
尤因肉瘤	骨转移瘤	
纤维肉瘤		

【分析思路】

大多数干骺端恶性病变都表现为侵袭性,尽管存在着许多重叠的表现,但某些亚型可能提示某种疾病,分析思路如下:

第一,掌握和识别干骺端侵袭性病变所具有的影像学表现,通常边界模糊、轮廓不规则,骨皮质连续性中断,侵入软组织形成肿块及出现不同形态的骨膜反应常提示病情进展迅速,反映骨病变的侵袭性或恶性特征。

第二,重点分析干骺端侵袭性病变类型:原发性肿瘤,干骺端以骨肉瘤多见;还包含软骨肉瘤、尤因肉瘤、骨恶性纤维组织细胞瘤、纤维肉瘤;继发性肿瘤,干骺端病变见于白血病、骨转移瘤等;感染性,常见于急性化脓性骨髓炎等。

第三,分析病变的部位及邻近软组织、骨质影像学表现,不同肿瘤有其特征性的影像表现,如骨肉瘤常发生于长骨干骺端,可见云絮状、斑块状及针状肿瘤骨,Codman 三角;长骨近端骨质破坏区形态不完整,则软骨肉瘤多考虑。尤因肉瘤可见葱皮样骨膜反应,而周围没有明显瘤骨形成。

第四,结合患者发病年龄及症状等,可缩小鉴别诊断范围。如发生于儿童长骨的干骺端,局部软组织红肿热痛,且有高热、寒战,多考虑急性化脓性骨髓炎。儿童干骺端出现横行透亮带"白血病线",出现层状骨膜反应,并伴有贫血头晕乏力、出血等症状,则多考虑白血病所致可能。

第五,结合患者的临床病史,如是否伴有恶性肿瘤(肾癌、前列腺癌等),有无感染史。

第六,当存在干骺端侵袭性病变的表现时,但是其他影像表现或者临床病史不支持常见恶性肿瘤时,还需考虑一些良性疾病的可能,如急性化脓性骨髓炎。

【疾病鉴别】

干骺端侵袭性病变类型复杂多样,且各种病变存在重叠,不可断然诊之,需要联合其他影像学特征和临床信息进行诊断和鉴别诊断。

1. 基于干骺端侵袭性病变类型的鉴别诊断流程图见图 2-2-17。

2. 干骺端侵袭性病变在几种不同常见疾病的主要鉴别诊断要点见表 2-2-10。

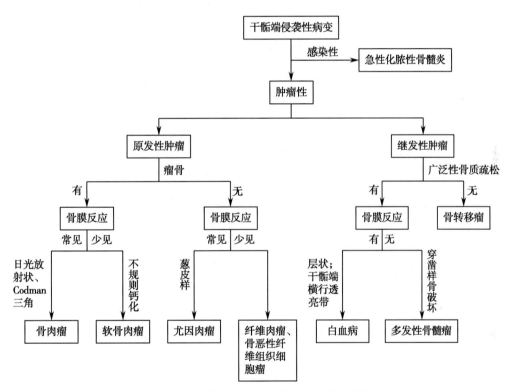

图 2-2-17　基于侵袭性干骺端病变类型的鉴别诊断流程图

表 2-2-10　干骺端侵袭性病变在几种不同常见疾病的主要鉴别诊断要点

疾病	干骺端侵袭性病变典型影像特征	主要伴随征象	其他鉴别要点
骨肉瘤	干骺端呈斑片状、虫蚀样、筛孔样、大片状边界不清的骨质破坏	软组织肿块,云絮状、斑块状及针状肿瘤骨,骨膜反应及 Codman 三角	好发于 11～30 岁青年,以长骨干骺端多见
软骨肉瘤	囊状和大片状虫蚀样骨质破坏,其内点状及环状钙化	偶可见骨膜反应	好发于中老年人,多见于骨盆、肱骨近端及股骨近端
急性化脓性骨髓炎	局限性骨质疏松,斑片状骨质破坏,边缘模糊,骨小梁结构模糊	层状骨膜反应	存在感染史,多见于长骨干骺端
白血病	浸润性骨破坏,干骺端常出现横行透亮带"白血病线"	层状骨膜反应	好发于儿童,有贫血头晕乏力、皮肤瘀斑、瘀点和牙龈出血等症状

【少见、罕见相关疾病】

包括多形性未分化肉瘤（恶性纤维组织细胞瘤），骨血管肉瘤，慢性复发性多灶性骨髓炎等。

（何　波　程晓光）

参 考 文 献

[1] TANUTIT P,PAKDEE W,LAOHAWIRIYAKAMOL T,et al. Magnetic resonance imaging in differentiating between aggressive and non-aggressive bone tumors.Acta Radiol,2022,64（2）:625-637.

[2] ADAM ANDREAS,DIXON ADRIAN K,GILLARD JONATHAN H,等. 格-艾放射诊断学［M］.6版.张敏鸣,译. 北京:人民军医出版社,2015.

[3] MANASTER ANDREWS,PETERSILGE ROBERTS.影像专家鉴别诊断　骨关节肌肉分册［M］.北京:人民军医出版社,2012.

六、皂泡样改变

【定义】

干骺端皂泡样改变（soap bubble-like change）是指起源于干骺端或骨骺闭合后位于原干骺端区域的膨胀性骨质破坏，壁薄、有硬化，边缘光滑锐利，其内多发纤细骨嵴或纤维构成分隔的病变。

【病理基础】

年龄是鉴别干骺端皂泡样改变重要的诊断线索。不同年龄段易发生的干骺端皂泡样改变疾病不尽相同，病理基础也存在差异。

（1）少儿干骺端皂泡样改变:非骨化性纤维瘤:为骨结缔组织源性的良性肿瘤，肿瘤内无成骨活动，只有在肿瘤邻近骨组织才有反应性增生。骨骼发育成熟时，有可能自行消失。动脉瘤样骨囊肿:由大小不等的囊腔及结缔组织间隔组成，囊腔内充满血液，血腔内衬薄的成纤维细胞和多核破骨细胞型巨细胞。软骨黏液样纤维瘤:肿瘤呈特征性分叶结构，由黏液样组织、软骨组织和纤维组织构成，三种成分多少不定，在小叶内的分布也不同。

（2）青年干骺端区域皂泡样改变:骨巨细胞瘤:主要由单核基质细胞和多核巨细胞构成，单核细胞越多，肿瘤恶性程度越高。

（3）30岁以上干骺端区域皂泡样改变:主要具有原发肿瘤的病理特点，甲状腺和肾癌骨转移多见。软骨肉瘤（普通型）:起源于软骨或成软骨结缔组织。

【征象描述】

1. X线检查表现　由于干骺端皂泡样改变的病理基础不同，所以其X线表现多样。

（1）少儿干骺端皂泡样改变:非骨化性纤维瘤（图2-2-18A）:根据部位可分为皮质型和髓腔型。长骨干骺端常见髓腔型，侵犯骨横径的大部或全部;密度均匀，有硬化边。皮质型多位于一侧皮质内或皮质下，膨胀性生长，有硬化边，以髓腔侧明显，病变长轴多平行于骨干;一般无软组织肿块及骨膜新生骨。动脉瘤样骨囊肿:膨胀性溶骨性改变，轻度骨膜反应，硬化边，膨胀显著时有菲薄骨壳。软骨黏液样纤维瘤（图2-2-18D）:溶骨性骨质破坏，可突破骨皮质，形成软组织肿块，部分有轻度硬化边，邻近骨皮质变薄、膨胀，骨质破坏边缘呈咬饼征，钙化及骨膜反应少见。

（2）青年干骺端区域皂泡样改变:骨巨细胞瘤（图2-2-18B、C）:偏心膨胀溶骨性骨质破坏，常横向生长，可靠近骨性关节面，一般无骨膜反应及硬化边。

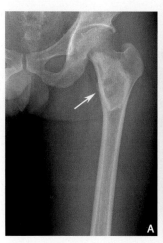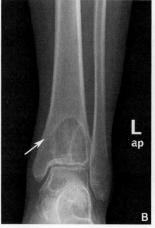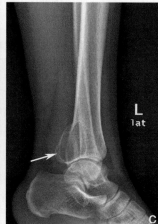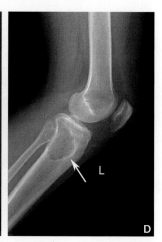

图 2-2-18　长骨干骺端区域皂泡样改变 X 线表现

A.非骨化性纤维瘤,股骨干骺端区域皂泡样改变,周围有硬化边;B、C.骨巨细胞瘤,胫骨干骺端区域皂泡样改变,靠近骨关节面,周围无硬化边;D.软骨黏液样纤维瘤,胫骨干骺端区域病灶边缘的"咬饼征"

（3）30 岁以上干骺端区域皂泡样改变：软骨肉瘤（普通型）：中心型发生于髓腔，周围型发生于骨表面；溶骨性骨质破坏，骨破坏区及软组织肿块内有散在不均的软骨钙化，钙化表现为环形、半环形或沙砾形；高度恶性软骨肉瘤（3 级）常极少显示钙化灶。扇贝样压迹超过邻近正常骨皮质 2/3 是软骨肉瘤在管状骨的特征性表现。转移瘤（甲状腺和肾）：甲状腺癌骨转移，好发于颅骨、肋骨、脊柱、骨盆及肱骨、股骨近端；溶骨性破坏为主，呈大片状或地图样骨缺损，有时是多囊状破坏区，病变内有骨性间隔；肾癌骨转移：多见于股骨、肱骨、脊柱、骨盆、肋骨等处。可单发或多发，溶骨性破坏，骨干稍有膨胀，可侵蚀破坏骨皮质，发生病理性骨折。

2. CT 表现

（1）少儿干骺端皂泡样改变：非骨化性纤维瘤：CT 上病灶内密度低于肌肉组织，增强扫描无强化。动脉瘤样骨囊肿：对囊性区域、囊间隔、液-液平面显示较好，囊间隔宽窄不一，可见钙化或/和骨化，增强明显强化。

（2）青年干骺端区域皂泡样改变：骨巨细胞瘤：可清楚显示 X 线不易显示的骨性包壳，无明显硬化边，增强明显强化；可有低密度坏死区，有时可显示液-液平面。

（3）30 岁以上干骺端区域皂泡样改变：软骨肉瘤（普通型）：CT 显示细小的钙化优于 X 线平片，肿瘤非钙化区域密度不均匀可见，坏死囊变。

3. MRI 表现

（1）少儿干骺端皂泡样改变：非骨化性纤维瘤：对于本病的应用较少，主要表现为 T1WI 低信号，T2WI 高信号，病变与髓腔之间有低信号带。动脉瘤样骨囊肿（图 2-2-19A）：病变周围有低信号环（纤维组织或骨组织），囊腔因出血时期不同，信号不同；囊腔内见液-液平，囊壁及囊腔可强化。软骨黏液样纤维瘤（图 2-2-19B、C）：T1WI 呈等或稍低信号，PDWI 及 T2WI FS 序列显示以高信号为主，软骨成分和黏液样成分均呈高信号，增强后可见较明显持续强化，但黏液成分无强化。

（2）青年干骺端区域皂泡样改变：骨巨细胞瘤：

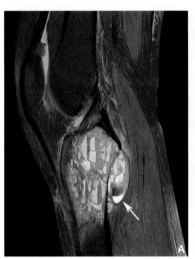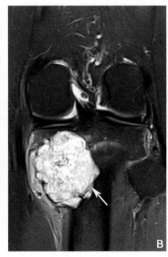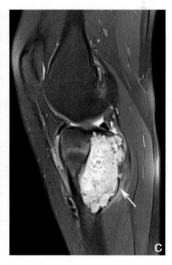

图 2-2-19　长骨干骺端区域皂泡样改变 MRI 表现
A. 胫骨干骺端区域动脉瘤样骨囊肿，T2WI FS 序列矢状位显示动脉瘤样骨囊肿的液-液平；B、C. 软骨黏液样纤维瘤，胫骨干骺端区域病灶边缘的"咬饼征"

T1WI 呈均匀的低或中等信号，高信号区提示亚急性、慢性出血；T2WI 信号不均匀，呈混杂信号，瘤组织信号较高，陈旧出血呈高信号，含铁血黄素沉积呈低信号，出血和坏死液化区可出现液-液平面。增强扫描可有不同程度的强化，动态增强扫描为快进快出。

（3）30 岁以上干骺端区域皂泡样改变：软骨肉瘤（普通型）：T1WI 呈等或低信号，T2WI 上，恶性程度低的肿瘤呈均匀高信号，恶性程度高的肿瘤信号常不均匀。

【相关疾病】

对于长骨干骺端皂泡样改变年龄是其重要鉴别点，包括小儿、青少年、30 岁以上干骺端皂泡样改变疾病等，详见表 2-2-11。

【分析思路】

长骨干骺端皂泡样改变可由不同类型的病变造成，分析思路如下：

第一，识别征象，熟悉长骨干骺端皂泡样改变的影像学表现。

第二，关注常见疾病，常见疾病有非骨化性纤维

表 2-2-11　长骨干骺端皂泡样改变相关疾病

少儿干骺端皂泡样改变	青少年干骺端区域皂泡样改变	30 岁以上干骺端区域皂泡样改变
非骨化性纤维瘤	非骨化性纤维瘤	骨巨细胞瘤
动脉瘤样骨囊肿	骨巨细胞瘤	转移瘤（甲状腺，肾）
软骨黏液样纤维瘤	动脉瘤样骨囊肿	软骨肉瘤
成软骨细胞瘤	软骨黏液样纤维瘤	浆细胞瘤
单腔骨囊肿	成软骨细胞瘤	
毛细血管扩张型骨肉瘤	单腔骨囊肿	
成骨细胞瘤	毛细血管扩张型骨肉瘤	
	成骨细胞瘤	

瘤，骨巨细胞瘤，动脉瘤样骨囊肿，甲状腺癌或肾癌骨转移，软骨肉瘤（普通型）；少见疾病有软骨黏液样纤维瘤，成软骨细胞瘤，单腔骨囊肿，指（趾）骨内生软骨瘤，Ollier 病（内生软骨瘤病），马富奇（Maffucci）综合征，毛细血管扩张型骨肉瘤，成骨细胞瘤。罕见疾病有浆细胞瘤。

第三，重点关注该影像表现发生的年龄段，少儿干骺端皂泡样改变以非骨化性纤维瘤，动脉瘤样骨囊肿多见。青/少年干骺端区域皂泡样改变以非骨化性纤维瘤，骨巨细胞瘤，动脉瘤样骨囊肿多见，其中骨巨细胞瘤最多见。30 岁以上干骺端皂泡样改变以骨巨细胞瘤，甲状腺癌或肾癌骨转移，软骨肉瘤多见。

第四，分析邻近软组织及邻近骨质影像学的特征，判断是否为恶性病变。恶性病变呈浸润性骨质破坏，病变区与正常骨界限模糊，边缘不整，侵入软组织形成肿块如软骨肉瘤；良性病变呈膨胀性骨质破坏，无肿胀或肿块影如非骨化性纤维瘤、动脉瘤样骨囊肿、骨巨细胞瘤等。

第五，紧密结合患者的临床病史、症状、体征等可缩小鉴别诊断范围。非骨化性纤维瘤症状较轻，一般在外伤或骨折后检查时偶然发现。动脉瘤样骨囊肿以局部肿胀疼痛为主。骨巨细胞瘤骨质膨胀时，压之有捏乒乓球感。软骨肉瘤主要为疼痛和肿胀，可形成质地坚硬的肿块。

【疾病鉴别】
长骨干骺端皂泡样改变病变类型复杂多样，且各种病变存在重叠，不可断然诊之，需要联合其他影像学特征和临床信息进行诊断和鉴别诊断。

1. 基于年龄及生长方式的鉴别诊断流程图的鉴别诊断流程图见图 2-2-20。
2. 长骨干骺端皂泡样改变在几种不同常见疾病的主要鉴别诊断要点见表 2-2-12。

表 2-2-12　长骨干骺端皂泡样的主要鉴别诊断要点

疾病	典型征象	主要伴随征象	其他鉴别要点
非骨化性纤维瘤	偏心性溶骨破坏	与骨干长轴平行，骨皮质局部变薄或中断，髓腔侧硬化明显，无骨膜反应，无软组织肿块	好发于 20 岁以下，常见于股骨下段和胫骨上段，一般在外伤或骨折后检查时偶然发现
动脉瘤样骨囊肿	偏心性膨胀性溶骨破坏	横向或纵向生长，皮质受压变薄，轻度骨膜反应，硬化边；多发含液囊腔，可有液-液平面，囊间隔钙化或骨化，增强明显强化	好发于 10~20 岁，长骨和脊柱，临床症状较轻，以局部肿胀疼痛为主
骨巨细胞瘤	偏心性膨胀性溶骨破坏	常横向生长，周围骨质变薄，可出现程度不一的骨皮质连续性中断，无硬化边及骨膜反应，无钙化和骨化，无分隔	好发于 20~40 岁，女性多见，多单发，常见于股骨远端、胫骨近端和桡骨远端；骨质膨胀时，压之有捏乒乓球感
软骨肉瘤	分叶状膨胀性骨质破坏，侵及周围软组织形成肿块	骨质破坏区边界不清，可形成软组织肿块，钙化表现为环形、半环形或沙砾形；偶可见骨膜反应和 Codman 三角	男性多见，软骨内化骨的骨骼均可发生，主要为疼痛和肿胀

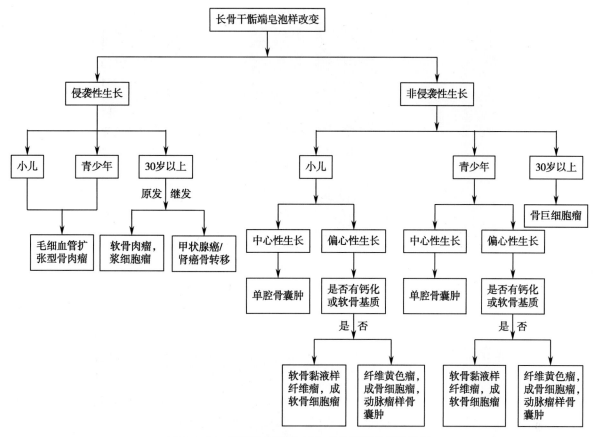

图 2-2-20　基于年龄及生长方式的鉴别诊断流程图

（何　波　程晓光）

参 考 文 献

［1］RESTREPO R，ZAHRAH D，PELAEZ L，et al. Update on aneurysmal bone cyst：pathophysiology，histology，imaging and treatment.Pediatr Radiol，2022，52（9）：1601-1614.

［2］PARMEGGIANI A，MICELI M，ERRANI C，et al. State of the art and new concepts in giant cell tumor of bone：imaging features and tumor characteristics.Cancers（Basel），2021，13（24）：6298.

［3］BROEHM CJ，INWARDS CY，AL-IBRAHEEMI A，et al. Giant cell tumor of bone in patients 55 years and older：a study of 34 patients.Am J Clin Pathol，2018，149（3）：222-233.

［4］BROWN JM，RAKOCZY K，HART J，et al. Presenting features and overall survival of chondrosarcoma of the pelvis.Cancer Treat Res Commun，2022，30：100510.

［5］MANASTER ANDREWS，PETERSILGE ROBERTS. 影像专家鉴别诊断　骨关节肌肉分册［M］. 北京：人民军医出版社，2012.

七、干骺端偏心病变，非侵袭性

【定义】

干骺端偏心病变，非侵袭性（eccentric，no-invasive lesion）是指发生于长骨干骺端、皮质起源或髓腔起源但偏心生长的一系列病变，通常病理和生物学行为上呈良性，进展缓慢、不具局部侵袭性，与周围正常骨组织分界清楚。

【病理基础】

包括发育异常、炎症、感染、肿瘤等，不同病因、不同类型疾病相应的病理基础各不相同。病变可起源于干骺端骨膜、骨膜下、骨皮质或骨髓腔，因为非侵袭性的生长特点，在影像上通常表现为边界清楚、骨壳完整、无软组织肿块等。

【征象描述】

1. X 线检查表现

（1）骨质破坏：起源于骨膜和骨膜下病灶，通常对偏侧骨皮质产生压迫，影像表现为"浅碟样"骨质缺损或吸收；起源于皮质的病灶，可造成皮质增厚及缺损，呈均匀、磨玻璃样或混杂密度，病灶近端或/和远端形成特征性"杯口状"征象（图 2-2-21，图 2-2-22）；起源于髓腔病灶，可造成局部骨质缺损，或为囊样、膨胀性骨质破坏，骨壳完整；部分病变可见骨性分隔，甚至呈"皂泡样"改变。

（2）边界清楚：通常清晰锐利，呈"分叶状"或"花瓣状"，伴或不伴硬化边，部分病灶边缘形成骨嵴。

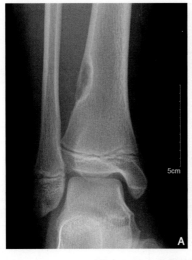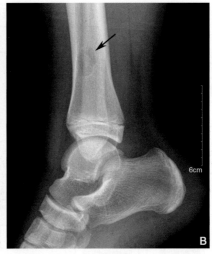

图 2-2-21　非骨化性纤维瘤 X 线平片表现

男性,13 岁。A.右胫腓骨下段正位片,胫骨下段腓侧卵圆形透亮区,密度不均匀,边界清楚,病灶近端或/和远端形成特征性"杯口状"征象;B.右胫腓骨下段侧位片,病灶呈类圆形,边界清楚,有薄层硬化边(箭)

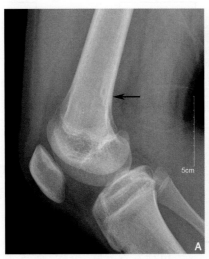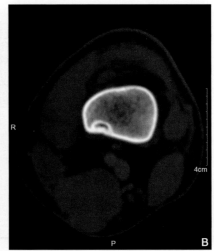

图 2-2-22　纤维性皮质缺损 X 线平片和 CT 表现

男性,15 岁。A.左股骨侧位片显示股骨干骺端后缘皮质局限性低密度影,边缘有硬化(箭),无骨膜反应;B.CT 横断面显示股骨后缘皮质来源、局限性低密度区,边缘清楚硬化

（3）骨膜反应：通常无明确骨膜反应,偶有层状、花边状骨膜反应;疲劳性骨折或继发骨折愈合期可有骨痂生长。

（4）其他征象：骨软骨瘤可表现为各种形态的外生性骨疣(图 2-2-23);软骨类病灶内可出现钙化、骨化。

2.CT 表现　可较好地观察病变在横断面的定位、硬化边是否,也可更好地显示病灶内钙化及骨化、边缘骨嵴等(图 2-2-24)。CT 冠状面或矢状面重组图像,可以显示病变与骨骺板、骨骺和骨端软骨下骨、上下缘正常骨质的关系,有助于定性诊断;病灶软组织成分的 CT 值及强化特征,对病灶定性诊断有重要的意义。

3.MRI 表现　MRI 可更清楚地显示病灶内部、边界和周围结构,病灶内部信号、液-液平面、强化特征、病灶周围骨髓水肿、软组织水肿、软组织肿块等征象均对疾病的定性诊断和分期分级有重要的价值(图 2-2-25)。

【相关疾病】

干骺端非侵袭性偏心病变相关疾病见表 2-2-13。

【分析思路】

结合 X 线平片和 CT 检查,根据干骺端病变的位置,判断其来源于骨膜、骨皮质抑或骨髓腔,通过病灶数量、骨质破坏形态、边界、内部结构、骨壳、骨膜反应、软组织肿块或肿胀等做出定性诊断。如有条

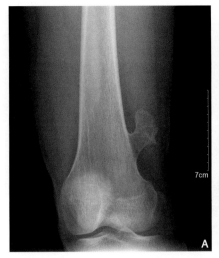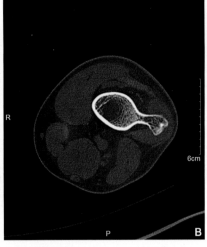

图 2-2-23 骨软骨瘤 X 线和 CT 表现

男性,18 岁。A. 左股骨下段外侧外生性骨疣,轮廓清楚,背向膝关节增长,中央髓腔与股骨相通;B. CT 横断面显示股骨外侧"蕈伞样"凸起,可见皮质、松质和髓腔等结构,其髓腔与股骨相通

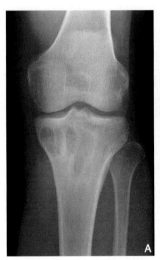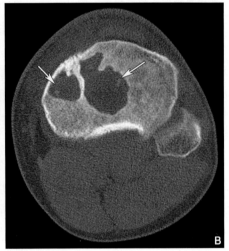

图 2-2-24 骨结核 X 线和 CT 表现

男性,32 岁。A. 左膝关节正位片,左胫骨干骺端多发囊样骨质破坏,边缘清楚,轻度硬化,未见明确骨膜反应;B. CT 横断位,左胫骨近端不规则骨质破坏区,边界清楚,病灶内可见分隔和泥沙样死骨(箭)

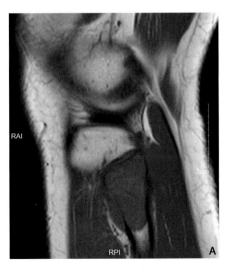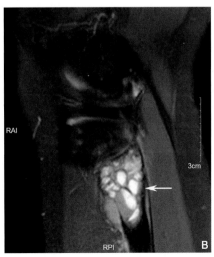

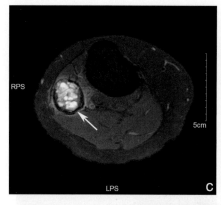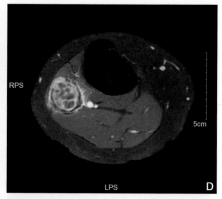

图 2-2-25 骨巨细胞瘤 MRI 表现

男性，36 岁。A. 矢状位 MRI T1WI，腓骨近端骨质破坏，病灶呈低信号，腓骨前缘骨皮质不连；B. 矢状位 MRI T2WI，病灶呈多房囊样高信号影，可见多个小液-液平(箭)；C. 横断位 MRI T2WI，腓骨膨胀性骨质破坏，病灶呈多房囊样改变，可见多个小液-液平(箭)；D. 横断位 MRI T1WI 增强，腓骨病灶呈多房分隔样强化，腓骨周围软组织环形强化

表 2-2-13 干骺端非侵袭性偏心病变相关疾病

常见疾病	少见疾病	罕见疾病
疲劳性骨折	骨结核	遗传性多发软骨
纤维性皮质缺损	韧带样纤维瘤	性外生骨疣
非骨化性纤维瘤	皮质旁软骨瘤	血管球瘤
骨纤维异常增殖症	骨旁脂肪瘤	
骨软骨瘤	软骨黏液样纤	
骨样骨瘤	维瘤	
骨巨细胞瘤		

件，可进一步参考 MRI 平扫和增强、ECT 或 PET-CT 等影像检查信息。干骺端非侵袭性偏心病变定性诊断的分析思路如下：

第一，根据干骺端病变的起源进行鉴别诊断。骨旁或骨膜起源的病变包括皮质旁软骨瘤、骨旁脂肪瘤、血管球瘤等，病灶主体位于皮质旁或皮质外，与皮质相连或不相连；骨皮质起源的病变包括纤维性皮质缺损、非骨化性纤维瘤、骨纤维异常增殖症、骨软骨瘤、骨样骨瘤和遗传性多发软骨性外生骨疣等；髓腔起源的病变包括骨巨细胞瘤、骨结核、韧带样纤维瘤、软骨黏液样纤维瘤等。

第二，根据骨质破坏方式进行鉴别诊断：压迫性或侵蚀性骨质破坏见于皮质旁软骨瘤、骨旁脂肪瘤、血管球瘤等；囊样膨胀性破坏见骨巨细胞瘤、骨结核、韧带样纤维瘤、软骨黏液样纤维瘤等；骨膜增厚或骨痂生长见于疲劳性骨折、骨样骨瘤；向皮质外生

长的病变见于骨软骨瘤、骨巨细胞瘤、遗传性多发软骨性外生骨疣等。

第三，根据病灶的边缘进行鉴别诊断：骨嵴见于骨巨细胞瘤和软骨黏液样纤维瘤；硬化边缘见于皮质旁软骨瘤、骨旁脂肪瘤、韧带样纤维瘤、骨样骨瘤等。

第四，根据病灶 CT 密度或/和 MRI 信号进行鉴别：表现为特征性密度/信号的病变有骨纤维异常增殖灶、骨旁脂肪瘤；病灶内钙化或死骨见于皮质旁软骨瘤、骨软骨瘤、骨结核等；病灶内出现液-液平面多见于骨巨细胞瘤。病灶显著强化见于血管球瘤，MRI 骨髓或周围软组织水肿见于骨巨细胞瘤、骨样骨瘤、疲劳性骨折等。

第五，根据发病年龄、临床症状和体征进行鉴别：疲劳性骨折常有运动病史；纤维性皮质缺损、非骨化性纤维瘤和骨纤维异常增殖症见于青少年或青年；骨巨细胞瘤见于 20～40 岁患者；骨样骨瘤、血管球瘤有明显的疼痛；骨结核通常有肺结核或肺外结核病史；遗传性多发软骨性外生骨疣通常多发，且有家族史等。

【疾病鉴别】

1. 干骺端非侵袭性偏心病变鉴别诊断流程图（图 2-2-26）。

2. 干骺端非侵袭性偏心病变主要鉴别诊断要点（表 2-2-14）。

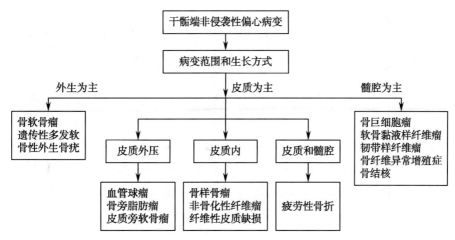

图 2-2-26 干骺端非侵袭性偏心病变鉴别诊断流程图

表 2-2-14 干骺端非侵袭性偏心病变主要鉴别诊断要点

疾病	典型影像学特征	伴随征象	鉴别要点
疲劳性骨折	好发于股骨、胫腓骨中下段肌腱附着点附近,可见偏侧性、与骨皮质垂直走行带状高密度影,线样或片状骨痂生长	MRI可见骨髓或周围软组织水肿	临床运动病史结合典型影像学特征可明确诊断
纤维性皮质缺损	好发于股骨下端、腓骨下端,皮质局限性缺损,邻近皮质稍增厚、硬化	无软组织肿块或肿胀,无骨膜反应	见于儿童,偶然发现,结合特征性影像学特征可明确诊断
非骨化性纤维瘤	皮质起源,沿皮质纵向生长为主,病灶上下缘皮质增宽呈"杯口状"表现,边界清楚硬化,病灶内密度稍高	MRI呈等T1、等长T2信号。成年后病灶可自行消退、硬化	多见于青少年或青年,结合病灶起源和生长方式可明确诊断
骨纤维异常增殖症	骨质破坏区呈磨玻璃样,患骨可轻度膨胀、变形,少数有硬化边。MRI信号无特征性,通常不均匀,增强后呈不均匀强化	常有多骨、单侧发病倾向	好发于30岁以下,结合病灶起源和磨玻璃密度,可诊断
骨软骨瘤	发生于干骺端皮质外缘,背向关节生长,形态多样,有皮质和髓腔结构,该病变骨髓腔与母骨相通	MRI可见显示软骨帽,较大的肿瘤对邻近骨质、软组织产生压迫	根据特征性表现可明确诊断,结合临床病史、家族史和多发,鉴别遗传性多发软骨性外生骨疣
骨样骨瘤	发生于一侧骨皮质,呈低密度影,中心可见钙化,周围广泛骨质增生硬化	MRI可显示骨髓和周围软组织水肿,如病灶在关节囊内,可伴少量关节积液	临床疼痛症状明显,且有相应特点,结合影像特征可明确诊断,关节囊内病变可表现不典型
骨巨细胞瘤	干骺端偏心性症状、囊样或囊样膨胀性骨质破坏,边界清楚,无硬化但可见骨嵴,骨壳完整,典型呈"皂泡样表现"	MRI可显示病灶内信号混杂,出血和液-液平常见	好发于20~40岁,结合典型发病部位、影像特征可诊断
皮质旁软骨瘤	骨皮质外层"浅碟状"凹陷,较局限,边缘清楚硬化,无骨膜反应	MRI可显示软骨组织,边界清楚	与其他皮质旁病变鉴别,MRI信号特点对诊断有帮助

(龚向阳 程晓光)

参 考 文 献

[1] 徐文坚,袁慧书.中华影像医学——骨肌系统卷[M].3版.北京:人民卫生出版社,2019.

[2] 吴文娟,张英泽.骨与软组织肿瘤[M].北京:人民卫生出版社,2009.

[3] Burgener F A,Kormano M,Pudas T.骨关节疾病X线鉴别诊断[M].2版.北京:中国医药科技出版社,2010.

[4] 丁建平,李石玲,刘斯润.骨与软组织肿瘤影像诊断学[M].北京:人民卫生出版社,2009.

[5] 韩萍,于春水,郑传胜,王振常.医学影像诊断学[M].5版.北京:人民卫生出版社,2022.

[6] 梁碧玲.骨与关节疾病影像诊断学[M].2版.北京:人民卫生出版社,2016.

[7] DONALD RESNICK.骨及骨关节疾病诊断学(英文版)[M].北京:人民卫生出版社,2002.

[8] 曹来宾,徐爱德,徐德永.实用骨关节影像诊断学[M].
济南:山东科学技术出版社,1998.

八、干骺端偏心病变,侵袭性

【定义】

干骺端偏心病变,侵袭性(eccentric,invasive lesion)是指发生于长骨干骺端、皮质起源或髓腔起源但偏心生长的一系列病变,通常病理和生物学行为上呈恶性或交界性,局部侵袭性,与周围正常骨组织分界不清楚,且常伴软组织肿块形成。

【病理基础】

包括感染、肿瘤,其中以肿瘤为多见,早期可区分病变起源于干骺端骨膜、骨膜下、骨皮质或骨髓腔,如病变进展,多数表现为边界不清、广泛骨质破坏伴软组织肿块,但病理基础不同,如骨肉瘤可形成肿瘤新生骨,软骨肉瘤可出现瘤软骨伴钙化等。

【征象描述】

1. X线检查表现

(1)骨质破坏:表现为溶骨型、成骨型或混合型骨质缺损,形式多样,通常边界不清楚,病灶偏向一侧生长并造成皮质缺损;病变可向骨干方向蔓延,也可突破骨骺板蔓延至骨骺、关节面下。

(2)边界不清:无论是溶骨型,或者成骨型骨质破坏,通常边界模糊,无明确硬化边缘。

(3)骨膜反应:可见典型的"日光形""放射状"或"Codman 三角"等骨膜反应形式,部分进展迅速的肿瘤可无骨膜反应(图 2-2-27)。

(4)软组织肿块:大多数病变可突破骨皮质形成骨外软组织肿块,肿块内可见钙化、肿瘤骨等高密度影。

2. CT 表现

可较好地观察病变在横断面的范围、边缘,也可更好地显示病灶内钙化、瘤骨、囊变坏死、出血等征象(图 2-2-28)。CT 冠状面或矢状面重

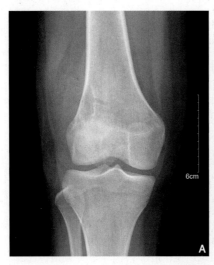
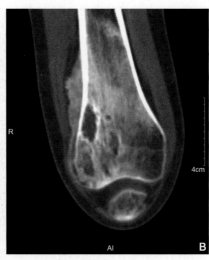

图 2-2-27　骨肉瘤 X 线平片和 CT 表现

女性,18 岁。A. 右膝关节正位片,股骨下端干骺端偏腓侧骨质破坏,边界不清,可见"放射状"骨膜反应;B. CT冠状面重组显示不规则骨质破坏区,病变蔓延至骨端关节面下,腓侧形成明显骨膜反应

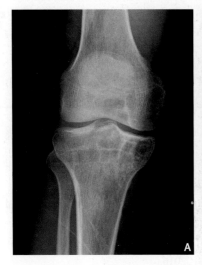
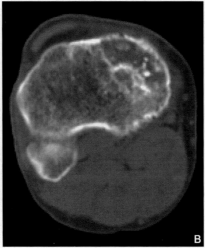
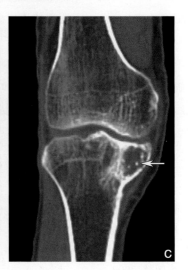

图 2-2-28　软骨肉瘤 X 线和 CT 表现

男性,43 岁。A. 右膝关节正位片,胫骨内侧干骺端和平台下囊样透亮区,密度不均匀,边界不清,未见明确软组织肿块;B. CT 横断位;C. CT 冠状位重组,显示病灶内密度不均匀,可见点状钙化(箭)

组图像,可以反映病变沿长轴生长的情况,有助于定性诊断和术前评估。

3. MRI 表现　MRI 可更清楚地显示病灶内部、边界和周围结构,病灶内部信号、液-液平面、强化特征、病灶周围骨髓水肿、软组织水肿、软组织肿块等征象均对疾病的定性诊断和分期分级有重要的价值(图 2-2-29)。

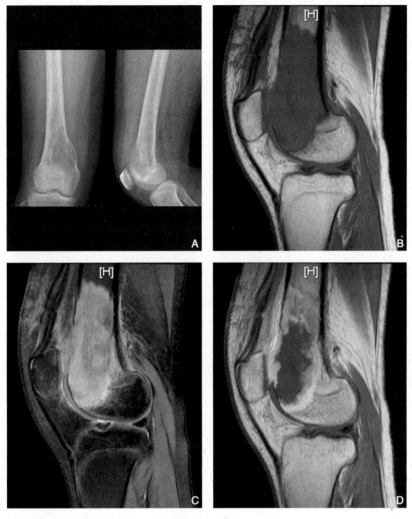

图 2-2-29　未分化多形性肉瘤 X 线和 MRI 表现

女性,20 岁。A. 右股骨正侧位片,右股骨下段干骺端前内侧溶骨性骨质破坏,边界不清,未见明确硬化边和骨膜反应;B. 矢状位 MRI T1WI,股骨下段低信号,信号较均匀,病变突破股骨前缘骨皮质,形成骨旁软组织肿块;C. 矢状位 MRI T2WI 脂肪抑制,股骨下段高信号,信号欠均匀,边界不清;D. 矢状位 MRI T1WI 增强,病灶呈环形强化,中央大片无强化坏死区

【相关疾病】

干骺端侵袭性偏心病变相关疾病见表 2-2-15。

表 2-2-15　干骺端侵袭性偏心病变相关疾病

常见疾病	少见疾病	罕见疾病
慢性化脓性骨髓炎	浆细胞瘤	血管肉瘤
骨母细胞瘤	尤因肉瘤	
骨巨细胞瘤	淋巴瘤	
骨肉瘤	未分化多形性肉瘤	
软骨肉瘤		
骨转移瘤		

【分析思路】

通过病灶数量、骨质破坏形态、边界、内部结构、骨膜反应、软组织肿块等影像学特征,结合发病部位、发病年龄和性别、临床症状和体征等,可做出定性诊断。如有条件,可进一步 CT、MRI 增强、ECT 或 PET-CT 等影像检查获取更多鉴别诊断信息。干骺端侵袭性偏心病变定性诊断的分析思路如下:

第一,根据骨质破坏方式进行鉴别诊断:成骨型和混合型骨质破坏见于骨肉瘤、尤因肉瘤和转移瘤;溶骨型破坏见于骨母细胞瘤、骨巨细胞瘤、软骨肉瘤、转移瘤、浆细胞瘤、淋巴瘤、未分化多形性肉瘤、血管肉瘤等。

第二,根据有无骨膜反应进行鉴别:骨肉瘤、尤因肉瘤常可见不同类型的骨膜反应,典型表现为"日光形""放射状"和"Codman 三角";而骨母细胞瘤、骨巨细胞瘤、软骨肉瘤、转移瘤、浆细胞瘤、淋巴瘤等一般无骨膜反应。

第三,根据有无肿瘤新生骨进行鉴别:肿瘤新生骨是骨肉瘤的特征性影像表现,但需要与软骨肉瘤中的瘤软骨钙化、慢性骨髓炎的死骨、淋巴瘤和浆细胞瘤的骨碎片等高密度影进行鉴别。

第四,根据病灶和软组织肿块 CT 密度或/和 MRI 信号进行鉴别:骨母细胞瘤、骨肉瘤、软骨肉瘤、骨巨细胞瘤、转移瘤、未分化多形性肉瘤等出血、坏死和囊变多见,内部(CT 密度/MRI 信号)常不均匀,增强后不均匀强化;而浆细胞瘤、尤因肉瘤、淋巴瘤

(CT 密度/MRI 信号)常较均匀,且边界较清楚。

第五,根据发病年龄、临床症状和体征进行鉴别:骨母细胞瘤、骨肉瘤、尤因肉瘤等好发于青少年或青年;骨巨细胞瘤好发于 20～40 岁成年人;软骨肉瘤、转移瘤、浆细胞瘤、淋巴瘤、未分化多形性肉瘤等好发于老年人。骨母细胞瘤临床上疼痛较明显;淋巴瘤、浆细胞瘤临床症状较轻微。

【疾病鉴别】

1. 干骺端侵袭性偏心病变鉴别诊断流程图(图 2-2-30)。

2. 干骺端侵袭性偏心病变主要鉴别诊断要点(表 2-2-16)。

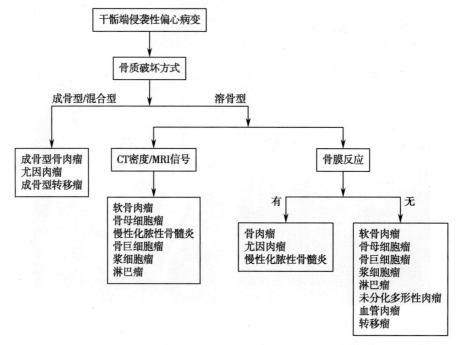

图 2-2-30 干骺端侵袭性偏心病变鉴别诊断流程图

表 2-2-16 干骺端侵袭性偏心病变主要鉴别诊断要点

疾病	典型影像学特征	伴随征象	鉴别要点
慢性化脓性骨髓炎	骨质密度均匀或不均匀增高,中央可见低密度脓腔,有硬化边缘,部分可见死骨,常无软组织肿块	MRI 显示邻近骨髓和软组织水肿	急性骨髓炎延误治疗或治疗不彻底、病程较长
骨母细胞瘤	膨胀性、溶骨性骨质破坏;可见骨化或钙化,边界清楚,轻度骨质硬化,可见骨膜反应和软组织肿块	MRI 可显示肿瘤周围炎性水肿	临床疼痛症状较明显,MRI 鉴别价值
骨巨细胞瘤	干骺端偏心性症状、囊样或囊样膨胀性骨质破坏,部分边界不清,并形成软组织肿块,骨壳不完整	MRI 可显示病灶内信号混杂,出血和液-液平常见	好发于 20～40 岁,结合典型发病部位、影像特征可诊断
骨肉瘤	表现多种多样,成骨型、混合型骨质破坏,软组织肿块内出现瘤骨,"日光形""放射状"和"Codman 三角"等骨膜反应	明显软组织肿块,可侵犯邻近组织,包绕血管神经	好发于青少年,典型发病部位结合影像学特征,诊断较明确

续表

疾病	典型影像学特征	伴随征象	鉴别要点
软骨肉瘤	轻度膨胀、分叶状的溶骨性病变，边缘不清或清楚，有压迫或侵蚀骨内膜现象，病灶内散在钙化，软组织肿块形成	增强 MRI 不同程度强化，囊变多见	常见于中老年患者，表现典型时诊断较易
骨转移瘤	多发大小不一的溶骨型、成骨型或混合型骨质破坏，边界模糊或清楚，硬化边和骨膜反应少见	可见软组织肿块	影像鉴别困难，需结合原发肿瘤病史
浆细胞瘤	多发相互分离的穿凿样溶骨性病变，边界模糊，无硬化边和骨膜反应，MRI 可表现为椒盐样征象	常伴普遍性骨质疏松	常见于老年患者，与转移瘤较难鉴别
尤因肉瘤	广泛性虫蚀样溶骨性病变，边界模糊，多层、"葱皮样""放射状"骨膜反应，反应性骨硬化	软组织肿块相对较大，可见小灶状坏死	多见于青少年，临床可有发热、白细胞增高
淋巴瘤	溶骨型骨质破坏，边界模糊，无硬化边，骨膜反应少见	常伴较大软组织肿块，肿块内囊变坏死较少见	常见于老年患者，与转移瘤、浆细胞瘤较难鉴别
未分化多形性肉瘤	地图样或虫蚀样骨质破坏，可有钙化，边界模糊无硬化，MRI 信号混杂	可伴较大软组织肿块	常见于老年患者，影像鉴别诊断较困难，需结合病理
血管肉瘤	多发性溶骨性病变伴中度骨膨胀，边界模糊或清楚，常不伴有硬化边	常合并其他部位血管瘤	影像鉴别困难，需结合病理

（龚向阳　程晓光）

参 考 文 献

[1] 徐文坚，袁慧书. 中华影像医学——骨肌系统卷［M］.3 版. 北京：人民卫生出版社，2019.

[2] 吴文娟，张英泽. 骨与软组织肿瘤［M］. 北京：人民卫生出版社，2009.

[3] BURGENER F A，KORMANO M，PUDAS T. 骨关节疾病 X 线鉴别诊断［M］.2 版. 北京：中国医药科技出版社，2010.

[4] 丁建平，李石玲，刘斯润. 骨与软组织肿瘤影像诊断学［M］. 北京：人民卫生出版社，2009.

[5] 韩萍，于春水，郑传胜，王振常. 医学影像诊断学［M］.5 版. 北京：人民卫生出版社，2022.

[6] 梁碧玲. 骨与关节疾病影像诊断学［M］.2 版. 北京：人民卫生出版社，2016.

[7] DONALD RESNICK. 骨及骨关节疾病诊断学（英文版）［M］. 北京：人民卫生出版社，2002.

[8] 曹来宾，徐爱德，徐德永. 实用骨关节影像诊断学［M］. 济南：山东科学技术出版社，1998.

[9] 龚向阳. 肌骨系统疾病 CT 100 例分析. 杭州：浙江大学出版社，2001.

九、表面（皮质旁）病变

【定义】

表面（皮质旁）病变（surface or paracortical lesion）是指发生于长骨干骺端、皮质或皮质旁软组织起源，以向皮质旁软组织生长为主的一系列病变。

【病理基础】

代谢、外伤、炎症、感染、肿瘤等不同病因、不同类型皮质或皮质旁疾病，都可能累及干骺端骨皮质外层表面，产生病理改变及相应的影像学表现，骨皮质外层表面可受累及，也可以不受累及。

【征象描述】

1. X 线检查表现

（1）骨质破坏：起源于皮质或皮质旁软组织病灶，可累及骨皮质外层表面，使骨皮质产生"浅碟样"凹陷、骨质缺损或吸收，通常不累及骨皮质内表面和骨髓腔。

（2）与骨皮质外层表面关系：多数病变与骨皮质外层表面之间存在透亮间隙，但部分病变与骨皮质外层表面连接紧密（图 2-2-31）。

（3）边界清楚：病灶边界取决于其组织学基础，良性病变通常清晰锐利，呈"分叶状"或"花瓣状"，恶性病变通常边界不清。

（4）骨膜反应：通常无明确骨膜反应。

（5）软组织肿块：皮质旁不同大小、形态软组织肿块形成，肿块内可出现钙化、骨化等（图 2-2-32）。

2. CT 表现

可较好地观察病变在横断面的定位，明确病变起源于皮质或皮质旁软组织，而骨皮质内表面和骨髓腔未受累及。也可更好地显示软组织肿块，及其病灶内钙化、骨化、边缘等。病灶软组织成分的 CT 值及强化特征，对病灶定性诊断有重要的意义（图 2-2-33）。

3. MRI 表现

MRI 可更清楚地显示病灶内部、边界和周围结构，明确病变累及的范围，病灶内部信号、液-液平面、强化特征、病灶周围软组织水肿、软组织肿块等征象均对疾病的定性诊断和分期分级有重要的价值（图 2-2-34）。

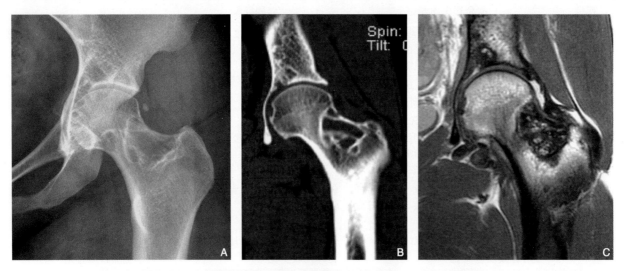

图 2-2-31　色素沉着绒毛结节样滑膜炎 X 线平片、CT 和 MRI 表现

女性,29岁。A.左髋关节正位片,左股骨颈干骺端多发"花瓣状"骨质缺损,大小不一,边界清晰硬化;B.CT冠状位重组,股骨颈骨质缺损区内多发粗大骨嵴,边界清楚;C.MRI T1WI 冠状位,股骨颈病灶呈混杂低信号,另可见髋臼、滑膜多发结节状低信号影

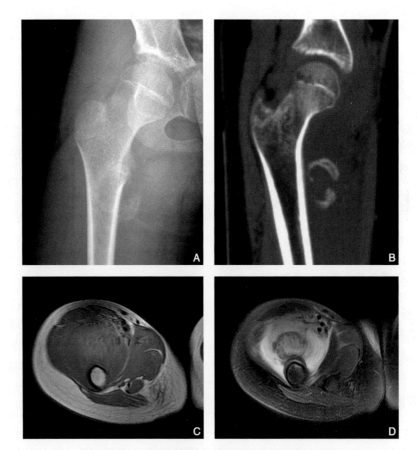

图 2-2-32　骨化性肌炎 X 线平片、CT 和 MRI 表现

女性,11岁。A.右髋关节正位片,股骨小转子内侧团块样密度增高影,密度不均,边界模糊,与股骨存在透亮间隙,股骨内侧线样骨膜反应;B.CT冠状位重组显示股骨内侧分层、环形高密度影,周围软组织肿胀,股骨内侧骨膜反应;C.MRI T1WI 显示股骨前方团块样稍高信号,边界模糊;D.MRI T2WI 显示混杂信号团块影,周围肌群显著肿胀,边界不清

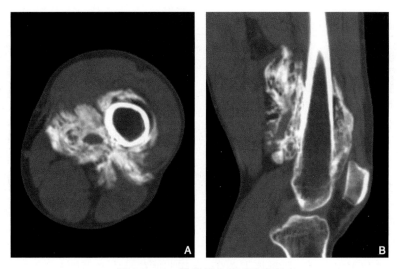

图 2-2-33　骨旁骨肉瘤 CT 表现

男性,54 岁。A. CT 横断位;B. CT 矢状位重组。股骨远端干骺端皮质旁大片高密度影,
形态不规则,边界不清,与皮质外表面无间隔,骨髓腔无受累

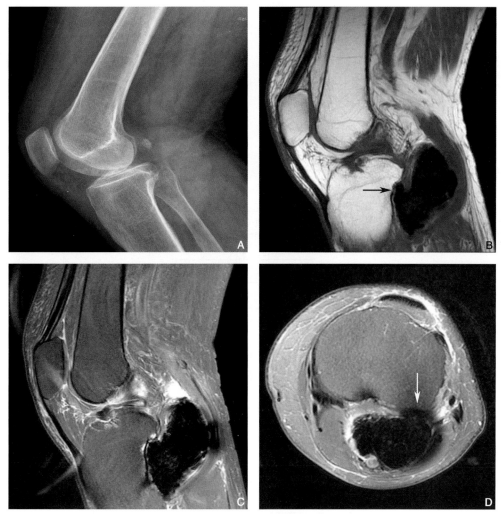

图 2-2-34　腱鞘巨细胞瘤 X 线平片和 MRI 表现

男性,72 岁。A. 左膝关节侧位片,腘窝团块状高密度影,边界模糊,胫骨后缘骨皮质局部稍凹陷(箭);B. 矢状
位 T1WI,腘窝团块呈均匀极低信号,边界清楚,胫骨后缘皮质受累及,骨髓腔信号无殊;C. 矢状位 T2WI 脂肪
抑制;D. 横断位 T2WI 脂肪抑制,腘窝团块呈均匀极低信号;胫骨后外侧皮质受累及(箭)

【相关疾病】

干骺端表面(皮质旁)病变相关疾病见表 2-2-17。

表 2-2-17　干骺端表面(皮质旁)病变相关疾病

常见疾病	少见疾病	罕见疾病
色素沉着绒毛结节样滑膜炎	瘤样钙质沉着症	骨旁骨肉瘤
腱鞘巨细胞瘤	骨化性肌炎	骨膜骨肉瘤
痛风	神经源性异位骨化	高级别表面骨肉瘤
滑膜骨软骨瘤病	皮质旁软骨瘤	
软骨肉瘤	骨旁脂肪瘤	

【分析思路】

结合 X 线平片、CT 和 MRI 检查,判断其来源于骨旁、骨膜、骨皮质外表面来源,并通过分析病灶数量、皮质受累情况、边界、内部结构、软组织肿块或肿胀、钙化或骨化等影像学特征,并结合临床和实验室检查做出定性诊断:

(1)根据干骺端病变是否位于关节囊内进行鉴别:关节囊内部分干骺端病变需考虑色素沉着绒毛结节样滑膜炎、腱鞘巨细胞瘤、痛风、滑膜骨软骨瘤病等与关节滑膜相关的疾病;关节囊外需考虑皮质旁软骨瘤、骨旁脂肪瘤、骨肉瘤、软骨肉瘤、瘤样钙质沉着症、骨化性肌炎、神经源性异位骨化等。

(2)根据骨皮质外表面骨质破坏和边界进行鉴别诊断:累及骨皮质外表面且边界清楚的病变,包括色素沉着绒毛结节样滑膜炎、腱鞘巨细胞瘤、痛风、滑膜骨软骨瘤病、皮质旁软骨瘤、骨旁脂肪瘤;累及骨皮质外表面且边界不清楚的病变,包括软骨肉瘤、骨旁骨肉瘤、高级别表面骨肉瘤;不累及骨皮质外表面的病变,包括瘤样钙质沉着症、骨化性肌炎、骨膜骨肉瘤等。

(3)根据骨旁软组织 CT 密度/MRI 信号特征进行鉴别诊断:CT 显示病灶内钙化或骨化,见于痛风、滑膜骨软骨瘤病、瘤样钙质沉着症、骨化性肌炎、软骨肉瘤、骨旁骨肉瘤、骨膜骨肉瘤等;MRI 显示含铁血黄素沉积见于色素沉着绒毛结节样滑膜炎、腱鞘巨细胞瘤、骨化性肌炎等;CT 显示脂肪密度、MRI 显示脂肪信号应考虑骨旁脂肪瘤。

(4)根据病程、临床症状和体征进行鉴别:痛风有明确病史并实验室尿酸升高;瘤样钙质沉着症常有钙磷代谢异常的疾病基础;骨化性肌炎常有外伤、血肿病史;神经源性异位骨化为创伤性脊髓损伤和脑损伤的并发症;色素沉着绒毛结节样滑膜炎有反复关节肿胀病史;软骨肉瘤常由骨软骨瘤恶变而来,骨软骨瘤基础病史对明确诊断有重要价值。

【疾病鉴别】

1. 干骺端表面(皮质旁)病变相关疾病鉴别诊断流程图(图 2-2-35)。

2. 干骺端表面(皮质旁)病变相关疾病主要鉴别诊断要点(表 2-2-18)。

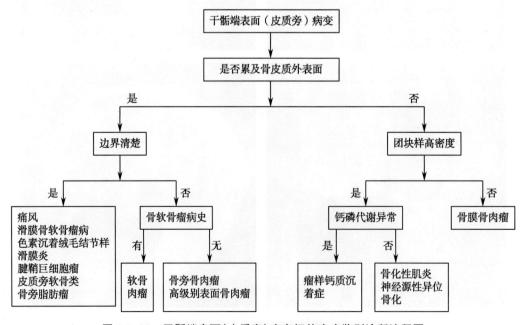

图 2-2-35　干骺端表面(皮质旁)病变相关疾病鉴别诊断流程图

表 2-2-18　干骺端表面（皮质旁）病变相关疾病主要鉴别诊断要点

疾病	典型影像学特征	伴随征象	鉴别要点
色素沉着绒毛结节样滑膜炎	关节囊内、干骺端皮质多发"虫蚀样""花环状"骨缺损，边界清楚，可有硬化	MRI T2WI 显示弥漫或结节状低信号，关节积液	病灶位于关节囊内，结合 MRI 典型表现可明确诊断
腱鞘巨细胞瘤	干骺端皮质"花环状"骨缺损、边界清楚有硬化，邻近可见软组织肿块	CT 和 MRI 可显示肿块内含铁血黄素沉积	CT、MRI 表现有特征性，对鉴别诊断有很大价值
痛风	关节囊内、干骺端皮质多发骨缺损，边界清楚，可有硬化，邻近可见高密度痛风结节	CT 可清楚显示痛风结节，MRI 可现实广泛软组织肿胀、关节积液	临床有典型病史、症状和体征，结合典型影像学特征可诊断
滑膜骨软骨瘤病	关节囊内多发结节状、环状高密度影，边界清楚，不分结节可压迫骨皮质，边界清楚有硬化	CT 显示关节囊内"石榴籽"样表现，MRI 呈低信号、等信号	根据典型影像学特征，诊断可明确
软骨肉瘤	向皮质外生长的软组织肿块，累及或不累及骨皮质，软组织肿块内可见钙化、骨碎片等，边界不清、密度不均	MRI 可见较大的软组织肿块，信号混杂，强化不均匀	常由骨软骨瘤恶变而来，相关基础疾病结合病程对诊断有价值
瘤样钙质沉着症	大关节附近软组织内的钙化性肿块，位于大关节的伸面，多呈结节状，不侵入关节，皮质不受累	内部结构不均匀，无实质性成分	由钙磷代谢异常所致，结合特征性的发病部位和影像表现，可明确诊断
骨化性肌炎	多在软组织血肿基础上逐渐机化、钙化所形成，典型表现为"蛋壳样"钙化，钙化随时间逐渐向中心区域扩展	CT 可显示特征性的层状钙化；MRI 可显示出血信号，及周围软组织肿胀表现	明确的外伤病史、疾病发生发展过程结合影像学特征可明确诊断
神经源性异位骨化	早期仅表现为软组织肿胀，晚期表现为团块样高密度影，边界清楚，与"骨化性肌炎"相仿	多发于关节周围，常伴明显骨质疏松	有脊髓损伤和脑损伤病史
皮质旁软骨瘤	骨皮质外层"浅碟状"凹陷，较局限，边缘清楚硬化，无骨膜反应	MRI 可显示软骨组织，边界清楚	与其他皮质旁病变鉴别，MRI 信号特点对诊断有帮助
骨旁脂肪瘤	含脂肪肿块紧贴在骨皮质表面，可伴有其下方皮质骨增生、受压凹陷	CT 和 MRI 显示特征性的密度或信号	CT 和/或 MRI 可以明确诊断
骨旁骨肉瘤	高密度卵圆形、类圆形肿块，边界清晰，分叶状。宽基底与患骨的外层骨皮质紧贴，骨皮质可增厚，可见一条细窄的透亮线将骨皮质和肿瘤的主要部分分开	CT 和 MRI 可显示病灶起源于骨表面，并向软组织内生长，髓腔不受累及，病灶内可见肿瘤骨	本病少见，应注意和骨化性肌炎鉴别
骨膜骨肉瘤	X 线表现为自骨皮质向外生长的肿瘤骨，呈"火焰状"，无透亮间隙。骨皮质外表面增厚或不规则，肿瘤常有不规则瘤骨	CT 和 MRI 可显示瘤骨和透亮间隙	与骨旁骨肉瘤、骨化性肌炎鉴别存在困难
高级别表面骨肉瘤	影像表现与骨膜骨肉瘤相似	CT 和 MRI 表现为边界不清软组织肿块，伴肿瘤骨形成	影像上与骨膜骨肉瘤鉴别困难，需结合病理诊断

（龚向阳　程晓光）

参 考 文 献

[1] 徐文坚,袁慧书.中华影像医学 骨肌系统卷[M].3版.北京:人民卫生出版社,2019.

[2] 吴文娟,张英泽.骨与软组织肿瘤[M].北京:人民卫生出版社,2009.

[3] BURGENER F A,KORMANO M,PUDAS T.骨关节疾病X线鉴别诊断[M].2版.北京:中国医药科技出版社,2010.

[4] 丁建平,李石玲,刘斯润.骨与软组织肿瘤影像诊断学[M].北京:人民卫生出版社,2009.

[5] 韩萍,于春水,郑传胜,等.医学影像诊断学[M].5版.北京:人民卫生出版社,2022.

[6] 梁碧玲.骨与关节疾病影像诊断学[M].2版.北京:人民卫生出版社,2016.

[7] DONALD RESNICK.骨及骨关节疾病诊断学(英文版)[M].北京:人民卫生出版社,2002.

[8] 曹来宾,徐爱德,徐德永.实用骨关节影像诊断学[M].济南:山东科学技术出版社,1998.

[9] 龚向阳.肌骨系统疾病CT 100例分析.杭州:浙江大学出版社,2001.

第三节 骨 干

一、中心非侵袭性病变

【定义】

长骨骨干中心非侵袭性病变(central non-aggressive lesion)是指发生于长骨骨干骨松质或髓腔内的一系列病变,通常与周围正常骨组织分界清楚,见于良性、进展缓慢、不具局部侵袭性的疾病。

【病理基础】

包括一系列不同病因、不同类型疾病,其相应的病理基础各不相同。病变通常局限于骨松质或髓腔内,进展后可对骨内膜、骨皮质形成压迹,也可侵蚀骨内膜,病变通常沿低阻力的髓腔方向生长蔓延,一般不穿透皮质,无骨外膜反应性增生和软组织肿块形成。

【征象描述】

1. X线检查表现 表现为骨质破坏、骨质增生硬化和骨梗死。

(1)骨质破坏:囊状、地图样骨质破坏是非侵袭性病变最常见的骨质破坏方式,边缘清楚,病灶与正常骨之间移行带较窄,伴或不伴硬化边,硬化边可呈不同厚度、部分或完整。X线平片不利于发现骨干中心小范围且无硬化边的骨质破坏区,当病灶膨胀性生长压迫皮质时则会呈现边缘锐利的透亮区。病

灶内可以有钙化,表现为沙砾状、斑点状或环状致密影(图 2-3-1)。

(2)骨质增生硬化:表现为局限性骨质密度增高,与正常骨质的移行带清楚或不清楚。

(3)骨梗死:早期无明显异常或仅表现为骨小梁模糊,中晚期表现为不规则斑片状、花环状高密度影,其内密度不均,终末期表现为骨髓腔内条带状钙化影,自干骺端向骨干延伸。

2. CT表现 可较好地观察骨干病变横断面的定位、硬化边的完整性、病变与骨皮质之间的关系等,也可更好地显示病灶内钙化及骨化,可分辨脂肪、水或软组织,帮助定性诊断(图 2-3-2)。

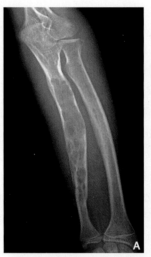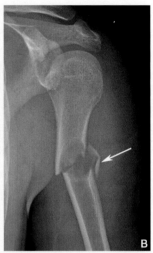

图 2-3-1 骨干中心非侵袭性病变的X线平片表现
A.尺骨骨干纤维异常增殖症,表现为轻度膨胀性溶骨性病变,伴分隔及骨嵴,边界清楚,骨内膜扇贝样压迹;B.肱骨干骨囊肿,表现为边界清楚的溶骨性骨质破坏,伴轻微硬化边,合并病理性骨折(箭)

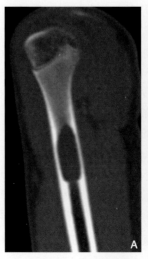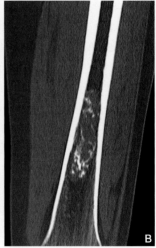

图 2-3-2 骨干中心非侵袭性病变的CT表现
A.肱骨骨囊肿,边界清楚,无明显硬化边;B.股骨内生软骨瘤,病灶内伴多发钙化灶

3. **MRI 表现**　MRI 可更清楚地观察病灶范围及轮廓特征,评价灶周水肿、皮质和骨膜改变、周围软组织肿块或肿胀。MRI 病变信号特征与其病理组织性质有关,多数病变在 T1WI 呈中或低信号、T2WI 呈高信号(图 2-3-3A);脂肪成分在 T1WI、T2WI 呈高信号,抑脂序列呈低信号;纤维成分在 T1WI、T2WI 呈低信号;囊性成分表现为 T1WI 低信号、T2WI 高信号(图 2-3-3B);病灶内出血,根据血肿的演变可表现为不同的 MRI 信号,囊内伴有出血可出现液 - 液平面,含铁血黄素沉着呈 T2WI 极低信号;硬化边及病灶内骨嵴各序列均为低信号,病灶内钙化亦表现为各序列斑点状低信号,但 MRI 对钙化的显示并不敏感。骨梗死早期表现为髓腔内局限性不规则 T2WI 高信号区,中央可能为等或稍高信号,随着梗死的发展,病灶边缘出现 T1WI 蜿蜒走行的低信号带,T2WI 上则为高信号,呈特征性的“地图样”异常信号,晚期骨梗死 T2WI 表现为病灶外缘高信号、中间层完整或不完整低信号,内层不均匀高信号,T1WI 上低信号边缘与 T2WI 的高信号边缘一致,向内为不规则略高信号或低信号,即“双线征”或“三线征”(图 2-3-3C)。

【相关疾病】

中心非侵袭性病变相关疾病见表 2-3-1。

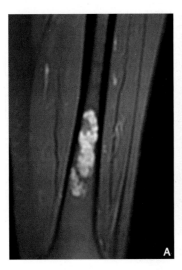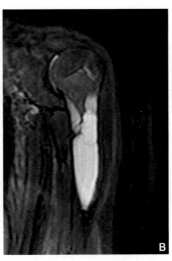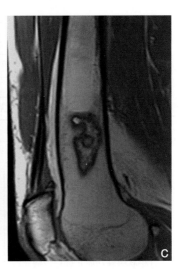

图 2-3-3　骨干中心非侵袭性病变的 MRI 表现

A. 股骨中远段内生软骨瘤 T2WI 加权脂肪抑制冠状位图像;B. 肱骨近段骨囊肿 T2WI 脂肪抑制冠状位图像;C. 股骨远段骨梗死 T1WI 矢状位图像

表 2-3-1　中心非侵袭性病变相关疾病

常见疾病	少见疾病	罕见疾病
内生骨瘤(骨岛)	动脉瘤样骨囊肿	骨神经鞘瘤
内生软骨瘤	骨血管瘤	牙骨质瘤
非骨化性纤维瘤	脂肪瘤	结节病
单纯性骨囊肿	骨内血肿	骨性纤维结构
骨纤维异常增殖症	甲状旁腺功能亢	不良
朗格汉斯细胞组织	进棕色瘤	
细胞增生症	慢性低毒性感染	
骨梗死		

【分析思路】

根据病灶与关节面下、干骺端的关系,确定病灶中心位于骨干;根据病灶与骨髓腔、骨皮质和骨膜的关系确定病灶中心性起源;根据病灶与正常组织间移行带的宽度、边缘清晰度、是否存在硬化边、骨内膜是否受累、有无骨膜反应及骨膜反应的对称性等,判断病灶的非侵袭性特征。排除病灶轮廓不清、存在骨皮质浸润性破坏、侵袭性骨膜反应、软组织肿块的侵袭性病变。长骨骨干中心非侵袭性病变定性诊断的分析思路如下:

第一,分析病变的影像学征象。均匀一致的硬化性病变见于内生骨瘤(骨岛)或良性疾病自愈后的改变,包括骨囊肿、朗格汉斯细胞组织细胞增生症、非骨化性纤维瘤、动脉瘤样骨囊肿等;溶骨性病变需观察其内部特征,囊性病灶需考虑骨囊肿或动脉瘤样骨囊肿;病灶内部出现钙化可能为内生软骨瘤;X线或 CT 病灶呈“磨玻璃”表现提示骨纤维异常增殖症可能;MRI 呈“地图样”“双线征”“三线征”等需考虑骨梗死;病灶周围出现骨髓水肿见于骨梗死、朗格汉斯细胞组织细胞增生症、慢性低毒性感染性病变等。

第二,溶骨性病变合并病理性骨折,以及病灶内出血可以改变病灶本身的 MRI 信号特征。

第三,对于良性肿瘤及肿瘤样病变,结合患者发病年龄和性别可缩小鉴别诊断范围,例如骨囊肿、骨纤维异常增殖症、朗格汉斯细胞组织细胞增生症、非骨化性纤维瘤发病年龄较轻;内生软骨瘤、骨脂肪瘤发病年龄相对较大。

第四,结合患者病史及临床症状,如潜水作业人员、应用激素和免疫抑制剂、酗酒、外伤、胰腺炎、脂肪代谢紊乱和接触一些特殊化学物质等可能与骨梗死相关;肾病、甲状旁腺功能亢进需考虑棕色瘤可能;结节病患者需考虑骨内浸润可能;血友病、白血病可能出现骨内血肿。

第五,一些侵袭性病变可以类似非侵袭性的影像学征象,如骨母细胞瘤、软骨黏液样纤维瘤、韧带样纤维瘤等,应注意鉴别;40岁以上患者,特别是多发病变,应将多发性浆细胞瘤及转移性肿瘤纳入鉴别诊断范畴内;需注意感染性病变可以呈现各种影像学表现。

【疾病鉴别】

1. 长骨骨干中心非侵袭性病变鉴别诊断流程图(图2-3-4)。

2. 长骨骨干中心非侵袭性肿瘤及肿瘤样病变主要鉴别诊断要点(表2-3-2)。

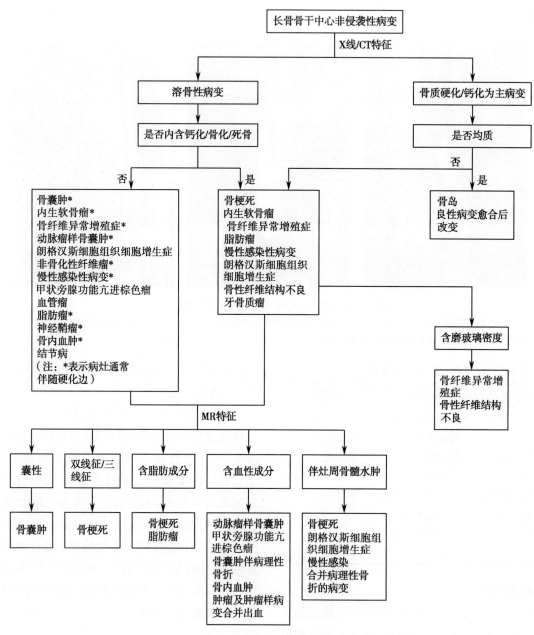

图 2-3-4　长骨骨干中心非侵袭病变的鉴别诊断流程图

表 2-3-2　几种常见骨干中心非侵袭性肿瘤及肿瘤样病变的主要鉴别诊断要点

疾病	典型影像学特征	伴随征象	鉴别要点
内生骨瘤（骨岛）	单发或多发骨内高密度骨性灶,密度均匀,圆形、卵圆形或类圆形,沿骨小梁长轴排列,病灶周缘存在放射状细小骨刺是其特征性表现	无	偶然发现;典型发病部位;ECT 阴性
内生软骨瘤	分叶状边界清楚的溶骨性骨质破坏区,伴不同程度钙化,肿瘤内软骨小叶呈长 T1 长 T2 信号,增强无明显强化,间质成分可有环形、不规则形强化	骨内膜可呈扇贝样改变	多发性内生软骨瘤病需结合临床,鉴别 Ollier 病、Maffucci 综合征等
非骨化性纤维瘤	偏心性的圆形、卵圆形或多囊性骨质破坏,紧靠皮质生长,常有硬化边,与长骨长轴一致,多数病灶在 MRI 上表现为 T1WI 及 T2WI 等低信号,少数 T2WI 高信号,增强扫描可强化	常无骨膜反应	好发于 20 岁以下青少年,可根据发生部位与纤维皮质缺损鉴别
单纯性骨囊肿	骨干中央、边界清楚的低密度区,常有轻微膨胀致骨皮质变薄,显示水样 CT 密度/MRI 信号,增强扫描病灶内部无强化	发生病理性骨折可见"骨片陷落征"	常见于 20 岁以下,病灶内 CT 密度/MRI 信号均匀
骨纤维异常增殖症	骨质破坏区呈磨玻璃样,患骨可轻度膨胀、变形,少数有硬化边。MRI 信号无特征性,通常不均匀,增强后呈不均匀强化	常由多骨、单侧发病倾向	好发于 30 岁以下,多骨型需与 McCune-Albright 综合征鉴别
朗格汉斯细胞组织细胞增生症	边界相对清楚的低密度区,骨内膜受侵蚀,伴或不伴硬化边,可有轻度骨膨胀、骨膜反应和软组织肿块。典型者可自愈,残留硬化灶	MRI 显示病灶周围骨髓和软组织水肿	青少年、儿童多见,临床疼痛症状明显
骨梗死	髓腔内邻近骨骺、干骺端片状、环状钙化,MRI 可显示典型"地图样"信号异常和"双线征""三线征"等	通常双侧对称性发病	典型影像表现,结合临床可明确诊断
动脉瘤样骨囊肿	可呈中心性或偏心性、膨胀性、溶骨性破坏,常见粗细不等骨嵴,与正常骨分界清楚并有完整的硬化边或骨壳,MRI 可见液-液平面,增强后无强化	如为继发性,则合并原发疾病征象	常有外伤史,病灶内液-液平,增强后无强化等有助于鉴别
骨血管瘤	髓腔内单囊或多囊状骨质破坏区,边界清楚,多有皮质膨胀和硬化边,增强后可不同程度强化	常与其他部位血管瘤合并多发	综合临床资料和各项检查,可资鉴别
骨脂肪瘤	X 线平片显示边界清楚的溶骨性病变,常有硬化边,病灶中心可有钙化。CT 及 MRI 有特征性信号表现	无骨膜反应和软组织肿块	根据 CT 及 MRI 特征性信号表现可诊断
甲状旁腺功能亢进棕色瘤	多发性溶骨性骨质破坏,边缘清楚,无硬化边和骨膜反应,常无软组织肿块形成	普遍性骨质疏松,甲状旁腺腺瘤或增生	结合临床、实验室检查可明确诊断
骨性纤维结构不良	绝大多数发生于胫骨前缘,呈偏心性、单房或多房、地图样、膨胀性骨质破坏,周围有硬化带,内部结构呈磨玻璃样改变	患骨可弯曲变形	特征性的发生部位,结合年龄可明确诊断

（龚向阳）

参 考 文 献

［1］徐文坚,袁慧书.中华影像医学——骨肌系统卷［M］.3 版.北京:人民卫生出版社,2019.

［2］吴文娟,张英泽.骨与软组织肿瘤［M］.北京:人民卫生出版社,2009.

［3］BURGENER F A,KORMANO M,PUDAS T.骨关节疾病 X 线鉴别诊断.2 版.［M］.北京:中国医药科技出版社,2010.

［4］丁建平,李石玲,刘斯润.骨与软组织肿瘤影像诊断学［M］.北京:人民卫生出版社,2009.

［5］韩萍,于春水,郑传胜,等.医学影像诊断学［M］.5 版.北京:人民卫生出版社,2022.

［6］梁碧玲.骨与关节疾病影像诊断学［M］.2 版.北京:人民卫生出版社,2016.

［7］DONALD RESNICK.骨及骨关节疾病诊断学（英文版）［M］.北京:人民卫生出版社,2002.

［8］曹来宾,徐爱德,徐德永.实用骨关节影像诊断学［M］.济南:山东科学技术出版社,1998.

二、侵袭性病变:成人

【定义】

长骨骨干侵袭性病变(aggressive lesion)是指起源或者病灶主体位于长骨骨干的病变,在发生、发展过程中呈现侵袭性生长方式,侵蚀、破坏周围结构,一般见于交界性或恶性肿瘤。成人与小儿长骨骨干侵袭性病变的疾病谱差异较大,本节主要介绍好发于成人的侵袭性病变。

【病理基础】

侵袭性病变常见于恶性骨肿瘤，但交界性肿瘤、良性肿瘤、部分非肿瘤性病变亦可出现侵袭性表现。侵袭性病变的组织学来源各有不同，但具有相似的生长方式，可能是通过分解酶作用、炎性浸润、破坏血供等方式直接破坏邻近组织，也可以是形成指样（蟹足样）突起，沿低阻力的方向微延伸扩散，或通过各种管道内的微转移。

【征象描述】

1. X线检查表现　病变X线表现可从骨质破坏类型、内部结构、边界及邻近结构改变、骨膜反应类型、周围软组织改变等几个方面进行分析，判断病变是否具有侵袭性，及可能的病因和病理。

在X线平片上，骨干侵袭性病变通常表现为溶骨型或混合型骨质破坏，骨质密度减低，根据形态可进一步分为穿凿样、地图样、筛孔样、虫蚀样、融冰样、膨胀性等类型，骨质破坏类型与病变性质、骨破坏的速度有关。高度恶性原发骨肿瘤及转移瘤常表现为地图样、融冰样骨质破坏（图2-3-5）；骨母细胞瘤、骨巨细胞瘤和动脉瘤样骨囊肿等常表现为局部囊样骨质破坏；淋巴瘤早期常表现为筛孔样、虫蚀样骨质破坏；浆细胞瘤、朗格汉斯细胞组织细胞增生症常表现为穿凿样骨质破坏；骨感染、骨肉瘤常表现为混合型骨质破坏等（图2-3-6）。

侵袭性病变通常边界模糊不清楚，与正常骨质或软组织之间可见较宽的移行区，无确切分界，一般不出现硬化边。但也存在例外，如低度恶性软骨肉瘤常对邻近骨组织造成"扇贝样"压迹。

骨膜反应与疾病的发生发展密切相关，种类繁多、表现多样，可呈连续性或间断性，侵袭性病变多呈现为间断性骨膜反应，甚至形成"Codman三角"。

2. CT表现　CT有助于发现早期、局限的骨质破坏，在显示病灶内部和周围结构、病灶定位上明显优于X线平片。侵袭性病变通常进展较快，病变内容易出现出血、坏死、囊变、液-液平、黏液样变等；病程进展较慢的病变病灶内可出现脂肪、钙化和骨化、含铁血黄素沉积等。病灶周围结构异常包括软组织肿胀、软组织肿块、积气、积液、脓肿、血肿、钙化骨化、异物等（图2-3-6）。

3. MRI表现　MRI对于发现骨质破坏最为敏感，结合增强检查和脂肪抑制，可发现微小、早期骨质破坏，其中显示软组织结构改变以MRI最优（图2-3-7）。

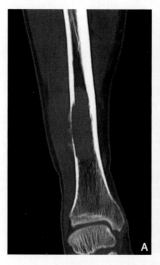
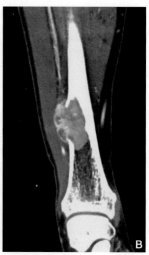

图2-3-5　骨转移瘤的CT表现

A. CT冠状位重组骨窗；B. CT冠状位重组软组织窗增强。股骨下段融冰样骨质破坏，边界清不伴有硬化边，同时存在骨膜反应及软组织肿块

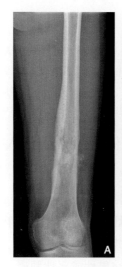
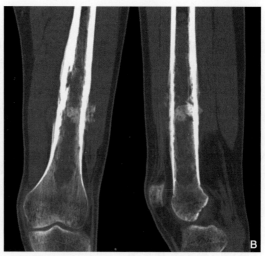

图2-3-6　混合型骨肉瘤的X线和CT表现

A. X线正位片；B. CT冠状位和矢状位重组。股骨骨干骨质破坏，边界模糊，其中见肿瘤骨形成、骨膜三角及软组织肿块

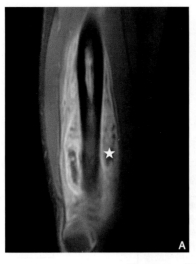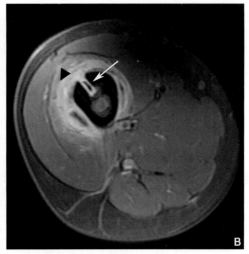

图 2-3-7　化脓性骨髓炎的 MRI 表现
A.冠状位 T1WI 增强;B.轴位 T1WI 增强。可见死骨(↑),窦道形成(▲)及周围软组织脓肿(★)

【相关疾病】

侵袭性病变主要见于感染、代谢及肿瘤性疾病等。通常部分中间性和恶性肿瘤具有侵袭性生物学行为,详见表 2-3-3。

表 2-3-3　侵袭性病变相关疾病(成人)

常见疾病	少见疾病	罕见疾病
化脓性骨髓炎	软骨黏液样纤维瘤	骨棘球蚴病
骨肉瘤	韧带样纤维瘤	上皮样血管瘤
骨母细胞瘤	纤维肉瘤	血管肉瘤
软骨肉瘤	未分化多形性肉瘤	
动脉瘤样骨囊肿	骨血管瘤	
浆细胞瘤	釉质细胞瘤	
淋巴瘤	平滑肌肉瘤	
白血病	甲状旁腺功能亢进	
骨转移瘤	棕色瘤	

【分析思路】

侵袭性病变需综合考虑多方面因素,其分析思路如下:

第一,判断骨质破坏类型:穿凿样、筛孔样、虫蚀样、融冰样溶骨型骨质破坏常见于侵袭性病变;膨胀性骨质破坏常见于非侵袭性病变,但也可见于骨母细胞瘤、软骨黏液样纤维瘤、韧带样纤维瘤等;成骨型常见于非侵袭性病变,但也可见于骨肉瘤、淋巴瘤及转移瘤。

第二,分析病变内部结构:环状钙化是诊断软骨源性肿瘤的可靠证据;棉絮状、云雾状或象牙状瘤骨常见于骨肉瘤;死骨常见于化脓性骨髓炎;粗大骨嵴常见于韧带样纤维瘤;沙砾样骨或钙化可见于釉质细胞瘤;含血成分常见于动脉瘤样骨囊肿及棕色瘤。

第三,分析病变的边界及邻近结构改变:病灶边缘模糊,与正常骨质之间的过渡区较宽常见于侵袭性病变;病灶边缘清楚伴硬化边常见于非侵袭性病变,但也可见于交界性肿瘤,如骨母细胞瘤、软骨黏液样纤维瘤及动脉瘤样骨囊肿等。

第四,判断骨膜反应类型及周围软组织变化:间断性骨膜反应提示侵袭性病变;无骨膜反应或连续性骨膜反应可存在于非侵袭性病变或侵袭性病变。软组织肿块常见于侵袭性病变;软组织肿胀常见于非侵袭性病变。

第五,结合病灶数量:多发病灶常见于浆细胞瘤、转移瘤、血管肉瘤等。

第六,结合患者的临床资料,如是否伴有甲状旁腺功能亢进、本周蛋白升高、恶性肿瘤(如前列腺癌、乳腺癌)、白血病及淋巴瘤等。

【疾病鉴别】

1. 基于影像学特征长骨骨干侵袭性病变的鉴别诊断流程图见图 2-3-8。

2. 长骨骨干侵袭性病变的鉴别诊断要点需密切结合骨质破坏类型、病灶内部结构、边界及邻近结构变化、骨膜反应及软组织变化等特点,具体见表 2-3-4。

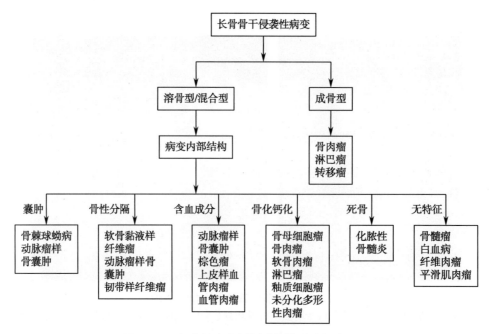

图 2-3-8 侵袭性病变(成人)的鉴别诊断流程图

表 2-3-4 长骨骨干侵袭性病变的鉴别诊断要点

疾病	典型影像学特征	伴随征象	鉴别要点
急性化脓性骨髓炎	溶骨性病变,可见大小不等死骨,边界模糊或清楚,中晚期和晚期出现骨质增生。层状、花边状骨膜反应	弥漫性软组织肿胀、脓肿及窦道形成	结合临床病史、体征和实验室检查,鉴别较易
骨肉瘤	溶骨型、混合型或成骨型骨质破坏,无硬化边,伴放射状骨膜反应或 Codman 三角	明显软组织肿块,肿块内可见肿瘤新生骨	好发于青少年,结合临床体征和好发部位可鉴别
骨母细胞瘤	膨胀性、溶骨性骨质破坏;可见骨化或钙化,边界清楚,轻度骨质硬化,可见骨膜反应和软组织肿块	MRI 可显示肿瘤周围炎性水肿	临床疼痛症状较明显,MRI 鉴别价值
软骨肉瘤	轻度膨胀、分叶状的溶骨性病变,边缘不清或清楚,有压迫或侵蚀骨内膜现象,病灶内散在钙化,软组织肿块形成	增强 MRI 不同程度强化,囊变多见	常见于中老年患者,表现典型时诊断较易
动脉瘤样骨囊肿	可呈中心性或偏心性、膨胀性、溶骨性破坏,常见粗细不等骨嵴,与正常骨分界清楚并有完整的硬化边或骨壳,MRI 可见液-液平面,增强后无强化	如为继发性,则合并原发疾病征象	常有外伤史,病灶内液-液平,增强后无强化等有助于鉴别
浆细胞瘤	多发相互分离的穿凿样溶骨性病变,边界模糊,无硬化边和骨膜反应,MRI 可表现为椒盐样征象	常伴普遍性骨质疏松	常见于老年患者,与转移瘤较难鉴别
淋巴瘤	溶骨型骨质破坏,边界模糊,无硬化边,骨膜反应少见	常伴较大软组织肿块,肿块内囊变坏死较少见	常见于老年患者,与转移瘤、浆细胞瘤较难鉴别
白血病	单发或多发溶骨型,边界模糊	可见软组织肿块	明确的白血病病史
骨转移瘤	多发大小不一的溶骨型、成骨型或混合型骨质破坏,边界模糊或清楚,硬化边和骨膜反应少见	可见软组织肿块	影像鉴别困难,需结合原发肿瘤病史
软骨黏液样纤维瘤	单房或多房偏心性、纵向、膨胀性溶骨性病变,骨性分隔;罕见钙化,边界清,骨嵴粗大	MRI 可显示病灶内黏液成分	影像鉴别诊断较困难,需结合病理

续表

疾病	典型影像学特征	伴随征象	鉴别要点
韧带样纤维瘤	中心性囊状、蜂房状膨胀性骨皮质破坏,骨性分隔,边界清楚,可有薄的硬化边,骨嵴粗大	无	MRI 显示纤维信号,有助于鉴别诊断
未分化多形性肉瘤	地图样或虫蚀样骨质破坏,可有钙化,边界模糊无硬化,MRI 信号混杂	可伴较大软组织肿块	常见于老年患者,影像鉴别诊断较困难,需结合病理
釉质细胞瘤	长骨釉质细胞瘤发生于胫骨前缘,偏心性、多房性、轻度膨胀的溶骨性病变,沙砾样钙化,可有硬化边	无	需要与骨性纤维结构不良鉴别
骨棘球蚴病	多囊状、膨胀性骨质破坏,无死骨;多房性囊肿可伴钙化,边界清,无硬化边	形成棘球蚴囊肿,囊壁可钙化	好发于特定地域,有牛羊接触史或食生肉史
上皮样血管瘤	轻度膨胀的溶骨性病变,边界清楚,可有硬化边	无	影像鉴别困难,需结合病理
血管肉瘤	多发性溶骨性病变伴中度骨膨胀,边界模糊或清楚,常不伴有硬化边	常合并其他部位血管瘤	影像鉴别困难,需结合病理

(龚向阳)

参 考 文 献

[1] 金征宇,徐文坚,袁慧书.中华影像医学——骨肌系统卷[M].北京:人民卫生出版社,2019.
[2] 吴文娟,张英泽.骨与软组织肿瘤[M].北京:人民卫生出版社,2009.
[3] 梁碧玲.骨与关节疾病影像诊断学[M].2版.北京:人民卫生出版社,2016.
[4] 韩萍,于春水,郑传胜,等.医学影像诊断学[M].5版.北京:人民卫生出版社,2022.

三、侵袭性病变:小儿

【定义】

长骨骨干侵袭性病变(aggressive lesion)是指发生于长骨骨干髓腔或松质骨的破坏程度超过自身修复能力的一系列病变,呈破坏性生长,具有区域性或远处转移潜能。许多病变可发生在任何年龄段,本章节主要介绍常见于小儿的侵袭性病变。

【病理基础】

同(二、侵袭性病变:成人)。

【征象描述】

1. X 线检查表现　主要有地图样骨破坏、虫蚀样骨破坏和渗透性骨破坏三种类型,与骨破坏的速度有关。地图样骨质破坏是侵袭性最小的一种骨破坏形式,膨胀性骨质破坏为其特殊形式,影像表现为骨膨胀,周围可见不同程度扩张骨壳。其中小的、多发、常以葡萄状囊性区为特点的虫蚀样骨破坏和以边界不清、很小的卵圆形或条纹状透光区为特点的

渗透性骨破坏是生长迅速和具有侵袭性的表现(图2-3-9)。边界模糊不清楚,与正常骨质之间可见较宽的逐渐移行区,无确切边界,一般不会出现硬化边。骨膜反应可分为连续性和间断性,间断性骨膜反应提示病变具有侵蚀性(图2-3-10)。

2. CT 表现　病变侵入软组织形成肿块,CT需观察软组织肿块的形态、范围、边界、囊变坏死、钙化骨化、肿瘤新生骨、强化程度等,获取鉴别诊断信息。

3. MRI 表现　在显示骨质破坏和软组织肿块方面,价值最大。

【相关疾病】

边界模糊、无硬化边、虫蚀样和渗透性骨质破坏、间断性骨膜反应及软组织肿块等征象均提示病变具有侵袭性。好发于小儿的侵袭性病变主要见于感染及肿瘤性疾病,详见表2-3-5。

【分析思路】

长骨骨干侵袭性病变需综合考虑多方面因素,其分析思路如下:

第一,分析病灶的边界及邻近骨质。病灶边缘模糊,与正常骨质之间的过渡区较宽常见于侵袭性病变,病灶边缘清楚常见于非侵袭性病变,但也可见于侵袭性病变。

第二,判断骨膜反应及周围软组织变化:间断性骨膜反应常见于侵袭性病变;无骨膜反应或连续性骨膜反应常见于非侵袭性病变。软组织肿块(包括但不限于脓肿)及窦道形成常见于侵袭性病变;软组织肿胀常见于非侵袭性病变。

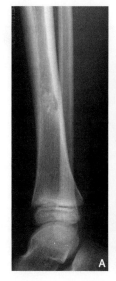
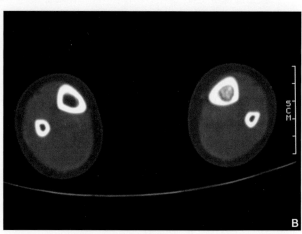

图 2-3-9 骨质破坏 CT 表现

左胫骨内生软骨瘤。A.左胫骨 X 线侧位片;B.双下肢 CT 平扫。左胫骨中段骨干囊样骨质破坏,边界清楚,周围可见薄层硬化边,病灶中心点状、环状钙化

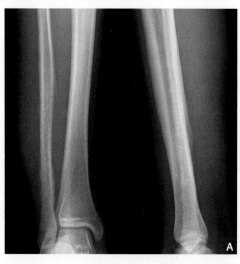
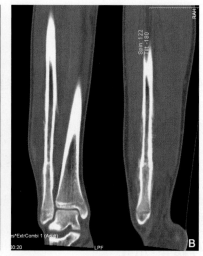

图 2-3-10 间断性骨膜反应 X 线平片和 CT 表现

右腓骨尤因肉瘤。A.右腓骨中下段 X 线正侧位平片;B.右腓骨 CT 平扫冠状位和矢状位重组图。右腓骨下端溶骨性骨质破坏,伴间断性骨膜反应,其中病灶上内侧可见 Codman 三角,腓骨周围软组织肿块形成

表 2-3-5 侵袭性病变相关疾病(小儿)

常见疾病	少见疾病	罕见疾病
急性化脓性骨髓炎	动脉瘤样骨囊肿	骨梅毒
骨结核	软骨黏液样纤维瘤	真菌性骨髓炎
骨肉瘤	尤因肉瘤	
朗格汉斯细胞组织细胞增生症	白血病	

第三,判断骨质破坏类型:膨胀性骨质破坏常见于非侵袭性病变,虫蚀样或渗透性破坏常见于侵袭性病变。

第四,分析内部结构:死骨常见于急性化脓性骨髓炎;死骨罕见于骨梅毒及真菌性骨髓炎;棉絮状、云雾状或象牙状瘤骨常见于骨肉瘤;骨性分隔常见于动脉瘤样骨囊肿。

第五,结合病灶数量:侵袭性病变以单发多见,而多发性病变常见于白血病及朗格汉斯细胞组织细胞增生症等。

第六,结合患者的临床资料,如是否白血病等病史。

【疾病鉴别】

1. 长骨骨干中心侵袭性病变的鉴别诊断流程图(图 2-3-11)。

2. 长骨骨干中心侵袭性病变的鉴别诊断要点需密切结合骨质破坏类型、病灶内部结构、边界及邻近骨质变化、骨膜反应及软组织变化等,具体见表 2-3-6。

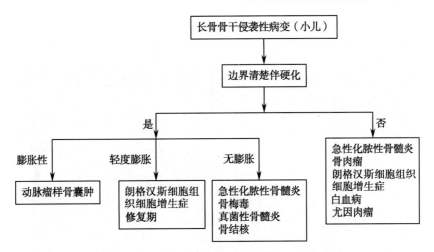

图 2-3-11　侵袭性病变(小儿)的鉴别诊断流程图

表 2-3-6　长骨骨干中心侵袭性病变的鉴别诊断要点

疾病	典型影像学特征	伴随征象	鉴别要点
朗格汉斯细胞组织细胞增生症	边界相对清楚的低密度区,骨内膜受侵蚀,伴或不伴硬化边,可有轻度骨膨胀、骨膜反应和软组织肿块。典型者可自愈,残留硬化灶	MRI 显示病灶周围骨髓和软组织水肿	青少年、儿童多见,临床疼痛症状明显
尤因肉瘤	广泛性虫蚀样溶骨性病变,边界模糊,多层、葱皮样、放射状骨膜反应,反应性骨硬化	软组织肿块相对较大,可见小灶状坏死	多见于青少年,临床可有发热、白细胞增高
骨梅毒	对称性多发性骨病变,边界清楚有硬化	常无软组织肿块	常为先天性;病史对诊断较重要
真菌性骨髓炎	局限性的溶骨性病变,边界清楚,无死骨,无骨膜反应	软组织肿胀、骨旁脓肿及窦道形成	增强 MRI 对软组织的显示有助于诊断

(龚向阳)

参 考 文 献

[1] 金征宇,徐文坚,袁慧书.中华影像医学——骨肌系统卷[M].北京:人民卫生出版社,2019.
[2] 吴文娟,张英泽.骨与软组织肿瘤[M].北京:人民卫生出版社,2009.
[3] 梁碧玲.骨与关节疾病影像诊断学[M].2 版.北京:人民卫生出版社,2016.
[4] 韩萍,于春水,郑传胜,等.医学影像诊断学[M].5 版.北京:人民卫生出版社,2022.

四、侵袭性病变:伴内膜增厚

【定义】

长骨骨干中心侵袭性病变伴内膜增厚(endosteal thickening),是指某些病变侵犯周围正常结构的同时刺激骨内膜,可诱发骨内膜和骨皮质增厚,引起反应性骨质增生硬化。

【病理基础】

骨内膜衬附在骨的内表面和松质骨的骨小梁表面,是一层较薄的结缔组织膜,有造骨功能,成年时期的骨内膜细胞呈不活跃状态,当遇到炎症、损伤和肿瘤等病因时,与骨外膜内层细胞共同恢复造骨功能。部分侵袭性病变的病理组织可刺激贴附在骨皮质髓腔面及骨小梁表面的骨内膜,导致骨内膜水肿增厚、成骨细胞活动增强,引起反应性骨质增生硬化。典型骨肉瘤可引起新生骨样组织和肿瘤骨,与骨内膜反应性骨组织相混合。

【征象描述】

病灶具有侵袭性特征同时伴有内膜增厚是侵袭性病变的一种特殊类型,主要表现为骨质破坏、压迫吸收的同时,在病灶的周围出现硬化边、骨皮质增厚等骨质增生硬化表现(图 2-3-12),提示病变生长较缓慢、侵袭性较弱、病理性质偏良性或交界性。混合型骨肉瘤可表现为骨质破坏、吸收与增生硬化、肿瘤新生骨形成同时存在,即混合型骨质破坏(图 2-3-13)。

【相关疾病】

侵袭性病变伴内膜增厚主要见于感染性及肿瘤性病变,见表 2-3-7。

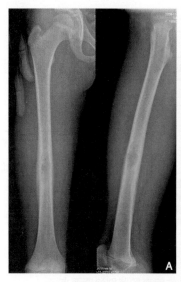
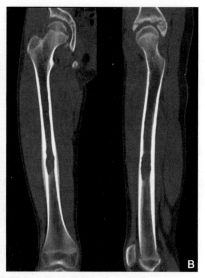

图 2-3-12 骨质破坏合并骨内膜增厚 X 线平片和 CT 表现

右股骨干中段朗格汉斯细胞组织细胞增生症。A. 右股骨正侧位 X 线平片；B. 右股骨 CT 平扫冠状位和矢状位重组图。右侧股骨中段囊样骨质破坏,骨皮质内缘受压缺损,病灶上下缘骨内膜和骨外膜均增厚

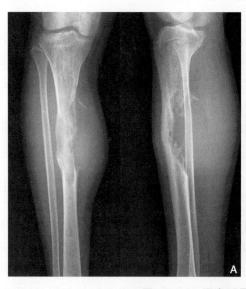
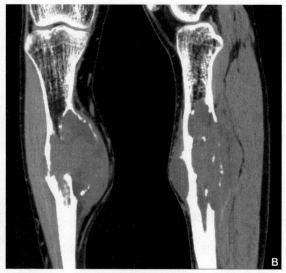

图 2-3-13 混合型骨质破坏 X 线平片和 CT 表现

右胫骨干中段骨肉瘤。A. 右胫骨正侧位 X 线平片；B. 右胫骨 CT 平扫冠状位和矢状位重组图。右侧胫骨溶骨性骨质破坏,胫骨前缘和外侧部分骨皮质不规则增厚、硬化

表 2-3-7 侵袭性病变伴内膜增厚的相关疾病

常见疾病	少见疾病	罕见疾病
急性化脓性骨髓炎	釉质细胞瘤	上皮样血管瘤
骨肉瘤		
骨母细胞瘤		
软骨肉瘤		
朗格汉斯细胞组织		
细胞增生症		
骨转移瘤		

【分析思路】

侵袭性病变伴内膜增厚主要表现为病灶边界清楚伴硬化边和/或骨皮质增厚的侵袭性病变,其定性

诊断分析思路如下:

第一,识别侵袭性病变的征象:根据是否存在恶性骨膜反应、软组织肿块(包括但不限于脓肿)及窦道形成等征象识别侵袭性病变。

第二,分析病灶的边界及邻近骨质:虽然病灶边缘清楚伴硬化边和/或骨质增厚常见于非侵袭性病变,但也可提示侵袭性病变伴内膜增厚。

第三,判断骨质破坏类型:膨胀性骨质破坏常见于骨母细胞瘤、软骨黏液样纤维瘤、动脉瘤样骨囊肿、韧带样纤维瘤等;成骨性为主的"象牙骨质样"骨质破坏常见于骨肉瘤;骨质破坏伴"包鞘样"骨质增生,鉴于化脓性骨髓炎、朗格汉斯细胞组织细胞增

生症等。

第四,分析内部结构:死骨常见于急性化脓性骨髓炎;骨性分隔常见于软骨黏液样纤维瘤、韧带样纤维瘤及动脉瘤样骨囊肿;沙砾样骨或钙化可见于釉质细胞瘤;环形或无定形钙化见于软骨肉瘤。

第五,结合病灶数量:侵袭性病变以单发多见,而多发性病变常见于感染、转移瘤及朗格汉斯细胞组织细胞增生症等。

第六,结合患者的临床资料,如是否伴红肿热痛、恶性肿瘤(如前列腺癌、乳腺癌)等病史。

【疾病鉴别】

1. 基于影像学表现长骨骨干中心侵袭性病变伴内膜增厚的鉴别诊断流程图见图 2-3-14。

2. 长骨骨干中心侵袭性病变伴内膜增厚的鉴别要点见表 2-3-8。

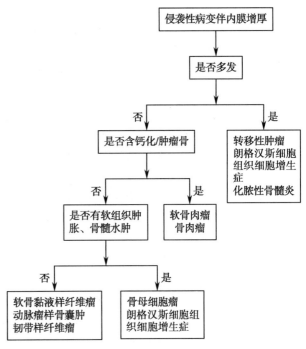

图 2-3-14 侵袭性病变伴内膜增厚的鉴别诊断流程图

表 2-3-8 侵袭性病变伴内膜增厚的鉴别要点

疾病	典型影像学特征	伴随征象	鉴别要点
急性化脓性骨髓炎	溶骨性病变,可见大小不等死骨,边界模糊或清楚,中晚期和晚期出现骨质增生。层状、花边状骨膜反应	弥漫性软组织肿胀、脓肿及窦道形成	结合临床病史、体征和实验室检查,鉴别较易
骨肉瘤	溶骨型、混合型或成骨型骨质破坏,无硬化边,伴放射状骨膜反应或 Codman 三角	明显软组织肿块,肿块内可见肿瘤新生骨	好发于青少年,结合临床体征和好发部位可鉴别
骨母细胞瘤	膨胀性、溶骨性骨质破坏;可见骨化或钙化,边界清楚,轻度骨质硬化,可见骨膜反应和软组织肿块	MRI 可显示肿瘤周围炎性水肿	临床疼痛症状较明显,MRI 有鉴别价值
软骨肉瘤	轻度膨胀、分叶状的溶骨性病变,边缘不清或清楚,有压迫或侵蚀骨内膜现象,病灶内散在钙化,软组织肿块形成	增强 MRI 不同程度强化,囊变多见	常见于中老年患者,表现典型时诊断较易
朗格汉斯细胞组织细胞增生症	边界相对清楚的低密度区,骨内膜受侵蚀,伴或不伴硬化边,可有轻度骨膨胀、骨膜反应和软组织肿块。典型者可自愈,残留硬化灶	MRI 显示病灶周围骨髓和软组织水肿	青少年、儿童多见,临床疼痛症状明显
骨转移瘤	多发大小不一的溶骨型、成骨型或混合型骨质破坏,边界模糊或清楚,硬化边和骨膜反应少见	可见软组织肿块	影像鉴别困难,需结合原发肿瘤病史
釉质细胞瘤	长骨釉质细胞瘤发生于胫骨前缘,偏心性、多房性、轻度膨胀的溶骨性病变,沙砾样钙化,可有硬化边	无	需要与骨性纤维结构不良鉴别
上皮样血管瘤	轻度膨胀的溶骨性病变,边界清楚,可有硬化边	无	影像鉴别困难,需结合病理

(龚向阳)

参 考 文 献

[1] 金征宇,徐文坚,袁慧书.中华影像医学——骨肌系统卷[M].北京:人民卫生出版社,2019.

[2] 吴文娟,张英泽.骨与软组织肿瘤[M].北京:人民卫生出版社,2009.

[3] 李宏军,潘诗农,周军.感染与炎症放射科骨肌卷[M].北京:科学出版社,2020.

[4] 韩萍,于春水,郑传胜,等.医学影像诊断学[M].5版.北京:人民卫生出版社,2022.

[5] ADAM ANDREAS,DIXON ADRIAN K,GILLARD JONATHAN H,等.格-艾放射诊断学[M].6版.张敏鸣,译.北京:人民军医出版社,2015.

[6] 张朝佑.人体解剖学.北京:人民卫生出版社,1997.

五、皮质病变:硬化性

【定义】

硬化性皮质病变(osteosclerotic lesion),是单位体积内骨皮质骨量增多,表现为皮质增厚、骨干增粗和密度增高。

【病理基础】

成骨活动增多或破骨活动减少导致骨皮质增厚、骨小梁增粗增多。引起骨质硬化的病因主要有3种:①先天性:可为成骨活动增加,或破骨活动减弱导致软骨钙化或钙质过多沉积;②肿瘤性:肿瘤性成骨细胞形成新生骨(肿瘤骨);③反应性:病理刺激成骨细胞活跃,产生过量骨组织,反应性骨质增生多发生在病变骨质破坏区的周围,范围大小与原发疾病相关。

【征象描述】

1. X线表现 骨皮质密度增高、增厚增粗,伴或不伴有骨骼的增大变形(图2-3-15),局限性皮质硬化

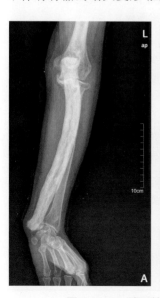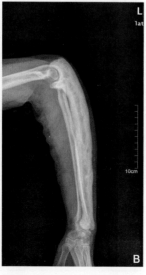

图 2-3-15 畸形性骨炎的 X 线表现

A. 左侧尺骨正位;B. 左侧尺骨侧位。骨干不均匀增粗、皮质增厚、髓腔变小,伴尺骨弯曲畸形

见于慢性炎症(图2-3-16)、外伤后修复和某些成骨性肿瘤,弥漫性皮质硬化见于代谢性骨病、中毒或遗传性骨发育障碍等疾病,如肾性骨硬化、氟中毒、石骨症等。

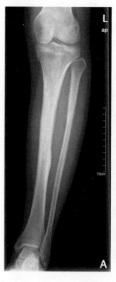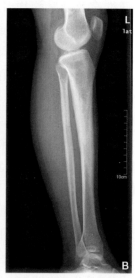

图 2-3-16 慢性化脓性骨髓炎的 X 线表现

A. 左侧胫骨正位;B. 左侧胫骨侧位。胫骨骨干骨皮质硬化增厚,边界模糊,髓腔不均匀硬化、变窄

2. CT表现 对硬化性病变中的溶骨性小病变的发现较 X 线敏感(图2-3-17)。

3. MRI表现 骨质硬化在各序列上均表现为低信号,硬化骨质中的局灶性破坏表现为T1WI低信号,T2WI高信号,增强扫描显示脓腔环形强化、瘤巢较均匀且明显强化。

【相关疾病】

骨皮质硬化性病变主要见于发育性、代谢性、感染性及肿瘤性病变(详见表2-3-9)。

【分析思路】

多种病变都表现为骨皮质硬化,影像表现类似,通常表现为骨皮质增厚、密度增高,但不同的病因影像表现也存在差异。分析思路如下:

第一,病灶分布情况。双侧对称性弥漫增厚,应主要考虑发育障碍性、营养代谢性疾病等,且会累及其他骨骼甚至全身骨骼;单骨弥漫性皮质增厚,主要发生于感染性病变或骨样骨瘤;局限性骨皮质硬化考虑外伤后骨痂修复或肿瘤性疾病。

第二,根据发病年龄分析。婴幼儿及儿童多考虑为发育性或营养代谢性疾病,如骨干发育异常、维生素A过多症等,青春期考虑厚皮性骨膜病、骨样骨瘤等,中年可考虑畸形性骨炎;中老年需要考虑转移性瘤。

第三,结合病史及临床表现。有外伤病史,考虑骨痂修复;有感染病史或感染症状,考虑慢性化脓性骨髓炎、硬化性骨髓炎、骨皮质骨脓肿等;有结核病

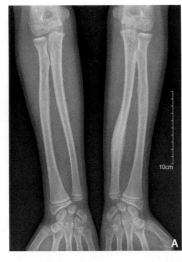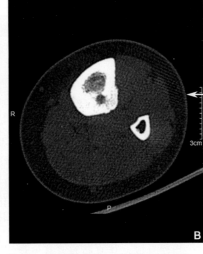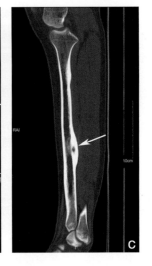

图 2-3-17　骨样骨瘤的 X 线及 CT 表现

A. 双侧尺桡骨 X 线正位,表现为左侧尺骨骨干骨皮质明显梭形增厚,其内见低密度瘤巢;B. CT 横断面;
C. CT 矢状位重建,表现为胫骨骨干骨皮质内类圆形低密度瘤巢,边缘骨皮质硬化增厚,沿骨干长轴(箭)

表 2-3-9　骨皮质硬化性相关常见疾病

常见疾病	少见疾病	罕见疾病
骨折后骨痂形成 疲劳骨折 慢性化脓性骨髓炎 骨瘤 骨样骨瘤 骨纤维异常增殖症 成骨型骨转移瘤	慢性硬化性骨髓炎 氟骨症 肢端肥大症 畸形性骨炎(硬化期) 肾性骨硬化 骨皮质内慢性骨脓肿 骨干硬化性骨结核 骨梅毒	进行性骨干发育异常 厚皮性骨膜病 婴儿骨皮质增生症 蜡油样骨病 石骨症 维生素 A 过多症 硬化型骨肉瘤 骨旁(皮质旁)骨肉瘤 皮质内骨肉瘤 皮质旁软骨肉瘤

史应考虑骨结核;梅毒血清学阳性则应考虑骨梅毒;氟骨病有长期氟化物摄入史;肺癌、前列腺癌、乳腺癌、膀胱癌等肿瘤病史,应考虑成骨性转移。

第四,分析病变的边界及邻近骨质。局灶边界清楚的硬化考虑骨皮质骨瘤,局灶不规则骨质硬化且不伴骨质破坏的考虑外伤后骨折修复的骨痂形成;骨皮质较大范围增厚伴局灶骨质破坏的多考虑非侵袭性病变,如骨样骨瘤内骨质破坏为瘤巢;慢性骨髓炎内为局限性小脓腔。有不规则硬化且伴邻近皮质或髓腔骨质破坏、伴或不伴软组织肿块的考虑侵袭性病变,如骨肉瘤、转移瘤。

【疾病鉴别】

1. 长骨骨干骨皮质硬化性病变的鉴别诊断流程图(图 2-3-18)。

2. 长骨骨干骨皮质硬化性病变的鉴别要点(表 2-3-10)。

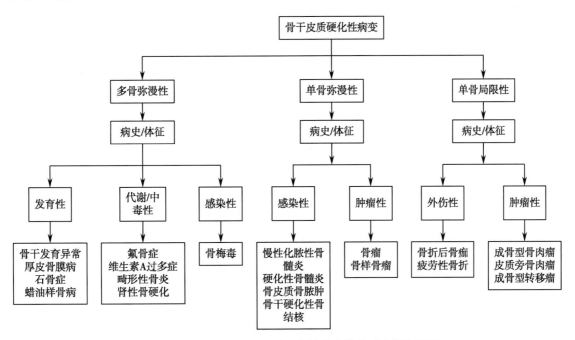

图 2-3-18　长骨骨干骨皮质硬化性病变的鉴别诊断流程图

表2-3-10　骨皮质硬化性病变的主要鉴别诊断要点

疾病	典型影像特征	主要伴随征象	鉴别要点
骨折后骨痂形成	骨皮质局部斑片骨质硬化	可见低密度骨折线	外伤骨折病史
疲劳骨折	骨皮质局部带状骨质硬化、骨皮质增厚	可显示内部骨折线MRI可显示骨髓水肿	长期劳损病史,长骨好发于胫腓骨
慢性化脓性骨髓炎	骨皮质均匀或不均匀的密度增高骨化影,骨皮质增厚,髓腔变窄、闭塞	CT可发现大量骨质增生中小的脓腔与死骨	常有急性骨髓炎延误治疗或治疗不彻底、引流不畅所致,暂时处于相对稳定状态
骨瘤	偶发于长骨,表现为局部波浪状骨皮质增厚	主要发生于颅面骨、鼻窦	男性多,30~50岁,多无临床症状
骨样骨瘤	长骨骨干骨皮质增厚硬化,内见类圆形瘤巢,一般小于1.0cm,多单发	半数瘤巢伴钙化或骨化,有时瘤巢被掩盖;MRI增强扫描瘤巢明显强化	青少年,10~25岁,男女2:1。夜间或休息时加重,服水杨酸类药物或活动后缓解
成骨型转移瘤	类圆形骨质密度增高区,可融合成不规则形,一般边界清	伴有髓腔或其他骨骼的成骨性转移病灶	前列腺癌、乳腺癌、膀胱癌等恶性肿瘤病史
慢性硬化性骨髓炎	骨质增生硬化,骨皮质增厚,髓腔狭窄或消失,骨干梭形增粗	一般无骨膜反应及骨质破坏区,亦无明显的软组织肿胀	常与外伤有关,低毒性感染所致,一般培养不出细菌
氟骨症	骨质硬化,骨皮质增厚,髓腔变窄,进而皮质髓腔界限消失	全身骨骼受累,中轴骨最明显。可同时伴有肌腱、韧带、骨间膜骨化等改变	长期过量摄入氟化物引起
畸形性骨炎	骨干增粗、皮质增厚、髓腔变窄、模糊不清,肢体弯曲畸形。局部斑片状及毛玻璃样改变	可累及任何骨,四肢管状骨常发生于股骨、胫骨和肱骨	中老年,国内少见,多骨性,不对称。病史较长,发病缓慢
骨皮质内慢性骨脓肿	硬化增厚的骨皮质内一低密度的骨质破坏区,边界清,其内伴或不伴小死骨	MRI上脓腔弥散受限,增强扫描环形强化	局部炎性表现,反复发作
骨干硬化性骨结核	病骨骨皮质增厚、骨干增粗变形	可进展恶化出现溶骨性骨破坏病理多为肉芽组织型	骨结核中发病率最低,多发生在前臂、小腿骨干,好发于儿童、青少年
骨梅毒	双侧胫骨骨凸面骨膜增生、骨皮质增厚、骨干增粗,称为军刀腿	颅骨、鼻骨、肋骨、脊柱可出现骨质破坏	梅毒血清实验阳性
进行性骨干发育异常	四肢长管状骨对称性骨皮质增厚,骨干增粗,干骺端不受累,髓腔变窄甚至消失	颅骨穿窿及颅底常受累	常染色体显性遗传,多见于4~10岁
厚皮性骨膜病	长骨大范围皮质增厚和硬化,骨髓腔变窄,骨干增粗	小腿和前臂的皮肤呈粒状增厚,手足远端杵状指;头皮褶皱呈脑回状,伴溢脂症	又称骨皮肤病,为常染色体显性遗传,多数青春期发病,病变进展缓慢
婴儿骨皮质增生症	对称性骨干各种形状的骨皮质增厚,髓腔变窄,形成"骨壳征"或"管套征"	下颌骨、锁骨、肩胛骨常受累;软组织肿胀与骨病变范围一致	有年龄限制,一般为5个月内婴儿,男婴多。可自愈,急性期可激素治疗改善症状
蜡油样骨病	单骨或多骨骨干内侧骨皮质不同程度的不规则骨质硬化,呈蜡油滴注样分布,可致髓腔变窄、消失	多数病变沿四肢神经和大血管走行分布。虽然不影响寿命,但可导致畸形,需外科矫形	儿童期进展迅速,成人期变缓,下肢多见,常侵犯单侧肢体
石骨症	四肢长骨皮质和髓腔界限消失	全身骨骼普遍性非均匀性的密度增高	罕见的泛发性骨质硬化症,常染色体遗传病
维生素A过多症	长管状骨骨皮质向外增厚,分层状	骨骺提早闭合,干骺端钙化带密度增高,停用维生素A后可消退	常见于婴幼儿和儿童,短期内大剂量或长期低剂量给予维生素A
硬化型骨肉瘤	偏心性斑片状高密度肿瘤骨,边界模糊、皮髓质分界不清	软组织肿块内肿瘤骨较多	青少年,男孩多,碱性磷酸酶多升高,长骨多发
皮质旁骨肉瘤	骨皮质局部不规则外凸性增厚或骨旁团片高密度软组织肿块	可伴骨质破坏或骨皮质碟状缺损,髓腔不受累	罕见
皮质旁软骨肉瘤	骨皮质表面团片状高密度肿块,内伴多发分布不均、不规则、斑片、半环状钙化或骨化影	骨皮质可破坏,T2WI抑脂序列明显高信号	中老年,多为继发性(骨软骨瘤的恶变)

(龚向阳)

参 考 文 献

[1] 金征宇,徐文坚,袁慧书.中华影像医学——骨肌系统卷[M].3版.北京:人民卫生出版社,2019.
[2] 吴文娟,张英泽.骨与软组织肿瘤[M].北京:人民卫生出版社,2009.
[3] 梁碧玲.骨与关节疾病影像诊断学[M].2版.北京:人民卫生出版社,2016.
[4] 韩萍,于春水,郑传胜,等.医学影像诊断学[M].5版.北京:人民卫生出版社,2022.
[5] 吴振华,张立军.小儿骨关节临床影像学[M].北京:人民卫生出版社,2012.
[6] 曹来宾,徐爱德,徐德永.实用骨关节影像诊断学[M].济南:山东科学技术出版社,1998.

六、皮质病变：溶骨性

【定义】

溶骨性皮质病变(osteolytic lesion),起源于皮质或以皮质为主的溶骨性骨质破坏。

【病理基础】

溶骨性皮质病变的组织病理学基础是局部骨皮质被病理组织所取代,造成骨组织缺失。它可以由病理组织本身直接侵蚀、溶解骨组织,或由病理组织引起破骨细胞生成或活动亢进,使皮质骨中破骨细胞活动超过成骨细胞,导致骨的正常结构被破坏、溶解。常见原因有:感染、肿瘤、全身代谢性疾病。病因、病理特征不同,可产生不同类型的溶骨性表现。

【征象描述】

1. X线表现　局部骨皮质密度减低和正常骨结构消失形成骨皮质缺损、不连续。根据边界情况可分为3种类型:①类圆形:病灶与宿主骨之间边界清晰且光滑,呈类圆形或囊状改变,可伴或不伴有硬化边(图2-3-19)。②虫蚀状:骨皮质破坏早期沿哈弗斯管蔓延,造成哈弗斯管扩大,X线上表现为筛孔状骨质破坏;当破坏的哈弗斯管相互融合并累及骨皮质内外表层,则表现为虫蚀状骨质破坏;骨质破坏进一步发展,可呈融冰样骨质破坏;骨皮质中断易伴发病理性骨折。③浸润性:病灶与周围骨边界模糊,难以区分,其中正常骨、异常骨及骨质破坏结构混杂在一起。不同病因造成的骨质破坏X线上并无特征,但由于病变性质、发展快慢和邻近骨质的反应性改变等,形成各自的一些特点,如炎症急性期或恶性肿瘤,骨质破坏常较迅速,轮廓不规则,边界模糊,炎症慢性期或良性骨肿瘤,则破坏进展缓慢,边界清楚,有时在骨质破坏边缘有一圈致密的骨质增生硬化带。

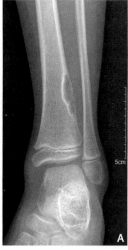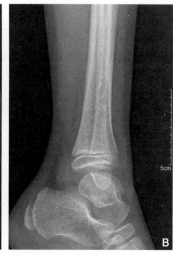

图 2-3-19　纤维皮质缺损的 X 线表现
A. 左胫骨正位;B. 侧位。显示胫骨下端腓侧骨皮质局部缺损,可见类圆形低密度灶,边界清楚,边缘环形骨质硬化

2. CT表现　CT可显示骨病变的细微结构,对于微小的骨破坏、肿瘤内钙化和骨化显示优于X线,可更清楚地显示病灶在骨皮质病变与髓腔的关系、骨包壳以及周围软组织情况(图2-3-20A),并且可以测量病灶的CT值。

3. MRI表现　MRI对显示病变在皮质的浸润范围、髓腔及骨骺是否受累、软组织肿块、与周围血管的关系、肌肉水肿的范围、肿瘤扩张的途径等方面较X线、CT均有优势。MRI显示正常低信号的骨皮质连续性被破坏,代之以相对高信号病灶,信号与病变的组织结构类型相关。一般溶骨性病变表现为T1WI等低信号,T2WI高信号(图2-3-20B),信号高低程度有所差异。增强扫描通常肿瘤的活性部分强化明显,而坏死、囊变、硬化部位不强化。

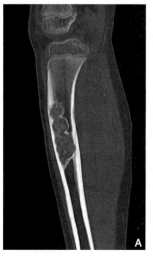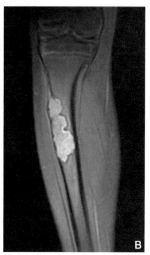

图 2-3-20　骨性纤维结构不良的 CT 及 MRI 表现
A. CT 矢状位重建,表现为胫骨前上方骨皮质的偏心性膨胀性多房性骨质破坏,压迫髓腔,边界清楚,可见硬化缘;
B. MRI 矢状位 T2WI 抑脂序列,胫骨前上方骨皮质内团片状高信号影,边界清楚,边缘低信号硬化缘,邻近骨髓水肿

【相关疾病】

骨皮质溶骨性病变通常表现为骨皮质局部缺损、密度减低、连续性中断，与多种疾病相关，详见表2-3-11。

表2-3-11 骨皮质溶骨性病变相关常见疾病

常见疾病	少见疾病	罕见疾病
急性化脓性骨髓炎 纤维骨皮质缺损 非骨化纤维瘤 纤维异常增殖症 溶骨型骨肉瘤 溶骨型转移瘤	甲状旁腺功能亢进性棕色瘤 畸形性骨炎（溶骨期） 骨性纤维结构不良 皮质旁软骨瘤 釉质细胞瘤 周围性骨纤维肉瘤	骨表面高级别骨肉瘤

【分析思路】

观察溶骨性病变的部位、数目、大小、形状、边界及邻近骨质、骨膜、软组织反应等，并结合患者性别、年龄、肿瘤病史、临床症状和实验室检查等进行综合分析，对病因诊断有较大帮助。分析思路如下：

第一，病灶分布情况。观察病灶单发或多发，是否累及其他骨骼。多发骨质破坏需考虑甲状旁腺功能亢进性棕色瘤、畸形性骨炎、转移瘤，应结合甲状旁腺功能亢进、恶性肿瘤等病史和实验室检查鉴别。

第二，分析病变的边界及邻近骨质。病灶边界清楚伴硬化边多考虑良性病变，如纤维骨皮质缺损/非骨化性纤维瘤（图2-3-19）、骨性纤维结构不良，

其中骨性纤维结构不良特征性的发生于胫骨前方中段骨皮质，一般不累及髓腔，对髓腔多表现为压迫性改变（图2-3-20）。病灶边界不清的多考虑急性感染或恶性肿瘤性病变，如急性化脓性骨髓炎、骨肉瘤等，且多因髓腔的病变侵及骨皮质，如突破骨皮质可引起骨膜反应或软组织肿胀/肿块。

第三，判断溶骨性病变的类型。膨胀性溶骨性病变常见于非侵袭性病变，虫蚀样、穿凿样或融冰样溶骨常见于侵袭性病变。

第四，观察骨膜反应及周围软组织变化。边界清楚且伴硬化边的一般无骨膜反应及软组织肿块。皮质溶骨性病变中骨膜反应多见于侵袭性病变。软组织肿胀常见感染性病变，软组织肿块一般说明肿瘤突破骨皮质，提示侵袭性肿瘤。

第五，分析病变内部结构。非骨化性纤维瘤磨玻璃样密度；骨性纤维结构不良多房囊样、有骨性分隔；釉质细胞瘤范围较大，内伴沙砾样骨化或钙化；骨肉瘤内有分叶状不规则瘤骨；急性化脓性骨髓炎伴死骨形成。

第六，结合病史及临床资料，结合有无感染发热症状、是否有原发或继发的甲状旁腺功能亢进病史、恶性肿瘤病史等综合进行判断。

【疾病鉴别】

1. 长骨骨干骨皮质溶骨性病变的鉴别诊断流程图（图2-3-21）。

2. 长骨骨干骨皮质溶骨性病变的鉴别要点（表2-3-12）。

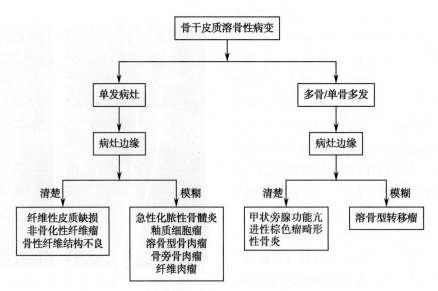

图 2-3-21 长骨骨干骨皮质溶骨性病变的鉴别诊断流程图

表 2-3-12 骨皮质溶骨性病变的主要鉴别诊断要点

疾病	典型影像特征	主要伴随征象	鉴别要点
急性化脓性骨髓炎	骨皮质侵蚀、不连续,晚期伴骨瘘形成	髓腔虫蚀状骨质破坏,葱皮样骨膜反应	儿童,急性起病,红肿热痛
纤维骨皮质缺损	骨皮质局部轻度缺损	有自愈倾向,病变可消失或呈一不规则完全骨化区	儿童,病灶较小、无明显症状、局限于骨皮质内
非骨化性纤维瘤	骨皮质下卵圆形囊状骨质破坏缺损区,边界清,有硬化边,长轴平行于骨干	病变较大累及髓腔、引起临床症状	20 岁以下,好发于下肢长管状骨干骺端骨皮质内,随年龄增长移向骨干
溶骨型骨肉瘤	骨皮质虫蚀样骨质破坏,以后融合成大片骨缺损,形成周围软组织肿块	肿瘤骨形成少,伴骨膜三角	青少年
溶骨型转移瘤	部分转移可见发生在骨皮质,表现为骨皮质的不规则破坏,边界模糊	易突破皮质形成软组织肿块	老年人,恶性肿瘤史,多见于肺癌、肾癌、黑色素瘤
甲状旁腺功能亢进性棕色瘤	发生于长骨者多位于骨皮质下的圆形或椭圆形囊状透亮区,大小不一,数目不定,边缘锐利	有时呈磨玻璃密度,骨皮质变薄,但不引起骨膜反应,不侵犯软组织	30～50 岁,甲状旁腺功能亢进
畸形性骨炎(溶骨性)	骨干增粗变形,大小不一囊状骨质破坏	动态观察中可见同一病变部位溶骨性破坏与增生修复交替出现	中老年,国内少见,单骨或多骨,不对称,病程长,进展缓慢
骨性纤维结构不良	特征性胫骨中段前方骨皮质的偏心性膨胀性多房性骨质破坏	可累及髓腔,边缘可见硬化边	青少年,小于 15 岁,又称长骨骨化性纤维瘤
釉质细胞瘤	胫骨前方皮质较大范围的分叶状骨质破坏区,膨胀性改变	髓腔受累明显,晚期破坏骨质侵及软组织	中青年,低度恶性
周围性骨纤维肉瘤	长骨骨干偏心性软组织肿块,骨皮质破坏,边界不清	穿破骨皮质形成软组织肿块	少见,多见于股骨
骨表面高级别骨肉瘤	好发于长骨骨干,骨皮质表面侵蚀破坏,表面软组织肿块伴瘤骨	可侵犯髓腔,有骨膜反应	中青年,罕见,恶性程度高

(龚向阳)

参 考 文 献

[1]金征宇,徐文坚,袁慧书.中华影像医学——骨肌系统卷[M].3 版.北京:人民卫生出版社,2019.
[2]吴文娟,张英泽.骨与软组织肿瘤[M].北京:人民卫生出版社,2009.
[3]梁碧玲.骨与关节疾病影像诊断学[M].2 版.北京:人民卫生出版社,2016.
[4]韩萍,于春水,郑传胜,等.医学影像诊断学[M].5 版.北京:人民卫生出版社,2022.
[5]吴振华,张立军.小儿骨关节临床影像学[M].北京:人民卫生出版社,2012.
[6]曹来宾,徐爱德,徐德永.实用骨关节影像诊断学[M].济南:山东科学技术出版社,1998.

七、骨皮质及内膜弥漫增厚病变

【定义】

弥漫增厚病变(diffuse thickening lesions),长骨骨干大部分区域单位体积骨量增加、骨密度增高、骨小梁增粗增多,以骨皮质弥漫增厚、骨髓腔变窄或消失为主要改变的病变。

【病理基础】

组织病理学上,长骨骨干成骨活动明显增加或破骨活动明显减弱,骨或软骨内成骨过多导致骨小梁增粗、增多、海绵样间隙变小,甚至融合成为致密骨;骨皮质增厚、骨矿盐量增加,导致骨干增粗、变形,如同时存在骨内膜增生,则会加重骨皮质增生硬化,使骨髓腔明显变窄或消失。

【征象描述】

1. X 线检查表现　骨干弥漫性骨质密度增高,骨皮质增厚硬化、骨干增粗,骨小梁增粗增多,骨髓腔可变窄或消失(图 2-3-22A)。

2. CT 检查表现　与 X 线平片相似,CT 可以通过轴位图像清楚观察皮质增厚和髓腔变窄程度,可以发现骨质增生掩盖的骨质破坏病灶;但显示骨质增生范围、病变与正常骨质界限等方面不如 X 线检查(图 2-3-22B)。

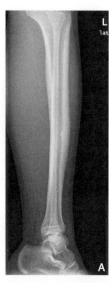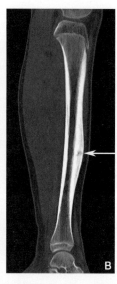

图 2-3-22　骨皮质及内膜弥漫增厚病变的 X 线平片和 CT 表现

胫骨骨样骨瘤。A. X 线平片显示胫骨前缘广泛皮质增厚,外表面光整,未见明确骨质破坏。B. CT 矢状位重组显示广泛骨质增生,内表面毛糙不光整,其中可见小片低密度区(箭)

3. MRI 检查表现　弥漫增厚硬化的骨质在 T1WI 和 T2WI 上均为低信号,MRI 可发现骨质增生掩盖的病灶,如骨样骨瘤的瘤巢、硬化性骨髓炎的微脓肿等;MRI 可清楚显示患骨周围软组织的改变,对明确弥漫性骨质增生硬化的病因,其价值大于 CT。但 MRI 显示病灶整体观、病变与正常骨质的范围等方面,价值有限。

【相关疾病】

骨皮质及内膜弥漫增厚病变主要见于发育障碍性、感染性、营养代谢性等疾病,详见表 2-3-13。

【分析思路】

骨皮质及内膜弥漫增厚主要表现为四肢长骨骨皮质广泛性增厚硬化、骨干增粗、骨髓腔变窄或消失,其鉴别分析思路如下:

表 2-3-13　骨皮质及内膜弥漫增厚病变相关疾病

常见疾病	少见疾病	罕见疾病
慢性化脓性骨髓炎	先天性骨梅毒	婴幼儿骨皮质增生症
慢性硬化性骨髓炎	后天性骨梅毒	遗传性多发性骨干硬化症
肢端肥大症	畸形性骨炎	骨干发育异常
骨样骨瘤	氟骨症	软骨发育不全
		高磷酸酶症
		骨内膜骨增生症
		厚皮性骨膜病
		石骨症
		致密性成骨不全症
		骨蜡油样病
		维生素 A 过剩症
		维生素 D 过剩症

第一,判断病变分布情况。左右侧对称性弥漫增厚,应主要考虑发育障碍性、营养代谢性、内分泌性和中毒性疾病;单侧非对称性弥漫增厚,应主要考虑感染性、肿瘤性疾病等。

第二,明确患者发病年龄。婴幼儿或儿童多考虑为婴幼儿骨皮质增生症、维生素 D 过剩症、高磷酸酶症、骨硬化症、骨干发育异常;青春期患者多考虑为遗传性多发性骨干硬化症、厚皮性骨膜病。

第三,结合患者流行病学、实验室诊断、体征病史等临床资料,明确病因。如氟骨症有氟病区长期生活病史,维生素 A 过剩症有过量服用维生素 A 病史,骨梅毒一般有梅毒血清学阳性,厚皮性骨膜病头皮呈脑回状褶皱,伴有皮脂溢出等。

第四,分析其他影像学特征,如全身骨骼可存在不同程度的增生硬化,包括颅骨、脊柱、锁骨和肩胛骨等,可合并骨质破坏、骨膜反应、死骨形成等。

【疾病鉴别】

骨皮质及内膜弥漫增厚病变的病因分析需要联合其他影像特征和临床资料进行诊断和鉴别诊断。

1. 骨皮质及内膜弥漫增厚病变的鉴别诊断流程图(图 2-3-23)。

2. 骨皮质及内膜弥漫增厚病变几种常见病因的鉴别要点(表 2-3-14)。

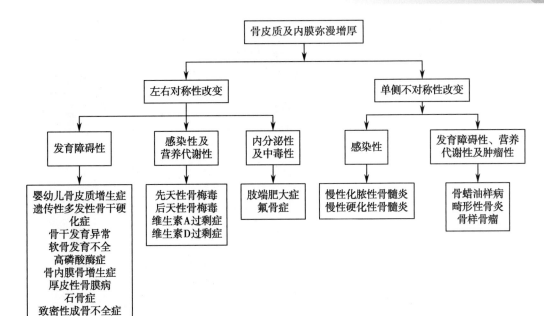

图 2-3-23 骨皮质及内膜弥漫增厚病变的鉴别诊断流程图

表 2-3-14 骨皮质及内膜弥漫增厚病变几种常见病因的鉴别要点

疾病	典型影像特征	主要伴随征象	鉴别要点
慢性化脓性骨髓炎	四肢长骨骨皮质广泛性不规则增厚	髓腔内斑片状低密度骨破坏,伴随死骨、骨包壳形成	常有急性血源性骨髓炎病史
骨样骨瘤	四肢长骨骨干可见"瘤巢",其周围可存在广泛的骨质增生硬化	"瘤巢"常为单个,半数以上巢内发生钙化或骨化,形成"牛眼征"	好发于儿童及青少年,常见于10~19岁
后天性骨梅毒	四肢长骨广泛性骨皮质对称性增厚、致密,骨干粗大变形,轮廓粗糙不整,伴有髓腔硬化,胫骨可向前弓形弯曲,形成"军刀征"	颅骨、鼻骨、肋骨、脊柱可出现骨质破坏	梅毒血清实验阳性
氟骨症	骨质硬化型骨质改变表现为四肢长骨骨干弥漫性骨密度增高,骨皮质增厚,骨髓腔变窄甚至消失。重度患者骨小梁增粗融合呈象牙状,或普遍融合,结构消失	全身骨骼受累以中轴骨最为明显,四肢骨以近端受累明显。骨质改变同时可表现为骨质减少和骨转换。可同时伴有关节退变继发骨增生变形以及肌腱、韧带、骨间膜骨化等改变	有氟病区长期生活病史
婴幼儿骨皮质增生症	四肢长骨骨干骨皮质广泛对称性增厚硬化,髓腔变窄,病变不累及骨骺端。可出现病骨变粗、弯曲变形	可有下颌骨、颅骨、锁骨、肩胛骨和肋骨等受累	发病年龄多见于2个半月龄左右,一般不超过5个月,以男婴多见
遗传性多发性骨干硬化症	四肢长骨骨干骨皮质对称性增厚,密度增高并梭形增粗,其内可伴有小囊状透光区,髓腔狭窄或闭塞	颅底及额枕骨密度明显增高	发病年龄多在青春期前后
高磷酸酶症	发育期晚期,四肢长骨骨干对称性大范围增粗弯曲,骨皮质增厚并分层,髓腔可变窄,以股骨和胫腓骨最明显	头颅明显增大,颅板增厚,以板障增宽为主。脊椎呈"夹心椎"样。手足短管状骨骨干呈"长方框"状	发病年龄多见于1~2岁,患儿出现肢体弯曲,身材矮小,肌肉无力等表现。碱性磷酸酶明显增高
骨内膜骨增生症	四肢长骨骨内膜增生硬化致骨皮质弥漫性对称性增厚,髓腔狭窄或消失	全身骨骼可不同程度累及。面部,特别是下颌骨骨质增生、变宽	多在10岁左右发病,常出现面神经麻痹和耳聋
厚皮性骨膜病	四肢长骨骨干骨皮质大范围对称性增厚硬化,骨髓腔变窄	小腿和前臂的皮肤呈粒状增厚。手和足的远端表现为明显的杵状指(趾)。头皮和面部皮肤呈现"溢脂症",头皮呈脑回状	发病年龄在3~38岁之间,多数在青春期发病。病变进展缓慢,10年左右趋于稳定
骨蜡油样病	四肢长骨骨干骨皮质偏侧性条索状增生硬化,边缘不规则,表面高低不平,似蜡烛油由上而下流注的形状。增生骨皮质密度极高,骨小梁显示不清,呈象牙质样,与正常骨界限清楚	可侵犯腕骨,表现为骨内斑点状硬化,或越过腕骨的条索状硬化	常侵犯单侧肢体,双侧者少见。多数病变沿四肢神经和大血管的走行分布
维生素D过剩症	四肢长骨骨干骨皮质对称性弥漫性增厚,髓腔狭窄	伴有骨质疏松,软组织内钙化	常见于婴幼儿和儿童,短期内给予大剂量维生素D

(龚向阳)

参 考 文 献

[1] 徐文坚,袁慧书.中华影像医学——骨肌系统卷[M].3版.北京:人民卫生出版社,2019.

[2] 吴振华,张立军.小儿骨关节临床影像学[M].北京:人民卫生出版社,2012.

[3] 曹来宾,徐爱德,徐德永.实用骨关节影像诊断学[M].济南:山东科学技术出版社,1998.

[4] GREENFIELD,GEORGE B. Radiology of bone diseases[M].4th ed.United States:J. B. Lippincott Company,1986.

八、管状化不良(骨干增粗)

【定义】

管状化不良(erlenmeyer flask)是指在管状骨发生和成骨过程中由于软骨内化骨障碍、骨改建和塑形异常、骨骺过早闭合等致使骨纵径生长受限,而横径正常或过度生长,表现为管状骨短粗、骨干相对增粗。

【病理基础】

管状骨发生和成骨过程中,软骨细胞变性、坏死、成骨障碍、软骨细胞排列异常、软骨细胞增殖及成熟障碍、软骨基质缺乏、骨骺干骺发育异常、软骨内化骨过程加速等原因可促使干骺骨骺提早闭合,导致骨纵径缩短;各种影响骨骼增粗、塑形的因素,均可导致长骨不能正常管状化,表现为管状骨短粗。也可以表现为骨纵径缩短、骨横径生长正常,骨干相对增粗。

【征象描述】

1. X线检查表现　X线可清楚显示骨骼全貌,对骨骼的形态、粗细、长短、皮质厚度等进行准确判断,是诊断骨干过度管状化的主要影像学方法。因病理基础不同,X线可表现为:①管状骨短粗或骨干相对增粗(图 2-3-24),可伴骨弯曲变形、关节内外翻畸形,骨皮质增厚以弯曲的凹侧更明显,少部分骨皮质可变薄或正常,髓腔可正常、增宽或狭窄。②管状骨短粗可呈对称性或不对称性,先天性的疾病常表现为多发管状骨异常,以肢根段长骨短粗明显,部分病例可表现为肢中段、肢远段管状骨短粗。③干骺端增宽或形态异常,干骺端呈"杯口"状表现或出现不规则透亮区。骨骺板光滑或不规则,有时可见散在点状致密影。④骨骺形态可正常、不规则、增大或变小,可有骨骺密度增高。⑤可合并骨质破坏、死骨、软组织肿胀、骨膜增生硬化等。

2. CT表现　CT检查能够更详细地显示X线可疑的病变,或因投照部位重叠而不易显示的伴随征象和部位。CT的密度分辨率较高,有助于更好地显示骨皮质增厚或变薄,以及先期钙化带密度的变化。由于管状化不良一般发生在儿童生长发育期,

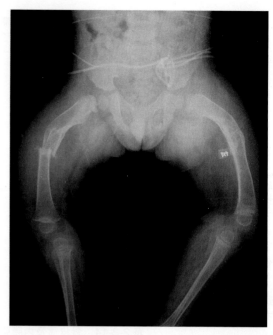

图 2-3-24　管状化不良(骨干增粗)的X线平片表现
先天性成骨不全。双侧股骨增粗变短,伴弯曲变形,右侧股骨病理性骨折

CT因辐射剂量较大而应用受限。

3. MRI表现　MRI可观察长骨短粗、骨干相对增粗、骨骺、干骺端以及骨干形态和信号的改变,能够早期发现骺板软骨的变性和评价软骨的发育情况。MRI检查无电离辐射,基于MRI多序列和高分辨率成像有利于查找病因及鉴别诊断。因成像时间长、检查费用高、整体观较差等原因,了解四肢骨管状化不良的情况对比X线缺乏明显的优势。

【相关疾病】

管状化不良与多种疾病相关,通常表现为管状骨短粗,骨干相对增粗,但不同的疾病可有类似的影像表现,影像征象存在交叉和重叠,可根据出生时是否已经出现、骨骺是否正常、肢根或肢中远端明显、皮质是否增厚等进行分类(表 2-3-15)。

表 2-3-15　管状化不良相关疾病一览表

出生时即出现	出生后生长中出现
软骨发育不全	假性软骨发育不全
点状软骨发育异常	多发性骨骺发育异常
先天性成骨不全	干骺端软骨发育异常
先天性骨梅毒	骨骺干骺端发育异常
先天性甲状腺功能低下症	骨干发育异常
肢端肢中段发育异常	骺板软骨坏死
软骨外胚层发育异常	蜡油样骨病
	骨纤维异常增殖症
	厚皮性骨膜病
	遗传性多发性骨软骨瘤
	黏多糖病
	慢性骨髓炎
	肢端肥大症

【分析思路】

不同疾病引起的管状化不良都具有管状骨短粗的表现,尽管存在着许多重叠的表现,但其他伴随征象可能提示某种疾病,分析思路如下:

第一,明确患者的发病时间,出生时即出现管状化不良,应考虑软骨发育不全、点状软骨发育异常、软骨外胚层发育异常、肢端肢中段发育异常、先天性成骨不全、先天性骨梅毒、先天性甲状腺功能低下症。

第二,重点分析病因,分析是骨软骨发育异常、内分泌代谢异常还是细菌、病毒感染引起的管状化不良。内分泌代谢异常需考虑先天性甲状腺功能低下症,肢端肥大症。细菌、病毒感染需考虑慢性骨髓炎、先天性骨梅毒。

第三,全面观察比较,分析管状化不良患骨分布特点,是以肢根型(股骨、肱骨)明显,还是肢中段(尺桡骨、胫腓骨)或肢远端(手足短管状骨)明显。肢根型明显,需考虑软骨发育不全、点状软骨发育异常、先天性成骨不全;仅有肢根骨管状化不良,应考虑肢根性发育异常。

第四,仔细观察骨骺形态,若存在骨骺变小、碎裂、不规则,需考虑软骨发育不全、假性软骨发育不全、软骨外胚层发育异常、多发性骨骺发育异常、骨

骺干骺端发育异常、先天性甲状腺功能低下症。若骨骺增大伴骨骺内见簇状点状钙化,应考虑点状软骨发育异常。

第五,重点观察骨皮质变薄和增厚情况,骨皮质变薄常见于先天性成骨不全、骺板软骨坏死、骨纤维异常增殖症。

第六,当存在骨质破坏的表现时,常考虑骨纤维异常增殖症、先天性骨梅毒、慢性骨髓炎可能。

第七,结合患者的临床表现和体格检查结果,可缩小鉴别诊断范围。

第八,对于管状化不良的患者,应进一步了解患者的颅骨、脊椎发育情况,并结合有无智力低下或合并其他脏器的发育异常等综合分析。

【疾病鉴别】

管状化不良疾病少见或罕见,且类型复杂多样,各种病变影像征象存在交叉重叠,需要联合其他影像学特征和临床信息进行诊断和鉴别诊断。

1. 基于管状化不良(骨干增粗)的鉴别诊断流程图(图 2-3-25)。

2. 管状化不良(骨干增粗)病变在不同疾病的主要鉴别诊断要点(表 2-3-16)。

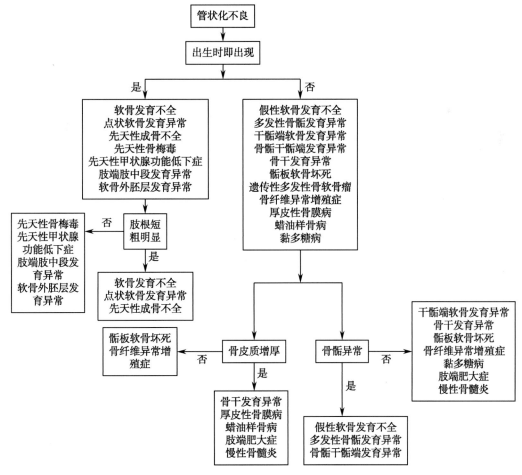

图 2-3-25　基于管状化不良(骨干增粗)的鉴别诊断流程图

表 2-3-16　管状化不良（骨干增粗）病变在几种常见疾病的主要鉴别诊断要点

疾病	典型影像特征	主要伴随征象	其他鉴别要点
软骨发育不全	四肢骨短粗，以肢根段（肱骨、股骨）显著。骨骺可碎裂或不规整，干骺端增宽、中央凹陷。骨骺板光滑或轻度不规则，并散在点状致密影。骨皮质增厚，以弯曲的凹侧更明显。骨呈"哑铃"状	椎体侧位呈方形；下腰椎椎弓根间距缩小为本病独特表现；双手三叉畸形；髋外翻	尺骨较桡骨短，腓骨常较胫骨长。颅面骨异常；智力正常
假性软骨发育不全	四肢骨短粗，长骨以肢中段为著，双侧胫腓、尺桡骨短粗比股、肱骨明显，且手足骨短粗更明显。骨骺变小、碎裂、不规整。干骺端增宽且两侧形成侧刺"呈挽袖状"	椎体侧位呈椭圆形，高度正常；双膝内、外翻呈风吹状畸形	颅面骨正常；下腰椎椎弓根间距不缩小
点状软骨发育异常	四肢骨短粗，以肢根段（肱骨、股骨）显著。骨骺增大、轮廓不规则，骨骺内见簇状点状钙化	皮肤增厚；先天性白内障；先天性心脏病	智力迟钝
软骨外胚层发育异常	四肢骨短粗，以肢中段胫腓骨和尺桡骨明显。锥形骨骺。干骺端形态异常、凹陷。手以中位指骨短粗为著	常伴对称性的轴后多指（趾）畸形；膝外翻；牙齿、指（趾）甲发育不良；先天性心脏病	颅骨、脊椎正常
先天性成骨不全（短粗型）	长骨短粗伴弯曲畸形，以肢根段（肱骨、股骨）显著。骨皮质菲薄，而弯曲畸形的凹侧骨皮质增厚。手足骨一般不受累	多发性骨折和广泛骨痂形成，骨密度减低；椎体呈楔状变形	颅骨异常
干骺端软骨发育异常	四肢骨短粗，弯曲变形。骨骺正常。干骺端增宽呈杯口状，干骺端有不规则透亮区。可分为四型：Schmid型常见，下肢骨短粗较上肢骨明显。Jansen型罕见。Mckusick型：短管状骨短粗以中节指（趾）骨为著。Schwachman型以股骨近侧干骺端表现明显，其他骨相对轻微	Schmid型伴髋外翻，膝内外翻畸形；Mckusick型伴头发、体毛稀疏，色素缺乏，可合并肠道异常；Schwachman型合并胰腺功能不全和血中性粒细胞减少	智力正常
多发性骨骺发育异常	四肢骨短粗以肢远端（指/趾骨短粗）为著，骨骺变小、碎裂、不规整，密度增高。干骺端增宽	膝、髋关节内、外翻畸形	脊椎一般正常；智力正常
骨骺干骺端发育异常	四肢骨短粗，弯曲变形（以掌指骨短粗明显）。骨骺变小、变扁。干骺端增宽，干骺端有不规则透亮区	双下肢内翻	颅骨、脊椎正常
骨干发育异常	四肢长骨受累多见，短骨少见。骨干梭形增粗。骨骺、干骺端一般正常。骨皮质不均匀增厚、硬化，不累及骨端，髓腔变窄甚至消失	常伴有肌营养不良、肌萎缩	颅骨异常。智力正常
肢根性发育异常	病变仅限于上臂和大腿，仅有肱骨和股骨短粗	肱骨远端分叉改变。先天性心脏病	颅骨、脊椎正常
肢中段发育异常	病变仅限于前臂和小腿，仅有肢中段短粗：Werner型：胫骨短粗呈块状。软骨骨生成障碍：尺桡骨和胫骨缩短明显，并可呈弓状弯曲，腕部呈类马德隆畸形改变，骨皮质增厚	胫腓近侧关节脱位；对称性多指（趾）畸形和拇指缺如；尺桡关节脱位，桡骨远端尺侧缘有局限性骨缺损；髋、肘外翻	颅骨、脊椎正常。智力正常

续表

疾病	典型影像特征	主要伴随征象	其他鉴别要点
肢端肢中段发育异常	病变仅限于前臂和小腿及手足,仅有肢端肢中段短粗。骨骺正常。尺骨短桡骨弯,指骨短粗呈方形	半数伴桡骨小头半脱位	颅骨、脊椎正常
骺板软骨坏死	四肢骨短粗。干骺端凹陷伴硬化。骨皮质变薄,髓腔扩大	髋外翻	颅骨呈舟状。脊椎后突
遗传性多发性骨软骨瘤	肢体缩短不对称,外生性骨疣影响骨塑形,干骺端及骨干呈不规则增粗膨大变形。有时可见尺骨远端骨骺缺如。骨疣好发于干骺端,其髓腔与母骨相通,背离关节方向生长,软骨帽可不规则膨大、变形	桡骨远端及腕骨假性马德隆畸形	
厚皮性骨膜病	四肢长骨对称性的骨干变粗,骨皮质不均匀增厚、硬化。掌跖骨和近节指(趾)骨受累,远节指(趾)骨不受累	小腿和前臂皮肤粒状增厚,头皮呈脑回状常伴有皮肤溢脂	颅骨骨化不良、菲薄
蜡油样骨病	有偏侧倾向,常表现为单侧肢体受累,可见沿病骨进行的呈纵行条纹状排列的骨质增生、硬化,表面高低不平似蜡油自上而下流注的形状。病骨骨干增粗,皮质和髓腔内可见象牙样骨化	晚期软组织内常见异位骨化。可合并骨斑点病	各骨病变沿同一侧延伸,骨质硬化病变跨关节伸展
黏多糖病	四肢骨短粗,但皮质不厚,髓腔增宽。干骺端变细窄。指骨远端和掌骨近端变细呈弹头样	髋、膝外翻;椎体前缘变圆钝、变尖	颅骨呈长头型;智力低下;尿中硫酸皮肤素和硫酸肝素阳性
骨纤维异常增殖症	下肢骨较上肢骨多见,有单侧发病的倾向。病骨骨干膨胀增粗,骨皮质变薄,髓腔增宽,髓腔内骨小梁粗大扭曲,可见磨玻璃样骨化影	囊状骨质破坏;合并内分泌障碍包括皮肤色素沉积、性早熟、Albright综合征	颅面骨异常多见
先天性骨梅毒	病骨皮质增厚,骨干增粗。骨皮质破坏,骨膜增生,髓腔硬化。胫骨发病呈弓形弯曲,形成"军刀"征	四肢可出现假性瘫痪,软组织肿胀。常合并其他器官和组织的功能损害	梅毒血清学阳性
慢性骨髓炎	慢性期骺板受侵,病骨皮质增厚,骨干增粗,骨质破坏,骨质增生硬化,髓腔硬化,破坏区可见死骨	骨性瘘孔和软组织窦道形成	
先天性甲状腺功能低下症	四肢骨短粗。骨骺宽而厚,呈点状或颗粒状。长骨干骺端增宽,边缘不整,干骺端侧刺形成及生长障碍线	椎体高度缩小,呈楔形变,前缘可有Hahn裂。扁平髋,关节内可能出现骨性或骨软骨性游离体,髋内翻畸形	婴儿智力低下。颅骨呈短头型
肢端肥大症	四肢骨对称性粗厚,长度正常无缩短,粗厚以掌指骨为著	软组织增厚,关节肿大、韧带、肌腱附着处、骨间膜骨化;骨端旁骨疣增生	可有颅骨改变

(龚向阳)

参 考 文 献

[1] 王云钊,兰宝森.骨关节影像学[M].北京:科学出版社,2002.

[2] 徐文坚,袁慧书.中华影像医学——骨肌系统卷[M].3版.北京:人民卫生出版社,2019.

[3] 李惠民.假性软骨发育不全一例[J].中华放射学杂志,1993,27(9):639.

[4] 徐德永,曹来宾,薛英杰,等.多发性骨骺发育异常(晚发型)X线分析(附30例报告)[J].中华放射学杂志,

1993,27(1):26-29.

[5] 李彦格,崔建岭,李渡斌,等.进行性骨干发育异常(附一家族三例报告)[J].中华放射学杂志,1995,29(11):798-800.

[6] 屈辉,王武,白荣杰,等.实用骨科影像学(中文翻译版)[M].北京:科学出版社,2012.

[7] 白人驹,徐克.医学影像学[M].7版.北京:人民卫生出版社,2013.

[8] 吴振华,张立军.小儿骨关节临床影像学[M].北京:人民卫生出版社,2012.

九、过度管状化(骨干变细)

【定义】

过度管状化(thinning of shaft)是指管状骨在发生和成骨过程中,由于软骨内化骨、骨改建和塑形异常、骨骺延迟闭合等原因,导致骨纵径或横径生长异常,表现为管状骨纤细、细长或骨干相对变细。

【病理基础】

管状骨发生和成骨过程中成骨细胞生成减少、变性、活力减低,骨膜下成骨障碍、骨基质内胶原纤维成熟障碍,导致骨骼变细。结缔组织覆盖在骨膜表面,在正常生长过程中提供反作用力,当骨膜弹性增加时,骨骼纵径过度生长,导致管状骨细长或骨干相对变细。

【征象描述】

1. X线检查表现 X线可清楚显示骨骼全貌,对骨骼的形态、粗细、长短、皮质厚度等进行准确判断,是诊断骨干过渡管状化的主要影像学方法。①管状骨纤细、细长、骨干相对变细,可伴骨弯曲变形(图2-3-26);②部分关节松弛、活动度增加,可发生关节脱位;③骨皮质变薄多见,增厚少见;④骨质密度减低,可合并骨折和骨痂形成;⑤管状骨细长愈向远端愈明显,手足骨细长可呈"蜘蛛"指(趾)样。

2. CT表现 CT有助于显示皮质增厚或变薄情况以及判断细微骨折和骨痂。

3. MRI表现 MRI基于软组织高分辨率成像有利于评价肌肉和皮下脂肪变化。

【相关疾病】

过度管状化相关疾病较少且比较罕见,根据管状骨纤细或细长可分为两类,但不同疾病可有类似的影像表现,影像征象存在交叉和重叠(表2-3-17)。

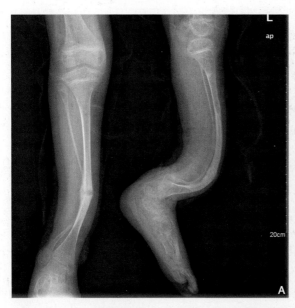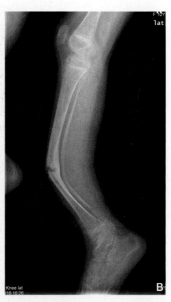

图2-3-26 过度管状化(骨干变细)的X线平片表现
晚发型成骨不全。A.双侧胫腓骨正位;B.右侧胫腓骨侧位X片。双侧胫腓骨纤细、弯曲,伴多发骨折和骨痂形成

表2-3-17 过度管状化相关疾病

四肢骨纤细	四肢骨细长
晚发性成骨不全	马方综合征
克兰菲尔特综合征(Klinefelter syndrome)	同型胱氨酸尿症

【分析思路】

不同过度管状化疾病大多都具有管状骨纤细或细长的表现,尽管存在着许多重叠的表现,但某些伴随征象可能提示某种疾病,分析思路如下:

第一,识别过度管状化病变所具有的影像学表现。通常管状骨纤细表现为管状骨纵径无明显增大而横径偏小;管状骨细长表现为管状骨纵径增大而横径偏小。四肢骨纤细常见于晚发性成骨不全、克兰菲尔特综合征(Klinefelter syndrome)。四肢骨细

长常见于马方综合征、同型胱氨酸尿症。

第二,重点观察四肢各骨纤细或细长的程度。管状骨细长且愈向远端愈明显常见于马方综合征。

第三,分析邻近组织及其他骨质影像学表现。四肢骨多发性骨折或骨痂,骨皮质变薄常见于晚发性成骨不全;伴邻近肌肉发育不良、皮下脂肪减少常见于马方综合征。骨质密度减低常见于晚发性成骨不全、同型胱氨酸尿症、克兰菲尔特综合征,而马方综合征一般骨质密度正常。

第四,紧密结合患者的临床病史、体征和实验室检查。若伴有性腺功能低下、小睾丸应考虑克兰菲尔特综合征;伴有蓝巩膜考虑晚发性成骨不全;伴有先天性心脏病如主动脉近端扩张考虑马方综合征;伴有晶状体脱位和血尿中有高胱氨酸,尿硝普钠试验阳性,应考虑同型胱氨酸尿症。

【疾病鉴别】

过度管状化相关疾病较少且罕见,各种病变影像学征象存在重叠,需要联合其他影像学特征和临床信息进行诊断和鉴别诊断。

1. 基于过度管状化的鉴别诊断流程图(图 2-3-27)。

2. 表现为过度管状化的几种不同疾病的鉴别诊断要点(表 2-3-18)。

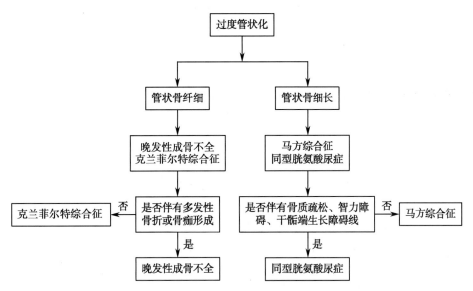

图 2-3-27　基于过度管状化(骨干变细)的鉴别诊断流程图

表 2-3-18　表现为过度管状化的几种不同疾病的鉴别诊断要点

疾病鉴别	典型影像特征	主要伴随征象	鉴别要点
晚发性成骨不全	管状骨纤细、弯曲变形,以下肢骨表现明显,上肢骨表现轻微。骨干变细,干骺端相对较宽。骨皮质菲薄	多发性骨折或骨痂形成。颅骨和躯干骨骨密度减低	临床可见蓝巩膜、牙质形成不全、耳硬化
马方综合征	管状骨细长,愈向远端愈明显,以指掌骨和跖趾骨为著,呈蜘蛛指(趾)样改变。关节活动度增加,可发生关节脱位	可合并踇趾外翻、锤状趾、扁平足畸形。掌骨指数增大。髋臼突出。脊柱侧弯,肌肉发育不良、皮下脂肪少	临床可见先天性心脏病(主动脉近端扩张、房间隔缺损、冠状动脉瘤等)、第二性征发育差。智力一般正常,无骨质疏松
同型胱氨酸尿症	管状骨细长、弯曲。关节松弛。干骺端常见多条横行致密线影(生长障碍线)	常见膝外翻、髌骨高位。掌骨指数增大,掌骨细长而类似马方综合征。骨质疏松,椎体变扁	90%患者有晶状体脱位。多数患者智力障碍。血尿中有高胱氨酸,尿硝普钠试验阳性
克兰菲尔特综合征(Klinefelter syndrome)	管状骨纤细	脊柱侧弯、驼背。掌骨征阳性,膝内翻,骨质疏松	临床可见性腺功能低下,小睾丸,智力低下

(龚向阳)

参 考 文 献

［1］王云钊,兰宝森.骨关节影像学［M］.北京:科学出版社,
2002.

［2］徐文坚,袁慧书.中华影像医学——骨肌系统卷.3版
［M］.北京:人民卫生出版社,2019.

［3］徐红卫,王锦纯.马凡综合征影像学的多系统表现［J］.
实用医学杂志,2008,24(10):1841-1843.

［4］杨任民,章慧,武盈玉,等.同型胱氨酸尿症三例［J］.中
华儿科杂志,1983,21(5):308.

［5］屈辉,王武,白荣杰,等.实用骨科影像学(中文翻译版)
［M］.北京:科学出版社,2012.

［6］白人驹,徐克.医学影像学.7版［M］.北京:人民卫生出
版社,2013.

［7］吴振华,张立军.小儿骨关节临床影像学［M］.北京:人
民卫生出版社,2012.

第四节　生　长　板

生长板(growth plate or physeal plate or physis)
也称为骺板,是位于骨骺与长骨干骺端之间的扁平
盘状软骨结构。

一、骨骺早闭

【定义】

骨骺早闭(epiphysial premature closure)是由于
各种原因导致长管状骨骨骺和干骺端提前闭合,从
而阻碍骺板的正常生长,造成关节成角畸形或肢体
短缩的一种疾病。

【病理基础】

生长板自骨骺中心向干骺端过渡,分为四层:静
止层或储备层、增殖层、肥大细胞层、软骨内成骨层。
静止层或储备层由于外伤损伤细胞或血管受损导致
骺板缺血,将导致生长的停止,局部出现骨桥而导致
骨骺早闭,而未受损的生长板继续生长,从而造成肢
体畸形。

【征象描述】

1. X线表现　生长板在X线平片不能显影,表
现为骨骺与干骺端之间的波浪状透亮带。局限性骨
骺早闭,可表现为局部生长板透亮带变薄,逐渐消
失,可见骨桥形成,根据骨桥的位置可将骨骺早闭分
为三型(图2-4-1):周边型、中心型、线型。X线平片
还可以根据生长障碍线与骺板的关系来预测骨桥出
现的可能性。当生长障碍线与骺板平行时,表示无
骨桥形成,而生长障碍线呈辐射状向骺板集中时,则
说明骺板各部分生长速度不同,以后很有可能出现
骨桥。弥漫型骨骺早闭(图2-4-2)往往在出现身材
矮小时被发现,需要结合临床相关表现及正常骨龄
图谱才能辨别。

X线平片的缺点为其是重叠图像,加之生长板
呈波浪状,故骨骺早闭早期X线不易显示,往往在肢
体出现畸形或缩短时才被发现,不易对骨桥精确定
位及划定骨桥的确切范围。

2. CT表现　生长板在CT上亦表现为骨骺与
干骺端之间的透亮带,一般需要进行矢状位或冠状
位重建,才能清晰地显示生长板。CT的表现与X线

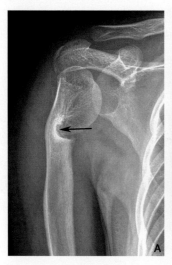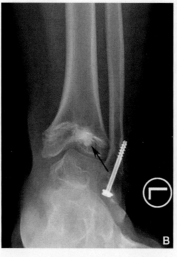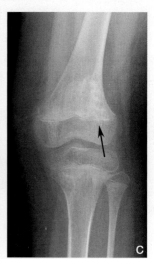

图 2-4-1　骨骺早闭的 X 线表现

A. 右肩关节正位片显示右侧肱骨近端内侧边缘骺板处可见骨桥(箭),肱骨头出现严重的成角畸
形;B. 左踝关节正位片显示胫骨远端骺板中心可见骨桥形成(箭),骨骺中心呈圆锥状突入干骺
端,干骺端呈帐篷样改变;C. 左膝关节正位片显示左股骨远端外侧生长板较其余部分变薄(箭)端
及胫股近端骨质密度不均匀增高。A、B 更为清晰显示骨桥形成(箭),其余部位骺板正常

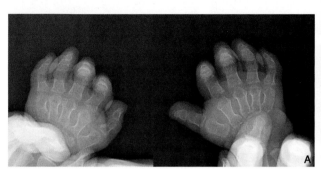
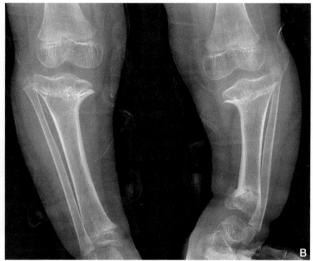

图 2-4-2　弥漫型骨骺早闭的 X 线表现

患儿,病因未查明,A 为双手正位片,B 为双胫腓骨正位片,双手及双侧胫骨近端及远端骨骺多发对称性早闭,双手及胫骨缩短,胫骨出现成角畸形

表现相似,但是 CT 克服了上述 X 线平片的各种缺点,可以较早地识别骨桥,能够精确地显示骨桥的位置及范围(图 2-4-3)。

3. MRI 表现　生长板在 MRI 上表现为骨骺与干骺端的波浪状带状影像,T1WI 呈中等略低信号,T2WI 呈现略高信号,梯度回波呈现明显高信号,梯度回波对于生长板的显示最佳。MRI 的优势是能够显示骨骺早闭之前生长板的损伤情况,骨骺损伤在 MRI 上可出现信号异常(图 2-4-4),与周围正常生长板信号相比,局部可呈现斑片状略高或略低信号,生长板骨折在梯度回波序列可表现为线状低信号。MRI 也能显示局部生长板较正常生长板变薄,直至

闭合,形成骨桥(图 2-4-4),骨桥可以是纤维性或骨性,MRI 也是能唯一能够显示纤维性骨桥的影像学检查方法,纤维骨桥在 MRI 各个序列均呈现低信号,但是在 CT 及 X 线平片呈现透亮间隙,骨性骨桥在 MRI 上亦呈现低信号。

【相关疾病】

骨骺早闭可以表现为局限性,也可以表现为弥漫多发性,原因多种多样,局限性最常见原因为骨折,特别是通过干骺端、生长板及骨骺的 Salter Ⅳ 型骺板损伤及通过骨骺生长板的 Salter Ⅲ 型骺板损伤后的后遗改变。弥漫多发性一般为全身营养、内分泌及代谢疾病所造成全身骨质异常改变。详见表 2-4-1。

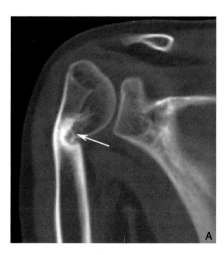
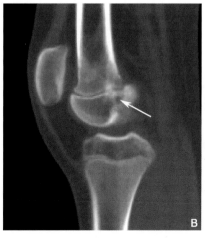
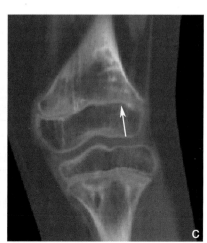

图 2-4-3　骨骺早闭的 CT 表现

A. 为右肩关节 CT 冠状位重建显示右侧肱骨近端内侧边缘骺板处可见骨桥(箭),肱骨头出现严重的成角畸形;B. 为膝关节 CT 矢状位重建图像显示股骨远端骨桥形成(箭);C. 为膝关节 CT 冠状位重建图像,显示股骨远端外侧生长板闭合(箭),股骨远端及胫骨近端可见条片状高密度

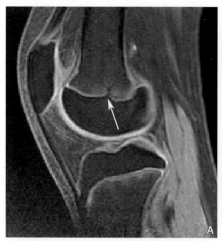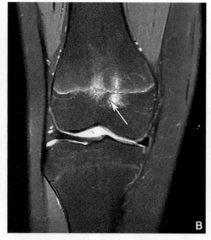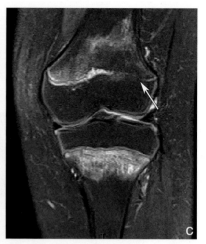

图 2-4-4　骨骺早闭的 MRI 表现

A. 为 MRI VIBE 矢状位图像显示股骨远端生长板可见低信号骨桥(箭);B. 为膝关节冠状位 PDWI,显示股骨远端骺板略变窄(箭),周围可见骨髓水肿信号;C. 为膝关节冠状位 PDWI,显示股骨远端及胫骨近端骨髓水肿,股骨远端外侧骺板闭合

表 2-4-1　骨骺早闭的原因

局限性骨骺早闭	弥漫多发性骨骺早闭
外伤(骨折、反复应力、血管损伤)	营养代谢障碍(维生素 A、D 过剩症)
骺板软骨区的感染(化脓性、结核性)	内分泌疾病(甲状旁腺功能减退症、假性甲状旁腺功能减退症)
骨肿瘤(包括良性及恶性肿瘤)	大骨节病
烧伤、冻伤、离子辐射	性早熟
不明原因	不明原因

【分析思路】

骨骺早闭主要表现为局部生长板变薄,骨桥形成,以及由此造成的肢体畸形及变短。

第一,识别征象,生长板局限性或弥漫变薄,甚至消失,形成骨桥。

第二,尽早识别骨骺早闭征象,预测骨骺早闭出现的可能性,尽早干预,避免早闭的出现。

第三,确定骨骺早闭的部位、范围,为临床治疗提供信息。

第四,根据骨骺早闭的范围及全身骨骼的异常改变、临床信息,判断引起骨骺早闭的原因。

【疾病鉴别】

骨骺早闭的病因分析需密切结合临床病史进行分析。

1. 基于临床信息的鉴别诊断流程图(图 2-4-5)。

2. 骨骺早闭常见病因的鉴别要点(表 2-4-2)。

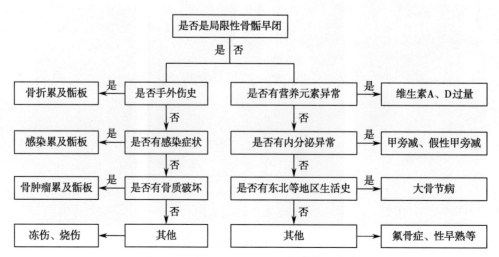

图 2-4-5　基于临床信息的鉴别诊断流程图

表 2-4-2　骨骺早闭病因鉴别表

疾病	典型征象	主要伴随征象	鉴别要点
外伤骨折	骨骺与干骺端之间成骨桥	肢体畸形或缩短	外伤骨折史,骨桥形成,肢体畸形
化脓性及结核感染	骨骺与干骺端之间成骨桥	感染导致骨质破坏、脓肿、骨髓水肿	感染病史,骨桥形成,感染影像征象
骨肿瘤	骨骺与干骺端之间成骨桥	累及生长板的骨质破坏,良性边界清晰,恶性边界不清,有软组织肿块	骨质破坏征象,骨桥形成
维生素 A 中毒	对称或非对称型骨骺早闭,骨骺可包埋于干骺端	先期钙化带增厚,密度增高,干骺端增厚变扁,呈杯口状改变,长骨可有骨膜反应	维生素 A 过量服用史,对称或非对称型骨骺早闭,先期钙化带增厚,密度增高
维生素 D 中毒	骨骺早闭	骨质硬化,骨皮质增厚,先期钙化带增厚,骨质疏松,甚至出现纤维囊性骨炎及骨膜下骨吸收,软组织出现钙化	过量服用维生素 D 的病史,骨骺早闭,骨质硬化、骨质疏松
甲状旁腺功能减退症	骨骺早闭出现短指(趾),以第 1、4、5 掌骨多	血钙减低、血磷增高颅内、皮下及韧带出现钙化	误切甲状旁腺或甲状旁腺发育不良,^{131}I 治疗甲亢病史甲状旁腺激素减低,骨骺早闭出现短指(趾)
假性甲状旁腺功能减退症	骨骺早闭,手部畸形,骨质疏松,异位骨化:颅内、软组织;牙齿钙化不良	智力障碍,身材矮小,甲状旁腺激素正常或增高,血钙减低,血磷增高	遗传疾病,基因异常,骨骺早闭,手部畸形
大骨节病	干骺端凹陷硬化,骨骺早闭,骨端膨大呈锯齿状	距骨滑车低平,距骨颈缩短,距骨头上翘,跟骨短而扁平	生活在东北、西南地区,手、足、踝最为常见,手和踝表现典型

二、骺板增宽

【定义】

骺板增宽(widening of the epiphyseal plate)是各种原因导致生长板厚度增加,或骨骺延迟愈合的一种疾病。

【病理基础】

骺板增宽原因大致可以分为三类:外伤可累及骺板肥大层,骨骺与干骺端分离,导致骺板增宽;板软骨细胞成熟,血钙低或供血血管受损而影响钙质沉积,骺板软骨钙化不良,肥大的软骨细胞增多、堆积,亦是造成骺板增宽的一个原因,代表性疾病为佝偻病;染色体遗传性疾病由于性腺激素的分泌,可导致骺板软骨成熟障碍,出现骨骺延迟闭合。

【征象描述】

1. X 线平片　骨骺与干骺端之间的透亮带增宽。外伤所致生长板受损(图 2-4-6),如果轻微的增宽,需要与对侧正常骺板对照,否则容易漏诊。骺板全身弥漫增宽,需要与正常骨龄图谱对照分析。

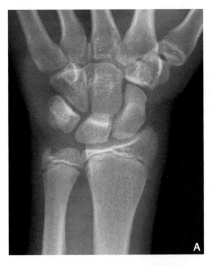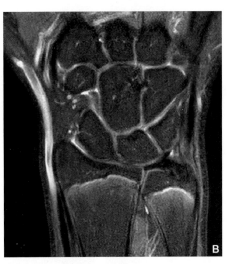

图 2-4-6　桡骨远端骺板增宽

A.腕关节正位片显示桡骨远端骺板可疑略有增宽;B. MRI 冠状位 T2 抑脂像显示桡骨远端骺板略有增宽,生长板信号增高,提示骺板损伤

2. CT　CT 表现与 X 线相似,能够更为准确显示骺板增宽的程度,同时能够显示 X 线平片不易显示的细微骨折(图 2-4-7)。

3. MRI　主要用于早期诊断外伤所致的骨骺轻微分离,MRI 梯度回波序列能够显示高信号的生长板内出现低信号,并且能够显示邻近的骨髓水肿、细微骨折等征象(图 2-4-6)。

【相关疾病】

骺板增宽的原因多种多样,外伤所致骨骺分离、维生素 D 缺乏是最常见的原因(图 2-4-8)。详见表 2-4-3。

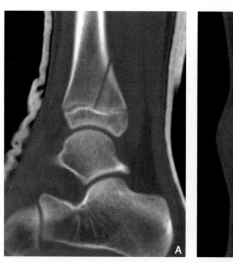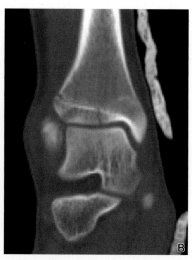

图 2-4-7　骺板增宽 CT 表现

A. 踝关节 CT 矢状位重建显示胫骨远端 Salter Ⅱ 型骨折,导致胫骨远端骺板前侧增宽;B. 踝关节 CT 冠状位重建为另一患者显示胫骨远端 Salter Ⅲ 型骨折,导致胫骨远端骺板外侧增宽

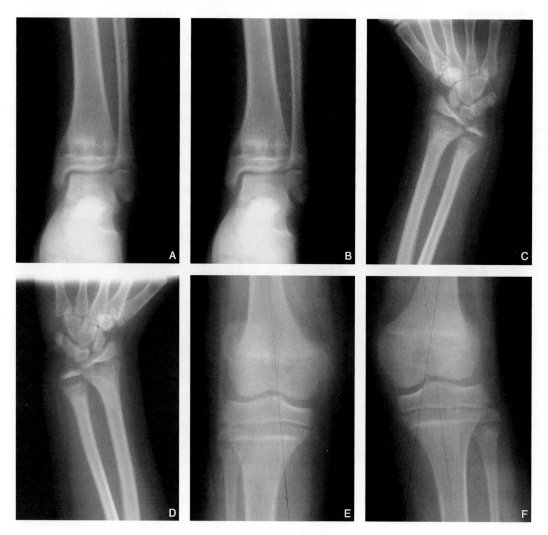

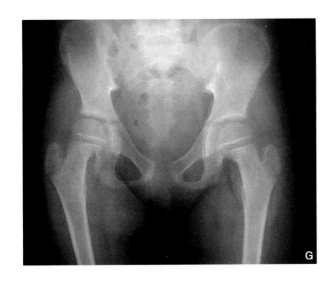

图 2-4-8 肾功能受损引起的骺板增宽

患儿有肾功能受损病史,双侧胫腓骨近远端、股骨近远端、尺桡骨远端多发对称性骺板增宽

表 2-4-3 骺板增宽的原因

局限性骺板增宽	弥漫多发性骨骺增宽
Salter I 型骨折	维生素 D 缺乏型佝偻病
Salter II 型骨折	肾性佝偻病
Salter III 型骨折	内分泌异常(垂体功能低下,甲状腺功能减退)
	性染色体畸变(Turner 综合征、Klinefelter 综合征

【分析思路】

骺板增宽主要表现为骨骺与干骺端之间的透亮间隙局限增宽或弥漫增宽。

第一,识别征象。

第二,骺板增宽往往是全身疾病的一种表现,故根据骺板增宽的征象及全身骨骼的异常改变、临床信息,判断引起骺板的原因,尽早干预治疗。

【疾病鉴别】

1. 基于临床信息的鉴别诊断流程图(图 2-4-9)。

2. 骺板增宽常见病因的鉴别要点见表 2-4-4。

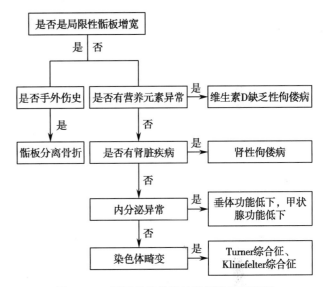

图 2-4-9 基于临床信息的鉴别诊断流程图

表 2-4-4 骺板增宽常见病因鉴别表

疾病	典型征象	主要伴随征象	鉴别要点
Salter I 型骨折	局限性骨骺与干骺端间隙增宽,甚至移位	有外伤史,可伴随骨折、骨髓水肿及软组织水肿等征象	外伤史,骨骺与干骺端间隙增宽
维生素 D 缺乏型佝偻病	骨骺延迟出现,骺板及颅缝增宽	患儿维生素 D 摄入不足,日光照射不足病史;先期钙化带变薄、模糊,干骺端宽大呈杯口状,骨质软化,鸡肋、串珠肋	维生素 D 缺乏,骺板增宽,先期钙化带变薄、模糊,干骺端宽大呈杯口状,骨质软化,鸡肋、串珠肋
肾性佝偻病	骺板增宽	肾小球衰竭及肾小管功能障碍病史,骨质软化、骨质硬化,纤维囊性骨炎	肾病史,骺板增宽,骨质软化,骨质硬化
垂体性侏儒	骨骺出现延迟,闭合晚	生长激素水平低,侏儒,智力正常全身骨骼发育小,比例正常	生长激素低,侏儒,骨骺出现延迟,闭合晚
甲状腺功能减退	骨骺出现延迟,骺骨闭合晚,骨龄小	甲状腺激素水平异常	甲状腺激素低,骨骺闭合晚

(刘 霞)

参 考 文 献

[1] 徐文坚,袁慧书.中华影像医学——骨肌系统卷.北京:人民卫生出版社,2019.

[2] JOHN M. FLYNN,DAVID L. SKAGGS,PETER M. WATERs.洛克伍德-威尔金斯儿童骨折.颉强,赵黎,杨建平,译.北京:北京大学医学出版社,2019.

[3] HALLETT SA,ONO W,ONO N.Growth Plate Chondrocytes:Skeletal Development,Growth and Beyond.Int J Mol Sci,2019,20(23):6009.

[4] EMONS J,CHAGIN AS,SAVENDAHL L,et al. Mechanisms of growth plate maturation and epiphyseal fusion.Horm Res Paediatr,2011,75(6):383-391.

第三章 骨膜

第一节 侵袭性骨膜病变

【定义】

侵袭性骨膜病变（aggressive periosteal disease）是指骨膜新生骨在短时间内快速沉积，破坏程度超过骨膜自身修复能力的潜在病变，常常与恶性病变相关。

【病理基础】

组织病理学上，导致侵袭性骨膜病变的不同疾病通常都具有相似的病理基础，即骨膜受累后产生骨膜新生骨。不同类型侵袭骨膜病变的组织病理基础不同，从而导致了多种多样的骨膜病变类型，如洋葱皮状或多层状，由于病变活动期与静止期反复交替，新生骨呈多个同轴心层积在皮质之外，层与层之间可有肿瘤组织或未钙化的基质；针刺状，新生骨沿着骨膜与骨皮质间的血管通道和Sharpey's纤维形成类似针状物的结构，包括竖发样（hair-on-end）、日光放射样（sunburst）和天鹅绒样（velvet），针状物的方向反映了肿瘤生长的方向；骨膜三角（Codman三角），新生骨被病变破坏掀起，三角出现于病变与皮质夹角之间；当潜在病变导致的骨膜新生骨杂乱无章，可形成复杂骨膜病变。

【征象描述】

1. X线表现 由于侵袭性骨膜病变的病理基础不同，所以其X线表现多样：

（1）洋葱皮状或多层：表现为皮质外多层状骨膜反应，之间有透亮带（图3-1-1）。

（2）骨膜三角或Codman三角：表现骨膜反应被病变组织抬起并破坏中断，断端残留呈三角形或袖口状改变（图3-1-1）。

（3）针状：根据针状物的方向和形态不同，又分为3个亚型：①竖发样（hair-on-end）：表现骨皮质外为垂直骨皮质，相互平行的针状密度增高影，且高度由中间向两侧逐渐变短；②日光放射样（sunburst）：表现皮质外为向四周呈放射排列的针状骨膜反应，分布不规则（图3-1-1）；③天鹅绒样（velvet）：表现为皮质外似短针状物的骨膜反应，短而集中，略微倾斜，相对较光滑，如毛绒状。

（4）扶壁型（buttress reaction）：表现为骨的外侧缘楔形实性骨膜反应，骨膜反应区域无骨质破坏，而超出骨膜反应范围的骨质破坏消失。

（5）复杂型：表现为皮质外骨膜反应随机分布、

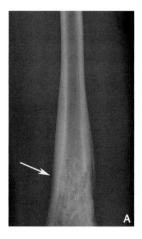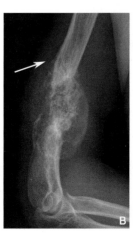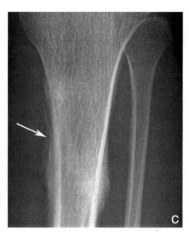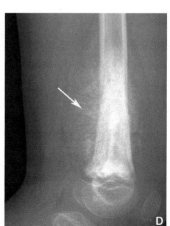

图 3-1-1 侵袭性骨膜病变 X 线表现

A. 洋葱皮状（箭）；B. 骨膜三角（箭）；C. 复杂型（箭）；D. 日光放射样（箭）

杂乱无章,从而产生混乱、奇怪的外观,或不同类型的骨膜反应同时存在(图3-1-1);有时与病灶内的瘤骨难以鉴别,由于瘤骨也表现为高密影,须与骨膜病变所产生的高密度影相鉴别,瘤骨一般排列紊乱,有三种基本形态:象牙质样、棉絮状和针状。需注意的是骨膜病变通常在骨膜受刺激后的10～21天左右出现,因此在此期间,会出现阴性结果,同时须认识到骨膜病变是一个过程,有时须进行多次随访才可看见典型的骨膜病变形态,必要时需与CT或MRI检查相结合。

2. **CT表现**　各种侵袭性骨膜病变的CT表现与X线类似,相较于X线,CT的密度分辨率较高,有助于显示皮质病变(图3-1-2);CT检测骨膜病变的灵敏度较高,可以显示出骨膜病变的早期阶段。此外,CT在检测骨膜病变的变化方面也有作用,如治疗后的反应变化。

3. **MRI表现**　在MRI上也可观察到不同类型的侵袭性骨膜病变,如不同类型的新生骨在MRI各序列上均表现为低信号(图3-1-3),邻近受累软组织呈T1WI等/低信号、T2WI高信号,增强扫描可见强化。MRI对于显示恶性骨膜病变所产生的钙化部分对比X线和CT没有优势。但基于MRI优越的软组织分辨率使其能够在评估肿瘤范围和分期方面发挥作用。

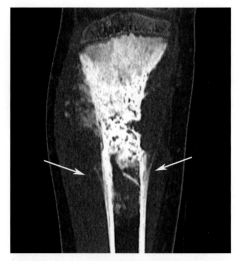

图3-1-2　侵袭性骨膜病变CT表现
CT冠状位重建所示胫骨上段骨膜三角(箭),同时也可见邻近骨质的破坏

【相关疾病】

侵袭性骨膜病变与多种疾病相关,通常表现为不完整、不连续的骨膜反应,但不同的疾病可以有类似的影像表现,相互交叉、重叠,详见表3-1-1。

【分析思路】

不同侵袭性骨膜病变大多都具有骨膜反应,尽管存在着许多重叠的表现,但某些亚型可能提示某

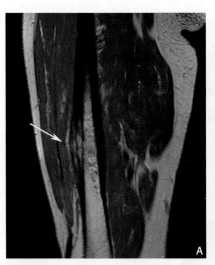
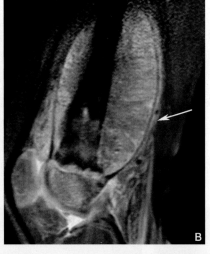

图3-1-3　侵袭性骨膜病变MRI表现
可见骨膜新生骨在MRI呈低信号:A.洋葱皮状骨膜新生骨(箭);B.股骨下段日光放射样骨膜新生骨(箭)伴软组织肿块

表3-1-1　侵袭性骨膜病变相关常见疾病

洋葱皮状或多层	针状			骨膜三角	复杂型	扶壁型
	竖发样	日光放射样	天鹅绒样			
尤因肉瘤	尤因肉瘤	骨肉瘤	骨肉瘤	骨肉瘤	骨肉瘤	骨肉瘤
骨肉瘤	骨肉瘤	转移瘤	软骨肉瘤	尤因肉瘤	转移瘤	
白血病	侵袭性骨母细胞瘤	白血病		软骨肉瘤	软骨肉瘤	
淋巴瘤		转移性神经母细胞瘤		转移瘤	尤因肉瘤	
				恶性纤维组织细胞瘤	恶性纤维组织细胞瘤	
				恶性巨细胞瘤	梭形细胞肉瘤	

种疾病,分析思路如下:

第一,识别侵袭性骨膜病变所具有的影像学表现。通常密度较低、不连续或中断的骨膜反应常提示病变进展较快,通常反映病变的恶性特征。

第二,重点分析侵袭性骨膜病变类型:洋葱皮状或分层,常见于尤因肉瘤、骨肉瘤;竖发样,常见于尤因肉瘤;日光放射样及骨膜三角,常见于骨肉瘤等;复杂型可见于骨肉瘤、转移瘤、软骨肉瘤等。

第三,分析邻近软组织及邻近骨质影像学表现:软组织肿块及瘤骨形成,溶骨性、偏心性骨质破坏,则常见于骨肉瘤;软组织肿块一般较大,且其内无钙化、虫蚀样、渗透性溶骨性骨质破坏,可伴骨内新生骨形成,则常见于尤因肉瘤。

第四,结合患者发病年龄及发病部位等,可缩小鉴别诊断范围。发生在儿童及青少年长骨骨干或干骺端,考虑尤因肉瘤、骨肉瘤可能性大;中老年、多发,累及中轴骨及四肢骨近端,则转移性肿瘤可能性大。

第五,结合患者的临床病史,如是否伴有恶性肿瘤(如前列腺癌、乳腺癌)、白血病及淋巴瘤等。

第六,如果表现不符合常见的恶性病变,还需考虑一些少见及罕见病的可能,如病变位于骨表面,无明显骨膜反应,存在瘤骨,未累及髓腔,须考虑骨膜骨肉瘤;在长管状骨干骺端呈偏心性浸润性骨质破坏,骨膜反应纤细或紊乱,须考虑纤维肉瘤,病变在长骨,骨膜反应纤细或不规则,骨膜三角少见,须考虑血管肉瘤等。

第七,当存在侵袭性骨膜病变的表现时,但是其他影像表现或者临床病史不支持常见恶性病变时,还需排外一些良性疾病的可能,如骨髓炎、骨折愈合期等。

【疾病鉴别】

侵袭性骨膜病变类型复杂多样,且各种病变存在重叠,不可断然诊之,需要联合其他影像学特征和临床信息进行诊断和鉴别诊断。

1. 侵袭性骨膜病变在几种不同常见疾病的主要鉴别诊断要点见表 3-1-2。

2. 基于骨膜病变类型的鉴别诊断流程图见图 3-1-4。

表 3-1-2　侵袭性骨膜病变在几种常见疾病的主要鉴别诊断要点

疾病	侵袭性骨膜病变典型影像特征	主要伴随征象	其他鉴别要点
骨肉瘤	骨膜三角、日光放射状、不规则状	软组织肿块,瘤骨,偏心性、溶骨性骨质破坏	青少年长骨干骺端或骨干,软组织内瘤骨
尤因肉瘤	洋葱皮状或多层状、竖发样	软组织肿块一般较大,且无骨性基质,渗透性骨质破坏,骨内新生骨	青少年长骨骨干或干骺端,老年扁骨
转移瘤	不规则,日光放射状,层状少见	成骨、溶骨或混合性骨质破坏,常有恶性肿瘤病史	中老年,多发,中轴骨和四肢骨近端

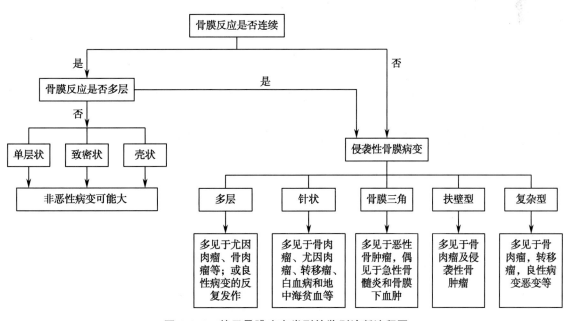

图 3-1-4　基于骨膜病变类型的鉴别诊断流程图

(何　波)

参 考 文 献

［1］GEMESCU I N,THIERFELDER K M,REHNITZ C,et al. Imaging features of bone tumors:conventional radiographs and MR imaging correlation［J］.Magn Reson Imaging Clin N Am,2019,27（4）:753-767.

［2］WENADEN A E,SZYSZKO T A,SAIFUDDIN A.Imaging of periosteal reactions associated with focal lesions of bone［J］.Clin Radiol,2005,60（4）:439-456.

［3］ALLEN H,BARNTHOUSE N C,CHAN B Y.Periosteal pathologic conditions:imaging findings and pathophysiology［J］.Radiographics,2023,43（2）:e220120.

［4］RANA R S,WU J S,EISENBERG R L.Periosteal reaction［J］.AJR Am J Roentgenol,2009,193（4）:W259-272.

［5］MAIA FERREIRA ALENCAR C H,SAMPAIO SILVEIRA C R,CAVALCANTE M M,et al. Periosteum:An imaging review［J］.Eur J Radiol Open,2020,7:100249.

［6］BISSERET D,KACI R,LAFAGE-PROUST M H,et al. Periosteum:characteristic imaging findings with emphasis on radiologic-pathologic comparisons［J］. Skeletal Radiol,2015,44（3）:321-338.

［7］MANASTER ANDREWS,PETERSILGE ROBERTS.影像专家鉴别诊断　骨关节肌肉分册［M］.北京:人民军医出版社,2012.

第二节　非侵袭性骨膜病变

【定义】

非侵袭性骨膜病变（nonaggressive periosteal disease）是指骨膜新生骨的形成过程中,其破坏程度尚能被骨膜自身修复的潜在病变,常与良性病变相关。

【病理基础】

组织病理学上,导致非侵袭性骨膜病变的疾病通常都具有相似的病理基础,即在良性肿瘤、创伤、炎症发生之后,骨膜受到出血、积脓等相对的慢性刺激引起骨膜细胞层形成新生骨。不同类型非侵袭性骨膜病变的组织病理基础不同,从而导致了多种多样的骨膜病变类型:如单层或薄层骨膜反应,为骨膜在充血条件下,外层无活性的成纤维细胞化生为成骨细胞,致骨膜线样增厚伴新骨形成或钙盐沉积;实性或致密形,表现为骨皮质增厚,当病变持续存在时,多层骨膜新生骨之间或骨膜新生骨与骨皮质之间最终骨化,从而形成一个连续的、致密的骨膜新生骨层;分隔状及壳状,病变周围形成连续的骨膜新生骨,充血和机械压力刺激破骨细胞致骨质吸收,同时骨皮质表面产生骨膜新生骨伴钙盐沉积,从而形成膨胀性的壳样外观。病变持续时间越长,进展越缓慢,形成的壳状骨膜反应越厚;厚而不规则的骨膜反应,通常提示病情进展缓慢,表现为骨膜较明显的增厚且有较多的钙盐沉积,多见于慢性骨髓炎、骨折愈合期、肥大性肺性骨关节病等。

【征象描述】

1. X线表现　由于非侵袭性骨膜病变不同的病理改变,所以其X线表现多样:

（1）单层或者薄状（图3-2-1）,表现为距离骨皮质表面1～2mm的一个均匀较淡的薄层骨。

（2）实性或致密型（图3-2-1）,由于增厚的骨膜骨化,无法与骨皮质区分,故表现为骨皮质增厚,密度高且均匀,形态可呈片状,也可表现为较厚的波浪状,随着病程的进展其形态一般无明显变化。

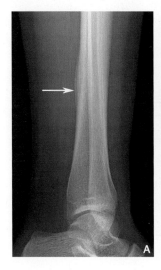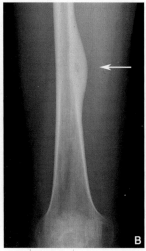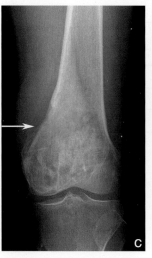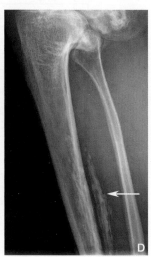

图 3-2-1　非侵袭性骨膜病变 X 线表现
A. 薄状（箭）;B. 致密型（箭）;C. 壳状（箭）;D. 厚而不规则（箭）

（3）分隔状或壳状（图3-2-1），表现为中心溶骨性病变的周围出现一层连续的骨膜反应，可呈膨胀样外观，如病灶内可见分隔，则多见于中度侵袭性病变。

（4）厚而不规则（图3-2-1），表现为与骨干长轴相平行的骨皮质增厚，密度高且不均匀，走行连续，边缘不规则，多见于良性病变。

2. CT 表现　各种非侵袭性骨膜病变的CT表现与X线类似（图3-2-2），CT除了能够观察到皮质病变外，还可以检测骨膜病变向侵袭性病变转化。CT由于较高的分辨率有利于识别早期的骨膜反应及显示平片上不易显示的扁平骨如肩胛骨、髂骨的骨膜新生骨，此外，CT能区分矿化与周围的骨膜，是骨膜反应分型的关键。

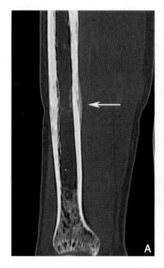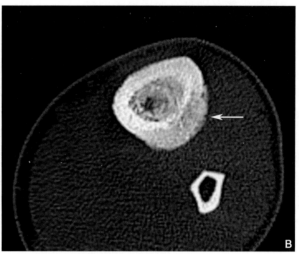

图 3-2-2　非侵袭性骨膜病变 CT 表现
A.胫骨旁早期的骨膜反应（箭）；B.骨样骨瘤的骨膜新生骨（箭）

3. MRI 表现　MRI有利于显示早期的X线和CT无法观察未骨化的骨膜反应，在MRI上也可观察到不同类型的非侵袭性骨膜病变，如不同类型的新生骨在MRI各序列上均表现为低信号，单层骨膜反应在T2WI上有时可见特异性征象，即由外到内呈"黑-白-黑"信号，最外层的"黑"代表骨膜新生骨：钙盐沉积较多；中间层的"白"代表骨膜：钙盐沉积不足；最内层的"黑"代表骨皮质。MRI也可观察到邻近软组织受累情况，受累的软组织呈T1WI等/低信号、T2WI高信号，增强扫描可见强化。基于MRI优越的软组织分辨率使其能够在评估病变范围方面发挥作用。例如，骨髓炎时，MRI可显示异常骨髓，并且显示病变或感染的范围，如图3-2-3所示。

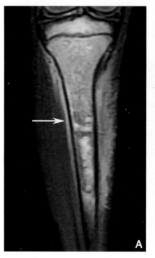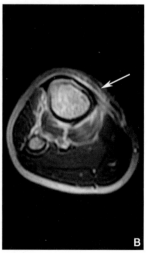

图 3-2-3　非侵袭性骨膜病变 MRI 表现
A.清楚地显示单层骨膜及病变范围（箭）；B.单层骨膜T2WI上的"黑-白-黑"征象（箭）

【相关疾病】

非侵袭性骨膜病变与多种疾病相关，通常表现为完整、连续的骨膜反应，但不同的疾病可以有类似的影像表现，相互交叉、重叠，详见表3-2-1。

【分析思路】

大多数良性病变的骨膜反应都表现为非侵袭性骨膜病变，尽管存在着许多重叠的表现，但某些亚型可能提示某种疾病，分析思路如下：

第一，须认识和掌握非侵袭性骨膜病变所具有的影像学表现，通常密度较高、连续无中断的骨膜反应常提示病情进展缓慢，反映骨病变的非侵袭性或良性特征。

第二，重点分析非侵袭性骨膜病变类型：单层或者薄状，常见于早期骨折愈合、急性骨髓炎、嗜酸性肉芽肿等；实性或致密性，见于骨样骨瘤、成骨细胞瘤等；分隔或壳状，多见于骨巨细胞瘤、动脉瘤样骨囊肿等；厚而不规则，多见于慢性骨髓炎、骨折愈合期、肥大性肺性骨关节病等。

表 3-2-1　非侵袭性骨膜病变相关常见疾病

单层或薄	实性或致密型	分隔状或壳状	厚而不规则
早期骨折愈合	慢性骨髓炎	动脉瘤样骨囊肿	慢性骨髓炎
急性骨髓炎	骨样骨瘤	骨巨细胞瘤	骨折晚期
嗜酸性肉芽肿	成骨细胞瘤		
肥大性肺性骨关节病	嗜酸性肉芽肿		

第三,分析邻近软组织及邻近骨质影像学的特征,出现瘤巢、瘤巢内钙化,软组织水肿,常为骨样骨瘤;出现偏心性、膨胀性骨破坏,且骨破坏区内无新生骨,多考虑骨巨细胞瘤,早期骨破坏模糊,新生骨密度低,骨膜反应轻微,出现较广泛的软组织肿胀,晚期新生骨密度高,骨膜反应光滑完整,多考虑骨髓炎。

第四,结合患者发病年龄及症状等,可缩小鉴别诊断范围。发生在青少年长管状骨骨干、伴有夜间疼痛加重、服用水杨酸药物可缓解,考虑骨样骨瘤;发生于儿童长骨的干骺端且有病变部位的深压痛,多考虑骨髓炎。

第五,结合患者的临床病史,如既往是否有骨折、外伤史,有无感染史。

第六,当存在非侵袭性骨膜病变的表现时,但是其他影像表现或者临床病史不支持常见良性病变时,还需考虑一些恶性疾病的可能。

【疾病鉴别】

非侵袭性骨膜病变类型复杂多样,且各种病变所致骨膜反应的影像表现存在重叠,不可断然诊之,需要联合其他影像学特征和临床信息进行诊断、鉴别诊断。

1. 非侵袭性骨膜病变在几种不同常见疾病的主要鉴别诊断要点见表 3-2-2。

2. 基于骨膜病变类型的鉴别诊断流程图见图 3-2-4。

表 3-2-2　非侵袭性骨膜病变在几种不同常见疾病的主要鉴别诊断要点

疾病	非侵袭性骨膜病变典型影像特征	主要伴随征象	其他鉴别要点
动脉瘤样骨囊肿	分隔状或壳状	偏心、膨胀性、多发或单发溶骨样改变,皮质受压变薄,边缘硬化	好发于 30 岁以下青年人,以长骨干骺端、骨盆、脊柱多见
慢性化脓性骨髓炎	实性或致密型、厚而不规则	骨干增粗,外形不整,死腔存在,软组织萎缩	通常由急性化脓性骨髓炎发展而来
骨样骨瘤	实性或致密型	骨干皮质内出现卵圆形溶骨性病变,MR 上可见瘤巢	多见于 10~25 岁男性,表现为与肿瘤大小不匹配的骨反应和疼痛

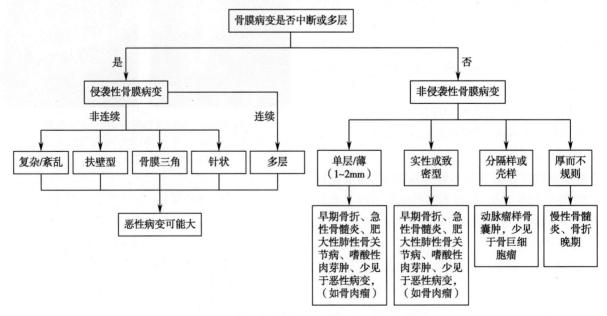

图 3-2-4　基于骨膜病变类型的鉴别诊断流程图

（何　波）

参 考 文 献

［1］GEMESCU I N,THIERFELDER K M,REHNITZ C,et al.
Imaging features of bone tumors:conventional radiographs
and MR imaging correlation［J］.Magn Reson Imaging
Clin N Am,2019,27（4）:753-767.

［2］WENADEN A E,SZYSZKO T A,SAIFUDDIN A. Imaging
of periosteal reactions associated with focal lesions of
bone［J］.Clin Radiol,2005,60（4）:439-456.

［3］ALLEN H,BARNTHOUSE N C,CHAN B Y.Periosteal
pathologic conditions:imaging findings and pathophysiology
［J］.Radiographics,2023,43（2）:e220120.

［4］RANA R S,WU J S,EISENBERG R L. Periosteal reaction
［J］.AJR Am J Roentgenol,2009,193（4）:W259-272.

［5］MAIA FERREIRA ALENCAR C H,SAMPAIO SILVEIRA
C R,CAVALCANTE M M,et al. Periosteum:An imaging
review［J］.Eur J Radiol Open,2020,7:100249.

［6］BISSERET D,KACI R,LAFAGE-PROUST M H,et al.
Periosteum:characteristic imaging findings with emphasis
on radiologic-pathologic comparisons［J］. Skeletal
Radiol,2015,44（3）:321-338.

［7］MANASTER ANDREWS,PETERSILGE ROBERTS.影像
专家鉴别诊断 骨关节肌肉分册［M］.北京:人民军医
出版社,2012.

第三节 类似骨膜反应的病变

【定义】

类似骨膜反应的病变（lesions mimicking periosteal
reaction）是指本身结构或累及部位骨质结构改变而
形成类似骨膜反应的病变。

【病理基础】

组织病理学上,导致类骨膜反应病变的不同疾
病具有不同的病理基础,而不是真正意义上骨膜受
刺激后所形成的骨膜新生骨,如地中海性贫血中,颅
骨的放射状骨针是由于颅骨板障增宽,骨小梁增粗
变直而形成;在颅骨血管瘤中,较大的血管瘤可导致
颅骨外板向外膨胀和骨小梁增粗从而形成类骨膜表
现;而在骨肉瘤中,部分接近骨皮质的瘤骨基质形成
与骨膜反应类似的表现;在某些动脉瘤样骨囊肿中,
其周围类似骨膜反应的条状高密度影,可由囊肿壁
的假小梁形成。

【征象描述】

1. X线表现 类骨膜病变的X线表现,与骨膜
反应的表现类似,有时比较接近骨皮质的放射状的
针型瘤骨与放射状的骨膜反应难以鉴别（图3-3-1）。

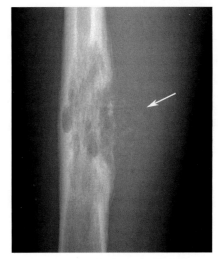

图 3-3-1 类骨膜病变 X 线表现
股骨皮质旁类似骨膜反应的放射状瘤骨（箭）

2. CT 表现 各种类骨膜病变的CT表现与X
线类似。此外,CT的密度分辨率较高及多方位重建
的应用（图3-3-2）,有助于显示其具体的来源及邻近
骨质情况。

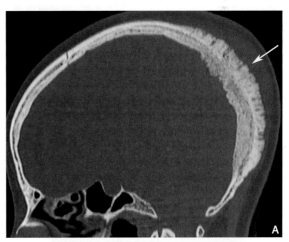

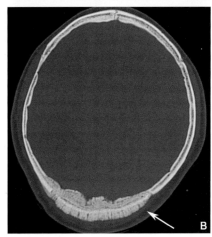

图 3-3-2 类骨膜病变 CT 表现
A.头颅骨窗矢状位;B.头颅骨窗轴位,显示颅板膨大,
以及类似放射状骨膜反应的"竖发样"粗大骨小梁（箭）

3. MRI 表现　类骨膜病变在 MRI 上的表现与骨膜病变类似,在 MRI 各序列上均表现为低信号。基于 MRI 优越的软组织分辨率,能够较好地评估病变的累及范围等情况。

【相关疾病】

一些疾病可以引起类骨膜病变,通常被误认为骨膜反应,详见表 3-3-1。

表 3-3-1　类骨膜病变相关疾病

血液性疾病	肿瘤性疾病
地中海贫血	颅骨血管瘤
	骨肉瘤(典型)
	骨膜骨肉瘤
	动脉瘤样骨囊肿

【分析思路】

类骨膜病变大多的影像表现与骨膜反应类似,而且其表现与"侵袭性骨膜病变"较为相似,所以有时单靠影像学检查较难与真正意义上的骨膜反应鉴别区分,须结合其病史及其他临床检查综合分析,分析思路如下:

第一,须有类骨膜反应病变的意识,但有些疾病可同时出现骨膜反应和类骨膜反应。

第二,分析其与邻近结构的关系,必要时结合多种影像检查方式,判断其来源情况。

第三,分析其他影像学表现:如有液-液平样表现,则考虑由动脉瘤样骨囊肿所致;如同时存在骨膜三角,软组织肿胀,骨质破坏者,应考虑骨肉瘤所致可能。

第四,结合病史,如地中海贫血等疾病可形成类骨膜反应。

【疾病鉴别】

一些病变可导致类骨膜反应,需要联合其他影像学特征和临床信息进行诊断和鉴别诊断。

1. 类骨膜病变在几种不同常见疾病的主要鉴别诊断要点见表 3-3-2。

2. 基于骨膜病变类型的鉴别诊断流程图见图 3-3-3。

表 3-3-2　类骨膜病变在几种疾病的主要鉴别诊断要点

疾病	类骨膜病变典型影像特征	主要伴随征象	其他鉴别要点
地中海贫血	颅骨"竖发状"	颅骨板障增宽,内外板变薄	血液相关检查异常
颅骨血管瘤	颅骨呈"放射状骨刺"	颅骨膨胀性骨质缺损区,边缘清楚锐利	颅骨外板变薄、消失
动脉瘤样骨囊肿	条状	液-液平面	溶骨、膨胀、偏心性改变

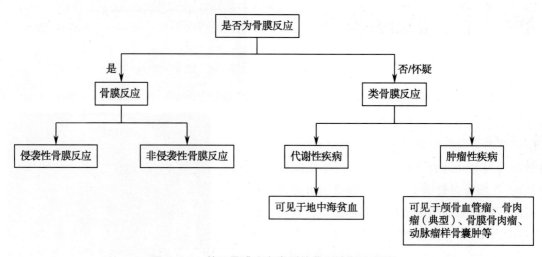

图 3-3-3　基于骨膜病变类型的鉴别诊断流程图

(何　波)

参考文献

[1] MANASTER B J,CATHERINE C.ROBERTS,CHERYL A.PETERSILGE,等.非创伤性骨肌诊断影像学[M].济南:山东科学技术出版社,2018.

[2] MANASTER ANDREWS,PETERSILGE ROBERTS.影像专家鉴别诊断　骨关节肌肉分册[M].北京:人民军医出版社,2012.

第四节　多发骨膜病变:成人

【定义】

成人多发性骨膜反应(multifocal periosteal reactions in adults)是指骨膜在受到物理、化学性刺激发生骨膜水肿增厚、骨膜内成骨细胞活动增强而形成多灶性骨膜新生骨的一种病理反应。

【病理基础】

不同原因引起的成人多发骨膜病变有着不同的病理基础。炎症性疾病中,可能与促炎细胞因子以及骨形态发生蛋白和Wnt信号通路在成骨细胞的异常增殖和活性中发挥作用有关。血管性疾病中,由于下肢静脉回流长期受损,间质液增加会对骨膜施加压力,刺激骨膜增生形成厚且粗糙的骨膜反应。代谢性

疾病中,不同病变引起的骨膜反应病理机制也不同,药物相关性骨膜炎是过由于量的血清氟化物与骨基质结合形成氟磷灰石,刺激成骨细胞并诱发疼痛性骨膜炎;肥大性骨关节病是由于心肺疾病导致血管异常、缺氧和慢性炎症,这些会刺激血管内皮生长因子水平升高,从而促进血管和成纤维细胞活动,引起软组织增生,骨膜新生骨形成。血液性疾病中,肿瘤细胞浸润骨髓腔并通过Haversian和Volkmann管道到达皮质,这与髓内压力增加相结合导致骨膜抬高。

【征象描述】

1. X线表现　骨膜反应分布范围较广。良性疾病引起的骨膜反应通常表现为单层、连续、致密,形态可规则或不规则,分布可对称或不对称(图3-4-1～图3-4-3);侵袭性病变表现为连续性中断的薄层状骨膜反应,以及髓腔和皮质的溶骨性骨质破坏及周围

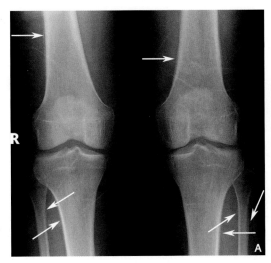
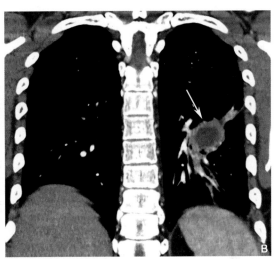

图 3-4-1　肥大性骨关节病所致多灶性骨膜反应X线表现
男性,25岁,A.显示沿着双侧股骨远段及和胫腓骨近段的单层对称性骨膜反应(箭)。B.显示左肺下叶胀肿(箭)

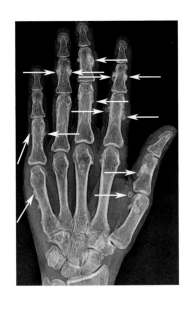

图 3-4-2　药物相关性多灶性骨膜反应X线表现
男性,59岁,左手X线显示多灶性、结节状骨膜反应,累及掌骨及近节、中节指骨(箭)

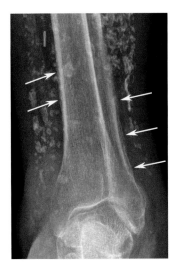

图 3-4-3　静脉功能不全所致骨膜反应X线表现
女性,79岁,右下肢疼痛肿胀。胫腓骨正位X线所示胫骨和腓骨远段伴有连续、粗大、不规则的骨膜反应(箭),以及广泛的软组织钙化和弥漫性软组织肿胀

软组织肿块。

2. CT表现　各种骨膜反应的CT表现与X线类似，此外，CT可以更敏感地显示X线难以发现骨膜反应以及皮质病变，更清晰显示病变的范围、形态（图3-4-4）。

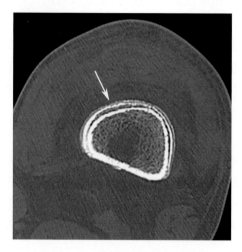

图 3-4-4　骨膜反应的 CT 表现

男性，48 岁，继发于胸部肿瘤的肥大性骨关节病，左膝关节轴位 CT 图像清晰显示了累及股骨远段的层状、洋葱皮样骨膜反应

3. MRI 表现　MRI 不仅可以显示矿化的骨膜反应，还可以显示非矿化的骨膜反应，矿化的骨膜反应在所有序列上都表现为线状低信号（图3-4-5），早期非矿化骨膜反应在 T2 图像上清晰地显示为皮层

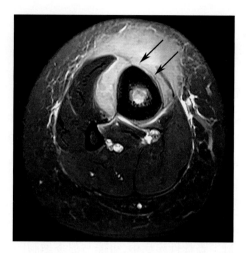

图 3-4-5　骨膜反应的 MRI 表现

女性，20 岁，原发性骨淋巴瘤，右侧胫骨 T2 脂肪抑制轴位图像显示髓腔浸润以及连续性中断的薄层状骨膜反应和周围软组织肿块

周围的高信号。此外，MRI 还可清晰显示骨髓及周围软组织异常，有利于评估累及范围及程度。

【相关疾病】

多发性骨膜反应与多种疾病相关，常见病因包括代谢性、炎症性、血管性、血液性疾病及创伤等，其中代谢性疾病最常见于肥大性骨关节病、甲状腺杵状指，炎症性疾病最常见于银屑病性关节炎，血管性病变最常见于静脉淤积或静脉功能不全，血液性疾病则为血液病、淋巴瘤。详见表 3-4-1。

表 3-4-1　多发性骨膜病变常见病因

代谢性	炎症性	药物相关	血管性	血液性	肿瘤	创伤
HOA	银屑病性关节炎	伏立康唑	静脉淤积或	白血病	多发性转移	应力性骨折
甲状腺杵状指	反应性关节炎	前列腺素	功能不全	淋巴瘤	朗格汉斯细胞组	
维生素 C 缺乏症（坏血病）					织细胞增生症	

【分析思路】

多发性骨膜反应可呈单侧或双侧弥漫性分布，主要见于系统性疾病，其分析思路如下：

第一，了解患者的临床病史，这一点对分析病因尤为重要。通过回顾患者的临床表现和病史建立适当的临床背景，可以帮助放射科医生缩小鉴别诊断范围。如患者有胸部疾病，尤其是胸部肿瘤病史，且出现难治性关节痛，可能提示 HOA；服用伏立康唑的免疫低下患者出现弥漫性骨痛，可能提示药物相关性骨膜炎。

第二，识别多发性骨膜反应的形态学特点。非侵袭性骨膜反应通常见于良性病变，如代谢性、炎症性及药物相关疾病，表现为层状、线状、波浪状或花边样骨膜反应，常为连续性，无破坏中断。侵袭性骨膜反应常见于血液性疾病，如白血病和淋巴瘤，表现为薄层状、不连续的骨膜反应。

第三，识别髓腔和软组织是否受累。血液性疾病除多发性骨膜反应外，还可能存在髓腔和软组织受累，而代谢、炎症、血管及药物血管性疾病引起的骨膜反应通常无髓腔受累及软组织肿块。

【疾病鉴别】

多发性骨膜反应的病因较多，分析需全面结合临床病史及实验室检查。

1. 多发性骨膜病变在几种常见疾病的主要鉴别诊断要点见表 3-4-2。

2. 基于临床信息和骨膜反应特点的鉴别诊断流程图见图 3-4-6。

表 3-4-2　多发性骨膜病变在几种常见疾病的主要鉴别诊断要点

疾病	典型影像征象	主要伴随征象/临床	其他鉴别要点
HOA	实性、致密、线性或层状骨膜反应；分布呈对称性及广泛性；好发于长管状骨骨干，如胫腓骨	滑膜积液；关节周围骨质疏松；指（趾）端膨大，弯甲，软组织肿胀	胸部疾病病史，尤其是胸部肿瘤
伏立康唑性骨膜炎	局限性、致密、结节样并且不规则骨膜反应；分布零散、不对称；好发于锁骨、肋骨、肩胛骨、髋臼及手	可出现外生骨疣	血氟浓度和碱性磷酸酶水平升高；多骨骼部位的弥漫性骨痛，可涉及全身各个部位；停药后骨膜反应可消失
银屑病性关节炎	薄或厚的骨膜反应或骨皮质的不规则增厚；好发于近、中节指骨的桡侧边缘	附着点炎；关节缘骨质破坏，关节畸形；肢端骨溶解；关节周围软组织肿胀	可能出现关节半脱位和关节强直
静脉淤积或功能不全	实性、波浪样骨膜反应；好发于下肢长骨	软组织营养不良性钙化	静脉曲张、静脉充血；软组织肿胀、皮下水肿
白血病、淋巴瘤	薄层状、侵袭性骨膜反应	髓腔及软组织受累	骨质破坏较为突出

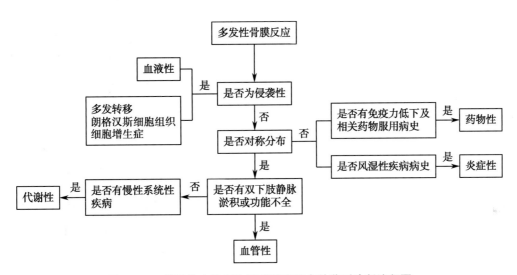

图 3-4-6　基于临床信息和骨膜反应特点的鉴别诊断流程图

（李小明）

参 考 文 献

[1] ALLEN H，BARNTHOUSE NC，CHAN BY.Periosteal pathologic conditions：imaging findings and pathophysiology.Radiographics，2023，43（2）：e220120.

[2] YAP FY，SkKLSKI MR，PATEL DB，et al. Hypertrophic osteoarthropathy：clinical and imaging features. Radiographics，2017，37（1）：157-195.

[3] BISSERET D，KACI R，LAFAGE-PROUST MH，et al. Periosteum：characteristic imaging findings with emphasis on radiologic-pathologic comparisons. Skeletal Radiol，2015，44（3）：321-338.

[4] STEFAN S，ALTORL N，ALZEDANEEN Y，et al. Voriconazole-induced diffuse periostitis.AACE Clin Case Rep，2022，8（5）：191-193.

[5] 陈海松，柳澄.骨膜反应对骨病变的诊断价值[J].中国中西医结合影像学杂志，2020，18（01）：104-108.

[6] JABBOUR E，O'BRIEN S，KONOPLEVA M，et al. New insights into the pathophysiology and therapy of adult acute lymphoblastic leukemia. Cancer，2015，121（15）：2517-2528.

[7] KHILNANI NM，MIN RJ.Imaging of venous insufficiency. Semin Intervent Radiol，2005，22（3）：178-184.

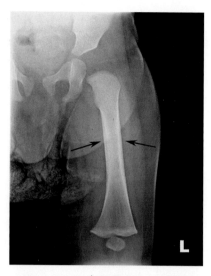

图 3-5-2 儿童骨膜增生 X 线表现
患儿,1 岁 6 个月,股骨 X 线正位片左侧股骨骨皮质增生(箭)

第五节 多发骨膜病变:儿童

【定义】

儿童多发骨膜病变(multiple periosteal lesions in children)是指儿童骨膜多发异常增厚或增生的病变。

【病理基础】

儿童多发骨膜病变的病理基础通常涉及骨膜和周围组织的异常反应和变化。当骨膜受到损伤、感染、炎症或其他疾病的刺激时,可能会发生一系列病理变化。如婴儿骨皮质增生症时候,骨膜及其周围软组织中出现明显的炎症改变,随着病情的发展,炎症逐渐消退,但遗留肥厚的骨膜和骨膜下新生骨的形成。若摄入过多维生素 A 会干扰软骨细胞的代谢,影响硫酸软骨素的合成,使骨膜下骨质增多,同时也可以促进成骨细胞的增殖和分化,增强成骨细胞的活性,导致骨膜下骨质的过度生长和增厚。当有血液系统疾病,如镰状血红蛋白贫血,镰状血红蛋白取代了正常血红蛋白,由于镰状红细胞无法通过骨髓中的狭窄空间,导致骨髓腔内压力增高,骨髓内血流量减少,骨膜受到刺激而发生代偿性增厚。骨膜下新骨形成是由于骨髓腔内压力增高,骨膜受到刺激,骨膜内的成骨细胞活跃,导致骨膜下骨质增多。

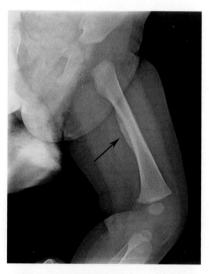

图 3-5-3 儿童骨膜增生 X 线表现
患儿,1 岁 6 个月,股骨 X 线侧位片左侧股骨骨皮质增生(箭)

【征象描述】

1. **X 线表现** 可显示病骨各种形态的骨膜增生(图 3-5-1~图 3-5-4),可能呈线状、丘状、带状、层状或花边状。随着病程的进展,骨皮质可能逐渐增厚,形成明显的骨膜下新骨。最后,在恢复痊愈

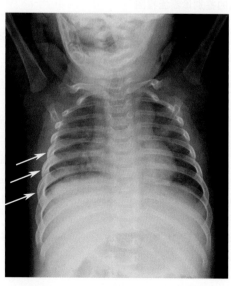

图 3-5-1 儿童骨膜增生 X 线表现
患儿,1 岁,女性,右侧肋骨多发骨膜增生(箭)

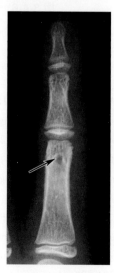

图 3-5-4 儿童骨膜增生 X 线表现
患儿,男性,4 岁,右侧第 2 近节指骨斑片状低密度影(箭)

期,增生的骨膜下新骨可能逐渐消失,增厚的骨皮质也可能由内向外逐渐变薄,骨髓腔也逐渐恢复正常。

2. CT 表现 CT 表现与 X 线表现相似,但能更清楚地显示病变的范围和形态。CT 的分辨率较高,它能够更准确地展示钙化等微小变化,并可见发现 X 线难以发现的骨膜反应(图 3-5-5)。

3. MRI 表现 MRI 通常不是首选用于评估骨膜反应的方法,但 MRI 在评估骨髓及周围软组织的异常方面也具有显著优势,能够准确显示病变的累及范围和程度(图 3-5-6)。

【相关疾病】

儿童多发骨膜病变主要见于系统性疾病或先天发育异常引起的骨质改变,详见表 3-5-1。

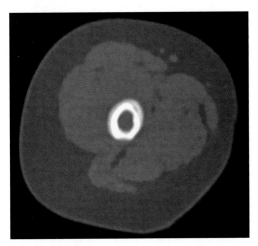

图 3-5-5 儿童骨膜增生 CT 表现
患儿,男性,3 岁,右侧股骨近端骨膜增生

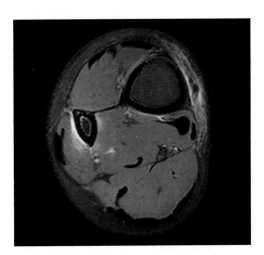

图 3-5-6 儿童骨膜增生 MRI 表现
患儿,女性,6 岁,右侧胫骨远端骨膜增生

表 3-5-1 儿童多发骨膜病变的相关疾病

疾病	定义	临床表现	治疗方法
婴儿骨皮质增生症	又称 Caffey 病,是一种暂时性的婴儿骨皮质增生的疾病	患儿生长和发育受影响较小,可能出现轻度肢体疼痛、肿胀和活动受限	一般不需要特殊治疗,症状严重者可能需要使用非甾体抗炎药等
维生素 A 过剩症	摄入过量维生素 A 引起的全身多系统多器官的毒性反应	可能出现骨膜增生和皮质增厚,同时伴随其他系统症状,如颅内压增高、肝大等	停止摄入过量的维生素 A,给予对症支持治疗
镰状细胞性指(趾)炎	红细胞内血红蛋白 S 异常引起	出现手足软组织肿胀、疼痛、压痛、温度升高和活动受限	对症治疗,如缓解疼痛等

【分析思路】

儿童多发骨膜病变较少见,根据年龄、好发部位、以及特殊病史,分析思路如下:

第一,结合病史,维生素 A 过剩症患者有摄入维生素 A 过多的病史,镰状细胞性指(趾)炎的患儿血液实验室检查可发现 S 蛋白。

第二,根据年龄,婴儿骨皮质增生症一般常见于 6 个月以内的婴儿,多发病于出生后 2 个半月左右,6 个月以后很少发病。镰状细胞贫血很少发生于 6 个月以内的婴儿。镰状细胞性指(趾)炎引起的手足综合征很少发生在大于 6 岁的患儿。

第三,根据好发部位,婴儿骨皮质增生症好发于长管状骨、下颌骨、锁骨、肩胛骨和肋骨等,具有多发性和对称性。维生素 A 过剩症好发部位为尺骨桡骨、股骨、锁骨、胫骨、腓骨和掌骨,还可累及肋骨,肢体管状骨可对称性或非对称性受累,但很少累及下颌骨。镰状细胞性指(趾)炎好发于掌骨、指(趾)骨骨干,分布比较对称,而且一般同时累及手、足。

【疾病鉴别】

1. 儿童多发骨膜病变在几种不同常见疾病的主要鉴别诊断要点见表 3-5-2。

2. 儿童多发骨膜病变的鉴别诊断流程见图 3-5-7。

表 3-5-2 儿童多发骨膜病变主要鉴别诊断

疾病	典型影像特征	好发部位	其他鉴别要点
婴儿骨皮质增生症	发病早期可见多骨显著骨皮质增厚,随后增厚骨皮质逐渐恢复正常、髓腔膨胀性扩大	多发性和对称性累及长管状骨、下颌骨、锁骨、肩胛骨和肋骨等	一般常见于6个月以内的婴儿
维生素A过剩症	重症患儿长短管状骨出现广泛的骨膜增生及皮质增厚。骨膜增生可呈均匀致密或分层状,以骨干中部最显著	尺桡骨、股骨、锁骨、胫骨腓骨和掌骨,一般不累及下颌骨	小于6个月婴儿很少临床起病。明确的过多摄入维生素A
镰状细胞性指(趾)炎	早期阶段,以软组织肿胀为著,在1~2周内,掌骨、骨、指(趾)骨骨干因周围的骨膜炎而出现斑片状低密度区	病变分布比较对称,而且一般同时累及手、足	手足综合征很少发生在大于6岁的患儿。实验室检查发现S蛋白

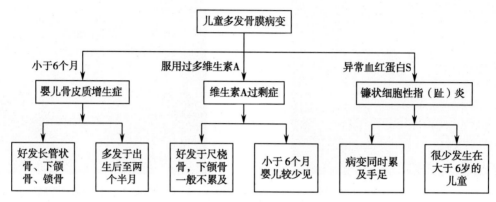

图 3-5-7 儿童多发骨膜病变的鉴别诊断流程图

(李小明)

参 考 文 献

[1] 黄世廷,卜祥珍.婴儿骨皮质增生症的影像学诊断[J].医学影像学杂志,2018,28(12):2120-2122.

[2] 范立新,刘建滨,谢安,等.婴儿骨皮质增生症MRI特征性表现一例[J].临床放射学杂志,2016,35(03):418-420.

[3] NISTALA H,MÄKITIE O,JÜPPNER H. Caffey disease: new perspectives on old questions. Bone,2014,60:246-251.

[4] BINKLEY N,KRUEGER D.Hypervitaminosis A and bone. Nutr Rev,2000,58(5):138-144.

[5] EATON ML.Chronic hypervitaminosis A.Am J Hosp Pharm,1978,35(9):1099-1102.

[6] GRADOLF B.Sickle cell anemia in children.Issues Compr Pediatr Nurs,1983,6(5-6):295-306.

第四章 颅面骨

第一节 颅 骨

一、无硬化边的透亮区

【定义】

当 X 线或 CT 图像中表现出局部骨密度减低，正常骨质缺失或稀疏，且灶周不存在高密度骨硬化带时定义为无硬化边的透亮区（clear area without sclerosis edge）。

【病理基础】

在组织病理学中，能导致无硬化边透亮区的病因包括：①骨质破坏：局部骨质被病理组织取代而造成的骨组织缺失，病理组织使骨组织溶解吸收，或病理组织引起破骨细胞生成、活动亢进所致；②骨质疏松：单位体积内正常钙化骨组织的有机成分和钙盐成比例减少；③邻近结构压迫引起的骨质缺损。

无硬化边的透亮区虽不存在硬化带，但病灶边缘是否清晰可能提示不同的病理类型：病灶边缘清晰常提示良性病变，病灶边缘欠清呈虫蚀样或穿透样则提示恶性可能大。

【征象描述】

1. X 线表现　因病理基础不同，可出现形态各异的表现：①地图样：单发、孤立性病灶，常呈圆形、类圆形密度减低区，边缘清楚或欠清楚；②虫蚀样：细小多发、边界欠清的密度减低区（图 4-1-1）；③穿透样：大量微小密度减低区穿透骨质，显示欠清，常易漏诊；④骨质疏松样：弥漫性骨密度减低，骨小梁变细、稀疏，骨皮质变薄。部分病变可伴发：①膨胀性骨质破坏，表现为"皂泡样"，骨破坏区骨膨胀，病灶内可见细线样骨嵴，灶周见不同程度扩张骨壳；②骨膜反应：形态多样，可呈"洋葱皮样""放射针状""骨膜三角"等；③死骨：骨质透亮区内高密度影，呈"纽扣状"；④肿瘤骨：可呈"象牙质样""棉絮

样"或"针状"；⑤钙化：斑点状、沙砾状、环形或不规则形高密度影，形态各异，其中环形钙化常提示瘤软骨钙化；⑥软组织密度：在 X 线片中常显示欠清，应结合 CT 或 MRI 进一步检查。

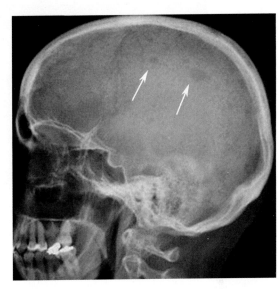

图 4-1-1　颅骨无硬化边透亮区的 X 线表现
颅骨骨髓瘤 X 线示虫蚀样无硬化边的透亮区（箭）

2. CT 表现　CT 更能清晰地显示骨质病变所累及范围（内板、板障或外板）以及与邻近组织的关系（图 4-1-2），对小病灶显示佳，同时对部分病变伴发的软组织异常显示较清。

3. MRI 表现　当透亮区由骨质破坏引起时表现为正常骨质信号消失（图 4-1-2），伴发软组织病灶显影清晰，增强后呈不同程度强化；当透亮区由邻近结构压迫引起时，骨质缺损处可见相应结构之信号，如蛛网膜颗粒影、膨出脑组织影等。

【相关疾病】

颅骨无硬化边透亮区的病种多样，主要包括：正常变异、发育异常、术后缺损、感染性病变、肿瘤、肿瘤样病变、内分泌与代谢疾病、血液病以及遗传病等所致。详见表 4-1-1。

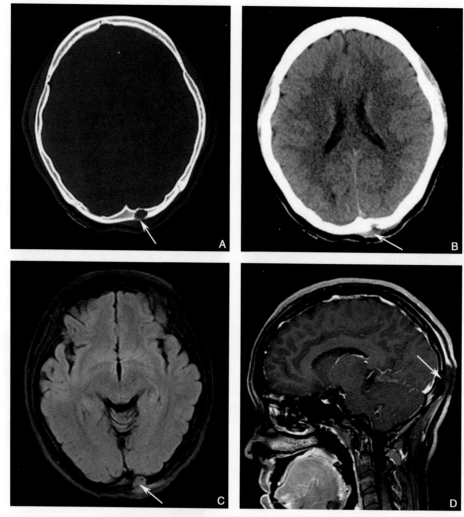

图 4-1-2 颅骨无硬化边透亮区的 CT 及 MRI 表现

A、B. CT 示枕骨地图样无硬化边的透亮区(箭),伴软组织肿块形成;C、D. FLAIR 序列、
T1WI 增强序列显示颅骨骨质破坏(箭),边界清晰锐利

表 4-1-1 颅骨无硬化边的透亮区常见疾病

地图样	虫蚀样	穿透样	骨质疏松样
嗜酸性肉芽肿(早期)	骨髓瘤	骨髓瘤	骨髓瘤
畸形性骨炎(海绵型)	淋巴瘤	淋巴瘤	畸形性骨病(海绵型)
神经结节病	转移瘤	转移瘤	维生素 D 缺乏症
软脑膜囊肿	骨肉瘤	骨肉瘤	骨质疏松
转移瘤	尤因肉瘤	尤因肉瘤	地中海贫血
软骨肉瘤	恶性纤维组织细胞瘤	恶性纤维组织细胞瘤	镰状细胞贫血
骨肉瘤	纤维肉瘤	纤维肉瘤	成骨不全
黏液瘤	骨髓炎	白血病	高/低磷酸酯酶症
板障型脑膜瘤		骨髓炎	肾性骨病
骨放线菌病			
甲状旁腺功能亢进症(棕色瘤)			
正常变异(蛛网膜颗粒压迹、静脉湖、顶骨孔、永存额缝等)			
脑膜脑膨出			

【分析思路】

颅骨无硬化边的透亮区与多种正常变异、疾病相关，征象多有重叠，分析思路如下：

第一，分析病变是正常变异或异常病变。正常变异常有其好发部位，边界清楚，如蛛网膜颗粒压迹好发于颅顶矢状窦两侧，静脉湖好发于颅顶部，部分正常变异由邻近结构的压迫所致，CT 或 MRI 可清晰显示其内容物，易判断。

第二，分析病变为单发、多发或弥漫发生。大部分颅骨无硬化边透亮区为单发性病变，多发病变提示：转移瘤、朗格汉斯细胞组织细胞增生症、多发性骨髓瘤、白血病及淋巴瘤等，弥漫性病变提示：畸形性骨炎、贫血（如：地中海贫血、镰状细胞贫血）及代谢性骨病（如：高/低磷酸酯酶症）等。

第三，分析病变为单纯溶骨性，或是溶骨并发成骨性。单纯颅骨透亮区常提示溶骨性病变，但一些病变可能合并成骨样改变，如骨肉瘤、尤因肉瘤可形成形态各异的肿瘤骨，软骨肉瘤内可见特征性的环形、斑点状或不规则形钙化，畸形性骨炎成骨与破骨并存，骨质破坏区可见棉球状高密度影。

第四，分析病变良、恶性。无硬化边的颅骨透亮区虽无骨质硬化带，但其形态、边缘是否清晰常可提示病变性质。结合 Lodwick 分型：伴有地图样骨质破坏倾向于非侵袭性，而伴有虫蚀样或穿透样骨质破坏则倾向于恶性。

第五，分析是否伴发软组织肿块。部分软组织肿块存在好发部位：如脊索瘤多见于斜坡和蝶鞍附近，颈静脉球瘤发生于颅底颈静脉孔区。一些特征性的影像学征象可以协助判读，如颈静脉球瘤内存在较多迂曲血管，磁共振可见血管流空影（盐和胡椒征）；软骨肉瘤内常可见斑点状、环形及不规则形的钙化灶。

第六，结合患者临床信息进行分析。明确患者是否有恶性肿瘤（如乳腺癌、肺癌及前列腺癌等）、淋巴瘤及白血病等病史；是否存在颅骨手术病史；是否伴发炎性反应；是否存在激素水平异常等。

【疾病鉴别】

颅骨无硬化边的透亮区病种多样，征象多有重叠，应结合患者的临床及影像学信息进行综合诊断。

1. 颅骨无硬化边的透亮区在常见疾病的鉴别诊断要点见表 4-1-2。

2. 颅骨无硬化边的透亮区影像学鉴别流程见图 4-1-3。

表 4-1-2　颅骨无硬化边的透亮区常见疾病的鉴别诊断要点

疾病	影像特征	伴随征象	其他鉴别要点
蛛网膜颗粒压迹	圆形，边界清楚，常位于颅顶矢状窦两侧；呈脑脊液密度/信号，增强后无强化		影像学上横窦的蛛网膜颗粒更易被发现；大小约 2~8mm，>10mm 称为大蛛网膜颗粒；压迹的深度随年龄的增大而加深
静脉湖	片状，形态不规则，明显强化，多位于顶部（最常见）、额枕部，分布于上矢状窦旁		
嗜酸性肉芽肿（早期）	圆形或类圆形、单发或多发，病变自板障向内外板侵犯，内外板破坏程度不一时呈现出典型的"双边征"	软组织肿块；病程后期可出现硬化带，破坏区可出现死骨	多见于儿童及青少年；额骨最常见，其次为顶骨和枕骨
多发性骨髓瘤	多发性穿凿样骨破坏区，边缘清晰锐利	骨质疏松、软组织肿块	应结合临床、病理及影像检查综合诊断
孤立性浆细胞瘤	单发性穿凿样溶骨性骨质破坏，骨破坏区边缘可见环形壳状残存骨质结构	软组织肿块、钙化	应结合临床、病理及影像检查综合诊断
淋巴瘤	溶骨型淋巴瘤：穿透样、虫蚀样的弥漫性溶骨性骨质破坏，跨板障生长	软组织肿块 DWI 为高信号、少见骨膜反应、死骨	好发于中老年人；原发骨淋巴瘤罕见，多为继发性淋巴瘤
转移瘤	溶骨型转移瘤：单发或多发大小不一的溶骨性骨质破坏，部分病变可伴膨胀性骨质破坏	软组织肿块、"纽扣样"死骨	成人最常见的颅骨恶性骨肿瘤，在成人以乳腺癌、肺癌和前列腺癌最为常见，在儿童多见于神经母细胞瘤

续表

疾病	影像特征	伴随征象	其他鉴别要点
畸形性骨炎	成骨与溶骨并存,板障增厚;早期可表现为局限性骨质疏松、形态不定的骨破坏区,病灶逐渐进展可出现局限性高密度,晚期表现为弥漫性骨质硬化(棉球征)	颅骨增厚、变形,内外板与板障分界不清、颅缝消失	多见于中老年人,男性多于女性,全身骨骼均可受累,主要累及中轴骨
骨髓炎	急性化脓性骨髓炎:早期局限性骨质疏松、虫蚀样、渗透样透亮区	软组织肿胀、脓肿、骨髓水肿、骨膜反应、死骨	多见于儿童和青壮年,局部头皮红、肿、压痛,邻近淋巴结可肿大,并伴有发热、倦怠、寒战等全身中毒症状
白血病	穿透样骨质破坏,发生于颅骨时多见于顶骨,分布不均	绿色瘤(常发于眼眶骨膜下)	白血病的骨改变常见于非白细胞性白血病,常见于儿童患者

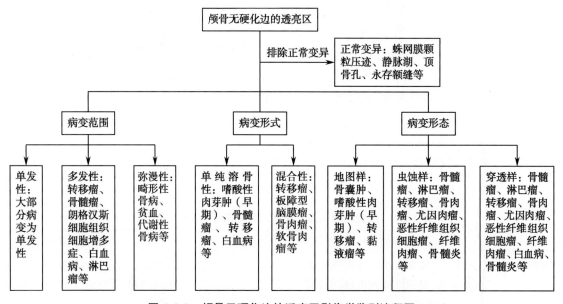

图 4-1-3 颅骨无硬化边的透亮区影像学鉴别流程图

(汤光宇)

参 考 文 献

[1] 田军,黄世庭.颅骨病变的影像学诊断[M].北京:人民卫生出版社,2016.

[2] KHODARAHMI I,ALIZAI H,CHALIAN M,et al. Imaging spectrum of calvarial abnormalities [J]. Radiographics,2021,41(4):1144-1163.

二、有硬化边的透亮区

【定义】

当 X 线或 CT 图像中表现出局部骨密度减低,正常骨质缺失或稀疏,且灶周存在高密度骨硬化带时定义为有硬化边的透亮区(clear area with sclerosis edge)。

【病理基础】

在前章所述骨质透亮区的边缘形成的硬化边,可能的病理基础包括:①反应性骨硬化:是机体自我保护防御结果,病灶周围正常组织受到刺激、推压或侵犯,髓腔内原始间叶细胞转化为成骨细胞或内骨膜一起形成骨质,它的形成往往预示着病变被局限;②病灶膨胀性生长造成周围骨质受压,形成硬化边。

【征象描述】

1. X 线表现 有硬化边的透亮区多呈地图样骨密度减低区,病灶边缘大多清楚或欠清,少数病变可表现为虫蚀样骨密度减低区,如骨髓炎、骨梅毒等。硬化边的宽窄常与病变的生长速度及病程长短有关,病变生长缓慢、病程较长者其硬化边常较宽,反之生长较快、病程较短的病变硬化边较窄。硬化边的完整性亦可反映病变的生物学特性:硬化边完整常提示良性病变;若硬化边只是局部存在,良恶性病变皆可;若在硬化边外,还有浸润性骨破坏,则常提示侵袭性或为恶性病变。

2. **CT 表现** CT 能更清晰地显示骨质病变范围（内板、板障或外板）、特征以及与邻近组织的关系，同时对病变伴发的软组织密度灶显示较清。部分病变另可伴发：①膨胀性骨质破坏，表现为"皂泡样"，骨破坏区骨膨胀，病灶内可见细线样骨嵴影，灶周可见不同程度扩张的骨壳（图 4-1-4A）；②骨膜反应：形态多样，可"放射针状""立发样"等；③死骨：骨质透亮区内高密度影，边界清楚或硬化，呈"纽扣状"；④钙化：斑点状、沙砾状、环形或不规则形高密度影，形态各异，其中环形钙化常提示瘤软骨钙化；⑤软组织密度影。

3. **MRI 表现** 当透亮区由骨质破坏引起时表现为正常骨质信号的消失，伴发软组织肿块显影清晰，增强后呈不同程度强化（图 4-1-4B、C）；当透亮区由邻近结构压迫引起时，骨质缺损处可见相应结构之信号，如邻近脑回影。

【相关疾病】

颅骨有硬化边的透亮区的病因包括：正常变异、发育异常、外伤性病变、感染性病变、肿瘤、肿瘤样病变、血液病所致，详见表 4-1-3。

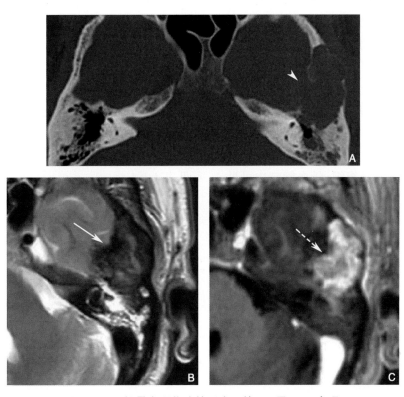

图 4-1-4 颅骨有硬化边的透亮区的 CT 及 MRI 表现

左侧颞骨骨巨细胞瘤。A. CT 示左颞骨呈"皂泡样"膨胀性骨质破坏（箭），局部硬化边存在；B、C. 分别为 T2WI、T1WI 增强序列示软组织肿块形成（箭），信号欠均匀，边界尚清

表 4-1-3 颅骨有硬化边的透亮区常见疾病

正常变异/发育异常	外伤性病变	感染性病变	肿瘤	肿瘤样病变	血液病
脑回压迹	慢性骨膜下血肿	骨髓炎	骨血管瘤	骨囊肿	系统性肥大细胞病
颅骨陷窝症		骨结核	软骨瘤	表皮样囊肿/皮样囊肿	
		包虫病	软骨母细胞瘤	动脉瘤样骨囊肿	
		骨梅毒	良性纤维组织细胞瘤	嗜酸性肉芽肿（修复期）	
			骨化性纤维瘤		
			骨神经鞘瘤		
			骨巨细胞瘤		
			骨间叶瘤		

【分析思路】

颅骨有硬化边的透亮区与多种正常变异、疾病相关,征象大多重叠,分析思路如下:

第一,分析病变是正常变异或病变。脑回压迹常发生于青少年,多见于颞骨鳞部和额顶骨下方,CT或MRI透亮区可见邻近正常脑回影,易于鉴别。

第二,分析病变为单发、多发或弥漫分布。肿瘤及肿瘤样病变常为单发,感染性病变可为多发或弥漫发生,系统性肥大细胞病表现为多发,颅骨陷窝症表现为弥漫性蜂窝状或泡沫状密度减低区。

第三,分析骨质病变影像学特征。颅骨有硬化边透亮区多呈地图样骨密度减低区,病灶边缘大多清楚或欠清,部分病变可表现为虫蚀样骨质透亮区,如骨髓炎、骨梅毒等。硬化边的宽窄常与病变的生长速度及病程长短有关,病变生长缓慢、病程较长者其硬化边常较宽;硬化边的完整性常可反映病变的生物学特性。

第四,伴发的骨质病变特征有助于鉴别诊断。大部分病变可伴发膨胀性骨质改变;骨化性纤维瘤内可见未成熟的磨玻璃样骨组织;骨血管瘤内可见自中央向周围放射状排列的粗大骨小梁,轴位呈囊状或蜂窝状,CT显示为垂直于颅板向外延伸光芒样

骨针;软骨母细胞瘤内常可见斑点状或半环状钙化密度影;动脉瘤样骨囊肿内可见液-液平面;皮样囊肿密度或信号混杂,可见脂肪影。

第五,伴发软组织肿块时,应分析其影像学表现。若含较多纤维组织,T1WI及T2WI可均呈低信号,如:骨化性纤维瘤、良性纤维组织细胞瘤。

第六,结合临床信息进行分析。一些病变存在其好发年龄,颅骨陷窝症发病于胎儿期,出生时仍存在,一般在出生后6个月自行消退;颅骨骨髓炎好发于儿童和青少年;包虫病患者常存在牧区生活史或羊、狗密切接触史;慢性骨膜下血肿多发于新生儿产伤,或幼儿头部外伤;骨髓炎、骨结核等感染性病变应结合全身症状做出诊断。

【疾病鉴别】

颅骨有硬化边的透亮区与多种正常变异、疾病相关,征象大多重叠,应结合患者的临床及影像学特征进行诊断及鉴别诊断。

1. 颅骨有硬化边的透亮区常见疾病鉴别诊断要点见表4-1-4。

2. 颅骨有硬化边的透亮区影像学鉴别流程见图4-1-5。

表4-1-4　颅骨有硬化边的透亮区在几种不同常见疾病的鉴别诊断要点

疾病	典型影像特征	主要伴随征象	其他鉴别要点
脑回压迹	圆形、类圆形透亮区,伴密度较高的点条状骨嵴	邻近见正常脑回影	多见于颞骨鳞部和额顶骨的下方;青少年由于脑生长速度较快,故脑回压迹影多且较深
慢性骨膜下血肿	新月状密度减低区,骨膜下新生骨、血肿及颅骨形成"夹心饼征"	"角征"、"带征"	多发于新生儿产伤或头部外伤,新鲜血肿终止于颅缝或不跨越颅缝,边缘锐利
慢性骨髓炎	地图样、虫蚀样骨质透亮区,伴周围骨质硬化带,可多发或弥漫发生	骨膜反应、骨质不规则增厚、硬化、死骨、软组织肿胀、皮下脂肪层模糊、软组织脓肿、窦道形成	好发于糖尿病患者足部,外伤或手术引起的穿透性损伤
骨梅毒	地图样、虫蚀样透亮区,部分病灶边缘可见硬化边,可多发或弥漫发生	树胶肿	颅骨梅毒表现为头皮内多发结节性肿块,局部皮肤无红肿,无发热,应结合实验室检查和影像学表现综合诊断
骨结核	局限型病灶多呈圆形或类圆形透亮区,有时可伴硬化边;弥漫型骨质破坏呈匍匐状,边界欠清	"纽扣样"死骨、腱膜下软组织肿胀、硬膜外肉芽组织、脑膜炎、脑结核	孤立性颅骨结核少见,常与其他部位结核病变并存
骨包虫病	圆形或类圆形骨质透亮区,边缘清晰锐利,边缘可见连续或不连续硬化带,可多发	膨胀性骨质破坏、软组织肿块、包虫囊肿	存在明确的牧区生活史或羊、狗密切接触史
骨血管瘤	圆形或类圆形骨质透亮区,边缘清晰锐利,呈细齿状,边缘多发硬化带,单发多见	膨胀性骨质破坏、放射状骨针、"日光放射状改变"、软组织肿块	多见于额骨,其次为颞骨和顶骨,颅底骨质少见

续表

疾病	典型影像特征	主要伴随征象	其他鉴别要点
软骨母细胞瘤	圆形、椭圆形或不规则形骨质透亮区,可为单发或多发,边缘可呈分叶状,多有连续或不连续硬化带	膨胀性骨质破坏、斑点状或半环状钙化灶、软组织肿块、骨膜反应(少许)	颅面骨软骨母细胞瘤少见,颞骨最多见,其次为下颌骨和上颌骨(包括上颌窦)
骨巨细胞瘤	地图样骨质透亮区,单囊或多囊状,边缘多清晰,可见轻度硬化带	膨胀性骨质破坏、点片状钙化及残留骨嵴、交界角征	好发于蝶骨和颞骨,以蝶骨最为常见,较四肢长骨骨巨较少出现膨胀及皂泡样改变;好发于20~40岁青壮年
嗜酸性肉芽肿(修复期)	圆形或类圆形骨质透亮区,边缘轻度硬化带,单发或多发	"纽扣样"死骨	多见于儿童及青少年;额骨最为常见,其次为顶骨和枕骨
表皮样囊肿	圆形、类圆形或分叶状骨质透亮区,边缘硬化带;CT呈脑脊液样密度,合并出血、钙化或蛋白成分时密度增高	膨胀性骨质破坏、DWI弥散受限	最常见于顶骨或额骨偏侧部,常见于20~50岁
皮样囊肿	病变内钙化、常见向邻近软组织及颅内侵犯,内可见脂肪组织,增强后囊壁环形强化	膨胀性骨质破坏	多位于中线部位,典型位于前囟门旁,多见于儿童和青壮年
动脉瘤样骨囊肿	边缘硬化带,边界清晰,内见纤细骨嵴,呈皂泡状、蜂窝状	膨胀性骨质破坏、部分病灶内液-液平面	颅面部动脉瘤样骨囊肿十分少见,以颌骨和鼻窦多见

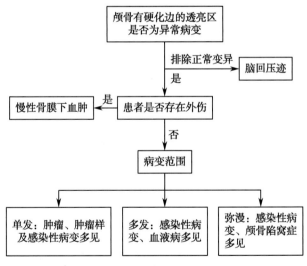

图 4-1-5　颅骨有硬化边的透亮区鉴别诊断流程图

(汤光宇)

参 考 文 献

PONS ESCODA A,NAVAL BAUDIN P,MORA P,et al. Imaging of skull vault tumors in adults[J].Insights Imaging,2020,11(1):23.

三、广泛性密度增高

【定义】

当两块及以上颅骨骨质中矿物质(钙和磷酸盐)含量增加,水分和胶体含量减少时,在X线或CT影像上表现为骨小梁增多、增粗、密集,骨质增厚硬化,颅骨密度增高,即称为颅骨广泛性密度增高(universality density increases)。

【病理基础】

颅骨广泛性密度增高提示病变恶性程度较高或潜在的全身性病变及长期的疾病过程。包括:①颅骨受到慢性刺激或颅骨损伤后修复可表现为颅骨密度增高,如慢性炎性增生、骨折后内层成骨细胞活动增加可能导致骨质增生硬化;②肿瘤细胞破坏正常颅骨结构导致颅骨密度增加,如颅骨成骨性转移瘤、颅骨成骨肉瘤等,表现为肿瘤骨形成,同时可伴肿瘤软骨钙化;③某些代谢性疾病(如甲状旁腺功能亢进等)、遗传性骨发育障碍(如石骨症)及外源性因素(慢性氟中毒、苯妥英钠长期使用等)可引起体内内分泌代谢紊乱,刺激成骨细胞及破骨细胞增殖分化,可表现为颅骨广泛性密度增高;④矿物质在颅骨的异常沉积也会表现为密度增高。

【征象描述】

1. X线表现　颅骨密度增高的病因繁杂,病理基础不同,影像学表现多种多样,根据颅骨密度增高是否均匀、病灶发生部位是否对称可分为:①均匀对称型:双侧颅骨密度均匀性增高(图4-1-6),表现为

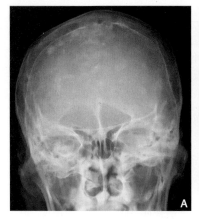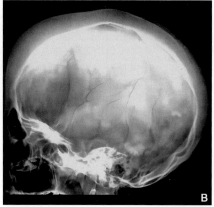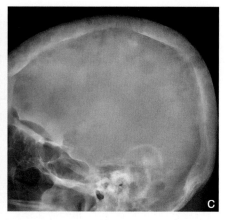

图 4-1-6 广泛性颅骨密度增高的 X 线表现

A. Paget 病Ⅱ期示颅骨广泛性不均匀密度增高;B. 慢性贫血患者颅骨弥漫性增厚;C. 甲状旁腺功能亢进患者颅骨弥漫性增厚

颅骨弥漫性增厚,骨小梁增多增粗、分布均匀,多提示先天性变异或全身代谢性疾病,如正常弥漫性颅骨增厚,肢端肥大症等;②均匀不对称型:颅骨广泛性密度增高,通常局限于一侧,可见于广泛慢性硬膜下血肿钙化导致的颅骨密度增高;③不均匀对称型:双侧颅骨密度不均匀增高,可存在骨质破坏、钙化等,如 Paget 病Ⅱ期、Ⅲ期溶骨性病变和成骨性病变共存时可表现为典型的"棉絮征"(图 4-1-6),甲状旁腺功能亢进的颅骨"盐和胡椒征",以及前列腺癌多发颅骨成骨性转移、慢性贫血等;④不均匀不对称型:单侧两块以上颅骨密度广泛不均匀增高,可见于颅骨多发成骨性转移、多发性骨髓瘤等(图 4-1-6)。

2. CT 表现 CT 具有更高的密度分辨率,能清晰显示颅骨病变特征,包括病灶数量、分布、边缘及范围(内板、板障或外板)、与邻近组织的关系(图 4-1-7),对于伴发的软组织肿块,CT 可显示肿块密度及强化程度。

3. MRI 表现 MRI 对于显示颅骨病变信号成分及其与邻近脑实质、软组织的关系具有优势。比如,贫血时造血细胞增生,黄骨髓(T1WI、T2WI 高信号)转换为红骨髓(T1WI、T2WI 低信号);骨纤时由于病变区所含纤维组织、骨组织、骨小梁的量或比例及成熟程度不同 MRI 信号有所差异;MRI 可更清晰显示病灶累及范围及伴发的软组织肿块,增强扫描有助于明确病灶性质。扩散加权成像(DWI)可以帮助鉴别弥散受限的恶性肿瘤性病变,恶性颅骨病变的表观扩散系数(ADC)值显著低于良性病变,另外颅骨恶性病变较良性病变更容易出现硬脑膜受累。

【相关疾病】

颅骨广泛性密度增高的病因繁杂,详见表 4-1-5。

【分析思路】

颅骨广泛性密度增高通常提示病变恶性程度较高或潜在的全身性病变及长期的疾病过程,分析思路如下:

第一,识别颅骨广泛性密度增高征象,判断其类型:均匀对称型;均匀不对称型;不均匀对称型;不均

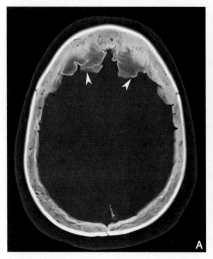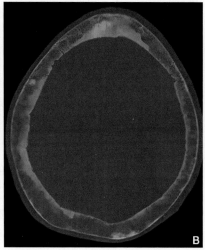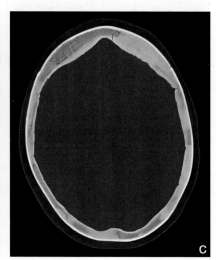

图 4-1-7 广泛性颅骨密度增高的 CT 表现

A. 额骨内板局限性骨质增生(箭);B. Paget 病Ⅱ期颅骨弥漫性增厚;C. 乳腺癌患者颅骨多发成骨性转移瘤

表 4-1-5　常见颅骨广泛性密度增高的病因

均匀对称型	均匀不对称型	不均匀对称型	不均匀不对称型
正常变异(正常弥漫性颅骨增厚,额骨内板增生症),多发转移瘤(成骨硬化性),慢性贫血,脑积水分流,石骨症,肢端肥大症	颅骨多发骨折或头颅手术后,血肿钙化(头颅血肿钙化/慢性硬膜下血肿钙化)	Paget 病(Ⅱ期、Ⅲ期),颅骨多发成骨性转移,多发性骨髓瘤(弥漫硬化型,罕见),骨纤维异常增殖征,甲状旁腺功能亢进,白血病,氟中毒	颅骨多发成骨性转移(前列腺癌、乳腺癌等),多发性骨髓瘤

匀不对称型。

第二,观察是否具有特征性影像学表现,如 Paget 病的"棉絮征",甲状旁腺功能亢进的"盐和胡椒征",慢性贫血所致的"竖发征"及骨纤的"磨玻璃样"改变等。

第三,分析病灶累及范围及邻近软组织影像学表现,判断其来源及性质(颅骨病变或骨外病变侵犯颅骨),颅骨恶性病变较良性病变更容易出现硬脑膜受累。

第四,结合病史、发病年龄、实验室检查及既往影像学检查等临床资料,有助于缩小鉴别诊断范围,如颅骨转移瘤通常在已知恶性肿瘤的情况下被诊断出来,全身代谢性疾病所致的颅骨病变通常伴随着实验室指标异常。

【疾病鉴别】

颅骨广泛性密度增高的病因繁杂,需要结合临床病史进行诊断和鉴别诊断。

1. 颅骨广泛性密度增高常见疾病的主要鉴别诊断要点见表 4-1-6。

2. 颅骨广泛性密度增高的鉴别诊断流程见图 4-1-8。

表 4-1-6　颅骨广泛性密度增高常见疾病的鉴别诊断

疾病	典型影像特征	主要伴随征象	其他鉴别要点
额骨内板增生症	额骨内板对称性增厚,波浪状密度增高,颅骨骨质未见吸收、破坏	板障可缺失,可伴颅底孔道狭窄	更年期女性,伴肥胖、多毛
骨纤维异常增殖症	板障增厚+磨玻璃改变;可囊变,可/无强化,内外板变薄向外膨胀	无骨膜反应及软组织肿块	年轻人
Paget 病	晚期溶骨与骨硬化共存,板障增厚,"海绵状颅骨"	扁平颅底伴颅底凹陷	中老年人
慢性贫血	"竖直毛发征",继发于板障间隙增宽的颅骨增厚	T1WI,T2WI 呈稍低信号,合并面颅骨、管状骨、躯干骨病变	红细胞计数↓血红蛋白↓,最常累及顶骨,枕骨鳞部不受累
多发转移瘤	骨密度增高、骨质硬化,边界不清,骨小梁模糊、紊乱	成骨、溶骨或混合性骨质破坏,软组织肿块	中老年人,恶性肿瘤病史,特别是前列腺癌、乳腺癌

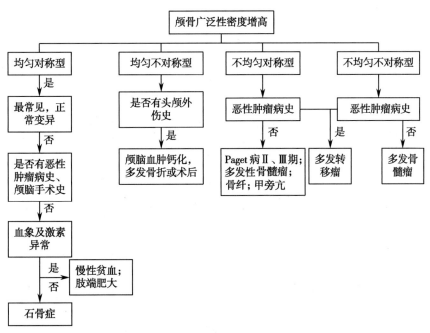

图 4-1-8　颅骨广泛性密度增高的鉴别诊断流程图

参 考 文 献

[1] ANNE G,OSBORN,KATHLEEN B DIGRE. 神 经 影 像 学 [M]. 娄昕,江桂华,译. 北京:北京大学医学出版社,2019.

[2] CHANG C Y,ROSENTHAL D I,MITCHELL D M, et al. Imaging findings of metabolic bone disease [J]. Radiographics,2016,36:1871-1887.

四、局限性密度增高

【定义】

当单块颅骨或颅骨局部骨质中矿物质(钙和磷酸盐)含量增加,水分和胶体含量减少时,在X线或CT影像上表现为骨小梁增多增粗密集,骨质增厚硬化,颅骨密度增高即称为颅骨局限性密度增高(localized density increase)。

【病理基础】

颅骨局限性密度增高的大部分病理基础与颅骨广泛性密度增高类似,比如慢性刺激导致颅骨局限性增生硬化以及肿瘤细胞破坏正常颅骨结构,并向肿瘤性成骨细胞转化导致密度增高等,不同的是颅骨局限性密度增高通常代表单灶性病变或单块颅骨受累,常见于某些原发性骨病、慢性炎症、颅骨外伤后修复期和某些成骨性肿瘤的单发骨转移。另外,其他起源于头皮或脑膜的病变可能侵犯邻近的颅骨,导致颅骨密度增高,如硬膜内脑膜瘤的特征性表现是邻近颅骨的反应性骨质增生。

【征象描述】

1. X线表现 根据颅骨病灶密度增高是否均匀可分为:①均匀型:颅骨病变密度均匀性增高,通常表现为局部骨质的增生硬化(图4-1-9),如骨瘤、慢性硬膜下血肿钙化等;②不均匀型:颅骨局灶性病变可因为存在骨质破坏、钙化、溶骨性病变和成骨性病变共存等而密度不均匀,如骨纤维异常增殖征的"磨

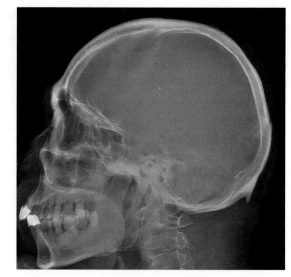

图 4-1-9 局限性颅骨密度增高的 X 线表现
颅骨局限性骨性突起,骨刺形成

玻璃样"改变、骨肉瘤表现为肿瘤骨形成、软骨源性肿瘤出现瘤软骨钙化以及前列腺癌发生颅骨成骨性转移等。

2. CT 表现 CT 更清晰显示颅骨病变发生的部位(内板、板障或外板)、边缘(清晰或不清晰)及其与邻近软组织的关系(图4-1-10),对于部分病灶伴发的软组织肿块,CT可显示肿块密度及增强后病灶的强化程度。

3. MRI 表现 MRI 对于显示颅骨病变信号成分的变化及其与邻近脑实质、软组织的关系具有优势(图4-1-11),增强扫描有助于明确病灶性质。扩散加权成像可以帮助鉴别弥散受限的恶性肿瘤性病变,恶性颅骨病变的表观扩散系数值常显著低于良性病变的 ADC 值,另外颅骨恶性病变较良性病变更容易出现硬脑膜受累。

【相关疾病】

颅骨局限性密度增高的病因繁杂,详见表4-1-7。

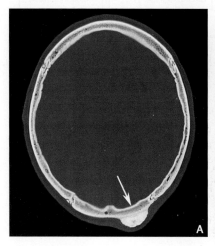

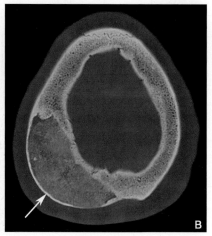

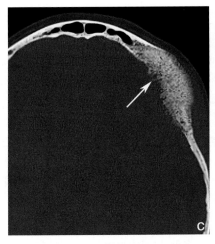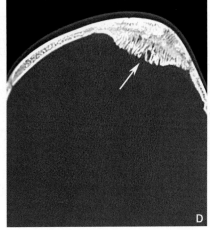

图 4-1-10　局限性颅骨密度增高的 CT 表现

A. CT 横断位示骨瘤颅骨局限性致密灶；B. 骨纤维异常增殖症患者颅骨局限性增厚，骨质呈磨玻璃样改变；C. 板障型脑膜瘤患者颅骨的局限性增厚；D. 颅骨转移瘤局部骨质增厚及骨膜反应

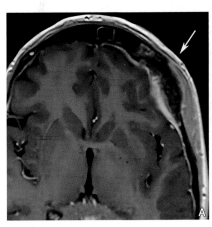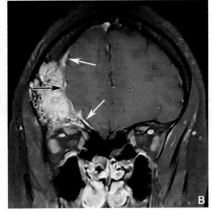

图 4-1-11　局限性颅骨增厚的 MRI 表现

A. 脑膜瘤，颅板内外见强化的软组织肿块（箭）；B. 血管瘤，颅骨局限性显著强化瘤体（黑箭），邻近硬脊膜反应性增厚（箭）

表 4-1-7　颅骨局限性密度增高常见病因

均匀型	不均匀型
骨瘤，头颅血肿钙化、慢性硬膜下血肿钙化，板障型脑膜瘤（早期）	局限性骨纤维异常增殖症，血管瘤，成骨性转移瘤，骨肉瘤，脑膜瘤，骨化性纤维瘤，Paget 病，慢性硬化性骨髓炎，放疗后骨硬化

【分析思路】

颅骨局限性密度增高通常代表单灶性病变或单块颅骨受累，分析思路如下：

第一，识别颅骨局限性密度增高征象，判断其类型：均匀型，不均匀型。

第二，观察是否具有特征性影像学表现，如骨瘤通常表现为位于颅内外板的骨性突起，与母体广基底相连，Paget 病的"海绵状颅骨"，以及骨纤维异常增殖症的磨玻璃样改变等。

第三，分析颅骨病灶的累及范围及邻近软组织的影像学表现，判断其来源及性质（颅骨病变或骨外病变），颅骨恶性病变较良性病变更易出现硬脑膜受累。

第四，结合患者病史、发病年龄、实验室检查及既往影像学检查等临床资料，有助于缩小鉴别诊断范围，如颅骨转移瘤通常存在原发恶性肿瘤病史。

【疾病鉴别】

颅骨局限性密度增高的病因较多，需要密切结合临床病史进行诊断和鉴别诊断：

1. 颅骨局限性密度增高常见疾病的主要鉴别诊断要点见表 4-1-8。

2. 颅骨局限性密度增高的鉴别诊断流程见图 4-1-12。

表 4-1-8　颅骨局限性密度增高常见疾病的鉴别诊断

疾病	典型影像特征	主要伴随征象	其他鉴别要点
骨瘤	颅骨内/外板的骨性/松骨性凸起,与颅骨宽基底相连	基底部与颅板相连,不累及板障	青壮年,男性＞女性,好发颅骨外板
局限性骨纤维异常增殖症	板障增厚+磨玻璃改变;可囊变,可/无强化,内外板变薄向外膨胀	无骨膜反应及软组织肿块	年轻人多见
成骨性转移瘤	骨密度增高、骨质硬化,边界不清,骨小梁模糊、紊乱	成骨、溶骨或混合性骨质破坏,软组织肿块	中老年人(恶性肿瘤病史,特别是前列腺癌、乳腺癌);儿童(神经母细胞瘤病史)
骨肉瘤	溶骨性骨质破坏,内见骨样或软骨样基质钙化,边界不清	"日光放射状"骨针,软组织肿块形成	青年人多见
脑膜瘤	早期板障膨胀增厚,晚期骨质溶骨性骨质破坏,内见骨样或软骨样基质钙化,明显强化	额顶骨多见,以板障为中心生长,同时向颅内外生长,可钙化	一般可无"脑膜尾征",部分邻近的硬脑膜增厚、内移

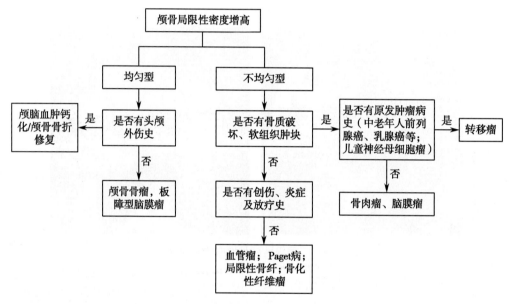

图 4-1-12　颅骨局限性密度增高的鉴别诊断流程图

（汤光宇）

参 考 文 献

[1] MITRA I,DURAISWAMY M,BENNING J,et al. Imaging of focal calvarial lesions [J].Clin Radiol,2016,71(4):389-398.

[2] GARFINKLE J,MELANçON D,CORTES M,et al. Imaging pattern of calvarial lesions in adults [J]. Skeletal Radiol,2011,40(10):1261-1273.

五、颅骨增厚

【定义】

颅骨的内外板皮质增厚、板障增宽或二者同时受累,影像学表现为颅骨宽度增宽,包括局限性增厚和弥漫性增厚。

【病理基础】

不同疾病导致的颅骨增厚病理基础不同,局限性增厚多见于局部病变,如炎症、肿瘤、外伤等,炎症因子或肿瘤细胞刺激成骨细胞增生、增殖,局部骨质增生硬化、骨小梁增粗。弥漫性增厚多见于全身性疾病,如生长发育性疾病、内分泌疾病、转移瘤、贫血等,当成骨细胞和/或破骨细胞功能紊乱、骨髓增生、纤维组织等组织增殖、肿瘤细胞增殖等单独或共同发生时,骨重建改变(成骨增加),出现骨皮质增厚、骨小梁增粗、骨质增生硬化、板障增厚、异常增生组织代替正常骨组织等,表现为颅骨增厚,但骨强度下降。

【征象描述】

1. X线检查表现　X线对弥漫性颅骨增厚不太

敏感,只有当颅骨增厚明显时才能显现,局限性增厚更易被发现(图4-1-13)。局限性增厚多表现为颅骨局部皮质增厚、致密;若为肿瘤性病变引起的增厚,局部也可见骨质破坏、病理性骨折及软组织肿胀,密度不均匀;若是血肿钙化则表现为病灶边缘弧状骨样密度影,似颅骨外板,呈局限性肿块样隆起。颅骨弥漫性增厚大部分表现为骨质弥漫性密度增高、皮质增厚,骨小梁增多增粗,甚至出现髓腔狭窄、闭塞,累及板障时引起板障增厚、颅骨内外板与板障分界不清,骨小梁模糊、紊乱;以板障增厚为主的病变可能会出现内外板皮质变薄,部分骨小梁吸收,残余骨小梁增粗。增厚颅骨的密度高低、均匀性、边界情况在不同疾病中表现不同。一些疾病有其特征性影像学表现,如Paget病的"海绵状颅骨";地中海贫血的竖发征;骨纤的磨玻璃样改变;甲状旁腺功能亢进的颅骨"盐和胡椒征""棕色瘤"等。

2. CT表现　可更早发现小病灶及病变的特点,对于颅骨明显增厚的患者还可以显示脑实质受压情况(图4-1-14);肿瘤性病变引起的颅骨增厚,可以清晰显示细微的骨质破坏、骨膜反应和肿瘤范围、软组织肿块的大小,以及是否有病理性骨折存在;血肿钙化(头颅血肿钙化、慢性硬膜下血肿钙化)导致的颅骨增厚可以显示血肿范围、血肿转归阶段,以便及早手术干预。

3. MRI表现　MRI对于显示颅骨增厚的优势不如CT和X线,但对内外板及板障成分变化及评估肿瘤范围具有一定参考价值。增厚的皮质在T1WI、T2WI主要表现为低信号,板障由于疾病的不同信号各异,正常板障由于黄骨髓存在呈高信号,当骨髓增生时(贫血),板障信号减低,但尚均匀;骨纤时由于病变区所含纤维组织、骨组织、骨小梁的量或比例及成熟程度不同信号有所差异;若颅骨增厚伴随骨质破坏,如Paget病、转移瘤、骨肉瘤、脑膜瘤等,内外板、板障一般会表现为T1WI等或低信号,T2WI高或混杂信号,伴有不同程度强化,抑脂T1WI增强扫描有助于检测早期较小的颅骨或硬膜下转移。慢性血肿在T1WI呈高低混杂信号,T2WI呈等低信号(图4-1-15)。

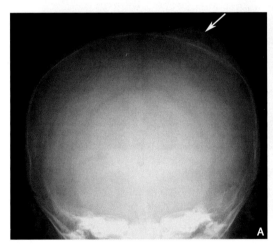
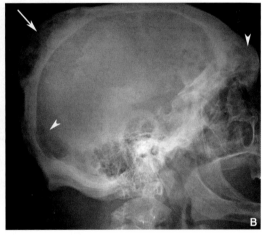

图 4-1-13　颅骨增厚的 X 线表现
A. 颅骨局限性增厚(箭):头颅血肿钙化;B. 颅骨弥漫性增厚(箭、箭头):骨纤维结构不良

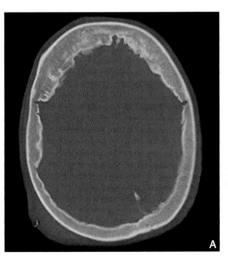
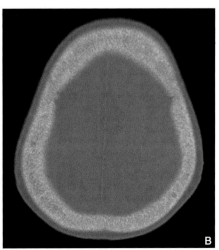

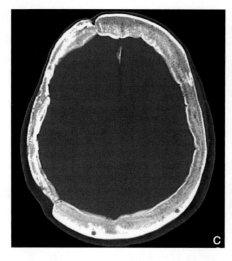
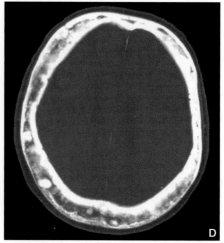
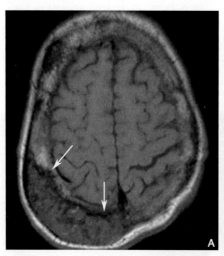
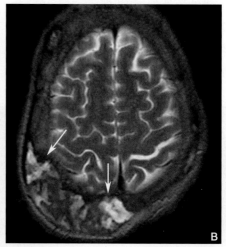

图 4-1-14　颅骨弥漫性增厚的 CT 表现

A. CT 示额骨内板增生症,颅骨增厚;B. 甲状旁腺功能亢进患者颅骨弥漫性增厚;C. 苯妥英钠长期使用患者颅骨不均匀增厚;D. Paget 病患者颅骨增厚,骨质密度不均匀

图 4-1-15　颅骨增厚 MRI 表现

颅骨纤维结构不良。A. T1WI 示颅骨增厚伴等低混杂信号占位(箭);B. T2WI 示高低混杂信号占位(箭)

【相关疾病】

颅骨增厚包括弥漫性增厚和局限性增厚,弥漫性增厚常见病因包括正常变异(弥漫性颅骨增厚症、颅骨内板增生症)、苯妥英钠长期使用、脑积水分流、成骨性转移瘤、Paget 病等;局限性增厚多见于正常变异、骨瘤、脑膜瘤、成骨性转移瘤等,详见表 4-1-9。

【分析思路】

颅骨增厚的病因繁杂,影像表现重叠,需结合临床病史及实验室检查,分析思路如下:

第一,分析颅骨增厚的部位,具体为内外板皮质增厚、板障增厚,或者二者同时受累。

第二,判断颅骨增厚的范围,弥漫性增厚多见于全身性疾病:如生长发育性疾病、内分泌疾病、转移瘤、贫血;局限性增厚多见于局部病变:如肿瘤、外伤、炎症。

第三,识别颅骨增厚区域的影像学征象:是否存在骨质破坏、软组织肿块、骨折,增厚颅骨的密度、信号、强化特点。

第四,结合患者病史、发病年龄等临床资料,可缩小鉴别诊断范围。

第五,完善相关实验室检查及其他部位影像学检查,有助于疾病诊断。

【疾病鉴别】

单纯的影像学检查难以进行疾病诊断与鉴别,患者的临床病史和实验室检查往往可以提供重要信息,结合特征性的影像学表现可以为疾病的诊断提供方向。

1. 颅骨增厚常见疾病的主要鉴别诊断要点见表 4-1-10。

2. 基于影像及临床资料的鉴别诊断流程见图 4-1-16。

表 4-1-9 颅骨增厚相关疾病

	颅骨弥漫性增厚	颅骨局限性增厚
常见	正常变异(弥漫性颅骨增厚症、颅骨内板增生症)、苯妥英钠长期使用、脑积水分流、成骨性转移瘤、Paget 病	正常变异、骨瘤、颅骨脑膜瘤、成骨转移瘤
少见	脑小畸形、骨纤维结构不良、甲状旁腺功能亢进、肢端肥大症、慢性硬膜下出血钙化、慢性贫血、髓外造血、氟中毒、硬化性骨发育不良(骨硬化症、致密性成骨不全症、蜡油样骨病)	骨纤维结构不良、Paget 病、头颅血肿钙化、慢性硬化性骨髓炎、骨肉瘤、条纹状骨病

表 4-1-10 颅骨增厚常见疾病的鉴别诊断要点

	疾病	典型影像特征	主要伴随征象	鉴别要点
弥漫性增厚	额骨内板增生症	额骨内板局限性增厚,波浪状密度增高,边界清,颅骨骨质未见吸收、破坏	邻近额叶脑实质受压内移,邻近蛛网膜下腔及部分脑沟变窄	中老年女性,双侧对称性增厚,止于冠状缝
	苯妥英钠长期使用	颅骨弥漫性增厚	小脑萎缩	长期苯妥英钠治疗史
	脑积水分流	颅骨穿凿和颅底弥漫性增厚	慢性低颅压	脑积水术后过度分流
	转移瘤	骨密度增高、骨质硬化,边界不清,骨小梁模糊、破坏	软组织肿块,骨质破坏	中老年人,恶性肿瘤病史,特别是前列腺癌、乳腺癌
	畸形性骨炎	早期呈大片颅骨密度减低(骨质溶解),边缘可透亮带,晚期骨质增厚硬化	板障间隙增宽,海绵状颅骨,扁平颅底伴颅底凹陷	中老年人,溶骨与成骨同时存在
局限性增厚	骨瘤	颅骨内/外板的骨性/松骨性凸起,与颅骨宽基底相连	与颅板相连,不累及板障	青壮年,男性>女性,好发于颅骨外板
	颅骨脑膜瘤	膨胀性骨质破坏,内外板变薄或部分中断,同时向颅内外生长时可形成夹心蛋糕状	邻近脑膜增厚、内移,一般无脑膜尾征	额顶骨多见,以板障为中心生长,肿块内可见钙化

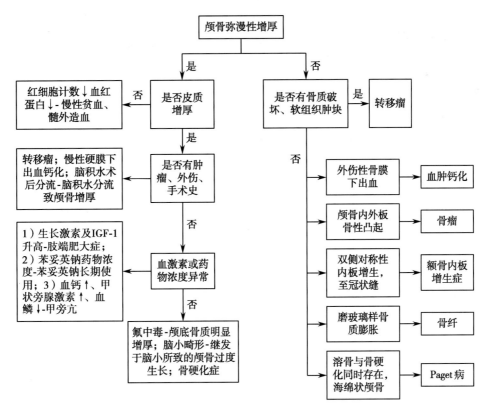

图 4-1-16 颅骨增厚的鉴别诊断流程图

(汤光宇)

参 考 文 献

[1] OSBORN,ROSS,SALZMAN.影像专家鉴别诊断 颅脑与脊柱脊髓分册[M].耿道颖,刘筠,译.北京:人民军医出版社,2012.

[2] KHODARAHMI I,ALIZAI H,CHALIAN M,et al. Imaging spectrum of calvarial abnormalities[J].Radiographics,2021,41:1144-1163.

[3] CHANG CY,ROSENTHAL DI,MITCHELL DM,et al. Imaging findings of metabolic bone disease[J]. Radiographics,2016,36:1871-1887.

[4] COLAS L,CARON S,COTTEN A.Skull Vault Lesions:a review[J].AJR Am J Roentgenol,2015,205:840-847.

六、颅骨变薄

【定义】

颅骨变薄(skull thinning)指颅骨骨质减少或稀疏,使颅骨失去正常的密度和厚度,包括弥漫性颅骨变薄和局限性颅骨变薄。

【病理基础】

正常情况下,婴儿颅骨未完全骨化,常表现为颅穹窿变薄,为正常生理现象。弥漫性颅骨变薄:①多见于梗阻性脑积水及中脑导水管狭窄,由于脑室内脑脊液积聚,颅内压增高,长期高颅压状态压迫颅骨,引起颅骨吸收、变薄。②先天性疾病:多见于颅骨膜内骨化异常,不能正常骨化成骨。③代谢性疾病:血清碱性磷酸酶减低,导致成骨细胞、破骨细胞功能不良,产生的软骨基质和骨样组织性能不佳,亦见于维生素D缺乏引起的骨骼生长发育异常(佝偻病),钙盐不能正常沉着,骨化不全;生长激素分泌不足,影响骨代谢,出现骨量减少;甲状旁腺激素分泌过高,作用于破骨细胞使其活性增加,引起骨质脱钙和溶解吸收。局限性颅骨变薄:①骨老年性骨病,顶骨萎缩、骨板变薄,外板及板障骨质缺损、凹陷,多认为是骨质疏松、颅顶骨血供不足所致。②良性病变或生长缓慢肿瘤压迫所致的局限性骨质缺损。③成骨细胞与破骨细胞紊乱引起的局部骨量减少。

【征象描述】

1. **X线检查表现** 根据颅骨变薄范围可分为弥漫性颅骨变薄和局限性颅骨变薄。弥漫性颅骨变薄:正常婴儿颅骨未完全骨化,颅穹窿变薄,而严重骨化不全常见于早产儿;慢性高颅压患者显示颅骨内板弥漫性变薄,颅骨厚度下降;先天性疾病多表现为颅骨骨皮质菲薄,骨密度减低,颅缝增宽,囟门增大,囟门延迟闭合或未闭合,部分疾病出现缝间骨;代谢性疾病表现为颅骨、脊柱骨化减少,颅盖骨菲薄,骨化不全或仅见不规则骨化中心,颅缝与囟门增宽,低磷酸酯酶症可见特征性的毛刷样干骺端,甲状旁腺功能亢进症可见"胡椒盐样"颅骨(图4-1-17)。局限性颅骨变薄:多见于老年性顶骨变薄,轻者板障局部

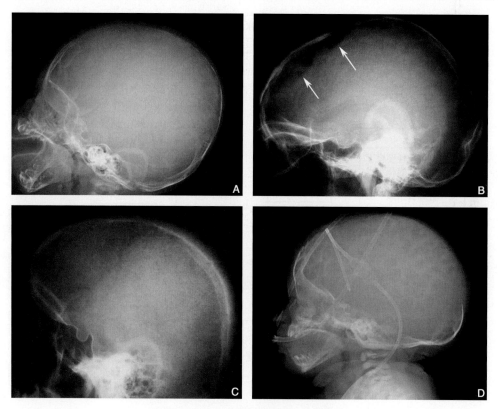

图 4-1-17 颅骨变薄的 X 线表现
A. 成骨不全,颅骨弥漫性菲薄;B. Paget 病溶骨期,顶骨松质骨和髓腔局限性消失(箭);C. 甲状旁腺功能亢进,顶骨"胡椒盐样"改变;D. 腔隙性颅骨,Chiari Ⅱ畸形的腔隙性颅骨,显示多处圆形和卵圆形透明病变

变薄,外板塌陷而厚度正常,随着板障萎缩加重,外板紧贴内板甚至融合,两侧顶骨和板障局部变薄甚至消失,但内板完整;良性病变或生长缓慢肿瘤压迫所致一般表现为局限性骨质变薄,局部见透亮影,边界清晰、光整,可见硬化缘;Paget 病以破骨为主时表现为骨密度减低,骨皮质、松质骨和髓腔消失,代之以粗大的网状骨小梁,常引起病理性骨折。

2. CT 表现 CT 可清晰显示颅骨变薄的范围和程度(图 4-1-18)。对于脑积水引起的颅骨变薄可显示脑室扩张程度;对良性病变或生长缓慢肿瘤压迫所致的局部颅骨变薄有一定的鉴别价值,亦可确定病变或肿瘤的累及范围。可显示部分疾病的伴随征象,如腔隙性颅骨伴随的脊髓脊膜膨出、脑膨出,颅骨锁骨发育不良伴随的颅底骨增厚(棉花团状改

变),乳突未见气化或气化不全。

3. MRI 表现 MRI 检查可以显示皮质和板障信号变化,变薄的皮质表现为线样低信号,部分疾病表现为板障信号混杂;可鉴别良性或肿瘤性病变,如蛛网膜囊肿、蛛网膜颗粒压迹显示为脑脊液信号(图 4-1-19),肿瘤性病变多显示为 T1WI 等或低信号,T2WI 等、高或混杂信号;对脑积水所致的颅骨变薄可显示梗阻层面、梗阻病因。由于 MRI 高软组织分辨率,其对局限性颅骨变薄的诊断及鉴别价值较大。

【相关疾病】

颅骨变薄包括弥漫性变薄和局限性变薄,弥漫性变薄常见于正常婴儿颅骨、梗阻性脑积水、中脑导水管狭窄等;局限性变薄多见于正常颅骨变异(顶骨变薄)、蛛网膜囊肿、蛛网膜颗粒压迹等,详见表 4-1-11。

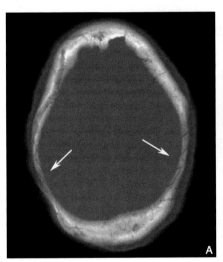
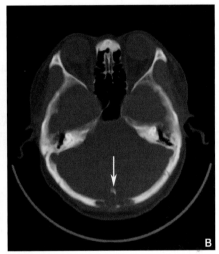

图 4-1-18 颅骨变薄的 CT 表现
A. 老年性顶骨变薄,双侧顶骨变薄(箭);B. 枕骨蛛网膜颗粒压迹(箭)

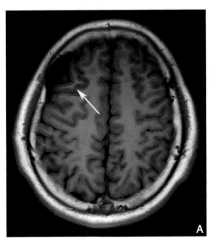
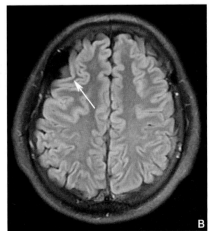
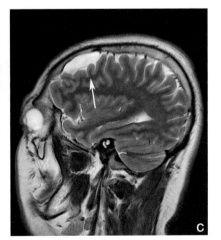

图 4-1-19 蛛网膜囊肿致颅骨变薄的 MRI 表现
A. 横断位 T1WI 示颅骨变薄,邻近颅板下低信号灶(箭);B. 横断位 T2WI/FLAIR 颅板下低信号灶(箭);C. 矢状位 T2WI/TSE 示颅骨变薄,大脑凸面高信号占位(箭)

表 4-1-11　颅骨变薄相关疾病

	颅骨弥漫性变薄	颅骨局限性变薄
常见	正常婴儿颅骨、梗阻性脑积水、中脑导水管狭窄	老年性顶骨变薄、蛛网膜囊肿、蛛网膜颗粒压迹
少见	腔隙性颅骨、甲状旁腺功能亢进、低磷酸酯酶症、佝偻病、成骨不全、颅骨锁骨发育不良、原发性侏儒症	生长缓慢的肿瘤(少突胶质细胞瘤、胚胎发育不良性神经上皮肿瘤、节细胞胶质瘤、低级别弥漫性星形细胞瘤)、Paget 病

【分析思路】

颅骨变薄主要表现为骨质减少或稀疏,颅骨的厚度、密度下降,分析思路如下:

第一,判断颅骨变薄的范围,弥漫性变薄多见于正常婴儿颅骨、脑积水;局限性变薄多见于顶骨老年性骨病、良性病变压迫所致。

第二,识别正常婴儿颅骨及老年性顶骨变薄,避免误判。

第三,分析颅骨变薄区域的影像学征象:邻近是否存在良性或肿瘤性病变,变薄颅骨的密度、信号、强化。

第四,结合患者病史、发病年龄、其他影像学检查,有助于先天性疾病诊断。

第五,完善相关实验室检查,有助于代谢性疾病诊断。

【疾病鉴别】

引起颅骨变薄的大部分疾病影像学表现类似,结合患者年龄、体征及实验室检查可对疾病诊断提供有效帮助。

1. 颅骨变薄在常见疾病的主要鉴别诊断要点见表 4-1-12。

2. 基于影像及临床资料的鉴别诊断流程见图 4-1-20。

表 4-1-12　颅骨变薄在几种常见病因的主要鉴别诊断要点

	疾病	典型影像特征	主要伴随征象	鉴别要点
弥漫性变薄	正常婴儿颅骨	颅穹窿变薄,顶骨变薄,常明显可见		新生儿、婴儿的正常颅骨表现
	梗阻性脑积水	脑室系统扩大,颅骨内板弥漫性变薄	颅内压增高,脑实质萎缩	梗阻点以上脑室系统扩大
	中脑导水管狭窄	脑室系统扩大,颅骨内板弥漫性变薄	颅内压增高	中脑导水管以上水平脑室扩大
局限性变薄	老年性顶骨变薄	颅顶骨萎缩、骨板变薄,外板及板障骨质缺损、凹陷、消失	病变区和正常区逐渐移行,对应软组织不同程度下陷	老年人;邻近骨骼无增生、破坏或骨膜反应,内板完整
	蛛网膜囊肿	边缘锐利的圆形或卵圆形囊性病灶,邻近颅骨变薄	推压局部脑组织移位,较大者可引起局部颅腔变大	信号在所有序列都与脑脊液一致,先天性蛛网膜囊肿常伴邻近脑组织发育不良
	蛛网膜颗粒压迹	CT 平扫为边缘清楚的内板、板障骨质缺损,局部无软组织肿块	邻近可见导静脉或板障静脉相连	为蛛网膜颗粒在颅骨内板及板障上形成的局限性压迹,MRI 各序列与脑脊液一致

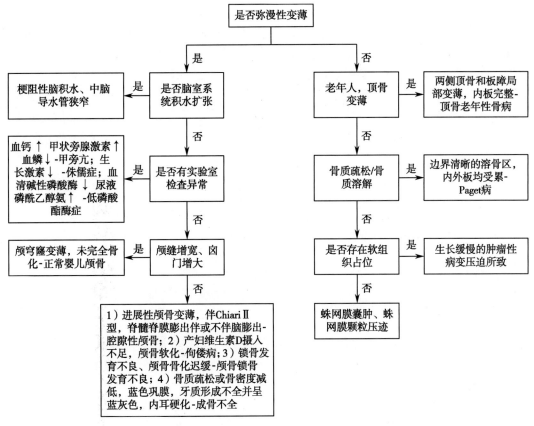

图 4-1-20 颅骨变薄的鉴别诊断流程图

（汤光宇）

参 考 文 献

[1] KHODARAHMI I, ALIZAI H, CHALIAN M, et al. Imaging spectrum of calvarial abnormalities [J]. Radiographics, 2021, 41:1144-1163.

[2] CORTIS K, MICALLEF K, MIZZI A. Imaging Paget's disease of bone-from head to toe [J]. Clin Radiol, 2011, 66:662-672.

[3] HANDA A, GRIGELIONIENE G, NISHIMURA G. Skeletal dysplasia families: A stepwise approach to diagnosis [J]. Radiographics, 2023, 43:e220067.

七、颅底凹陷症

【定义】

颅底凹陷症（basilar invagination）是枕骨大孔周围的颅底骨向上陷入颅腔，迫使其下方的寰枢椎（齿状突）升高进入颅底，可合并其他部位的骨发育异常（如椎体分节障碍、寰椎融合障碍），也可合并神经结构畸形（如 Chiari 畸形、小脑扁桃体下疝和脊髓积水等）。

【病理基础】

枕骨大孔畸形包括枕骨基底部、外侧部及髁部三部分的发育异常，致使颅底向内凹陷、寰椎和枕骨距离变短、寰枕融合、寰椎枕化等。有时还合并寰枢椎畸形、椎板裂缝或缺如、颅颈移行处曲度异常等。

颅底凹陷是枕骨大孔区最常见的畸形，90% 以上颅底凹陷症是枕骨和寰枢椎的畸形，枕骨的基部、髁部及鳞部以枕骨大孔为中心向颅腔内陷入，枕骨大孔边缘与寰椎距离变短，甚至与寰椎后弓融合，枕骨髁发育不良、不对称，枕骨基底部变短、变直、高低不平，颅底呈漏斗状，寰椎突入颅内，枢椎的齿状突高出正常水平而进入枕骨大孔，枕骨大孔前后缩短，致使颅后窝缩小，从而压迫延髓、小脑和牵拉神经根，产生一系列神经系统症状和体征。

可分为先天型、继发型，主要病因为先天性骨质发育不良所致，由于在胚胎发生学上，神经管在寰枕部闭合最晚，所以先天性畸形容易发生在此区，继发性常见于成骨不全、佝偻病、甲状旁腺功能亢进症等。颅底凹陷常合并脑脊髓和其他软组织畸形，如小脑扁桃体疝、脊髓空洞症及蛛网膜粘连等。发现后经手术治疗可获得较好的临床治愈率。

【征象描述】

1. X线检查表现 用颅骨平片诊断颅底凹陷需要进行各种测量，枕骨大孔区局部正常解剖变异较大，尽管测量方法较多，但还没有一种十分可靠且理想的方法诊断本病，因此，至少需要根据以下方法出现 2 种以上异常测量结果才能做出诊断（图 4-1-21）。

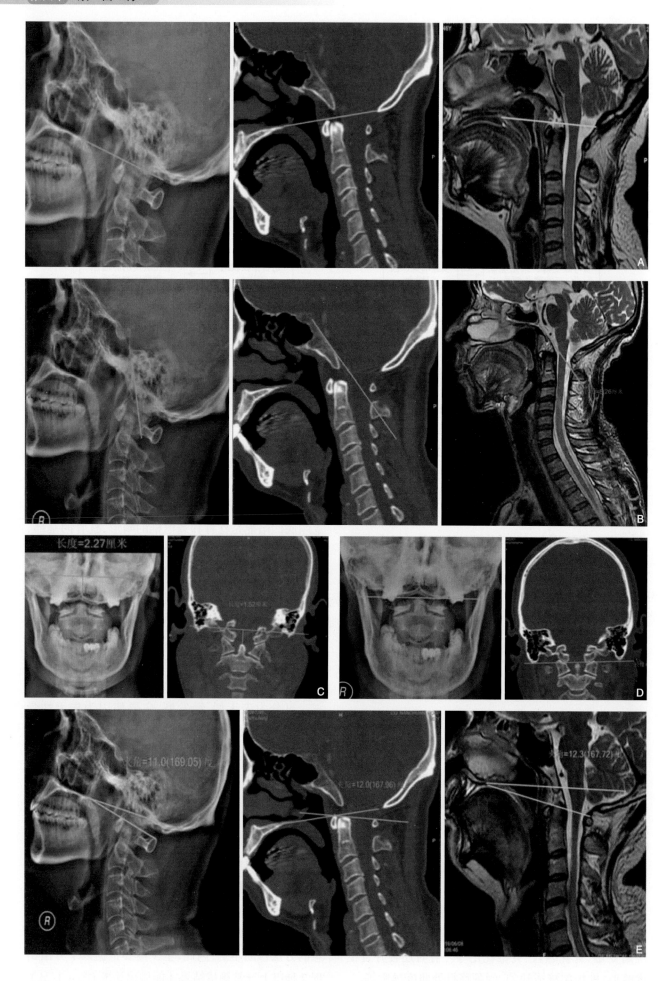

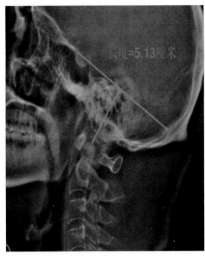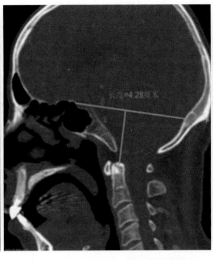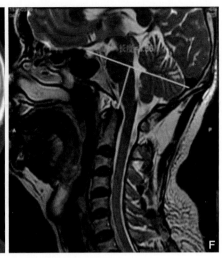

图 4-1-21　颅底凹陷症的测量方法

A.钱氏线测量方法；B.斜坡延长线测量方法；C.二腹肌沟连线测量方法；D.双乳突连线测量方法；E.Bull 角测量方法；F.克劳指数测量方法

（1）钱氏线（Chamberlain's line）：亦称腭枕线。头颅侧位片上，由硬腭后缘向枕大孔后上缘做一连线，即为钱氏线，正常人齿状突在此线的 3mm 以下，若超过此限，即为颅底凹陷症。

（2）斜坡延长线：正常齿状突位于斜坡延长线下方。颅底凹陷征如不合并寰枕、寰枢关节脱位，则斜坡延长线为阴性。

（3）二腹肌沟连线（fishgold 线）：在颅骨前后位断层片上，做两侧二腹肌沟的连线，从齿状突尖到此线的距离，正常为 5～15mm，若齿状突顶点接近此线，甚至超过此线，即为颅底凹陷。

（4）双乳突连线：正位片上，两乳突之间的连线，正常时此线正通过寰枕关节，齿状突可平此线或高出此线 1～2mm，颅底凹陷症时，超过此值为异常。

（5）Bull 角：硬腭平面与寰椎平面所成的角度，正常小于 13°，大于 13° 为颅底凹陷症。

（6）基底角：由鼻根部至蝶鞍中心和蝶鞍中心至枕大孔前缘两线形成的角度，正常为 109°～148°，平均132.3°，颅底凹陷症时此角增大。

（7）克劳指数（Klaus's index）：齿状突顶点到鞍结节与枕内隆突间连线的垂直距离。正常为 40～41mm，若小于 30mm 即为颅底凹陷症。

（8）Boogard 角：枕大孔前后缘连线和枕骨斜坡所形成的角度，正常为 119.5°～136°，颅底凹陷症时此角增大。

（9）外耳孔高度指数：头颅侧位片上，外耳孔中心点或两侧外耳孔连线中点至枕骨大孔前后缘连线向前延长线的距离，即为外耳孔高度指数。正常为 13～25mm，平均17.64mm，小于 13mm 即为颅底凹陷症。

2. CT 表现　颅底凹陷症的 CT 测量方法及诊断标准与 X 线类似，相较于 X 线，CT 可显示脑组织及脑室的改变，有时可行 CT 脑室造影，即在脑室内注入非离子水溶性碘对比剂后行 CT 扫描，可观察到脑室大小，中脑水管是否通畅及第四脑室及脑干的改变，并可勾画出小脑扁桃体下缘的位置，因为 MR 成像能完全替代，此技术已基本不用。

3. MRI 表现　MRI 是诊断本病最好的检查手段之一，尤其在矢状位可清楚地显示中脑水管、第四脑室及脑干的改变、小脑扁桃体下疝的程度及颈髓受压的情况，便于指导手术治疗方案。

【相关疾病】

颅底凹陷症可合并多种疾病，如 Chiari 畸形、小脑扁桃体下疝、脊髓积水、椎体分节障碍、寰椎融合障碍等，详见表 4-1-13。

【分析思路】

该病进展缓慢、隐匿且逐渐加重，偶有缓解，部分患者可无症状。发病率较低，容易漏诊、误诊，需要根据病因、临床表现和影像学检查综合诊断。分析思路如下：

第一，识别颅底凹陷症的影像学特征。通过 X 线、CT 及 MRI 多种影像学检查方法辅助诊断颅底凹陷症。例如，通过钱氏线、麦氏线、Bull 角及克劳指数等多参数进行综合、全面评估，辅助诊断颅底凹陷征。

第二，关注颅底凹陷症的并发症。颅底凹陷症发病较隐匿，若发现其他部位骨发育异常，如椎体分节障碍、寰椎融合等，或合并神经结构畸形，如 Chiari 畸形、小脑扁桃体下疝、脊髓空洞症等，可反向评估颅底骨质情况，找出原发病因。

表 4-1-13 颅底凹陷症相关常见疾病

颅底凹陷症	常见并发症					
	寰枢椎脱位	寰枕融合	颈椎分节不全	小脑扁桃体下疝	脊髓空洞	扁平颅底
枕骨大孔周围的颅底骨向上陷入颅腔,迫使其下方的寰枢椎(齿状突)升高进入颅底	寰椎与枢椎对位不良	寰椎与枕骨局部融合	颈椎椎体分节障碍,部分椎体融合	又称Chiari畸形,由于后颅窝先天发育不良,小脑扁桃体下部疝入枕骨大孔	病变多位于颈、胸髓;亦可累及延髓,脊髓内空洞形成和胶质增生,空洞内有清亮液体填充	颅后窝发育位置较高,前中颅窝失去逐渐降低的阶梯排列关系,导致整个颅底平坦

第三,结合患者临床表现及症状。患者可因畸形的程度及合并症的不同,症状与体征差异较大,一般可有头痛、眩晕、耳鸣、复视和呕吐等症状,患者可有头颈部偏斜,面颊不对称,颈项粗短,后发际低,颈部活动受限且固定于特殊的角度位置,正常的颈椎前突消失及外貌异常等。多以进行性下肢无力和行走困难为首发症状,起病一般为隐匿,逐渐加重,亦可在头部外伤后突然发病或加重,出现上述症状,要考虑到此病,以便得到及时治疗。

【疾病鉴别】

颅底凹陷症发病隐蔽,且与部分病变存在重叠,需要结合影像学特征和临床症状进行诊断和鉴别诊断。

1. 颅底凹陷症常见病因的鉴别要点见表 4-1-14。

2. 颅底凹陷征的鉴别诊断流程见图 4-1-22。

表 4-1-14 颅底凹陷症常见病因的鉴别要点

疾病	典型影像特征	主要伴随征象	其他鉴别要点
颅底凹陷征	颅底骨向上陷入颅腔,寰枢椎(齿状突)升高进入颅底	椎体分节障碍、寰椎融合障碍	脊髓内空洞形成,脊髓积水,空洞周围胶质增生
脊髓空洞	脊髓膨大,T1WI 呈均匀低信号,T2WI 呈高信号,增强未见明显强化	脊髓内可见液体信号,内可见分隔	常 20~30 岁发病,临床表现为阶段性分离感觉障碍
脊髓星形细胞瘤	脊髓不规则膨大,常伴有囊变和继发空洞,T1WI 呈不均匀低信号,T2WI 呈不均匀高信号	可见肿瘤实性成分	多见于儿童和青少年,多为良性,生长缓慢
脊髓血管母细胞瘤	颈胸段脊髓膨大增粗,肿瘤大部分或完全囊变,囊变区有附壁结节,T1WI 呈低或混杂信号,T2WI 呈高信号,附壁结节显著强化	确认大小不一的实性强化结节	大囊小结节,实性结节明显强化
颈椎病	颈椎病可伴有脊髓空洞	脊髓空洞与突出的椎间盘同一水平	颈椎病空洞小而局限,且颅底结构多正常

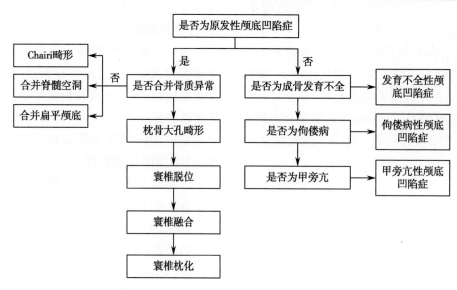

图 4-1-22 颅底凹陷症的鉴别诊断流程图

(汤光宇)

八、扁平颅底

【定义】

因颅后窝发育位置较高,前、中颅窝失去了逐渐降低的阶梯排列关系,导致整个颅底平坦,称为扁平颅底(platybasia)。

【病理基础】

扁平颅底是颅颈区较常见的先天性骨畸形,单独存在时一般不出现症状,通常与颅底凹陷症并发。扁平颅底的诊断主要依据颅底角的大小。从蝶鞍中线点向鼻根部(鼻额缝)和枕骨大孔前缘各做一连线,两线的夹角为颅底角。正常值:135°±10°,如大于145°,则提示扁平颅底(图4-1-23),而小于正常值

一般无临床意义。

【征象描述】

1. X线检查　根据头颅侧位片测量颅底角,从蝶鞍中线点向鼻根部(鼻额缝)和枕骨大孔前缘各做一连线,如大于145°,则提示扁平颅底。

2. CT表现　与X线表现基本相同,依据多平面重组测量颅底角,可了解该部位骨性结构的形态、相互关系,确定其发育缺陷,并可以显示并发症,脊髓CT造影(CTM)可以了解神经受压部位及程度。

3. MRI检查　在矢状位MRI上测量颅底角,有时很难判定鼻额缝,可以采用额骨与前颅窝底交界点代替鼻额缝(图4-1-24),可以更好地显示骨质缺陷及脊髓病变。

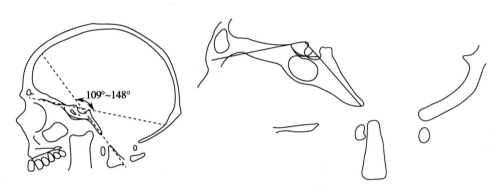

图4-1-23　扁平颅底测量示意图
从蝶鞍中线点向鼻根部和枕骨大孔前缘各做一连线,两线的夹角为颅底角

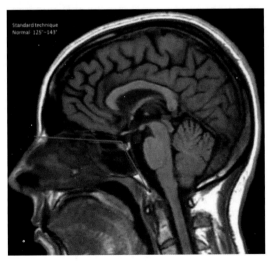

图4-1-24　MRI测量扁平颅底
头颅MRI T2WI矢状位,从蝶鞍中线点向鼻根部(鼻额缝)和枕骨大孔前缘各做一连线,如大于145°,则提示扁平颅底

【相关疾病】

扁平颅底是颅颈区较常见的先天性骨畸形,一般单独存在,常无临床症状,与颅底凹陷是两个不同

的概念,两者之间在病理上不存在任何必然联系,但扁颅底有时会合并颅底凹陷。

【分析思路】

扁平颅底主要表现为颅后窝发育位置较高,前、中颅窝失去了逐渐降低的阶梯排列关系,导致整个颅底平坦,分析思路如下:

第一,通过影像征象识别。扁颅底的诊断主要依据颅底角的大小,从蝶鞍中线点向鼻根部(鼻额缝)和枕骨大孔前缘各做一连线,两线的夹角为颅底角。正常值:135°±10°,如大于145°,则提示扁平颅底。

第二,根据并发症推断该病:扁颅底单独存在时一般不出现症状,若合并颅底凹陷症,根据后者的影像表现及临床症状,通过测量颅底角反推扁颅底的诊断。

【疾病鉴别】

扁平颅底需要与颅底凹陷进行鉴别,鉴别要点如下表4-1-15。

表 4-1-15　扁颅底与颅底凹陷

扁平颅底	颅底凹陷
颅后窝发育位置较高,前中颅窝失去逐渐降低的阶梯排列关系,致颅底平坦	枕骨大孔周围的颅底骨向上陷入颅腔,迫使其下方的寰枢椎(齿状突)升高进入颅底
扁平颅底的诊断主要依据颅底角的大小	枕骨大孔区局部正常解剖变异大,至少需要 2 种测量结果异常才能做出诊断。如钱氏线、麦氏线、Bull 角、基底角、克劳指数、二腹肌沟连线、双乳突连线、Boogard 角等
一般不出现症状	可有头痛、眩晕、耳鸣、复视、呕吐、头颈部偏斜、面颊不对称、颈项粗短,后发际低、颈部活动受限等症状
仅描述了颅后窝的位置较高这一解剖形态,是颅底发育异常的一种表现,若单独存在,无实际临床意义	多具有临床意义,严重时可继发梗阻性脑积水、颅内压增高、脊髓空洞等

(汤光宇)

参 考 文 献

[1] 徐文坚,袁慧书.中华影像医学——骨肌系统卷.第 3 版.北京:人民卫生出版社,2019.

[2] 高勇安,张念察.临床颅底影像学.北京:科学技术出版社,2007.

[3] SMITH JS,SHAFFREY CI,ABEL MF,et al. Basilar invagination.Neurosurgery,2010,66(3 Suppl):39-47.

九、"毛发竖直样"颅骨

【定义】

颅骨的多孔性骨质增生,通常考虑"毛发竖直样"(hair-on-end)颅骨,需注意,该征象通常发生于血液系统疾病,但还有一些非血液系统病变也可表现为此征象。

【病理基础】

各种原因导致颅骨板障内骨髓增生,板障膨胀产生的压力施加到颅板后导致多孔性骨质增生,病变的严重程度与骨髓增生、板障膨胀程度成正比,颅骨内外板间的骨髓施加的压力方向垂直于颅板,外板受到向外发散的力,导致放射状走行的骨小梁、外板变薄和穿孔,而内板受到会聚或压紧的力,因此不变薄。骨吸收不是由于破骨细胞的活性增加,而是由于沿着上述力线的直接压力的作用。一旦外板穿孔,骨髓增生蔓延至骨膜下,导致颅骨表面反应性骨形成,沿着骨膜和骨髓血管的钙化导致受累骨呈"筛状"外观。

【征象描述】

1. X 线检查表现　表现为向外与颅板垂直、相互平行的针状、细条纹状高密度影,且高度由中间向两侧逐渐变短,形似头发竖立(图 4-1-25)。

2. CT 表现　表现为颅骨板障增宽、外板变薄,内板通常不受累,伴板障骨小梁破坏,残余骨小梁增

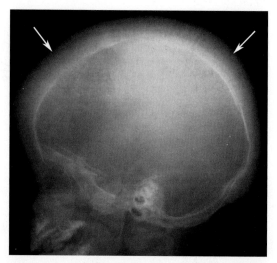

图 4-1-25　弥漫性"毛发竖直样"颅骨 X 线表现
5 岁,男孩,重型地中海贫血,颅骨明显的垂直条纹(箭)像头发竖立(箭)

厚,增厚的高密度骨小梁和低密度骨髓增生交替垂直于颅骨穹窿排列,形成外观长而薄的末端毛发外观(图 4-1-26)。

3. MRI 表现　表现为颅骨板障明显增宽,其内 T1WI 低信号的骨小梁和高信号的骨髓交替排列(图 4-1-27)。

【相关疾病】

"毛发竖直样"颅骨征象分弥漫性和局限性,相关的常见和少见疾病详见表 4-1-16。

【分析思路】

不同的疾病都可以在颅骨表现为"毛发竖直样"征象,虽然绝大部分为弥漫性骨髓增生所致,但病因呈现多样化,同时一些良、恶性肿瘤刺激局部骨髓增生亦可产生此征象,需要综合分析,分析思路如下:

第一,识别"毛发竖直样"颅骨的分布特点。弥漫性分布(尤其顶枕骨累及)多考虑血液系统疾病,

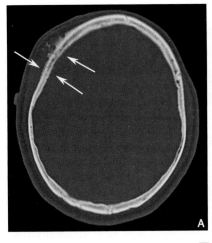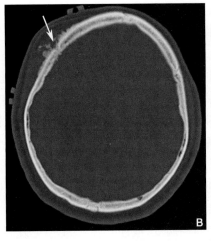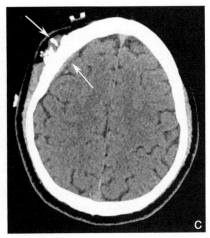

图 4-1-26 局限性"毛发竖直样"颅骨 CT 表现

57 岁,男性,颅骨脑膜瘤。A. 右侧额骨内外板垂直条纹状高密度影(箭);B. 外板局部骨皮质缺损(箭);C. 外板破坏处见软组织肿块形成,内见多发钙化影(箭),内板下亦见弧形软组织肿块影(箭)

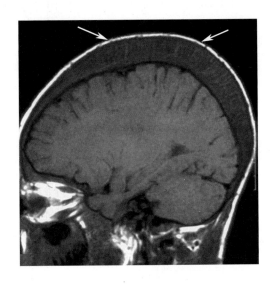

图 4-1-27 弥漫性"毛发竖直样"颅骨 MRI 表现

10 岁,男孩,镰状细胞性贫血,T1WI 示增宽的颅骨板障(箭)内低信号(骨小梁)和高信号(骨髓)交替排列

表 4-1-16 "毛发竖直样"颅骨相关疾病

	弥漫性	局限性
常见	先天性溶血性贫血(包括地中海贫血、镰状细胞性贫血、遗传性球形红细胞增多症和遗传性椭圆形红细胞增多症)	脑膜瘤、转移瘤(尤其是神经母细胞瘤、前列腺癌、乳腺癌)
少见	伴有继发性红细胞增多症的先天性青紫型心脏病、伴有红细胞生成增多的肾细胞癌、严重的缺铁性贫血、白血病、淋巴瘤、多发性骨髓瘤、真性红细胞增多症、伴有继发性网状细胞增多症的红细胞酶缺乏(例如:丙酮酸激酶、己糖激酶和 6-磷酸葡萄糖脱氢酶	尤因肉瘤、血管瘤、骨肉瘤

而局限性分布多考虑非血液系统肿瘤性病变。

第二,如考虑血液系统疾病,需询问临床有无贫血或白血病症状,有无先天性心脏病和肾癌,结合血常规、骨髓穿刺和特殊红细胞酶检查明确红细胞、白细胞以及淋巴细胞形态、数量、功能是否正常,明确是否为先天性溶血性贫血、伴有继发性红细胞增多症的先天性青紫型心脏病、伴有红细胞生成增多的肾细胞癌、严重的缺铁性贫血、白血病、淋巴瘤、多发性骨髓瘤、真性红细胞增多症以及伴有继发性网

状细胞增多症的红细胞酶缺乏。某些血液系统恶性肿瘤如淋巴瘤、多发性骨髓瘤具有特征性表现。淋巴瘤多见于中老年人,呈浸润性跨颅板生长,信号均匀,弥散明显受限,增强轻中度均匀强化。多发性骨髓瘤多见于中老年人,颅骨呈多发穿凿样、虫蚀样骨质破坏,无硬化带。

第三,如考虑非血液系统肿瘤性病变,应注意良、恶性肿瘤征象鉴别,明显的膨胀性改变不伴内外板骨质破坏以及软组织肿块形成往往提示良性肿瘤

如血管瘤和脑膜瘤,反之则提示恶性肿瘤可能性大,但二者存在重叠,如血管瘤可以破坏内外板,脑膜瘤可以破坏内外板并形成软组织肿块。

第四,如考虑非血液系统良性肿瘤性病变,最常见的是脑膜瘤和血管瘤。脑膜瘤特点是以板障为中心的膨胀性骨质破坏,可伴有骨皮质不连续和软组织肿块形成,病灶内出现钙化、增强后明显不均匀强化对诊断有帮助。血管瘤特点是板障膨胀,内外板变薄或外板破坏消失,瘤体T2WI呈明显高信号是其特征性表现,病灶边界清晰,邻近软组织信号正常。

第五,如考虑非血液系统恶性肿瘤性病变,应注意原发性和继发性的鉴别。原发性恶性肿瘤常见于尤因肉瘤和骨肉瘤,两者均是儿童和青少年多见,洋葱皮状或分层状骨膜反应常见于尤因肉瘤,骨膜三角常见于骨肉瘤。继发性肿瘤中神经母细胞瘤最多见,5岁或以下的儿童好发,应注意脊柱旁区尤其肾上腺区的影像学检查寻找原发灶,其他的继发性肿瘤多见于前列腺癌和乳腺癌,成骨性骨质破坏是其特点,结合患者的肿瘤病史或相关专科检查,诊断不难。

【疾病鉴别】

可导致"毛发竖直样"颅骨的疾病谱相对较复杂,部分病变的影像学表现存在重叠,需结合临床信息、实验室检查以及其他影像学特征进行诊断和鉴别诊断。

1. "毛发竖直样"颅骨常见和少见疾病的主要鉴别诊断要点见表4-1-17。

2. "毛发竖直样"颅骨病变的鉴别诊断流程见图4-1-28。

表4-1-17 "毛发竖直样"颅骨常见和少见疾病的主要鉴别诊断要点

疾病	典型影像特征	主要伴随征象	临床信息和实验室检查	其他鉴别要点
先天性溶血性贫血	弥漫性"毛发竖直样"颅骨	/	贫血症状,血常规、骨髓穿刺或特殊红细胞酶检查异常	婴儿、儿童、青少年多见
严重的缺铁性贫血	弥漫性"毛发竖直样"颅骨	/	贫血症状,血常规、血清铁蛋白、骨髓穿刺异常	/
真性红细胞增多症	弥漫性"毛发竖直样"颅骨	/	外周血红细胞增多,常伴白细胞、血小板增多,肝脾大	中老年人多见,95%以上患者 JAK2 V617F 基因突变
继发性红细胞增多症	弥漫性"毛发竖直样"颅骨	/	青紫型心脏病表现,肾癌,网状细胞增多症,白血病,血常规、骨髓穿刺异常	婴儿、儿童多见,先心病史
淋巴瘤	弥漫性"毛发竖直样"颅骨	浸润性跨颅板骨质破坏,信号均匀,弥散明显受限,增强轻中度均匀强化	血常规、骨髓穿刺异常	可出现肝脾大,淋巴结增大
多发性骨髓瘤	弥漫性"毛发竖直样"颅骨	多发穿凿样、虫蚀样骨质破坏,无硬化带	骨髓穿刺异常	中老年人多见,可出现肋骨、脊柱多发病理性骨折
脑膜瘤	局限性"毛发竖直样"颅骨	可伴有骨皮质不连续和软组织肿块形成,病灶内出现钙化,明显不均匀强化	/	中老年人多见
血管瘤	局限性"毛发竖直样"颅骨	内外板变薄或外板破坏消失,T2WI呈明显高信号,明显强化	/	/
尤因肉瘤	局限性"毛发竖直样"颅骨	骨板浸润性骨质破坏,洋葱皮状或分层状骨膜反应,软组织肿块	/	儿童和青少年多见
骨肉瘤	局限性"毛发竖直样"颅骨	常呈混合性骨质破坏,骨膜三角	/	儿童和青少年多见
转移瘤	局限性"毛发竖直样"颅骨	伴有钙化或成骨性骨质破坏	/	神经母细胞瘤、前列腺癌、乳腺癌病史

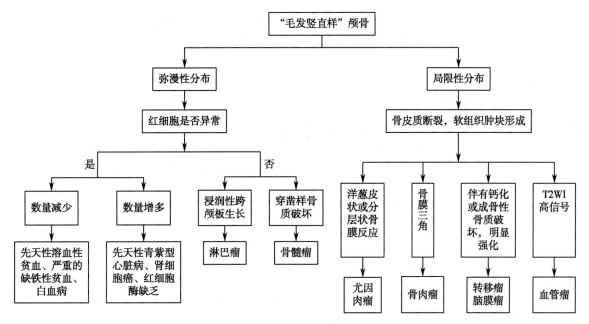

图 4-1-28 "毛发竖直样" 颅骨病变的鉴别诊断流程图

（汤光宇）

参 考 文 献

［1］ALY D. "Hair-on-end" pattern in the skull［J］. Semin Roentgenol, 1987, 22（3）: 144-145.

［2］HOLLAR MA. The hair-on-end sign［J］. Radiology, 2001, 221（2）: 347-348.

［3］PONEC DJ, RESNICK D. On the etiology and pathogenesis of porotic hyperostosis of the skull［J］. Invest Radiol, 1984, 19（4）: 313-317.

第二节 颌 面 骨

一、眼眶增大

【定义】

眼眶增大（orbital enlargement）是指由于眶内容物增多导致的眶壁骨质增大或骨性空腔增大。正常眼眶呈四边锥形, 正常成人眶腔深约 40～50mm, 眶容积约 27.4～29.3mL。

【病理基础】

各种眶骨或眶内原发或继发的肿瘤或者瘤样病变、创伤、发育异常等导致眶骨骨质增生、增大或部分骨质吸收破坏, 部分原有眶骨骨结构消失, 或者眶骨破骨细胞生成、活动增强等导致单位体积内骨量的增多形成骨质增生, 眼眶内软组织发生的良性或者恶性肿瘤、血管瘤/血管畸形、发育异常等均可导致眶内容物增多。

【征象描述】

1. X线 眼眶增大表现为骨骼变形、膨大增粗、轮廓不规整、骨的缺损或突出或凹陷、位置异常等。

（1）眶骨肿瘤及肿瘤样病变: 良性多表现为单发、膨胀性骨质破坏, 边界清晰, 形态规则, 骨皮质变薄、连续性存在; 恶性多表现为多发（转移瘤）、虫蚀样或穿透样骨质破坏, 骨皮质中断、骨膜反应（葱皮样、放射状或 Codman 三角等）、周围软组织肿块形成。

（2）眶内肿瘤及肿瘤样病变: X 线多为阴性或表现为眼眶内软组织密度肿块、伴或不伴骨质破坏。

2. CT CT 密度分辨率高, 有助于显示骨皮质、骨膜反应及病变内细小钙化等; 通过多平面重建技术及表面重建技术可准确显示眼眶增大的范围、位置和内部结构变化（图 4-2-1）。

3. MRI 显示不同类型的眼眶增大病变, 骨皮质、骨膜反应、钙化及纤维病变在 MRI 各序列上通常表现为低信号, 邻近受累软组织或软组织肿块多呈 T1WI 等/低信号、T2WI 高信号, 增强扫描可见强化。MRI 优越的软组织分辨率使其能够在评估眼眶内容物、眼眶内肿瘤性质、范围和分期方面发挥重要作用（图 4-2-2～图 4-2-4, 图 4-2-3B 彩图见文末彩插）。

【相关疾病】

眼眶增大与多种疾病相关, 分为眶壁骨质增大或骨性空腔增大（眶内容物增多）两类, 眶壁骨质增大主要见于眶骨病变, 如先天发育异常、骨肿瘤或创伤等; 骨性空腔增大主要见于眶内软组织病变, 如眼眶内肿瘤、Graves 眼病等。详见表 4-2-1。

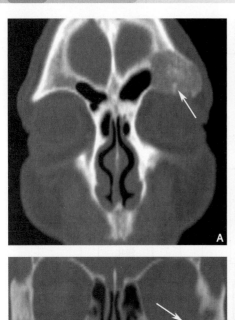

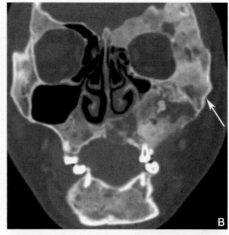

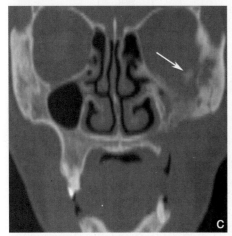

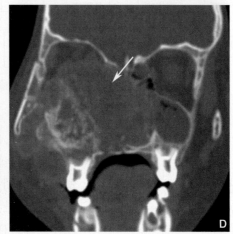

图 4-2-1　眼眶增大的 CT 表现
A. 左眶顶壁血管瘤，膨胀性骨质破坏（箭）；B. 双侧颅颌面骨骨纤维结构不良，眶面部多骨弥漫性骨质膨隆（箭）；C. 左眶面部炎性肌纤维母细胞瘤，左上颌骨、眶壁溶骨性骨质破坏（箭）；D. 右上颌、眶底壁骨肉瘤，软组织肿块伴骨质破坏，瘤骨形成（箭）

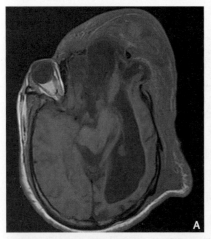

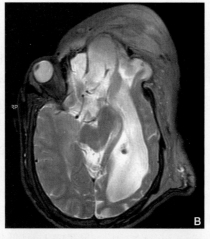

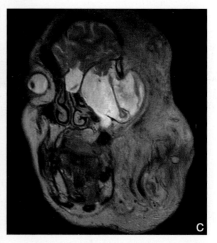

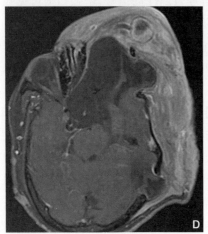

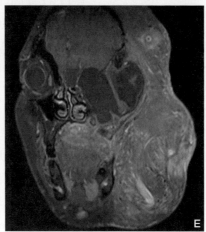

图 4-2-2　眼眶增大的 MRI 表现
患者，女性，32 岁，确诊神经纤维瘤病 2 年余。颌面部 MRI：T1WI（A）、T2WI（B）横断面、T2WI 冠状位（C）示左侧颅眶颌面部软组织弥漫增厚，局部形成巨大肿块，邻近左侧颅眶颌面骨质骨质不规整，局部大片骨质缺损，左侧额部及眶部可见脑膜脑组织膨出；增强 T1WI（D、E）示软组织肿块不均匀强化

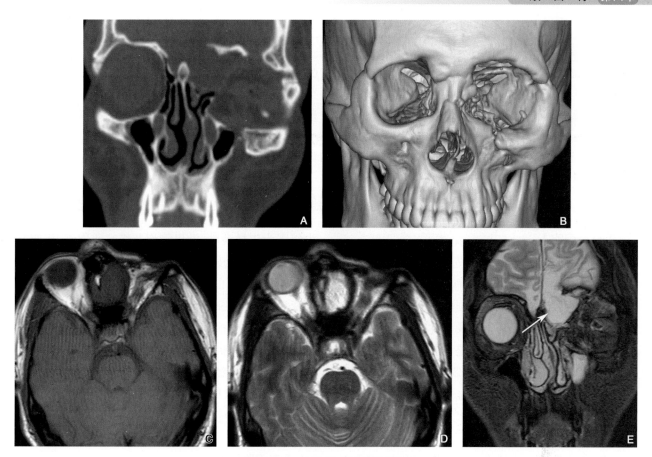

图 4-2-3　眼眶增大的影像表现

患者,男性,27岁,左眶面部外伤2日,左眶壁骨折伴左额部脑膜脑膨出。颌面部CT冠状位(A)及VR重建(B)示左眶顶壁、内壁、底壁骨质不连续;颌面部MRI:T1WI(C)、T2WI(D)示左侧眼球缺失,眶壁骨质不连续;T2WI抑脂冠状位(E)示左侧额部脑膜脑膨出(箭),左额叶软化灶形成

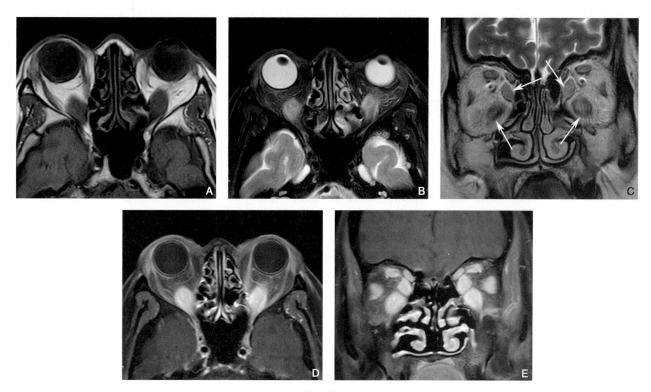

图 4-2-4　眼眶增大的 MRI 表现

患者,女性,40岁,双侧眼球突出半年余。眼眶MRI:T1WI(A)、T2WI(B)横断面、T2WI冠状位(C)示双侧眼球突出,眼外肌不同程度增粗(箭);增强T1WI(D、E)示双侧眼外肌均匀强化

表 4-2-1 眼眶增大相关常见疾病

眶壁骨质增大	眶壁骨性空腔增大(眶内容物增多)
良性骨肿瘤及肿瘤样病变(骨瘤、血管瘤、骨纤维结构不良、骨化性纤维瘤等)	先天性眶骨发育异常增大(神经纤维瘤病Ⅰ型、脑膜或脑膜脑组织突入眼眶等)
恶性骨肿瘤及肿瘤样病变(骨肉瘤、软骨肉瘤、转移瘤)	眶内良性肿瘤(炎性假瘤、海绵状血管瘤、神经鞘瘤、视神经胶质瘤、视神经鞘脑膜瘤等)
眶壁创伤(急性或慢性骨折,伴或不伴眶骨膜下血肿、脑膜脑膨出)	眶内恶性肿瘤(转移瘤、横纹肌肉瘤、淋巴瘤等)
	全身系统性病变、免疫或内分泌性疾病(Graves眼病等)

【分析思路】

第一,准确定位诊断。首先根据眼眶增大征象来判断是否为眶壁骨质增大或眶内容物增多。

第二,判断是否有外伤。眶壁骨质是否连续,如是,则眼眶增大多由眶骨骨折及其并发症(骨膜下血肿、脑膜脑膨出等)导致;如不是,则考虑眶骨肿瘤或肿瘤样病变。其中骨质破坏呈膨胀性改变多考虑良性病变,如血管瘤、骨纤维结构不良等;骨质破坏呈非膨胀性、同时伴软组织肿块多考虑恶性病变,如骨肉瘤。

第三,由眶内容物增多引起的眼眶增大,需要判断是否是先天性病变或系统性疾病,如是,前者则需要考虑神经纤维瘤病,后者则需要考虑Graves眼病;如不是,则需要根据眼眶分区来进行分析。肌锥内间隙常见病变,如海绵状血管瘤、神经鞘瘤、炎性假瘤,视神经区肿瘤,如脑膜瘤或胶质瘤;肌锥外间隙常见病变,如成人淋巴瘤、老年人转移瘤,儿童和青少年多为皮样囊肿、淋巴管瘤及横纹肌肉瘤;泪腺窝常见病变,如上皮性来源的多形性腺瘤、腺样囊性癌等,非上皮来源的淋巴瘤、炎性假瘤等;泪囊窝常见病变,如黏液囊肿、炎性假瘤及乳头状瘤等。

第四,结合疾病各自的影像学特征,进一步进行诊断及鉴别诊断。如海绵状血管瘤典型的"渐进性强化"特征,神经鞘瘤的"囊实性强化"特征,炎性假瘤(纤维组织增生型)的"T2WI低信号"、边缘不规则特征,淋巴瘤信号均匀、弥散成像受限明显ADC低等。

【疾病鉴别】

眼眶增大作为一个影像征象,分析时需要结合周围眶骨、眼眶内容物等影像信息进行诊断和鉴别诊断。

1. 常见眼眶增大疾病主要鉴别诊断要点见表4-2-2。

2. 基于临床信息鉴别诊断流程见图4-2-5。

表 4-2-2 眼眶增大常见疾病鉴别要点

疾病	典型影像特征	鉴别要点
血管瘤	眼眶增大,眶骨局部骨质密度减低、呈膨胀性、蜂巢(皂泡)状改变、边缘清楚锐利。其内骨小梁交错,部分可呈放射条纹状(图4-2-1),增强扫描明显强化	眶骨膨胀性密度减低、内见点或线条状高密度骨小梁影
骨纤维结构不良	眶壁骨质局限性或广泛性膨大畸形,边界不清,内外板变薄,可伴有高密度硬化缘。病变区内正常骨结构消失,代之以密度均匀一致的无小梁结构区,多呈磨玻璃状,在磨玻璃样背景内散在分布的不规则局灶性低密度影,密度高低不均呈"丝瓜囊"样改变,无骨膜反应、无软组织肿块	眶骨(多骨)膨大畸形、磨玻璃状、囊样改变,边界不清,一般多发
神经纤维瘤病	眶腔变形、增大,眶壁骨质发育不良,局部骨质缺损。眶内、外沟通软组织肿块,边界不清、形状不规则、范围较广,呈等密度信号,增强后较明显强化	皮肤典型的牛奶咖啡斑;眼球突出;眼眶扩大
Graves眼病	眼球突出、眶脂体增厚、眼外肌肌腹肥大及眶壁压迫性改变。增强后明显强化。可伴有泪腺增大等	中年女性眼球突出,双侧多发、对称眼外肌增粗、以肌腹为主,肌腱一般正常。患者甲状腺功能异常
眶壁骨折伴脑膜脑膨出	包括直接征象和间接征象。直接征象为眶壁骨质连续性中断、粉碎及骨折片移位。间接征象主要是骨折引起的软组织改变,包括眼外肌增粗、移位、嵌顿及离断,血肿形成或眶内容物脱出	外伤史

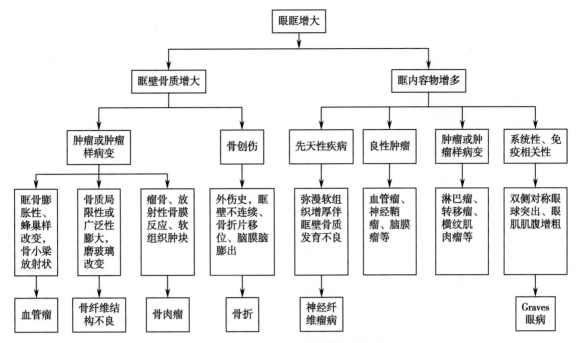

图 4-2-5　眼眶增大的鉴别诊断流程图

（艾松涛）

参 考 文 献

［1］ 王振常,鲜军舫. 头颈部影像学——眼科卷［M］. 北京: 人民卫生出版社,2014.

［2］ BIERNY JP, DRYDEN R. Orbital enlargement secondary to paranasal sinus hypoplasia. AJR Am J Roentgenol, 1977, 128（5）: 850-852.

［3］ KOHN JC, ROOTMAN DB, XU D, et al. Infratemporal fossa fat enlargement in chronic maxillary atelectasis. Br J Ophthalmol, 2013, 97（8）: 1005-1009.

［4］ MIMURA M, YANG PT, KO AC, et al. Analysis of periorbital soft tissue in thyroid eye disease. Ophthalmic Plast Reconstr Surg, 2020, 36（1）: 30-33.

［5］ 汪海林,卢丽,陶军. 眼科解剖学图谱［M］. 沈阳:辽宁科学出版社,2002.

二、视神经孔扩大

【定义】

视神经孔扩大（Enlarged optic foramen）是指由各种疾病导致视神经孔异常扩大,一般是指视神经孔直径大于 7mm。此外,两侧视神经孔差异通常小于 10%,当两侧视神经孔差异 ≥1mm,也可考虑增大一侧视神经孔扩大。

【病理基础】

各种起源于视神经管内和管外的创伤、炎症、肿瘤、瘤样病变、脉管畸形等均可导致视神经孔增大,视神经孔管壁骨质增生、增厚或吸收破坏,部分原有骨结构吸收、消失。

【征象描述】

影像学上表现为视神经孔直径超出正常范围,或是两侧视神经孔直径差异 ≥1mm。视神经孔扩大 X 线显示较差。

1. CT　骨窗可以清晰显示视神经孔扩大,视神经孔管壁骨质增生、增厚或吸收破坏;视神经管扫描层厚和层间距 1~1.5mm,骨算法重建,用来显示视神经管扩大或侵蚀（图 4-2-6）。软组织窗显示视神经及病变不如 MRI,平扫视神经与周围神经鞘及蛛网膜下腔 CT 上密度不能区分,增强可以显示肿瘤强化。

2. MRI　多序列的 MRI 成像对于视神经及其病变显示敏感。采用脂肪抑制技术的 T2WI 和 STIR 不仅能清楚显示视神经和蛛网膜下腔脑脊液,而且还能显示视神经异常信号,是显示视神经的最佳序列。视神经与脑白质呈等信号:环绕在视神经周围蛛网膜下腔内脑脊液呈 T1WI 低信号、长 T2WI 高信号;硬膜鞘在 T1WI 呈低信号,与脑脊液信号不易区分。Gd-DTPA 增强后视神经与周围神经鞘都不强化（图 4-2-7）。MRI 对于视神经孔管壁骨质显示不如 CT。

【相关疾病】

视神经孔扩大相关疾病可以大致分为两类,见表 4-2-3。

【分析思路】

第一,根据 CT 或 MRI 正确识别视神经孔,并测

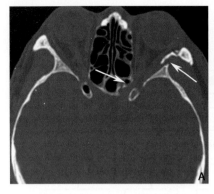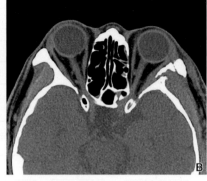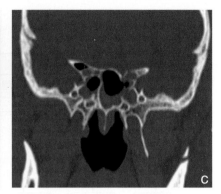

图 4-2-6 视神经孔扩大的 CT 表现

患者,男性,40 岁,车祸外伤后 2 日,左眶壁、视神经管骨折。颌面部 CT 骨窗(A、C)示左眶壁、左侧神经管连续性中断(箭),CT 软组织窗(B)示左侧视神经受压,局部增粗

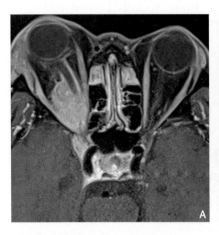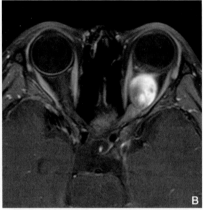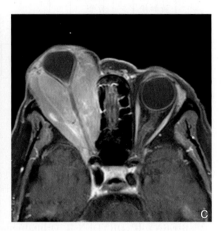

图 4-2-7 视神经孔扩大的 MRI 表现

A.右眶内脑膜瘤,偏心性包绕视神经,均匀强化;B.左眶视神经胶质瘤,左侧视神经增粗,不均匀强化;C.右眶淋巴瘤,呈"铸型",均匀强化

表 4-2-3 视神经孔扩大相关疾病

视神经管内病变	视神经管外病变
视神经管骨折、视神经损伤	视网膜母细胞瘤
视神经胶质瘤、脑膜瘤	脑膜瘤
神经纤维瘤病	眶内炎性假瘤
视神经鞘囊肿	系统性结节病
海绵状血管瘤	眼眶皮样囊肿
视神经炎	
眼动脉瘤	

量视神经孔的直径大小,两侧视神经孔差异值,评判是否属于视神经孔增大。

第二,明确患者的临床信息,包括年龄、性别、临床表现,有无外伤史,视神经胶质瘤一般见于儿童,脑膜瘤常见于中年女性,神经纤维瘤病患者皮肤可见有牛奶咖啡斑等。

第三,进一步明确视神经管异常的影像学特征,是均匀性扩大还是不规则性扩大。均匀性扩大,一般见于视神经胶质瘤、神经纤维瘤、视网膜母细胞瘤扩展至颅内。不规则性扩大常见于视神经管硬脑膜瘤或视神经纤维瘤。

第四,结合患者的 CT 或者 MRI 的其他影像学特点,进行综合定位定性的影像学评估。先定位,明确是视神经哪一段,比如引起患者视神经病变的定位,可以有球内段、眶内段、管内段、颅内段,根据影像学表现区分是否为肿瘤,依据肿瘤大小、形态、密度或者信号,增强特征,以及功能学表现,进行定性诊断。具体肿瘤一些特征性表现见眼眶增大部分的分析思路部分。

【疾病鉴别】

病史是鉴别诊断的重要依据。视神经孔扩大作为一个影像征象,分析时需要结合邻近眶骨、颅骨等影像信息,结合临床信息进行综合诊断和鉴别诊断。

1. 视神经孔扩大常见疾病主要鉴别诊断要点见表 4-2-4。

2. 基于临床信息的鉴别诊断流程见图 4-2-8。

表 4-2-4 视神经孔扩大常见疾病鉴别要点

疾病	典型影像特征	鉴别要点
视神经管骨折、视神经损伤	管壁骨质连续性中断、粉碎或移位,邻近蝶窦内软组织影或蝶窦内积血。伴有视神经损伤时可见视神经增粗、边缘模糊、视神经鞘内出血。增强后无强化。视神经离断显示为视神经连续性中断	外伤史
视神经炎	视神经增粗,但无明显肿块,增强后不同程度强化,可见视神经鞘强化而视神经不强化,呈"双轨征"	视神经增粗、强化
视神经胶质瘤	病变累及管内段视神经可见视神经管增宽、扩大,病变视神经增粗扭曲,呈梭形或圆形肿大,也可呈管状增粗,边界清楚,肿瘤内常见低密度囊变区,多数呈轻到中度强化,少数胶质瘤几乎不强化。病变前方可见视神经周围蛛网膜下腔增宽	儿童,视神经肿块
视神经脑膜瘤	沿视神经走行的条状或卵圆形肿块,边界清晰,呈等或略高密度,密度均匀。增强后肿瘤明显强化,中心视神经不强化,呈"双轨征"	双轨征。如果在视神经肿块中见到线状或沙砾状钙化,则可提示为视神经脑膜瘤的诊断
视神经淋巴瘤	视神经增粗,边界锐利但常不规则。病变呈等密度,密度均匀,可见一致性轻、中度强化中心被包绕的视神经无强化。邻近骨质可无明显破坏。增强后病变呈轻度至中度均匀强化,MRI 功能成像 DWI 受限高信号,ADC 明显减低(图 4-2-8)	累及视神经的淋巴瘤多由眶前部淋巴瘤向后发展沿视神经塑形生长形成。DWI 受限高信号,ADC 明显减低

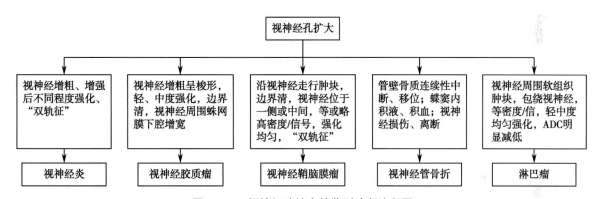

图 4-2-8 视神经孔扩大的鉴别诊断流程图

(艾松涛)

参 考 文 献

[1] 王振常,鲜军舫.头颈部影像学——眼科卷[M].北京:人民卫生出版社,2014.

[2] 王海林.眼科解剖学图谱[M].沈阳:辽宁科学出版社,2002.

[3] 刘祖国,颜建华.眼科临床解剖学[M].济南:山东科学技术出版社,2020.

[4] RAITTA C.Ophthalmic artery aneurysm causing optic atrophy and enlargement of the optic foramen.Br J Ophthalmol,1968,52(9):707-709.

三、眶上裂扩大

【定义】

眶上裂扩大是指眶上裂(superior orbital fissure)的大小超过正常范围。眶上裂为眼眶上部的开口,位于眼眶外壁及顶壁之间,是眶上壁和眶外壁的裂隙,呈三角形,宽不超过 6mm,长约 22mm。

【病理基础】

各种发生于眶上裂附近的外伤、肿瘤、瘤样病变、发育异常等均可导致眶上裂扩大,眶上裂组成骨壁骨质增生、增厚或吸收破坏,部分原有骨结构吸收、消失,部分骨壁骨质内单位体积内骨量的增多导致骨质增生。

【征象描述】

1. CT 眶上裂扩大 X 线不能显示,CT 可以清晰显示患侧眶上裂相比于正常侧扩大,骨壁骨质增生或吸收破坏,外伤表现为眶上裂骨质连续性中断,

CT 对于眶上裂内软组织病变显示不如 MRI。

2. MRI MRI 能显示引起眶上裂扩大的软组织病变。根据不同的疾病,可有不同的伴随征象,如外伤表现为骨折周围软组织肿胀;神经鞘瘤典型征象则为"跨眶上裂哑铃形"、T1WI 低信号、T2WI 高信号的囊实性肿块,增强后不均匀强化;腺样囊性癌影像特性为"见缝就钻";蜂窝织炎为"边界模糊、持续强化";炎性假瘤(纤维组织增生型)

为"T2WI 低信号"。见鉴别诊断部分(图 4-2-9、图 4-2-10)。

【相关疾病】

眶内、颅内、鼻窦内病变、外伤、肿瘤等均可侵犯眶上裂,引起眶上裂扩大破坏。

1. **先天性畸形** 胚胎发育过程中眶上裂形态异常,导致眶上裂扩大。

2. **炎症** 眶上裂周围炎症累及眶上裂,引起骨

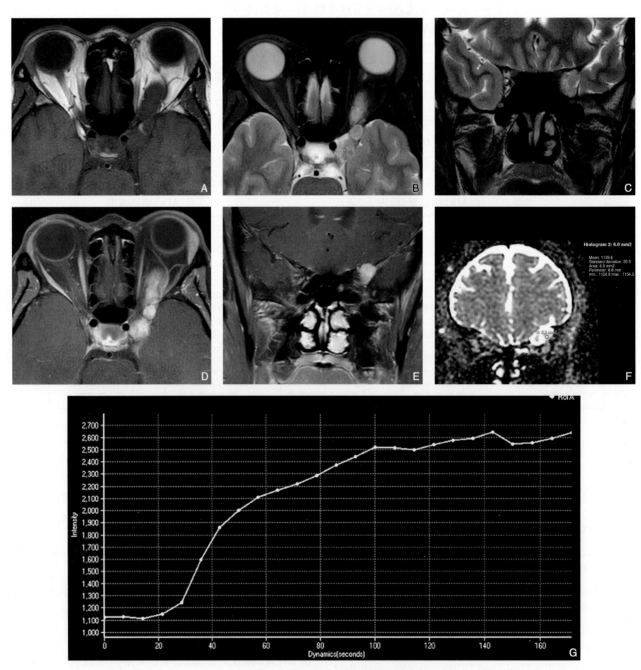

图 4-2-9 眶上裂扩大的 MRI 表现

患者,女性,48 岁,左侧眼球突出半年余,左眶神经鞘瘤。眼眶 MRI 增强示:左眶上象限肌锥外至左侧海绵窦见一不规则肿块影,经左侧眶上裂眶颅沟通,T1WI(A)呈等信号,抑脂 T2WI(B)及 T2WI(C)呈混杂高信号影,增强 T1WI(D、E)呈明显强化。ADC 值约(0.7~1.0)×10⁻³mm²/s(F),TIC 曲线为 I 型曲线(G)

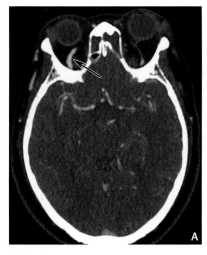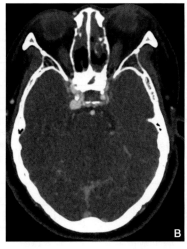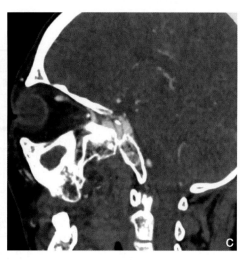

图 4-2-10　眶上裂扩大的 CT 表现

患者,女性,59 岁,头晕 3 年余,40 天前颌面部钝伤。右侧颈动脉海绵窦瘘。颈部 CT 血管造影示右侧眼上静脉增粗、迂曲(A)(箭),右侧海绵窦增宽(B、C)

质破坏、吸收或者炎性肉芽肿组织压迫眶上裂,导致眶上裂扩大。例如眼眶蜂窝织炎、炎性假瘤等。

3. 肿瘤　眶上裂附近肿瘤,如眼内、颅内肿瘤,通过压迫、浸润引起眶上裂扩大。例如错构瘤,血管瘤,骨肉瘤等。

4. 外伤　外伤性骨折,水肿,出血等导致眶上裂扩大。

【分析思路】

第一,正确识别头颅的解剖结构,影像学特征,评判眶上裂是否扩大。

第二,判断除了关注眶上裂本身外,也需观察眶上裂周围组织的影像学特点。例如眶上裂区脂肪组织消失并被软组织影替代被视为一种病理改变。脂肪组织在 CT 上表现为软组织低密度影,CT 值约为 –20～ –199HU,当眶上裂区发生炎性病变时,脂肪组织受侵,表现为密度增高;肿瘤性病变时,肿瘤浸润使得脂

肪消失;骨折外伤时,脂肪组织内可见高密度凹陷的骨碎片。眶内脂肪多位于球后,T1WI、T2WI 均为高信号。

第三,进一步分析病变影像学特征表现,结合临床病史综合分析进行定性诊断。引起眶上裂扩大的炎性病变,常见蜂窝织炎、炎性假瘤,影像特点是"边界不清,边缘模糊,持续强化";而肿瘤性病变,良性常见为神经鞘瘤,影像特点是跨眶上裂呈"哑铃形"、囊实性病灶、增强后明显不均匀强化;恶性常见为腺样囊性癌,影像特点是"见缝就钻"。

【疾病鉴别】

1. 常见眶上裂增大疾病的主要鉴别诊断要点见表 4-2-5。

2. 基于临床信息的鉴别诊断流程见图 4-2-11。

表 4-2-5　眶上裂增大常见疾病的鉴别要点

疾病	典型影像特征	鉴别要点
神经鞘瘤	沿眼眶前后轴方向生长的、跨眶上裂、眶颅内沟通哑铃或分叶状的条状或椭圆形肿瘤,边界清晰光整,密度不均匀,增强后明显不均匀强化	肿瘤的形状对诊断很有帮助
颈动脉海绵窦瘘	患侧海绵窦的扩大,眼上静脉、眼下静脉扩张,眼外肌及眶内脂肪水肿,眼球突出	扩张的海绵窦和眼静脉

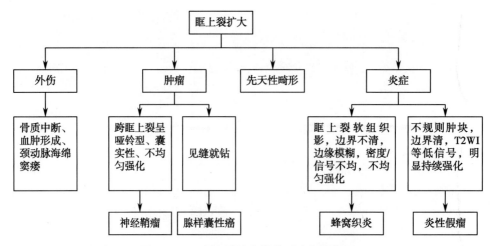

图 4-2-11 眶上裂扩大的鉴别诊断流程图

（艾松涛）

参 考 文 献

[1] 兰宝森.中华影像医学——头颈部卷[M].北京:人民卫生出版社,2002.

[2] 金尧.眶上裂多层螺旋CT影像解剖学研究及其临床意义[D].吉林大学,2009.

[3] 王振常,鲜军舫.头颈部影像学——眼科卷[M].北京:人民卫生出版社,2014.

四、眶骨肥厚

【定义】

眶骨肥厚(orbital hyperostosis)是指发生在眶骨的骨质密度增高、骨质增厚,较正常眶壁增宽、增厚。

【病理基础】

各种起源于眶骨及周围组织的创伤、炎症、肿瘤、瘤样病变等均可导致眶骨骨质增生、肥厚,眶壁骨质内单位体积内骨量的增多。眶骨肥厚见于各种疾病,多见于慢性炎症、外伤后修复期、某些成骨性肿瘤等,少数为代谢性骨病所致,因为纤维组织、骨样组织和新生骨小梁成熟度和比例的不同而表现出不同病变形态。

【征象描述】

1. X线 主要表现是眶壁骨质密度增高,包括眶壁增宽、增生肥厚,伴或不伴骨膜反应、浸润性骨质破坏。

2. CT 与X线表现一致,多平面重组有助于病灶的显示,尤其是细小的钙化或骨化显示。

3. MRI 对于眶骨肥厚显示不如CT,但软组织分辨率高。脂肪抑制增强T1WI显示软组织肿瘤最佳,T1WI与T2WI眶骨肥厚多数呈低信号,根据病变性质不一样可以有不同表现(图4-2-12)。

【分析思路】

眶骨肥厚主要表现为眶壁的骨皮质增厚、骨小梁增粗增多,分析思路如下:

第一,根据眶骨肥厚的程度、类型、大小、邻近骨和软组织的改变,进行影像学特征分析。眶骨肥厚边界不清时,是否有骨质吸收与骨质增生同时发生,老年男性要考虑Paget骨病;是否可以明确有死骨形成、骨膜反应及软组织增厚肿胀,考虑骨髓炎可能。眶骨肥厚同时伴发其他颅骨、颌面骨的多发占位,要考虑纤维结构不良。眶骨肥厚边界清楚的单发占位,要考虑骨化性纤维瘤。

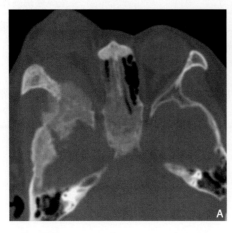
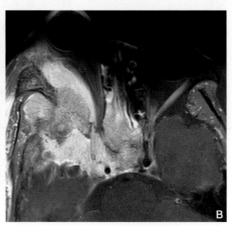

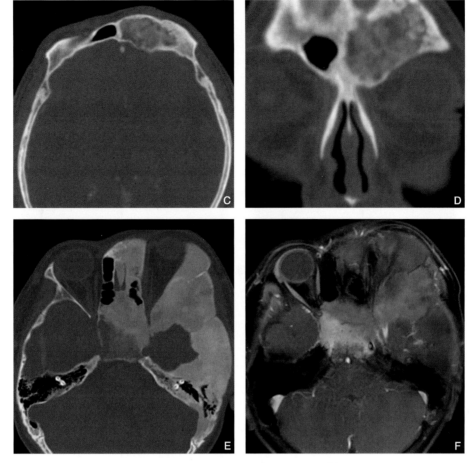

图 4-2-12　眶骨肥厚病变的 CT 及 MRI 表现

A、B. 右颅眶沟通脑膜瘤,右眶顶壁及外侧壁、颅底蝶骨、颞骨弥漫性骨质增厚伴软组织肿块,明显强化,并可见脑膜尾征;C、D. 左额骨骨化性纤维瘤,左侧额骨(左眶顶壁)呈膨隆改变,骨质密度不均,可见片状磨玻璃密度影;E、F. 左颅眶颌面骨纤维结构不良,蝶骨、左颞骨、额骨、眶诸壁、颧骨颧弓、下颌骨正常结构消失,呈膨胀性改变,边界不清,内呈磨玻璃样密度影

第二,由于眶骨肥厚的影像表现具有多样性,缺乏特征性,相关疾病的正确诊断有赖于临床、影像学表现和实验室检查的综合分析,最后还需同病理检查结合确定。如 Paget 骨病可有血清 AKP 的增高,骨化性纤维瘤多见于 20～30 岁女性等。

【相关疾病及鉴别】

1. 眶骨肥厚与多种疾病相关。通常表现为眶壁不同程度骨质增生肥厚,常见的疾病及其主要鉴别诊断要点见表 4-2-6。

2. 基于临床信息的鉴别诊断流程见图 4-2-13。

表 4-2-6　眶骨肥厚常见疾病的鉴别要点

疾病	典型影像特征	鉴别要点
眼眶扁平肥厚型脑膜瘤	明显增生肥厚,可伴有浸润性骨质改变,眶壁邻近有扁平性软组织肿瘤,增强后明显强化,增生肥厚的伴眶骨骨髓腔内也可明显强化	中年女性,骨质肥厚伴软组织肿块、脑膜尾征
Paget 骨病	眶壁骨质骨溶解、骨硬化、骨膨胀,CT 典型表现为棉絮样改变,周围无软组织肿块形成	多见于中老年男性;同时有骨质增生和骨质吸收
眶壁骨髓炎	骨质破坏、死骨形成、骨膜新生骨和骨质增生	伴有高热、寒战、局部皮肤红肿热痛等临床症状
骨化性纤维瘤	单发膨胀性骨质破坏区,病变周围有硬化边、边界清楚,无骨膜反应	单发、膨胀性骨质破坏、有硬化边,边界清楚
纤维结构不良	病变多发,范围广泛,境界不清,常伴有骨骼变形,磨玻璃样改变。不伴有软组织肿块	多见于青少年,病史较长

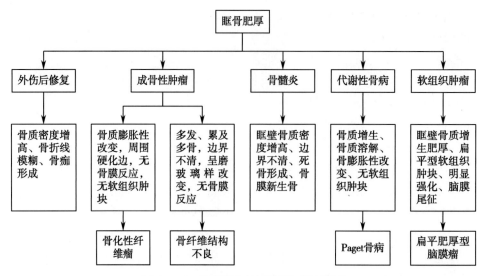

图 4-2-13　眶骨肥厚的鉴别诊断流程图

（艾松涛）

参 考 文 献

[1] 徐克,龚启勇,韩萍.医学影像学[M].8 版.北京:人民卫生出版社,2018.

[2] ADAM ANDREAS,DIXON ADRIAN K,GILLARD JONATHAN H,等.格-艾放射诊断学[M].6 版.张敏鸣,译.北京:人民军医出版社,2015.

[3] MANASTER ANDREWS,PETERSILGE ROBERTS.影像专家鉴别诊断　骨关节肌肉分册[M].程晓光,译.北京:人民军医出版社,2012.

[4] 刘兆会,何雪颖,陈青华,等.颅眶沟通性脑膜瘤的影像学分析[J].医学影像学杂志,2019,29(5):713-716.

[5] KRAVETS I.Paget's disease of bone:diagnosis and treatment.Am J Med,2018,131(11):1298-1303.

五、上颌窦密度增高

【定义】

上颌窦密度增高(increased maxillary sinus density)是指上颌窦内炎症、外伤、肿瘤等原因引起含气上颌窦空腔内出现密度增高影。

【病理基础】

各种起源于上颌窦内的炎症、外伤、肿瘤、瘤样病变等均可导致上颌窦内组织异常增生、密度增高,病因的病理表现各异。

【征象描述】

1. X线　主要显示骨质改变与含气空腔的变化,显示上颌窦区密度均匀或不均匀增高。

2. CT　上颌窦病变首选检查,正常上颌窦壁黏膜呈细线状或不显示。黏膜增厚在 CT 上为中等密度条影,常见于各种鼻窦炎病变(图 4-2-14B)。软组织肿块,密度中等、均匀,边界清楚,轻至中度强化多为良性肿瘤;无强化或周边强化提示黏膜或黏液囊肿(图 4-2-14A);密度不均,边界不清,明显强化的病变多为恶性肿瘤(图 4-2-14C);密度高而近似于骨密度,提示骨瘤

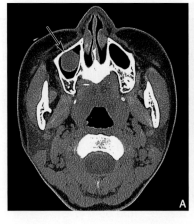
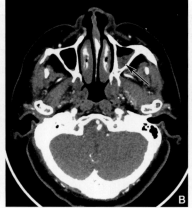
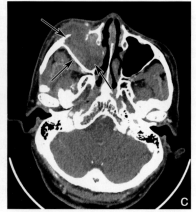

图 4-2-14　上颌窦密度增高 CT 表现

A.右上颌窦类圆形密度增高影,CT 值 18HU,为黏膜囊肿(箭);B.左上颌窦黏膜增厚、密度增高(箭),为上颌窦炎症;C.右上颌窦内软组织肿块(箭),境界不清,上颌窦骨壁破坏,为上颌窦鳞癌

或骨化性纤维瘤。窦腔内液体密度影,可见气液平,常见于急性炎症、外伤出血等。窦腔内充满液体时,需与肿瘤或囊肿区别,可行增强检查,液体不强化而肿瘤强化。注意辨别窦腔大小、骨质异常以及邻近结构的变化。如窦腔增大多提示病变原发于鼻窦或窦口阻塞。

3. MRI 作为 CT 检查的补充手段,有利于提高病变定性诊断的准确性,帮助临床明确病变范围。上颌窦内病变多 T1WI 显示低信号,T2WI 高信号,增强检查根据病变性质不一样可以有不同表现。

【相关疾病】

上颌窦病变临床表现无特异性,病理类型复杂多样,良性病变多见,发生在上颌窦的病变主要包括炎性病变、肿瘤性病变和外伤性病变。详见表 4-2-7。

【分析思路】

上颌窦密度增高主要表现为黏膜增厚、肿块、窦腔积液等,分析思路如下:

第一,识别上颌窦密度增高的影像学表现,根据影像学表现判断基本病变类型,分析病变密度、大小、形态、范围、强化程度。

第二,首先定位,明确病变是否主要位于上颌窦腔,显示病变或占位主要位于上颌窦内,上颌窦壁完整或者膨胀性增大考虑上颌窦黏膜来源炎性病变(上颌窦炎、鼻息肉、真菌性鼻窦炎)。病变为骨质高密度影与窦壁骨质相连,可考虑窦壁骨来源(骨瘤或骨化性纤维瘤),或者邻近间质来源(横纹肌肉瘤等)。其次定性,病变在窦腔内呈水样低密度,或者软组织密度,增强是否有肿块强化,窦壁外是否有异常增厚软组织或肿块。病变主要位于窦腔内,弥漫不规则病变可能为上颌窦黏膜炎症,明显增强占位则多为鳞状细胞癌。

第三,MRI 作为 CT 检查的补充手段,能够更好地显示病变侵犯范围,明确恶性肿瘤的 TNM 分期,指导治疗方式的选择。

【疾病鉴别】

1. 上颌窦密度增高常见疾病的主要鉴别要点见表 4-2-8。

2. 基于临床信息的鉴别诊断流程见图 4-2-15。

表 4-2-7 上颌窦常见病变分类

炎性病变	良性肿瘤	恶性肿瘤
上颌窦炎	内翻性乳头状瘤	鳞状细胞癌
鼻息肉	海绵状血管瘤	腺癌
黏液囊肿及黏液囊肿	骨瘤	腺样囊性癌
真菌性鼻窦炎		

表 4-2-8 上颌窦密度增高常见疾病的主要鉴别要点

疾病	典型影像特征	主要伴随征象	鉴别要点
上颌窦炎	黏膜增厚,低密度影,可见气液平,可随体位变动	颌窦壁骨质吸收或硬化	多继发于鼻炎和上呼吸道感染,多双侧发病
鼻息肉	边界清楚的低密度影,有蒂为典型表现,增强后黏膜可见强化	当息肉充满窦腔时,窦壁呈膨胀性改变	单侧或双侧
真菌性鼻窦炎	窦腔内填充等密度软组织影,其内混杂斑片状高密度影,窦壁骨质增生硬化,侵袭型病变可见明显强化	侵袭型病变可侵蚀邻近结构,如眼部出现眼球突出、结膜充血等	真菌感染,可见钙化
内翻性乳头状瘤	软组织密度肿块,骨质增生、吸收,增强后不均匀强化,呈脑回样强化	肿瘤增大后可侵入眼眶或颅前窝	多见于 40～50 岁,男性多见
骨瘤	边缘清楚的骨质密度肿块	增大后可发生面部畸形	多为男性,多在成年后停止生长
鳞状细胞癌	不规则软组织肿块,可见液化坏死,溶骨性骨质破坏,增强后明显不均匀强化	直接侵犯邻近结构,淋巴结转移等	50～70 岁男性
腺样囊性癌	囊实性肿块,可见钙化、膨胀性、溶骨性骨质破坏,实性部分均匀强化	侵犯神经	40～60 岁,男性多见

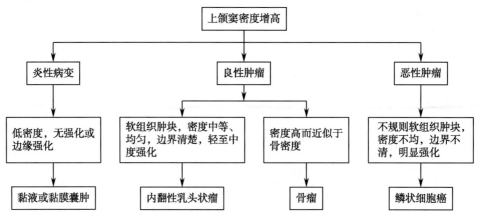

图 4-2-15 上颌窦密度增高的鉴别诊断流程图

（艾松涛）

参 考 文 献

[1] 张祖燕,王虎.口腔颌面医学影像诊断学[M].北京:人民卫生出版社,2020.

[2] 徐克,龚启勇,韩萍.医学影像学[M].8版.北京:人民卫生出版社,2018.

[3] ADAM ANDREAS,DIXON ADRIAN K,GILLARD JONATHAN H,等.格-艾放射诊断学[M].6版.张敏鸣,译.北京:人民军医出版社,2015.

[4] 宋发全,范炜,张芩娜,等.上颌窦病变的CT诊断[J].中华耳鼻咽喉科杂志,1997,32(4):213-215.

[5] THAWANI R,KIM MS,ARASTU A,et al. The contemporary management of cancers of the sinonasal tract in adults.CA Cancer J Clin,2023,73(1):72-112.

六、颌骨密度增高

【定义】

颌骨密度增高(increased bone mineral density)是指发生在上下颌骨的单位体积内骨量的增多。

【病理基础】

各种起源于上下颌骨及周围组织的创伤、炎症、肿瘤、瘤样病变等均可引起颌骨成骨活动增多和/或破骨活动减少,从而导致颌骨骨质增生、密度增高。

【征象描述】

1. X线 主要表现是颌骨骨质密度增高。骨小梁增粗、增多、密集,骨皮质增厚,可见死骨,规则或不规则骨膜反应。伴或不伴有骨骼的增大变形,周围软组织增厚或肿块。

2. CT 与X线表现一致,多平面重组有助于病灶的显示。多为局限性颌骨密度增高,层状骨膜反应,周围软组织增厚肿胀,见于慢性炎症(图4-2-16 A、B)、退变、外伤,不规则骨质破坏,肿瘤骨形成明显,伴软组织肿块形成,见于某些原发性骨肿瘤(图4-2-16C、D,图4-2-17、图4-2-18)等。

3. MRI 由于骨皮质增厚、骨小梁增粗增多在T1WI和T2WI上显示信号降低、低信号。骨髓炎显示T1WI低信号、T2WI高信号,边界模糊,软组织增厚。骨肿瘤显示T1WI低信号、T2WI不均匀高信号,肿瘤及周围软组织肿块明显不均匀强化,MRI对于病变范围、软组织增厚或肿块显示优势明显。

【相关疾病】

颌骨密度增高相关疾病,见表4-2-9。

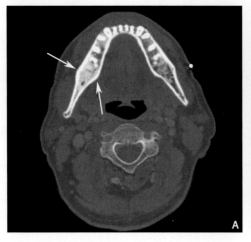

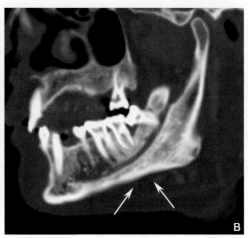

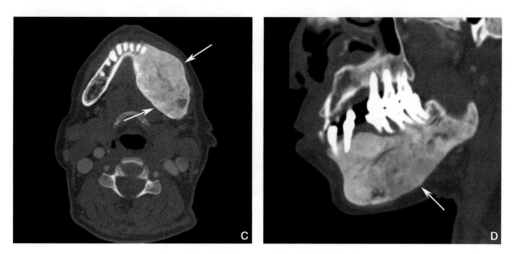

图 4-2-16 颌骨密度增高 CT 表现（1）

颌骨形态可正常、可膨胀性改变,髓腔内骨质硬化(A、B),为右下颌骨慢性骨髓炎(箭);C、D.示左下颌骨膨胀,内呈磨砂玻璃样改变(箭),边缘无骨膜反应或软组织肿块,此为左下颌骨纤维结构不良

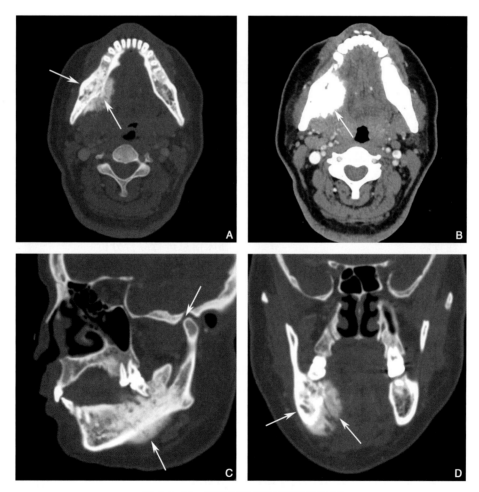

图 4-2-17 颌骨密度增高 CT 表现（2）

A～D.右下颌骨成骨性骨肉瘤,女性,48 岁。右下颌骨见成骨性改变,舌侧瘤骨明显(A、C、D 箭),周围见软组织肿块(B 箭)

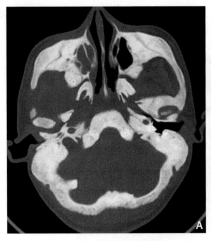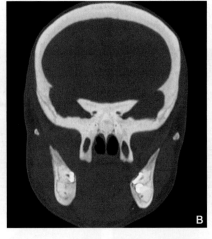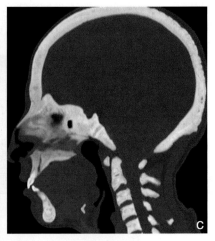

图 4-2-18　颌骨密度增高 CT 表现（3）

A～C. 石骨症，男性，30 岁。所示颅颌面骨、颈椎骨质弥漫性密度增高、骨质硬化

表 4-2-9　颌骨密度增高相关疾病

发育障碍性骨病	代谢性骨病	肿瘤性骨病	感染/缺血性骨病
石骨症	氟骨症	骨肉瘤	骨髓炎
致密性骨发育不全	肾性骨病	软骨肉瘤	骨梗死
	结节性硬化	牙源性肿瘤	骨结核
	POEMS 综合征	尤因肉瘤	
		骨转移瘤	

【分析思路】

颌骨密度增高病变分析思路如下：

第一，识别与骨密度增高的基本病变影像学表现。如骨质增生硬化，骨膜反应和骨膜新生骨，骨质坏死，骨内矿物质沉积（图 4-2-18），推理其病理基础，结合临床综合分析，如肿瘤骨形成、不规则骨膜反应常见于恶性肿瘤性骨病。

第二，判断病变范围有助于病因的分析，如局限性颌骨密度增高多因局部病变所致，最常见的是慢性炎症或肿瘤。

第三，分析颌骨密度增高程度，如骨纤维结构不良

常表现为毛玻璃样密度增高，Garre 骨髓炎常伴有致密性骨硬化征象。这对疾病的诊断有重要提示意义。

最后，需要结合临床病史综合诊断，是否有红肿热痛等炎症表现，是否有放疗治疗病史等。

【疾病鉴别】

颌骨密度增高的病因分析需结合影像学表现与临床信息进行综合分析。

1. 颌骨密度增高常见疾病的主要鉴别要点见表 4-2-10。

2. 基于颌骨密度增高的鉴别诊断流程见图 4-2-19。

表 4-2-10　颌骨密度增高常见疾病的鉴别要点

疾病	典型影像特征	主要伴随征象	鉴别要点
成骨性骨肉瘤	骨质破坏，肿瘤骨形成，骨膜反应，软组织肿块	感觉异常和张口受限	30～40 岁，可继发于放射治疗后
下颌骨慢性弥漫性硬化性骨髓炎	病变早期及年轻患者以骨膜成骨为主，慢性期及老年患者以骨吸收为主	无脓肿及瘘管形成，无死骨形成	多为 20 岁以下，女性多于男性，多见于下颌骨
双膦酸盐相关颌骨坏死	局部骨硬化，骨硬板和下颌骨壁增厚，颌骨膨隆	继发颌骨感染：可伴有骨质破坏、死骨形成、骨膜成骨等	双膦酸盐用药史，无头颈部放疗史和颌骨暴露时间超过 8 周
骨瘤	边界清楚的硬性肿块，多呈类圆形	可致面部畸形	30～50 岁多见，男性多见

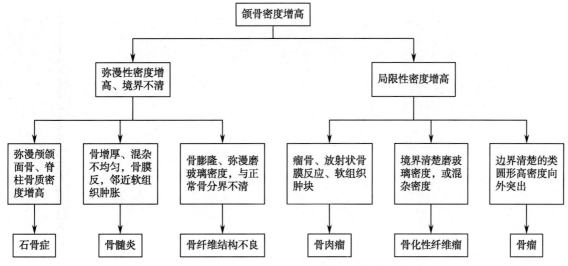

图 4-2-19　颌骨密度增高的鉴别诊断流程图

（艾松涛）

参 考 文 献

[1] 张祖燕,王虎.口腔颌面医学影像诊断学[M].北京:人民卫生出版社,2020.

[2] 徐克,龚启勇,韩萍.医学影像学[M].8版.北京:人民卫生出版社,2018.

[3] ADAM ANDREAS,DIXON ADRIAN K,GILLARD JONATHAN H,等.格-艾放射诊断学[M].6版.张敏鸣,译.北京:人民军医出版社,2015.

[4] MANASTER ANDREWS,PETERSILGE ROBERTS.影像专家鉴别诊断　骨关节肌肉分册[M].程晓光,译.北京:人民军医出版社,2012.

[5] MCLEAN AC,VARGAS PA.Cystic lesions of the jaws:the top 10 differential diagnoses to ponder.Head Neck Pathol,2023,17(1):85-98.

[6] PAPARELLA ML,OLVI LG,BRANDIZZI D,et al. Osteosarcoma of the jaw:an analysis of a series of 74 cases.Histopathology,2013,63(4):551-557.

[7] ELKORDY MA,ELBARADIE TS,ELSEBAI HI,et al. Osteosarcoma of the jaw:Challenges in the diagnosis and treatment.J Egypt Natl Canc Inst,2018,30(1):7-11.

七、颌骨囊性破坏

【定义】

颌骨囊性破坏(cystic destruction)是指发生在上下颌骨的含有液体的囊性病变,包括牙源性病变和非牙源性病变。

【病理基础】

起源于颌骨的各种囊肿性病变、感染、肿瘤、瘤样病变等均可导致颌骨破骨活动增加,从而导致骨质囊性破坏。颌骨囊性破坏涉及骨的破坏、溶解、坏死,比如肿瘤性颌骨囊肿是由于肿瘤细胞对于颌骨的侵蚀,导致骨质破坏,感染性骨囊肿则是由于微生物的侵袭或是骨组织的炎症反应,导致形成颌骨的囊性破坏。牙源性上皮残余受到刺激时,可能被激活,发展成牙源性囊肿或肿瘤。

【征象描述】

1. X线　主要表现是囊性骨质密度减低区,边界清楚或不清楚。

2. CT　能够完整显示颌骨囊性破坏,对于判断颌骨占位性病变是否为囊性病变和显示病变的各发展方向有重要价值,尤其是多平面重建。表现为囊性低密度区,伴或不伴有膨胀性改变,囊内有或无牙组织影,边缘清晰与否等(图4-2-20)。CT表现多样,具体见相关疾病部分。

3. MRI　对于某些复发性颌骨囊肿或囊性肿瘤能够提供更为可靠翔实的诊断征象和信息,尤其是MRI增强检查,显示病灶有软组织强化,对于肿瘤诊断至关重要。

【相关疾病】

颌骨囊性破坏有牙源性和非牙源性之分,其中牙源性者占大多数,其相关疾病见表4-2-11。

【分析思路】

识别颌骨囊性破坏所具有的影像学表现,分析病变的部位、范围、边缘、内部结构及其与邻近组织的关系,分析其是否为牙源性病变(邻近牙根破坏考虑牙源性病变),并结合临床信息做出全面分析和准确诊断。其分析思路如下:

第一,分析颌骨囊性破坏发生的部位及范围,如角化囊肿主要发生于下颌后部和下颌支,且多位于下颌神经管上方。累及多骨者多见于骨纤维异常殖症。

第二,分析颌骨囊性破坏是单囊还是多囊,多囊

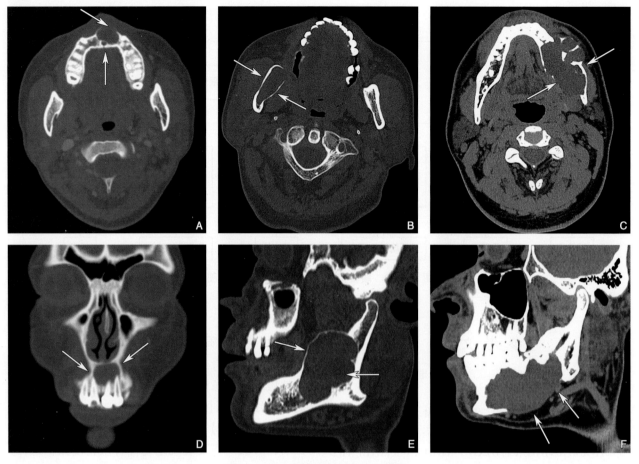

图 4-2-20　颌骨囊性破坏 CT 表现

A、D. 上颌前牙区根尖类圆形低密度影(箭),为根尖囊肿;B、E. 右下颌骨沿下颌骨长轴分布的低密度灶(箭),为牙源性角化囊肿;C、F. 左下颌骨明显膨胀,内多房病变(箭),为成釉细胞瘤。均呈现低密度无强化影

表 4-2-11　颌骨囊性破坏相关疾病

牙源性	非牙源性
牙源性角化囊肿	骨囊肿
成釉细胞瘤	鼻腭管囊肿
根尖囊肿	腭正中囊肿
含牙囊肿	

多见于成釉细胞瘤,骨化性纤维瘤多为实性多囊性病变,单囊多见于牙源性囊肿。

第三,分析颌骨囊性破坏是否含牙以及是否有钙化:含有牙齿多见于含牙囊肿。含有钙化多见于骨化性纤维瘤。

第四,结合患者临床病史、体征及诊疗经过等临床资料,可缩小鉴别诊断范围。

【疾病鉴别】

1. 颌骨囊性破坏常见疾病的主要鉴别要点见表 4-2-12。

2. 基于牙源性分类的鉴别诊断流程见图 4-2-21。

表 4-2-12　颌骨囊性破坏常见疾病的鉴别要点

疾病	单囊	多囊	骨结构变化	含牙	钙化
含牙囊肿	类圆形,囊壁光滑,囊壁绕于冠根交界处	少见	密质骨可见膨胀变薄	囊内可见牙冠	无
根尖周囊肿	类圆形,囊壁光滑	无	密质骨膨胀不明显	可见残根残冠	无
角化囊肿	类圆形,囊壁光滑,沿下颌骨长轴生长	少见	颌骨膨胀不明显,边缘可见骨白线	不多见	少见
成釉细胞瘤	多呈类圆形,部分可呈分叶状	大小相差悬殊	颌骨膨胀,以唇颊侧为主,牙槽骨吸收	单囊多见	少见

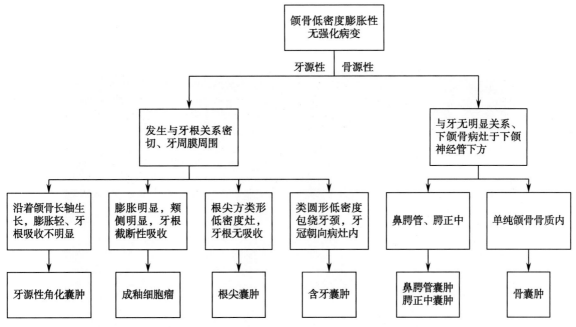

图 4-2-21　颌骨囊性破坏的鉴别诊断流程图

（艾松涛）

参 考 文 献

[1] 张祖燕,王虎.口腔颌面医学影像诊断学[M].北京:人民卫生出版社,2020.

[2] 徐克,龚启勇,韩萍.医学影像学[M].8版.北京:人民卫生出版社,2018.

[3] ADAM ANDREAS,DIXON ADRIAN K,GILLARD JONATHAN H,等.格-艾放射诊断学.6版[M].张敏鸣,译.北京:人民军医出版社,2015.

[4] MCLEAN AC,VARGAS PA.Cystic lesions of the jaws:the top 10 differential diagnoses to ponder.Head Neck Pathol, 2023,17(1):85-98.

[5] REGEZI JA.Odontogenic cysts,odontogenic tumors, fibroosseous,and giant cell lesions of the jaws. Mod Pathol,2002,15(3):331-341.

八、颌骨溶骨性骨质破坏

【定义】

颌骨溶骨性骨质破坏(osteolytic bone destruction of jaw bone)是指病理组织引起的颌骨破骨细胞生成及活动亢进导致骨组织的溶解吸收、骨原有的结构被病理组织取代。

【病理基础】

各种起源于颌骨的原发或继发性的肿瘤、瘤样病变等均可导致颌骨破骨活动亢进,原有骨组织被病变组织所取代,从而导致颌骨骨质溶解、破坏。颌骨溶骨性骨质破坏是颌骨出现一些病理因素(如肿瘤),显示破骨细胞活动增加,破骨细胞吸收骨骼中的

钙、磷等物质,分泌酸性物质溶解矿物质,分泌蛋白酶消化骨基质,同时成骨细胞活动受抑制使骨形成受损,骨松质的早期破坏,可形成斑片状的骨小梁缺损,骨皮质的早期破坏发生于哈弗斯管,造成哈弗斯管的扩大,当骨质破坏进展到一定程度时,常有骨皮质和骨松质的大片缺失。

【征象描述】

1. X线　主要表现是颌骨局部骨质密度减低、骨小梁稀疏和正常骨结构消失。

2. CT　易于区分骨松质和骨皮质的破坏。骨松质破坏早期表现为局部骨小梁稀疏,以后发展为斑片状甚至大片骨松质缺损(图 4-2-22)。骨皮质早期破坏表现为骨皮质内出现小透亮区,发展到一定程度时,表现为骨皮质内外表面的虫蚀状、大片状改变,或出现范围不等的全层骨皮质缺损(图 4-2-23, 图 4-2-24)。

3. MRI　骨质破坏在 T2WI 上显示最好,其形态与 CT 所见类似,但 MRI 检查优势在于显示肿瘤及其周围的软组织情况。

【相关疾病】

颌骨溶骨性破坏与多种疾病相关,见表 4-2-13。

【分析思路】

综合分析溶骨性骨质破坏表现类型、边界、骨膜反应和软组织肿块有无,分析思路如下:

第一,判断溶骨性骨质破坏类型:地图状为均匀一致破坏,边界清楚,多为良性病变表现,虫蚀状、渗

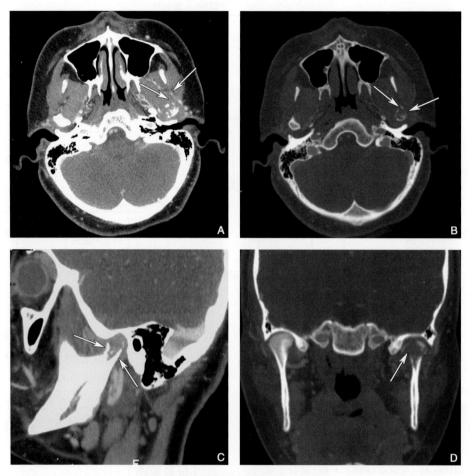

图 4-2-22 颌骨溶骨性破坏 CT 表现

嗜酸性肉芽肿。A～D.左下颌骨髁突破坏吸收,密度减低,内可见软组织肿块影(箭),轻度强化

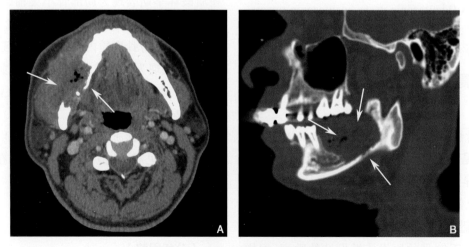

图 4-2-23 颌骨溶骨性破坏 CT 表现

A、B.右下颌骨破坏吸收(箭),可见软组织肿块影,为骨内癌

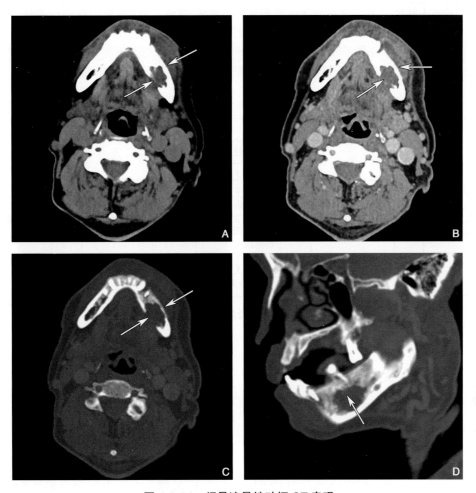

图 4-2-24　颌骨溶骨性破坏 CT 表现

溶骨性骨肉瘤。A～D. 左下颌骨体部骨质破坏吸收,密度减低(箭),内及周围可见软组织肿块影,不均匀强化

表 4-2-13　颌骨溶骨性骨质破坏常见病变分类

炎性病变	良性肿瘤	中间侵袭性	恶性肿瘤
放射性骨髓炎	嗜酸性肉芽肿	骨巨细胞瘤	成釉细胞癌
			溶骨性骨肉瘤
			骨纤维肉瘤
			溶骨性骨转移

透状是生长迅速具浸润生长特点的恶性征象。

第二,判断病变边界:良性病变,边界清楚,有或无硬化边,骨皮质变薄;恶性病变,边界不清呈虫蚀状、渗透状,骨皮质侵蚀破坏。

第三,结合病变生长速度,有无骨膜反应,软组织情况等影像学表现,进一步判断肿瘤的起源,做出影像学诊断。

第四,结合患者病史、体征及诊疗经过等临床信息,最后做出综合判断。

【疾病鉴别】

1. 颌骨溶骨性骨质破坏常见疾病的主要鉴别要点见表 4-2-14。

2. 颌骨溶骨性骨质破坏的鉴别诊断流程见图 4-2-25。

表 4-2-14　颌骨溶骨性骨质破坏常见疾病的鉴别要点

疾病	年龄	部位	骨质破坏	边界	骨膜反应	软组织肿块
成釉细胞癌	中年人好发	下颌骨前磨牙和磨牙区	膨胀性骨质破坏,骨嵴及纤维分隔	边界模糊	少见	少见
溶骨性骨肉瘤	30～40 岁	下颌骨后部	虫蚀状溶骨性骨质破坏	边界不清	可见	可见
中心性巨细胞肉芽肿	小于 30 岁	下颌第一磨牙前	囊性膨胀性骨质破坏	清晰,少有硬化	无	无
溶骨性骨转移	50～70 岁	颌骨后部	虫蚀状	边界模糊	可见	可见

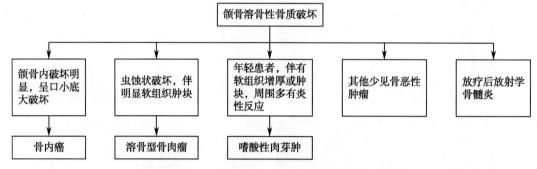

图 4-2-25　颌骨溶骨性骨质破坏的鉴别诊断流程图

（艾松涛）

参 考 文 献

[1] 张祖燕,王虎.口腔颌面医学影像诊断学[M].北京:人民卫生出版社,2020.

[2] 徐克,龚启勇,韩萍.医学影像学[M].8 版.北京:人民卫生出版社,2018.

[3] ADAM ANDREAS,DIXON ADRIAN K,GILLARD JONATHAN H,等.格-艾放射诊断学[M].6 版.张敏鸣,译.北京:人民军医出版社,2015.

[4] MACDONALD D,MARTIN M,SAVAGE K.Maxillofacial lymphomas.Br J Radiol,2021,94(1120):20191041.

[5] Nicholas Sean Hoehnle,Bryce David Beutler,Mark B Ulanja,et al. Ameloblastic carcinoma with hepatic metastases:a case report and review of ameloblastomic carcinoma. J Clin Imaging Sci,2022,12:58.

[6] Lauren Frenzel Schuch,Carolina Dummel,Julia Turra Ribeiro,et al. Diagnosis,treatment,and total rehabilitation of a secondary type ameloblastic carcinoma.Int J Surg Pathol,2023,31(6):1105-1109.

九、浮牙征

【定义】

浮牙征(floating teeth)是指发生在颌骨的肿瘤性病变,累及牙和牙周组织者致牙根变细、牙周膜增宽和牙槽骨吸收,出现牙"漂浮"征。

【病理基础】

各种发生于颌骨的原发或继发性的肿瘤或瘤样病变均可累及牙槽突,破坏牙槽骨,严重者可致牙完全埋没于病变组织中,从而出现明显移位。肿瘤性病变包括恶性肿瘤、朗格汉斯细胞组织细胞增生症等病变累及牙槽突,沿牙槽骨破坏骨质,破坏严重者,牙完全埋没于软组织中,可明显移位。

【征象描述】

1. X 线　主要表现病变累及患牙和牙周组织,致使牙根变细、牙周膜增宽和牙槽骨吸收,出现牙"漂浮"征(图 4-2-26)。

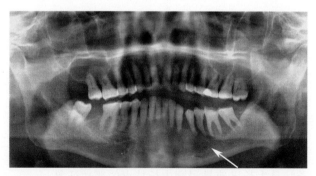

图 4-2-26　浮牙征 X 线表现
左下 5 根尖周牙槽骨破坏吸收,呈低密度影,牙呈浮立改变

2. CT　牙槽突受累破坏,牙根变细,受累牙呈漂浮状(图 4-2-27)。

【相关疾病】

浮牙征常见炎症、恶性肿瘤和交界性肿瘤累及牙槽骨,牙槽骨破坏吸收严重时出现。具有一定的诊断意义,其相关疾病见表 4-2-15。

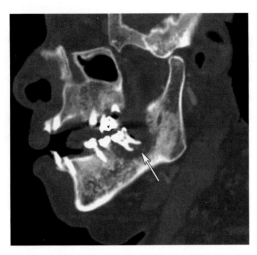

图 4-2-27　浮牙征 CT 表现
左下 7 根尖周牙槽骨破坏吸收,呈低密度影
(箭),牙呈浮立改变

表 4-2-15　浮牙征相关疾病

炎性病变	交界性肿瘤	恶性肿瘤
牙周炎	朗格汉斯细胞组织细胞增生症	原发性骨内癌
		骨肉瘤
		颌骨转移性肿瘤

【分析思路】

表现为牙根变细、牙周膜增宽和牙槽骨吸收,受累牙呈漂浮状。分析思路如下:

第一,识别浮牙征征象,有助于缩小诊断范围,提出几种可能,如朗格汉斯细胞组织细胞增生症、骨肉瘤等累及牙槽突,牙槽突破坏吸收,受累牙呈漂浮状。

第二,结合特征性影像学征象,如病变部位、大小、形态、骨膜反应、软组织肿块,进一步缩小诊断范围。如原发性骨内癌多发生于下颌磨牙区,多呈不规则型边缘模糊的虫蚀状骨质破坏区(典型呈底大口小),骨肉瘤以骨质破坏、肿瘤骨形成、骨膜反应和侵犯周围软组织并形成肿块为特点。

第三,结合患者病史、体征及诊疗经过等临床信息,例如朗格汉斯细胞组织细胞增生症多为儿童,转移多为老年患者,综合做出诊断。

【疾病鉴别】

1. 浮牙征常见疾病的主要鉴别要点见表 4-2-16。
2. 浮牙征常见疾病的鉴别诊断流程见图 4-2-28。

表 4-2-16　浮牙征常见疾病的鉴别要点

疾病	典型影像特征	主要伴随征象	鉴别要点
朗格汉斯细胞组织细胞增生症	可单发,也可伴有颅骨损害	牙龈肿胀、溃疡,牙齿松动	5~10 岁男性儿童多见,下颌骨多见
原发性骨内癌	实性肿瘤,外形不规则,边界模糊,可呈虫蚀状,具有鳞状细胞癌特征	可有病理性骨折和张口受限	55~60 岁男性多见,下颌磨牙区多见
骨肉瘤	骨质破坏,骨肿瘤骨形成,骨膜反应,侵犯周围软组织并形成肿块	感觉麻木,张口受限	30~40 岁男性多见
颌骨转移性肿瘤	骨质破坏,骨扫描示肿瘤转移处异常浓聚	牙痛,下唇麻木	50~70 岁,肿瘤病史

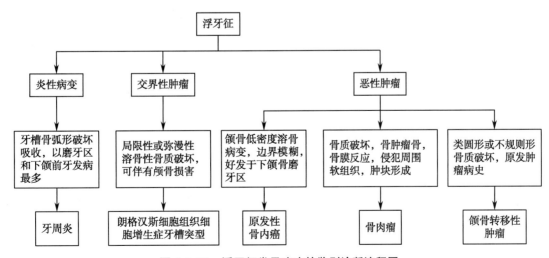

图 4-2-28　浮牙征常见疾病的鉴别诊断流程图

(艾松涛)

参 考 文 献

［1］张祖燕,王虎.口腔颌面医学影像诊断学［M］.北京:人民卫生出版社,2020.

［2］徐克,龚启勇,韩萍.医学影像学［M］.8 版.北京:人民卫生出版社,2018.

［3］ADAM ANDREAS,DIXON ADRIAN K,GILLARD JONATHAN H,等.格-艾放射诊断学［M］.6 版.张敏鸣,译.北京:人民军医出版社,2015.

［4］MORALIS,ANTONIOS.Intralesional corticosteroid therapy for mandibular Langerhans cell histiocytosis preserving the intralesional tooth germ.Oral Maxillofac Surg,2008,12（2）:105-111.

［5］MACDONALD D,MARTIN M,NGUYEN C.Malignant lesions in the anterior maxilla.Clin Radiol,2020,75（7）: 497-506.

第五章 肋骨及上肢带骨

第一节 肋骨压迹

一、肋骨上缘压迹

【定义】

肋骨上缘压迹(superior rib notching)是指肋骨上缘的局限性骨质侵蚀或变薄。

【病理基础】

除了正常变异外,肋骨压迹多为潜在的成骨异常或由施加在肋骨的慢性应力造成,主要包括神经血管性因素和非神经血管性因素。肋骨上缘压迹多由非神经血管性因素所致,偶可因肋骨下缘神经血管因素导致邻近肋骨上缘也出现压迹。

【征象描述】

1. X线表现 正位胸片或肋骨片可见肋骨上缘的局部凹陷。肋骨接近肋椎关节处或前肋上缘的浅凹陷常为正常变异(图5-1-1),皮质连续、髓腔密度正常。神经血管性因素所致肋骨上缘压迹往往出现

在肋骨下缘压迹之后(详见后文肋骨下缘压迹)。肋骨可因骨质吸收破坏形成穿凿样或地图样改变形似压迹,往往不伴硬化边,而因长期压迫形成的肋骨压迹往往边缘清楚、伴硬化边形成。

2. CT 多平面重建及容积重建可直接显示肋骨压迹部位及程度,通过多角度观察可辨别正常变异的浅凹陷(图5-1-2)。肋骨边缘骨吸收可形成上缘或下缘小凹陷样改变形似压迹(图5-1-3),需留意其他骨质情况。肿瘤性病变累及肋骨时可表现为局部骨质破坏或压迫吸收(图5-1-4,图5-1-5,彩图见文末彩插),CT及重建可显示更多肿瘤特征:如与周围结构的相关性、是否含脂、是否含软骨或钙化成分、囊性或实性等。

3. MRI 截瘫患者出现肋骨上缘压迹的同时常伴肌肉体积缩小、脂肪信号浸润。血液系统疾病往往可见含红骨髓的骨质信号异常,此外还可能会见到位于脊柱旁信号均匀的软组织肿块(髓外造血)、肝大、脾大、肝脏T2WI信号减低且反相位信号增高(血色素沉着)等异常表现。MRI可提供特征性肿瘤信息:如软骨肉瘤的软骨小叶分隔(图5-1-6)、外生骨疣的"软骨帽"等。骨质病变往往需要辅以X线平片及CT检查综合研判。

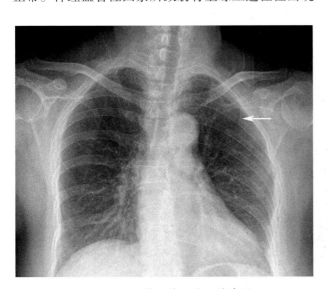

图 5-1-1 肋骨上缘压迹 X 线表现
X线胸部正位片示左侧第2肋上缘略微凹陷(白箭),为肋骨正常变异

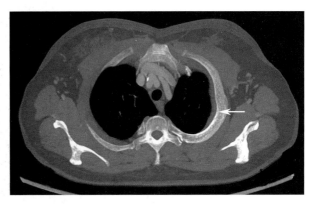

图 5-1-2 肋骨上缘压迹 CT 表现
与图5-1-1为同一患者,CT重建示皮质连续,髓腔密度正常,为肋骨正常变异(白箭)

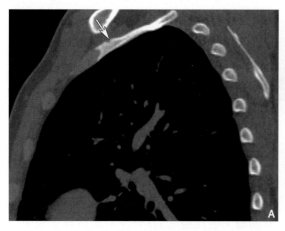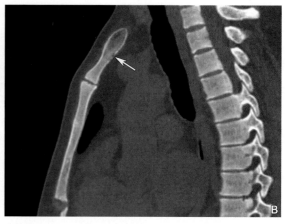

图 5-1-3　肋骨上缘压迹 CT 表现（甲状旁腺功能亢进）

患者,男性,42 岁,慢性肾炎综合征伴肾小球损害 14 年余,继发甲状旁腺功能亢进。A.肋骨 CT 重建图像示右侧第 1 肋上缘局部骨质吸收形似压迹(白箭);B.另见胸骨多发骨膜下骨吸收改变,所示腰椎密度不均匀增高

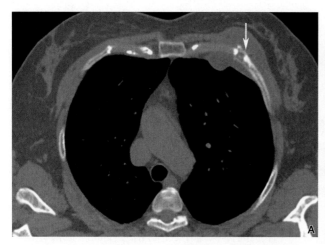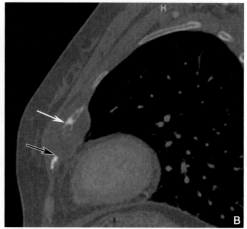

图 5-1-4　肋骨上缘压迹 CT 表现（软骨肉瘤）

患者,女性,59 岁,左侧第 4 前肋软骨肉瘤。A.CT 横断面图像示左侧第 4 前肋软骨处骨质破坏伴软组织肿块(白箭);B.CT 矢状面图像示左侧第 4 前肋下缘因骨质破坏形成凹陷(白箭),周围可见软组织肿块,邻近第 5 肋上缘略受压(黑箭)

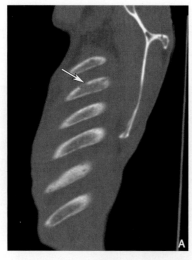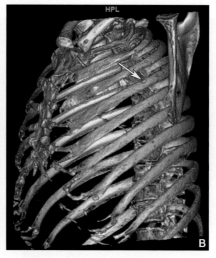

图 5-1-5　肋骨上缘压迹 CT 表现（骨的浆细胞瘤）

患者,男性,69 岁,确诊骨的浆细胞瘤。A.CT 多平面重建图像示左侧第 4 肋上缘局部骨皮质破坏缺损(白箭)形似压迹;B.容积重建图像示左侧第 4 肋上缘因骨质破坏形成凹陷(白箭)

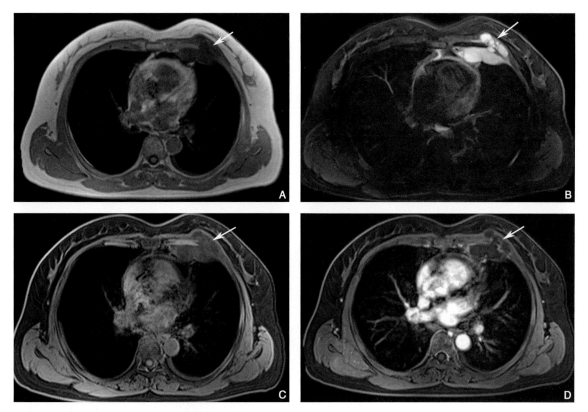

图 5-1-6　肋骨上缘压迹 MRI 表现（软骨肉瘤）
与图 5-1-4 为同一患者。A. T1WI 序列示左侧第 4 肋骨质破坏，软组织肿块呈低信号（白箭）；B. T2WI 抑脂序列示软组织肿块 T2WI 信号较高伴低信号分隔（白箭）；C. T1WI 抑脂序列平扫示软组织肿块呈低信号（白箭）；D. T1WI 抑脂序列增强可见肿块分隔强化（白箭）

【相关疾病】见表 5-1-1。

【分析思路】

鉴别诊断主要包括神经血管性压迹和非神经血管性压迹，上缘压迹较下缘压迹少见，以非神经血管性压迹可能性大，分析思路如下：

第一，认识该征象，可两侧对称观察，仔细观察肋骨压迹位置、程度、辨别正常变异，同时需关注临床信息。

第二，若肋骨压迹仅位于与肩胛骨相邻处，结合相关病史考虑可能是由于骨量减少合并肋肩关节摩擦或压迫所致（类风湿性关节炎轮椅使用者、截瘫并发症等），仍需结合 CT 警惕并发感染、肿瘤等其他病变。

第三，观察压迹的数目。多发病变需考虑代谢性骨病、骨的浆细胞瘤、转移性肿瘤、血液系统及自身免疫性疾病等。如甲状旁腺功能亢进或棕色瘤造成的骨质侵蚀、破坏可形成肋骨假性压迹，需结合实验室检查并完善其他部位影像检查，其中手指示指中节指骨桡侧的骨吸收对诊断甲状旁腺功能亢进具有诊断特异性。骨的浆细胞瘤、骨转移瘤、白血病/淋巴瘤都可出现多发肋骨溶骨性改变形似压迹，应结合临床病史完善全身检查。后中部肋骨的多发侵蚀合并髓外造血、肝脾大、血色素沉着应考虑地中海贫血可能，可结合输血史及实验室检查。除此之外结合患者年龄和自身免疫病史可考虑系统性红斑狼疮、进行性系统性硬化症。

第四，观察压迹周围情况。若为肿瘤压迫或骨破坏所致，观察肿瘤的特征性表现予以鉴别。如软

表 5-1-1　肋骨上缘压迹相关疾病

常见疾病	少见疾病	罕见疾病
肋骨正常变异	系统性红斑狼疮	地中海贫血
甲状旁腺功能亢进	进行性系统性硬化症	发育异常
骨的浆细胞瘤	医源性操作	软骨肉瘤
骨转移瘤	放射性骨坏死	白血病/淋巴瘤
	肋肩关节摩擦	
	骨软骨瘤	
	神经血管因素（详见肋骨下缘压迹）	

骨源性肿瘤往往含软骨小叶特征等。

第五，若有医源性操作病史（开胸术、胸腔引流管留置等），结合操作部位是否与肋骨压迹相符来判断病因；若有放疗病史且放疗部位与肋骨压迹相符、结合皮肤软组织情况可考虑放射性骨坏死可能，需根据临床实际情况调整治疗方案并连续随访。

第六，最后还需考虑神经血管性因素的可能，但往往会同时出现肋骨下缘压迹。

【疾病鉴别】

肋骨上缘压迹此征象的主要鉴别诊断要点及鉴别诊断流程详见下一征象（肋骨下缘压迹）内容中。

（姚伟武）

参 考 文 献

［1］KIRKLAND W. DAVIS, DONNA G BLANKENBAKER. ExpertDDx: Musculoskeletal［M］. 2nd ed. Salt Lake City, United States: Elsevier, 2017.

［2］WARNE R R, ONG J S L, MURRAY C P. Incidental detection of late presenting co-arctation of the aorta on chest x-ray: the importance of rib notching［J］. Case Reports, 2012, 2012: bcr1220115347.

［3］MANASTER B J.Diagnostic imaging musculoskeletal non-traumatic disease［M］. Salt Lake City, United States: Elsevier, 2017.

［4］OWENS GR, FINO GJ, HERBERT DL, et al. Pulmonary function in progressive systemic sclerosis: comparison of CREST syndrome variant with diffuse scleroderma［J］. Chest, 1983, 84（5）: 546-550.

二、肋骨下缘压迹

【定义】

肋骨下缘压迹（inferior rib notching）是指肋骨下缘的局限性骨质侵蚀或变薄。

【病理基础】

肋骨下缘压迹可由正常变异导致的波浪样改变或表浅凹陷形成，也可因潜在的成骨异常或施加在肋骨的慢性应力造成。由于肋骨下缘有神经血管走行于肋骨沟内（尤其是第3～8肋间血管紧贴肋骨沟），因此神经血管性因素较非神经血管性因素多见。最常见的血管性因素为胸主动脉缩窄，常伴各种心血管畸形，由于大量血流需经过肋间动脉参与侧支循环到达降主动脉，从而引起肋间动脉扩张，同时其长期搏动压迫肋骨形成压迹。最常见的神经性因素为累及肋间神经的神经纤维瘤病，由于肿瘤质地

坚韧，长期压迫或侵蚀邻近肋骨形成压迹。

【征象描述】

1. X线表现　肋骨下缘波浪改变或下缘近肋椎关节处的浅凹陷为常见的正常变异。第3～8肋下缘多发的浅压迹即Roesler征（图5-1-7），常伴有其他征象如左心增大（左室为主）、主动脉弓边缘模糊及心影左缘典型的"3"字征、主动脉弓水平以上的纵隔分叶状增宽、左锁骨下动脉近端突起等。肋骨下缘压迹可伴有相邻肋骨上缘压迹，同时肋间隙可增宽。有时肿瘤性病变可使肋骨下缘模糊伴压迹形成（图5-1-8），其他非神经血管性因素导致的肋骨下

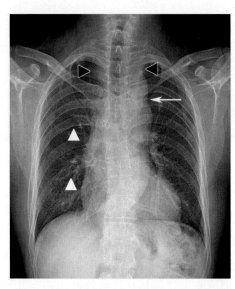

图5-1-7　肋骨下缘压迹 X 线表现（胸主动脉缩窄）
患者，男性，45岁，确诊胸主动脉缩窄伴主动脉瓣二瓣畸形。胸片示右侧第6、8后肋下缘压迹（白三角箭头），心影左缘可见"3"字征（白箭），心影增大（左室为主），上纵隔分叶状增宽（黑三角箭头）

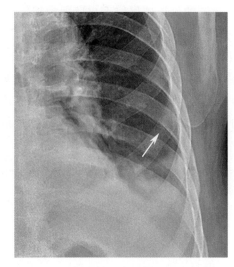

图5-1-8　肋骨下缘压迹 X 线表现（淋巴浆细胞淋巴瘤）
患者，男性，85岁，确诊淋巴浆细胞淋巴瘤。胸片可见多发肋骨下缘模糊，左侧第7肋下缘压迹（白箭），两肺纹理模糊伴透亮度减低、膈面模糊

缘压迹表现同肋骨上缘压迹类似。

2. CT　多平面重建及容积重建可直接显示肋骨压迹部位及程度，通过多角度重建可辨别正常变异（图 5-1-9）。CTA 图像可直接显示各动脉有无狭窄或闭塞，并确定病变部位及严重程度，同时常可见胸廓内动脉扩张、大量侧支血管匍匐于病变动脉周围，可伴其他心血管异常：如主动脉瓣二瓣畸形、左心室增大、左锁骨下动脉扩张等；CT 增强静脉期（图 5-1-10，

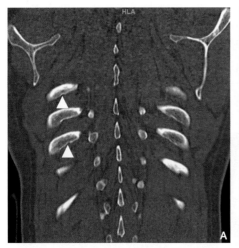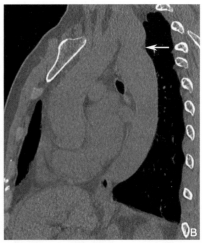

图 5-1-9　肋骨下缘压迹 CT 表现（胸主动脉缩窄）

与图 5-1-7 为同一患者。A. 肋骨冠状面重建示右侧第 6、8 后肋下缘压迹（白三角箭头）；B. 主动脉弓矢状面重建显示胸主动脉缩窄（白箭）

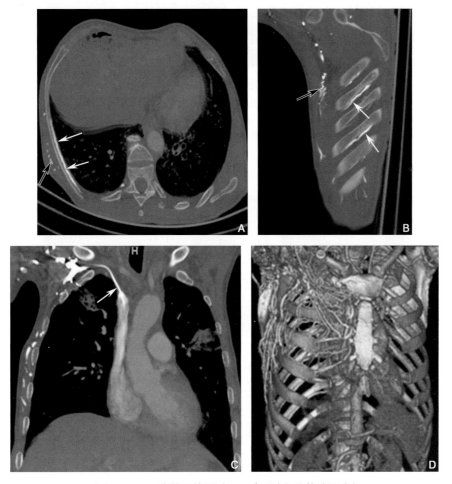

图 5-1-10　肋骨下缘压迹 CT 表现（上腔静脉阻塞）

患者，男性，68 岁，食管癌输液港置入多次化疗后。A. 右侧第 7 肋重建图像示肋间静脉迂曲扩张压迫肋骨（白箭），右侧胸壁多发侧支血管（黑箭），左侧胸壁未见迂曲静脉侧支；B. 肋骨 CT 重建图像示右侧多发肋间静脉迂曲扩张压迫肋骨下缘形成压迹（白箭），右侧胸壁多发侧支血管（黑箭）；C. 增强 CT 冠状面重建图像示上腔静脉闭塞（白箭），可见输液港导管置入；D. 容积重建图像示右侧胸壁由扩张的胸廓内静脉、肋间静脉形成丰富侧支循环

彩图见文末彩插)可显示因上腔静脉闭塞所致的肋骨周围静脉侧支循环,尤其是扩张的胸廓内静脉;同时心脏的 CT/MRI 能直接显示各种心血管畸形:肺动脉缺如/狭窄、法洛四联症、Ebstein 畸形(三尖瓣下移畸形)等。累及肋间神经的神经纤维瘤病常可见邻近肋骨受压侵蚀出现压迹,肿瘤较大时可引起肋间隙增宽(图 5-1-11,彩图见文末彩插)。其他非神经血管因素导致的肋骨下缘压迹表现同肋骨上缘压迹类似(图 5-1-12、图 5-1-13)。

3. MRI　对比增强 MRA 除了可显示扩张的侧支血管紧贴肋骨下缘以外,还可测算血管狭窄处最小横截面面积指数(胸主动脉<0.33cm²/m 提示严重缩窄,压差≥20mmHg)。MR 电影可显示心脏瓣膜异常(如胸主动脉缩窄常合并主动脉二瓣畸形),也可评价血管狭窄严重程度、评估左心肥厚,还可测算侧支循环血流量、测量主动脉瓣狭窄和反流程度。累及肋间神经的神经纤维瘤病 T2WI 可出现中央低信号"靶征"伴明显强化。

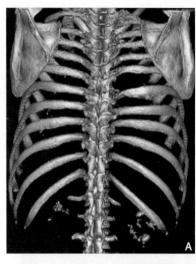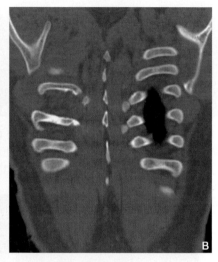

图 5-1-11　肋骨下缘压迹 CT 表现(神经纤维瘤病)

患者,男性,26 岁,确诊神经纤维瘤病。A. 容积重建图像示左侧 6~7 后肋间隙增宽,第 6 肋下缘可见压迹;B. 冠状面重建图像示左侧第 6~7 间隙软组织肿块沿肋间神经分布伴肋间隙增宽,第 6 肋下缘可见压迹,第 7 肋上缘可见骨质侵蚀

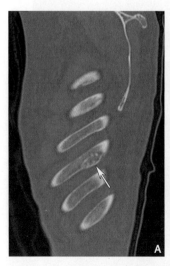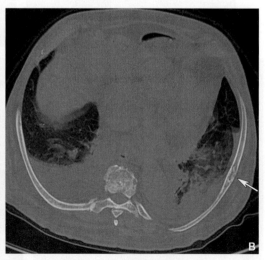

图 5-1-12　肋骨下缘压迹 CT 表现(淋巴浆细胞淋巴瘤)

与图 5-1-8 为同一患者。A. CT 肋骨重建图像示左侧第 7 肋下缘混杂密度病灶(白箭);B. 肋骨 CT 横断面重建图像示第 7 肋混杂密度病灶(白箭),两肺渗出伴两侧胸腔积液

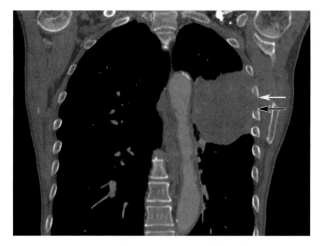

图 5-1-13　肋骨下缘压迹 CT 表现（转移瘤）

患者，男性，69 岁，确诊左肺癌伴多发转移。CT 冠状面重建图像示左侧第 4 肋下缘骨质侵蚀（白箭），第 5 肋上缘骨质轻微侵蚀（黑箭）

【相关疾病】

见表 5-1-2。

表 5-1-2　肋骨下缘压迹相关疾病

常见疾病	少见疾病	罕见疾病
肋骨正常变异	肺血流降低	上腔静脉闭塞
胸主动脉缩窄	先心病修复术后	白血病/淋巴瘤
神经纤维瘤病	锁骨下动脉闭塞	神经鞘瘤
	低位降主动脉闭塞	巨细胞瘤
	动静脉畸形	结节性硬化
	非神经血管因素（详见肋骨上缘压迹）	

【分析思路】

肋骨下缘压迹较上缘压迹更多见于神经血管性压迹，分析思路如下：

第一，认识该征象，可两侧对称观察，肋骨下缘波浪改变或下缘模糊不清为常见的正常变异，近肋椎关节处的肋骨下缘凹陷也多为正常变异，后肋偏中外侧的肋骨下缘压迹更可能是病理性的。

第二，仔细辨别所有肋骨边缘，观察压迹分布情况。肋间血管扩张导致的肋骨压迹往往分布较零散，结合 CT 增强/CTA 仔细检查可发现肋骨下缘扩张血管的直接征象，进而判定为血管性压迹，多位于

第 3~8 肋下缘。有以下几种情况：①主动脉狭窄，需观察狭窄位置及狭窄段是否局限。如为动脉导管附近的局限狭窄，考虑为胸主动脉缩窄，往往伴有左室增大、Roesler 征、主动脉弓"3"征、上纵隔分叶状增宽等典型征象，此时应重点关注是否合并主动脉瓣二瓣畸形等心血管异常，必要时结合 CTA/MR 电影/MRA/MRI 心功能成像关注缩窄程度、左心功能及临床症状以做临床决策。仅存在左侧肋骨下的多发压迹往往为胸主动脉缩窄合并右侧迷走锁骨下动脉且起源于缩窄段以下；仅存在右侧肋骨下多发压迹往往为胸主动脉缩窄段位于左颈总动脉和左锁骨下动脉之间的患者。如为主动脉多发狭窄或狭窄段远离动脉导管且管壁增厚，结合患者年龄（中青年）及多系统症状可考虑 Takayasu 大动脉炎，此时应重点关注动脉瘤、夹层等情况。②左锁骨下动脉闭塞，可能的病因包括 Takayasu 大动脉炎、闭塞性动脉硬化、血栓形成以及 Blalock-Taussig 分流术后并发症，需综合患者年龄及临床症状、手术史综合判断。③上腔静脉阻塞，CT 增强可见扩张的胸廓内静脉及肋间静脉。④肋骨周围的动静脉畸形可通过 CTA 或 MRA 直接显示。⑤肺血流减少形成丰富侧支时，需重点观察包括肺动脉缺如、肺动脉狭窄、法洛四联症、Ebstein 畸形等异常病因。

第三，若发现低位肋骨压迹，可关注降主动脉是否闭塞。

第四，后肋下缘出现压迹伴有肋间隙增宽时应结合 CT 及 MRI 寻找肿瘤证据，如沿肋间神经分布伴皮肤病变等其他部位异常，根据临床病史可考虑神经纤维瘤病。

第五，若结合 CT 增强/CTA 检查没有找到神经血管性因素证据，需考虑非神经血管性因素（同肋骨上缘压迹）。

【疾病鉴别】

1. 肋骨上缘及下缘的压迹均可有神经血管性因素和非神经血管性因素，但发生概率不同，主要鉴别诊断要点详见表 5-1-3。

2. 肋骨上缘及下缘的压迹鉴别诊断流程见图 5-1-14。

表 5-1-3 肋骨压迹相关常见疾病鉴别要点

疾病	典型影像特征	主要伴随征象	鉴别要点
肋骨变异	肋骨边缘轻微波浪改变或浅凹陷，皮髓质结构正常	周围结构正常	近肋椎关节处多见，凹陷轻微，皮髓质结构正常
胸主动脉缩窄	增强检查示肋骨下缘扩张的肋间动脉压迫肋骨形成压迹，边缘清楚、可见硬化	左室增大、主动脉弓"3"征、上纵隔分叶状增宽等，常伴其他心血管畸形	扩张的肋间动脉压迫肋骨形成压迹，伴主动脉缩窄等其他心血管异常证据
神经纤维瘤病	沿肋间神经生长的肿瘤压迫肋骨形成压迹，压迹边缘清楚、常伴硬化，肿瘤可呈哑铃状，MRI"靶征"，肋间隙可增宽	椎间孔扩大、椎体扇贝样压迹、肋骨丝带样畸形、其他骨发育异常（蝶骨、长骨等）、其他周围神经肿瘤、咖啡牛奶斑等	CT 或 MRI 可直接观察到沿肋间神经生长的肿瘤压迫肋骨，结合家族病史、皮肤病变、其他骨与神经的异常可确诊
甲状旁腺功能亢进	肋骨骨膜下、骨内膜局部骨质吸收，棕色瘤表现为局限性溶骨，界清但无硬化边	其他部位骨质疏松、骨吸收改变，如示指中节指骨桡侧的骨吸收	多发骨膜下局部骨质吸收、无硬化边，示指中节指骨桡侧的骨吸收具诊断特异，结合实验室检查、临床病史可确诊
骨的浆细胞瘤	多发肋骨骨质破坏，多为地图样溶骨改变，密度/信号及强化均匀	骨质弥漫骨量减少，常伴其他骨质局部破坏如脊柱、骨盆、颅骨等	多发地图样溶骨，密度/信号及强化均匀；红骨髓分布区好发，中老年男性好发
骨转移瘤	多发肋骨骨质破坏，多为溶骨，可伴软组织肿块形成	通常伴有肺癌、乳腺癌、前列腺癌等原发肿瘤	原发肿瘤病史支持，多发溶骨破坏

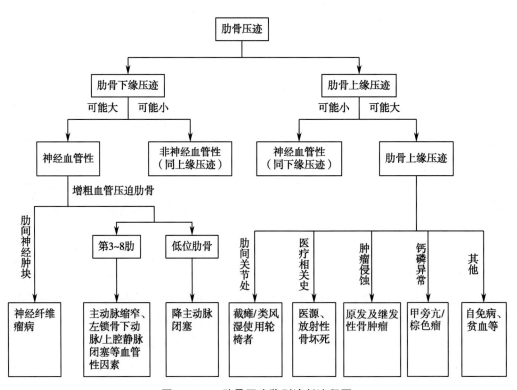

图 5-1-14 肋骨压迹鉴别诊断流程图

（姚伟武）

参 考 文 献

[1] WARNE R R, ONG J S L, MURRAY C P. Incidental detection of late presenting coarctation of the aorta on chest X-ray: the importance of rib notching [J]. Case Reports, 2012, 2012:bcr1220115347.

[2] MANASTER B J. Diagnostic Imaging Musculoskeletal Non-Traumatic Disease [M]. Salt Lake City, United States: Elsevier, 2017.

[3] WOODRING J H, RHODES 3RD R A. Posterosuperior mediastinal widening in aortic coarctation [J]. American journal of roentgenology, 1985, 144(1):23-25.

[4] CHINITZ L A, KRONZON I, TREHAN N, et al. Total occlusion of the abdominal aorta in a patient with Takayasu's arteritis: the importance of lower rib notching in the differential diagnosis [J]. Catheterization and cardiovascular diagnosis, 1986, 12(6):405-408.

[5] STEPHEN W. MILLER, SUHNY ABBARA, LAWRENCE BOXT. Cardiac Imaging The Requisites.3rd ed [M]. Philadelphia: Mosby/Elsevier, 2009.

[6] KIRKLAND W DAVIS, DONNA G BLANKENBAKER. ExpertDDx: Musculoskeletal.2nd ed [M]. Salt Lake City: Elsevier, 2017.

第二节 宽肋/厚肋

【定义】

宽肋/厚肋(wide ribs)是指肋骨在形态学上表现为肋骨髓腔增宽和/或骨皮质增厚的一组征象。

【病理基础】

宽/厚肋疾病涉及范围广,包括骨与软骨发育障碍性病变、内分泌骨病、代谢性障碍性骨病、血液系统骨病、网状内皮系统骨病、骨肿瘤物理化学因素及中毒性骨病等,其病理基础不一,大致可以分为以下情况:①软骨化骨或膜化骨受障碍、骨样组织过度钙化而缺少真正骨化。②自身分泌激素过多致使全身骨骼及软组织增生、肥大,皮肤变厚。③代谢物(如黏多糖)过多沉积于骨与软骨细胞。④血红蛋白的组成成分异常、红细胞的结构异常而出现贫血,红细胞的大量减少引起造血组织代偿性增生。⑤过量的氟或氟化合物在骨组织内沉积。⑥正常的骨组织被纤维组织所替代。

【征象描述】

1. X线表现 能够显示髓腔内骨质密度异常区,绝大部分病变表现为骨小梁的稀疏、模糊,骨皮质变薄、髓腔增宽、骨膜肥厚(图5-2-1、图5-2-2)、干骺端增宽。部分病变表现为骨密度普遍增高、骨纹

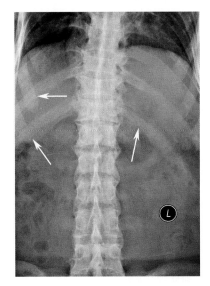

图5-2-1 肋骨增宽X线表现(氟骨症)

胸腰段正位片示胸腰椎骨质密度普遍增高、骨纹理粗糙,髓腔因骨内皮质增厚而变窄,肋骨周围可见广泛的骨膜骨化(实箭)

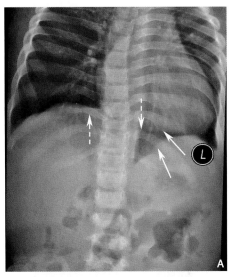

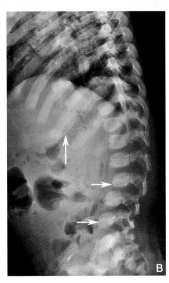

图5-2-2 肋骨增宽X线表现(黏多糖病Ⅰ型)

A. 正位片:肋骨增宽、骨膜肥厚(长箭)、干骺端增宽,尤其以前段为主。脊柱端削尖(虚线箭)。B. 侧位片:脊柱椎体上下缘突出,脊柱后突呈"鸟嘴状"突出(短箭)

理粗糙、髓腔因骨内膜增厚变窄。一些病变还可见到肋骨发育短小、肋骨与肋软骨交界处呈现指端肥大样改变、肋骨近脊柱端削尖样改变。

2. CT　能清楚地显示病变的位置、边界、形态、密度(弥漫性骨质密度减低/增高、骨纹理模糊、皮质变薄/增厚、髓腔扩张/狭窄),还可以显示骨皮质的连续性。

3. MRI　肋骨病变 MRI 检查少见,一部分检查基于胸部 MRI 检查偶然发现,MRI 显示病变的敏感性更高,绝大部病变在 T1WI 上呈低信号在 T2WI 上呈高信号,部分病变在 T1WI 和 T2WI 上均表现为低信号。

【相关疾病】

宽/厚肋常合并综合征一起发生,常见及罕见合并宽/厚肋的病变详见表 5-2-1。

表 5-2-1　常见及罕见宽/厚肋病变

常见宽/厚肋综合征	罕见宽/厚肋综合征
软骨发育不全、低下	婴幼儿皮质增生症
地中海贫血	先天性成骨不全
镰状细胞贫血	泛发性骨皮质增厚症
干骺软骨发育异常	高磷酸酯酶征
黏多糖病	畸形性骨炎(Paget disease)
石骨症	颅骨骨干发育异常
肢骨纹状增生症	蓄积病(如 Gaucher 病、Erdheim-Chester 病、岩藻糖苷蓄积征、甘露糖苷蓄积征、黏膜脂质沉积征)
硬化性骨发育不全	
干骺软骨发育异常	眼-齿-骨发育异常
肢端肥大症(同时伴有肋软骨肥大)	皮肤骨膜肥厚征
氟中毒	

【分析思路】

宽/厚肋主要表现为肋骨形态学改变:肋骨髓腔增宽、骨皮质可有增厚、硬化;宽/厚肋往往合并多方面的、多部位的病变,一般以综合征的表现存在,单一的宽/厚肋病变少见。

第一,识别宽/厚肋的影像学征象。

第二,不同的病因引起宽/厚肋表现不一致,首先应除外物理化学因素所导致的宽/厚肋(氟骨病)、肿瘤所致宽/厚肋(纤维结构不良),除此以外根据实验室检查是否存在异常进行初步判断,也可根据不同疾病的发病年龄进行初步分类,同时应该全面分析是否存在全身性系统性病变。

第三,根据病变范围及全身骨骼的异常改变、临床及实验室检查信息,判断引起宽/厚肋的原因,尽早进行干预。

【疾病鉴别】

宽/厚肋的病因分析需密切结合临床病史进行分析。

1. 宽/厚肋常见病因的鉴别要点见表 5-2-2。

2. 基于临床信息的鉴别诊断流程见图 5-2-3。

表 5-2-2　宽/厚肋常见病因的鉴别要点

疾病及鉴别要点	典型影像征象	主要伴随征象	鉴别要点
软骨发育不全	肋骨发育短小,骨皮质形态正常或增厚,呈现为短而宽的表现,髓腔内的密度尚可	可有鸡胸、串珠胸等表现。常常合并长管状骨的异常,干骺端变宽呈不规则喇叭口状,骨骺线不规则,骨骺可呈碎裂状或不整形	肋骨短而宽髓腔内密度尚可皮质正常或增厚
干骺软骨发育异常	又称干骺软骨形成障碍,为干骺发育异常伴外胚层发育不良,本病与软骨发育不全表现类似	可有鸡胸、串珠胸等表现	肋骨短而宽髓腔内密度尚可皮质正常或增厚
先天性成骨不全	弥漫性骨质密度减低,骨皮质变薄、髓腔增宽,干骺端膨隆	伴有多发或单发骨折伴骨痂形成,骨折一般位于骨干部	弥漫性骨质密度减低,骨皮质变薄、髓腔增宽,伴有多发或单发骨折

续表

疾病及鉴别要点	典型影像征象	主要伴随征象	鉴别要点
地中海贫血	肋骨髓腔扩大、增宽、骨小梁稀疏呈增粗的网格状改变、骨皮质变薄外突,以前中段肋骨明显,肋骨头增大,胸片上可见肺野几乎被肋骨遮掩	颅骨表现为外板萎缩变薄、板障增宽,其内出现细针状骨小梁,呈放射状改变	珠蛋白合成减少或不能合成,血红蛋白组成成分异常,髓腔代偿性造血髓腔扩大、增宽、骨小梁稀疏呈增粗的网格状改变
镰状细胞贫血	弥漫性骨质密度减低、骨小梁稀疏、皮质变薄、髓腔扩张,以扁骨和长骨干骺端较为显著;晚期由于骨髓衰竭,纤维组织增生致骨内膜增生,髓腔变窄,骨皮质增厚	发生骨梗死可引起软骨坏死,常位于肱骨及股骨头	血液中出现镰状红细胞,引起溶血性贫血和骨髓组织代偿性增生,弥漫性骨质密度减低、骨小梁稀疏、皮质变薄、髓腔扩张
黏多糖病	肋骨增宽、骨膜肥厚、干骺端增宽,尤其以前段为主,其脊柱端削尖	常常合并其他骨骼异常,如颅骨增大呈舟状头或短头,脊柱椎体上下缘突出,合并脊柱后突时呈"鸟嘴状"突出	肋骨增宽、骨膜肥厚,常常合并其他骨骼异常
皮肤骨膜肥厚症	小儿时发病,表现为对称性骨膜增生、手足粗大形如铲状,指(趾)末端杵状增大,以管状骨(手足短管状骨及远侧的长管状骨如胫腓骨和尺桡骨)最为明显,累及肋骨者少见	常合并颜面部皮肤增厚以额部明显,形成"狮面征",常有多汗和多脂	小儿发病,表现为对称性改变,常合并颜面部皮肤增厚
肢骨纹状增生症(蜡油样骨病)	骨表面发生骨质堆积,可遍及全身骨骼,以长管状最为常见,呈现无结构的象牙样变化,表面呈波浪状改变	病变多呈现直线性选择一侧肢体	骨表面波浪状高密度,一侧肢体常见
婴幼儿皮质增生症	受累骨明显的皮质增厚及骨膜增生,颇似套状骨,表现为高密度影,病变限于骨干,骨骺和干骺端则不累及	常常合并胸膜炎	婴幼儿发病,受累骨皮质增厚、骨膜增生,常常合并胸膜炎
氟中毒	骨小梁变粗糙、模糊,交叉呈纱布网眼状,有时相互融合表现为弥漫性无结构象,越向末梢部骨骼硬化程度逐渐减弱。骨密度普遍增高、骨纹理粗糙,髓腔内可因骨内皮质增厚而变窄,骨骼的边缘不光整,肋骨边缘可见针状骨刺突出于肋间隙内	氟斑牙和氟中毒,氟斑牙表现为牙釉质白垩、着色、缺损或严重磨损	饮用含氟水的地区,氟斑牙改变;骨密度普遍增高、骨纹理粗糙,骨骼的边缘不光整,肋骨边缘可见针状骨刺突出于肋间隙内
石骨症	骨皮质增厚向髓腔内发展致使髓腔狭窄,骨小梁部分或全部消失,呈一致性高密度	未受累及的骨可保持正常的骨结构或呈现骨质疏松,其内也可见界限分明的骨岛出现,有些表现为鸡胸、串珠肋等畸形	髓腔内一致性的高密度、髓腔狭窄
泛发性骨皮质增厚症	肋骨受累罕见,表现为骨密度增高、硬化	双侧对称性改变	碱性磷酸酶增高,血清钙磷正常
肢端肥大症	肋骨前段增厚,肋骨与肋软骨交界处显示特征性的肢端肥大症	念珠肋	生长激素明显增高,手足粗大、面容粗犷
纤维结构不良	膨胀性改变明显,病变内部可见丝瓜瓤样改变或磨玻璃样改变	内部可见囊性密度,也可表现为以囊性结构为主	膨胀明显,磨玻璃样密度、丝瓜瓤样密度,有些表现为囊性密度或以囊性密度为主
畸形性骨炎	少见,病变可位于1~2个肋骨或分布于整个胸部的后部	伴有邻近的肋横关节的强直硬化	常合并其他部位的表现,如长骨或颅骨

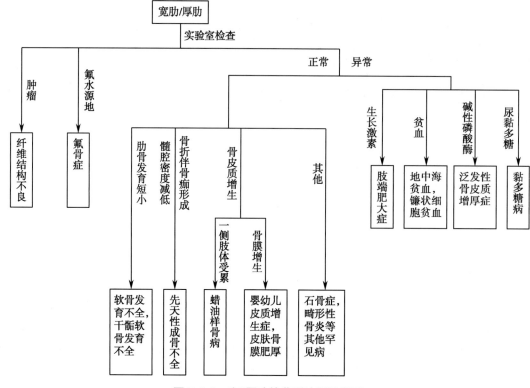

图 5-2-3 宽/厚肋的鉴别诊断流程图

（许 霖）

第三节 髓腔内骨质破坏

一、膨胀性骨质破坏

【定义】

膨胀性骨质破坏是指病变在骨髓腔内生长时，骨皮质被吸收、骨外膜增生、骨化形成新的骨壳致使局部表现为"骨膨胀"改变的一组征象。

【病理基础】

膨胀性骨质破坏是指病变在骨内生长，周围正常的细胞包括骨髓脂肪细胞萎缩、消失，骨细胞被破坏并"让位"于肿瘤，但并不造成骨组织和骨髓被推移。病变不断生长，其边缘可锐利、亦可模糊，表示骨的破坏相对缓慢，破坏与骨膜增生过程大致相仿。

【征象描述】

1. X线表现 能够显示髓腔内骨质密度异常区，病变范围略或明显突出于骨皮质外，病变边缘可锐利、亦可模糊，骨皮质可连续亦可有中断。病变内部可呈低密度、磨玻璃样密度或高密度。良性病变边界多清楚，恶性病变边界多模糊。

2. CT 能清楚地显示病变的位置、边界、形态、密度（是否伴有液化坏死、钙化、骨化及骨嵴），还可以显示周围结构是否伴有推移、压迫和侵犯情况（图

5-3-1、图 5-3-2）。增强扫描可更好地判断病变血供情况。

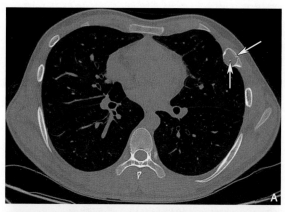
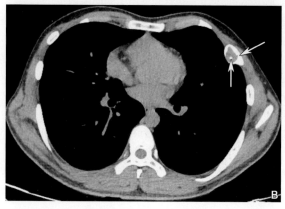

图 5-3-1 膨胀性骨质破坏 CT 表现（内生软骨瘤）

A、B.分别为骨窗和软组织窗序列。左侧第 5 前肋膨胀性骨质破坏，局部骨皮质不连续，其内见斑点状钙化灶

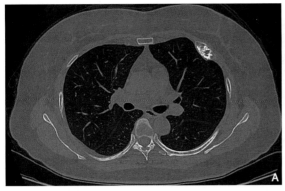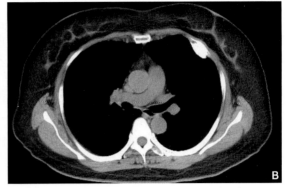

图 5-3-2 膨胀性骨质破坏 CT 表现（血管瘤）
A、B. 分别为骨窗和软组织窗序列。左侧第 4 前肋膨胀性骨质破坏，内部可见残存的粗大的骨嵴影

3. MRI 肋骨病变 MRI 检查少见，一部分病变在行胸部 MRI 检查偶然发现，MRI 显示病变的敏感性更高，可以根据病变的信号进一步判断其成分，与 X 线和 CT 相比，可以更清晰地显示内部分隔、包膜，但对于钙化显示较差。

【相关疾病】
病变边界清晰锐利者多为慢性炎症、良性肿瘤性病变所致，如纤维结构不良、血管瘤、骨巨细胞瘤、单纯性骨囊肿等；边缘模糊不清伴有骨膜反应的可见于一些良性肿瘤或某些生长较为缓慢的恶性肿瘤，如朗格汉斯细胞组织细胞增生症、低级别软骨肉瘤等；少见于一些治疗后改变，如骨巨细胞瘤迪诺单抗治疗后改变，此时需要结合既往临床诊疗病史，详见表 5-3-1。

【分析思路】
膨胀性骨质破坏分析思路如下：
第一，识别膨胀性骨质破坏的形态学改变。
第二，需要结合既往的临床病史，是否存在有红肿热痛的临床表现以及夜间盗汗、腰背部疼痛的表现，临床实验室检查白细胞计数、血沉、C 反应蛋白等指标是否异常进行感染性病变的评估。
第三，在排除感染性病变以后，确定病变为肿瘤，需要进一步评估为良恶性。病变范围较广、膨胀性明显内部呈现磨玻璃样改变常见于纤维结构不良；膨胀性改变明显内部可见液性密度增强扫描呈现明显强化，血管瘤和骨巨细胞瘤均可有此类表现，前者往往内部可见内可见放射状骨针或骨性分隔，而该征象后者少见，但有时候表现不典型时候最终需要依靠穿刺活检的病理结果；骨巨细胞瘤或棕色瘤在经过迪诺单抗治疗后呈现的是明显的膨胀性骨质破坏的内部出现大量的成骨样基质，此时应注意追寻既往临床病史；在肋骨与肋软骨交界处的膨胀性骨质破坏应注意软骨源性肿瘤，有些低级别软骨肉瘤表现为良性的改变，其内部的钙化灶应引起重视；儿童或青少年局限性膨胀性溶骨性骨质破坏常见于朗格汉斯细胞组织细胞增生症；膨胀性骨质破坏内部呈水样密度常见于单纯性骨囊肿。

【疾病鉴别】
髓腔内膨胀性骨质破坏疾病作为一个影像征象，分析时需要结合邻近骨质及软组织情况，需要结合临床及实验室检查信息进行诊断和鉴别诊断。
1. 常见的髓腔内膨胀性骨质破坏疾病的主要鉴别诊断要点见表 5-3-2。
2. 基于临床信息的鉴别诊断流程见图 5-3-3。

表 5-3-1 膨胀性骨质破坏病变

常见疾病	少见疾病	罕见疾病
纤维结构不良	棕色瘤	单纯性骨囊肿
内生软骨瘤	低级别软骨肉瘤	朗格汉斯细胞组织细胞增生症
骨巨细胞瘤及其治疗后改变		
血管瘤		
慢性骨髓炎		

表 5-3-2　髓腔内膨胀性骨质破坏几种不同常见疾病的主要鉴别诊断要点

疾病及鉴别要点	典型影像征象	主要伴随征象	鉴别要点
纤维结构不良	病变范围常常较大,部分病变边缘模糊,膨胀性改变明显,病变内部可见丝瓜瓤样改变或磨玻璃样改变	内部可见囊性密度,也可表现为以囊性结构为主	膨胀性改变、磨玻璃样密度
内生软骨瘤	膨胀性骨质破坏,骨皮质连续可,其内可见斑点状、逗点状钙化灶	周围软组织受压移位	斑点状、逗点状钙化灶
慢性骨髓炎	呈现轻度膨胀性改变,其内表现为片絮状高密度影或磨玻璃样密度增高影,结核感染时可出现不规则高密度死骨,一部分结核为椎体结核累及所致、周围可见冷脓肿形成	既往临床病史可有局部的红肿热痛以及临床实验室检查血沉、C反应蛋白异常等	临床实验室检查异常,膨胀性改变,边界不清
骨巨细胞瘤及其治疗后改变	明显的膨胀性骨质破坏,呈皂泡样改变,病变可突破骨包壳,内部可见短小骨嵴、部分骨嵴与相邻骨皮质连续	破坏区内常见出血及液-液平面。经过迪诺单抗治疗后的骨巨细胞瘤病变内部成骨性改变、周围硬化边均明显	膨胀性骨质破坏、内部见短小骨嵴及液-液平面
血管瘤	边界清楚的膨胀性骨质破坏区,其内可见放射状骨针或骨性分隔,病变骨包壳常常不完整	周围软组织受压移位	膨胀性改变明显,放射样骨针或骨嵴
低级别软骨肉瘤	多发生于肋骨与肋软骨交界处,呈现轻度膨胀性骨质破坏,局部骨皮质受侵蚀不连续,病变内可见边缘清楚或模糊的环形、半环形或沙砾样钙化灶	病变周围软组织受压移位,肿块不明显	肋骨与肋软骨交界处,轻度膨胀性改变,其内见钙化,骨皮质不连续
朗格汉斯细胞组织细胞增生症	常见于儿童或青少年,表现为局限性囊性膨胀性骨质破坏,骨皮质变薄、甚至断裂,突破骨皮质后可见骨膜反应形成	病变周围软组织肿胀,部分可见肿块形成	病变早期临床表现不明显,突破骨皮质后临床症状明显,常表现为临床症状与影像表现不符合的特点
单纯性骨囊肿	边界清楚的膨胀性骨质破坏区,其内呈现水样密度或信号	出现骨折时候表现"骨片陷落征"	膨胀性改变明显,其内为水样密度或信号

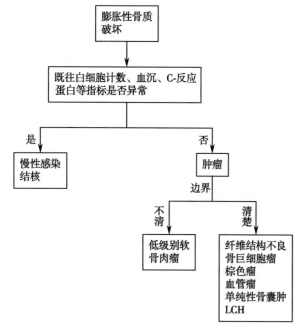

图 5-3-3　膨胀性骨质破坏的鉴别诊断流程图

二、非膨胀性骨质破坏

【定义】

非膨胀性骨质破坏泛指膨胀性骨质破坏以外的所有骨破坏方式,是指病变在骨髓腔内生长,和/或骨皮质被吸收,病变整体并未表现为"骨膨胀"改变的一组征象。包括侵袭性破坏、浸润性破坏和外生性生长三种方式。

【病理基础】

非膨胀性骨质破坏表现为肿瘤细胞自由地侵入邻近组织内或沿组织间隙扩散,发生在松质骨的恶性骨肿瘤,骨小梁或被肿瘤溶解破坏、或松质骨结构完整无损但肿瘤组织已经在骨髓内广泛浸润;有些肿瘤虽然骨皮质未被破坏,但肿瘤细胞已经通过骨的哈弗斯管累及骨外组织;此外有些瘤细胞还可以通过阿米巴运动深入组织间隙、淋巴管、血管、神经鞘和各种管道内。

【征象描述】

1. X线表现　能够显示髓腔内骨质密度异常区，病变范围在髓腔内，病变边缘可锐利，亦可模糊，骨皮质可连续亦可有中断。病变内部可一般呈低密度、边界欠清楚，有时候可表现为磨玻璃样密度或高密度。

2. CT　能清楚地显示病变的位置、边界、形态、密度(是否伴有液化坏死、钙化、骨化)，还可以显示周围结构是否伴有推移、压迫和侵犯情况。侵袭性破坏、浸润性破坏常表现为溶骨性骨质破坏(图5-3-4～图5-3-6)，病变累及骨皮质可直接表现为浸润性改变(图5-3-5)或表现为穿凿样改变(图5-3-6)，病变周围和/或伴软组织肿块形成。外生性生长(图5-3-7)是一种特殊性的生长方式，可表现为单纯性向外侧生长，也可以表现为向外侧生长的同时也向骨皮质和骨髓腔内生长。

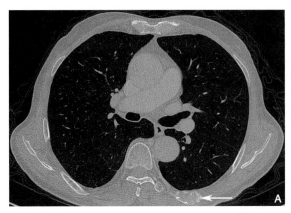 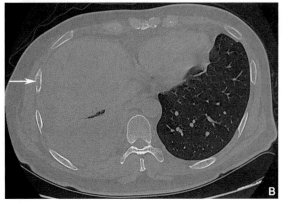

图5-3-4　非膨胀性骨质破坏CT表现(骨转移瘤)

A.胃癌左侧第7后肋转移，溶骨性破坏，骨皮质局部呈现虫蚀样破坏，周围软组织肿块不明显。B.肺癌右侧第7肋腋前段转移，溶骨性破坏，骨皮质呈虫蚀样破坏(斜下箭)，周围软组织肿块不明显

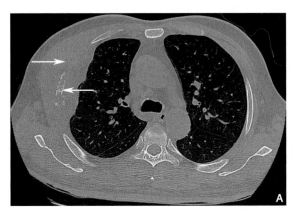 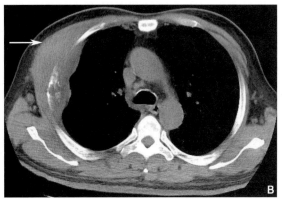

图5-3-5　非膨胀性骨质破坏CT表现(淋巴瘤)

A.右侧第4肋浸润性骨质破坏、骨皮质不连续(长箭)。B.周围巨大软组织肿块形成(箭)

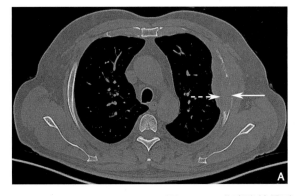 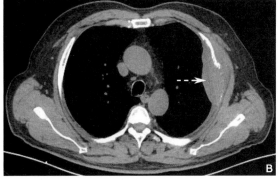

图5-3-6　非膨胀性骨质破坏CT表现(浆细胞瘤)

A.左侧第4肋腋段溶骨性骨质破坏，外侧骨皮质内可见穿凿样骨质破坏，内侧骨皮质完全消失。B.病变周围软组织肿块影形成

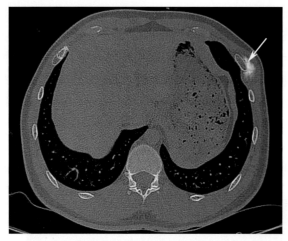

图 5-3-7　非膨胀性骨质破坏 CT 表现（骨肉瘤）
病变同时累及髓腔内外呈现外生性生长，髓腔内外表现为成骨性骨质破坏，髓腔外病变明显并见放射样骨针，周围软组织肿胀

3. MRI　肋骨病变 MRI 检查少见，一部分检查基于胸部 MRI 检查偶然发现，MRI 显示病变的敏感性更高，可以根据病变的信号可以进一步判断其成分，与 X 线和 CT 相比，可以更清晰地显示内部分隔、包膜，但对于钙化显示较差，绝大部分病变在 T1WI 上呈低信号 T2WI 上呈高或稍高信号，当病变内出现出血时根据不同的出血时期 MRI 有不同的信号表现。

【相关疾病】

上述三种生长方式中前两者最常见于恶性骨肿瘤，侵袭性破坏呈穿凿样改变常见于浆细胞瘤、转移瘤早期等。浸润性破坏常见于高度恶性的肿瘤，如淋巴瘤、转移瘤等，但是在感染性病变早期（急性期）亦可出现上述类似的表现。外生性生长是一种特殊的生长方式，骨软骨瘤最为多见，也可见于恶性肿瘤如骨肉瘤。详见表 5-3-3。

【分析思路】

非膨胀性骨质破坏分析思路如下：

第一，识别非膨胀性骨质破坏的形态学改变，是侵袭性破坏、浸润性破坏还是外生性生长。

第二，外生性生长表现为宽基底骨性突起考虑骨软骨瘤；病变向外侧生长的同时也向骨皮质和

表 5-3-3　非膨胀性骨质破坏病变

常见疾病	少见疾病	罕见疾病
浆细胞瘤	急性化脓性骨髓炎	朗格汉斯细胞组织细
淋巴瘤		胞增生症
转移瘤		骨软骨瘤
高级别软		骨肉瘤
骨肉瘤		
纤维肉瘤		
结核		

髓腔内生长、周围出现放射样骨针则常见于骨膜骨肉瘤。

第三，在排除外生性生长病变以后，观察病变破坏的范围，局限性骨质破坏伴清晰的边界常提示病变早期时候表现，此时需要结合年龄及临床病史，无论是否存在原发肿瘤的情况，中老年患者首先均需要警惕转移瘤；当合并有明显的骨质疏松、表现为穿凿样破坏时应注意浆细胞瘤，同时需要观察其他部位是否存在多发病变。

第四，当病变表现为浸润性破坏的时候，是否存在有红肿热痛的临床表现以及夜间盗汗、腰背部疼痛的表现，临床实验室检查白细胞计数、血沉、C 反应蛋白等指标是否异常进行感染性病变的评估，当感染性病变排除后即可诊断恶性肿瘤，此类肿瘤往往是高度恶性，位于肋骨与肋软骨交界处的肿瘤内部同时可见钙化时常提示为软骨源性，病变范围很小和/或有骨皮质的破坏、周围见软组织肿块可见于转移瘤、淋巴瘤；肋骨起源的骨肉瘤，可表现为成骨或溶骨性骨质破坏合并有软组织肿块形成，其内可见肿瘤性成骨。

【疾病鉴别】

髓腔内非膨胀性骨质破坏疾病作为一个影像征象，分析时需要结合邻近骨质及软组织情况，需要结合临床及实验室检查信息进行诊断和鉴别诊断。

1. 常见的髓腔内非膨胀性骨质破坏疾病的主要鉴别诊断要点见表 5-3-4。

2. 基于临床信息的鉴别诊断流程见图 5-3-8。

表 5-3-4　髓腔内非膨胀性骨质破坏几种不同常见疾病的主要鉴别诊断要点

疾病及鉴别要点	典型影像征象	主要伴随征象	鉴别要点
转移瘤	明显的溶骨性骨质破坏、边界不清，病变突破骨皮质，周围和/或伴软组织肿块形成	常常为多发	有原发肿瘤病史应首先考虑转移，无原发肿瘤病史年龄较大者亦应考虑到转移

疾病及鉴别要点	典型影像征象	主要伴随征象	鉴别要点
浆细胞瘤	常合并较为明显的骨质疏松,病变呈穿凿样骨质破坏,和/或伴软组织肿块形成	常常为多发,临床实验室检查常提示本周蛋白尿、IgG、IgM 增高	溶骨性骨质破坏,突破骨皮质为穿凿样改变,可伴有软组织肿块
淋巴瘤	明显的溶骨性骨质破坏,病变相邻骨皮质可完整或局部可见筛孔样破坏,周围见软组织肿块形成,有时候可见反应性骨质增生硬化,需要注意是否为多发骨的病变	扫描范围内纵隔及腹膜后是否存在多发增大及肿大淋巴结	典型表现为"肉包骨"改变,部分表现为硬化性改变
高级别软骨肉瘤	多发生于肋骨与肋软骨交界处,呈现明显的溶骨性骨质破坏伴软组织肿块形成,病变内可见环形、半环形或沙砾样钙化灶	病变可累及胸肋关节	溶骨性骨质破坏,骨皮质不连续,内部可见钙化
感染(急性化脓性骨髓炎、结核)	浸润性破坏,边界不清,可见死骨及脓肿	临床表现为高热、红肿热痛,临床实验室检查血沉、C 反应蛋白明显异常	临床表现及实验室检查提示感染
骨肉瘤	成骨性或溶骨性骨质破坏,其内可见肿瘤性成骨,可表现为磨玻璃样、斑片状或象牙质样密度,成年人多见	伴软组织肿块形成	骨质破坏伴软组织肿块形成,周围可见肿瘤性成骨
骨软骨瘤	多发生于肋骨与肋软骨交界处,轻度膨胀性骨质破坏并可见与髓腔相通的稍增宽基底骨性突起,可见完整的软骨帽	周围软组织受压移位	宽基底骨性突起并与髓腔相通

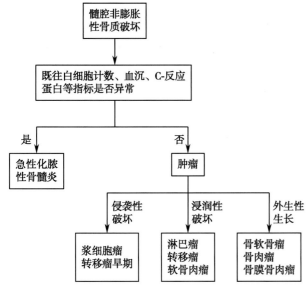

图 5-3-8 非膨胀性骨质破坏的鉴别诊断流程图

三、含囊性密度

【定义】

含囊性密度病变常指病变内部密度不均匀出现液性密度,或病变本身以液性成分为主的一组征象。

【病理基础】

不同病变有不同的病理学特征,感染性疾病如脓肿为细菌、白细胞和坏死物的积聚;有一部分病变发展到一定程度后内部出现囊变、出血、液化、坏死、黏液样变性可表现为囊性密度。

【征象描述】

1. X 线表现　能够显示髓腔内骨质密度异常区,对于病变内部囊性密度区显示欠佳或显示不清。

2. CT　能清楚地显示病变内部囊性密度区的位置、密度(囊变、出血、坏死、黏液样变性)以及与周围实性成分关系,增强扫描可更好地判断病变的囊性成分区(图 5-3-9、图 5-3-10)。

3. MRI　肋骨病变 MRI 检查少见,一部分病变在行胸部 MRI 检查偶然发现,MRI 显示囊性病变或病变内的囊性成分敏感性更高,可以根据病变的信号进一步判断其成分。有些病变本身就以囊性成分为主存在,如单纯性骨囊肿表现为 T1WI 呈低信号 T2WI 呈高信号,动脉瘤样骨囊肿、各种血管瘤、棕色瘤等表现为 T1WI 呈稍高信号 T2WI 呈(稍)高信号,动脉瘤样骨囊肿、棕色瘤可见液-液平面;有一

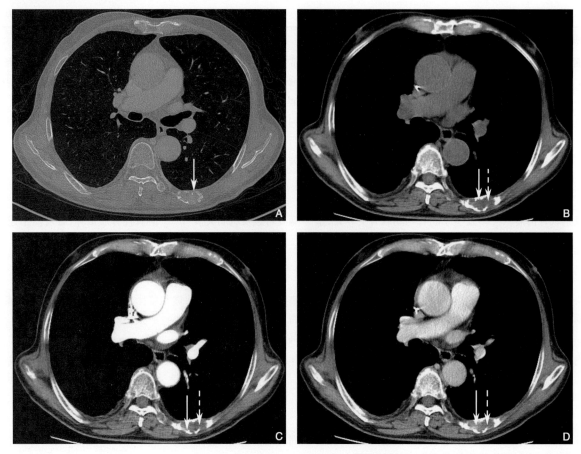

图 5-3-9 含囊性密度 CT 表现（骨转移瘤）
A. 胃癌左侧第 7 后肋转移治疗后，呈溶骨性骨质破坏。B. 平扫病变内部密度不均匀，偏内侧部分密度稍增高 CT 值约为 31HU、偏外侧可见坏死 CT 值约为 8HU。C. 动脉期病变 CT 值分别约为 47HU、11HU。D. 静脉期 CT 值分别约为 74HU、23HU

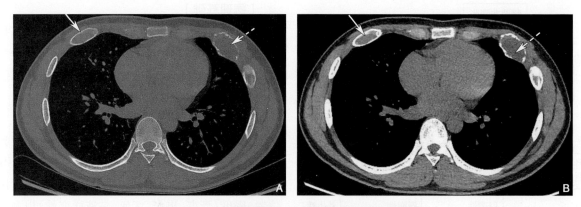

图 5-3-10 含囊性密度 CT 表现（多发纤维结构不良）
A、B. 分别为骨窗和软组织窗：双侧第 5 前肋及左侧第 6 前肋呈现不同程度膨胀性骨质破坏，左侧第 5 前肋病变呈囊性密度（CT 值约为 18HU，虚箭），右侧为实性病变（CT 值约为 45HU，实箭）

部分病变发展到一定程度后内部内出现囊变、出血、液化、坏死、黏液样变性可表现为囊性密度，如恶性肿瘤生长到一定程度后内部出现出血坏死、骨巨细胞瘤合并动脉瘤样骨囊肿、囊性纤维结构不良、软骨肉瘤等，囊性区除了囊性纤维结构不良（T1WI 呈低信号）外均表现为 T1WI 呈等/稍高信号 T2WI 呈高信号。

【相关疾病】

有些病变本身就以囊性成分为主存在，如单纯性骨囊肿、动脉瘤样骨囊肿、各种血管瘤、棕色瘤等。有一部分病变内部出现囊变、出血、液化、坏死、黏液样变性表现为囊性密度，如骨巨细胞瘤合并动脉瘤样骨囊肿、囊性纤维结构不良、软骨肉瘤等，感染性病变形成脓肿或脓腔时也表现为囊性密度。详见表 5-3-5。

表 5-3-5　含囊性密度病变

常见疾病	少见疾病	罕见疾病
转移瘤	血管瘤	单纯性骨囊肿
动脉瘤样骨囊肿	棕色瘤	
骨巨细胞瘤合并动脉瘤样	感染（急性化脓性骨髓炎、结核）	
囊性纤维结构不良		
软骨肉瘤		

【分析思路】

含囊性密度病变分析思路如下：

第一，识别病变内部的囊性区域，可通过测量 CT 值对其进行初步判断。

第二，需要结合既往的临床病史，是否存在有红肿热痛的临床表现以及夜间盗汗、腰背部疼痛的表现，临床实验室检查白细胞计数、血沉、C 反应蛋白等指标是否异常进行感染性病变的评估。

第三，在排除感染性病变以后：边界清楚的膨胀性骨质破坏区，其内呈现水样密度或信号常见于单纯性骨囊肿；病变范围广、膨胀性明显、大部分表现为磨玻璃样密度、病变内局部表现为囊性密度，或病变的大部分表现为囊性密度周围见磨玻璃样密度常见于纤维结构不良；膨胀性改变明显内部可见液性密度增强扫描可见液 - 液平面，骨巨细胞瘤合并动脉瘤样骨囊肿、原发性动脉瘤样骨囊肿、棕色瘤均可有此类表现；血管瘤表现为明显的膨胀性改变其内可见液性密度及放射状骨针或骨性分隔；在肋骨与肋软骨交界处的膨胀性骨质破坏，其内见钙化灶及囊性密度应考虑到软骨肉瘤的软骨基质（黏液样变性）；转移瘤生长至一定时期内部也可见出现液化坏死，此类现象在肋骨转移中较为少见。

【疾病鉴别】

含囊性密度病变作为一个影像征象，分析时需要结合邻近骨质及软组织情况，需要结合临床及实验室检查信息进行诊断和鉴别诊断。

1. 常见的髓腔内含囊性密度病变的主要鉴别诊断要点见表 5-3-6。

2. 基于临床信息的鉴别诊断流程见图 5-3-11。

表 5-3-6　含囊性密度常见疾病的主要鉴别诊断要点

疾病及鉴别要点	典型影像征象	主要伴随征象	鉴别要点
转移瘤	明显的溶骨性骨质破坏、边界不清，病变突破骨皮质，周围和/或伴软组织肿块形成	常常为多发	有原发肿瘤病史应首先考虑转移，无原发肿瘤病史年龄较大者亦应考虑到转移
动脉瘤样骨囊肿/骨巨细胞瘤合并动脉瘤样/棕色瘤	明显的膨胀性骨质破坏，呈皂泡样改变，病变可突破骨包壳，内部可见短小骨嵴、部分骨嵴与相邻骨皮质连续，破坏区内常见出血及液-液平面	棕色瘤表现和上述病变类似，但棕色瘤往往为多骨、多病变	膨胀性骨质破坏、内部见短小骨嵴及液-液平面
纤维结构不良囊性变或囊性纤维结构不良	病变范围常常较大，膨胀性改变明显，磨玻璃样密度为主病变中出现囊性密度区，以囊性成分为主病变周围见磨玻璃样密度	病变周围骨皮质可不连续，周围无软组织肿块	膨胀性改变、磨玻璃样密度中出现囊性密度
软骨肉瘤	多发生于肋骨与肋软骨交界处，呈现明显的溶骨性骨质破坏伴软组织肿块形成，软骨基质表现为囊性密度影 CT 值低于实性成分，MRI 表现为 T1WI 稍高信号 T2WI 高信号	病变内可见环形、半环形或沙砾样钙化灶	溶骨性骨质破坏，骨皮质不连续，内部可见钙化，MRI 信号特征
感染（急性化脓性骨髓炎、结核）	浸润性破坏，边界不清，可见死骨及脓肿，脓肿表现为 T1WI 稍高信号 T2WI 高信号	临床表现为高热、红肿热痛，临床实验室检查血沉、C 反应蛋白明显异常	临床表现、实验室检查及影像学表现可明确诊断
单纯性骨囊肿	边界清楚的膨胀性骨质破坏区，其内呈现水样密度或信号	出现骨折时候表现"骨片陷落征"	膨胀性改变明显，其内为水样密度或信号

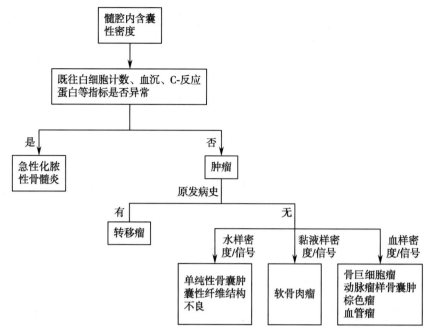

图 5-3-11　含囊性密度肋骨鉴别流程图

四、含磨玻璃密度

【定义】

磨玻璃密度是指病变呈现均匀一致的密度增高影,邻近的骨小梁模糊或显示不清,称之为"磨玻璃"样改变,内部含有此种表现病变称之为"含磨玻璃密度"病变。

【病理基础】

不同病变有不同的病理学特征,本征象有一定的特征性,常见于骨的良性富含破骨性巨细胞的肿瘤(如非骨化性纤维瘤)或骨的其他间叶组织性肿瘤(如纤维结构不良),表现为骨小梁模糊或显示不清为纤维组织所替代,也有文献报道肋骨的成骨性骨肉瘤、骨的促结缔组织增生性纤维瘤以及一些转移瘤

中也可出现类似磨玻璃样密度的表现。淋巴瘤和浆细胞瘤有的时候能够见到磨玻璃样密度的表现,称之为反应性骨质增生硬化。

【征象描述】

1. X 线表现　髓腔内呈现均匀一致的密度增高影,相邻骨小梁模糊或显示不清,呈"磨玻璃样"改变。

2. CT　能清楚地显示病变内部磨玻璃密度区域的位置以及与周围结构的关系,表现为髓腔内呈现均匀一致的密度增高影,此征象最常见于纤维结构不良(图 5-3-12)以及一些富含大量纤维成分为主的肿瘤中。此外在一部分病例中能够看到类似"云絮样"或"磨玻璃样"改变,我们称之为反应性增生硬化,常见于淋巴瘤以及一部分浆细胞瘤中(图 5-3-13)。

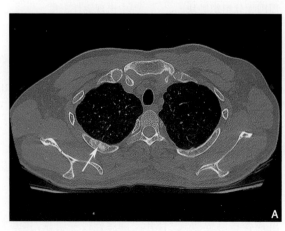

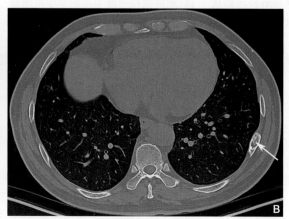

图 5-3-12 含磨玻璃密度 CT 表现（纤维结构不良）
A. 右侧第 4 后肋髓腔内斑片状磨玻璃样密度（实箭）；B. 左侧第 8 肋（虚箭）髓腔内见斑片状磨玻璃样密度影；C. 左侧第 5、6 肋腋段膨胀性骨质破坏，病变内部散在分布片絮状磨玻璃样密度影（虚箭），同时右侧第 5 肋呈现明显的膨胀性骨质破坏（粗箭）

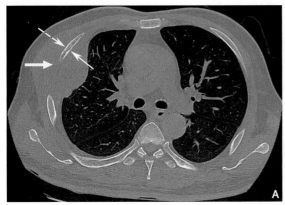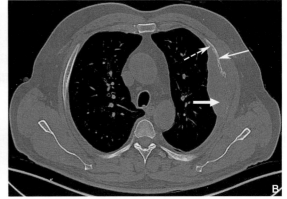

图 5-3-13 含磨玻璃密度 CT 表现（淋巴瘤及浆细胞瘤）
A. 淋巴瘤反应增生硬化：右侧第 4 肋溶骨性骨质破坏（实箭）伴软组织肿块形成（粗箭），髓腔内见磨玻璃样密度增高影，称之为反应性增生硬化。B. 浆细胞瘤反应增生硬化：左侧第 4 肋腋段溶骨性骨质破坏（实箭）伴软组织肿块形成（粗箭），髓腔内局部可见少许磨玻璃样密度（虚箭），称之为反应性增生硬化

3. MRI 肋骨病变 MRI 检查少见，一部分病变在行胸部 MRI 检查偶然发现，MRI 显示病变的敏感性更高，可以根据病变的信号可以进一步判断其成分，绝大部分含磨玻璃密度的病变在 MRI 上呈现为 T1WI、T2WI 均呈低信号，病变内出现液化坏死时表现为 T1WI 呈低信号、T2WI 呈高信号。

【相关疾病】

含磨玻璃密度病变见表 5-3-7。

表 5-3-7 含磨玻璃密度病变

常见疾病	少见疾病	罕见疾病
纤维结构不良	浆细胞瘤	骨肉瘤
淋巴瘤	促结缔组织增生性纤	
非骨化性纤维瘤	维瘤	

【分析思路】

含磨玻璃密度病变分析思路如下：

第一，首先要发现病变内部磨玻璃样密度的区域。

第二，病变范围广、膨胀性改变明显内部呈现磨玻璃样改变最常见于纤维结构不良；病变常局限性圆形或类圆形密度减低区，邻近骨正常或硬化，常见于非骨化性纤维瘤；膨胀性改变伴骨内膜侵蚀、内部见粗大骨嵴呈皂泡样或蜂窝样改变 MRI 表现为长 T1 短 T2 信号，应要考虑到促结缔组织增生性纤维瘤；淋巴瘤常表现为浸润性骨质破坏且常常骨质破坏小周围软组织肿块较大，其内及周围可见片絮状磨玻璃样或云絮状密度增高影，称之为反应性增生硬化，浆细胞有时候也可有类似的表现，一般当病变完全突破皮质的时候出现。

【疾病鉴别】

含磨玻璃密度病变作为一个影像征象，常常具有一定的特征性，较为罕见的病变较难做出诊断。

1. 常见的髓腔内含磨玻璃密度病变主要鉴别诊断要点见表 5-3-8。

2. 基于临床信息的鉴别诊断流程见图 5-3-14。

表 5-3-8　髓腔内含磨玻璃密度的几种不同疾病的主要鉴别诊断要点

疾病及鉴别要点	典型影像征象	主要伴随征象	鉴别要点
纤维结构不良	病变范围常常较大,部分病变边缘模糊,膨胀性改变明显,病变内部可见丝瓜瓤样改变或磨玻璃样改变	内部可见囊性密度,也可表现为以囊性结构为主	膨胀性改变、磨玻璃样密度
淋巴瘤	溶骨性骨质破坏伴软组织肿块形成,病变范围小软组织肿块大,其内部可见絮状稍高密度影呈现为磨玻璃样密度,称之为反应性增生硬化	扫描范围内纵隔及腹膜后是否存在多发增大及肿大淋巴结	典型表现为"肉包骨"改变,部分表现为硬化性改变
非骨化性纤维瘤	局限性圆形或类圆形密度减低区,邻近骨正常或硬化		检查时偶然发现,局限性密度减低区,周围可见硬化
促结缔组织增生性纤维瘤	膨胀性改变伴骨内膜侵蚀、内部见粗大骨嵴呈皂泡样或蜂窝样改变,MRI 表现为 T1WI 低信号 T2WI 低信号	病变周围骨皮质可不连续,相邻软组织受压移位	CT 类似于骨巨细胞瘤的表现,但 MRI 表现为以双低信号为主
浆细胞瘤	虫蚀样骨质破坏,完全突破骨皮质后软组织肿块可见,此种情况可见少许磨玻璃样密度,称之为反应性增生硬化	临床实验室检查常提示本周蛋白尿、IgG、IgM 增高	溶骨性骨质破坏,突破骨皮质为穿凿样改变,可伴有软组织肿块
骨肉瘤	罕见,成骨性骨质破坏为主,周围局部可见少许磨玻璃样密度表现	周围软组织肿块形成,其内可见肿瘤性成骨	骨质破坏伴软组织肿块形成,周围可见肿瘤性成骨

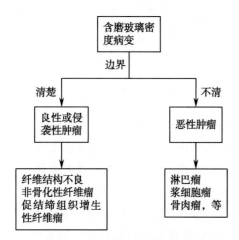

图 5-3-14　含磨玻璃密度肋骨鉴别流程图

五、有硬化边

【定义】

有硬化边是指病变边界周围能够见到围绕病变出现的高密度影的一组征象。

【病理基础】

病变的边界是指病变部分到正常骨组织之间的移行部分,常代表病变生长的速度,分为两种,边界

清晰锐利,周围能够见到的围绕病变出现的高密度影即硬化边,其组织学基础为病变刺激后周围组织发生反应性修复、硬化,常见于良性肿瘤性病变,也可见于 Brodie 骨脓肿。

【征象描述】

1. X 线及 CT　骨质破坏与正常骨组织间可见一圈连续的或者不连续的高密度影,与正常骨组织分界清楚。在肋骨肿瘤中较多见于纤维结构不良(图 5-3-15)、非骨化性纤维瘤、骨样骨瘤、单纯性骨囊肿等,低级别的软骨肉瘤局部也可见到硬化边的形成,较为罕见的是 Brodie 骨脓肿(图 5-3-15)。

2. MRI　肋骨病变 MRI 检查少见,一部分病变在行胸部 MRI 检查偶然发现。硬化边在 T1WI 和 T2WI 上均呈低信号。病变内部根据成分不同信号不一,绝大部分病变在 MRI 上呈现为 T1WI 低信号、T2WI 为高信号,病变内出现出血时根据不同的出血时期 MRI 有不同的信号表现。

【相关疾病】

周围有硬化边的病变详见表 5-3-9。

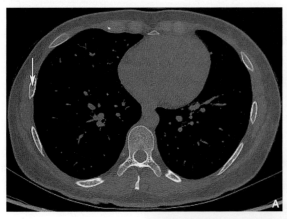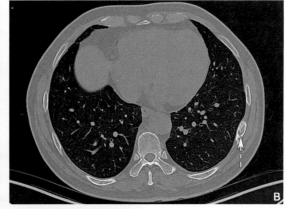
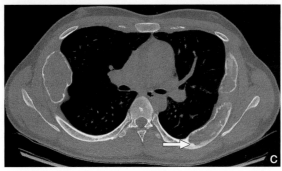

图 5-3-15 有硬化边 CT 表现（纤维结构不良）

A、B. 分别为右侧第 7 肋腋段（实箭）、左侧第 8 肋腋后段（虚箭）髓腔局限性轻度膨胀性骨质破坏、周围可见硬化边；C. 双侧第 5 肋、左侧第 6 肋呈膨胀性骨质破坏，左侧第 6 肋近后段水平可见硬化边（粗箭）

表 5-3-9 周围有硬化边的病变

常见疾病	少见及罕见疾病
纤维结构不良	低级别软骨肉瘤
骨样骨瘤	单纯性骨囊肿
非骨化性纤维瘤	
Brodie 骨脓肿	

【分析思路】

有硬化边分析思路如下：

第一，识别病变周围的硬化边，为连续性存在还是局部存在。

第二，连续性存在常表示为良性肿瘤，局限性圆形或类圆形密度减低区周围硬化常见于非骨化性纤维瘤；膨胀性改变明显周围可见硬化边内部呈现磨玻璃样改变常见于纤维结构不良；边界清楚的膨胀性骨质破坏区，周围见硬化边、其内呈现水样密度或信号见于单纯性骨囊肿；在肋骨与肋软骨交界处的膨胀性骨质破坏、其内部的边缘清楚的环形、半环形或沙砾样钙化灶常见于低级别软骨肉瘤；膨胀性改变病变内部呈水样密度常见于骨囊肿；骨样骨瘤、Brodie 骨脓肿在肋骨上发病率极低，两者均表现明显的硬化，前者比后者更为明显，鉴别点在于前者中间可见瘤巢、临床表现夜间痛明显后者病变中央为脓液夜间痛的临床表现。

【疾病鉴别】

病变周围有硬化边作为一个影像征象，分析时需要结合邻近骨质及软组织情况，常常能够做出明确的诊断。

1. 常见周围有硬化边的疾病的主要鉴别诊断要点见表 5-3-10。

2. 基于临床信息的鉴别诊断流程见图 5-3-16。

表 5-3-10 常见周围有硬化边的疾病的主要鉴别诊断要点

疾病及鉴别要点	典型影像征象	主要伴随征象	鉴别要点
纤维结构不良	病变范围常常较大,部分病变边缘模糊,膨胀性改变明显,病变内部可见丝瓜瓤样改变或磨玻璃样改变	内部可见囊性密度,也可表现为以囊性结构为主	膨胀性改变、磨玻璃样密度
骨样骨瘤	病变中央为瘤巢,周围硬化明显,呈现"牛眼征"	常有夜间痛的临床表现	瘤巢、夜间痛
非骨化性纤维瘤	局限性圆形或类圆形密度减低区,邻近骨正常或硬化		检查时偶然发现,局限性密度减低区,周围可见硬化
Brodie 骨脓肿	病变中央为液性成分(脓液),周围硬化明显	既往有临床试验检查的异常或有局部的红肿热痛临床症状	既往临床实验室检查异常,病变中央为液性密度,周围硬化明显
低级别软骨肉瘤	多发生于肋骨与肋软骨交界处,呈现明显的溶骨性骨质破坏伴软组织肿块形成,软骨基质表现为囊性密度影CT值低于实性成分,MRI表现为T1WI 稍高信号 T2WI 高信号	病变内可见环形、半环形或沙砾样钙化灶	溶骨性骨质破坏,骨皮质不连续,内部可见钙化,MRI 信号特征
单纯性骨囊肿	边界清楚的膨胀性骨质破坏区,周围硬化,其内呈现水样密度或信号	出现骨折时候表现"骨片陷落征"	膨胀性改变明显,其内为水样密度或信号

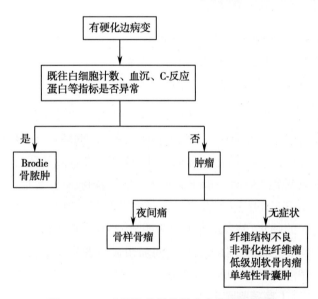

图 5-3-16 有硬化边的肋骨病变鉴别流程图

六、无硬化边

【定义】

无硬化边是指病变部分到正常骨组织之间的移行部分没有见到硬化边的一组征象,病变与正常骨组织分界可清晰亦可不清晰。

【病理基础】

当病变部分到正常骨组织之间的移行部分没有见到硬化边,此时可以分成两种情况,一种为边界清楚、无硬化边,常见于良性肿瘤或恶性程度较低的肿瘤。另一种为边界模糊不清、无硬化边,即病变与正常骨组织缺乏明确的分界线或密度变化,常表示病变的恶性程度很高,呈现浸润性生长,但是在一些感染性病变的早期中也可出现类似的表现。

【征象描述】

1. **X 线及 CT 表现** 主要为两种方式:边界清楚、无硬化边时表现为膨胀性或溶骨性骨质破坏,相邻骨皮质可表现为受压改变或局部存在侵蚀性改变,常见于良性或交界性肿瘤,如骨巨细胞瘤、朗格汉斯细胞组织细胞增生症等。边界模糊不清、无硬化边时表现为溶骨性骨质破坏,当病变累及骨皮质时表现为虫蚀样的骨质破坏或浸润性骨质破坏,周围可见软组织肿块形成,此类征象最常见于恶性的骨肿瘤,如浆细胞瘤(图 5-3-17)、转移瘤、淋巴瘤等;但是在一些感染性病变的早期也可以出现类似的情况。

2. **MRI** 能够清晰地显示病变的数量、内部的结构以及 X 线、CT 发现不了的病变,对于没有硬化边的病变有非常高的敏感性,绝大部分病变在 T1WI 上呈等低信号 T2WI 呈等高信号,增强扫描呈现从轻度到重度到明显强化(图 5-3-17)。

【相关疾病】

周围无硬化边的病变详见表 5-3-11。

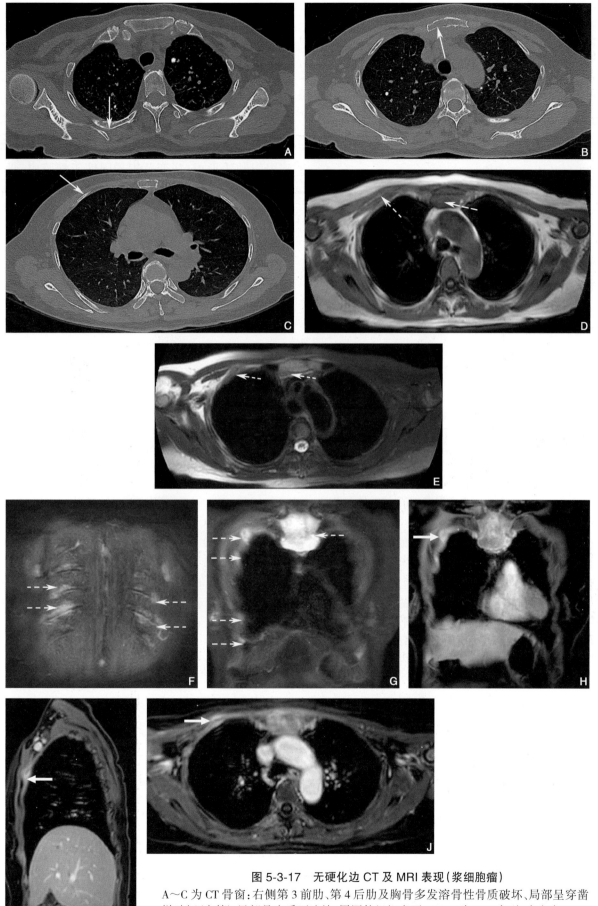

图 5-3-17　无硬化边 CT 及 MRI 表现（浆细胞瘤）

A～C 为 CT 骨窗：右侧第 3 前肋、第 4 后肋及胸骨多发溶骨性骨质破坏、局部呈穿凿样破坏(实箭)，局部骨皮质不连续，周围软组织尚可。D～J 为 MRI 序列：病变在 T1WI(D、虚线箭)上呈稍高信号、T2WI(E、虚线箭)呈高信号，冠状位脂肪抑脂(F～G、虚线箭)呈高信号，同时冠状位脂肪抑制相见到多发病变呈高信号，增强扫描(H～J、粗箭)病变呈现较为明显的强化

表 5-3-11 周围无硬化边的病变

常见疾病	少见及罕见疾病
转移瘤	朗格汉斯细胞组织细胞增生症
浆细胞瘤	化脓性骨髓炎
淋巴瘤	
骨巨细胞瘤	

【分析思路】

无硬化边分析思路如下：

第一，应先识别病变的部位。

第二，需要结合临床病史，是否存在有红肿热痛的临床表现以及夜间盗汗、腰背部疼痛的表现，临床实验室检查白细胞计数、血沉、C反应蛋白等指标是否异常进行感染性病变的评估。

第三，在排除感染性病变以后，边界清楚、无硬化边，发生于儿童或青少年，局限性囊性膨胀性骨质破坏，骨皮质变薄、甚至断裂，突破骨皮质后可见骨膜反应形成常见于朗格汉斯细胞组织细胞增生症；明显的膨胀性骨质破坏，周围有完整的骨包壳，呈皂泡样改变，病变即使突破骨皮质，周围仍可见残留的骨质结构，破坏区内常见出血、液-液平面常见于骨巨细胞瘤；局限性骨质破坏伴清晰的边界同时合并有明显的骨质疏松、累及骨皮质表现为穿凿样破坏时应注意浆细胞瘤；有些转移瘤在早期和浆细胞瘤表现类似、后期破坏皮质同时伴软组织肿块形成；病变范围局限性于髓腔内、骨皮质出现筛孔样破坏周围见软组织肿块一般见于淋巴瘤。

【疾病鉴别】

病变周围无硬化边作为一个影像征象，分析时需要结合邻近骨质及软组织情况，常常能够做出明确的诊断。

1. 常见周围无硬化边的疾病的主要鉴别诊断要点见表 5-3-12。

2. 基于临床信息的鉴别诊断流程见图 5-3-18。

表 5-3-12 常见周围无硬化边的疾病的主要鉴别诊断要点

疾病及鉴别要点	典型影像征象	主要伴随征象	鉴别要点
转移瘤	明显的溶骨性骨质破坏、边界不清，病变突破骨皮质，周围和/或伴软组织肿块形成，需要注意是否为多发	常常为多发	有原发肿瘤病史应首先考虑转移，无原发肿瘤病史年龄较大者亦应考虑到转移
浆细胞瘤	虫蚀样骨质破坏，完全突破骨皮质后软组织肿块可见	常常为多发，临床实验室检查常提示本周蛋白尿、IgG、IgM 增高	溶骨性骨质破坏，突破骨皮质为穿凿样改变，可伴有软组织肿块
骨巨细胞瘤	明显的膨胀性骨质破坏，呈皂泡样改变，病变可突破骨包壳，内部可见短小骨嵴、部分骨嵴与相邻骨皮质连续，破坏区内常见出血及液-液平面		膨胀性骨质破坏、内部见短小骨嵴及液-液平面
淋巴瘤	溶骨性骨质破坏伴软组织肿块形成，病变范围小软组织肿块大，其内部可见絮状稍高密度影呈现为磨玻璃样密度，称之为反应性增生硬化	扫描范围内纵隔及腹膜后是否存在多发增大及肿大淋巴结	典型表现为"肉包骨"改变，部分表现为硬化性改变
化脓性骨髓炎	浸润性破坏，边界不清，可见死骨及脓肿，脓肿表现为 T1WI 稍高信号 T2WI 高信号	临床表现为高热、红肿热痛，临床实验室检查血沉、C反应蛋白明显异常	临床表现、实验室检查及影像学表现可明确诊断
朗格汉斯细胞组织细胞增生症	常见于儿童或青少年，表现为局限性囊性膨胀性骨质破坏，骨皮质变薄、甚至断裂，突破骨皮质后可见骨膜反应形成	病变周围软组织肿胀，部分可见肿块形成	病变早期临床表现不明显，突破骨皮质后临床症状明显，常表现为临床症状与影像表现不符合的特点

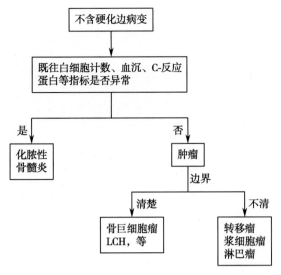

图 5-3-18　无硬化边的肋骨病变鉴别流程图

（许　霖）

参 考 文 献

［1］范国华,钱铭辉,龚建平,等.肋骨肿瘤的CT分析.临床放射学杂志,2005,24(3):246-248.

［2］都道芳,邢溪萍,郭红美.肋骨原发性骨肿瘤的影像诊断(附18例分析).医学影像学杂志,2000,10(2):95-96.

［3］LEE TJ,COLLINS J.MR imaging evaluation of disorders of the chest wall.Magn Reson Imaging Clin N Am,2008,16(2):355-379.

第四节　锁骨病变

一、菱形窝

【定义】

菱形窝(rhomboid fossa)是指锁骨内侧头下缘伴有硬化边缘的凹痕,实为肋锁韧带附着处。

【病理基础】

实为位于锁骨的凹陷型肋锁韧带压迹(impressio ligamenti costoclavicularis)(注:肋锁韧带压迹分扁平型、凹陷型、凸面型,也有印度学者将三种肋锁韧带压迹统称为菱形窝),可有不同深度及形态的各种亚型。

【征象描述】

1. X线表现　菱形窝表现为位于锁骨内侧头距离关节面2cm范围内,锁骨下缘的骨质凹陷,边缘常伴有清晰的硬化边缘,周围骨质密度正常(图5-4-1、图5-4-2)。单侧发生时多见于右侧,双侧发生时形态也常不对称,因此易被误认为骨质侵蚀或破坏,应注意其特定的发生部位和形态。

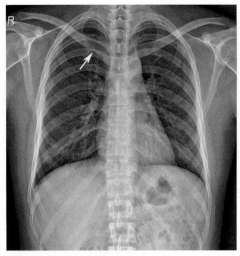

图 5-4-1　单侧菱形窝X线表现

男性,22岁,体检,胸部X线正位片示右侧锁骨菱形窝呈鱼钩形(箭)

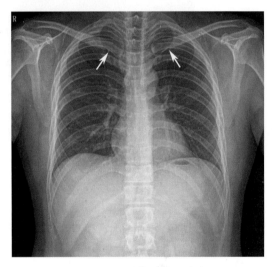

图 5-4-2　双侧菱形窝X线表现

男性,31岁,肋骨外伤,胸部X线正位片偶然发现双侧锁骨不对称菱形窝(箭)

2. CT　与X线表现基本相同,多平面重建有助于显示骨质凹陷形态及深度。菱形窝可呈鱼钩形、小圆形、花边样弧形等,凹陷深度不一,但硬化边缘清楚,邻近骨质正常,软组织无异常肿胀。CT重建可充分显示骨质凹陷的完整形态(图5-4-3)。

3. MRI　除了可以显示菱形窝的形态及深度,还可显示凹陷内的肋锁韧带结构,呈低信号的连续性纤维。菱形窝边缘为低信号的线状硬化带,有时也可见到其他部位韧带附着点常见的小囊性灶,偶可伴随轻度骨髓水肿。

【相关疾病】

菱形窝可呈鱼钩形、小圆形、花边样弧形等多种形态,凹陷深度不一,边缘往往可见骨质硬化、偶可见小囊性变,与肋锁韧带反复应力相关,应视为正常变异。菱形窝常为单侧发生或双侧不对称,发生

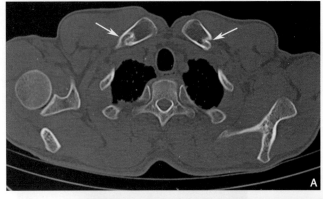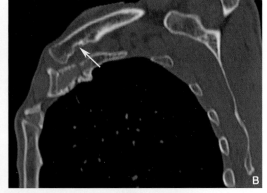

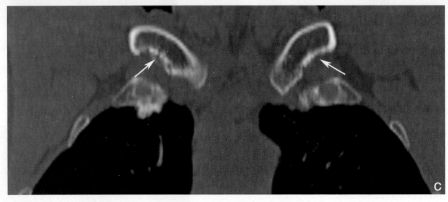

图 5-4-3　菱形窝的 CT 表现

男性,57 岁。体检偶然发现双侧锁骨不对称菱形窝。A. CT 横断面图像示双侧锁骨内侧头可见局部凹陷(箭),边缘硬化;B. CT 矢状面重建图像示右侧菱形窝(箭)呈花边样弧形,边缘硬化;C. CT 冠状面重建图像示双侧菱形窝(箭)形态不对称,均位于肋锁韧带附着处

率约为 21.1%~70% 不等,右侧多于左侧(可能与右利手相关),男性显著多于女性(比例分别为 71% 与 29%)。较大的菱形窝往往见于 20~30 岁的年轻男性,肋锁韧带的第一肋附着处偶可形成类似菱形窝的凹痕,均不应误认为肿瘤、感染等其他病理异常。

【分析思路】

菱形窝为常见的解剖学变异,分析思路如下:

第一,首先需认识菱形窝为位于特定部位(锁骨内侧关节面与病灶内侧缘最近点距离 2cm 以内的后下缘)的骨质缺损区,男性多见,临床往往无症状,可单侧也可双侧发生,双侧发生时形态可不对称,但部位对称(为肋锁韧带附着区)。

第二,观察骨质缺损区形态,菱形窝往往呈浅凹形、鱼钩形、花边样弧形或小圆形,感染、肿瘤性病变或类肿瘤性病变往往无特定形态。

第三,菱形窝的骨质缺损区边缘可见骨质硬化,非骨化性纤维瘤/纤维性骨皮质缺损边缘也可有硬化,但很少发生于锁骨,且病灶主要位于皮质内,可伴骨皮质膨胀变薄,临床上有自愈倾向,好发于青少年。感染或炎性病变可累及锁骨,也可出现硬化,但往往同时累及肋锁关节、脊柱等其他部位,好发于儿童及中青年。

第四,MRI 可观察到缺损区内连续的韧带纤维低信号(即肋锁韧带)而非病理组织,但通常并不需要做 MRI。

【疾病鉴别】

菱形窝为特定部位的特殊表现,加深对该解剖结构的理解一般不难鉴别,鉴别诊断要点及流程图详见锁骨病变下一征象(骨质破坏性病变)。

(姚伟武)

参 考 文 献

[1] DE LA PAZ JS,BUCKLEY HR,HALCROW SE,et al. Architecture of head and neck soft tissues and associated entheses:An exploration of sexual dimorphism in,and population differences between,New Zealand and Thai individuals [J]. J Anat,2023,243(1):110-127.

[2] 俞冠民,姚伟武,马周鹏,等. 凹陷型锁骨菱形窝的 CT 表现分析[J]. 中国骨伤,2017,30(06):521-524.

[3] KAREL K,JANA K,KAREL K,et al. Concave impressio ligamenti costoclavicularis ("rhomboid fossa") and its prevalence and relevance to clinical practice [J]. Surg Radiol Anat,2015,37(3):239-245.

[4] PARASKEVAS G,NATSIS K,SPANIDOU S,et al. Excavated-type of rhomboid fossa of the clavicle:a

radiological study [J]. Folia Morphol (Warsz), 2009, 68 (3): 163-166.

[5] KIRKLAND W. DAVIS, DONNA G BLANKENBAKER. Expert DDx: Musculoskeletal. 2nd ed [M]. Salt Lake City: Elsevier, 2017.

二、骨质破坏性病变

【定义】

锁骨骨质破坏性病变（pathological lesion of the clavicle）是指正常锁骨组织被病理组织替代。

【病理基础】

不同病变有不同病理学特征，有各自好发部位。良恶性肿瘤为相应肿瘤细胞聚集；炎症或感染性病变主要包括各种微生物引起感染或自身免疫相关炎症[SAP-HO综合征（synovitis-acne-pustulosis-hyperostosis-osteomyelitis syndrome，滑膜炎-痤疮-脓疱-骨肥大-骨炎综合征）、慢性复发性多灶性骨髓炎（chronic recurrent multifocal osteomyelitis, CRMO）]所致，但多为无菌性炎症反应；此外锁骨也可因局部应力异常出现骨质硬化或侵蚀溶解。

【征象描述】

1. X线表现　由于锁骨与周围结构容易重叠，且有双S形的弯曲，X线对于锁骨病变的诊断能力有限，尤其是锁骨内侧头的病变可能在平片上并不明显。有时往往需要多次随访复查才能观察到胸锁关节至第1～2肋软骨的骨质增生肥厚，在儿童可仅累及锁骨干骺端，常见合并椎体韧带附着点密度增高、韧带钙化、广泛粗大骨桥、单侧骶髂关节毛糙及骨质侵蚀。锁骨破坏（图5-4-4）可为成骨或溶骨性。锁

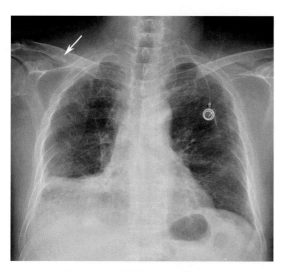

图 5-4-4　锁骨病变X线表现
男性，58岁，确诊肺癌伴多发转移。胸片正位示右侧锁骨中外1/3处密度不均匀增高（白箭）

骨形态增大、骨小梁增粗、皮质增厚常为重建修复异常表现。

2. CT表现　对骨质破坏及骨膜炎显示灵敏度更高。双侧胸锁关节骨质增生肥厚及硬化，可累及第1～2肋软骨关节，通过冠状面重建形成典型"牛头征"（图5-4-5，彩图见文末彩插）较具诊断特异性，常伴椎体韧带附着处及骶髂关节异常。锁骨肿瘤（图5-4-6，图5-4-7）多为溶骨性改变，也可有成骨（图5-4-8），发生葱皮样、日光放射样骨膜反应、过渡带不清、皮质破坏及软组织肿块等征象提示恶性，良性肿瘤往往边缘清楚，常伴硬化边，皮质相对完好。锁骨远端（图5-4-9）有时在CT上可见单侧或双侧的骨质侵蚀及小囊变、不伴骨膜反应提示骨质溶解，需结合MRI。

3. MRI　对于鉴别肿瘤及炎性或感染性病变具有重要价值。骨髓炎表现为T1WI非抑脂序列骨髓信号弥漫减低，脂肪层模糊，液体敏感序列骨髓和软组织信号增高，增强后可见病灶弥漫强化。免疫相关性炎症（图5-4-10）典型表现为单/双侧胸锁关节及胸骨柄的骨髓水肿（T1WI非抑脂序列呈低信号，抑脂T2WI呈稍高信号）或骨质硬化（T1WI及T2WI均为低信号），增强后可出现关节滑膜增厚强化，椎体也可见韧带附着处的骨髓水肿或骨质硬化及单侧骶髂关节的骨髓水肿、骨质侵蚀，在儿童可见锁骨及长骨干骺端多发骨髓水肿改变及骨膜炎改变。骨恶性肿瘤（图5-4-11）累及锁骨时可形成浸润型骨质破坏、突破骨皮质、可伴软组织肿块，良性肿瘤性病变根据成分种类不同各具特征。锁骨远端如有骨质侵蚀、小囊性水样信号灶及周围骨髓水肿，需留意巨大肩袖完全撕裂、骨膜炎或滑膜炎、术后痕迹等伴随征象（图5-4-12）。

【相关疾病】（表5-4-1）

【分析思路】

锁骨病变有多种类型，但其分布及好发年龄各具特点。

第一，需识别真正的骨质破坏病变，区别于菱形窝及退行性改变。

第二，重点观察骨质破坏位于锁骨内侧1/3、中间段还是外侧1/3。

内侧1/3的锁骨病变以感染或炎症性病变最为多见，青少年及儿童中CRMO最为多见，主要表现为硬化、骨膜反应及骨形态增大。成人SAPHO综合征（主要为青年及中年）常累及前胸壁及脊柱椎体，胸肋锁关节处特征性"牛头征"可予以提示，常伴脊柱椎体附着点炎及周围韧带钙化、单侧骶髂关节炎，可

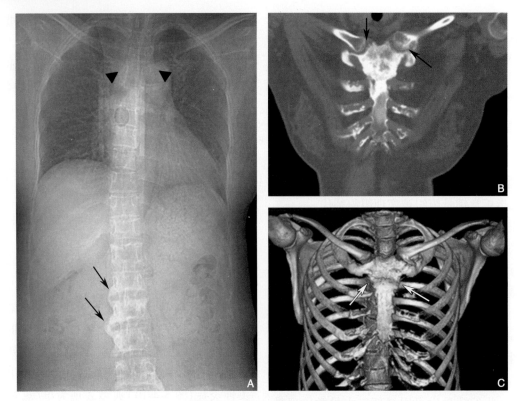

图 5-4-5 锁骨病变 CT 表现

女性,45 岁,确诊 SAPHO 综合征。A. CT 定位片示胸肋锁关节密度增高(黑三角箭),腰椎多发不符合年龄的明显骨赘(黑箭);B.冠状面 CT 重建胸肋锁关节明显骨质增生、硬化,形成"牛头征",胸锁关节面侵蚀(黑箭);C.容积重建图像示双侧胸肋锁关节形态似"牛头"(白箭)

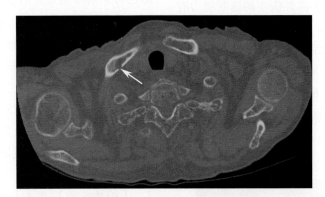

图 5-4-6 锁骨病变 CT 表现

男性,66 岁,确诊骨的浆细胞瘤。CT 横断面图像示右侧锁骨穿凿样骨质破坏(白箭),同时可见脊柱肋骨密度减低,多发骨质破坏

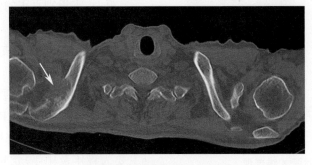

图 5-4-7 锁骨病变 CT 表现

男性,58 岁,确诊急性髓性白血病。横断面 CT 图像示右侧锁骨外 1/3 段可见溶骨性病变(白箭),骨皮质破坏,边缘欠清

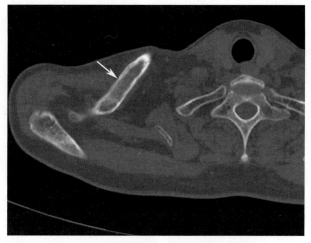

图 5-4-8 锁骨病变 CT 表现（肺癌转移）
与图 5-4-4 为同一患者。CT 横断面图像示右侧锁骨中外 1/3
处骨质密度增高（白箭），过渡带不清，皮质模糊

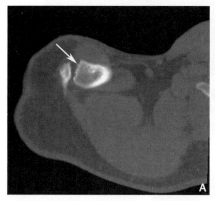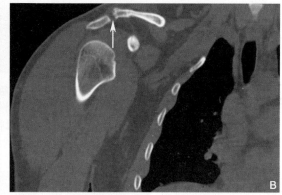

图 5-4-9 锁骨远端骨吸收 CT 表现
男性，35 岁，为健身教练，近期大量健身房器械运动史，右肩疼痛 2 周。A. 横断面 CT 图像示锁
骨远端骨质吸收、边缘毛糙（箭）；B. 冠状面 CT 重建图像示肩锁关系正常，锁骨远端骨质吸收（箭）

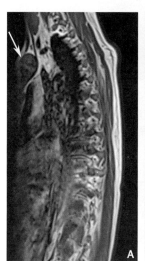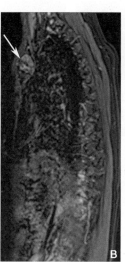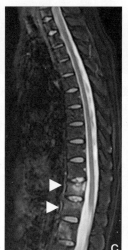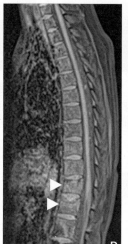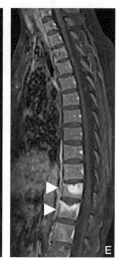

图 5-4-10 锁骨病变 MRI 表现（SAPHO 综合征）
与图 5-4-5 为同一患者。A. T1WI 序列示胸锁关节呈低信号（白箭）；B. T2WI 抑脂序列示胸锁关节呈稍高信号（白箭）；
C. PDWI 抑脂序列示多发腰椎信号稍高，形态略凹陷（白三角箭头）；D. T1WI 抑脂序列平扫呈不均匀混杂信号（白三角箭
头）；E. T1WI 抑脂序列增强可见明显强化（白三角箭头）

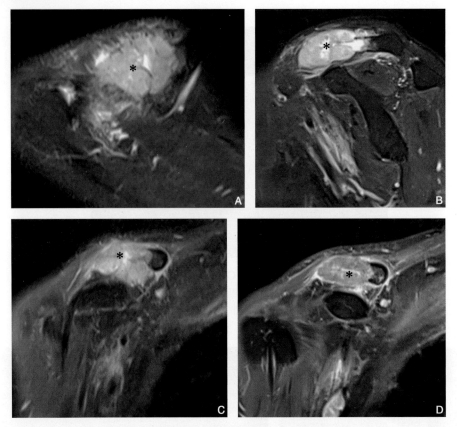

图 5-4-11　锁骨病变 MRI 表现（急性髓性白血病）

与图 5-4-7 为同一患者。A. 矢状面 MRI 抑脂 T2WI 序列示锁骨外 1/3 软组织肿块（*）呈不规则分叶状，骨皮质破坏明显，边缘局部欠清；B. 冠状面 MRI 抑脂平扫肿块（*）呈稍高信号；C. 冠状面 MRI 抑脂增强可见明显不均匀强化（*）

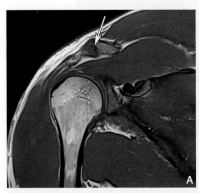
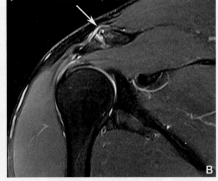
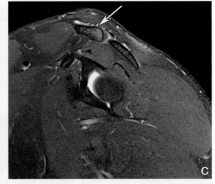

图 5-4-12　锁骨病变 MRI 表现

与图 5-4-9 为同一患者。A. T1WI 冠状面序列可见锁骨远端可见低信号硬化及部分骨质溶解吸收（箭）；B. PDWI 冠状面序列示肩锁间隙及骨质信号增高（箭）；C. PDWI 矢状面序列示锁骨远端骨髓水肿（箭），周围软组织稍肿

表 5-4-1　锁骨病变相关疾病

常见疾病	少见疾病	罕见疾病
菱形窝	放射性骨坏死	草酸过多症
骨转移	畸形性骨炎（Paget 病）	颈纤维瘤病
骨的浆细胞瘤	动脉瘤样骨囊肿	黏多糖贮积症
锁骨远端骨吸收	SAPHO 综合征/CRMO	
	致密性骨炎	
	尤因肉瘤	
	白血病/淋巴瘤	
	朗格汉斯细胞组织细胞增生症	

结合实验室检查及皮肤病变判断,必要时需随访一段时间才能做出诊断。锁骨内侧肿瘤样病变多为良性病程,如动脉瘤样骨囊肿、畸形性骨炎、颈部纤维瘤病等,结合特征表现及年龄可予以诊断。放射性骨坏死需结合皮肤表现、骨质疏松及斑驳溶骨是否符合放疗区域判断。

而恶性病变更多见于锁骨外侧1/3,需结合病变特点及患者年龄,中老年患者多发/单发穿凿样或地图样溶骨性破坏需考虑骨的浆细胞瘤,而发生于青少年的浸润型骨破坏伴恶性骨膜反应需考虑尤因肉瘤、白血病/淋巴瘤(淋巴瘤年龄段较宽)等。

第三,识别特定部位、有特征性的病变:如致密性骨炎表现为单侧锁骨内侧段硬化、可伴有骨赘,胸锁关节往往正常,结合临床症状及患者年龄不难诊断。

第四,识别锁骨远端骨吸收,并观察是单侧还是双侧,关注外伤史、运动史、手术病史及实验室检查,有助于缩小鉴别诊断,包括慢性巨大肩袖撕裂、手术

相关骨质溶解、类风湿性关节炎、创伤后骨溶解、甲状旁腺功能亢进相关疾病、进行性系统性硬皮病、化脓性关节炎等。

第五,多部位的骨质破坏鉴别诊断包括骨代谢相关疾病、恶性肿瘤转移、血液系统疾病等,需完善全身检查结合临床病史。

【疾病鉴别】

1. 锁骨病变的部位及年龄具有重要的鉴别价值,总体来讲,感染或炎症病变居多(主要是SAPHO综合征和CRMO),好发于儿童和青中年人群,以累及锁骨内侧头为主,尤其是胸肋锁关节处;肿瘤性病变以转移瘤多见,原发恶性肿瘤中以骨的浆细胞瘤相对多见。良性病变更多见于锁骨内侧1/3,部分良性肿瘤或肿瘤样病变本身具有一定特点;而恶性病变多见于锁骨外侧1/3,转移发病率高于原发肿瘤,多见于老年人群。具体鉴别诊断要点见表5-4-2。

2. 锁骨病变的鉴别诊断流程如图5-4-13。

表 5-4-2　锁骨病变鉴别诊断要点

疾病	典型影像特征	主要伴随征象	鉴别要点
菱形窝	单侧或双侧不对称;锁骨内侧头下缘凹陷;边缘硬化;鱼钩形等特定形态;可见韧带进入	邻近骨质及软组织多正常	多无症状,青年男性多见,锁骨内侧头下缘凹陷伴边缘硬化,可见韧带进入
骨转移	多发成骨或溶骨病变,锁骨外1/3好发	其他部位的骨质破坏	老年患者,原发肿瘤病史支持(尤其是肺癌、乳腺癌、前列腺癌等),锁骨肿瘤病变中最多见,锁骨外1/3好发
骨的浆细胞瘤	多发穿凿样、地图样溶骨病变,界清	其他骨的类似病变(颅骨、椎体、肋骨等)	老年患者,多发穿凿样、地图样溶骨病变
锁骨远端骨吸收	单双侧均可,MRI表现为锁骨远端骨髓水肿,X线或CT可有骨质缺损	邻近软组织可伴水肿,可伴巨大肩袖撕裂、肩锁分离、类风湿性关节炎等	关注单或双侧、外伤、运动及手术病史、实验室检查,有助于缩小鉴别诊断范围
动脉瘤样骨囊肿	骨端膨胀性溶骨破坏伴分隔及液平,锁骨内2/3好发	邻近软组织可有水肿	儿童及青少年多见,骨端膨胀性溶骨破坏伴分隔及液平
SAPHO综合征/CRMO	累及胸锁肋关节处、骨髓水肿或硬化改变	邻近软组织肿胀、骨髓水肿	疼痛,常伴皮肤痤疮脓包等异常,儿童及中青年多见,自限性反复病程;牛头征
尤因肉瘤	锁骨外1/3,浸润型骨破坏,侵袭性骨膜反应	软组织肿块	青少年,浸润型骨破坏,侵袭性骨膜新生骨,软组织肿块,锁骨外1/3好发
白血病/淋巴瘤	锁骨外1/3,侵袭性骨破坏,恶性骨膜反应	可伴软组织肿块	年龄段宽,侵袭性骨破坏,恶性骨膜新生骨生成,锁骨外1/3好发
致密性骨炎	锁骨内侧头下缘硬化、骨赘	胸锁关节正常、无骨膜反应	机械应力反应,与长期负荷有关,中年妇女、单侧多见;锁骨内侧头下缘硬化、骨赘,但胸锁关节正常、无骨膜反应
放射性骨坏死	区域性骨质疏松、进行性斑驳	邻近肋骨肱骨头类似病变	常见于乳腺癌放疗后,肋骨、锁骨及肱骨头发生区域性骨质疏松、进行性斑驳样溶骨、硬化,常伴放疗区域皮肤异常
朗格汉斯细胞组织细胞增生症	锁骨外1/3好发,侵袭性穿凿样溶骨病变、无硬化边	邻近软组织肿胀	儿童多见,好发于颅骨、脊柱、肋骨及长骨,表现为侵袭性穿凿样溶骨病变、无硬化边
畸形性骨炎	骨膨胀伴骨小梁粗大、骨畸形	可伴有多骨病变	中老年,骨膨胀伴骨小梁粗大、骨畸形,实为骨重建修复畸形

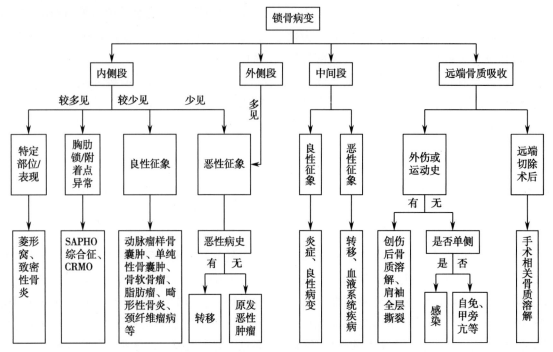

图 5-4-13　锁骨病变鉴别诊断流程图

（姚伟武）

参 考 文 献

［1］SURESH S，SAIFUDDIN A.Unveiling the 'unique bone'：a study of the distribution of focal clavicular lesions［J］．Skeletal radiology，2008，37（8）：749-756.

［2］PRIEMEL H M，STIEL N，ZUSTIN J，et al．Bone tumours of the clavicle：Histopathological，anatomical and epidemiological analysis of 113 cases［J］．Journal of Bone Oncology，2019，16：100229.

［3］SHAKIR H，ZEESHAN K，NAVED A，et al．Anatomical distribution，the incidence of malignancy and diagnostic workup in the pathological lesions of the clavicle：a review of 410 cases［J］．Archives of orthopaedic and trauma surgery，2022，143（6）：2981-2987.

［4］SKRABL-BAUMGARTNER A，SINGER P，GREIMEL T，et al．Chronic non-bacterial osteomyelitis：a comparative study between children and adults［J］．Pediatric Rheumatology Online Journal，2019，17（1）：49.

［5］KIRKLAND W. DAVIS，DONNA G BLANKENBAKER．Expert DDx：Musculoskeletal 2nd Edition［M］．Salt Lake City，United States：Elsevier，2017.

第六章 脊柱

第一节 椎体病变

一、脊柱侧弯

【定义】

脊柱侧弯(scoliosis)是指脊柱横向弯曲的脊柱畸形,即脊柱的一个或数个节段向侧方弯曲形成带有弧度的脊柱畸形,伴或不伴有椎体旋转。脊柱侧弯的凸侧被定义为该脊柱侧弯的方向。

【病理基础】

脊柱侧弯可分为非结构性及结构性两大类,非结构性脊柱侧弯是指姿势不良/神经肌肉病变等原因引起的暂时性侧弯,一旦原因去除,即可恢复正常;结构性脊柱侧弯指伴有旋转的结构固定的侧弯,为我们所要讨论的脊柱侧弯。不同类型有不同的病理基础,部分是由于先天或后天疾病导致椎体异常,或神经肌肉性疾病所致,特发性脊柱侧弯病因暂未明确。

【征象描述】

1. **X线** 能够直接判断侧弯程度,在X线片上,正常的脊柱是直立的,而脊柱侧弯会导致其呈现C形或S形的曲线(图6-1-1、图6-1-2)。Cobb角是目前临床使用最广的脊柱侧弯程度量化方法,它是曲线上最上面椎体的上缘与最下面椎体的下缘延长线之间的夹角,正位片上Cobb角大于10°诊断为脊柱侧弯。

2. **CT** 能够提供更详细的脊柱结构信息,包括椎体的骨质、椎间盘和其他相关结构。CT可以显示出椎体的旋转和形态异常,有助于识别脊柱侧弯的具体病因或继发病变(图6-1-3、图6-1-4,彩图见文末彩插)。对于计划手术治疗的患者,CT扫描还可以提供三维重建图像,帮助准确规划手术方案。

3. **MRI** 能够清晰显示椎间盘、神经根和脊髓等结构,有助于识别是否存在神经压迫或其他相关的神经系统问题,进一步寻找脊柱侧弯的潜在原因(图6-1-5),评估脊柱侧弯与软组织结构(如肌肉、韧带和椎旁软组织)之间的相互作用和影响。

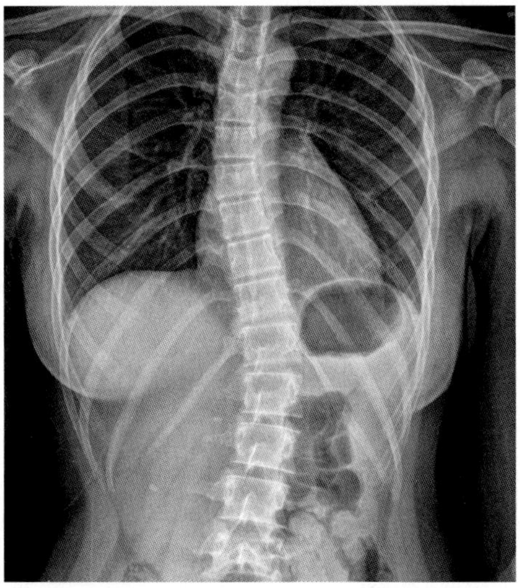

图6-1-1 脊柱侧弯X线表现(1)
女性,16岁,特发性脊柱侧弯。胸椎正位片示胸椎弯曲的凸侧位于中线右侧,即脊柱右凸

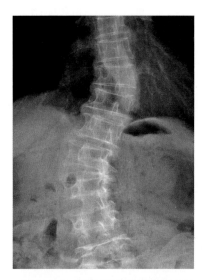

图6-1-2 脊柱侧弯X线表现(2)
女性,62岁,退变性脊柱侧弯。胸腰段正位片示脊柱呈S形,椎体边缘骨质增生明显,多个椎体楔形变,部分椎间隙稍狭窄

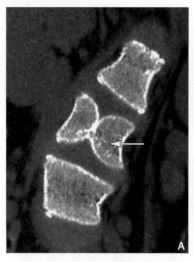
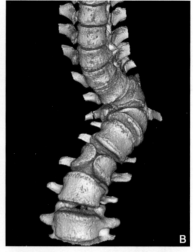

图 6-1-3　脊柱侧弯 CT 表现（1）

男性，11 岁，L3 椎体蝴蝶椎畸形并脊柱侧弯。A. 腰椎 CT 平扫冠状位示 L3 椎体蝴蝶椎畸形（箭）；B. 颈胸腰椎 CT 三维重建示胸腰椎旋转侧弯畸形

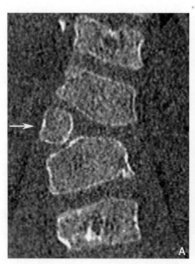
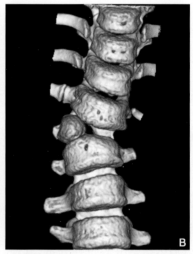

图 6-1-4　脊柱侧弯 CT 表现（2）

女性，6 岁，L1 椎体半椎畸形并脊柱侧弯。A. 腰椎 CT 平扫冠状位示 L1 椎体半椎畸形（箭）；B. 腰椎 CT 三维重建示 L1 椎体半椎体畸形，胸腰椎向右侧弯

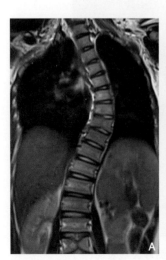
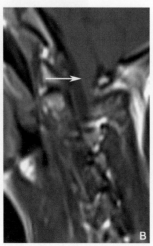
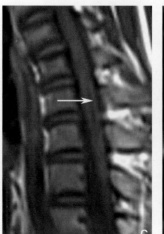
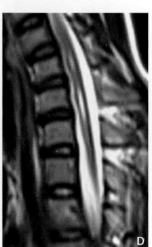

图 6-1-5　脊柱侧弯 MRI 表现

男性，13 岁，Charis 畸形合并脊髓空洞。A. 颈胸腰椎 MRI T2WI 冠状位示脊柱 S 形侧弯；B. 颈椎 MRI T1WI 矢状位示小脑扁桃体向下移位（箭）；C. 颈椎 MRI T1WI 矢状位示颈髓内见条形低信号（箭）；D. 颈椎 MRI T2WI 矢状位示颈髓内见条形高信号

【相关疾病】（表 6-1-1）

表 6-1-1　脊柱侧弯相关疾病

常见疾病	少见疾病	罕见疾病
特发性脊柱侧弯	Chirai 畸形	Friedreich 共济失调
退变性脊柱侧弯	脊髓栓系	高胱氨酸尿症
先天性椎体畸形	脊髓空洞症	脊椎肋骨发育不全
	神经纤维瘤	
	病 I 型	

【分析思路】

脊柱侧弯，分析思路如下：

第一，识别是否伴有椎体形态异常：当存在特定椎体形态异常，如半椎体、蝴蝶椎、椎体分节不良等，则考虑为先天发育性脊柱侧弯，一般这种脊柱侧弯曲度较大、较明显；当存在椎体骨质破坏、形态塌陷时，一般脊柱侧弯曲度较小，首先考虑为感染/肿瘤性病变所致脊柱侧弯，进一步分析椎体破坏情况，并结合患者临床资料进行判断，可结合本章节单个/多个椎体塌陷及椎体溶骨性破坏。

第二，不存在椎体形态异常时，识别是否存在椎体密度异常，当存在广泛性椎体骨质疏松时，观察侧弯发生部位及形态：当侧弯发生在腰椎，并观察到椎体侧方平移、终板硬化、椎间隙狭窄，对于中老年人，多考虑为退变性脊柱侧弯；当侧弯发生在胸腰椎、尤其是胸腰椎结合部，表现为单个 C 型大弯时，需要完善 MRI 检查，分析是否存在如脊髓空洞、瘘管等神经脊髓异常，或临床病史存在肌肉强直等异常，考虑可能为神经肌肉性脊柱侧弯。

第三，如脊柱侧弯不伴有椎体形态和密度异常时，需结合病史及其他系统的表现进行鉴别，当病史提示有先天性综合征时，明确同时存在疾病相应的其他影像学表现，如神经纤维瘤病 I 型多有皮肤的咖啡牛奶斑或皮肤神经纤维瘤，成骨不全常伴有椎体变扁，双凹状，密度减低，长骨细长弯曲，骨皮质较薄，干骺端扩张等影像表现，则首先考虑与先天性综合征有关的脊柱侧弯。

第四，如临床及 CT、MRI 检查已排除椎体异常、神经肌肉疾病、肿瘤/感染以及先天性综合征，则需考虑为病因不明的特发性脊柱侧弯，多发生于青少年，女性更常见，影像学上最常见的特点是胸椎右凸，其次为胸椎右凸伴有腰椎左凸。

【鉴别诊断思路】

1. 常见的脊柱侧弯的疾病的主要鉴别诊断要点见表 6-1-2。

2. 基于临床信息的鉴别诊断流程见图 6-1-6。

表 6-1-2　脊柱侧弯在几种不同常见疾病的主要鉴别诊断要点

疾病	影像特征	主要伴随征象	鉴别要点
先天性椎体畸形	存在大、小或不对称的椎体或椎体分节不良，部分伴有肋骨畸形	出生时即存在异常	不伴有其他疾病的椎体形态异常
Klippel-Feil 综合征	多发的颈椎分节异常	三联征：短颈、后发际低平、颈椎活动受限	常合并高位肩胛等其他先天异常
脊髓性肌萎缩	多为单个 C 型大弯，胸椎多左屈，常伴有骨盆倾斜及髋关节异常	对称性肌肉无力萎缩、肌张力下降，婴幼儿侧弯快速进展，可伴有呼吸困难	肌电图显示存在广泛的神经源性损害
多发性神经纤维瘤病	脊柱侧弯、椎体扇贝样改变、椎弓根和后部附件发育不全、带状肋骨	异常色素沉积（咖啡牛奶斑）	多发神经鞘瘤或 >1 个神经纤维瘤以及异常的脊柱后凸
退变性脊柱侧弯	腰椎常见，椎体终板硬化，伴有椎体侧方移位、椎间隙狭窄	老年人	广泛的椎间盘和小关节退变
青少年特发性脊柱侧弯	多呈 S 型弯曲，弯曲凹面椎体多伴轻度楔形变	女性更常见	排除脊柱畸形、肿瘤等

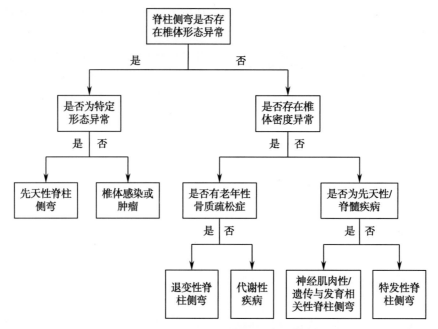

图 6-1-6 脊柱侧弯鉴别诊断流程图

参 考 文 献

[1] DE BAAT P, VAN BIEZEN EC, DE BAAT C. Scoliose: overzicht van typen, oorzaken, diagnostiek en behandeling 1 [Scoliosis: review of types, aetiology, diagnostics, and treatment 1]. Ned Tijdschr Tandheelkd, 2012, 119(10): 474-478.

[2] ASHEBO L, ANARI JB, CAHILL PJ. Update on the diagnosis and management of early-onset scoliosis. Curr Rev Musculoskelet Med, 2023, 16(10): 447-456.

[3] SCHWAB FJ, SMITH VA, BISERNI M, et al. Adult scoliosis: a quantitative radiographic and clinical analysis. Spine (Phila Pa 1976), 2002, 27(4): 387-392.

二、子弹椎

【定义】

子弹椎(bullet-shaped vertebrae)是指椎体的一种形态异常,即椎体前缘变尖呈子弹样改变。

【病理基础】

不同病变有不同的病理学特征,软骨发育不全为椎体发育过程干骺端出现黏液样变性,软骨细胞失去正常排列和生长的功能,软骨内成骨延迟或终止,而膜内成骨不受影响,导致骨纵向生长受阻,而横向生长正常所致;遗传性疾病如黏多糖贮积症为过多的黏多糖积存于人体结缔组织导致骨骼发育异常;唐氏综合征为染色体异常导致的骨发育障碍;先天性甲状腺功能减退症为甲状腺激素水平下降致骨发育迟缓。

【征象描述】

X 线、CT 及 MRI 均能显示脊椎形态、顺列,椎体失去正常方形,前部圆钝呈子弹状,或变尖呈鸟嘴状,椎体后部可有凹陷呈扇贝样,椎体变形严重者常致脊柱成角畸形,椎间盘不受累,椎管及椎旁软组织形态正常(图 6-1-7)。

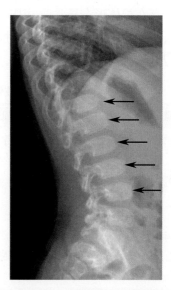

图 6-1-7 子弹椎 X 线表现

男性,8 岁,黏多糖贮积症。胸腰椎侧位示各椎体前缘圆钝,呈子弹样改变(箭),椎体后缘无凹陷,椎间隙正常

【相关疾病】

子弹椎在临床工作中多见于以下疾病:软骨发育不全、黏多糖贮积症、先天性甲状腺功能减退症等,详见表 6-1-3。

【分析思路】

子弹椎表现,分析思路如下:

第一,了解椎体前端变尖的程度,如为子弹椎需考虑唐氏综合征、软骨发育不全、假性软骨发育

表 6-1-3 子弹椎相关疾病

常见疾病	少见疾病	罕见疾病
软骨发育不全 唐氏综合征	假性软骨发育不全 甲状腺功能减退（先天性） 辐射诱发生长畸形	黏多糖贮积症 Hurler 综合征

不全、先天性甲状腺功能减退症、黏多糖贮积症Ⅳ型及 Hurler 综合征；如病变椎体局限、数目少，椎体前端变尖呈鸟嘴样，需注意有无辐射诱发生长畸形。

第二，如发现子弹椎，需要全面观察头颅、脊柱、骨盆及四肢骨影像表现，如出现头大面小、三叉手、坐骨切迹小呈鱼嘴状及腰椎椎弓根距从上至下逐渐变小，椎体后缘凹陷，表现为肢根型侏儒，考虑软骨发育不全；如头颅正常、椎弓根距正常，出现肢根型侏儒则需考虑假性软骨发育不全。

第三，如尿中出现异常糖胺聚糖，需考虑黏多糖贮积症Ⅳ型，其表现为身材矮小，脊柱变短，而肢体相对较长，站立时手可伸达膝部，巨头畸形，齿缝增

宽，鸡胸，关节肿大呈球形，以膝部为著；腰椎前凸，髂骨呈喇叭状，肋骨呈船浆样增宽颇具特征性，最后确诊需要通过酶活性测定中相应酶活性明显降低或缺乏，以及相应基因诊断。

第四，智力低下者，需考虑唐氏综合征、甲状腺功能减退（先天性）及 Hurler 综合征，唐氏综合征常伴有先天性心脏病、胃肠道畸形、短头畸形、身材矮小、寰椎不稳定及发展性髋关节发育不良；甲状腺功能减退症者出牙延迟，身材矮小，突舌，点状骨骺；而 Hurler 综合征表现为身材矮小、面容丑陋，J 形蝶鞍，小髂骨、髋臼陡峭、股骨头变形，管状骨增厚、挛缩。

第五，如有放疗病史，伴有局限性骨质疏松及脊柱侧弯，需考虑辐射诱发生长畸形。

【疾病鉴别】

子弹椎作为一个影像征象，分析时需要结合邻近椎体、椎间隙、头颅及四肢骨骼情况，以及结合临床信息进行诊断和鉴别诊断。

1. 常见及不常见的子弹椎的疾病的主要鉴别诊断要点见表 6-1-4。

2. 基于临床信息的鉴别诊断流程见图 6-1-8。

表 6-1-4 子弹椎在几种不同疾病的主要鉴别诊断要点

疾病	影像特征	主要伴随征象	鉴别要点
软骨发育不全	多发椎体呈子弹头样、鸟嘴样表现，后部呈扇形	头大面小、三叉手、坐骨切迹小呈鱼嘴状及腰椎椎弓根距从上至下逐渐变小	椎后部呈扇形
假性软骨发育不全	轻度扁平椎，前缘呈鸟嘴样改变	头颅正常、椎弓根距正常，出现肢根型侏儒	轻度扁平椎
黏多糖贮积症Ⅳ型	椎体呈子弹头样表现，椎间隙增宽	身材矮小，脊柱变短，而肢体相对较长，站立时手可伸达膝部，巨头畸形，齿缝增宽，鸡胸，关节肿大呈球形，以膝部为著；腰椎前凸，髂骨呈喇叭状，浆状肋	结合伴随征象
甲状腺功能减退症	椎体呈子弹头样表现	出牙延迟，身材矮小，突舌，点状骨骺	结合伴随征象
Hurler 综合征	椎体呈鸟嘴样表现	身材矮小，面容丑陋，J 形蝶鞍，小髂骨，髋臼陡峭，股骨头变形；管状骨增厚、挛缩	结合伴随征象
唐氏综合征	椎体呈子弹样表现	先天性心脏病、胃肠道畸形、短头畸形、身材矮小，寰椎不稳定及发展性髋关节发育不良	结合伴随征象
辐射诱发生长畸形	椎体呈子弹样表现	有放疗病史，伴有局限性骨质疏松及脊柱侧弯	病椎数目少，局限

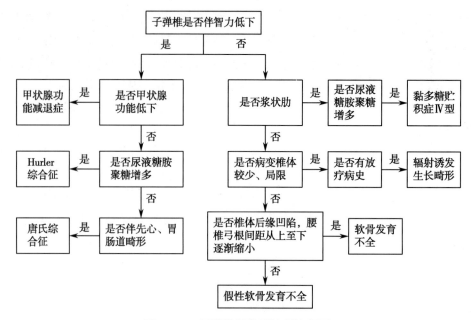

图 6-1-8　子弹椎的鉴别诊断流程图

参 考 文 献

［1］程晓光,崔建岭.肌骨系统放射诊断学［M］.北京:人民卫生出版社,2018.

［2］白人驹,张雪林.医学影像诊断学［M］.3 版.北京:人民卫生出版社,2010.

［3］ADAM ANDREAS,DIXON ADRIAN K,GILLARD JONATHAN H,等.格-艾放射诊断学［M］.6 版.张敏鸣,译.北京:人民军医出版社,2015.

［4］MANASTER ANDREWS,PETERSILGE ROBERTS.影像专家鉴别诊断　骨关节肌肉分册［M］.程晓光,译.北京:人民军医出版社,2012.

［5］陈炽贤.实用放射学［M］.2 版.北京:人民卫生出版社,1998.

三、扁平椎

【定义】

扁平椎(vertebra plana)是指椎体压缩变扁呈硬币状、其横径及矢状径均增大,超出相邻椎体的边缘,多合并椎体密度/信号的异常。

【病理基础】

不同病变有不同的病理学特征,良性、恶性肿瘤为相应肿瘤细胞的聚集,如朗格汉斯细胞组织细胞增生症为骨髓髓系祖细胞的朗格汉斯细胞的增殖和积累,破坏椎体骨质,继而引起椎体塌陷变扁;创伤性压缩为椎体骨质中断、相互嵌插致形态发生改变;骨发育障碍为骨发育过程不均衡所致;遗传性疾病如黏多糖贮积症为溶酶体内酶的缺陷或缺乏导致过多的黏多糖积存于人体结缔组织内而导致。

【征象描述】

1. X 线　能够显示患椎塌陷扁平呈硬币状,局部密度增高,形态可规则/不规则,肿瘤性疾病椎旁软组织可出现肿胀或肿块形成。

2. CT　能清楚地显示患椎边界、形态、密度(图6-1-9A),还可以显示椎旁软组织肿胀或肿块,软组织内是否存在钙化、骨化等,椎间盘是否伴有推移、压迫和侵犯情况。增强扫描可更好地区分椎体病变与邻近组织,判断病变血供情况,还可以了解肿块与周围血管关系。

3. MRI　与 X 线和 CT 相比,MRI 显示病变的敏感性更高,对椎管、脊髓结构是否受侵显示更清晰,增强扫描的价值与 CT 增强扫描类似,可以更清晰地显示病变内坏死、囊变及分隔,但对于钙化显示较差(图6-1-9B、C)。

【相关疾病】

扁平椎在临床工作中多见于朗格汉斯细胞组织细胞增生症,亦可见于感染、外伤、骨发育障碍及肿瘤等,详见表6-1-5。

【分析思路】

扁平椎,分析思路如下:

第一,在病理证实为其他疾病之前,单个或少数椎体呈典型钱币椎改变时首先考虑朗格汉斯细胞组织细胞增生症,此时注意是否合并其他系统(肺部、下丘脑区)累及。

第二,了解病变椎体是否普遍多发,如休门氏病一般发生于胸腰段交界处多个椎体,而且一般发生脊椎二次骨化中心出现时年龄段(14～16岁);脊柱

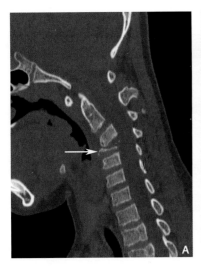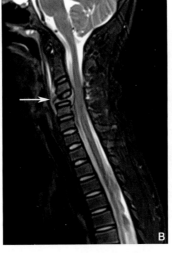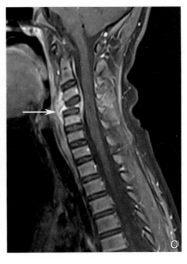

图 6-1-9　扁平椎影像表现

男性,10岁,C4颈椎嗜酸性肉芽肿。颈椎CT矢状面重建(A),C4椎体变扁呈钱币样,椎体前后径线增加(箭);颈椎MRI矢状位T2WI(B)、增强扫描(C)示C4椎体变扁,前后径线增加,椎旁软组织肿块呈袖套样(箭)包绕病椎,硬膜囊受压,增强扫描明显均匀强化,邻近椎间隙无受累

表 6-1-5　扁平椎相关疾病

常见疾病	少见疾病	罕见疾病
朗格汉斯细胞组织细胞增生症	软骨发育不全	青少年特发性
压缩性骨折	成骨不全	骨质疏松症
Kummell病	假性软骨发育不全	库欣病
转移性疾病	黏多糖贮积症	Kniest发育不全
白血病	辐射诱发	双磷酸盐类并发症
尤因肉瘤	脊椎骨骺发育不全	低磷酸酯酶症
		高胱氨酸尿

骨骺发育不良为多发椎体发病,椎体呈"横置花瓶样"表现;成骨不全者常有骨质疏松、骨折,伴蓝色巩膜、牙齿发育不全及听力障碍等临床表现;白血病骨髓浸润时表现为弥漫性骨质疏松,普遍椎体扁平并可见强化;软骨发育不全脊柱表现为普遍椎体扁平,前缘略阶梯样改变,后缘呈凹陷,而黏多糖贮积症椎体后缘无凹陷改变;假性软骨发育不全椎体扁平表现为类似脊椎骨骨骺发育不良,但程度较轻;青少年特发性骨质疏松、致死性侏儒等亦可表现为扁平,但罕见。如果是单椎发病,询问有无外伤史,判断是否

为压缩性骨折,如椎体内出现积气/积液(裂隙征),边缘硬化,有脊柱骨质疏松背景,多见于Kummell病。

第三,仔细观察分析椎体内病灶边界、骨质破坏方式及周边软组织改变,骨巨细胞瘤骨质破坏边界清晰,无硬化边,呈偏心、膨胀性骨质破坏,恶性者伴软组织肿块形成;转移性肿瘤常有原发灶,发病年龄较大,易累及椎弓根;儿童骨肉瘤、尤因肉瘤及淋巴瘤均可引起椎体破坏甚至扁平椎,但椎弓根破坏较常见,椎旁常伴有广泛的软组织团块。

第四,分析椎间盘是否受累,椎间盘受累多见于感染性疾病,如结核、化脓性脊椎炎;当感染性病变只累及椎体时,与朗格汉斯细胞组织细胞增生症鉴别困难,结核形成的椎旁脓肿中央坏死,环状强化。

【疾病鉴别】

扁平椎作为一个影像征象,分析时需要结合邻近椎体、椎间隙、椎旁等情况,以及结合临床信息进行诊断和鉴别诊断。

1. 常见的扁平椎的疾病的主要鉴别诊断要点见表 6-1-6。

2. 基于临床信息的鉴别诊断流程见图 6-1-10。

表 6-1-6　扁平椎在几种不同常见疾病的主要鉴别诊断要点

疾病	影像特征	主要伴随征象/临床	鉴别要点
朗格汉斯细胞组织细胞增生症	椎体破坏扁平,椎旁软组织肿块呈"套袖样"生长,椎体径线增加	实验室检查嗜酸性粒细胞增高	钱币征
脊椎结核	单椎骨质破坏,边界部分清楚,邻近髓腔水肿	血沉加快,C反应蛋白升高;结核病史	CT内死骨片,环形强化

续表

疾病	影像特征	主要伴随征象/临床	鉴别要点
休门氏病	椎体楔形变,椎体骨骺出现迟缓、疏松及分节,骺线增宽	青少年驼背	多个椎体楔形变
转移瘤	溶骨性/混合性骨质破坏,多伴椎弓根破坏	原发肿瘤(乳腺、肺、肾、甲状腺等)病史	椎间隙正常
Kummell 病	椎体扁平塌陷,脊柱骨质疏松	多见于老年人	椎体内裂隙征
软骨发育不全	普遍性椎体变扁,前缘呈台阶样改变	短头、颅大面小,三叉手样畸形	椎体后缘凹陷
成骨不全	椎体密度减低伴有双凹变,普遍性脊椎变扁或楔形变	蓝色巩膜、牙齿发育不全、听力障碍	骨皮质变薄,密度减低,骨质疏松
脊柱骨骺发育不良	椎体普遍性变扁,横径和前后径增大,椎体中后部呈驼峰样隆起	短躯干侏儒	椎间隙显著变窄

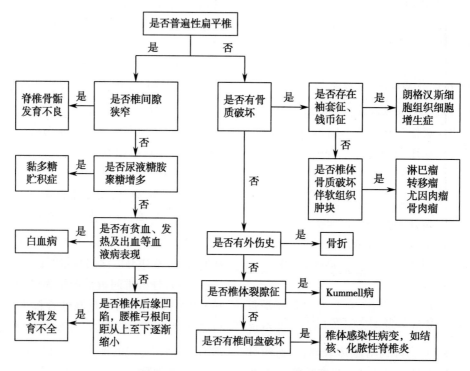

图 6-1-10　扁平椎的鉴别诊断流程图

参 考 文 献

[1] MOMJIAN R,GEORGE M.Atypical imaging features of tuberculous spondylitis:case report with literature review [J].J Radiol Case Rep,2014,8(11):1-14.

[2] 徐克,龚启勇,韩萍.医学影像学[M].8版.北京:人民卫生出版社,2018.

[3] ADAM ANDREAS,DIXON ADRIAN K,GILLARD JONATHAN H,等.格-艾放射诊断学[M].6版.张敏鸣,译.北京:人民军医出版社,2015.

[4] MANASTER ANDREWS,PETERSILGE ROBERTS.影像专家鉴别诊断　骨关节肌肉分册[M].程晓光,译.北京:人民军医出版社,2012.

[5] 陈炽贤.实用放射学[M].2版.北京:人民卫生出版社,1998.

[6] 王亚捷,杨帆,葛微,等.脊柱嗜酸性肉芽肿的影像学分析[J].医学影像学杂志,2016,26(2):319-323.

[7] 庞超楠,袁慧书,刘晓光.脊柱多发郎格汉斯细胞组织细胞增多症的 CT、MRI 征象分析[J].中国医学影像技术,2017,33(3):449-453.

四、H 型椎体

【定义】

H 型椎体(H-shaped vertebrae)是指椎体终板中央出现锐利的凹陷,使得椎体呈现字母 H 或林肯原木样的形状,也称为林肯原木椎体。

【病理基础】

病理状况下,H 型椎体出现多是由于椎体终板的微血管梗死导致骨梗死所致,最常见于慢性溶血性贫血。由于红细胞结构的缺陷,一些不正常的红细胞在未成熟之前,被网状内皮细胞破坏。由于血管内皮细胞的损害和大量不正常红细胞破坏后堆积于血管内,最终引起椎体终板血管的栓塞,导致骨梗死。

【征象描述】

1. **X 线** 椎体骨质疏松、骨小梁纤细,骨皮质变扁。由于重力的作用,椎体终板塌陷,呈现双凹 H 形改变,椎体前后缘形态正常。病变椎体可同时累及几个椎体,部位以下胸椎或上腰椎显著。

2. **CT** 能更清晰地显示椎体骨髓腔内骨质改变:骨髓腔增宽,骨小梁纤细模糊,椎体边缘骨质变薄;椎体中央终板凹陷,凹陷处边缘锐利,椎体前后缘无明显异常(图 6-1-11)。

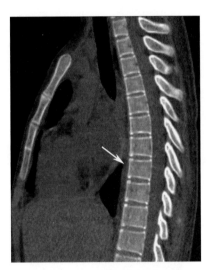

图 6-1-11 H 型椎体 CT 表现

女性,25 岁,地中海贫血。CT 骨窗矢状位重建示多个胸椎椎体终板轻度塌陷,椎体呈 H 型(箭),椎体边缘形态正常

3. **MRI** 可以更好地显示骨髓弥漫性受累的情况。在镰状细胞等慢性贫血疾病中,在 T1WI 上呈现弥漫性低信号、T2WI 上呈不均匀混杂信号影。在骨梗死发生的急性期,可见骨髓腔不规则 T2WI 斑片状高信号影。

【相关疾病】

H 型椎体在临床工作中多见于镰状细胞贫血、地中海贫血及其他慢性贫血疾病,偶尔可见于戈谢病、高胱氨酸尿症。

【分析思路】

H 型椎体,分析思路如下:

第一,精准识别塌陷的形态,表现为椎体中央塌陷,边缘呈正常形态,需与鱼形椎进行鉴别。鱼形椎表现为单个或多个椎体上下缘骨质凹陷,椎体骨小梁形态增粗、数量减少,椎体弹性减弱,骨质脆性增加,多见于骨质疏松症、骨软化症、Paget 病、成骨不全等。

第二,明确是否为单个椎体终板凹陷。单个椎体终板凹陷,需与 H 型椎体鉴别。许莫氏结节表现为椎体终板局限性缺损,缺损部位终板下见低密度灶,边缘硬化,在椎体上、下终板均出现凹陷时可类似于 H 型椎体。许莫氏结节在 MRI 上显示为椎间盘信号疝入椎体终板,凹陷处骨质可见强化。许莫氏结节常见于退变、休门氏病。H 型椎体代表慢性贫血性疾病,多表现为整个椎体信号减低,可与之鉴别。

第三,明确为多个椎体 H 型椎体时,主要的工作是进一步分析和鉴别引起 H 型椎体的几种常见疾病。髓外造血影像学表现为宽基底附于椎体两侧旁的长梭形软组织肿块,多见于血液系统性疾病。弥漫性骨质密度减低时,可根据是否存在骨小梁破坏来进一步区分骨髓腔的病理生理变化。戈谢病影像多表现为骨质疏松的背景下,伴随骨小梁的破坏,呈现多发小虫蚀状骨质破坏。慢性贫血性多表现为骨质疏松的背景下,伴随骨小梁的增粗。

第四,单纯依靠影像区分慢性贫血性疾病相对困难(主要特征为全身各骨出现骨髓腔增宽、骨皮质变薄、骨松质吸收等),此时需结合临床、基因检测、实验室检查(常规血片、血红蛋白电泳)等进行进一步明确及鉴别诊断。

【鉴别诊断思路】

H 型椎体作为一个影像征象,分析时需要结合全身各骨质结构影像改变进行分析,需要结合临床、实验室信息进行诊断和鉴别诊断。

1. H 型椎体的疾病的主要鉴别诊断要点见表 6-1-7。

2. 基于临床信息的鉴别诊断流程见图 6-1-12。

表 6-1-7 H 型椎体在几种不同疾病的主要鉴别诊断要点

疾病	典型影像特征	主要伴随征象	鉴别要点
镰状细胞贫血	椎体骨皮质变薄,骨小梁稀疏、增粗	贫血、全身多骨累及、血红蛋白 HbS 异常	椎体前后缘无塌陷、骨质疏松
地中海贫血	椎体骨皮质变薄,骨小梁稀疏、增粗	贫血、全身多骨累及、珠蛋白生成障碍	骨质疏松
戈谢病	椎体骨皮质变薄,骨小梁稀疏、局灶性骨质吸收	发热、骨骼疼痛、血沉加快、白细胞增高	骨质疏松、多灶性虫蚀状破坏

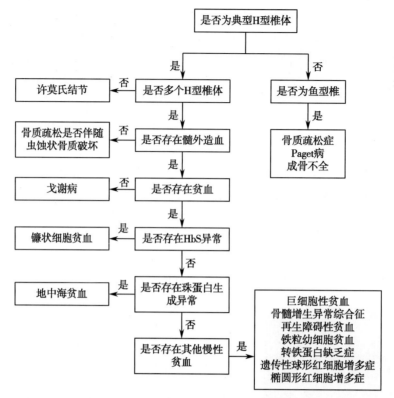

图 6-1-12 H 型椎体的鉴别诊断流程图

参 考 文 献

[1] ZHU G, WU X, ZHANG X, et al. Clinical and imaging findings in thalassemia patients with extramedullary hematopoiesis [J]. Clin Imaging, 2012, 36 (5): 475-482.

[2] GOSEIN M, MAHARAJ P, BALKARANSINGH P, et al. Imaging features of thalassaemia [J]. Br J Radiol, 2019, 92 (1095): 20180658.

[3] ESKIOCAK O, YILMAZ M O, ILHAN G. Metabolic bone diseases in sickle cell anemia patients and evaluation of associated factors [J]. Am J Med Sci, 2022, 363 (6): 490-494.

五、方椎

【定义】

方椎(square vertebrae)即椎体形态上呈现方形,椎体几个面上的凹陷消失,椎体轮廓变得平直。

【病理基础】

不同病变有不同的病理学特征,脊柱关节炎如强直性脊柱炎等,主要与非特异性滑膜炎及炎性细胞浸润有关,早期椎体边缘骨质侵蚀性改变;晚期,随着新骨在纤维瘢痕组织修复的形成,椎体表现为不可逆的骨化,可向周围韧带、肌腱或关节囊蔓延。先天性方形椎(如阻滞椎),可能与胚胎期间椎骨的分离过程出现异常有关。

【征象描述】

1. X线 能够清晰地显示椎体的形态,表现为椎体前缘上下角骨质硬化,如椎间盘纤维环、脊柱周围韧带骨化,多个椎体呈方形椎改变,可使脊柱呈竹节状改变(图 6-1-13)。

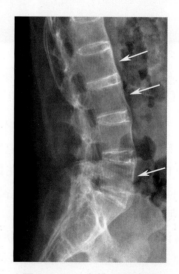

图 6-1-13 方椎 X 线表现

男性,31 岁,强直性脊柱炎。腰椎 X 线侧位片显示椎体前缘平直,椎体呈广泛方椎改变(箭),椎体前纵韧带,椎小关节融合

2. CT 能够更清晰地显示椎体形态改变,椎间盘纤维化、脊柱周围韧带骨化的范围(图 6-1-14、图 6-1-15)。

3. MRI 椎体骨髓腔信号正常,椎体前缘在 T1WI 和 T2WI 上均呈现均一的低信号影,在早期、中

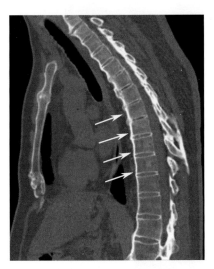

图 6-1-14　方椎 CT 表现
男性,35 岁,强直性脊柱炎。CT 矢状位重建示椎
体前缘平直,椎体呈广泛方椎改变(箭),椎体前纵
韧带、棘间韧带广泛钙化,椎小关节融合

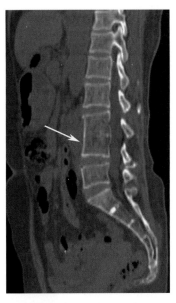

图 6-1-15　方椎 CT 表现
女性,40 岁,阻滞椎。CT 矢状位重建示椎间隙
消失、融合,椎体前缘平直,呈方椎改变(箭)

期阶段,可因椎体边缘炎性或变性改变,呈现相应区
域的 T1WI 稍低或高信号、T2WI 稍高信号影,T2WI
抑脂序列呈等/稍高信号(图 6-1-16、图 6-1-17),MRI
可更加清晰地显示椎间盘退变等情况。

【相关疾病】

　　方椎最常见于强直性脊柱炎、术后改变、先天性
变异、Paget 病,此外还可见于其他脊柱关节病,如炎
症性肠病性关节炎、银屑病性关节病等,见表 6-1-8。

【分析思路】

　　第一,观察出现方椎的数目,如为局限性,结合是
否有脊柱手术史(前路颈椎间盘切除术后、脊柱后路

融合术后),可符合术后改变;如为广泛性方椎,多见
于脊柱关节病,此时需进一步观察椎小关节、椎旁软
组织、骶髂关节等情况。最常见的强直性脊柱炎可伴
有韧带骨赘、椎体间骨桥形成、椎旁韧带广泛性骨化、
椎小关节和椎体融合(竹节椎)、骶髂关节融合等特征。

　　第二,方椎内是否存在骨质破坏,Paget 病累及
脊柱时,偶尔可见方形椎改变,典型表现为单个或数
个椎体呈现相框椎改变(椎体破坏吸收的骨皮质逐
渐被新生的骨松质取代,形成硬化边)。

　　第三,方椎体积是否异常增大,表现为邻近椎体或
合并附件融合,相应椎间隙的消失,则为发育性变异。

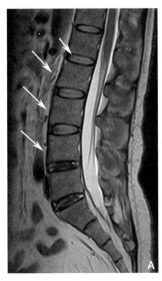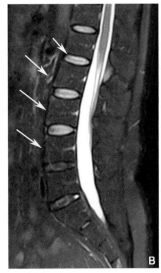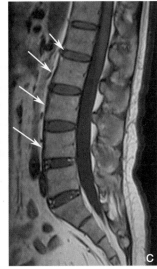

图 6-1-16　方椎 MRI 表现
男性,28 岁,强直性脊柱炎。MRI 矢状位 T2WI(A)、T2WI-FS(B)、T1WI(C)示椎体前缘平直,
椎体呈方形椎改变(长箭);部分椎角可见 Romanus 病变(短箭)

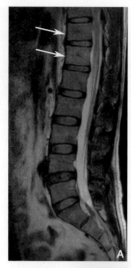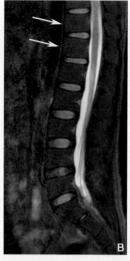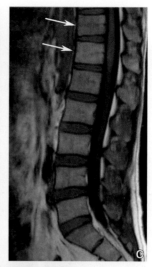

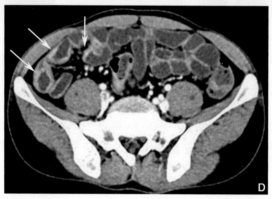

图 6-1-17　方椎 MRI 表现及克罗恩病 CT

男性,22 岁,炎症性肠病(克罗恩病)性关节炎。MRI 矢状位 T2WI(A)、T2WI-FS(B)、T1WI(C)示椎体前缘平直,呈方椎改变(箭);患者腹部 CT 增强扫描静脉期横轴位(D)示小肠肠壁多节段性不均匀增厚,黏膜明显强化(箭)

表 6-1-8　方椎相关疾病

常见疾病	不常见	罕见疾病
前路颈椎间盘切除术后	炎症性肠病性关节炎	类风湿性关节炎
脊柱后路融合术后	银屑病性关节病	幼年型特发性关节炎
强直性脊柱炎	阻滞椎	
Paget 病	正常变异	

第四,如果疾病处于脊柱关节病早期改变时,缺乏其他典型影像学征象支持时,还需结合临床特征、实验室检查(类风湿因子、代谢产物)等进一步分析和鉴别。

【疾病鉴别】

方椎作为一个影像征象,分析时需要结合椎体邻近结构,同时需要结合临床信息进行诊断和鉴别诊断。

1. 常见及不常见的方椎的疾病的主要鉴别诊断要点见表 6-1-9。

2. 基于临床信息的鉴别诊断流程见图 6-1-18。

表 6-1-9　方椎在几种不同疾病的主要鉴别诊断要点

疾病	影像特征	主要伴随征象	鉴别要点
强直性脊柱炎	韧带骨赘、"竹节"椎、椎体周围广泛骨化	HLA-B27 阳性、骶髂关节累及	自下而上广泛椎体周围骨化、钙化
炎性肠病关节炎	前纵韧带骨化、椎体骨性融合	炎症性肠病(溃疡性结肠炎、克罗恩病等)	肋椎关节强直
银屑病性关节炎	骨旁支持带的侧方韧带骨赘	银屑病史、腊肠指改变	下胸椎、上腰椎多见
反应性关节炎	非对称性椎旁"逗号样"骨化	近期存在感染性腹泻、尿道炎、宫颈炎	下胸椎、上腰椎多见
Paget 病	破坏吸收的骨皮质被新生松质骨取代,形成"相框"椎	血清碱性磷酸酶增高、尿脯氨酸水平增高、肢体皮温增高	骨皮质增厚、骨质膨胀
阻滞椎	多个椎体完全性或部分新融合、椎间隙变窄,椎体高度不变	以幼儿、青少年多见,可伴随先天性脊柱侧弯/后突、神经根症状	椎间盘完全/不全缺如,椎弓、棘突、椎板融合

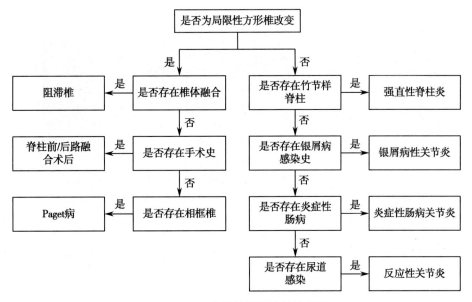

图 6-1-18　方椎的鉴别诊断流程图

参 考 文 献

[1] OLPIN J D,SJOBERG B P,STILWILL S E,et al. Beyond the Bowel:Extraintestinal Manifestations of Inflammatory Bowel Disease [J]. Radiographics,2017,37(4):1135-1160.

[2] CHANG E Y,CHEN K C,HUANG B K,et al.Adult Inflammatory Arthritides:What the Radiologist Should Know [J]. Radiographics,2016,36(6):1849-1870.

[3] KUPERUS J S,WAALWIJK J F,REGAN E A,et al.Simultaneous occurrence of ankylosing spondylitis and diffuse idiopathic skeletal hyperostosis:a systematic review [J]. Rheumatology (Oxford),2018,57(12):2120-2128.

[4] YOUSIF P,NAHRA V,KHAN M A,et al.Disease Characteristics,Pathogenesis,and Treatment Controversies of Axial Psoriatic Arthritis [J]. Joint Bone Spine,2023:105625.

六、单个椎体塌陷

【定义】

单个椎体塌陷(single vertebra collapsing)是指出现单个椎体整体或局部凹陷、椎体高度下降,上下径小于正常范围,影像诊断中一般与相邻正常椎体或该椎体正常部位做比较。如出现特殊形态的塌陷(子弹椎、扁平椎及 H 形椎体等)见本节中前述相应内容,此部分重点分析非特定形态的单个椎体塌陷。

【病理基础】

任何引起椎体局部受压或椎体内骨质强度减弱的因素都可能导致椎体塌陷,不同病因有不同的病理学特征。肿瘤引起的椎体塌陷为相应的肿瘤细胞聚集、破坏正常椎体,使得椎体骨质强度下降,感染引起的椎体塌陷为病原菌、炎症细胞等聚集,形成肉芽肿/脓肿,外伤引起的塌陷为暴力导致椎体压缩或崩裂。

【征象描述】

1. X线　能够显示椎体高度下降、塌陷(图6-1-19),可合并骨质不连续/骨质破坏,但对于椎体内细微的骨质异常的显示较为困难。

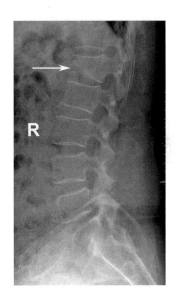

图 6-1-19　单个椎体塌陷 X 线表现
女性,55 岁,L1 椎体压缩性骨折。腰椎侧位片示 L1 椎体塌陷,下终板向上隆起,椎体前缘皮质褶皱(箭)

2. CT　矢状位重建图像能够清楚显示椎体在形态上塌陷,骨质是否连续,是否合并骨质破坏(图6-1-20),对观察病灶内细微的异常优势明显,对椎旁结构的异常也可以做出判断。

3. MRI　能够显示清楚椎体塌陷的程度,椎体/附件的信号是否异常(图6-1-21),以及是否合并椎旁软组织肿胀/肿块,是否有邻近椎间隙的异常,

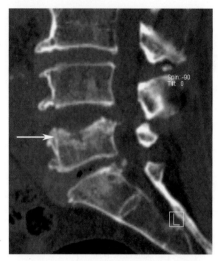

图 6-1-20 单个椎体塌陷 CT 表现

男性,73 岁,L5 椎体化脓性炎。腰椎 CT 矢状位重建骨窗示 L5 椎体塌陷,上终板凹陷、骨质破坏,周围见斑片状高密度影(箭)

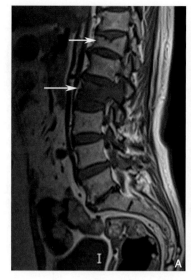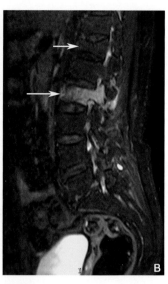

图 6-1-21 单个椎体塌陷 MR 表现

L2 转移瘤;T12 椎体陈旧性压缩并许莫氏结节。A. 腰椎 MRI 平扫 T1WI 矢状位示 L2 椎体塌陷,椎体及附件呈弥漫低信号(长箭);T12 椎体塌陷,上缘凹陷,信号正常(短箭);B. T2WI 抑脂序列矢状位示 L2 椎体塌陷,椎体及附件呈弥漫高信号(长箭);T12 椎体塌陷,上缘凹陷,信号正常(短箭)

是否累及椎管。增强扫描对病灶及周围强化的方式对疾病的诊断价值很大。

【相关疾病】

(非特定形态的)单发椎体塌陷在临床工作中多见于以下三种情况:外伤、感染、肿瘤,根据常见疾病、少见疾病及罕见疾病分类,见表 6-1-10。

表 6-1-10 单椎塌陷相关疾病

常见疾病	少见疾病	罕见疾病
压缩性骨折	腱鞘巨细胞瘤	射频消融术
许莫氏结节	寄生虫感染性疾病	放疗后
Kummell 病	真菌感染性疾病	
脊柱结核	Paget 病	
化脓性椎体炎		
转移瘤		
浆细胞瘤		
骨巨细胞瘤		
朗格汉斯细胞组织		
细胞增生症		
骨纤维异常增殖症		
棕色瘤		

【分析思路】

单椎塌陷,分析思路如下:

第一,识别塌陷的形态,如为特殊形态的塌陷(子弹椎、扁平椎及 H 形椎体)更为细致的分析见本节中前述相应内容。如邻近椎间隙正常,椎体密度/信号正常,多考虑先天性发育畸形等。

第二,非特定形态的单椎塌陷,首先明确是否有外伤史/轻微外伤史(结合患者年龄),观察骨皮质是否连续、找寻骨折线判断是否为新鲜骨折;如骨皮质连续、骨质密度/信号基本正常,考虑是否为陈旧性压缩骨折;观察邻近椎体密度/信号及高度情况,是否存在骨质疏松的背景,塌陷椎体内是否出现积液/积气(裂隙征),常见于 Kummell 病;是否为椎间盘疝入,边缘硬化,为许莫氏结节,急性期 MRI 可见水肿。

第三,在排除外伤性/发育性异常后,确定为单椎破坏,主要的工作是肿瘤和感染的鉴别,当两者均未累及椎间隙/椎间盘时,在 X 线、CT 上难以定性,通常需要进一步行 MRI 平扫+增强扫描。通常感染多表现为椎旁软组织的肿胀增厚并伴椎间盘累及,而肿瘤多表现为肿块形成,出现实体肿瘤强化,通常不累及椎间盘;当慢性感染形成肉芽肿或者肿瘤局限在椎体内时,则两者鉴别难度更大。此时需要结合临床症状和实验室检查,病程长短、是否存在发热、白细胞计数、血沉、C 反应蛋白等指标如何进行综合分析,有时候最终真相需要依靠穿刺活检的病理结果。

第四,分析单发椎体骨质破坏时,应首先确认破坏是否累及附件区,结合患者年龄,分析是原发性椎体肿瘤还是转移瘤,结合破坏方式是浸润性、膨胀性等判断肿瘤良恶性,根据肿瘤内部机制的密度/信号特征,将有特征性的几类肿瘤识别出来,比如"栅栏样"改变多见于血管瘤;磨玻璃密度及囊性密度提示骨纤维异常增殖症等纤维类肿瘤;在 T1WI 上存在不均匀稍高信号的混杂信号肿块及存在 GRE 序列信号减低的含铁血黄素信号,多见于骨巨细胞瘤;肿瘤破坏区小而肿块大,肿瘤密实,在 T1WI 上呈等低信号、T2WI 上呈等稍高信号,DWI 呈高信号,多见于淋巴瘤。

第五,结合患者临床病史,是否存在肾脏、盆腔等肿瘤放疗史或椎体介入手术治疗史引起的继发

改变。

【疾病鉴别】

单椎塌陷作为一个影像征象,分析时需要结合邻近椎体、椎间隙情况,需要结合临床信息进行诊断和鉴别诊断。

1. 常见的单椎塌陷的疾病的主要鉴别诊断要点见表 6-1-11。

2. 基于临床信息的鉴别诊断流程见图 6-1-22。

表 6-1-11　单椎塌陷在几种不同常见疾病的主要鉴别诊断要点

疾病	影像特征	主要伴随征象/临床	鉴别要点
急性椎体压缩性/爆裂性骨折	椎体骨皮质不连续,可见骨折线或带状致密影;椎旁软组织水肿	外伤史或骨质疏松症患者轻微外伤史	骨折线/骨髓水肿
脊柱单椎结核	单椎骨质破坏,边界部分清楚,邻近髓腔水肿	血沉加快,C 反应蛋白升高;结核病史	CT 内死骨,椎旁软组织肉芽肿/脓肿
转移瘤	溶骨性/混合性骨质破坏,多伴椎弓根破坏	原发肿瘤(乳腺、肺、肾、甲状腺等)病史	椎间隙正常
淋巴瘤	溶骨性骨质破坏,浸润性生长,少数伴硬化,椎旁肿块明显,可累及附件;信号均匀,轻中度均匀强化	30~40 岁多见	破坏小,肿块大;肿瘤密实、均质;向后累及椎管时肿块包绕硬膜囊生长
浆细胞瘤	溶骨性破坏,伴椎体皮质膨胀,可向椎旁累及形成软组织	多见于 40 岁以上	微脑征
骨巨细胞瘤	溶骨性破坏,可累及附件,破坏区内常见出血,液-液平面	25~40 岁	肿瘤常合并出血,液-液平征
朗格汉斯组织细胞增生症 LCH	椎体不同程度变扁,严重时呈钱币征,病灶周围软组织反应性改变,范围可广泛	儿童及青少年多见;随访时肿块逐渐缩小,骨质硬化修复,椎体高度恢复;可合并垂体等其他系统累及	T1WI 信号可稍高;MRI 信号总体较为均匀,强化明显
骨纤维异常增殖症	边界清楚,轻度膨胀的溶骨性破坏区,内见囊性和/或磨玻璃密度	多见于儿童,发生在成人时病灶内多硬化	磨玻璃密度基质为其特征

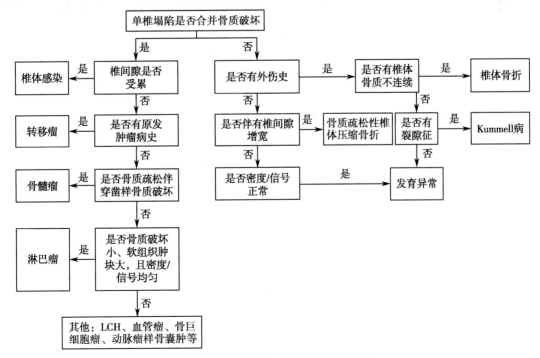

图 6-1-22　单椎塌陷的鉴别诊断流程图

参 考 文 献

[1] MAUCH JT,CARR CM,CLOFT H,et al. Review of the imaging features of benign osteoporotic and malignant vertebral compression fractures. AJNR Am J Neuroradiol, 2018,39（9）:1584-1592.

[2] CHIANCA V,CHALIAN M,HARDER D,et al. Imaging of spine infections. Semin Musculoskelet Radiol,2022,26（4）:387-395.

[3] FENG S W,CHANG M C,WU H T,et al. Are intravertebral vacuum phenomena benign lesions？. Eur Spine J, 2011,20（8）:1341-1318.

[4] XIN X,FENG J,YUE C,et al. Monostotic fibrous dysplasia at C7 treated with vertebroplasty:a case report and review of the literature. World J Surg Oncol,2019,17（1）:186.

七、多个椎体塌陷

【定义】

多个椎体塌陷（multiple vertebrae collapsing）是指出现三个或三个以上椎体高度下降,上下径小于正常范围。如出现多个特殊形态的塌陷(子弹椎、扁平椎及 H 形椎体等)见本节中前述相应内容,此部分重点分析非特定形态的多个椎体塌陷。

【病理基础】

各种原因引起多个椎体局部受压或多个椎体内骨质强度减弱的因素都可能导致多个椎体塌陷,不同病因有不同的病理学特征。与单个椎体塌陷基本一致,不同之处仅在于累及范围更广泛,肿瘤引起的椎体塌陷为相应的肿瘤细胞聚集、破坏多个正常椎体,使得椎体骨质强度下降,感染引起的椎体塌陷为病原菌、炎症细胞等聚集,形成肉芽肿/脓肿,外伤引起的塌陷为暴力导致多个椎体压缩或崩裂。

【征象描述】

1. X线 能够显示多个椎体高度下降、塌陷(图6-1-23),可合并骨质不连续/骨质破坏,但对于椎体内细微的骨质异常的显示较为困难。

2. CT 矢状位重建图像能够清楚显示多个椎体在形态上塌陷,可以是连续多个椎体,也可以不连续,显示骨质是否连续,是否合并骨质破坏(图6-1-24),对观察病灶内细微的异常优势明显,对椎旁结构的异常也可以做出判断。

3. MRI 能够显示清楚多个椎体塌陷的程度,椎体/附件的信号是否异常(图6-1-25),以及是否合并椎旁软组织肿胀/肿块,是否有邻近椎间隙的异常,是否累及椎管。增强扫描对病灶及周围强化的方式对疾病的诊断价值很大。

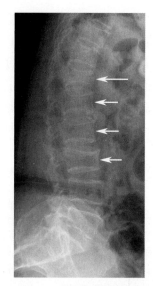

图 6-1-23 多个椎体塌陷 X 线表现

男性,79 岁,骨质疏松症患者,胸腰段 X 线侧位片示 L1～3 椎体轻微楔形变(短箭),T12 椎体压缩,前缘骨质褶皱(长箭)

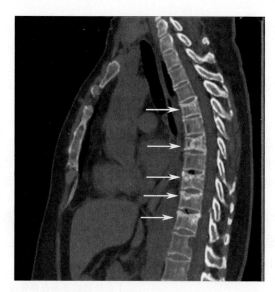

图 6-1-24 多个椎体塌陷 CT 表现

多发性骨髓瘤并多发胸椎病理性骨折。胸腰段 CT 骨窗矢状位重建示多个胸椎密度不均匀,可见骨质破坏,多个椎体塌陷(箭)

【相关疾病】

(非特定形态的)多发椎体塌陷在临床工作中多见于以下几种情况:骨质疏松症、外伤、感染、肿瘤及一些椎体终板软骨病变,根据常见疾病、少见疾病及罕见疾病分类,详见表 6-1-12。

【分析思路】

多个椎体塌陷,分析思路如下:

第一,同前一章节中单椎塌陷分析思路,首先识别塌陷的形态(楔形、倒楔形、双凹形、扁平型等),如为特殊形态的塌陷(子弹椎、扁平椎及 H 形椎体)更为细致的分析见本节中前述相应内容。根据一些特定的症状、体征及椎体表现形式,排除先天发育性疾病。

第二,对于非特定形态的多个椎体塌陷,首先判断

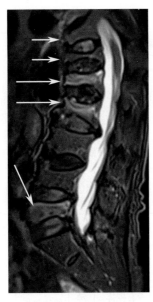

图 6-1-25 多个椎体塌陷 MRI 表现

胸腰段多个椎体骨质疏松性骨折。腰椎 MR T2WI-FS 示多个胸腰椎椎体塌陷，部分椎体内片状高信号为新鲜骨折（长箭）、椎体信号正常为陈旧性骨折（短箭）

表 6-1-12 多发椎体塌陷相关疾病

常见疾病	少见疾病	罕见疾病
急性压缩性骨折	化脓性椎体炎	黏多糖病 I 型
慢性压缩性骨折	布氏杆菌脊柱炎	黏多糖病 IV 型
Kummell 病	寄生虫感染	骨坏死
骨质疏松症	真菌感染	
脊柱结核	嗜酸性肉芽肿	
转移瘤	血管瘤	
骨髓瘤		
淋巴瘤		
白血病		
休门氏病		

是否由外伤或骨质疏松症引起，明确是否有外伤史/轻微外伤史，观察骨皮质是否连续、寻找骨折线判断是否为骨折；如为骨质疏松压缩性骨折，可无明确外伤史，椎体多呈双凹变扁，椎间隙双凸状增宽，终板下可见 T1WI 低信号带，椎体后上角或后下角变尖突入椎管，椎体前后缘略凹陷或正常，无椎旁或硬膜外肿块形成；若塌陷椎体内出现积液/积气（裂隙征），常见于 Kummell 病。

第三，发现多发椎体骨质破坏时，则首要且重要

任务是肿瘤与感染的鉴别，以及良恶性压缩塌陷的鉴别；应首先观察椎间盘是否受累，感染性病变多有椎间隙狭窄，而肿瘤性病变一般不累及椎间盘；其次结合破坏方式是溶骨性、膨胀性等判断肿瘤良恶性，将有特征性的几类肿瘤识别出来，如前一章节所述；结合患者年龄，有无原发肿瘤病史，分析是原发性椎体肿瘤还是转移瘤，最常见的三种恶性肿瘤包括骨髓瘤、淋巴瘤和转移瘤。根据破坏区与肿块范围、肿瘤密度/信号，是否围管性生长等进行鉴别。

第四，分析椎体骨质破坏方式、部位及椎旁软组织影像学表现：①椎体破坏方式、部位，如结核常累及椎体前部、碎裂样破坏、内见死骨及破坏边缘可见硬化；转移瘤多累及椎体后部及附件，常跳跃性分布；骨髓瘤多在骨质疏松的基础上伴有穿凿样骨质破坏，破坏区边界较为清晰，无硬化，在 T1WI 上呈椒盐状改变；淋巴瘤常引起溶骨性、虫噬或穿凿样骨质破坏，但边缘可见增生硬化，同一病例中可多种骨质改变并存。②椎旁软组织受累情况，如转移瘤椎旁软组织肿块比较局限，常以破坏椎体为中心发展；淋巴瘤椎旁软组织肿块比较大，可明显大于椎体病变范围，肿块纵径大于横径，围绕硬膜环外环形生长，呈"袖套状"浸润，肿块信号/密度一般比较均匀，增强轻中度强化；结核椎旁可见较大范围流注脓肿，内可见钙化，增强薄壁环形强化；化脓性脊柱炎椎旁脓肿较小而局限，不超过病变椎体高度，厚壁环形强化。

第五，结合临床症状、病史和实验室检查，如结核患者，部分有结核中毒症状，血沉和 C 反应蛋白升高，结核菌素实验阳性等；如化脓性脊柱炎患者起病急，临床症状重，常有发热；如骨髓瘤患者常有尿本周蛋白阳性，白球比倒置。

【疾病鉴别】

多发椎体塌陷作为一个影像征象，分析时需要结合椎旁软组织、椎间隙情况，以及结合临床信息进行诊断和鉴别诊断。

1. 常见的多发椎塌陷的疾病的主要鉴别诊断要点见表 6-1-13。

2. 基于临床信息的鉴别诊断流程见图 6-1-26。

表 6-1-13 多发椎体塌陷在几种不同常见疾病的主要鉴别诊断要点

疾病	影像特征	主要伴随征象/临床	鉴别要点
单纯压缩性骨折	椎体骨皮质不连续，可见骨折线或带状致密影，椎旁软组织水肿；椎体前后缘略凹陷或正常，椎间隙双凸状增宽	外伤史或患者轻微外伤史，骨质疏松症	骨折线，裂隙征，椎体前后缘未见膨隆
脊柱结核	相邻椎体骨质破坏，内见死骨，椎间隙变窄，椎旁见冷脓肿	血沉加快，C 反应蛋白升高；结核病史	椎间隙变窄，骨破坏区内见死骨，骨内小脓肿，椎旁冷脓肿

续表

疾病	影像特征	主要伴随征象/临床	鉴别要点
转移瘤	溶骨性/混合性骨质破坏,多伴椎弓根破坏,常呈跳跃性分布	原发肿瘤(乳腺、肺、肾、甲状腺等)病史	椎间隙正常
淋巴瘤	溶骨性骨质破坏,浸润性生长,少数伴硬化,椎旁肿块明显,可累及附件;信号均匀,轻中度均匀强化	30~40岁多见	破坏小,肿块大;肿瘤密实、均质;向后累及椎管时肿块包绕硬膜囊生长
骨髓瘤	骨质疏松背景下穿凿样骨质破坏,无硬化边	多骨受累,尿本周蛋白阳性,白球比倒置	椒盐征
休门氏病	多发椎体楔形变,终板薄弱、不规则,许莫氏结节形成,椎间隙狭窄	青少年起病,男性多见	椎体楔形变,许莫氏结节形成

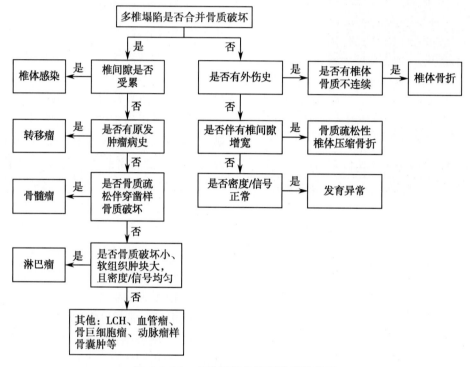

图 6-1-26　多椎塌陷的鉴别诊断流程图

参 考 文 献

[1] SONG X,WEI J,YANG XY,et al. Study on the CT imaging features of bone metastases and dissolution of vertebral body in multiple myeloma[J]. Clin Experimental Med,2018,17(1):100-102.

[2] SIMEONE FJ,HARVEY JP,YEE AJ,et al. Value of low-dose whole-body CT in the management of patients with multiple myeloma and precursor states[J]. Skeletal Radiol,2019,48(5):773-779.

[3] RISTOLAINEN L,KETTUNEN JA,DANIELSON H,et al. Magnetic resonance imaging findings of the lumbar spine,back symptoms and physical function among male adult patients with Scheuermann's disease[J]. J Orthop,2020,21:69-74.

[4] Murthy NS.Imaging of stress fractures of the spine[J]. Radiol Clin North Am,2012,50(4):799-821.

[5] KUBIHAL V,SHARMA R,KRISHNA KUMAR RG,et al. Imaging update in spinal tuberculosis[J]. J Clin Orthop Trauma,2021,25:101742.

[6] MITTAL S,KHALID M,SABIR AB,et al. Comparison of magnetic resonance imaging findings between pathologically proven cases of atypical tubercular spineand tumour metastasis:a retrospective study in 40 patients[J].Asian Spine J,2016,10(4):734-743.

八、椎体增大

【定义】

椎体增大(vertebral enlargement)是指椎体体积增大,至少伴有椎体横径/前后径/上下径中的一个径线增大。可单发或多发。

【病理基础】

各种原因引起椎体体积增大,不同病因有不同的病理学特征。发育性椎体单纯性形态增大,病理学为正常骨质;感染/肿瘤所致椎体膨胀性改变,为炎性细胞/肿瘤细胞取代正常骨组织并异常范围扩大;亦或是骨重建过度、不成熟新生骨异常沉积导致骨结构紊乱、椎体膨大。

【征象描述】

1. X线　能够显示椎体形态膨大、轮廓隆起（图6-1-27A），伴/不伴骨质破坏，但对于椎体内细微的骨质异常的显示较为困难。

2. CT　能够清楚显示椎体在形态上膨大，是否合并骨质破坏（图6-1-27B），可显示骨质破坏的细节，病灶内是否有成骨/钙化/死骨等。

3. MRI　能够显示清楚椎体形态异常增大（图6-1-27C），信号是否异常，以及是否合并椎旁软组织肿胀/肿块，是否累及椎管内结构。不同肿瘤信号特征不同，增强扫描有助于判断组织来源（图6-1-27D）。

【相关疾病】

椎体增大主要见于发育异常性病变、感染性疾病、骨代谢性疾病、骨肿瘤或肿瘤样病变，根据常见疾病、少见疾病及罕见疾病分类，详见表6-1-14。

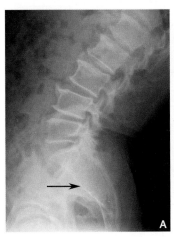
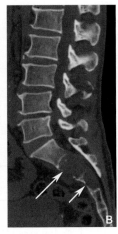
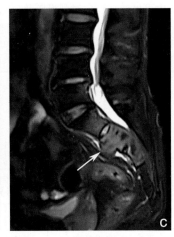
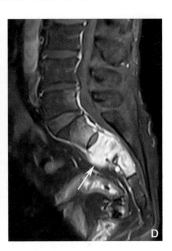

图6-1-27　椎体增大的影像表现

S2～3骨巨细胞瘤。腰椎侧位片（A）隐约见S2骶椎膨大（黑箭），骨质破坏、密度减低，境界不清。腰骶CT矢状位重建骨窗（B）示S2骶椎膨大（长箭），骨质破坏、密度减低，S3椎体增大不明显，可见低密度骨质破坏（短箭）；MRI T2WI抑脂序列矢状位（C）示S2骶椎增大，向前隆起，呈稍高信号，内夹杂斑片状低信号影，累及S3；T1WI矢状位增强扫描（D）示S2、3椎体内肿块明显强化，突破S2前缘骨皮质

表6-1-14　椎体增大相关疾病

常见疾病	少见疾病	罕见疾病
骨巨细胞瘤	血管瘤	肢端肥大症
动脉瘤样骨囊肿	尤因肉瘤	巨人症
Paget骨病	骨肉瘤	
骨纤维异常增殖症	包虫病	
浆细胞瘤	腱鞘巨细胞瘤	
骨母细胞瘤	软骨母细胞瘤	

【分析思路】

椎体增大，分析思路如下：

第一，识别椎体增大是否伴有骨质结构、密度/信号的异常。如为单纯性椎体增大，椎体密度/信号正常，合并有其他部位骨质形态异常时，多考虑为发育异常。

第二，分析增大椎体的形态，若有一些特征性的形态改变时，如出现"画框征"，多考虑Paget骨病。

第三，若椎体增大呈膨胀性并骨质破坏时，需考虑肿瘤或肿瘤样病变，应重点分析椎体内部密度/信号特点，识别出一些有特征性的影像征象，如病灶呈多房囊状改变伴液-液平时，多见于动脉瘤样骨囊肿；如病灶

膨胀性骨质破坏，瘤内无钙化，瘤内有出血，肿瘤实性成分T2WI信号偏低并明显强化时，多提示骨巨细胞瘤；若病灶内存在"栅栏样"改变，多见于血管瘤；若病灶内见磨玻璃密度影，多提示骨纤维异常增殖症；若病灶内见"微脑征"，多提示孤立性浆细胞瘤；若病灶内见成骨性成分，及肿瘤周围见反应性水肿，多提示骨母细胞瘤等；若病变椎体内见多发大小不等囊样低密度影，母囊内见子囊，边界清晰伴有硬化边，增强未见强化，多提示为包虫病，属于少见的脊柱寄生虫感染。

第四，结合患者的临床病史、实验室检查及发病年龄等，可缩小诊断范围，如包虫病患者多有牧区生活史或接触史；如Paget骨病多见于老年人，且多伴有血清碱性磷酸酶升高；如动脉瘤样骨囊肿多见于10～20岁青少年，骨巨细胞瘤多见于20～40岁中青年等。

【疾病鉴别】

椎体增大作为一个影像征象，分析时需要椎体增大的形态，以及密度/信号特点，同时需要结合临床信息进行诊断和鉴别诊断。

1. 常见的椎体增大的疾病的主要鉴别诊断要点见表6-1-15。

2. 基于临床信息的鉴别诊断流程见图6-1-28。

表 6-1-15　椎体增大在几种不同常见疾病的主要鉴别诊断要点

疾病	影像特征	主要伴随征象/临床	鉴别要点
Paget 骨病	早期椎体增宽变平,增粗致密的骨纹理环绕椎体四周,呈画框样改变;晚期可形成象牙椎	常见于中老年人,一般多骨发病,常伴有血清碱性磷酸酶升高	画框征
包虫病	椎体内多房囊状膨胀性低密度骨质破坏,边界清晰伴硬化边,囊壁可见弧形钙化;T1WI 上母囊信号(接近肌肉)高于子囊(接近水),低信号囊壁显示清晰;椎旁软组织内可见多发子囊	牧区生活史或接触史	母囊内见多发子囊,囊壁弧形钙化
动脉瘤样骨囊肿	多囊状膨胀性骨质破坏,多以附件为中心向椎体延伸,常有硬化边,病灶内可见液-液平,增强囊壁及分隔强化	10～20 岁多见	液-液平
骨巨细胞瘤	以椎体为中心或偏心膨胀性骨质破坏,可累及附件,边界清晰,常无瘤内钙化,有/无硬化边,有时可见液-液平面,增强实性成分明显强化	好发于 20～40 岁,以骶椎 S1～3 多见	偏心膨胀性骨质破坏,瘤内易出血,可伴液-液平

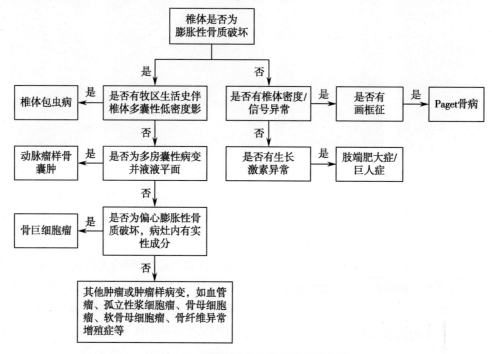

图 6-1-28　椎体增大的鉴别诊断流程图

参 考 文 献

[1] DELL'ATTI C, CASSAR-PULLICINO VN, LALAM RK, et al. The spine in Paget's disease[J]. Skeletal Radiol, 2007, 36(7):609-626.

[2] MARTIN C, MCCARTHY EF. Giant cell tumor of the sacrum and spine: series of 23 cases and a review of the literature[J]. Iowa Orthop J, 2010, 30:69-75.

[3] JIANG G, SUN LL, YE YJ, et al. Giant cell tumors of the mobile spine with invasion of adjacent vertebrae: an unusual imaging finding[J]. BMC Musculoskelet Disord, 2021, 22(1):726.

[4] ARIYARATNE S, JENKO N, IYENGAR KP, et al. Primary benign neoplasms of the spine[J]. Diagnostics(Basel), 2023, 13(12):2006.

[5] ZILELI M, ISIK HS, OGUT FE, et al. Aneurysmal bone cysts of the spine[J]. Eur Spine J, 2013, 22(3):593-601.

[6] XIA Y, JU Y, LIU JP, et al. Common spinal parasites[J].

Turk Neurosurg, 2019, 29(3):409-413.

[7] MANASTER ANDREWS, PETERSILGE ROBERTS. 影像专家鉴别诊断　骨关节肌肉分册[M]. 程晓光, 译. 北京: 人民军医出版社, 2012.

九、椎体后部扇形异常

【定义】

椎体后部扇形异常,又称椎体后部扇形压迹征(posterior vertebral scalloping sign),指在脊柱影像学检查中,一个或多个椎体后缘呈扇形凹陷改变。约50% 以上的正常人群椎体后缘可出现轻微凹陷,是一种正常的生理变异。

【病理基础】

通常为椎体受外部压力作用,使椎体后缘骨皮质产生扇贝状凹陷,也可见于椎管内压力正常的椎体疾病。

【征象描述】

1. **X线**　椎体后缘可见弧形扇形压迹,边界清楚(图 6-1-29),常可见硬化缘。

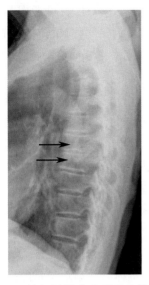

图 6-1-29　神经纤维瘤病所致胸椎椎体后部扇形异常 X 线表现
胸椎侧位片示 T6、7 椎体后部见扇形压迹,边缘清楚、硬化,密度增高(黑箭)

2. **CT**　能清楚地显示病变的位置、边界、形态、密度,还可以清楚显示椎管扩大情况及椎体形态。增强扫描可更好地显示病灶性质。同时可根据病变的位置、形态、与周围结构的关系推断其起源(图 6-1-30)。

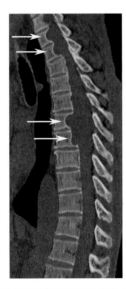

图 6-1-30　神经纤维瘤病所致多个胸椎椎体后部扇形异常 CT 表现
胸椎 CT 骨窗矢状位重建示 T1、2、6、7 椎体后部多个扇形压迹,边缘光整(白长箭),相应椎管扩大

3. **MRI**　可更好显示病变的信号特点,观察病灶与椎体及椎管的关系。与 X 线和 CT 相比,MRI 具有更好的软组织分辨率,可以更清晰地显示病变内

部组成成分(图 6-1-31)。

【相关疾病】(表 6-1-16)

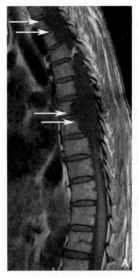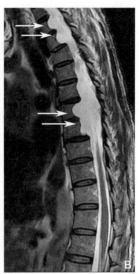

图 6-1-31　神经纤维瘤病所致多个胸椎椎体后部扇形异常 MRI 表现
胸椎 MRI T1WI 序列矢状位(A)、T2WI 抑脂序列矢状位(B)示 T1、2、6、7 椎体后部多个扇形压迹(白箭),相应硬膜囊扩大

表 6-1-16　椎体后部扇形异常相关疾病

常见疾病	少见疾病	罕见疾病
室管膜瘤	副神经节瘤	Loeys-Dietz 综合征
神经鞘瘤	椎间盘突出症	Morquio 综合征
皮样囊肿	强直性脊柱炎	Hurler 综合征
表皮样囊肿	肢端肥大症	
脂肪瘤	节细胞神经瘤	
交通性脑积水	慢性硬膜外血肿	
脊髓空洞症	硬膜外脂肪增多症	
软骨发育不全		
神经纤维瘤病		
马方综合征		
Ehlers-Danlos 综合征		

【分析思路】

椎体后部扇形异常,分析思路如下:

第一,观察椎体后部扇形异常累及范围,如为局限性累及,则需考虑椎管内占位性病变;观察占位具体位置及强化方式,如位于硬膜内脊髓或马尾区,并可见病灶肿瘤不均匀强化,则多为室管膜瘤;如肿瘤位于硬膜外,并可见强化,则需考虑神经源性肿瘤,如神经鞘瘤、副神经节瘤等;如病变位于椎管内,并且无强化或环状强化,则需观察病灶与邻近椎间盘的关系,判断是否为椎间盘突出/游离的髓核;如病

变位于椎管内,无强化,且与椎间盘无关系,需考虑椎管内皮样囊肿、表皮样囊肿、蛛网膜囊肿可能,再根据病变信号特征进行鉴别;若病变明确位于硬膜外且无强化时,密度较高或信号较混杂,需考虑硬膜外血肿可能,但有时血肿也可强化,此时与肿瘤鉴别较为困难;当硬膜外、椎旁肌可见弥漫性脂肪浸润,需考虑硬膜外脂肪增多症。

第二,广泛的椎体后部扇形异常,需首先明确是否合并椎管狭窄;如椎管狭窄,椎弓根较短且间距缩小,椎弓根间距向脊柱的尾端逐渐发展变窄,则可诊断软骨发育不全。

第三,广泛的椎体后部扇形异常,合并椎管扩大,应观察脊髓及椎管周围结构有无异常;若无其他异常,则应考虑交通性脑积水;若脊髓增粗,其内见脑脊液样信号,考虑脊髓空洞症;若椎管内外可见较大肿块、脊膜膨出等征象,则需考虑神经纤维瘤病。

第四,广泛的椎体后部扇形异常,合并椎管扩大,还需观察是否合并其他器官系统的疾病,判断是否为遗传代谢性疾病及结缔组织疾病;若合并有其他椎体多发形态异常,如椎体呈卵圆形,椎体前缘高度减低,椎体前部变尖呈舌状,L1、2椎体变小,需考虑黏多糖病(Ⅳ型 Morquio 综合征、Hurler 综合征等);若合并胸腰段楔形变及畸形椎骨,皮肤和血管脆弱,皮肤弹性过高,关节活动过大,可考虑 Ehlers-Danlos 综合征;若合并脊柱韧带钙化,椎体呈竹节状,骶髂关节炎或骨性强直,则考虑强直性脊柱炎;若合并蜘蛛指(趾)、胸主动脉瘤等,则考虑马方综合征;若合并四肢及颜面骨增粗,以指、掌骨明显,爪隆突增大,皮肤粗糙增厚等,则考虑肢端肥大症。以上疾病,影像学具有一定特征性,但仍需结合临床症状和实验室检查综合分析,遗传性疾病最终由染色体检查做出诊断。

【疾病鉴别】

椎体后部扇形异常作为一个影像征象,分析时需要结合椎管内外情况,并结合临床信息进行诊断和鉴别诊断。

1. 常见的椎体后部扇形异常的疾病的主要鉴别诊断要点见表 6-1-17。

2. 基于临床信息的鉴别诊断流程见图 6-1-32。

表 6-1-17　椎体后部扇形异常在几种不同常见疾病的主要鉴别诊断要点

疾病	影像特征	主要伴随征象/临床	鉴别要点
室管膜瘤	多位于圆锥及终丝,病灶边界清,易囊变、坏死或出血,信号不均匀,强化程度不一	多见于 30 岁以上	黑帽征(提示有陈旧性出血);可见脊髓中央管扩张
神经鞘瘤	多位于下胸椎及腰椎区域,多信号不均匀,40% 以上可发生坏死、囊变或出血,增强多呈明显环形强化或分隔样强化	多见于 40~50 岁	病变位于椎管内外时,表现哑铃型(沿神经根走行,穿出椎间孔向外延伸);神经出入征
皮样囊肿	腰骶部最常见,病变呈类圆形,边界清楚,密度常低于脑脊液,MRI 信号复杂,增强囊内不强化,偶有囊壁轻度强化	主要发生于儿童;可合并其他畸形如:脊柱裂、脊膜膨出、皮毛窦及背部皮肤异常等	囊壁及囊腔可钙化;囊内角蛋白可呈高密度
表皮样囊肿	胸腰段最常见,病变边缘光滑,CT 接近脑脊液密度,MRI 信号复杂,增强后无强化或环形强化	20~40 岁之间,男性多于女性	DWI 呈高信号;病变包膜一般呈等 T1、T2 信号
脂肪瘤	CT 上呈脂肪密度,T1WI、T2WI 均呈高信号,边界清	多见于 11~30 岁的青少年	T2 抑脂序列呈低信号
交通性脑积水	椎管硬膜囊扩大;脑室系统普遍扩大,脑沟脑裂变窄	颅内压增高症状	四脑室扩大为其特征;间质性水肿发生率不高且程度相对轻
脊髓空洞症	纵向分布于髓内的条状、串珠状或囊状长 T1 长 T2 信号,空洞内可有分隔	通常 20~30 岁发病;节段性分离性感觉障碍、肌萎缩;常合并小脑扁桃体下疝、脊柱裂等先天发育异常	脑脊液流空现象(T2WI 高信号空洞内梭形或斑片状低信号)
神经纤维瘤病	神经根分布区多发软组织肿块影,呈结节状、梭形、哑铃状,致使椎间孔扩大,可合并脊膜膨出	常染色体显性遗传病;主要累及皮肤、周围神经及中枢神经系统,常伴牛奶咖啡斑	T1WI 上病变多与脊髓和肌肉信号相似,T2WI 呈混杂高信号,增强后明显强化

续表

疾病	影像特征	主要伴随征象/临床	鉴别要点
Ehlers-Danlos 综合征	椎管硬膜囊扩大	常染色体显性遗传;皮肤弹性过高;关节活动度过大;皮肤和血管脆弱	胸腰椎楔形变及脊柱侧后凸畸形
马方综合征	椎管硬膜囊扩大;椎弓根间距增宽且变薄	常染色体显性遗传;身形瘦高,蜘蛛指(趾);鸡胸/漏斗胸;升主动脉扩张伴或不伴动脉瓣反流	伴腰椎滑脱的脊柱侧弯
软骨发育不全	椎体小,前后径短,前缘呈楔形,椎管狭窄;椎弓根较短且间距缩小	常染色体显性遗传;颅大面小,下颌突出;四肢对称性缩短,手指短粗呈三叉戟样;腹膨、臀翘;智力与性发育正常	椎弓根间距向脊柱的尾端逐渐狭窄

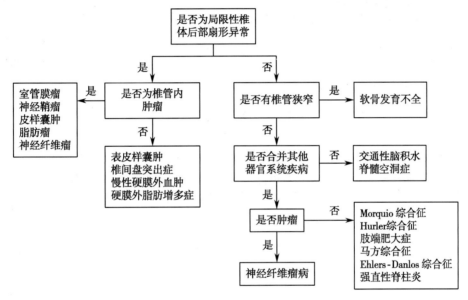

图 6-1-32 椎体后部扇形异常的鉴别诊断流程图

参 考 文 献

[1] WAKELY S L. The posterior vertebral scalloping sign[J]. Radiology, 2006, 239(2): 607-609.

[2] FUKATSU S, OGIHARA S, IMADA H, et al. Chronic spontaneous epidural hematoma in the lumbar spine with cauda equina syndrome and severe vertebral scalloping mimicking a spinal tumor: a case report[J]. BMC Musculoskeletal Disorders, 2022, 23(1): 1-6.

[3] SENER R N. Epidural, paraspinal, and subcutaneous lipomatosis[J]. Pediatric radiology, 2003, 33: 655-657.

十、椎体前缘扇形异常

【定义】

椎体前缘扇形异常,又称椎体前缘扇形压迹征(anterior vertebral scalloping sign),指在脊柱影像学检查中,一个或多个椎体前缘呈扇形凹陷改变。

【病理基础】

不同病变有不同的病理学特征,良/恶性肿瘤为相应肿瘤细胞的聚集,导致椎体前缘的骨质压迫吸收或骨质破坏;感染性疾病如结核为结核肉芽肿、干酪样坏死物积聚及死骨的形成;主动脉瘤为主动脉壁中层弹力纤维变性、断裂或坏死和丧失弹性,导致局部脆弱,并在主动脉腔内高压血流的冲击下,动脉局部薄弱处向外膨出扩大,导致椎体前缘骨质吸收。

【征象描述】

1. X线 能够显示椎体密度有异常的病灶,时常病灶隐匿,较易漏诊。单纯溶骨性骨质破坏则密度减低,伴有骨质硬化或有死骨形成则密度较高。良性病变边界多清楚,恶性病变边界多模糊,炎性病变边界欠清或清晰(图6-1-33)。

2. CT 能清楚地显示病变的位置、边界、形态、密度(是否伴有液化坏死、钙化和骨化),还可以显示周围结构是否伴有推移、压迫和侵犯情况。增强扫描可更好地区分肿块与邻近组织,判断病变血供情

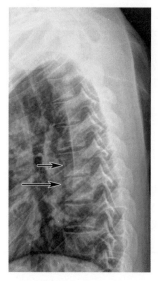

图 6-1-33　脊柱结核所致 T6、7 椎体前缘扇形异常 X 线表现

胸椎侧位片示 T6 椎体前缘轻度扇形压迹（黑短箭），T7 椎体前部骨质密度不均（黑长箭）

况及与周围血管关系。同时可根据病变的位置、形态、与周围结构的关系推断其起源（图 6-1-34）。

3. MRI　根据病变的不同信号判断其可能的成分，与 X 线和 CT 相比，MRI 显示病变的敏感性更高，可以更清晰地显示是否合并椎管及椎旁的异常，但对于钙化、骨化显示较差（图 6-1-35）。

【相关疾病】（表 6-1-18）

【分析思路】

椎体前缘扇形异常，分析思路如下：

第一，首先明确是否有椎体骨质破坏，椎间盘信号及形态是否正常；如一个椎体以上骨质破坏，并累

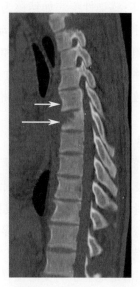

图 6-1-34　脊柱结核所致 T6、7 椎体前缘扇形异常 CT 表现

胸椎骨窗矢状位重建示 T6 椎体前缘轻度扇形压迹（白短箭），T7 椎体前缘明显扇形异常（白长箭）

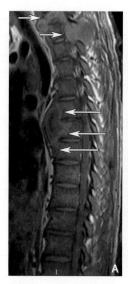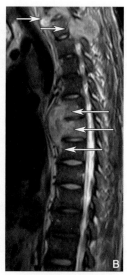

图 6-1-35　脊柱结核所致 T6、7 椎体前缘扇形异常 MRI 表现

胸椎 MRI T1WI 序列矢状位（A）示 T6、7、8 椎体前缘扇形异常（长白箭），椎前软组织呈不均匀等低信号，以及 T1/2 椎间隙及 T2 椎体后部不规则稍高信号（短白箭）；T2WI 抑脂序列矢状位（B）示椎前及椎体内不均匀高信号，椎体内骨质破坏（长白箭）；T1/2 椎间隙及 T2 椎体后部不规则高信号（短白箭），相邻椎体边缘骨质破坏

表 6-1-18　椎体前缘扇形异常相关疾病

常见疾病	少见疾病	罕见疾病
脊柱结核	炎性淋巴结增大	唐氏综合征
神经纤维瘤病	转移性淋巴结肿大	Shprintzen 综合征
胸腹主动脉瘤	囊肿	
淋巴瘤	脊索瘤	
转移瘤	假性动脉瘤	
骨髓瘤	骨巨细胞瘤	

及椎间盘，需考虑脊柱感染，结核等，与其他感染引起的慢性肉芽肿或脓肿鉴别有一定困难，如肉芽肿或脓肿内出现钙化，则结核的可能性大；如椎体骨质破坏而椎间盘正常，则需考虑淋巴瘤、骨髓瘤、转移性肿瘤等恶性肿瘤，再进一步观察是否有全身淋巴结肿大，是否存在骨质疏松的背景，是否有原发肿瘤病史及多发椎体骨质破坏，可以对以上疾病做出鉴别；有时感染形成的肉芽肿与单椎肿瘤性病变难以鉴别，此时需要结合临床症状和实验室检查，病程长短、是否存在发热、白细胞计数、血沉、C反应蛋白等指标情况进行综合分析，有时候最终真相需要依靠穿刺活检的病理结果。

第二，当椎体呈单纯压迫性扇形改变时，则需观察其周围结构，是否存在良性占位性病变压迫椎体前缘，最常见于主动脉瘤，观察其与主动脉血管关系即可诊断，少见于其余脊柱前方良性病变，如炎性淋巴结增大、囊肿等，可根据其密度/信号特征，结合临

床病史及实验室检查进行鉴别;有时椎体不止前缘出现扇形异常,其侧缘及后缘亦可观察到扇形异常,该征象多见于神经纤维瘤病中。

第三,以上情况都不符合时,考虑为椎体发育性异常,一般见于引起脊柱发育迟缓的遗传性疾病,如唐氏综合征、Shprintzen 综合征等,可结合其临床症状、影像学检查及实验室检查综合分析,最终由染色体检查做出诊断。

【疾病鉴别】

椎体前缘扇形异常作为一个影像征象,分析时需要结合椎体、椎间盘及椎旁情况,并结合临床信息进行诊断和鉴别诊断。

1. 常见的椎体前缘扇形异常的疾病的主要鉴别诊断要点见表 6-1-19。

2. 基于临床信息的鉴别诊断流程见图 6-1-36。

表 6-1-19 椎体前缘扇形异常在几种不同常见疾病的主要鉴别诊断要点

疾病	影像特征	鉴别要点	主要伴随征象/临床
胸腹主动脉瘤	主动脉局部或弥漫性扩张,累及主动脉壁全层	直径超过正常动脉直径的 1.5 倍或以上	常见于动脉粥样硬化,也可见于创伤、感染(结核、梅毒等)或遗传综合征(马方综合征、Ehlers-Danlos 综合征等)
脊柱结核	椎体前缘扇形异常最常见于韧带下型结核;骨质破坏,邻近髓腔水肿,椎旁冷脓肿形成	CT 上见沙砾状死骨片,肉芽肿或脓肿内发现钙化	低热盗汗,血沉加快,C 反应蛋白升高;肺结核病史
神经纤维瘤病	神经根分布区多发软组织肿块影,呈结节状、梭形、哑铃状,致使椎间孔扩大,可合并脊膜膨出	T1WI 上病变多与脊髓和肌肉信号相似,T2WI 呈混杂高信号,增强后明显强化;肿块较大时,相邻椎体前缘、后缘、侧缘均可见扇形压迹征	常染色体显性遗传病;主要累及皮肤、周围神经及中枢神经系统,常伴牛奶咖啡斑
淋巴瘤	溶骨性骨质破坏,浸润性生长,少数伴硬化,椎旁肿块明显,可累及附件;信号均匀,轻中度均匀强化	椎间盘不累及而包埋于肿块内;淋巴瘤引起的脊柱前淋巴结肿大亦可引起椎体前缘扇形	30～40 岁多见
转移瘤	溶骨性/混合性骨质破坏,多伴椎弓根破坏;通常多椎体受累,呈"跳跃征"	椎间隙正常;脊柱前转移性淋巴结肿大亦可引起椎体前缘扇形	原发肿瘤(乳腺、肺、肾、甲状腺等)病史
骨髓瘤	多发性溶骨性骨质破坏,浸润性生长,少数治疗后可见硬化性改变;广泛骨质疏松,常见椎体病理性压缩骨折	椒盐征;软组织肿块位于破坏区周围,很少跨越椎间盘累及邻近椎旁;"微脑征"	40～80 岁

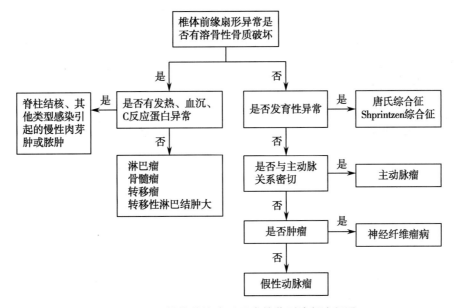

图 6-1-36 椎体前缘扇形异常的鉴别诊断流程图

参 考 文 献

[1] FUKATSU S,OGIHARA S,IMADA H,et al. Chronic spontaneous epidural hematoma in the lumbar spine with cauda equina syndrome and severe vertebral scalloping mimicking a spinal tumor:a case report [J].BMC Musculoskeletal Disorders,2022,23(1):1-6.

[2] KUBIHAL V,SHARMA R,KUMAR R G K,et al.Imaging update in spinal tuberculosis [J]. Journal of Clinical Orthopaedics and Trauma,2022,25:101742.

[3] YILDIZGOREN M T,OGUT H,KAYALI A,et al. Abdominal aortic aneurysm as a long time cause of low back pain and vertebral scalloping [J]. Pain Medicine,2016,17(2):372-373.

十一、椎体硬化

【定义】

椎体硬化(vertebral sclerosis)指骨组织修复、发育异常、成骨组织替代等多种原因导致的椎体骨质密度增高。

【病理基础】

椎体硬化多是由于成骨活动增加/破骨活动减少,正常骨小梁之间的脂肪被成骨组织、钙化等替代,或者发育过程中次级骨小梁未被改建吸收的残留部分,或者是病灶内肿瘤成骨/肿瘤间质化生成骨,导致椎体骨质密度增高。

【征象描述】

1. X线 椎体硬化在X线上表现为椎体骨质密度增高,可为单发、多发或广泛,形态可为结节状或斑片状,当病变较小或有重叠伪影干扰时诊断较困难(图6-1-37)。

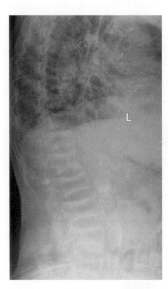

图 6-1-37 椎体硬化 X 线表现
男性,47岁,肾性骨病。胸腰段X线侧位片示多发胸腰椎椎体广泛骨质硬化,呈夹心椎样改变

2. CT 椎体硬化在CT上与X线表现相似,CT可检出微小病变,且无重叠伪影干扰,还能够更好地观察椎体硬化的形态及边界、是否合并溶骨性破坏及椎旁软组织异常等其他征象(图6-1-38、图6-1-39)。

3. MRI 表现为椎体信号异常,多呈T1WI序列低信号、T2WI-FS序列低或不均匀稍高信号,可为单发、多发或广泛,形态可为结节状或斑片状(图6-1-40)。

【相关疾病】

椎体硬化在临床工作中多见于以下几种情况:外伤性疾病、发育性疾病、代谢性或骨髓增生性疾病、中毒性或感染性疾病、骨肿瘤或肿瘤样病变,详见表6-1-20。

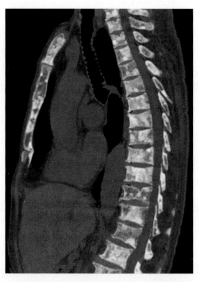

图 6-1-38 椎体硬化 CT 表现
男性,81岁,前列腺癌患者广泛成骨性转移瘤。胸部CT矢状位重建骨窗示胸骨、多个胸椎体及附件多发结节、斑片状骨质硬化,边界不清,密度不均匀

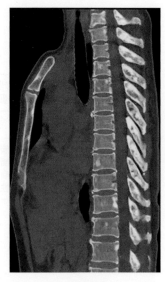

图 6-1-39 椎体硬化 CT 表现
女性,42岁,结节性硬化。胸部CT矢状位重建骨窗示胸骨、多个胸椎体及附件多发结节、斑片状骨质硬化,边界清晰,密度均匀

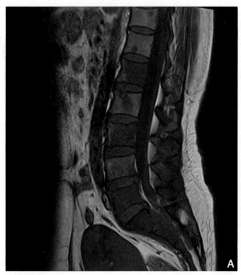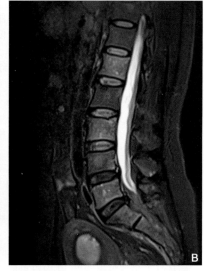

图 6-1-40　椎体硬化 MRI 表现

女性,47 岁,乳腺癌患者广泛成骨性转移。A.腰椎 MRI 平扫 T1WI 序列矢状位示多发胸腰骶椎椎体斑片状、结节状低信号。B.腰椎 MRI 平扫 T2WI-FS 序列矢状位示多发胸腰骶椎椎体斑片状、结节状不均匀低、稍高信号影

表 6-1-20　椎体硬化相关疾病

常见疾病	少见疾病	罕见疾病
骨折修复愈合	淋巴瘤	氟骨症
急性压缩性骨折	朗格汉斯组织细胞	结节性硬化
骨岛	增生症	骨髓纤维化
骨内血管瘤	骨纤维结构不良	肥大细胞增
成骨性转移	布鲁氏杆菌脊椎炎	多症
肾性骨病	血液系统疾病相关	中轴骨骨软
椎体感染	骨改变	化症

【分析思路】

椎体硬化,分析思路如下:

第一,观察椎体硬化累及范围,单发病灶需考虑骨岛或骨肿瘤等,多发病灶需考虑成骨性转移、感染性疾病、骨纤维结构不良等,广泛病灶需考虑代谢性、骨髓增生性疾病、成骨性骨转移瘤、淋巴瘤等。

第二,观察椎体硬化形态,结节状需考虑骨岛或良恶性骨肿瘤,斑片状需考虑感染性疾病、成骨性转移等,椎体弥漫硬化需考虑代谢性疾病、骨髓增生性疾病。

第三,观察椎体硬化是否累及附件,累及附件的恶性病变需考虑成骨性转移、恶性骨肿瘤等,良性病变需考虑结节性硬化等。

第四,观察是否累及椎间隙,累及椎间隙多考虑感染性疾病。

第五,观察椎体硬化的边界,边界清楚需考虑发育性病变或良性骨肿瘤,边界模糊需考虑恶性骨肿瘤、代谢性、感染性、骨髓增生性等病变。

第六,观察椎体形态,椎体形态改变需考虑外伤性病变、骨肿瘤合并病理性骨折、椎体肥大等疾病。

第七,结合临床病史,是否有肾功能不全、血液系统疾病、其他部位肿瘤病史等。

【疾病鉴别】

椎体硬化作为一个影像征象,分析时需要结合累及椎体数量、椎体硬化形态、椎弓及椎间隙改变、临床信息进行诊断和鉴别诊断。

1. 常见引起椎体硬化的疾病的主要鉴别诊断要点见表 6-1-21。

2. 基于临床信息的鉴别诊断流程见图 6-1-41。

表 6-1-21　椎体硬化在几种不同常见疾病的主要鉴别诊断要点

疾病	影像特征	主要伴随征象/临床	鉴别要点
骨折修复愈合	椎体形态异常,骨折处出现斑片状骨痂形成	外伤史或骨质疏松症	骨折处出现骨质硬化
急性压缩性骨折	椎体楔形变,骨小梁重叠形成椎体上缘条带状密度增高影	外伤史	椎体楔形变,骨小梁嵌插带状高密度影

疾病	影像特征	主要伴随征象/临床	鉴别要点
骨岛	髓腔内边界清楚光滑的结节状或类圆形高密度影,MRI 的 T1WI 和 T2WI 呈低信号结节	无特殊临床表现	边界清楚光滑,密度/信号均匀
骨内血管瘤	椎体内栅栏样或蜂窝样不均匀骨质硬化,纵行骨小梁增粗;MRI 多表现为 T1WI 及 T2WI 均高信号	无特殊临床表现	边界清楚,呈特征栅栏样或灯芯绒征
肾性骨病	骨小梁增粗、密度增高,可相互融合呈弥漫性骨质密度增高,以中轴骨为著,椎体上下缘硬化,呈"夹心椎"样改变	长期肾功能不全病史,临床表现可为骨痛、肌无力、骨骼畸形	先有肾功能不全病史,再有椎体硬化改变,多见于慢性肾功能不全患者
成骨性/混合性骨转移瘤	结节状、斑片状高密度影,病灶可呈跳跃式分布,MRI 通常表现为长 T1 短 T2 信号,增强扫描轻度或无强化	原发肿瘤(乳腺癌、肺癌、前列腺癌等)病史	椎间隙正常,边界不清,常累及附件
椎体感染	椎体溶骨性骨质破坏的同时有骨质修复硬化改变	感染症状	可有椎间隙异常,椎旁脓肿形成
骨纤维结构不良	累及脊柱时常多骨发病,可呈囊性骨质破坏,CT 呈软组织密度,其内可有磨玻璃样密度及斑片高密度影,边缘有明显硬化边;MRI 表现为 T1WI 呈低信号,T2WI 呈混杂信号	主要症状为相应脊柱节段钝痛	膨胀性骨质破坏,磨玻璃密度,周围有硬化边
朗格汉斯组织细胞增生症	早期虫蚀样、地图样溶骨性骨质破坏,可有软组织肿块形成,消退期骨质破坏范围缩小、边缘骨质修复硬化,软组织肿块范围缩小,椎间隙正常	ESR 增高常见,局部疼痛,活动受限	胸椎多见,可累及椎弓,多为单发,修复期病变范围缩小、骨质硬化,可呈典型"扁平椎"改变
淋巴瘤	骨质硬化型淋巴瘤相对少见,可表现为溶骨性骨质破坏伴边缘硬化,也可表现为椎体弥漫性骨质硬化	脾大、贫血等症状	可累及椎弓,晚期呈象牙椎样改变
骨髓纤维化	松质骨弥漫性骨质硬化,椎体形态正常,在 MRI 上特异性较高,T1WI 和 T2WI 均可表现为等信号背景下的斑片状低信号或弥漫性低信号	贫血、乏力、低热、体重减轻等,肝脾大	MRI 可显示骨髓转化改变,扫及腹部可见肝脾弥漫肿大改变
结节性硬化	骨内多发斑点状、结节状骨质硬化,可融合成片	面部纤维血管瘤、癫痫发作、智力障碍等	边界清晰,可累及附件

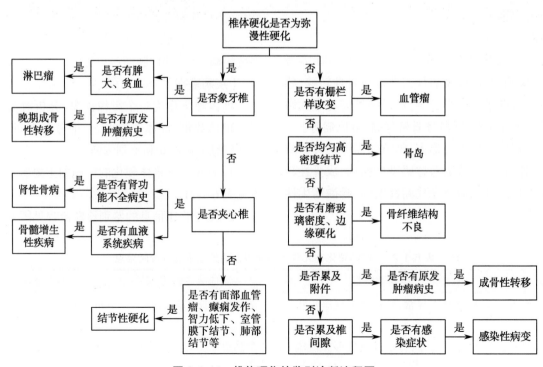

图 6-1-41 椎体硬化的鉴别诊断流程图

参 考 文 献

[1] WENADEN AE,SZYSZKO TASAIFUDDIN A.Imaging of periosteal reactions associated with focal lesions of bone. Clin Radiol,2005,60(4):439-456.

[2] WEHRLI FW,LEONARD M B,SAHA PK. Quantitative high-resolution magnetic resonance imaging re eveals structural implications of renal osteodystrophy on trabecular and cortical bone.Magn Reson Imaging,2004, 20(1):83-89.

[3] CLORAN F,BANKS KP.AJR teaching fle:diffuse osteosclerosis with hepatosplenomegaly.AJR Am J Roentgenol,2007,188(3 suppl):S18-S20.

十二、椎体骨赘

【定义】

椎体骨赘(vertebral osteophyte)指在椎体边缘形成的骨性增生物,呈基底宽、尖端细的粗刺状突起。

【病理基础】

骨赘形成的原因有两种,一是由于椎体间过度运动、纤维环和韧带的异常应力分布等导致的病理性刺激在椎体边缘形成骨膜下新生骨;二是由于椎体韧带组织细胞增生、成纤维细胞骨化形成的韧带骨赘。

【征象描述】

1. X线　椎体骨赘在X线上表现为椎体边缘高密度骨性突起,形态多表现为唇样、鸟嘴样或骨桥(图6-1-42)。

2. CT　椎体骨赘在CT上与X线表现相似,CT

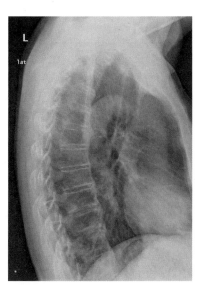

图6-1-42　椎体骨赘X线表现
男性,60岁,DISH病。胸椎X线侧位片示胸椎前缘多发平滑骨桥形成

相比于X线能够更好观察骨赘位置及形态,还能够发现椎体本身有无骨质破坏/骨质硬化、椎旁软组织有无异常等其他征象(图6-1-43、图6-1-44)。

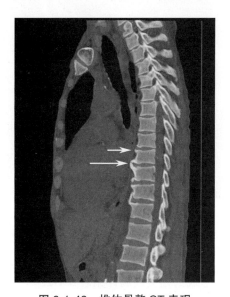

图6-1-43　椎体骨赘CT表现
男性,57岁,胸椎退行性脊柱关节病。胸部CT矢状位重建骨窗示胸椎唇样骨赘(短箭)及鸟嘴样骨赘形成(长箭)

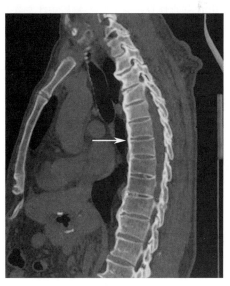

图6-1-44　椎体骨赘CT表现
男性,62岁,DISH病。胸部CT矢状位重建骨窗示胸椎前缘多发平滑骨桥形成(箭)

3. MRI　椎体骨赘在MRI上以T1WI序列较好观察,骨赘较小时在MRI上表现为向外突起的T1WI低信号皮质边,骨赘较大时骨赘内可有T1WI高信号骨髓与正常椎体骨髓相延续(图6-1-45)。

【相关疾病】

椎体骨赘形成在影像学上可分为椎体骨赘和韧带骨赘,椎体骨赘起源于椎体本身,韧带骨赘起源于纤维环和脊柱韧带,两者在影像学上有时较难区分,

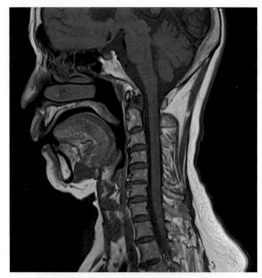

图 6-1-45 椎体骨赘 MRI 表现
女性,69 岁,颈椎退行性脊柱关节病。颈椎 T1WI 矢状位示颈椎前缘多发唇样骨赘形成

椎体骨赘形成的相关疾病详见表 6-1-22。

表 6-1-22 椎体骨赘形成相关疾病

常见疾病	少见疾病	罕见疾病
退行性脊柱关节病	瘫痪后改变	氟骨症
DISH 病	强直性脊柱炎	银屑病性关节炎
	维生素 A 中毒	Reiter 综合征
	SAPHO 综合征	尿黑酸尿症
	布鲁氏杆菌脊柱炎	甲状旁腺功能减退症

【分析思路】

椎体骨赘,分析思路如下:

第一,观察骨赘的范围即累及连续椎体的数量,如小于连续 3 个椎体出现骨赘,多为退行性脊柱关节病所致;如超过连续 3 个椎体出现骨赘,则需鉴别 DISH 病、强直性脊柱炎、中毒及代谢性相关疾病等。

第二,观察骨赘形态,如为尖刺样、爪形、鸟嘴样、一字形骨赘多为退行性脊柱关节病;如为骨桥样骨赘,则需鉴别 DISH 病、强直性脊柱炎、中毒及代谢性相关疾病等。

第三,观察骨赘位置,退行性脊柱关节病形成的椎体骨赘多位于椎体前方;DISH 病、维生素 A 类药物中毒多为前纵韧带骨化,骨赘形成多大于连续 3 个椎体,且骨赘平滑连续;强直性脊柱炎常形成广泛椎体前后缘及两侧韧带骨赘。

第四,骨赘分布特点,退行性脊柱关节病骨赘多先累及承重的下颈椎及腰椎,DISH 病多先累及非承重的胸椎,维生素 A 类药物中毒多先累及颈椎,强直性脊柱炎先累及骶髂关节。

第五,观察椎间隙,DISH 病常无明显椎间盘退变表现,椎间隙无狭窄;退行性脊柱关节病多合并椎间盘退变;尿黑酸尿症多有椎间隙明显狭窄,椎间盘钙化;感染性疾病可合并椎间隙破坏。

第六,观察是否合并椎体硬化改变,如是,则需考虑感染性、代谢性、中毒性相关疾病。

第七,需结合特定病史,如 HLA-B27 阳性、感染症状、维生素 A 类药物或氟化物长期接触史等。

【疾病鉴别】

椎体骨赘作为一个影像征象,分析时需要结合骨赘范围、形态、位置、分布特点及其他椎间隙、椎小关节的情况,以及临床信息进行诊断和鉴别诊断。

1. 常见椎体骨赘形成的疾病的主要鉴别诊断要点见表 6-1-23。

2. 基于临床信息的鉴别诊断流程见图 6-1-46。

表 6-1-23 骨赘形成在几种不同常见疾病的主要鉴别诊断要点

疾病	影像特征	主要伴随征象/临床	鉴别要点
退行性脊柱关节病	脊柱前缘骨性突起形成,骨赘形态多为尖刺样、爪形、一字形、鸟嘴样,常伴有椎间盘退变表现,如椎间隙狭窄、真空征等	中老年人,从事体力劳动者好发;HLA-B27 阴性	多位于下颈椎及腰椎,通常无前纵韧带广泛钙化,累及胸椎、椎体两侧发生较晚
DISH 病	至少连续 4 个相邻椎体前外侧缘骨赘形成;无明显椎间盘退行性变表现;椎间关节及骶髂关节无破坏、硬化、融合等征象,骨赘形态多为鸟嘴样、骨桥样	发病年龄多大于 50 岁,男性多见,实验室检查常有血糖血脂等代谢相关指标异常,HLA-B27 阴性	好发于非负重关节,多从胸椎开始
强直性脊柱炎	两侧骶髂关节间隙狭窄硬化,椎体前缘平直呈方椎畸形,椎体前后缘及两侧韧带钙化呈竹节椎改变,骨赘形态多为鸟嘴样、骨桥样	发病年龄多小于 30 岁,男性多见,临床有疼痛、活动受限、脊柱畸形表现,HLA-B27 阳性,C 反应蛋白水平升高	两侧骶髂关节间隙狭窄硬化,并从骶髂关节开始向上累及脊柱,实验室检查有鉴别意义

续表

疾病	影像特征	主要伴随征象/临床	鉴别要点
维生素A中毒	表现类似DISH病,主要表现为骨肥厚、前纵韧带骨化导致椎体前缘骨桥形成	有长期服用维甲酸类药物病史,骨化的程度取决于药物的剂量和治疗持续时间	最常见于颈椎,椎体后缘变化不明显
SAPHO综合征	累及脊柱早期表现为椎角炎、椎板炎、椎间盘炎等,可导致椎间隙狭窄,多从胸椎受累开始,椎体可有斑片状骨质硬化,晚期导致大量椎体韧带骨赘形成、椎旁骨化形成	多合并皮肤损害症状,有脓疱、痤疮等,发病年龄40~60岁,女性多见	多合并胸锁、胸肋关节骨炎、骨肥厚表现,累及脊柱以椎角、椎板病变为著,椎体斑片状骨质硬化,可有椎间隙狭窄
氟中毒	椎体骨质弥漫性硬化,椎体边缘骨桥样骨赘形成	长期氟化物接触史	除韧带骨化外有广泛椎体硬化改变
尿黑酸尿症	椎体边缘骨桥样骨赘形成,伴椎间隙明显狭窄,椎间盘钙化,椎体"夹心饼"样改变	黑尿症	伴有广泛椎间隙明显狭窄,椎间盘钙化,椎体终板硬化
布鲁氏杆菌脊柱炎	累及腰椎多见,早期表现为骨质疏松、骨质破坏,后期表现为斑片状骨质硬化,椎体边缘骨质增生修复形成骨赘	发热、多汗、头痛、关节痛等	低位腰椎多见,多侵及1~2个椎体边缘,3个以上椎体少见,可出现椎间盘破坏,椎间隙变窄,无死骨形成

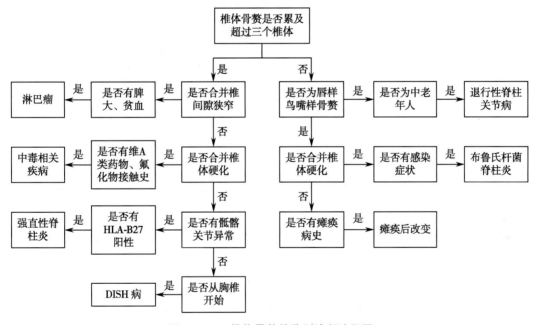

图 6-1-46　椎体骨赘的鉴别诊断流程图

参 考 文 献

[1] JONES MD, PAIS MJ, OMIYA B.Bony overgrowths and abnormal calckfications about the spine.Radiol Clin North Am,1988,26(6):1213-1234．

[2] KUPERUS JS, MOHAMED HOESEIN FAA, DE JONG PA.Diffuse idiopathic skeletal hyperostosis:Etiology and clinical relevance. Best Pract Res Clin Rheumatol,2020, 34(3):101527.

[3] BIEBER A, MASALA IF, MADER R,et al. Differences between diffuse idiopathic skeletal hyperostosis and spondyloarthritis.Immunotherapy,2020,12(10):749-756.

[4] MADER R, BARALIAKOS X, ESHED I.Imaging of diffuse idiopathic skeletal hyperostosis(DISH).RMD Open,2020,6(1):e001151.

十三、椎体溶骨性破坏

【定义】

椎体溶骨性破坏(vertebral osteolytic destruction)指椎体局部骨质为病理组织所取代而造成的骨组织的缺失,可以由多种原因引起,包括肿瘤、感染、血液系统疾病、代谢性疾病等。

【病理基础】

椎体溶骨性骨质破坏的病理基础可以归结为

骨吸收过程过度活跃和骨形成失衡,骨吸收过程过于活跃,导致骨组织被过度吸收和破坏,骨形成的能力不足,无法及时填补骨吸收所形成的空洞,导致椎体骨质破坏的进一步加剧。这种失衡导致椎体骨质破坏,进而引起疼痛、畸形和功能障碍等症状。

【病理基础】

1. X 线　表现为椎体骨质密度减低、骨结构破坏消失,轮廓多不规则,边界模糊(图 6-1-47);由于骨质破坏,椎体还可能出现塌陷或变形,邻近椎间隙可能继发狭窄。

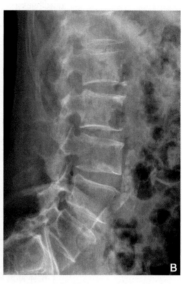

图 6-1-47　椎体溶骨性破坏 X 线表现
男性,60 岁,L3 椎体转移瘤。A. 腰椎正位片示 L3 椎体并左侧附件溶骨性骨质破坏;B. 腰椎侧位片示 L3 椎体溶骨性骨质破坏

2. CT　可以更清晰地显示椎体的骨质破坏情况,溶骨性骨破坏通常表现为骨质的局部溶解和破坏,形成虫蚀样或均匀的低密度区域。可以是单发,可以是多发,可以清楚显示破坏是否累及椎弓根等附件骨质;同时 CT 可以显示骨质破坏区域周围是否有软组织异常(图 6-1-48)。

3. MRI　对软组织有更好的分辨能力,因此对于评估骨髓病变、周围软组织及椎管内结构的优势明显。椎体溶骨性破坏时,MRI 可能显示椎体或合并附件异常的髓内信号,包括骨髓水肿、肿块形成,以及与邻近结构的关系(图 6-1-49、图 6-1-50)。

【相关疾病】

椎体溶骨性破坏在临床工作中多见于以下两种情况:感染、肿瘤,还见于血液系统疾病、代谢性疾病,详见表 6-1-24。

【分析思路】

椎体溶骨性破坏分析思路如下:

第一,识别椎体破坏是仅单椎还是多个椎体累

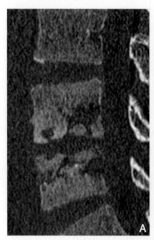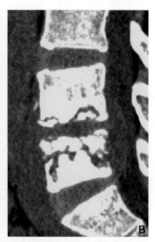

图 6-1-48　椎体溶骨性破坏 CT 表现
男性,22 岁,L4~5 椎体结核。A. 腰椎 CT 骨窗矢状位重建示 L4~5 椎体溶骨性骨质破坏,边缘不清,终板不规则,破坏区内可见沙砾样死骨形成,相应椎间隙轻度狭窄;B. 腰椎软组织窗矢状位示 L4~5 椎旁软组织肿胀明显,L4~5 椎体后方硬膜外脓肿形成

表 6-1-24　椎体溶骨性破坏相关疾病

常见疾病	少见疾病	罕见疾病
多发性骨髓瘤	朗格汉斯细胞组织细	骨肉瘤
转移性肿瘤	胞增生症	软骨肉瘤
结核	骨巨细胞瘤	血吸虫感染
血管瘤	浆细胞瘤	包虫病
化脓性脊椎炎	动脉瘤样骨囊肿	
脊索瘤	布鲁氏杆菌脊柱炎	
	慢性复发性多灶性骨	
	髓炎	

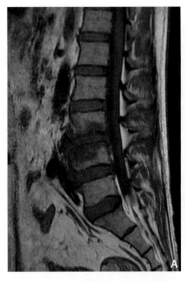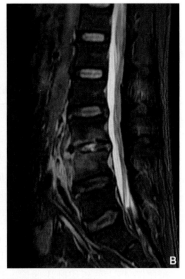

图 6-1-49 椎体溶骨性破坏 MRI 表现

女性,14 岁,L3~4 椎体化脓性脊柱炎。A. 腰椎 MRI 平扫 T1WI 序列示 L3~4 椎体内见不规则片状低信号,边界不清,相邻椎板破坏;B. 腰椎 MRI 平扫 T2 抑脂序列示 L3~4 椎体内见不规则片状高信号,椎间盘信号增高,椎旁软组织肿胀

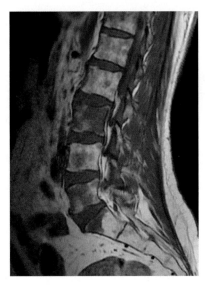

图 6-1-50 椎体溶骨性破坏 MRI 表现

男性,45 岁,腰椎多发性骨髓瘤。腰椎 MRI 平扫 T1WI 矢状位示 T12~S2 椎体、附件多发低信号溶骨性破坏,边界不清,L2 椎体内呈"椒盐征"改变

及,如为单个椎体,主要需要鉴别肿瘤与感染,观察椎旁软组织是否有异常(肿胀/肿块),椎间隙是否有累及,单椎的感染相对少见,还可以结合实验室检查(血沉、C 反应蛋白等炎症指标),如能排除感染性病变,则先考虑原发性肿瘤/肿瘤样病变,如血管瘤、骨巨细胞瘤、浆细胞瘤、动脉瘤样骨囊肿等,再根据是否伴有软组织肿块、"栅栏征""微脑征"等特征表现进行具体分析,当合并椎体塌陷时,可参考本节"六、单个椎体塌陷"。

第二,如果出现多个椎体溶骨性破坏时,先观察是否同时伴有广泛性骨密度异常,需要鉴别肿瘤(转移瘤、骨髓瘤、淋巴瘤等)、血液系统(白血病等)与代谢性疾病累及(骨质疏松症、肾性骨病等),此时往往合并椎体压缩塌陷,可参考本节"七、多个椎体塌陷"。对于中老年人脊柱广泛性密度减低时,需要仔细鉴别是否在骨质疏松症基础上合并肿瘤或感染的存在,可结合 MR 信号、增强特点及临床实验室检查进行综合分析。

第三,排除代谢性疾病及血液系统疾病所致椎体溶骨性破坏后,在鉴别脊柱肿瘤与脊柱感染时,一般情况下,感染多伴有椎间隙异常、椎旁软组织肿胀及骨髓水肿等,因椎体感染多为血源性,所以破坏多位于椎体前柱,且伴有终板破坏,相邻椎体受累;肿瘤性病变通常不累及椎间盘,破坏区域可伴有软组织肿块形成,增强扫描实体肿块强化,且肿瘤性病变多为单发或无规律性散发。当感染/肿瘤无特征性鉴别点时,应结合患者病史、临床症状及实验室检查分析,比如起病缓急,是否有特殊旅居史或 HIV 病史,是否有发热、血沉、C 反应蛋白等综合分析。

第四,在对肿瘤/感染性病变进行具体鉴别时,从椎体破坏是单椎或者多椎、发生部位、破坏是否累及附件,椎旁是否伴有软组织肿块,病变在 MRI 上的信号特点等方面进行识别,进一步判断出一些具有特征性表现的疾病,椎体破坏发生于胸腰椎、椎旁流注性脓肿多见于脊柱结核;骨质破坏多从边缘(椎弓根)向中央进展,边缘呈虫噬样改变多见于转移瘤。

【鉴别诊断思路】

椎体溶骨性破坏作为一个影像征象,分析时需要结合破坏的数目、累及的部位、邻近椎体、椎间隙、周围软组织情况,以及结合临床信息进行诊断和鉴别诊断。

1. 常见的椎体溶骨性破坏的疾病的主要鉴别诊断要点见表 6-1-25。

2. 基于临床信息的鉴别诊断流程见图 6-1-51。

表 6-1-25　椎体溶骨性破坏在几种不同常见疾病的主要鉴别诊断要点

疾病	影像特征	主要伴随征象	鉴别要点
脊柱结核	椎体终板形态不规则,骨质溶解,累及相邻椎体,椎间盘破坏少见	血沉加快,C 反应蛋白升高;结核病史	CT 内死骨片 椎旁流注性脓肿
转移瘤	骨质破坏常首先累及接近椎弓根的椎体后部,突破皮质后形成软组织肿块,常累及多个椎体	原发肿瘤(乳腺、肺、肾、甲状腺等)病史 中老年人多见	椎间隙正常
多发性骨髓瘤	弥漫性骨质疏松伴局部大的骨质溶解病灶	老年多见;尿中本周蛋白阳性	MRI 上可表现为"椒盐征",合并其他扁骨类似骨质破坏
脊索瘤	多发生于骶尾部,巨大软组织肿块伴骨质破坏,可延伸至椎间盘,多累及两个椎体以上,T2WI 上相对于椎间盘呈高信号且有低信号分隔,增强扫描可轻度强化	50～60 岁,儿童发病常位于斜坡	伴有不成比例的较大软组织肿块,病灶内多伴有无定形钙化,T2WI 上呈高信号且有分隔
淋巴瘤	浸润性生长,少数伴硬化,椎旁肿块明显,可累及附件;信号均匀,轻中度均匀强化	30～40 岁多见	破坏小,肿块大;肿瘤密实、均质;向后累及椎管时肿块包绕硬膜囊生长
浆细胞瘤	溶骨性破坏,伴椎体皮质膨胀,可向椎旁累及形成软组织	多见于 40 岁以上,单椎发病多见	微脑征
布鲁氏杆菌病	椎体形态较完整,附件及椎旁软组织多不累及,终板下穿凿状骨破坏	有牧区旅居史,典型者为波浪热	低位腰椎,L4 椎体前上部骨骺炎,可伴有骶髂关节炎
骨巨细胞瘤	常发生在骶椎,可累及附件,破坏区内常见出血,液-液平面	25～40 岁,多为单椎	肿瘤常合并出现,液-液平征

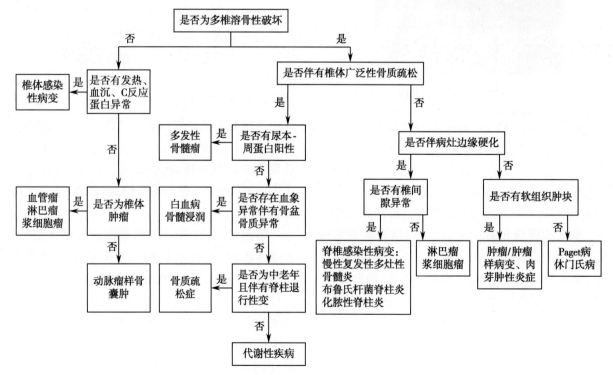

图 6-1-51　椎体溶骨性骨质破坏鉴别诊断流程图

（曾献军）

参 考 文 献

[1] BABIC M,SIMPFENDORFER CS.Infections of the Spine. Infect Dis Clin North Am,2017,31（2）:279-297.

[2] MOMJIAN R,GEORGE M.Atypical imaging features of tuberculous spondylitis:case report with literature review. J Radiol Case Rep,2014,8（11）:1-14.

[3] ARIYARATNE S,JENKO N,IYENGAR KP,et al.Primary benign neoplasms of the spine.Diagnostics（Basel）,2023,13（12）:2006.

[4] WEBER MA,BAZZOCCHI A,NÖBAUER-HUHMANN IM.Tumors of the spine:when can biopsy be avoided?. Semin Musculoskelet Radiol,2022,26（4）:453-468.

第二节　附件病变

一、附件密度增高

【定义】

附件密度增高（density increase in the posterior elements）指由于发生在附件部位的变异、骨折断裂、良恶性肿瘤等所引起的骨矿质在附件部位骨内的异常沉积。

【病理基础】

附件局部骨质密度增高,主要包括发生于附件的成骨性病变以及反应性骨硬化,病理基础为成骨活动增多或破骨活动减少,或两者同时存在,导致单位体积内的骨量增多。

【征象描述】

1. X 线　表现为位于脊柱附件的骨密度增高影。由于附件复杂的解剖结构,在 X 线图像中检测和定位相对困难,检出率和评估敏感度较低。

2. CT　可清楚显示附件骨质密度增高的病变,并评估病变范围、形态及是否伴有软组织肿块,尤其是在评估皮质破坏及显示细小肿瘤基质方面上有独特优势（图 6-2-1）。

3. MRI　附件密度增高的病变在 MRI 上表现为 T1WI 和 T2WI 序列与骨皮质一致的低信号,如骨岛等非肿瘤性病变呈局限性,如为肿瘤性性病变时,信号表现较为混杂,需结合 CT 表现、临床信息等进行综合分析。

【相关疾病】（表 6-2-1）

【分析思路】

附件密度增高,分析思路如下:

1. 识别附件密度增高。由于附件解剖结构复杂,在 X 线图像中因重叠影像遮挡,检测和定位相对困难,检出率和评估敏感度较低,CT 因断层成像在

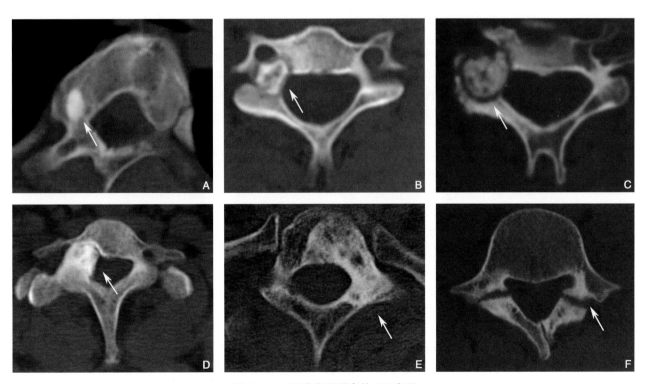

图 6-2-1　附件密度增高的 CT 表现

A. 右侧附件局灶性高密度影(箭),为偶然发现,符合骨岛。B. 右侧附件密度增高病变(箭),中央见瘤巢,周围反应性硬化,病理证实为骨样骨瘤。C. 右侧附件密度增高病变(箭),病灶内见大量斑点状、斑片状高密度影,直径约 1.5cm,病理证实为骨母细胞瘤。D. 右侧椎弓根密度增高病变(箭),病理证实为骨软骨瘤。E. 左侧附件密度增高(箭),结合原发肿瘤病史,符合转移瘤。F. 双侧椎弓峡部骨质断裂,伴骨质密度增高(箭),符合反应性骨硬化

表 6-2-1　附件密度增高相关疾病

常见疾病	少见疾病
骨岛	骨样骨瘤
反应性骨硬化	骨母细胞瘤
成骨性转移瘤	骨软骨瘤

评估病变位置和分析附件病变方面更具优势。当表现为骨髓浸润病灶时常更加隐匿,需要 MRI 检查以减少漏诊。

2. 结合患者临床症状和体征。例如,在儿童和年轻人中,无外伤史的背痛是一种不常见的主诉,应除外骨样骨瘤。老年患者因骨疼痛、功能障碍等症状就诊,需考虑到转移瘤可能。

3. 结合患者年龄及是否有原发肿瘤病史,判断病变是原发性椎体肿瘤还是转移瘤。脊柱转移瘤 CT 影像学表现主要以溶骨性为主,故考虑成骨性转移瘤时,应先考虑是否存在前列腺癌、膀胱癌等原发病变。

4. 结合患者临床病史,是否存在放疗史或介入手术治疗史引起的继发改变。

【疾病鉴别诊断】

附件密度增高病变的鉴别诊断需要从影像学征象出发,结合临床病史及表现综合判断。

1. 附件密度增高病变的常见病因的鉴别要点见表 6-2-2。

2. 附件密度增高病变的诊断思路流程图详见图 6-2-2。

表 6-2-2　附件密度增高的相关疾病

疾病	典型影像特征	主要伴随征象/临床	鉴别要点
骨岛	松质骨内均匀高密度小病灶,T1 和 T2 加权序列呈低信号,周边可观察到刷状边界	所有年龄段的患者中均可偶然发现,无症状	不是真正的肿瘤,代表发育异常,通常为排除性诊断
骨样骨瘤	且病灶一般大小<1cm,中央见瘤巢,周围见反应性硬化(发生于脊柱者硬化不显著),MRI 病灶周围见炎性反应	年龄在 30 岁以下,男性多见,持续性背痛,轻度脊柱侧弯伴椎旁肌肉痉挛,局部椎体或椎旁压痛。通常在夜间加重,通过给予水杨酸盐和非甾体抗炎药可缓解	通过测量病灶最大直径<1.5cm,且表现为中心性钙化,可与骨母细胞瘤进行鉴别
骨母细胞瘤	膨胀性病变,伴有明显的硬化边缘或其边缘周围的薄骨壳,病灶内见大量斑点状、斑片状高密度骨化或钙化影(多灶性基质钙化),肿瘤周围骨髓及软组织可出现反应性水肿,增强扫描肿瘤呈中度以上不均匀强化或分隔样强化	可发生于任何年龄,30 岁以下多见,男女发病比例约为 2:1,大多数患者表现为发病部位疼痛;肿瘤侵及椎管时可发生神经受损症状	骨母细胞瘤病灶最大直径>1.5cm,且比骨样骨瘤表现出更具侵略性的影像学特征。骨母细胞瘤是成骨性肿瘤,肿瘤的骨性基质是其特征,但若骨性基质较少易误诊
骨软骨瘤	累及颈椎多见,以寰枢椎区为主,多数发生在棘突或横突,也可发生在椎体、椎弓根或关节突。CT 可清楚显示肿瘤的骨性基底,MRI 可显示软骨帽,呈长 T1 长 T2 信号,钙化的软骨帽为低信号	通常是孤立和散发性病变,临床表现无特异性,男性高于女性(2:1),诊断时平均年龄为 33 岁,多发性骨软骨瘤约 9% 患者伴有脊柱病变,通常是常染色体显性遗传	发生于附件的骨软骨瘤应注意与椎管狭窄症、椎间盘突出症及椎管内其他肿瘤等进行鉴别
成骨性转移瘤	脊柱转移性病变在信号强度、边缘、椎骨内的位置、侵袭程度、增强特征方面表现出差异,具体取决于原发肿瘤	常见于前列腺癌和膀胱癌,好发于中老年,常有原发肿瘤病史,患者因骨疼痛、功能障碍等症状就诊	成骨细胞转移通常在骨闪烁显像中可见示踪剂摄取,并具有侵袭性征象,例如骨破坏
椎弓根反应性骨硬化	以脊椎滑脱最常见,一侧或双侧椎弓上下关节突之间的峡部骨质不连续。早期磁共振上椎弓根出现 T2 高信号改变,终末期可见假关节形成	椎弓峡部的应力性骨折与青少年和年轻人的显著腰痛相关,特别是在年轻运动员中	CT 对峡部病变的诊断率较高,通过清楚显示椎弓根形态,诊断较易

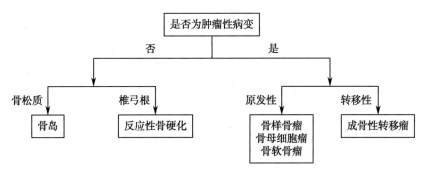

图 6-2-2　附件密度增高病变鉴别诊断流程图

（郎　宁）

参 考 文 献

[1] BURNS J E,YAO J,WIESE T S,et al.Automated detection of sclerotic metastases in the thoracolumbar spine at CT [J].Radiology,2013,268(1):69-78.
[2] RODALLEC M H,FEYDY A,LAROUSSERIE F,et al.Diagnostic imaging of solitary tumors of the spine:what to do and say [J].Radiographics,2008,28(4):1019-1041.

二、附件密度减低

【定义】

附件密度减低（density reduction in the posterior elements）指由于良性、恶性肿瘤破坏附件骨质结构导致影像上观察到局部密度减低。

【病理基础】

骨结构被病理组织所代替而造成的骨组织缺失，由病理组织本身或由其引起破骨细胞生成、活动增强等使骨组织溶解吸收。

【征象描述】

1. X线　脊柱前后位X线片显示椎弓根消失是特征性表现，即"眨眼征"，见图6-2-3。

2. CT　CT检查能够清楚显示附件密度减低病灶及其范围及周围软组织侵犯情况，如图6-2-4。

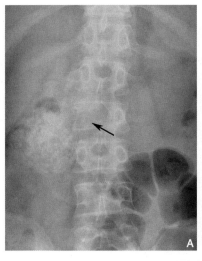
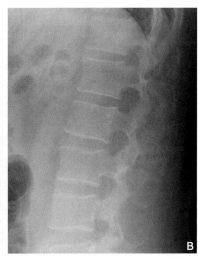

图 6-2-3　附件密度减低 X 线表现

脊柱软骨肉瘤平片。X线片正位（A）显示椎弓根消失（箭）。正侧位（A、B）均可观察到椎旁片状密度增高影

3. MRI　尽管瘤体的MRI信号是非特异性的，MRI仍可根据特征性的信号特点辅助判断附件病变的成分。例如，含铁血黄素沉积呈低信号，出血和坏死液化区可出现液-液平面；钙化或骨化部分在各扫描序列均呈低信号；软骨源性肿瘤的软骨基质在T2WI上常表现为高信号，见图6-2-5。

【相关疾病】（表6-2-3）

【分析思路】

诊断思路与之前章节相似，判断骨病变是否为肿瘤，推断肿瘤级别类型，关键在于确定肿瘤是良性还是恶性，是原发还是转移。在分析时，尤其要注意评估附件部位病变的密度/信号特征，以助于识别特

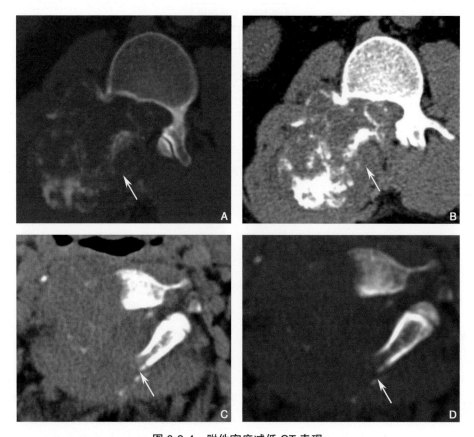

图 6-2-4　附件密度减低 CT 表现

A、B. 发生于右侧附件的骨质破坏(箭),见软组织肿块,伴有多发高密度影,病理证实为软骨肉瘤。C、D. 附件骨质破坏伴软组织肿块(箭),病理证实为转移瘤

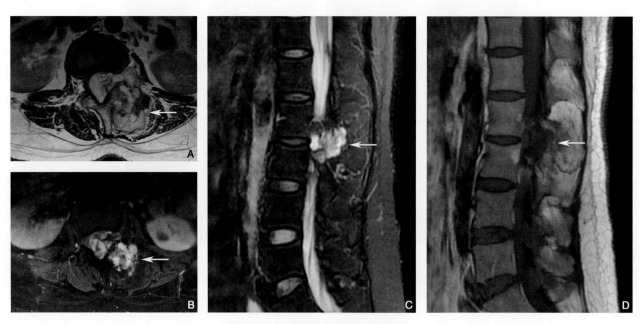

图 6-2-5　附件密度减低 MRI 表现

软骨肉瘤。A、B、C、D 分别为 T2WI 轴位平扫、T1WI 增强轴位、T2WI 抑脂序列矢状位平扫、T1WI 矢状位平扫。L2~3 水平左侧附件区见不规则形混杂信号影,以 T1WI 低信号、T2 高信号为主,内见斑片状 T2WI 低信号,继发局部椎管及椎间孔狭窄,增强扫描边缘可见不均匀明显强化

表 6-2-3　附件密度减低相关疾病

常见疾病	少见疾病
溶骨性转移瘤	动脉瘤样骨囊肿
	软骨母细胞瘤
	软骨肉瘤

征性病变类型。例如：液 - 液平面提示病灶内的出血引起，需要考虑动脉瘤样骨囊肿；若观察到软骨源性

钙化或 T2 加权图像上非常高的信号强度，应考虑软骨源性肿瘤。而转移瘤的影像表现则与原发病灶来源密切相关。

【疾病鉴别】

附件密度减低病变的鉴别诊断需要从影像学征象出发，结合临床病史及表现综合判断。

1. 附件密度减低病变的相关疾病见表 6-2-4。

2. 诊断思路流程图详见图 6-2-6。

表 6-2-4　附件密度减低病变的相关疾病

疾病	典型影像特征	主要伴随征象/临床	鉴别要点
动脉瘤性骨囊肿	MRI 和 CT 常见表现为囊性密度/信号、病灶内出血引起的病灶内液 - 液平面	主要影响 20 岁以下的年轻人（75%），引起轻微疼痛和偶尔肿胀	原发性或继发性主要依靠病理检查，但在典型表现的基础上发现难以解释或恶性征象时，应考虑继发性可能
软骨母细胞瘤	骨破坏和软组织肿块，但周围无骨水肿，CT 可能显示具有硬化边。大多数病变在 T2 加权 MR 图像上有低信号区	大多数发病于 20～30 岁。背部疼痛是最常见的症状，当椎管或椎间孔受到侵犯时，可出现神经系统症状	需与骨样骨瘤/骨母细胞瘤鉴别，后者常见钙化瘤巢中心，边界相对清晰，邻近骨髓水肿更常见
软骨肉瘤	肿瘤的非矿化部分在 CT 呈低密度，在 T2 加权图像上呈高信号，增强 MR 成像呈环形和弧形增强	发病率高峰发生在 30～70 岁之间，男性的发病频率是女性的 2～4 倍。胸椎和腰椎是最常见的受累部位	需鉴别骨肉瘤，后者发病年龄偏大，内部瘤骨部分与钙化较难区分，部分可见成骨反应。侵袭性较软骨肉瘤及软骨母细胞瘤更强
溶骨性转移瘤	溶骨性转移常累及附件，并形成椎旁软组织肿块，明确的肿瘤病史合并影像学典型的多发骨破坏，诊断较为明确	溶骨性骨转移占 70%，常见于肺癌和乳腺癌。骨痛为最主要的临床症状，可伴有病理性骨折、脊髓压迫、高钙血症等	骨髓瘤最易误为转移瘤，应注意鉴别。对于单发骨病灶，同时有癌症病史，诊断需要病理学结果

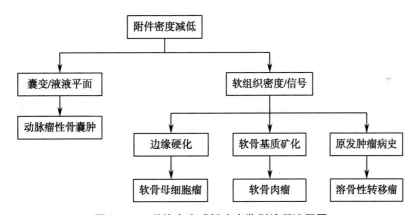

图 6-2-6　附件密度减低病变鉴别诊断流程图

（郎　宁）

参 考 文 献

[1] ERLEMANN R.Imaging and differential diagnosis of primary bone tumors and tumor-like lesions of the spine [J].Eur J Radiol,2006,58（1）:48-67.

[2] PATNAIK S,JYOTSNARANI Y,UPPIN S G,et al.Imaging features of primary tumors of the spine:a pictorial essay [J].Indian J Radiol Imaging,2016,26（2）:279-289.

[3] RODALLEC M H,FEYDY A,LAROUSSERIE F,et al.Diagnostic imaging of solitary tumors of the spine:what to do and say [J].Radiographics,2008,28（4）:1019-1041.

第三节　椎 间 盘

一、跨椎间隙病变

【定义】

跨椎间隙病变（lesion spanning intervertebral spaces）指病变发生在椎间盘或发生在椎体周围累及椎间隙，通过椎间盘或由椎旁软组织扩散，包括先天性发育

异常、脊柱感染及肿瘤等。

【病理基础】

不同类型的疾病有不同的病理基础。先天性发育异常（阻滞椎）是胚胎时期体节未能正常分节的结果，而感染性疾病和肿瘤则是由病原菌和肿瘤细胞对椎间盘及椎旁软组织的破坏所导致。

【征象描述】

1. X线表现　表现为椎间隙变窄或消失，透亮的椎间隙被骨质、人工植入物影或软组织密度影取代（图6-3-1），有时可见椎旁软组织肿块影或椎旁脓肿影。

2. CT表现　相较于X线有更高的密度分辨率，并且不受重叠影的影像。能更加直观显示取代椎间盘的病理组织及椎间盘受累的程度，更容易观察到椎旁软组织肿块及椎旁脓肿（图6-3-2）。

3. MRI表现　具有较高的软组织分辨率，能清晰显示椎间盘的破坏程度，椎旁病变的范围和炎性改变（图6-3-3）。

【相关疾病】

跨椎间隙病变在临床工作中多见于以下三种情况：椎骨融合、感染性病变、假关节，肿瘤性病变虽然少见但临床意义重要，详见表6-3-1。

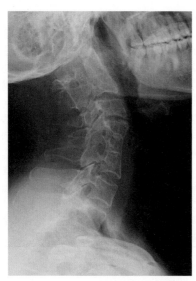

图6-3-1　跨椎间隙病变X线表现

颈椎X线侧位片示C4～6椎间隙消失，相应椎体、附件骨性融合，椎体前后径变短，呈"蜂腰状"

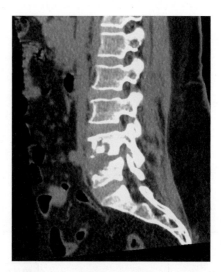

图6-3-2　跨椎间隙病变CT表现

L4～5椎体相对缘见骨质破坏，L4～5椎间盘破坏，椎旁脓肿形成

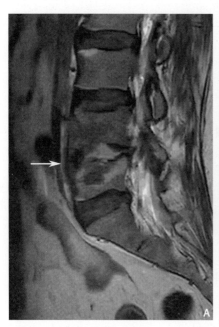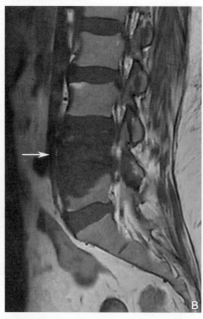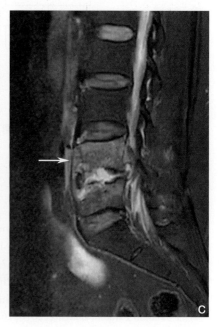

图6-3-3　跨椎间隙病变MRI表现

A.T2WI矢状位；B.T1WI矢状位；C.T2WI抑脂序列矢状位显示L4～5椎体相对缘见骨质破坏，L4～5椎间盘破坏，T1WI呈低信号，T2WI呈混杂高信号，椎旁软组织肿胀，伴脓肿形成（箭）

表 6-3-1 跨椎间隙病变相关疾病

常见疾病	少见疾病	罕见疾病
阻滞椎	化脓性脊柱炎	尿黑酸尿症
结核性脊柱炎	真菌性脊柱炎	
强直性脊柱炎	巨细胞瘤	
弥漫性特发性骨肥厚症	肉瘤(尤因肉瘤、骨肉瘤等)	
转移瘤	软骨瘤	
多发性骨髓瘤		
淋巴瘤		

【分析思路】

跨椎间隙病变,分析思路如下:

1. 首先应根据病变周围是否有骨质破坏鉴别病变为破坏性病变还是非破坏性。感染性病变及肿瘤等破坏性病变常表现为椎体或附件骨质吸收或破坏,椎间盘破坏及椎间隙狭窄,椎旁脓肿或软组织肿块形成;而融合性病及假关节则表现为椎骨融合、椎旁结构的钙化及骨化等非破坏性改变。

2. 对于破坏性病变,感染性病变常起病急骤,伴有发热或结核中毒症状等,实验室检查有动态红细胞沉降率及 C 反应蛋白升高;肿瘤性病变病程相对较长,常表现为局部疼痛、神经功能障碍、局部包块或脊柱畸形等。从影像学上感染性病变常有椎间隙变窄、骨质破坏、椎旁脓肿和腰大肌脓肿,MRI 显示

T1WI 低信号、T2WI 高信号或不均匀混杂信号、脂肪抑制 T2WI 高信号;肿瘤性病尤其是恶性病变常与感染性病变常鉴别困难,恶性肿瘤性病变常伴有骨质破坏、肿瘤基质或内部含骨或钙化、软组织肿块,其中软组织肿块与感染性病变的椎旁软组织脓肿表现明显不同。

3. 形成假关节的病变常表现为椎间隙变窄、终板硬化、骨碎片及椎间隙"真空征"。例如强直性脊柱炎的假关节常表现为椎体"真空现象"和椎旁组织的肿胀,偶可观察到横向穿越椎板的骨折线,假关节在 MRI T1 和 T2 加权像上均呈低信号表现。

4. 随后更加细致的鉴别诊断则需要依赖对每一种病变影像特征表现的把握,例如阻滞椎融合后的椎体高度等于两椎体加椎间盘的高度。年龄和病史也是鉴别诊断的关键因素,例如强直性脊柱炎多发生于中青年男性,而转移瘤多见于有原发肿瘤病史的老年人。

【疾病鉴别】

跨椎间隙病变的鉴别诊断需要从影像学征象出发,结合临床病史及表现综合判断,这一征象常为辅助鉴别诊断征象。

1. 常见的跨椎间隙病变的主要鉴别诊断要点,详见表 6-3-2。

2. 基于影像表现的鉴别诊断流程图,详见图 6-3-4。

表 6-3-2 常见的跨椎间隙病变的主要鉴别诊断要点

疾病	影像特征	主要伴随征象/临床	鉴别要点
先天性融合(阻滞椎)	椎间隙完全性骨性融合,或可由后伸向前的透亮带代表椎间盘遗迹。椎体前后径变短,呈"蜂腰状"	常见于腰椎和颈椎,胸椎少见。常合并其他先天畸形	终板正常。融合后的椎体高度等于两椎体加椎间盘的高度
手术性融合	骨髓与骨松质相连	手术史	终板消失
脊柱结核	椎体和/或附件骨质破坏,其内可见沙砾样死骨。椎旁软组织肿胀及冷脓肿形成	可有结核中毒症状,PPD 试验强阳性	常较晚出现椎间盘破坏,可伴有软组织钙化
化脓性骨髓炎	终板侵蚀塌陷,小关节侵蚀破坏,椎间隙变窄。硬膜外或椎旁脓肿	起病急骤,疼痛剧烈,常伴高热和血象增高	骨质和椎间结构破坏迅速,其内少有死骨和钙化
强直性脊柱炎	对称性骶髂关节炎,骨质侵蚀或强直。脊柱呈方形椎体,竹节椎。棘间韧带、棘上韧带骨化	轻壮年男性多见,HLA-B27 阳性,类风湿因子阴性	骶髂关节首先发病,沿脊柱由下向上进展
弥漫性特发性骨肥厚症(DISH)	椎体前缘至少连续 4 个相邻椎体节段前外侧连续性骨化	常见于中老年男性,通常 >50 岁	骶髂关节不受累
转移瘤	可表现为溶骨型、成骨型或混合型。溶骨型常伴有软组织肿块	中老年多见	原发肿瘤病史
淋巴瘤	骨型以浸润性骨破坏多见,硬膜外型呈"围椎纵向生长"	中老年患者相对多见	硬膜外软组织肿块范围大于骨病变范围
骨巨细胞瘤	膨胀性、溶骨型骨破坏、内部可见残存骨棘	中青年患者多见	椎体多见,可向椎间盘及椎体两端进展
软骨肉瘤	椎体或附件溶骨型或混合型骨破坏,伴或不伴软骨基质钙化,分叶状软组织肿块	40~60 岁中年男性好发。夜间痛较明显	环弓样钙化较具有特征性

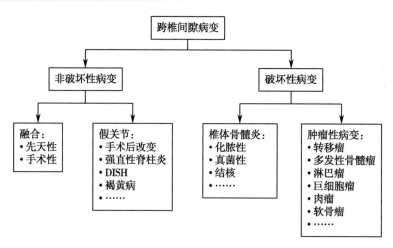

图 6-3-4 跨椎间隙病变鉴别诊断流程图

（郎 宁）

参 考 文 献

[1] MANASTER ANDREWS, PETERSILGE ROBERTS.影像专家鉴别诊断 骨关节肌肉分册［M］.程晓光,译.北京:人民军医出版社,2012.

[2] 袁慧书,郎宁.脊柱疾病影像诊断［M］.北京:北京大学医学出版社,2021.

[3] 乔木,吴小涛,钱邦平,等.强直性脊柱炎假关节的形成机制、影像学表现及治疗策略进展［J］.中国脊柱脊髓杂志,2018,28（3）:275-278.

[4] 唐恺,秦世炳.正确认识与提高脊柱结核与其他脊柱感染性病变的诊疗水平［J］.中国防痨杂志,2018,40（5）:444-446.

二、椎间盘矿化/钙化

【定义】

椎间盘矿化/钙化（intervertebral disc mineralization/calcification）指由于退变、炎性反应或钙代谢异常等引起的椎间盘结构中的软骨组织逐渐发生钙化或矿化的过程。

【病理基础】

目前椎间盘矿化/钙化的机制尚不明确,可能为椎间盘中发生钙盐沉积或椎间盘中有骨组织形成伴随胶原基质发生钙盐沉积。

【征象描述】

1. X 线表现　椎间隙可见斑片状、盘状、团块状、碎裂状、不规则状钙化密度影,可伴有椎间隙的增宽或狭窄,椎体生理曲度及骨质改变（图6-3-5）。

2. CT 表现　相较于 X 线更容易发现钙化的椎间盘,可更清楚地显示钙化的形态、范围及其与邻近结构的横断面关系（图6-3-6）。

3. MRI 表现　椎间盘钙化表现为 T1WI 和 T2WI 呈低信号,对钙化灶的形态观察不如CT直观（图6-3-7）。

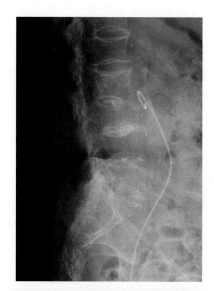

图 6-3-5 椎间盘矿化/钙化 X 线表现

X 线侧位片示 L2～5 多个椎间隙变窄,内见多发斑点状钙化密度影

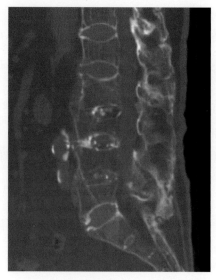

图 6-3-6 椎间盘矿化/钙化 CT 表现

CT 平扫矢状位示 L2～5 多发椎间隙变窄,相应椎间盘内见多发斑点状钙化密度影

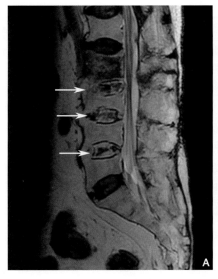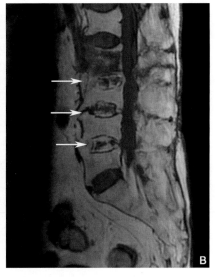

图 6-3-7　椎间盘矿化/钙化 MRI 表现

A.T2WI 序列矢状位平扫;B.T1WI 序列矢状位平扫显示 L2～5 多发椎间隙变窄,相
应椎间盘内见多发斑点状 T1WI 和 T2WI 均呈低信号影(箭)

【相关疾病】

椎间盘钙化/矿化常见于退行性疾病、全身系统改变的相关疾病、导致脊柱自发融合的疾病以及其他罕见疾病,详见表 6-3-3。

表 6-3-3　椎间盘钙化/矿化相关疾病

常见疾病	少见疾病	罕见疾病
脊柱退行性疾病	甲状旁腺功能亢进	特发性儿童
手术/创伤脊柱	血色素沉积	椎间盘钙化
融合	焦磷酸盐关节病	尿黑酸尿症
强直性脊柱炎	肢端肥大症	
弥漫性特发性骨	脊髓灰质炎	
肥厚症	青少年特发性关节炎	

【分析思路】

椎间盘矿化/钙化病变,分析思路如下:

1. 正确识别征象。根据椎间盘内是否出现各种形态的钙化密度及信号影识别该征象并不困难。但是除尿黑酸尿症及特发性儿童椎间盘钙化外,椎间盘钙化/矿化基本不是其他疾病的特征表现,因此常需要应结合临床病史及其他影像学征象给出诊断。

2. 结合年龄。当椎间盘钙化发生于儿童时,首先考虑特发性儿童椎间盘钙化;当中老年人发生椎间盘钙化时,在除外内分泌代谢性骨病及脊柱长期固定病史后,伴有椎间盘膨出、突出或脱出,椎体缘及椎小关节骨质增生硬化,椎旁韧带骨化或钙化等影像学征象者可考虑为脊柱退行性疾病所致。

3. 结合临床病史及特征表现。尿黑酸尿症患者首发表现多为新排尿液颜色正常,久置后变为黑色。内分泌代谢性骨病的影像学表现通常不局限于脊柱,而是全身范围的骨改变,同时伴有一些特征性改变。例如,甲状旁腺功能亢进常表现为全身骨量减少、松质骨硬化、皮质骨松化,其特征性表现为骨膜下骨吸收及棕色瘤。对于导致脊柱自发融合的疾病,均有脊柱长期固定的病史。

【疾病鉴别】

1. 常见的椎间盘密度增高疾病的主要鉴别诊断要点,部分与跨椎间隙病变重合,详见相应部分,余详见表 6-3-4。

2. 基于临床及影像信息的鉴别诊断流程图,详见图 6-3-8。

表 6-3-4　不同椎间盘钙化/矿化病变的主要鉴别诊断要点

疾病	影像特征	主要伴随征象/临床	鉴别要点
脊柱退行性疾病	骨质增生硬化、骨赘形成,椎间隙狭窄,椎间盘膨出、突出,椎旁韧带骨化	老年人多见	胸腰椎连续处常见
甲状旁腺功能亢进	松质骨硬化、皮质骨松化,棕色瘤	中年女性多见。PTH 水平异常,高血钙,低血磷	骨膜下骨吸收

续表

疾病	影像特征	主要伴随征象/临床	鉴别要点
焦磷酸盐关节病	类强直性脊柱炎的韧带骨赘，伴或不伴有黄韧带骨化	痛风样症状，症状最早出现在膝关节	腰椎多见，纤维环外部骨化
尿黑酸尿症	与强直性脊柱炎相似	部分患者尿液久置后呈黑色	椎间盘弥漫性层状钙化，椎间隙普遍狭窄，椎间盘"真空"现象
青少年特发性关节炎	椎体前缘至少连续4个相邻椎体节段前外侧连续性骨化	16岁以下儿童，不明原因关节肿痛症状	椎小关节骨性强直，特别是位于C2～3水平，具有特征性
特发性儿童椎间盘钙化	椎间盘钙化，髓核脱出、移位，椎体改变，曲度失常	好发于6～10岁，可伴有发热、白细胞升高、疼痛等全身症状，为自愈性疾病	髓核钙化，钙化可向纤维环或前后纵韧带扩展

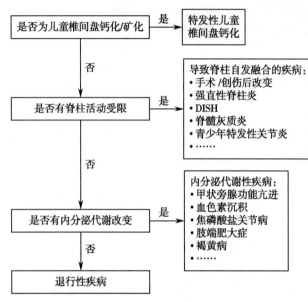

图 6-3-8　椎间盘矿化/钙化鉴别诊断流程图

（郎　宁）

参 考 文 献

[1] MANASTER ANDREWS, PETERSILGE ROBERTS.影像专家鉴别诊断　骨关节肌肉分册[M].程晓光,译.北京:人民军医出版社,2012.

[2] 袁慧书,郎宁.脊柱疾病影像诊断[M].北京:北京大学医学出版社,2021.

[3] 徐增,孙斌,吴卉乔,等.椎间盘钙化研究进展[J].中国脊柱脊髓杂志,2019,29(10):936-939.

第四节　椎 旁 病 变

一、寰椎前方骨化或钙化

【定义】

寰椎前方骨化或钙化（ossification or calcification of anterior atlas）指发生于寰椎前方软组织中的钙盐沉积或软组织化生，常见于前纵韧带退行性改变、炎症性病变和代谢性病变，也可见于颈前肌肉或韧带的钙化，在一些肿瘤性疾病中亦可发生。

【病理基础】

组织病理学上，病理性钙化是指骨和牙齿之外的组织中固态钙盐的沉积，有两种形式，其一为营养不良性钙化，就是机体对于病变的一种防御性的反应，有利于坏死灶的清除和炎症的消退，使病变局限而趋于稳定的过程，常见病有结核等；其二为转移性钙化，是由于全身钙磷代谢失调而导致钙盐沉积于正常组织内。骨化是化生的一种，是指间叶组织中幼稚的成纤维细胞在损伤后，可转变为成骨细胞，称为骨化生，这类化生多见于骨化性肌炎等受损软组织，也见于某些肿瘤的间质。

【征象描述】

1. X线表现　能够清楚显示钙化的部位及范围，并能同时观察周围骨质是否改变及软组织密度的情况（图 6-4-1）。

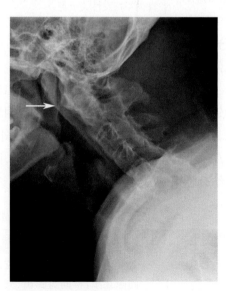

图 6-4-1　寰椎前方钙化或骨化 X 线表现

强直性脊柱炎。颈椎 X 线侧位片示脊柱前纵韧带钙化已累及到寰椎前下方（箭），脊柱呈竹节状改变，椎小关节间隙变窄、部分消失

2. **CT 表现** 能清楚地显示钙化/骨化的位置、边界、形态，可以测量钙化/骨化 CT 值，还可以显示周围软组织是肿胀或是肿块形成，肿块密度等，并显示病变与周围结构的关系（图 6-4-2）。钙化或骨化在 CT 上均表现为高密度，CT 值为 100～400HU，低于骨的 CT 值（骨小梁约 700HU，骨皮质约 1 500HU）。

3. **MRI 表现** 大部分钙化/骨化在磁共振 T1WI 及 T2WI 上均显示为低信号，易漏诊，但 MRI 软组织分辨率高，可以显示病变周围骨质及软组织情况，根据钙化/骨化周围骨质及软组织改变情况可以对疾病进一步分析（图 6-4-3）。

【相关疾病】

寰椎前方骨化或钙化可见于脊柱退行性改变及创伤、免疫系统疾病、感染性病变、肿瘤性病变及一些较为少见的钙化性疾病，详见表 6-4-1。

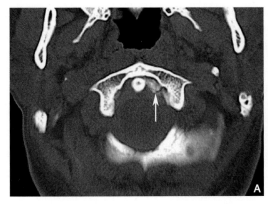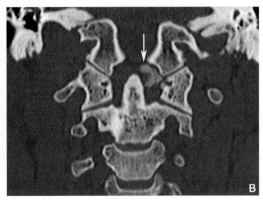

图 6-4-2 寰椎前方钙化或骨化 CT 表现
齿状突加冠综合征。A、B.CT 横断位及冠状面示枢椎左侧旁间隙内见不规则钙化沉着（箭）

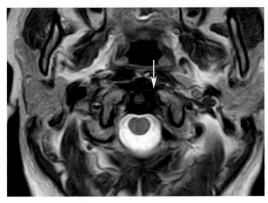

图 6-4-3 寰椎前方钙化或骨化 MRI 表现
齿状突加冠综合征。与图 6-4-2 同一病例。T2WI 横断位示枢椎齿状突左侧间隙内低信号结节（箭）

有所区别，比如羟基磷灰石的钙化多呈无定型云状外观或椭圆形，可见于钙化性肌腱炎，如颈长肌钙化性肌腱炎等；焦磷酸钙二水合物为主的钙化多呈线状钙化，可见于齿状突加冠综合征；软骨类肿瘤中可以看到弧形伴点状钙化。

2. 分析寰枢椎骨质及周围其他影像学表现并结合临床是否伴全身其他部位症状进行诊断。如寰枢椎周围软组织肿胀、临床有发热并有炎症指标的异常，则提示为感染性脊柱炎；HLA-B27 阳性伴脊柱其他部位韧带广泛钙化者则提示强直性脊柱炎；如果脊柱钙化范围广泛已累及寰枢关节，实验室检查未见其他异常，则多提示为脊柱退行性改变或弥漫性特发性骨质增生症。不伴有全身其他部位症状的患者，颈长肌钙化性肌腱炎、齿状突加冠综合征有特定的钙化位置；如果有明确外伤史，根据钙化形态，多提示骨化性肌炎或滑膜骨软骨瘤病；如伴有骨质破坏或软组织肿块形成者，则要考虑肿瘤性病变。

3. 结合患者病史、体征及诊疗经过等临床资料，有助于辨别原发或继发性病变，以免发生漏诊或误诊。HLA-B27 阳性多提示强直性脊柱炎；感染性病变容易伴有发热；肿瘤性病变多伴发肿块。

【疾病鉴别】

寰椎前方骨化或钙化作为一个影像征象，分析时需要结合邻近椎体骨质改变、颈前软组织情况或

表 6-4-1 寰椎前方骨化或钙化

常见疾病	少见疾病	罕见疾病
脊柱退行性改变	弥漫性特发性骨	滑膜肉瘤
强直性脊柱炎	质增生症	滑膜骨软骨瘤病
脊柱结核	骨化性肌炎	颈长肌钙化性肌
化脓性脊柱炎	痛风	腱炎
		齿状突加冠综合征

【分析思路】

寰椎前方骨化或钙化，分析思路如下：

1. 熟练掌握寰枢关节构成骨及周围关节、韧带、肌肉解剖，并识别钙化形态。不同成分的钙化形态

全身其他情况,并结合临床信息进行综合诊断和鉴别诊断。

1. 引起寰椎前方骨化或钙化的几种疾病的主要

鉴别诊断要点见表6-4-2。

2. 基于寰椎前方骨化或钙化临床信息的鉴别诊断流程见图6-4-4。

表 6-4-2　主要鉴别诊断要点

疾病	典型影像特征	主要伴随征象	鉴别要点
脊柱退行性疾病	椎体边缘出现骨赘,相对的骨赘可形成骨桥	脊椎僵硬、酸痛,活动范围缩小,有时会伴随头晕、头痛、手臂及腿脚麻木等	椎间盘纤维环和邻近组织可出现骨化,髓核退行性变则会出现椎间隙变窄,椎体上下缘硬化
强直性脊柱炎	椎旁韧带钙化骨化呈竹节样改变,韧带骨性联合:细、直	多发于30岁以下男性,男女比为5:1。下腰痛、不适为本病常见症状,晨起加重,活动后缓解	HLA-B27阳性,早期普遍性骨质疏松,骶髂关节炎
弥漫性特发性骨质增生	椎前流注状骨化累及前纵韧带,附着于椎体前外侧	好发于中老年人,以韧带、肌腱附着点部位的钙化和骨化为特征	无明显小关节病变或关节强直,轻度或无椎间盘退行性改变
结核性脊柱炎	骨质破坏的同时伴有周围软组织内冷脓肿形成及钙化	血沉加快,C反应蛋白升高;结核病史	骨质破坏有沙砾样死骨形成
颈长肌钙化性肌腱炎	C1~4椎体前缘软组织肿胀和积液与C1椎体前弓下方不规则钙化沉着共存	头痛、颈椎活动受限、张口受限、咽喉痛、咽部水肿、斜颈、头晕和伴有炎性指标升高(白细胞、CRP和血沉)的低热	钙化一般位于寰椎前弓的下方和枢椎齿状突的前方,少部分可位于下其余颈椎前侧
齿状突加冠综合征	枢椎齿突上方及周围形成"皇冠"状(冠状位)或晕环状钙化沉积	女性多见,老年人居多。急性或亚急性发病的颈痛伴发热、头痛和颈项僵直为特征表现。患者的神经系统查体多正常,但如果存在颈髓和神经根压迫就可出现相应体征	大部分患者的结晶沉积对称环绕于齿突后方,但也可在齿突外侧、后外侧,或前侧任何位置的滑膜、横韧带、关节囊、横向交叉,以及翼状韧带内沉积
滑膜肉瘤	关节周围软组织肿块,边缘清楚或不清楚,伴钙化或骨化影	一般发生于下肢大关节附近的深部软组织,男性多于女性	局部伴骨质破坏,钙化或骨化可位于肿瘤边缘或中央,呈斑点状或斑片状,有的形成不连续的骨壳

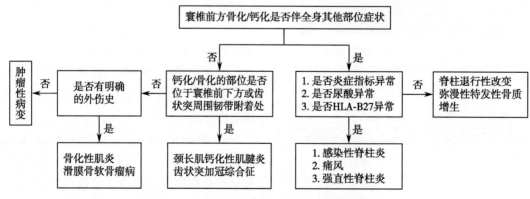

图 6-4-4　寰椎前方骨化或钙化鉴别诊断流程图

(欧阳林)

参 考 文 献

[1] 何洪淳,唐强.脊柱结核病灶MSCT、MRI影像学表现及对内镜手术指导价值分析[J].中国CT和MRI杂志,2022,20(03):159-161.

[2] 李维超.强直性脊柱炎活动期CT与MRI影像学特征分析[J].中国临床新医学,2020,13(06):614-617.

[3] 高天阳,KUPERUS J S,OUDKERK S F,等.早期弥漫性特发性骨质增生症诊断标准的制定与验证[J].国际医学放射学杂志,2019,42(04):481.

［4］KUPERUS JS，MOHAMED HOESEIN FAA，DE JONG
　　PA.Diffuse idiopathic skeletalhyperostosis：etiology and
　　clinical relevance.Best Pract Res Clin Rheumatol，2020，
　　34（3）：101527.

［5］曲岷.颈长肌钙化性肌腱炎的医学影像学认识［J］.实
　　用医学影像杂志，2021，22（03）：308-309.

［6］曾利川，廖华强，伍文彬，等.CT 在评价齿状突加冠综合
　　征患者疼痛中的价值研究［J］.中国 CT 和 MRI 杂志，
　　2022，20（06）：36-38.

二、椎旁骨化或钙化

【定义】

椎旁骨化/钙化（paravertebral ossification/calcif-ication）指发生于脊柱周围的钙盐沉积或软组织化生。发生于脊柱周围的弥漫性骨化/钙化常见于骨桥形成、椎旁韧带骨化/钙化、强直性脊柱炎、弥漫性特发性骨质增生；局限性椎旁骨化/钙化可见于感染性病变、局部退行性改变、创伤后遗改变、肿瘤性病变及一些较为罕见的钙化性疾病。

【病理基础】

脊柱周围出现骨化或钙化常与脊柱活动、负重、外伤引起脊椎及周围软组织长期存在的慢性炎症和退行性关节炎有关，导致局部钙盐的沉积或间叶组织中幼稚的成纤维细胞在损伤后转变为成骨细胞。

【征象描述】

1. **X 线表现**　能够清楚显示钙化的部位及范围，并能同时观察脊柱整体骨质情况及软组织密度的改变（图 6-4-5）。

2. **CT 表现**　能清楚地显示钙化/骨化的位置、形态、边界，还可以显示周围软组织的情况，并显示病变与周围结构的关系（图 6-4-6）。

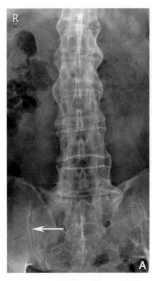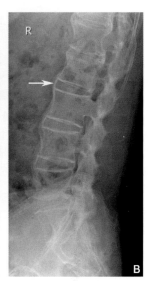

图 6-4-5　椎旁骨化/钙化 X 线表现

弥漫性特发性骨质增生症。A、B.腰椎 X 线正位片及侧位片示腰椎前纵韧带见条状钙化并椎体前缘骨桥形成，双侧骶髂关节未见异常（箭）

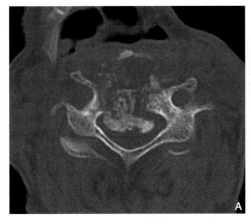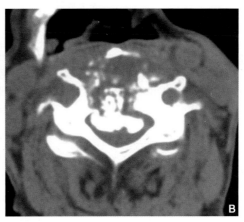

图 6-4-6　椎旁骨化/钙化 CT 表现

颈椎结核。A、B.CT 横断面骨窗及软组织窗见颈椎椎体溶骨性骨质破坏、沙砾样死骨形成并椎旁软组织肿胀、内见散在不规则钙化，肿胀软组织突入椎管内，继发椎管狭窄

3. **MRI 表现**　大部分钙化/骨化在磁共振 T1WI 及 T2WI 上均显示为低信号，部分钙化因为体积、表面形态、浓度或状态等不同可在 T1WI、T2WI 上表现为高信号；同时 MRI 软组织分辨率高，可以显示病变周围骨质及软组织情况（图 6-4-7）。

【相关疾病】

椎旁骨化/钙化分为弥漫性和局限性两类，弥漫性椎旁骨化/钙化主要与年龄、环境或遗传等相关。局限性椎旁骨化/钙化多见于创伤后、感染、肿瘤及一些较为少见的钙化性疾病等，详见表 6-4-3。

【分析思路】

椎旁骨化或钙化，分析思路如下：

1. 熟练掌握脊柱构成骨及周围关节、韧带、肌肉解剖，正确识别征象，从病变的部位、范围、形态、密

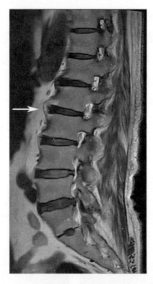

图 6-4-7　椎旁骨化/钙化 MRI 表现
弥漫性特发性骨质增生症。与图 6-4-5 同一病例。T2WI 矢状位示胸腰段椎体前缘前纵韧带增厚、钙化，呈条状混杂信号骨桥连接状（箭）

表 6-4-3　椎旁骨化/钙化相关疾病

常见疾病	少见疾病	罕见疾病
脊柱退行性改变 创伤后脊柱局部 退行性改变 脊柱感染性病 变：脊柱结核、化 脓性脊柱炎等 强直性脊柱炎	弥漫性特发性 骨质增生症 骨化性肌炎 代谢性疾病：痛 风、氟中毒等	肿瘤性疾病：滑膜 肉瘤、骨肉瘤、滑 膜骨软骨瘤病等 少见钙化性疾病： 颈长肌钙化性肌 腱炎；齿状突加冠 综合征 先天变异

度/信号、边界、是否伴有骨质破坏及周围软组织的改变等多方面对病变进行分析。

2. 判断椎旁骨化/钙化范围：判断病变范围有助于病因的分析。弥漫性脊柱旁骨化/钙化跟年龄密切相关，年轻患者多要考虑强直性脊柱炎，老年患者要观察是否合并椎体及椎间盘的退行性变，如椎体及椎间盘退变不明显，多考虑为弥漫性特发性骨质增生，相反则为脊柱退行性改变。局限性椎旁骨化/钙化多因局部病变引起，最常见的是外伤引起的局部骨质增生、骨桥形成，也可见于局部炎症或肿瘤，局限性的椎旁骨化/钙化，要注重观察病灶周围其他影像学征象，如软组织的情况，有无伴发局部椎体的骨质破坏，骨质破坏的类型及范围，有无伴发病灶外其他部位的异常影像学改变。

3. 结合患者病史、体征及诊疗经过等临床资料，有助于辨别原发或继发性病变，以免发生漏诊或误诊。HLA-B27 阳性多提示强直性脊柱炎；感染性病变常伴有发热；骨质破坏伴发肿块且肿块生长迅速时提示病变为恶性。

【疾病鉴别】

1. 引起椎旁骨化或钙化的几种疾病的主要鉴别诊断要点见表 6-4-4。

2. 基于临床信息的鉴别诊断流程图，见图 6-4-8。

表 6-4-4　引起椎旁骨化/钙化的几种常见疾病的主要鉴别诊断要点

疾病	典型影像特征	主要伴随征象	鉴别要点
脊柱退行性疾病	椎体边缘出现骨赘，相对的骨赘可形成骨桥	脊椎僵硬、酸痛，活动范围缩小，有时会伴随头晕、头痛、手臂及腿脚麻木等	椎间盘纤维环和邻近组织可出骨化，髓核退行性变则可出现椎间隙变窄，椎体上下缘硬化
强直性脊柱炎	椎旁韧带钙化骨化呈竹节样改变，韧带骨性联合呈细、直	多发于 30 岁以下男性，男女比为 5:1。下腰痛、不适为本病常见症状，晨起加重，活动后缓解	HLA-B27 阳性，早期普遍性骨质疏松，常伴骶髂关节炎
弥漫性特发性骨质增生	椎前流注状骨化累及前纵韧带，附着于椎体前外侧	好发于中老年人，以韧带、肌腱附着点部位的钙化和骨化为特征	无明显小关节病变或关节强直，椎间盘退行性改变轻微或无
结核性脊柱炎	骨质破坏的同时伴有周围软组织内冷脓肿形成及钙化	血沉加快，C 反应蛋白升高；结核病史	骨质破坏有沙砾样死骨形成
滑膜肉瘤	关节周围软组织肿块，边缘清楚或不清楚，伴钙化或骨化影	一般发生于下肢大关节附近的深部软组织，男性多于女性	局部伴骨质破坏，钙化或骨化可位于肿瘤边缘或中央，呈斑点状或斑片状，有的形成不连续的骨壳

续表

疾病	典型影像特征	主要伴随征象	鉴别要点
颈长肌钙化性肌腱炎	C1~4椎体前缘软组织肿胀和积液与C1椎体前弓下方不规则钙化沉着共存	头痛、颈椎活动受限、张口受限、咽喉痛、咽部水肿、斜颈、头晕和伴有炎性指标升高(白细胞、CRP和血沉)的低热	钙化一般位于寰椎前弓的下方和枢椎齿状突的前方,少部分可位于下颈椎前侧
氟中毒	以脊椎的骨质硬化、疏松、软化为特征,韧带钙化或骨化,可致椎管及椎间孔狭窄,导致脊髓及神经不同程度受压	早期有牙釉质失去色泽变暗及斑点石灰状,晚期慢性咳嗽,腰背及下肢疼痛	高氟环境生活史引起慢性氟中毒

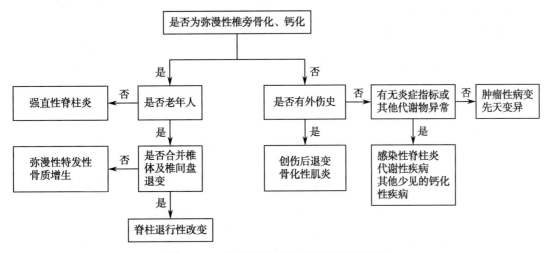

图 6-4-8 椎旁钙化/骨化鉴别诊断流程图

参 考 文 献

[1] 邱兴邦,李春梅,任延德.弥漫性特发性骨肥厚症影像诊断与误诊分析[J].大医生,2022,7(24):141-144.
[2] 刘宗才,邓洪波,曾宪春.MR、CT检查对强直性脊柱炎髋关节病变的诊断价值比较[J].世界复合医学,2023,9(04):105-108.

三、脊柱前方条线样骨化

【定义】

脊柱前方条线样骨化(anterior linear ossification of the spine)指脊柱前方出现条状骨样组织,常为骨桥形成和前纵韧带骨化,常见于脊柱退行性改变、强直性脊柱炎、弥漫性特发性骨质增生等。

【病理基础】

化生是由特异性较低的细胞类型来取代特异性较高的细胞类型,包括多种类型,通常发生在同源性细胞之间。骨化是化生的一种,指成纤维细胞损伤后可转变为成骨细胞。本节内容以脊柱韧带骨化为主,是一种引起异位骨形成,以脊柱韧带的骨化为特征。

【征象描述】

1. X线表现 主要表现为侧位片上显示前纵韧带骨化阴影,可呈单节(孤立型)或多节(散在型或弥漫型)状。伴有骨刺形成者,影像尤为清晰。骨化的韧带多呈条片状,亦可呈隆起状突向前方(图6-4-9)。

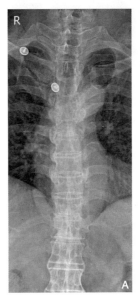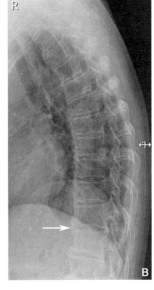

图 6-4-9 脊柱前方条线样骨化 X 线表现

弥漫性特发性骨质增生。胸椎正侧位片;A.椎体上下缘骨质增生硬化;B.前纵韧带钙化、骨化,并与椎体融合,呈脊柱前方流注状骨化(箭)

2. CT 表现 多平面重建图像对本病的判断意义最大,尤其是早期病例,能清楚地显示病变位置、范围、形态、密度等,清晰显示脊柱前方前纵韧带骨化阴影,还可以清楚显示周围结构影像表现,如椎小关节清晰/模糊等(图 6-4-10)。

3. MRI 表现 单纯性者一般无需 MRI 检查;但波及周围结构时,可以此帮助鉴别诊断。如单纯性脊柱退变常伴有椎间盘病变(图 6-4-11)。

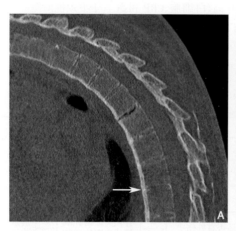
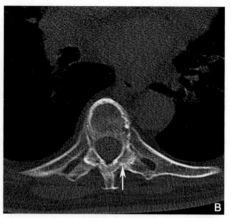

图 6-4-10 脊柱前方条线样骨化 CT 表现

强直性脊柱炎。A. 胸椎顺列,各椎体边缘骨质增生、变尖,呈方椎样改变,椎体前纵韧带钙化,呈典型竹节样改变(箭),后纵韧带、棘间韧带增厚;B. 椎小关节间隙模糊不清,部分融合(箭)

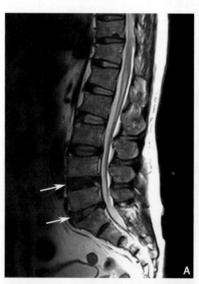
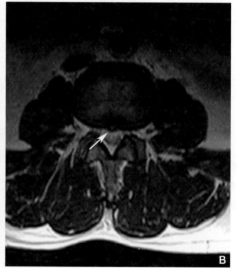

图 6-4-11 脊柱前方条线样骨化 MRI 表现

腰椎退行性改变。A. 腰椎各椎体边缘不同程度骨质增生、变尖,L4/L5、L5/S1 椎间盘在 T2WI 上信号减低(箭);B.L5/S1 椎间盘后中央局限性突出(箭),硬膜囊及双侧神经根受压,双侧隐窝狭窄,黄韧带无肥厚

【相关疾病】(表 6-4-5)

表 6-4-5 脊柱前方条线样骨化相关疾病

常见疾病	少见疾病	罕见疾病
脊柱退行性疾病 强直性脊柱炎	弥漫性特发性骨质增生	维 A 酸相关性脊柱退行性改变 氟骨症

【分析思路】

1. 正确识别征象,脊柱前方条线样骨化主要表现为椎前的流注状、竹节样骨化。

2. 判断病变范围,根据病变的影像特点,有助于疾病的鉴别和病因的分析,如脊柱退行性疾病多累及下位颈椎、下位腰椎,弥漫性特发性骨质增生椎前流注状骨化至少沿着 4 个连续椎体的前外侧。

3. 结合患者病史、体征及诊疗经过等临床资料,有助于对病变鉴别,以免发生漏诊或误诊,如强直性脊柱炎的实验室检查 HLA-B27 阳性,氟骨症患者有高氟环境生活史而引起慢性氟中毒病史。

4. 分析周围其他影像学表现,如强直性脊柱炎或弥漫性特发性骨质增生发生轻微创伤后常发生的横断骨折,脊柱退行性病变常伴有椎体及椎间盘退行性改变。

【疾病鉴别】

1. 脊柱前方条线样骨化几种常见疾病的鉴别要点见表 6-4-6。

2. 基于临床信息的鉴别诊断流程见图 6-4-12。

表 6-4-6 脊柱前方条线样骨化的主要疾病鉴别

疾病	典型影像特征	主要伴随征象	鉴别要点
脊柱退行性疾病	椎体边缘出现骨赘,相对的骨赘可形成骨桥	椎间盘纤维环和邻近组织可出现骨化,髓核退行性变可导致椎间隙变窄,椎体上下缘硬化	脊椎僵硬、酸痛,活动范围缩小,有时会伴随头晕、头痛、手臂及腿脚麻木等
强直性脊柱炎	椎旁韧带钙化骨化呈竹节样改变,韧带骨性联合:细、直	早期普遍性骨质疏松,骶髂关节炎	多发于30岁以下男性,男女比为5:1,下腰痛、不适为本病常见症状,晨起加重,活动后缓解;HLA-B27(+)
弥漫性特发性骨质增生	椎前流注状骨化累及前纵韧带,附着于椎体前外侧	无明显小关节病变或关节强直,轻度或无椎间盘退行性病	好发于中老年人,以韧带、肌腱附着点部位的钙化和骨化为特征
维A酸相关性退行性改变	有明显的骨赘形成,可能有椎间盘骨桥形成,假性前纵韧带骨化	骨痛	长期使用维A酸病史
氟骨症	以脊椎的骨质硬化、疏松、软化为特征,韧带钙化或骨化	可致椎管及椎间孔狭窄,导致脊髓及神经不同程度受压	高氟环境生活史引起慢性氟中毒,早期有牙釉质失去色泽变暗及斑点石灰状,晚期慢性咳嗽,腰背及下肢疼痛

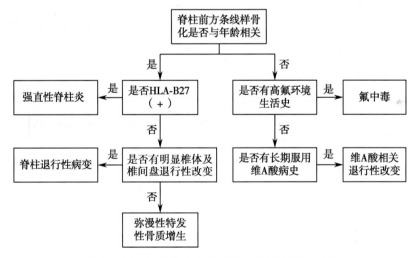

图 6-4-12 脊柱前方条线样骨化鉴别诊断流程图

(欧阳林)

参 考 文 献

[1] 袁明远.脊柱韧带骨化类型及影像表现的临床意义[J].中国临床医生杂志,2023,51(5):505-509.

[2] 邱兴邦,李春梅,任延德.弥漫性特发性骨肥厚症影像诊断与误诊分析[J].大医生,2022,7(24):141-144.

[3] 高天阳,Kuperus J S,Oudkerk S F,等.早期弥漫性特发性骨质增生症诊断标准的制定与验证[J].国际医学放射学杂志,2019,42(04):481.

[4] 李维超.强直性脊柱炎活动期CT与MRI影像学特征分析[J].中国临床新医学,2020,13(06):614-617.

[5] 李正然,李斯琴,李帆,等.地方性氟骨症的全脊柱MRI影像学特征分析[J].磁共振成像,2023,14(2):87-91.

[6] 吴秋菊,马鹏程,陈志强.维A酸类药物系统用药的常见不良反应及其对策[J].国外医学:皮肤性病学分册,2003(06):336-339.

第五节 导致椎体骨质改变的椎管内病变

【定义】

导致椎体骨质改变的椎管内病变（intraspinal lesions that cause bone changes in the vertebral body）是指椎管内病变引起椎体骨质形态和结构改变，包括骨质挤压变形、骨质增生、骨质吸收和破坏，如肿瘤、炎症等，部分病变会累及相邻椎体及附件的骨质改变等。

【病理基础】

椎体骨质受压是指椎管内病变长期压迫椎体引起椎体骨质吸收，常见于慢性生长的良性病变。椎体骨质增生是指病理情况下引起成骨活动增多、骨小梁增粗增多，常见于炎症性病变。椎体骨质破坏是指局部骨质为病理组织所取代而造成的骨组织缺失，它是由病理组织本身直接使骨组织溶解吸收，或者由病理组织引起的破骨细胞生成及活动亢进所致，骨皮质和骨松质均可发生破坏，常见于炎性病变或恶性肿瘤，如结核及转移瘤。

【征象描述】

1. X线表现 空间分辨率高，椎管内软组织情况显示差，对小钙化灶显示欠佳；良性病变边界多清楚，恶性病变边界多模糊，炎性病变边界欠清或清晰（图6-5-1）。

2. CT表现 能清楚地显示椎管内软组织肿块的形态、大小、边界，能测量CT值（是否含有脂肪成分以及是否伴有液化坏死、钙化和骨化），还可以清楚显示小钙化灶，周围骨质是否伴有压迫吸收和骨质破坏情况。增强扫描可更好地区分肿块与邻近组织，判断病变血供情况（图6-5-2）。

3. MRI表现 显示病变的软组织分辨率更高，反映病变与周围组织关系较CT更清楚，并可以更清晰地显示病变内部分隔、包膜情况，但对于钙化显示较差，增强扫描的价值与CT增强扫描类似（图6-5-3）。

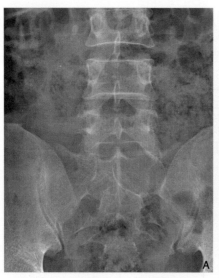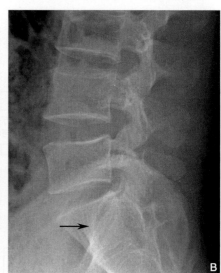

图6-5-1 导致椎体骨质改变的椎管内病变X线表现

骶管囊肿。A、B分别为腰椎正、侧位X线图像，显示占位引起左侧第1骶孔扩大，周围骨质受压，边缘硬化（箭）

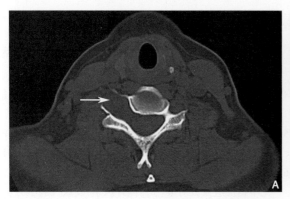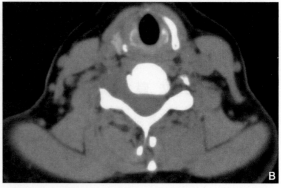

图6-5-2 导致椎体骨质改变的椎管内病变CT表现

神经鞘瘤。A、B分别为CT骨窗、软组织窗，显示占位引起右侧椎间孔周围骨质压迫吸收、椎间孔增大（箭），椎管内及椎孔外软组织肿块形成哑铃状改变（哑铃征）

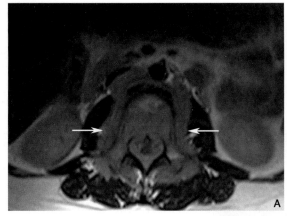
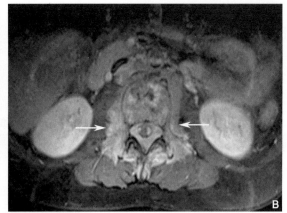
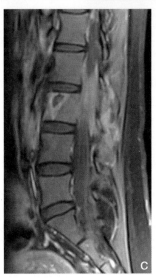

图 6-5-3 导致椎体骨质改变的椎管内病变 MRI 表现

原发性腰椎硬膜外淋巴瘤。A、B、C 分别为 T2WI、横断位及矢状位增强序列,显示腰椎 2～3 节段椎管硬膜外软组织肿块(箭)围绕椎管中央呈包鞘状生长(围管征),并侵及椎周软组织,增强扫描明显强化

【相关疾病】

导致椎体骨质改变、临床常见的椎管内病变有炎症、肉芽肿、肿瘤或其他,详见表 6-5-1。

表 6-5-1 导致椎体骨质改变的椎管内相关疾病

常见疾病	少见疾病	罕见疾病
神经鞘瘤	血肿	髓外造血
椎管囊肿	结核	硬膜囊扩张
淋巴瘤	脊索瘤、脊膜瘤	特发性硬脊
转移瘤	节细胞神经瘤	膜肥厚
椎管脓肿	白血病、原始神经外胚层肿	平山病
	瘤、嗜酸性肉芽肿、	
	脂肪瘤、血管瘤、血管	
	脂肪瘤	

【分析思路】

1. 正确识别征象,椎管内软组织肿块形态、边界、密度、信号、强化等均对疾病有一定的提示作用,比如肿块内的脂肪成分提示脂肪来源的肿瘤,如脂肪瘤及血管脂肪瘤,亚急性期血肿 T1、T2WI 均为高信号;一些特殊形态的肿块如神经鞘瘤可以跨椎间孔生长形成哑铃状改变,节细胞神经瘤质地柔软、见缝就钻,呈塑形生长,淋巴瘤呈围椎生长等;另外不同肿块的强化不一,无强化病变如椎管囊肿、脂肪瘤、节神经细胞瘤等,明显强化病变如血管瘤、血管脂肪瘤等。

2. 识别椎体骨质改变为受压吸收还是骨质破坏,一些良性病变如脂肪瘤、血管瘤及神经鞘瘤等一般引起椎体压迫性吸收及椎间孔扩大,恶性肿瘤如转移瘤、淋巴瘤、白血病等引起椎体及附件骨质破坏。

3. 识别椎体受累是单椎体、多椎体,有无附件受累,有无椎间隙改变,转移瘤一般多椎体及附件骨质破坏,椎间隙一般无变化,感染性病变椎间隙多受累变窄。

4. 结合患者年龄、病史、体征及实验室检查综合分析,有助于辨别原发或继发性病变,以免发生漏诊或误诊,一般老年人有肿瘤病史首先考虑转移瘤,临床有发热、实验室感染指标升高首先考虑感染性病变。

【疾病鉴别】

导致椎体骨质改变的椎管内病变,种类多样,分析时需要密切结合临床病史进行分析。

1. 导致椎体骨质改变的椎管内病变几种常见疾病的鉴别要点见表6-5-2。

2. 导致椎体骨质改变的椎管内病变鉴别诊断流程图(图6-5-4)。

表6-5-2　导致椎体骨质改变的椎管内病变几种常见疾病鉴别要点

疾病	典型影像特征	主要伴随征象	鉴别要点
转移瘤	硬膜外软组织肿块,MRI信号多与肌肉信号相似,增强后多均匀强化	椎管周围骨质疏松,多见椎弓根和椎板溶骨性骨质破坏,椎间隙正常,常见多发椎体及附件受累	多见于中老年人,有乳腺癌、肺癌、前列腺癌等原发病史
神经鞘瘤	多位于髓外硬膜内,跨椎间孔生长时呈哑铃状改变,边界清楚,囊变多见,增强扫描明显强化	周围椎体及附件压迫吸收改变,跨椎间孔生长时致其扩大	多见于40~60岁,颈胸段多见
淋巴瘤	多为椎旁等密度、等/低信号软组织肿块,肿瘤包鞘状环绕硬脊膜生长,神经根亦常受累;增强后肿瘤及受侵硬脊膜明显强化	椎体多呈溶骨性骨质破坏	多见于30~40岁
椎管囊肿	椎管内CT值为水样密度,T1WI呈低信号/T2WI呈高信号,边界清楚,增强无强化	周围椎体及附件骨质压迫吸收改变,可伴骶孔扩大	好发于骶尾部椎管内,压迫严重时可引起骶尾部放射痛、感觉异常等
椎管脓肿	椎管内软组织肿块影,常伴椎旁脓肿,增强扫描环形强化,DWI及ADC示病灶弥散受限	椎体骨质破坏,CT内可见死骨片,椎间隙变窄	起病急,血沉加快,感染病史

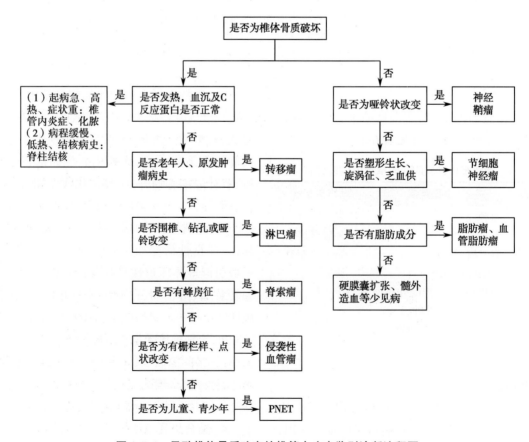

图6-5-4　导致椎体骨质改变的椎管内病变鉴别诊断流程图

(欧阳林)

参 考 文 献

［1］KOELLER KK,SHIH RY. Intradural Extramedullary Spinal Neoplasms:Radiologic-Pathologic Correlation［J］. Radiographics,2019,39（2）:468-490.

［2］DAI LM,QIU Y,CEN B,et al. Intramedullary Schwannoma of Cervical Spinal Cord Presenting Inconspicuous Enhancement with Gadolinium［J］. World Neurosurg,2019,127（6）:418-422.

［3］DODSON V. MAIMUNDAR N,SHARER LR,et al. Epidermoid cyst of the lumbar spine after lumbar puncture:a clinical,radiographic,and pathologic correlation［J］.World Neurosurg,2020,137（5）:363-366.

［4］HABER MD,NGUYEN DD,LI S.Differentiation of idiopathic spinal cord herniation from CSF-isointense intraspinal extramedullary lesions displacing the cord. RadioGraphics,2014,34（2）:313-329.

第一节　双侧对称性骶髂关节炎

【定义】

骶髂关节炎（sacroiliitides）是指骶髂关节的炎性反应，它可以是一系列疾病发展过程的表现，大多数表现为双侧对称性分布，部分也表现为双侧不对称性；可分为原发性骶髂关节炎和继发性骶髂关节炎；原发性主要由关节功能退化引起；继发性病因复杂多样，感染、先天性结构异常、自身免疫性疾病等均可引发。临床表现主要为下腰痛，严重时关节活动受限。

【病理基础】

骶髂关节炎是一个连续、多阶段并行发展的过程。疾病早期常发生于骶侧滑膜下、结缔组织，局部有少量淋巴细胞和浆细胞以及大量巨噬细胞浸润。疾病进展期，髂侧改变更为严重。软骨下骨髓中，造血细胞大部分被浆细胞和少量淋巴细胞所取代，呈"黏液样"改变；韧带附着点可见炎性反应，这也是该疾病的典型变化。其次，软骨细胞减少、破坏、纤维化、骨化，软骨下骨板中断、侵蚀、死骨形成；髂侧关节软骨被滑膜侵蚀，并与软骨下骨髓相通；部分骨小梁增宽，边缘可见大量活跃的成骨细胞。疾病晚期，肉芽组织侵蚀关节表面，使两个关节的软骨融合、滑膜消失。

【征象描述】

骶髂关节炎以双侧、髂骨面及下部病变多见，主要表现为骨质破坏、关节面模糊，可有增生硬化、关节间隙增宽及周围软组织肿胀等。

1. X线表现　对于早期骶髂关节炎表现不敏感，有改变时即为中后期。主要表现为骶髂关节退行性病变，以增生和骨刺为主。

骶髂关节X线分级：0级为正常；Ⅰ级为可疑变化，Ⅱ级为轻度异常，可见局限性侵蚀、硬化，但关节间隙无改变；Ⅲ级为明显异常，中度或进展性骶髂关节炎，伴有以下≥1项变化：侵蚀、硬化、关节间隙增宽、狭窄或部分强直；Ⅳ级为严重异常，完全性关节强直。

2. CT表现　较X线有较高的敏感性，尤其是对细微征象的显示，可见骶髂关节关节面、关节间隙的改变。0级至1级的骶髂关节炎尚未引起骨组织结构破坏，CT无法检出异常。对于Ⅱ级以上则需进行CT检查明确有无微小骨组织病变。

3. MRI表现　可清晰显示关节软骨、关节周围软组织病变情况，故对早期活动性骶髂关节炎具有较好的敏感性，用于判断较为早期、尚无结构改变而仅出现软组织炎症改变的0~1级骶髂关节炎。急性骶髂关节炎表现包括骨髓水肿/骨炎、滑膜炎、滑囊炎及附着点炎。

【相关疾病】

双侧骶髂关节炎通常在病程的某个阶段是对称的，有时因一侧病变滞后而表现不对称。表7-1-1为双侧骶髂关节炎的常见及罕见疾病。

表 7-1-1　双侧骶髂关节炎相关疾病

常见	不常见	罕见
强直性脊柱炎	炎性肠病性骨关节炎	类风湿性关节炎
骨关节炎		布鲁氏菌性骶髂关节炎
弥漫性特发性骨肥厚	银屑病关节炎晚期	
致密性骨炎	代谢性骨病	

【分析思路】

第一，结合影像表现，辨别是双侧对称性或不对称性骶髂关节炎，再结合年龄、性别、体征、相关病史及实验室检查等，具体分析。

第二，骶髂关节炎性疾病最常见于脊柱关节病，如强直性脊柱炎（图7-1-1），典型的强直性脊柱炎以

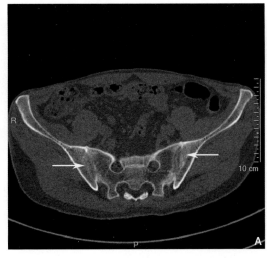
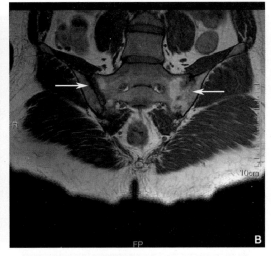

图 7-1-1　双侧对称性骶髂关节炎 CT 及 MRI 表现
强直性脊柱炎患者,CT 轴位骨窗示双侧骶髂关节关节面侵蚀、破坏、硬化,关节间隙狭窄、强直(A);MRI T2WI 冠状位示骨性强直、融合(B)

骶髂关节炎侵蚀性改变开始,沿着脊柱向上发展,脊柱受累多倾向于连续性,椎旁韧带骨赘形成,最终双侧骶髂关节硬化、融合呈"竹节"状改变,多见于年轻男性;常伴家族遗传,HLA-b27 阳性等;炎症性肠病性关节炎,影像表现与 AS 相似但发病率低,通常表现双侧对称的骶髂关节炎,但早期可表现不对称,气钡灌肠双重对比造影检查为主,黏膜表面颗粒状改变,肠壁增厚,黏膜下层溃疡呈"铅管"样改变等,临床表现为腹痛、腹泻、便血。

第三,以单纯增生性病变为主的疾病有骨关节炎(OA)和弥漫性特发性骨质增生(DISH);骨关节炎常见骨赘在骶髂关节前上部及下缘滑膜部分形成骨桥,也可表现为骶髂关节中部类圆形硬化灶;弥漫性特发性骨肥厚常不累及关节,不累及骶髂关节滑膜部分(下部),位于骶髂关节上部的髂腰韧带可骨化形成骨桥,并非骶髂关节上部骨化融合,其他特征有骶结节或骶棘韧带骨化。

第四,育龄期女性下腰痛,双侧对称性髂骨侧关节面骨质硬化,常呈三角形,疼痛明显时 MRI 上可有水肿,常见于致密性骨炎(图 7-1-2),多不累及关节,关节正常。

第五,银屑病关节炎(晚期 PSA)的脊椎关节病普遍见于双侧不对称,有时可见双侧对称,尤其是早期或晚期双侧融合,骨密度正常,脊柱可见大量跳跃性椎旁骨赘,四肢关节多见于手、足,有皮肤病变;慢性反应性关节炎(图 7-1-3)骶髂关节及脊椎表现与PSA 相同,但是早期多为双侧不对称,晚期双侧骶髂关节对称、融合,最具有特征性的受累部位包括足小关节、跟骨、踝和膝关节。

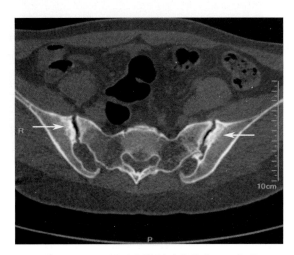

图 7-1-2　双侧对称性骶髂关节炎 CT 表现
致密性骨炎患者,CT 骨窗示双侧髂骨近骶髂关节区密度增高,双侧对称,骶髂关节间隙清晰,关节面及骨质无破坏

第六,多个关节软骨下、骨膜下、皮质内骨吸收,常有棕色瘤,合并病理性骨折,继发性骨硬化,多见于代谢性骨病(如肾性骨病、甲状旁腺功能亢进症),由于甲状旁腺激素驱动激活破骨细胞,形成溶骨性改变,常有慢性低血钙症。

第七,有接触牛、羊、猪的经历,男性多见,影像表现为双侧或单侧骶髂关节炎,除外其他病变,可考虑布鲁氏菌性骶髂关节炎,是布鲁氏菌引起的一种人畜共患的传染变态反应性疾病,布鲁氏菌可经血行到达肌肉附着较少而血管丰富的骨松质、关节滑膜内引起骶髂关节病变,大部分表现为双侧骶髂关节炎,少部分累及单侧骶髂关节。

【疾病鉴别】

骶髂关节炎病因多样,而且影像学表现大多相似,因此,需要联合其他影像学特征和临床信息进行

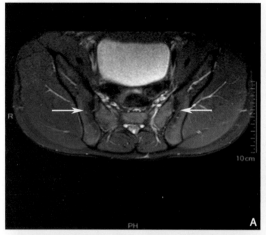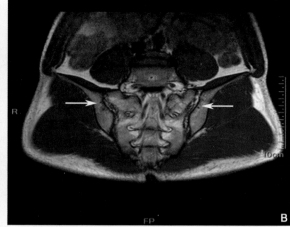

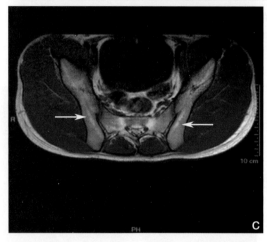

图 7-1-3 双侧对称性骶髂关节炎 MRI 表现
慢性反应性关节炎患者,MRI T2WI 抑脂(A)、T1WI
冠状位(B)、T1WI 轴位(C)示双侧骶髂关节对称性
骨质破坏,脂肪沉积

诊断和鉴别诊断。

1. 双侧对称性骶髂关节炎的鉴别要点见表 7-1-2。

2. 双侧对称性骶髂关节炎的鉴别诊断流程见图 7-1-4。

表 7-1-2 基于双侧骶髂关节炎常见疾病的鉴别要点

疾病	典型影像特征	主要伴随征象	其他鉴别要点
强直性脊柱炎	早期在骶髂关节中下部开始,两侧可见斑块状,髂骨侧明显。继而侵犯整个关节,边缘呈锯齿状,软骨下有骨硬化,骨质增生,关节间隙变窄,最后关节间隙消失,发生骨性强直	可伴有外周关节炎、肌腱附着点炎、葡萄膜炎;脊椎可呈"竹节样"外观	年轻男性多见、炎症性下腰痛、疾病缓解与加重交替;HLA-B27(+)
银屑病关节病	骶髂关节炎表现:骶髂关节关节模糊、狭窄或消失	可伴腰椎侵犯呈跳跃式和不对称者;可伴手、足等四肢小关节受累	银屑病家族史;伴银屑病皮疹或指(趾)甲剥离
慢性炎性反应性关节炎	多表现骶髂关节附着点炎、附着点骨髓水肿和滑膜炎/关节积液等,一般无骨及软骨破坏	早期表现以下肢为主的非对称性骶髂关节炎表现	好发于青少年男性患者;具有前驱感染证据
炎症性肠病	早期骶髂关节骨髓水肿,发展侵蚀性破坏和关节间隙增宽,及晚期硬化和纤维强直(影像学表现和 AS 极其相似)	可有软骨下骨折;激素治疗导致股骨头坏死	炎症性肠病病史及肠道手术史;胃肠道症状通常先于或与关节炎一起出现
类风湿性关节炎	手足及四肢小关节多见,关节间隙不均匀变窄、边缘破坏,早期关节周围骨质疏松,晚期广泛骨质疏松	晚期可伴有关节脱位、半脱位,关节强直	青年女性为主要发病人群,类风湿因子阳性

续表

疾病	典型影像特征	主要伴随征象	其他鉴别要点
布鲁氏菌性骶髂关节炎	骶髂关节面以累及髂骨侧面多见,病变部位及周围软组织水肿及骨质破坏,关节面模糊,关节间隙狭窄	可伴关节周围软组织炎性水肿	有牛、羊、猪等接触史;临床常见全身中毒症状,如发热、盗汗、腰背疼痛等
退行性骨关节病	双侧骶髂关节间隙狭窄,关节周围骨赘形成,关节面下骨质小囊状改变而关节面硬化	少数伴有关节面侵蚀及在关节面下可见线状骨质密度增高的骨质硬化	中老年,长期姿势不正、承重关节好发
弥漫性特发性骨肥厚	双侧骶髂关节主要累及上缘、非滑膜部分,骶髂关节关节面硬化,部分可见骨桥形成	常伴颈椎、胸椎等其他部分明显的前纵韧带骨化	中老年男性好发人群,随年龄和体重发病率呈上升趋势
致密性骨炎	主要发生在骶髂关节髂骨侧,表现为密度均匀、边界清晰的骨质硬化	活动期可伴有骶髂关节骨髓水肿、骨侵蚀;但关节间隙正常,关节面无改变	中青年女性,妊娠或产后
代谢性骨病	骶髂关节弥漫性骨质疏松,未见明确的骨侵蚀及关节间隙变窄	全身剧烈的骨痛非甾体消炎药治疗效果不佳	结合临床症状,钙、磷等实验室检查

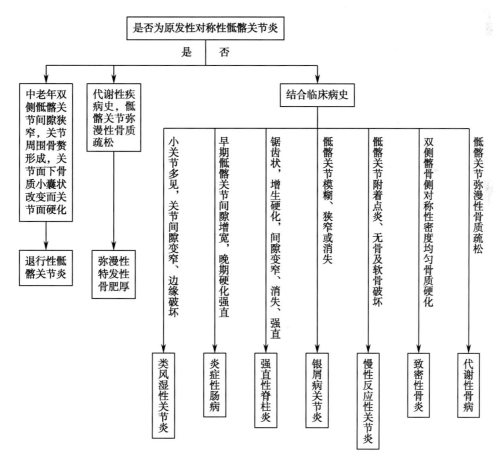

图 7-1-4 双侧对称性骶髂关节炎鉴别诊断流程图

（周　晟）

参考文献

[1] PAPARO F,REVELLI M,SEMPRINI A,et al. Seronegative spondyloarthropathies:what radiologists should know[J]. Radiol Med,2014,119(3):156-163.

[2] 黄正平,古洁若.影像学骶髂关节炎的鉴别诊断需密切结合临床特征[J].中山大学学报(医学科学版),2015, 36(1):18-23.

[3] 王炎焱,赵征,罗贵,等.骶髂关节 MRI 对慢性腰背痛患者确诊中轴脊柱关节炎的特异性与局限性[J].中华内科杂志,2016,55(11):833-839.

[4] FAKIH O,BALBLANC JC,LOHSE A. Rare mimicker of sacroiliitis[J]. Ann Rheum Dis. 2023,82(10):1368.

[5] MAKSYMOWYCH WP,LAMBERT RG,ØSTERGAARD M,et al. MRI lesions in the sacroiliac joints of patients with spondyloarthritis:an update of definitions and validation by the ASAS MRI working group[J]. Ann Rheum Dis,2019,78(11):1550-1558.

[6] PAPARO F,REVELLI M,SEMPRINI A,et al. Seronegative spondyloarthropathies:what radiologists should know[J]. La radiologia medica,2013,119(3):156-163.

第二节 双侧非对称性骶髂关节炎

【定义】

非对称性骶髂关节炎(asymmetric sacroiliac arthritis)指骶髂关节骨质破坏、炎性反应、关节间隙改变、关节强直呈双侧不对称分布。

【病理基础】

骶髂关节炎病理主要表现为炎性细胞浸润及肉芽组织形成、软骨及滑膜改变、骨质破坏和硬化等。因不同病因、病变时期病变分布可表现为非对称性,如:痛风,由于尿酸盐沉积部位及骨侵蚀的程度不同,其发布可不对称。

【征象描述】

1. X线表现 多表现为不对称性骨质破坏、硬化、关节间隙增宽或狭窄、关节强直等病变。疾病早期多表现为不对称性骨质疏松、关节面模糊、轻度骨质破坏及关节面下小囊变。疾病进展期可见软骨下骨质明显破坏和弥漫性骨质硬化,关节面呈毛刷状或锯齿状改变,囊变明显增多,关节间隙不规则狭窄或假性增宽。疾病晚期关节间隙消失、骨化,最终关节纤维性或骨性强直,即使发展到病变晚期,病变也不一定保持对称。

2. CT表现 CT表现与X线相似,但CT扫描可清楚显示骶髂关节病灶的解剖部位和骨内分布范围及骨皮质的完整性、邻近组织的侵犯情况。为临床诊断、分期及制订治疗方案提供重要信息及依据。

3. MRI表现 骶髂关节磁共振表现分为急性炎性改变和慢性结构改变。急性炎性病变为骨髓水肿、滑囊炎和关节间隙强化、骨质破坏部位炎症、肌腱端炎、关节间隙积液;慢性结构异常改变为骨质破坏、脂肪沉着、骨质破坏腔内脂肪化生、骨质硬化、强直、尚未形成骨桥的骨芽。非对称性骶髂关节炎病变早期呈非对称性局部骨质破坏,破坏部位水肿T1WI呈低信号,渗出呈低信号,T2WI抑脂序列可见受侵骨质及软组织呈高信号,高信号渗出内含低信号的滑膜炎以及骨髓水肿呈高信号。随着病变进展,关节正常结构发生骨侵蚀,在T1加权图像表现为低信号的软骨下骨皮质完整性全层缺失,且伴邻近骨髓正常信号的缺失。多发的骨侵蚀融合后可表现为骶关节间隙的假性增宽;脂肪变:是炎症消退后的脂肪化生,在T1加权图像上的信号高于正常骨髓,T2加权(非抑脂)图像上为较高信号、STIR图像上为低信号;骨硬化:在各种序列的图像上均表现为极低信号,且出现在典型的解剖部位;关节强直:在T1加权图像上表现为关节间隙内异常出现的稍高信号(与骨髓信号相当),并把关节两侧连接起来,即骨和髂骨的骨髓信号连成一个整体,关节两侧的软骨下骨皮质低信号带全层消失。

【相关疾病】

非对称性骶髂关节炎常表现为不对称性骨质破坏、硬化、关节增宽或狭窄、关节强直等病变。双侧非对称骶髂关节炎与对称性骶髂关节炎疾病多有交叉重叠,且不同的疾病可有类似影像表现。可根据临床发病率及影像表现分为常见、不常见、罕见疾病(表7-2-1)。

表 7-2-1 非对称性骶髂关节炎相关疾病

常见疾病	不常见疾病	罕见疾病
骨性关节炎	慢性反应性关节炎	幼年型特发
银屑病关节炎	强直性脊柱炎(早期)	性关节炎
	炎症性肠病性关节炎	痛风
	(早期)	类风湿性关
	肾性骨病	节炎

【分析思路】

骶髂关节炎往往为不同的自身免疫性疾病的共同表现,多种疾病可引起骶髂关节炎性改变,而在同一种疾病的不同阶段骶髂关节炎的分布、破坏程度也有所不同。尽管多种疾病影像学表现为不对称骶髂关节炎,但不同疾病有一定的临床及影像特征,分析思路如下:

第一,骨性关节炎(OA)为双侧非对称性骶髂关节炎最常见疾病,大部分患者为体重较大、重体力劳动或有既往一侧骶髂关节或髋关节外伤病史,关节炎以增生病变为主,关节髂侧及边缘硬化明显(图7-2-1)。

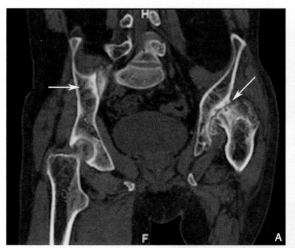 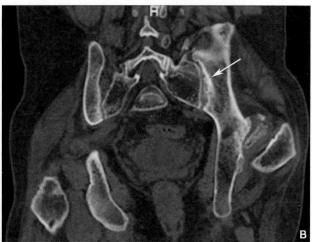

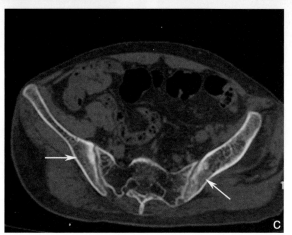

图 7-2-1　双侧非对称性骶髂关节炎 CT 表现

CT 冠状位骨窗示患者左侧髋关节骨性关节炎(A),双侧骶髂关节不对称性骨质硬化(B),左侧骶髂关节面破坏,关节间隙略宽(C)

第二,虽然大多数强直性脊柱炎(AS)表现为双侧对称性关节炎,但早期 AS 可表现为双侧不对称发病,另因其发病率高,临床诊疗中应优先考虑,诊断需紧密结合实验室检查。

第三,银屑病关节炎(PSA)与慢性反应性关节炎(CRA)为双侧不对称骶髂关节炎中较常见疾病,发病年龄有一定重合,但 PSA 累及骶髂关节更常见,临床病史对诊断有一定帮助(图7-2-2)。

第四,幼年型特发性关节炎(JIA)较为罕见,发病年龄大多小于 16 岁,有研究认为骶髂关节软骨破坏及关节积液较为常见。

第五,痛风性骶髂关节炎(GA)罕见,所见报道大多为双侧不对称炎性表现,血尿酸检测对诊断有一定帮助,能量 CT 可直观显示关节内尿酸盐结晶沉积(图 7-2-3)。

第六,类风湿性关节炎(RA)单纯累及骶髂关节炎罕见,且与强直性脊柱炎鉴别困难,类风湿因子检测及外周多关节、小关节发病有助于鉴别诊断(图7-2-4)。

【疾病鉴别】

双侧不对称骶髂关节炎较对称性骶髂关节炎发病率低,但与双侧对称性骶髂关节炎疾病交叉重叠,

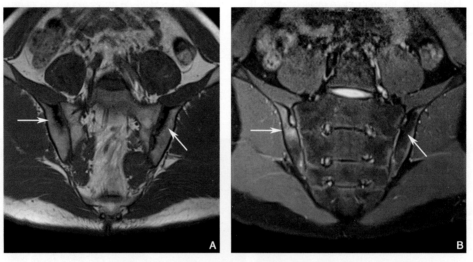

图 7-2-2 双侧非对称性骶髂关节炎 MRI 表现
PSA 患者,T1WI(A)和 T2WI-FS(B)可见不对称性骶髂关节炎,关节面破坏

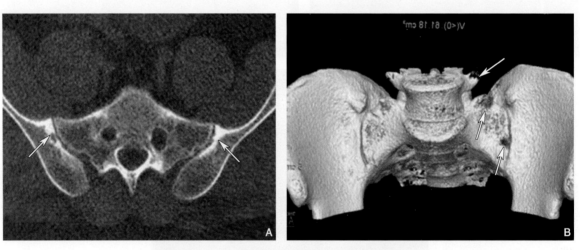

图 7-2-3 双侧非对称性骶髂关节炎 MRI 表现
痛风性关节炎,CT 可见双侧骶髂关节骨质破坏,硬化,关节间隙变窄(A),DECT 可见尿酸盐结晶沉积(B)

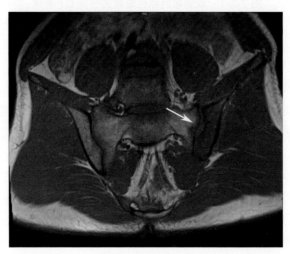

图 7-2-4 双侧非对称性骶髂关节炎 MRI 表现
类风湿性关节炎,T1WI 可见双侧骶髂关节不对称性改变

需要联合各种影像学征象、临床资料及实验室检查进行诊断及鉴别诊断。

1. 非对称性骶髂关节炎常见疾病的主要鉴别诊断要点见表 7-2-2。

2. 非对称性骶髂关节炎的鉴别诊断流程图（图 7-2-5）。

表 7-2-2　非对称性骶髂关节炎常见疾病的鉴别诊断

疾病	典型影像特征	主要伴随征象	鉴别要点
骨关节炎	退行性骨关节病；关节间隙变窄；软骨下骨质硬化、囊性变、骨赘形成；可见退行性变各期的表现	多见于中老年人，关节软骨磨损，引起骶髂关节的骨质增生及炎性反应	骶髂关节疼痛，实验室检查无特殊
弥漫性特发性骨质增生（DISH）	增生性疾病。累及上缘，非滑膜部分；骶髂关节的滑膜部分正常；常发现邻近韧带骨化	通常偶然发现。体征通常比临床症状重。与年龄增加、肥胖、2 型糖尿病相关	椎前流注样骨化；无明显小关节病变或关节强直，微小椎间盘退行性疾病
幼年型特发性关节炎（脊柱炎型）	侵蚀性疾病。骶髂关节炎或不对称少关节炎。大量积液；骨质侵蚀；骨破坏；终末期强直；骨质疏松	年龄＜16 岁儿童的炎性关节病。长骨细长，身材矮小，颈椎椎体发育不全，小颌畸形，骨骺膨大，切迹扩大	关节外特征：银屑病，附着点炎，炎症性肠病
类风湿性关节炎	侵蚀性疾病。常为对称性，也可不对称。滑膜炎，骨髓水肿，关节软骨破坏，关节强直	近端指间关节及掌骨病变，双手纽扣花样畸形	类风湿因子阳性
反应性关节炎	侵蚀与增生混合性疾病。侵犯滑膜下 1/2～2/3。早期多不对称，病程任一时期都可对称，晚期出现硬化、纤维化或骨性强直	青少年男性，下肢为主，非对称单关节炎。约 61% 患者有足跟痛。仔细观察软组织；腊肠样手指或足趾是最直接征象	关节炎是三联征之一，即关节炎、尿道炎（宫颈炎）和结膜炎。临床上三联征全有的＜33%
银屑病关节炎	侵蚀与增生混合性疾病。炎性关节炎，双侧骶髂关节不对称表现。开始常为不对称，病程中可对称，终末期双侧强直	典型的银屑病指甲改变：包括甲剥离、顶针样凹陷、过度角化等表现。也可有腊肠样指	可发生于银屑病皮肤改变之后，或与皮肤改变同时发生 15% 的患者关节炎比皮肤改变早 2 年
炎症性肠病关节炎	侵蚀与增生混合性疾病。对称/非对称骨质增生硬化、侵蚀。多关节病影响外周小关节，通常无骨质改变	腹痛患者 CT 显示肠壁增厚、强化	多在肠道表现之后出现。MR 液体敏感序列显示的附着点炎是早期病变的线索
强直性脊柱炎	早期常为对称，晚期可不对称；骨髓水肿；骨髓脂肪沉积；附着点炎；滑膜炎、骨强直	竹节椎，双侧骶髂关节、脊柱及椎小关节受累	HLA-B27（+），好发于年轻男性，20～30 岁多见
痛风	特征表现是悬挂边缘征：沿着垂直骨骼长轴侵蚀关节旁形成的赘生物。能量 CT 可显示尿酸盐结晶沉积	MRI 能及早发现痛风性骶髂关节炎的痛风结节和骨质侵蚀。T2WI 像痛风石信号强度不定，T1WI 像呈低信号，其中低至中等混杂信号最常见。慢性痛风性骶髂关节炎主要表现为关节周围软组织肿块、边缘锐利的骨侵蚀及滑膜增厚	有饮食诱因，予以碱化尿液和降尿酸治疗后好转

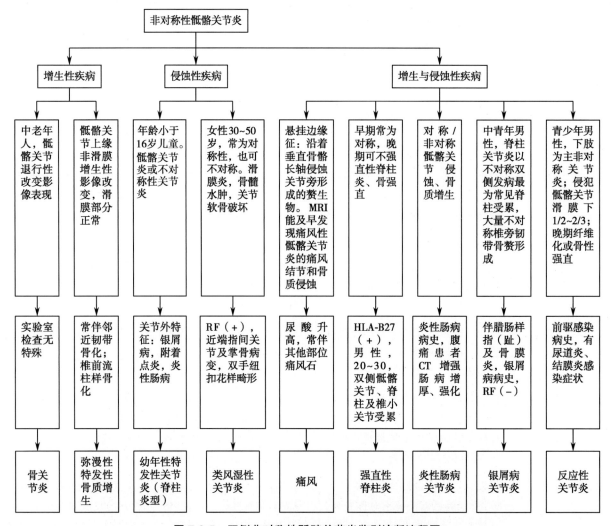

图 7-2-5　双侧非对称性骶髂关节炎鉴别诊断流程图

（周　晟）

参 考 文 献

[1] Østergaard M. MRI of the sacroiliac joints：what is and what is not sacroiliitis？. Curr Opin Rheumatol, 2020, 32（4）：357-364.

[2] 戴生明,鲍春德,邹和建,等. 应用磁共振成像诊断和评估骶髂关节炎的专家共识[J]. 内科理论与实践, 2023, 18（02）：65-69.

[3] BARONIO M, SADIA H, PAOLACCI S, et al. Etiopathogenesis of sacroiliitis：implications for assessment and management [J]. Korean J Pain, 2020, 33（4）：294-304.

[4] 朱庆庆. 多模态 MR 成像在骶髂关节炎早期诊断及活动性评估中的应用[D]. 山东大学, 2022.

[5] CANELLA C, SCHAU B, RIBEIRO E, et al. MRI in seronegative spondyloarthritis：imaging features and differential diagnosis in the spine and sacroiliac joints[J]. AJR Am J Roentgenol, 2013, 200（1）：149-157.

第三节　单侧骶髂关节炎

【定义】

单侧骶髂关节炎（unilateral sacroiliitis）是指由感染、自身免疫性疾病、外伤、退行性病变等原因引起的单侧骶髂关节炎性病变。

【病理基础】

单侧骶髂关节炎常见于感染性疾病,化脓性致病菌首先引起滑膜充血、水肿、白细胞浸润;此后蛋白酶溶解软骨和软骨下骨质引起骨质破坏,关节腔及周围软组织内可有炎性细胞和坏死物聚积。当致病菌为结核分枝杆菌时还可见到干酪样坏死和结核肉芽肿形成。愈合期,关节腔可发生纤维化或骨化,使关节形成纤维性强直或骨性强直。

【征象描述】

1. **X线表现** 早期难以发现病变,病变进一步发展可出现骶髂关节面模糊、骨质破坏,可伴有程度不一的骨质硬化、关节间隙增宽或狭窄,病变晚期可出现关节融合(图7-3-1)。

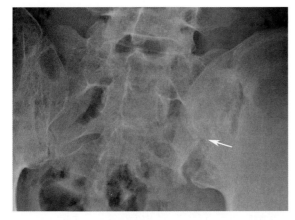

图7-3-1 单侧骶髂关节炎X线表现(骶髂关节结核)
左侧骶髂关节关节面模糊,关节面下可见骨质硬化;关节间隙增宽,见多发小块状高密度影

2. **CT表现** 可以清楚显示骶髂关节病变的部位、关节面的完整性、骨破坏的类型、分布范围以及邻近软组织的受累情况(图7-3-2)。

3. **MRI表现** 敏感性更高,可以早期发现细微病变,可以更清晰显示骨髓及周围软组织水肿、滑膜炎/关节囊炎、关节面下的骨侵蚀等异常(图7-3-3)。

【相关疾病】

单侧骶髂关节炎常见于感染性疾病及自身免疫性疾病,二者在疾病早期鉴别较难;自身免疫性疾病及退行性骨关节病等骶髂关节炎多为双侧病变,也可只累及一侧(表7-3-1)。

【分析思路】

第一,单侧骶髂关节炎常见于感染性疾病、自身免疫性疾病,二者尤其在疾病早期多需要鉴别。关节间隙增宽、关节内脓肿、关节周围软组织水肿或脓肿的存在,提示感染性骶髂关节炎。

第二,单侧感染性骶髂关节炎包括化脓性骶髂关节炎、结核性骶髂关节炎、布鲁氏菌性骶髂关节

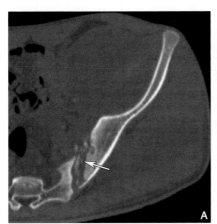
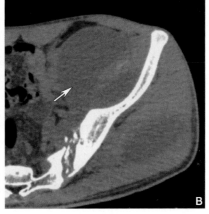

图7-3-2 单侧骶髂关节炎CT表现(骶髂关节结核)
A. 骶髂关节CT平扫骨窗:左侧骶髂关节关节面骨质破坏,髂骨侧为著,关节间隙增宽,关节间隙可见多发小块状死骨形成(箭)。B. 骶髂关节CT平扫软组织窗:左侧骶髂关节周围髂窝及臀部软组织冷脓肿形成(箭)

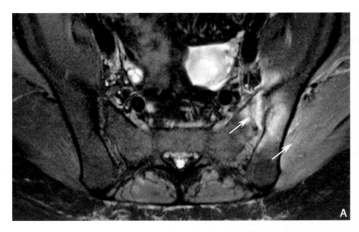
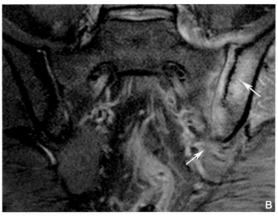

图7-3-3 单侧骶髂关节炎MRI表现(布鲁氏菌性骶髂关节炎)
A、B分别为骶髂关节MRI横轴位及冠状位T2WI脂肪抑制像:左侧骶骨及髂骨关节面下片状骨髓水肿(箭),左侧骶髂关节周围软组织水肿(箭)

表 7-3-1 单侧骶髂关节炎病因分析

感染性疾病	自身免疫性疾病	退行性疾病	晶体性关节炎
化脓性骶髂关节炎	反应性关节炎	退行性骨关节炎	痛风
结核性骶髂关节炎	银屑病性关节炎		二羟焦磷酸钙沉积病
布鲁氏菌性骶髂关节炎	强直性脊柱炎		
	SAPHO 综合征		
	类风湿性关节炎		

炎。常伴周围肌肉明显水肿或脓肿。需注意三者的鉴别,临床表现及实验室检查有助于病变的诊断。

第三,诊断需密切结合患者临床病史,若具有自身免疫疾病病史,则可能的病因包括反应性关节炎、银屑病性关节炎、强直性脊柱炎、SAPHO 综合征、类风湿性关节炎等。还包括痛风等其他系统性疾病。

第四,没有特殊病史,中老年人的骶髂关节炎以骨质增生硬化、骨赘形成为主要表现时,多为退行性骨关节炎。

【鉴别诊断思路】

感染性和自身免疫性骶髂关节炎 MRI 鉴别诊断要点见表 7-3-2,常见感染性单侧骶髂关节炎鉴别诊断要点见表 7-3-3。

表 7-3-2 感染性和自身免疫性骶髂关节炎 MRI 鉴别诊断要点

MRI 表现	感染性骶髂关节炎	自身免疫性骶髂关节炎
骨髓水肿	重度	中度
关节面下骨质硬化	轻微	明显
关节间隙	增宽	无明显增宽
骨质破坏	中度	轻微
关节内脓肿	有	无
关节周围软组织水肿和脓肿	重度	轻微
死骨	可有	无

表 7-3-3 感染性骶髂关节炎鉴别诊断要点

疾病	影像特征	主要伴随征象/临床	鉴别要点
化脓性骶髂关节炎	溶骨性骨质破坏,可同时伴有破坏区骨质疏松、骨髓水肿、关节腔积液、关节周围软组织水肿	高热,剧烈疼痛,白细胞升高,血沉加快,C 反应蛋白升高	骨质破坏与增生并存,骨髓水肿,周围软组织水肿、脓肿形成
结核性骶髂关节炎	关节面骨质破坏,关节间隙增宽或狭窄,骨髓水肿,可见死骨,周围软组织冷脓肿形成	淋巴细胞升高,血沉加快,C 反应蛋白升高,结核病史,结核中毒症状	死骨,冷脓肿形成
布鲁氏菌性骶髂关节炎	骨髓水肿,骨性关节面下虫蚀样骨质破坏伴明显的骨质硬化,易侵犯髂骨关节面,关节周围软组织骨化	疫区生活史,反复发作的低热、乏力、多汗及关节疼痛	骨质破坏轻,骨质增生明显

各类自身免疫性疾病引起的骶髂关节炎有相似的影像特点,诊断该类疾病需要结合患者的临床病史、体格检查、实验室检查以及影像学表现来综合考虑;该部分单侧骶髂关节炎的影像表现与前节所述双侧骶髂关节炎影像表现类似,本部分不再赘述。

(于爱红)

参 考 文 献

[1] SLOBODIN G,RIMAR D,BOULMAN N,et al. Acute Sacroiliitis [J]. Clin Rheumatol,2016,35(4):851-856.

[2] CANELLA C,SCHAU B,RIBEIRO E,et al. MRI in Seronegative Spondyloarthritis:Imaging Features and Differential Diagnosis in the Spine and Sacroiliac Joints [J]. AJR Am J Roentgenol,2013,200(1):149-157.

[3] CHOI J A,KOH S H,HONG S H,et al. Rheumatoid Arthritis and Tuberculous Arthritis:Differentiating MRI Features [J]. American Journal of Roentgenology,2009,193(5):1347-1353.

[4] GAO S,DENG X,ZHANG L,et al. The Comparison Analysis of Clinical and Radiological Features in SAPHO Syndrome [J].Clin Rheumatol,2021,40(1):349-357.

[5] KANG Y,HONG S H,KIM J Y,et al. Unilateral Sacroiliitis:Differential Diagnosis Between Infectious Sacroiliitis and Spondyloarthritis Based on MRI Findings [J]. AJR Am J Roentgenol,2015,205(5):1048-1055.

[6] 郑欢露,郭辉,陈鹰,等.布鲁氏菌性骶髂关节炎的临床及 MRI 表现[J].中国中西医结合影像学杂志,2019,17(02):194-196.

[7] 贺玉杰,丁艳霞,乔博,等.结核性骶髂关节炎临床表现及影像学特点[J].郑州大学学报(医学版),2022,57(03):432-435.

第四节 耻骨联合增生性/融合性病变

【定义】

耻骨联合增生或融合(pubic symphysis hyperplasia or fusion)是指关节面增生硬化,边缘骨赘形成,关节面下方囊变,关节间隙狭窄,或者关节面不光整,凹凸不平,关节面不同程度增生硬化,出现关节部分或完全骨性强直。

【病理基础】

正常耻骨联合骨性关节面卵圆形,稍凸起。两侧的关节面覆盖薄层透明软骨,中间借纤维软骨盘连接而成。耻骨联合因为退变,出现关节软骨软化,磨损,变薄,导致骨性关节面裸露,关节面继发增生性改变,关节间隙出现相应的狭窄。或者是因为炎症性病变,导致耻骨联合骨性关节面及软骨破坏,缺损,关节面凹凸不平,不光整,后期修复性改变,导致骨性关节面增生硬化,关节面下方囊变,关节间隙不规则狭窄,间隙内骨性结构相连,关节出现骨性强直。

【征象描述】

1. X 线及 CT 表现　退行性病变显示耻骨联合关节面表面光滑,关节面不同程度增生硬化特点,边缘可出现骨赘,关节间隙内可见真空征,关节间隙狭窄。关节面下方可出现小囊变。炎症性病变包括脊柱关节病,少见的类风湿性关节炎累及耻骨联合等,在疾病后期平片和 CT 可显示结构性异常,表现为耻骨联合两侧对称性关节面表面不规则,可凹凸不平,关节面增生硬化,可出现骨赘,关节间隙不对称性狭窄,很少见到真空征(图 7-4-1)。晚期耻骨联合间隙可完全消失,骨性关节面融合改变(图 7-4-2)。感染

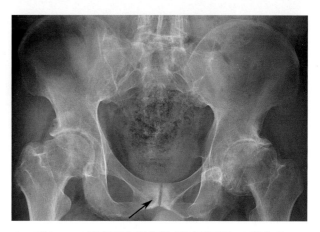

图 7-4-1　耻骨联合增生性/融合性病变 X 线表现

37 岁,强直性脊柱,10 年病史。骨盆平片显示耻骨联合两侧关节面毛糙,增生硬化,左侧更明显,关节间隙变窄。同时可见两侧髋关节受累,关节间隙狭窄。两侧骶髂关节骨性强直

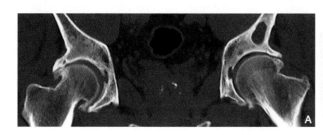

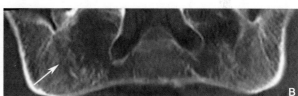

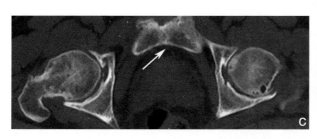

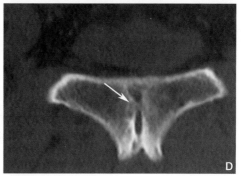

图 7-4-2　耻骨联合增生性/融合性病变 CT 表现

男性,53 岁,强直性脊柱炎患者。骨盆 CT 检查,病变同时累及耻骨联合,髋关节及骶髂关节。A.示两侧髋关节受累,关节面硬化,关节间隙对称性狭窄。B.示两侧骶髂关节受累,关节间隙消失,关节骨性强直改变。C、D.示耻骨联合受累,耻骨联合关节面下方小囊变,关节面部分骨性强直改变。关节间隙部分消失

性病变累及耻骨联合则早期显示关节面破坏,不规则,关节间隙假性增宽或狭窄,晚期出现关节间隙狭窄或者消失,常常单侧发病。耻骨联合焦磷酸钙沉积症,又称 CPPD,假痛风。指焦磷酸钙结晶沉积于关节内纤维软骨或透明软骨及其周围滑膜、韧带、肌腱、关节囊的总称。最常累及膝关节,其次是腕关节和耻骨联合。表现为关节间隙内高密度软骨基质沉积,不与关节面相连。可同时出现关节面增生硬化改变,都见于老年人(图 7-4-3)。

2. MRI 表现 可显示耻骨联合炎性改变早期特点,即关节面的骨髓水肿,尤其在 MR T2WI FS 序列显示清晰,也可发现耻骨联合附着点包括肌腱附着处及耻骨联合 4 根韧带的水肿改变(图 7-4-4)。耻骨联合关节面不光整,炎症稳定期或者晚期可显示耻骨联合关节面脂肪沉积,局部硬化性信号特点(图 7-4-5,图 7-4-6)。退变耻骨联合关节面常显示表面光整。关节面下小囊变 MRI 显示为边界清晰的长 T1 长 T2 信号特点。

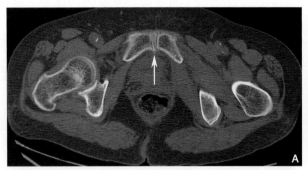
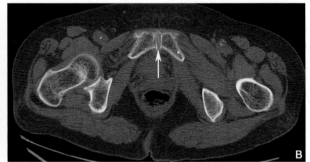

图 7-4-3 耻骨联合增生性/融合性病变 CT 表现
84 岁,女性,耻骨联合 CPPD。骨盆 CT。A、B 显示耻骨联合关节面增生硬化,关节间隙内高密度钙化影。与关节面平行走向

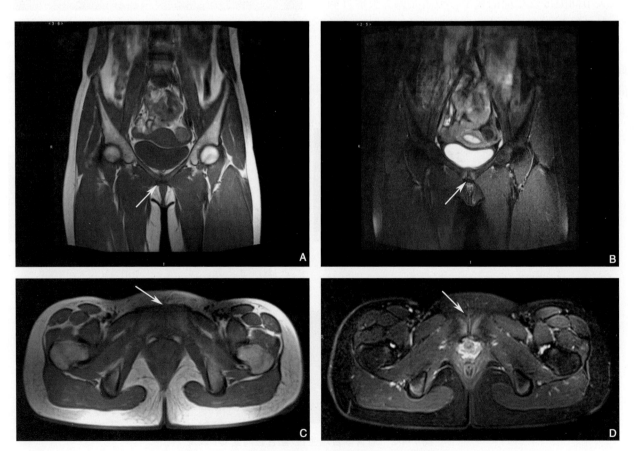

图 7-4-4 耻骨联合增生性/融合性病变 MRI 表现(1)
14 岁,女性,幼年特发性脊柱关节炎。骨盆 MRI 检查,病变累及耻骨联合。A、B. 冠状位 T1WI 和 T2WI FS,C、D. 轴位 T1WI 和 T2WI FS,耻骨联合关节面对称性骨髓水肿,呈长 T1 长 T2 改变

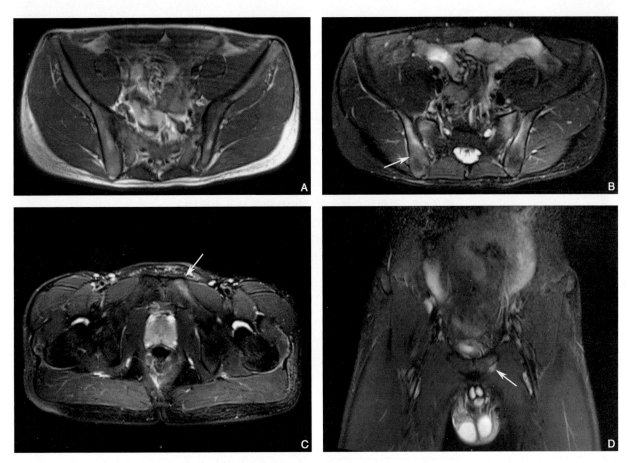

图 7-4-5 耻骨联合增生性/融合性病变 MRI 表现（2）

19 岁,男性,脊柱关节病,两侧骶髂关节对称性炎症,左侧耻骨联合附着点炎。A、B. 轴位 T1WI 和 T2WI FS,显示两侧骶髂关节面对称性骨髓水肿改变,关节面不光整,尤其在关节前部。C、D. 轴位 T2WI FS 和冠状位 T2WI FS,耻骨联合关节面无异常,左侧耻骨联合前方闭孔外肌附着点炎症,信号增高改变

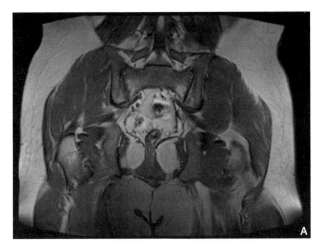

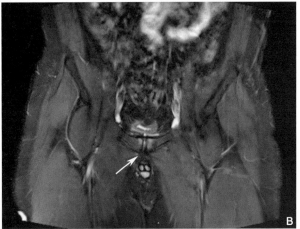

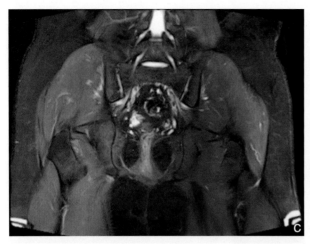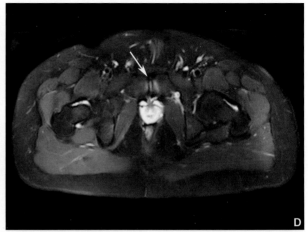

图 7-4-6　耻骨联合增生性/融合性病变 MRI 表现（3）

27 岁，男性，脊柱关节病，两侧骶髂关节及两侧耻骨联合对称性炎症。A、B. 冠状位 T1WI 和 T2WI FS，显示两侧骶髂关节面对称性结构性异常，关节面不光整，有局限性脂肪沉积和局限性硬化。尤其分布在关节下部。C、D. 冠状位 T2WI FS 和轴位 T2WI FS，耻骨联合关节面对称性骨髓水肿，左侧更明显，累及中间关节软骨

【相关疾病】（表 7-4-1）

表 7-4-1　耻骨联合增生相关常见疾病

常见疾病	少见疾病
退变	软骨钙质沉积症
脊柱关节病	感染
应力性损伤	肿瘤
	痛风

【分析思路】

不同耻骨联合病变导致增生或者融合性改变，有影像征象重叠，也有一些差异，分析思路如下：

第一，耻骨联合退行性改变。如其他关节退变，可因为过度使用，创伤，年龄相关，或其他原因导致关节退变。如多产妇，运动员反复损伤耻骨联合后导致退变。骨盆不稳或者骨盆力学异常也可导致耻骨联合退行性改变。显示为耻骨联合间隙变窄，关节面下方囊变，和关节面增生硬化，骨赘形成。

第二，耻骨联合软骨样钙质沉积。耻骨联合关节盘软骨可出现软骨样钙质沉积，原因可能是特发性，也可能是继发甲状旁腺功能亢进症，假痛风，血色素沉积，或者尿黑酸尿症。

第三，脊柱关节病。血清阴性脊柱关节病和类风湿性关节炎也可累及耻骨联合。骶髂关节受累发生率更多超过耻骨联合。早期 MRI 显示为关节面骨髓水肿，慢性期可导致结构性改变，包括关节面骨侵蚀，关节间隙狭窄，软骨下关节面硬化，以及关节骨性强直。结构性变化 CT 显示更清晰。脊柱关节病累及耻骨联合发生率在炎症活动期为 18%。表现为耻骨联合关节面骨髓水肿，或者耻骨联合附着点炎性改变，两者可以合并出现或分别表现。脊柱关节病累及耻骨联合发生率在出现结构性改变后为 47%。表现为耻骨联合关节面骨侵蚀，关节面不光整。关节面出现增生硬化，关节间隙继发狭窄，甚至骨性强直后间隙消失。脊柱关节病是一组疾病，含有相似的特征，包括附着点炎症，但也有各自不同的表现。包含强直性脊柱炎、牛皮癣关节炎、反应性关节炎、炎症性肠病性关节病、特发性脊柱关节病。

第四，耻骨联合感染性病变，如结核或者化脓性感染导致耻骨联合破坏，关节面不光整，后期出现耻骨联合修复性改变，包括增生硬化、骨赘形成和关节间隙狭窄等改变。

【疾病鉴别】

1. 耻骨联合增生改变与多种疾病相关，通常表现为关节面增生硬化，骨赘形成，关节间隙狭窄。不同的疾病可以有类似的影像表现，相互交叉、重叠，详见表 7-4-2。

2. 基于影像特点的鉴别诊断流程见图 7-4-7。

表 7-4-2　耻骨联合增生相关疾病鉴别诊断要点

疾病	典型影像特征	临床鉴别要点
退变	关节面增生硬化,骨赘形成,关节面下小囊变,关节间隙变窄但存在。间隙内真空征	好发于中老年人,有运动慢性损伤史,多次分娩史
脊柱关节病	关节面不规则,表面不光整,关节面下方增生硬化,很少骨赘形成,关节间隙狭窄或者骨性强直	好发于年轻人,男性更多,同时骶髂关节两侧对称受累,合并临床实验室指标异常,血沉、C反应蛋白增高,HLA-B27 阳性
软骨钙质沉积症	关节间隙内高密度软骨样钙质沉积,不与关节面相连,关节可增生硬化改变	老年人多见,常偶然发现
感染	关节面骨质破坏,同时明显骨髓水肿,后期关节间隙变窄,或者消失	多见于免疫力下降患者,血白细胞可升高

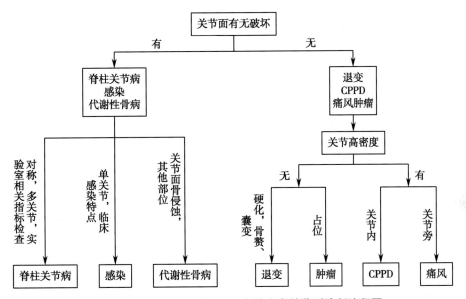

图 7-4-7　耻骨联合增生性/融合性病变的鉴别诊断流程图

(邹月芬)

参 考 文 献

[1] YUSUHN KANG,JOONG MO AHN,EUGENE LEE,et al.Active inflammatory changes around the pubic symphysis in patients with axial spondyloarthritis:Magnetic resonance imaging characteristics and association with clinical factors. European Journal of Radiology,2020,124b:108802.

[2] BON SAN KOO,YOONAH SONG,KYUNG BIN JOO, et al. Radiologic Changes in the Symphysis Pubis of Male Patients with Ankylosing Spondylitis. The Journal of Rheumatology,2016,43(2):330-334.

[3] MIZRAHI DJ,POOR AE,MEYERS WC,et al. Imaging of the pelvis and lower extremity:demystifying uncommon sources of pelvic pain. Radiol Clin North Am,2018,56(6):983-995.

[4] CONNIE C. SO,LILLIAN S. NIAKAN,RICARDO D. GARZA-GONGORA. Imaging of the pubic symphysis: anatomy and pathologic conditions. RadioGraphics,2023, 43(2):e220058.

[5] INES BECKER,STEPHANIE J. WOODLEY,MARK D. STRINGER. The adult human pubic symphysis:a systematic review. J Anat,2010,217(5):475-487.

第五节　耻骨联合间隙增宽/分离

【定义】

耻骨联合间隙增宽或者分离(pubic symphysis separation)是指耻骨联合关节间隙增宽、宽度超过10mm,或者耻骨联合上下关节面出现错位、超过5mm。

【病理基础】

耻骨联合属于滑膜性关节,两侧的关节面覆盖透明软骨,约1~3mm 厚,中间借纤维软骨盘连接而成;中央有一裂隙,位于纤维软骨上部。骨性关节面卵圆形,稍凸起。年轻人软骨下骨不规则,成年人光滑,平直。但老年后又出现退变特点,即关节间隙变窄,关节面硬化不规则,尤其 60 岁后。正常耻骨联合宽度在男性约 5mm,非生育女性 7.5mm。经产妇可达 20mm。也有报道非生育女性平均 2.6mm,经产妇,多至 3 个孩子平均 12.6mm。正常非生育女性和男性间隙宽度不超过 10mm。

耻骨联合关节表面上下径长约 30～35mm,前后径宽约 10～12mm,承受张力、压力和剪切力。共有 4 根韧带稳定耻骨联合。耻骨上韧带:附着于耻骨嵴和耻骨结节。耻骨下韧带:又称弓状韧带,较上韧带强大,最宽处男性约 25mm,女性 35mm。高度男女都是 10～12mm。耻骨前韧带:平均厚度 5～12mm,稳定耻骨联合功能仅次于关节盘。耻骨后韧带:较薄,经产妇增厚。4 根韧带中,下韧带和前韧带较强大,所以耻骨联合突出会向后方及上方突出。

关节盘为纤维软骨,承受压力和张力,轴位呈楔形或 Y 形,尖端指向后方。腰部较窄,上部和下部增宽,女性更宽更短。有时延伸超过骨性关节面边缘,有时向后疝出,类似椎间盘,这个在经产妇多见。类似椎间盘结构,外周致密斜行纤维,前方增厚,类似纤维环,与周围韧带和耻骨联合融合,内层为纤维软

骨结构。裂隙:10% 人群可见,位于软骨盘的上部和后部,占软骨盘 1/3～1/2 高度。女性多见,老年人更常见。经产妇可见继发裂隙,T 形外观。

【征象描述】

1. X 线表现　首诊,可避免漏诊。常作为 MRI 的补充。耻骨联合分离,宽度超过 10mm。可测量耻骨联合上缘、下缘及中部的宽度,因耻骨联合下韧带最强大,往往损伤后下缘宽度增宽更明显。耻骨联合关节面增生硬化,间隙增宽。关节面不光整,毛糙改变(图 7-5-1)。或者表现为耻骨联合上下缘错位,超过 5mm(图 7-5-2)。注意与正常耻骨联合的鉴别,尤其是青少年和老年人的耻骨联合表面也常不光整(图 7-5-3),这是正常生理改变。青年人关节面常光滑。以及怀孕后的生理性耻骨联合增宽(图 7-5-4)。

2. MRI 表现　MRI 可提供耻骨联合众多病变的细节,进行精准诊断。可显示正常耻骨联合的关节软骨以及周围的 4 根韧带(图 7-5-5,图 7-5-6)。耻骨联合分离后,显示关节面的骨髓水肿,硬化,关节面不光整。急性期显示韧带肿胀,信号异常改变。

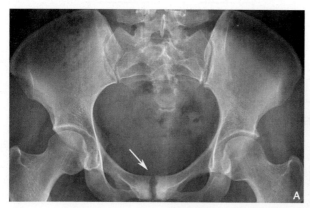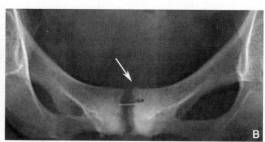

图 7-5-1　耻骨联合间隙增宽/分离 X 线表现
30 岁,女性,怀孕 9 个月出现耻骨联合疼痛,疼痛近 2 年。骨盆平片及局部放大平片显示耻骨联合间隙增宽、分离

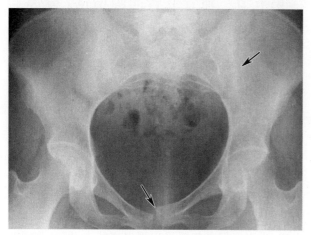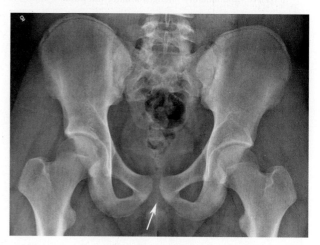

图 7-5-2　耻骨联合间隙增宽/分离 X 线表现
年轻女性,产后严重后背痛。骨盆平片显示耻骨联合上下错位,同时左侧骶髂关节硬化

图 7-5-3　正常年轻人耻骨联合 X 线表现
14 岁,男性,正常耻骨联合。骨盆平片显示关节表面毛糙,为年轻人正常特点

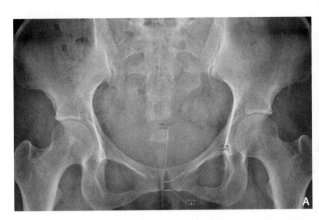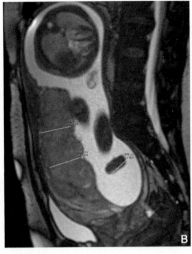

图 7-5-4 耻骨联合间隙增宽/分离 X 线及 MRI 表现

35 岁,女性,孕 28 周,妊娠高血压综合征。平片显示耻骨联合增宽,下部更明显,同期 MRI 检查显示胎盘前置

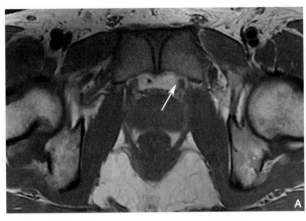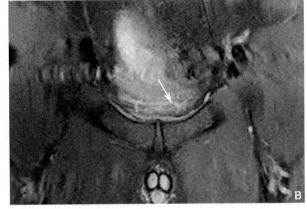

图 7-5-5 正常耻骨联合 MRI 解剖

33 岁,男性,骨盆 MRI 正常耻骨联合,关节软骨,尖端指向后方,4 条韧带结构,耻骨联合上下韧带和耻骨联合前后韧带

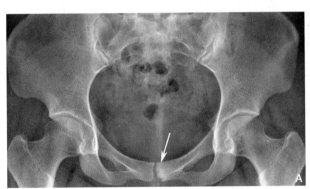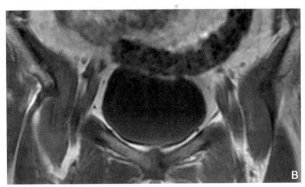

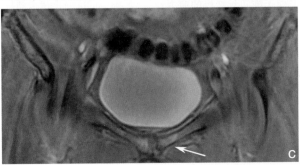

图 7-5-6 耻骨联合间隙增宽/分离 MRI 表现

28 岁,女性,产后耻骨联合分离,关节面硬化,间隙增宽,两侧骨髓水肿

耻骨联合周围软组织信号异常改变。

【相关疾病】

耻骨联合分离通常与妊娠分娩相关,怀孕后骨盆结构出现松弛,包括耻骨联合和骶髂关节韧带松弛,在怀孕头3个月出现,均为正常生理性改变,随后孕中期和晚期更加明显。孕后8周耻骨联合间隙开始增宽,较正常增宽1~3mm,无症状,产后5个月恢复正常。妊娠晚期或分娩后产妇间隙内可见气体,发生率30%~40%,这种情况也可见骶髂关节,常无症状,分娩后慢慢消失。妊娠时会出现关节面骨性吸收,关节面在妊娠及分娩后富含水分。韧带松弛、增厚,富含血管。关节盘疝出,裂隙增宽,可能出现不规则及继发裂隙。经产妇分娩后可见韧带及关节间隙内出血,关节软骨损伤。

耻骨联合分离是妊娠常见并发症。发生率1/30 000~1/3,发生率跨度大,原因是很多表现症状轻微或者自限性改变。影像诊断标准为耻骨联合宽度超过10mm,或者上下错位超过5mm。临床表现为耻骨联合痛,放射至大腿上段和前部,或者出现后背痛。常需要侧卧,不敢平躺。负重时累及会阴和后背,影响行走。如产后6个月症状持续者,再次怀孕时症状可再次复发。

保守治疗是首选。选用耻骨联合带,卧床休息(侧卧),适度理疗(加强盆底结构),止痛(NASIDS),间隙性后背冰敷,行走时使用支具。耻骨联合间隙大于10mm,同时合并骶髂关节不稳,建议手术。耻骨联合间隙大于25mm,则直接建议手术。手术方式最常用耻骨联合前固定术。

【分析思路】

耻骨联合临床和影像均容易忽略,因为该部位解剖结构大家不太关注,也不是特别熟悉。而临床上耻骨联合疼痛还是比较常见的,在临床怀疑耻骨联合痛或者腹股沟区疼痛时,需要关注耻骨联合,了解耻骨联合的各种常见病变,帮助诊断和查出病因。

出现怀孕晚期或者分娩后前方耻骨联合痛时需要考虑该病的可能。平片不是首选,尤其是怀孕期,更强调的MRI检查。当然分娩后骨盆平片,尤其是立位骨盆平片是首选,可以更好地进行耻骨联合间隙的测量。

耻骨联合间隙不是上下均匀间距的,我们见到更多的是下缘间隙增宽更明显,这个可能是与下方耻骨联合韧带最强大,损伤后间隙增宽更明显有关。严重时会出现上下方向的错位,而不是水平方向的距离增宽。

MRI可以更好地解释疼痛的原因,因为妊娠后正常生理性改变也会导致间隙的增宽,同时间隙增宽的孕产妇也不都表现出临床症状,这个可能跟患者的症状不是太重,或者本病具有自限性特点相关。但一旦出现症状,临床表现都非常严重,影响走行,不能平卧,比较痛苦。MRI可以解释患者疼痛的原因,包括耻骨联合关节面出现骨髓水肿,韧带损伤,慢性期出现硬化等特点。

【疾病鉴别】

1. 耻骨联合病变类型复杂多样,且各种病变存在重叠,不可断然诊之,需要联合其他影像学特征和临床信息进行诊断和鉴别诊断。见表7-5-1。

2. 基于影像特点的鉴别诊断流程见图7-5-7。

表 7-5-1 耻骨联合常见病变鉴别诊断

疾病	典型影像特征	临床鉴别要点
耻骨联合分离	耻骨联合间隙增宽超过1cm,或者上下分离超过5mm	妊娠分娩相关,耻骨联合痛
耻骨联合突出	主要是向后突出,轻度向上。退变导致软骨下囊变	运动员,尤其是足球运动员,出现耻骨联合痛
耻骨联合和骶髂关节应力性改变	类似于椎间盘终板的应力性改变,即modic改变。可单侧,也可双侧,提示关节失去稳定性。也可见骶髂关节	足球运动员多见,可出现耻骨联合痛
脊柱关节病和血清阳性关节炎累及耻骨联合	耻骨联合表面不规则,间隙变窄,出现骨性强直	包括脊柱关节病,偶尔类风湿性关节炎累及耻骨联合
耻骨联合机能不全骨折	常平行耻骨联合关节面,常合并骶骨机能不全骨折。容易误诊为肿瘤	多见于骨质疏松患者,或者放疗后骨盆质量下降患者
代谢性骨病累及耻骨联合	耻骨联合关节面骨性吸收,导致耻骨联合间隙增宽。或者间隙内见钙化	甲状旁腺功能亢进症、肾性骨病导致耻骨联合增宽,软骨下骨侵蚀。耻骨联合钙化,见于甲状旁腺功能亢进症,假痛风

续表

疾病	典型影像特征	临床鉴别要点
耻骨联合炎和耻骨联合化脓性骨髓炎	早期两者相仿。耻骨联合骨髓水肿，关节积液，周围软组织肿胀。两者后期均可导致骨桥形成，关节骨性强直。耻骨联合炎是自限性疾病，可好转	慢性应力性损伤导致耻骨联合炎，比如踢足球反复扭曲和转动应力。感染导致骨髓炎
耻骨联合肿瘤	良性肿瘤常见骨软骨瘤，重建 CT 对明确诊断非常重要。恶性肿瘤原发多见软骨肉瘤和骨髓瘤，继发多见转移性肿瘤	发生于扁骨的肿瘤均可发生于耻骨联合。良性肿瘤缓慢生长导致耻骨联合变形，占位效应导致周围软组织水肿，误诊为恶性

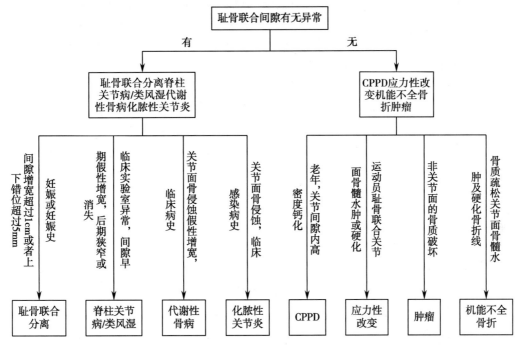

图 7-5-7　耻骨联合间隙增宽/分离的鉴别诊断流程图

（邹月芬）

参 考 文 献

[1] Riti M. Kanesa-thasan, Adam C. Zoga, William C. Meyers, et al. Postoperative MR Imaging of the Pubic Symphysis and Athletic Pubalgia. Magn Reson Imaging Clin N Am, 2022, 30(4): 689-702.

[2] LI-CHENG SONG, QIAN XU, HUI LI, et al. Osteochondroma of the pubic symphysis causing hematuria: a case report and literatur review. BMC Urol, 2021, 21(1): 1.

[3] HERREN C, SOBOTTKE R, DADGARC A, et al. Peripartum pubic symphysis separation-Current strategies in diagnosis and therapy and presentation of two cases. Injury, Int J Care Injured, 2015(46): 1074-1080.

[4] CONNIE C. SO, LILLIAN S. NIAKAN, RICARDO D. Garza-gongora. Imaging of the pubic symphysis: anatomy and pathologic conditions. RadioGraphics, 2023, 43(2): e220058.

[5] HAEMI CHOI, MICHAEL MCCARTNEY, THOMAS M BEST. Treatment of osteitis pubis and osteomyelitis of the pubic symphysis in athletes: a systematic review. Br J Sports Med, 2011(45): 57-64.

第六节　骨盆骨质破坏

【定义】

骨盆骨质破坏（pelvic bone destruction）是指骨盆正常骨质为病理组织所取代而造成的骨组织缺失。

【病理基础】

骨盆骨质破坏的病因包括骨肿瘤、感染性病变及内分泌性病变等。不同病变有不同的病理学特征，良性、恶性肿瘤为相应肿瘤细胞的聚集；感染性疾病如骨髓炎为大量炎性细胞浸润，伴有肉芽组织增生、纤维化和新骨形成；其他骨病如纤维囊性骨炎的病理基础是破骨及成骨细胞活性增加、小梁周围纤维化和囊性棕色瘤。

【征象描述】

骨盆解剖结构复杂,是由双侧髂骨、坐骨、耻骨以及骶尾骨及其韧带连接而成。影像学检查对病变定位及定性、制订治疗方案和预测预后有重要价值。

1. X线表现　X线平片是评价骨盆骨质破坏的首选检查方法。X线可以显示骨质破坏区域的骨质疏松、骨质缺损、骨质增生等特征。此外,X线还可以显示骨盆区域的软组织肿胀、骨膜反应等。但是骨盆区域结构复杂,组织重叠较多,容易发生漏诊、误诊。

2. CT表现　CT能清楚显示骨质破坏、骨膜反应、瘤骨及钙化等一些特征性改变(图7-6-1、图7-6-2)。

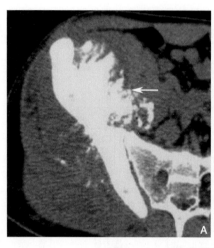
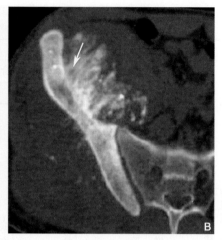

图 7-6-1　骨盆骨质破坏 CT 表现(骨肉瘤)

男性,25岁,右臀部肿痛3个月余。A.骨盆CT平扫软组织窗,可见右侧髂骨成骨为主混合型骨质破坏伴软组织肿块形成,肿块内见瘤骨(箭);B.骨盆CT平扫骨窗,可见日光放射状骨膜反应(箭)

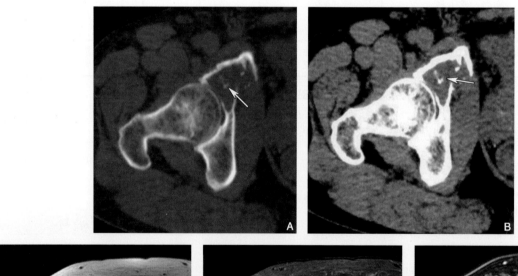

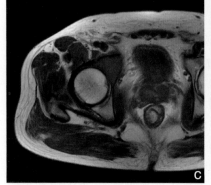
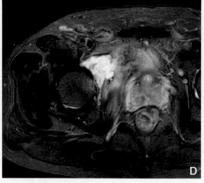
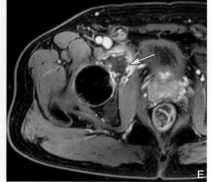

图 7-6-2　骨盆骨质破坏 CT 及 MRI 表现(软骨肉瘤)

男性,46岁,右髋痛3个月余。A.骨盆CT平扫骨窗;B.骨盆CT平扫软组织窗;C.骨盆MRI横轴位T1WI;D.骨盆MRI横轴位T2WI;E.骨盆MRI横轴位脂肪抑制T1WI增强。A、B示右侧髋臼溶骨性骨质破坏,内见斑点状钙化影(箭),局部骨皮质中断;C～E示病变T1WI上呈等信号、T2WI上呈多房样高信号、增强呈花边样强化(箭)

3. MRI 表现 MRI 的软组织分辨率高,能清晰显示病变的边界、骨髓内浸润和周围软组织的侵犯范围(图 7-6-2),对于肿瘤定性、分期、术后评估有重要价值。

【相关疾病】

骨盆骨质破坏常见疾病可以分为以下几类,详见表 7-6-1。

表 7-6-1 骨盆骨质破坏常见疾病

良性骨肿瘤	中间型骨肿瘤	恶性骨肿瘤	感染性病变	内分泌性/其他骨病
骨软骨瘤	骨巨细胞瘤	软骨肉瘤	骨盆结核	纤维囊性骨炎
内生软骨瘤	骨母细胞瘤	骨肉瘤	骨盆骨髓炎	畸形性骨炎
软骨母细胞瘤	朗格汉斯细胞组织细胞增生症	尤因肉瘤		
动脉瘤样骨囊肿		孤立性浆细胞瘤		
骨囊肿		多发性骨髓瘤		
纤维结构不良		骨转移瘤		
骨岛				

【分析思路】

第一,判断骨质破坏是肿瘤性还是非肿瘤病变,如果考虑肿瘤性病变,则需要进一步判断是良性还是恶性。良性骨肿瘤的骨质破坏一般边界清楚,有或无硬化边,骨皮质变薄;恶性骨肿瘤边界不清呈虫蚀状、渗透状,骨皮质有侵蚀破坏。病变引起的骨膜反应的特点也有助于判断病变的性质,分为侵袭性和非侵袭性两种类型。①非侵袭性骨膜反应常呈单层连续性:如动脉瘤样骨囊肿、骨母细胞瘤、朗格汉斯细胞组织细胞增生症。②侵袭性:如骨肉瘤(日光放射状)、尤因肉瘤(葱皮状、针状)、软骨肉瘤、转移瘤等。骨质破坏周围出现软组织肿块通常提示为恶性骨肿瘤,如骨肉瘤、尤因肉瘤。

第二,注意病灶数目,多发骨病变,见于多发性骨髓瘤、骨转移瘤、纤维结构不良及甲状旁腺功能亢进等。

第三,根据年龄判断好发肿瘤的类型,良性及中间型骨肿瘤中,单纯性骨囊肿、动脉瘤样骨囊肿、软骨母细胞瘤、内生软骨瘤、朗格汉斯细胞组织细胞增生症等多见于 20 岁以下的年轻人;骨巨细胞

瘤多见于 20~40 岁;恶性骨肿瘤中,尤因肉瘤和骨肉瘤多见于 20 岁以下的年轻人;骨转移瘤、多发骨髓瘤、浆细胞瘤、软骨肉瘤多见于 40 岁以上的中老年人。

第四,观察肿瘤基质矿化类型,某些骨肿瘤的基质内会出现钙化或骨化,如软骨源性肿瘤内常出现钙化,骨源性肿瘤内常出现骨化。根据这些基质矿化(钙化或骨化)的不同类型,可以帮助判断肿瘤的起源,从而进一步缩小鉴别诊断范围。①骨样基质矿化:呈实性、云雾状、象牙样,见于良性肿瘤如骨样骨瘤、骨岛,中间型肿瘤如骨母细胞瘤,恶性肿瘤如骨肉瘤、成骨性转移瘤。②软骨样基质矿化:点状、绒毛状、弧形,见于良性肿瘤如内生软骨瘤、骨软骨瘤、软骨母细胞瘤,恶性肿瘤如软骨肉瘤。

第五,重视病史。鉴别其他骨感染性疾病、骨病等所致骨质破坏。

【鉴别诊断思路】

1. 骨盆骨质破坏常见病变的诊断要点(表 7-6-2、表 7-6-3):

2. 骨盆骨质破坏鉴别诊断流程见图 7-6-3。

表 7-6-2 骨盆常见良性/中间型骨肿瘤诊断要点

疾病	典型影像特征	主要伴随征象/临床	鉴别要点
骨软骨瘤	菜花状骨性突起,与母骨骨皮质相连,髓腔相通,MRI 可见软骨帽	多无明显临床症状	与母骨骨皮质相连,髓腔相通
骨母细胞瘤	膨胀性骨质破坏,边界清晰,有硬化边。病变内可见斑片状钙化或骨化,实质部分增强扫描示明显强化	0~30 岁多见,局部疼痛,服用水杨酸类药物不缓解	0~30 岁,斑片状钙化或骨化,增强扫描示明显强化
软骨母细胞瘤	骨骺内膨胀性骨质破坏,边界清晰,有硬化边,内可见斑点状、环状钙化	10~20 岁,男性多见,局部疼痛。周围骨反应性硬化,MRI 病变周围大片骨髓水肿	病变在有骨骺存在的部位,可见斑点状、环状钙化,病变周围炎性反应

续表

疾病	典型影像特征	主要伴随征象/临床	鉴别要点
动脉瘤样骨囊肿	膨胀性多房溶骨性骨质破坏,可见多发液-液平面,边界清晰,有硬化边。囊间隔可钙化	10～20岁多见,局部疼痛肿胀。可有连续性骨膜反应	10～20岁,多发液-液平面
骨巨细胞瘤	偏心性膨胀性骨质破坏,边界清晰,无硬化边,无钙化及骨膜反应。实性成分T1WI、T2WI低-中等信号;增强扫描明显强化	20～40岁多见	20～40岁,偏心性膨胀性骨质破坏,无硬化边,增强扫描明显强化
单纯性骨囊肿	囊状膨胀性骨质破坏,大多呈圆形、卵圆形或柱形。边缘清晰锐利,有硬化边,增强扫描无强化	青少年好发,最常见于20岁以下,一般无症状或很轻微仅有隐痛,多因病理骨折而发现	常见于20岁以下,增强扫描无强化
纤维结构不良	混合性骨质破坏,呈囊状膨胀性、磨玻璃样、丝瓜瓤状或虫蚀状,可多发。边界清晰,可有硬化	好发于青少年,11～20岁为发病高峰。本病可发生囊变、伴发动脉瘤样骨囊肿及恶变	囊状膨胀性、磨玻璃样、丝瓜瓤状或虫蚀状改变

表 7-6-3 骨盆常见恶性骨肿瘤诊断要点

疾病	典型影像特征	主要伴随征象/临床	鉴别要点
软骨肉瘤	溶骨性骨质破坏,呈分叶状,内见环形、沙砾样或爆米花样钙化。骨皮质缺损,可伴骨旁软组织肿块,边缘及间隔线样强化	在中年群体发病率较高,多见于男性。骨盆软骨肉瘤最常见于髂骨。局部疼痛,可触及肿块,质硬	软骨基质样钙化,边缘及间隔线样强化
骨肉瘤	可表现为不同类型骨质破坏,骨旁软组织肿块,见象牙质状、棉絮状或针状瘤骨	发病年龄呈双峰分布,好发于11～20岁之间及65岁以后。男性多见,生化检查多数有碱性磷酸酶升高。可见日光放射状骨膜反应、骨膜三角	象牙质状、棉絮状或针状瘤骨,日光放射状骨膜反应
尤因肉瘤	渗透样、虫蚀样溶骨性破坏,骨膜反应,软组织肿块较大	好发于儿童和青少年。局部症状为疼痛、肿胀,全身症状可表现为发热、白细胞增多、疲劳、体重减轻等	儿童和青少年,渗透样、虫蚀样溶骨性破坏,软组织肿块较大,一般无瘤骨、钙化
孤立性浆细胞瘤	溶骨性骨质破坏,骨质破坏边缘可出现硬化及病灶内可见残存的硬化骨嵴。可见软组织肿块,肿块MRI信号相对较均匀,明显强化	好发于40～60岁	骨质破坏边缘可出现硬化及病灶内可见残存的硬化骨嵴。肿块MRI信号相对较均匀,明显强化
多发性骨髓瘤	多发骨质破坏,呈穿凿状、蜂窝状、虫蚀样,大小比较一致,通常小于2cm。病变边缘清晰多无硬化。T1WI可见"椒盐征"	老年人多见,贫血、骨痛、肾功能不全、疲劳、高血钙或伴体重下降。尿中Bence-Jones蛋白阳性。常伴骨质疏松	多发骨质破坏,呈穿凿状、蜂窝状、虫蚀样,尿中Bence-Jones蛋白阳性
骨转移瘤	多发病灶,不同类型骨质破坏,可分为溶骨型、成骨型和混合型。大多数伴有软组织肿块形成	中老年多见。有原发肿瘤病史,以乳腺癌和前列腺癌转移的发病率最高;可有患肢疼痛、病理性骨折、高钙血症和血沉增快等表现	中老年多见。有原发肿瘤病史,常为多发病灶

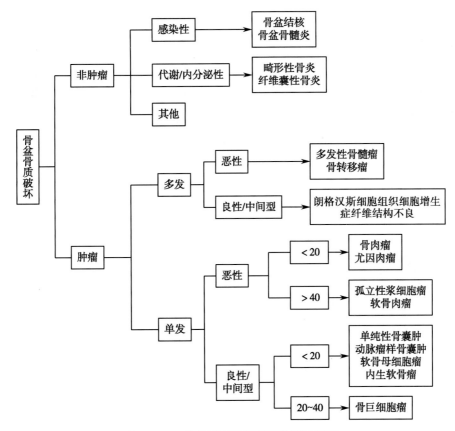

图 7-6-3　骨盆骨质破坏鉴别诊断流程图

发生于骶尾骨的肿瘤病变,主要包括骨巨细胞瘤、脊索瘤、神经源性肿瘤、软骨肉瘤、转移瘤等;仔细分析影像学表现,并结合各种肿瘤的好发年龄、部位及临床特点,综合判断,可提高诊断的准确性。

(于爱红)

参 考 文 献

[1] BLOEM J L,REIDSMA,Ⅱ. Bone and soft tissue tumors of hip and pelvis[J]. Eur J Radiol,2012,81(12):3793-3801.

[2] GIRISH G,FINLAY K,MORAG Y,et al. Imaging review of skeletal tumors of the pelvis--part I:benign tumors of the pelvis[J]. ScientificWorldJournal,2012,2012:290930.

[3] ALLEN H,BARNTHOUSE N C,CHAN B Y. Periosteal Pathologic Conditions:Imaging Findings and Pathophysiology[J]. Radiographics,2023,43(2):e220120.

[4] GIRISH G,FINLAY K,FESSELL D,et al. Imaging review of skeletal tumors of the pelvis malignant tumors and tumor mimics[J]. ScientificWorldJournal,2012,2012:240281.

[5] 赵露露,艾松涛. 骨盆骨肿瘤的影像诊断[J]. 中国临床医生杂志,2023,51(05):509-515.

[6] 丁文龙,王海杰. 系统解剖学[M].3 版. 北京:人民卫生出版社,2015.

[7] 韩萍,于春水. 医学影像诊断学[M]. 北京:人民卫生出版社,2021.

第八章　手足部

第一节　腕骨及腕关节病变

一、腕骨囊性、侵蚀性病变

【定义】

腕骨囊性、侵蚀性病变是指骨皮质和骨小梁的部分或全部结构被病理组织取代，所造成的骨质缺损。可作为疾病的特殊征象单独出现，也可作为局灶性或全身性疾病的腕骨特殊征象出现。

【病理基础】

腕骨正常骨结构被病理组织所取代，所致的局部骨质缺损。其发病机制极其广泛，如骨质被肿瘤组织、黏液样胶状物质或滑膜组织侵犯，或代谢性骨吸收等原因均可导致骨质囊性或侵蚀性改变。

【征象描述】

1. X 线表现　主要表现是单发或多发的骨质缺损（图 8-1-1）。表现为清晰或模糊的低密度透光区，周围有或无硬化边，可伴骨质疏松，周围软组织钙化及肿胀等。

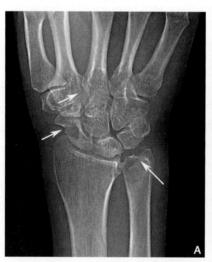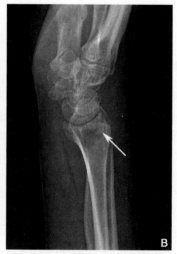

图 8-1-1　腕骨囊性、侵蚀性病变 X 线表现
男性，72 岁，右腕部肿物，伴疼痛 2 年，正侧位片示右侧舟骨（短箭）、尺骨远端囊性病变（长箭）

2. CT 表现　与 X 线表现基本相同，多平面重组有助于病灶的显示（图 8-1-2）。能更加清楚地显示骨质破坏边缘、钙化及软组织病变情况。

3. MRI 表现　不仅能显示腕骨骨质缺损，同时能显示软骨破坏，骨髓水肿，以及周围滑膜、软组织肿块侵犯的范围，增强扫描有利于疾病的鉴别，如滑膜明显强化（图 8-1-3）。

【相关疾病】

腕骨囊性病变可分为单发和多发两类，单发腕骨囊性病变多见于骨囊肿、骨坏死/损伤形成的囊性变、骨腱鞘囊肿和良性骨肿瘤等，多发腕骨囊性病变主要见风湿性或血清阴性关节炎、获得性内分泌代谢相关骨质破坏、创伤性关节炎、骨性关节炎等导致的囊性变。详见表 8-1-1。

【分析思路】

腕骨囊性、侵蚀性病变主要表现为正常骨质被病理组织所取代，而造成的骨质缺损，分析思路如下：

第一，识别征象，准确把握该征象的定义。

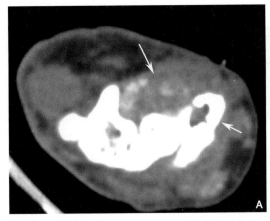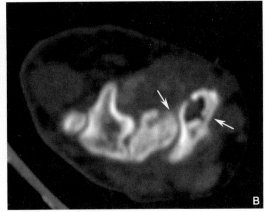

图 8-1-2　腕骨囊性、侵蚀性病变 CT 表现

男性,54 岁,痛风性关节炎,轴位 CT 扫描示腕骨多发骨质侵蚀(短箭),周围多发痛风石形成(长箭)

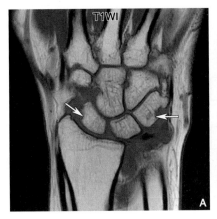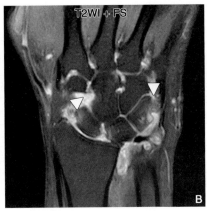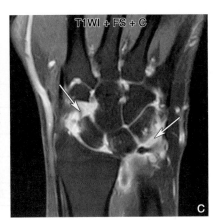

图 8-1-3　腕骨囊性、侵蚀性病变 MRI 表现

女性,43 岁,类风湿性关节炎,冠状位 MRI 示腕骨多发骨侵蚀(短箭),骨髓水肿(箭头),明显强化的滑膜(长箭)

表 8-1-1　腕骨囊性病变的病变

多发骨囊性病变	单发骨囊性病变
风湿性或血清阴性关节炎	单房性骨囊肿
获得性内分泌代谢相关骨质破坏	腱鞘囊肿
创伤关节炎伴发	骨坏死形成的囊性病变
骨性关节炎的软骨下骨破坏	骨巨细胞瘤

第二,判断腕骨囊性、侵蚀性病变范围:判断病变范围有助于病因的分析,单发还是多发,有利于缩小疾病的诊断范围。

第三,分析破坏区内部的影像学特点,判断是否为实性成分,是否伴有钙化、囊变,MRI 信号特征及

强化形式等。

第四,分析破坏区周围影像学表现,如骨质破坏边缘情况,滑膜增厚、软组织肿块、关节间隙的变化及周围软组织水肿等伴随征象。

第五,结合患者年龄、病史、体征、实验室检查结果及诊疗经过等临床资料,有助于辨别原发或继发性病变,以免发生漏诊或误诊。

【疾病鉴别】

腕骨囊性、侵蚀性病变的病因分析需密切结合临床病史进行分析。

1. 腕骨囊性、侵蚀性病变常见病因的鉴别要点见表 8-1-2。

2. 基于临床信息的鉴别诊断流程见图 8-1-4。

表 8-1-2　腕骨囊性、侵蚀性病变的鉴别要点

疾病	典型影像特征	主要伴随征象	鉴别要点
骨内腱鞘囊肿	腕骨单发骨质破坏,清晰硬化边		无症状,偶然发现
创伤性关节炎伴发囊肿	病变广泛,关节间隙变窄、关节面下囊变	骨折错位愈合、骨端畸形、关节内游离体	既往外伤病史或特殊者职业病史

续表

疾病	典型影像特征	主要伴随征象	鉴别要点
类风湿性关节炎	腕关节及近侧指间关节双侧对称性关节炎,关节间隙不均匀变窄、边缘破坏,早期关节周围骨质疏松,晚期广泛骨质疏松,滑膜增厚明显强化	晚期可有关节脱位、半脱位,关节强直	类风湿因子阳性
棕色瘤	骨膜下骨侵蚀,广泛骨质密度减低	软组织内钙沉积、肾结石	继发者多为肾功能紊乱。无症状高钙血症、甲状旁腺激素升高、碱性磷酸酶升高
痛风性关节炎	痛风石;"悬挂边缘"侵蚀性改变;关节周围无明显骨质疏松	关节面塌陷、半脱位、骨性强直	痛风石;高尿酸;男性多见

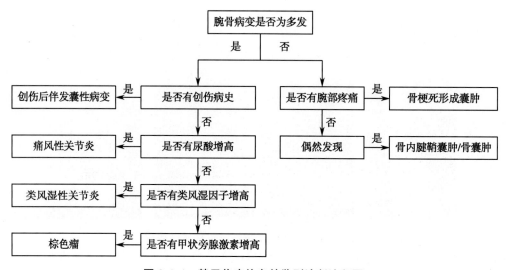

图 8-1-4 基于临床信息的鉴别诊断流程图

(李绍林)

参 考 文 献

[1] SAFRAN T, HAZAN J, AI-HALABI B, et al. Scaphoid Cysts: Literature Review of Etiology, Treatment, and Prognosis [J]. Hand(N Y), 2019, 14(6): 751-759.

[2] STRIKE SA, PUHAINDRAN ME. Tumors of the Hand and the Wrist [J]. JBJS Rev, 2020, 8(6): e0141.

二、腕骨密度增高性病变

【定义】

腕骨密度增高性病变(increased density of the carpal bone)是指腕骨单位体积内正常骨组织的有机成分和钙盐成比例增高,或单纯无机成分增高。

【病理基础】

正常情况下,骨质吸收与骨形成维持动态平衡。成骨活动增多、破骨活动减少或两者同时存在均可打破此平衡而引起骨量的增加,即可使单位体积内骨量增多,造成骨质密度增高。组织学表现为骨皮质增厚,骨小梁增粗、增多。

【征象描述】

1. **X线表现** 主要表现是腕骨骨密度增高(图8-1-5)。可见骨小梁增粗、增多、密集,骨皮质增厚,伴或不伴有腕骨的增大变形。

2. **CT表现** 与X线表现基本相同,多平面重组有助于病灶的显示(图8-1-6)。

3. **MRI表现** 由于骨质密度增高性改变在MRI的T1WI、T2WI和PD-FS上均呈现低信号表现,常规序列上表现并不敏感,极易漏诊。新的ZTE技术能够很好地显示骨组织的高密度改变。MRI的优势在于同时显示合并存在的其他病变,如骨髓水肿、滑膜炎、周围积液以及软组织改变等(图8-1-7)。

【相关疾病】

腕骨密度增高见于多种疾病,大多表现为局限性骨质增生,见于退行性骨关节炎、外伤后改变等,也可见于某些成骨性或成软骨性的肿瘤,如骨肉瘤、成骨性转移瘤、内生软骨瘤等,还可见于感染性或炎

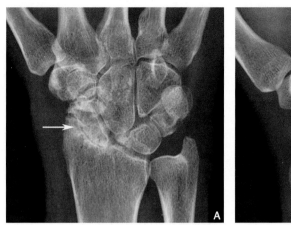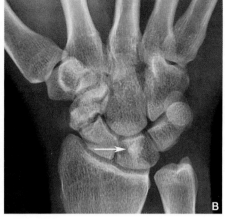

图 8-1-5　腕骨骨质密度增高 X 线表现

A. 创伤性关节炎,右桡腕关节面下骨质密度增高,关节间隙狭窄(箭);B. 骨岛,右腕月骨内孤立结节状高密度影,边界清晰(箭)

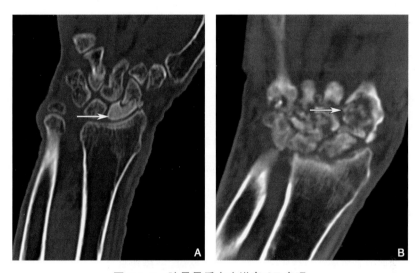

图 8-1-6　腕骨骨质密度增高 CT 表现

A. 腕骨骨折后合并骨梗死,右腕舟骨骨质不连续,见片状均匀高密度影(箭);
B. 骨髓炎,右腕各骨骨质密度增高,多发骨质破坏并死骨形成(箭)

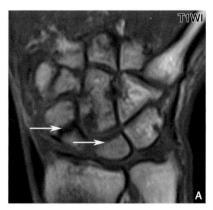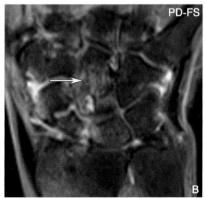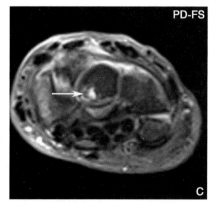

图 8-1-7　腕骨骨质密度增高 MRI 表现

退行性骨关节炎。A. 冠状位 T1WI 示右腕骨关节面骨质信号减低(箭);B. 冠状位 PD-FS 示右腕骨多发水肿(箭);C. 横断位 PD-FS 示局部关节面下骨髓水肿和囊变(箭)

症性骨病,如骨梅毒、骨髓炎等,另外,骨梗死也可表现为骨质密度的增高。少数为全身性的骨质密度增高的腕骨改变(见第九章,多发骨病变),往往因代谢性骨病、中毒或遗传性骨发育障碍所致,如肾性骨病、甲状腺功能亢进、铅中毒、石骨症等,详见表8-1-3。

有助于病因的分析,以便排除全身性的骨质密度增高性疾病。

第三,通过患者年龄、临床病史、体征及实验室检查等资料,初步筛选出最有可能的疾病,如是否有外伤史,是否有原发肿瘤病史、感染史、激素应用史、酗酒史,或者是否为老年人,是否有关节活动受限史、疼痛史等,有助于明确病变来源。

第四,分析影像征象,局限性骨质密度增高多因局部病变引起,从常见的因退行性骨关节炎引起的局部骨质增生硬化,或是骨折后的修复、创伤性关节炎,到外伤、肿瘤,再或是感染、炎性病变、梗死等,需要通过甄别影像特点进一步缩小范围,以免发生漏诊或误诊。

第五,进一步识别影像征象,仔细观察病灶的伴随征象,是否有软组织肿胀、软组织肿块、骨膜反应等,进一步缩小范围。

表 8-1-3 腕骨密度增高常见病变

局灶性骨质密度增高	全身性骨质密度增高
退行性骨关节炎	代谢性骨病
外伤后改变(修复、创伤性关节炎)	中毒
肿瘤(良性、侵袭性、恶性)	遗传性骨发育障碍
感染性/炎症性骨病(骨梅毒、骨髓炎等)	
骨梗死	

【分析思路】

腕骨密度增高主要表现为骨皮质增厚,骨小梁增粗增多,分析思路如下:

第一,识别骨质密度增高征象。

第二,判断骨质密度增高的范围:判断病变范围

【疾病鉴别】

骨质密度增高的病因分析需密切结合临床病史进行分析。

1. 骨质密度增高常见病因的鉴别要点见表8-1-4。

2. 腕骨密度增高性病变鉴别诊断流程见图8-1-8。

表 8-1-4 腕骨密度增高常见病因的鉴别要点

疾病	典型影像特征	主要伴随征象	鉴别要点
外伤后的修复	未愈合的骨折线,骨痂形成	周围软组织肿胀	骨折史
创伤性关节炎	关节间隙变窄,软骨下骨质硬化,关节畸形	可伴有骨折和骨赘形成	外伤史,关节肿胀、僵硬、活动度减小
骨髓炎	急性期为骨质破坏与骨质增生并存,慢性期表现为大量骨质增生、皮质增厚、髓腔闭塞、死骨形成等	常有骨膜反应,一般伴有软组织的明显肿胀	好发于儿童、青少年,有高热、寒战史,感染指标升高,局部的红、肿、热、痛
骨梗死	骨小梁模糊、紊乱、中断,出现骨质密度增高区或硬化影,MRI表现为典型的"地图样"改变	临床上常反复发作	应用激素史、酗酒史、潜水员工作史(如潜水员减压病)
退行性骨关节炎	关节间隙变窄、骨赘的形成、骨质硬化及软骨下囊变	一般无骨质侵蚀、软组织肿胀,晚期可有关节脱位、半脱位、关节强直	老年人多发,特殊职业人群(如职业运动员)也可发生
骨样骨瘤	卵圆形溶骨性病变,中央可见瘤巢,边缘可见骨质硬化	周围骨质和软组织内可见水肿,增强扫描瘤巢明显强化	疼痛、压痛,夜晚加重,大多可通过水杨酸或非甾体类抗炎药缓解
骨母细胞瘤	膨胀性骨质破坏,边界清晰,病灶内可见钙化或骨化	MRI可显示周围骨髓和软组织内的充血水肿	多为30岁以下青少年,临床症状不明显
骨岛	孤立的结节状致密影,边缘呈"羽毛状"或"毛刷状"	增强扫描无强化	单发致密结节,边界清晰

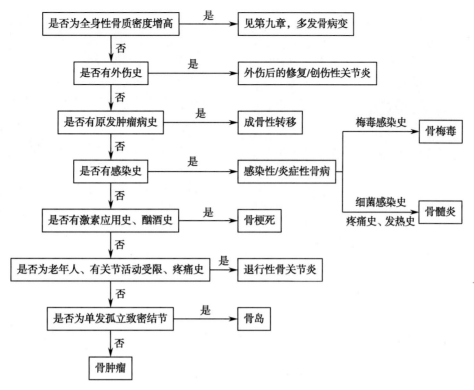

图 8-1-8　腕骨密度增高性病变鉴别诊断流程图

（李绍林）

参 考 文 献

[1] 郭启勇.中华临床医学影像学　骨关节与软组织分
　　　册.北京:北京大学医学出版社,2015.
[2] 孟悛非.中华临床医学影像学[M].北京:北京大学医
　　　学出版社,2015.
[3] 王云钊.中华影像医学——骨肌系统卷[M].北京:人
　　　民卫生出版社,2002.
[4] SNEAG D B,ABEL F,POTTER H G,et al.MRI advance-
　　　ments in musculoskeletal clinical and research practice
　　　[J].Radiology,2023,308（2）:e230531.

三、桡腕角异常

【定义】

桡腕角异常（abnormal radiocarpal angle）是指
由不同因素导致的桡骨与腕骨或各腕骨间角度超
出正常范围,可分为原发性（先天）与继发性（后天）
异常。

【征象描述】

1. X 线正常表现

（1）桡骨内倾角（尺倾角）:于腕关节正位片测
量,通过桡骨关节面的内缘做桡骨纵轴的垂线,此线
与关节面切线的夹角为桡骨内倾角,正常为 15°～
35°（图 8-1-9）。

（2）桡骨前倾角（掌倾角）:于腕关节侧位片测

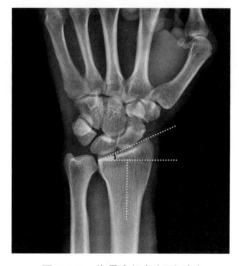

图 8-1-9　桡骨内倾角（尺倾角）

量,为桡骨远端掌侧和背侧连线与桡骨纵轴垂线的
夹角,正常为 0°～20°（图 8-1-10）。

（3）腕骨角:腕关节正位,分别做腕舟骨、月骨
的切线和月骨、三角骨的切线,此两线的夹角为腕骨
角。正常约 130°（图 8-1-11）。

（4）腕角:腕关节侧位片上,由舟骨、月骨、头
状骨的近、远侧关节面中点做连线,与桡骨纵轴线相
互之间夹角构成。常见具备临床意义的为:①桡舟角
（30°～60°）;②桡月角（-15°～15°）;③头月角（-15°～
15°）;④舟月角（30°～60°）（图 8-1-12）。

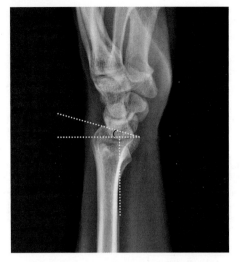

图 8-1-10　桡骨前倾角（掌倾角）

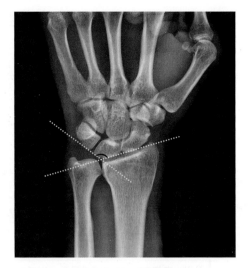

图 8-1-11　腕骨角

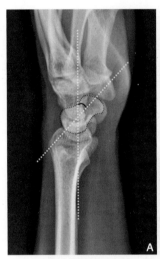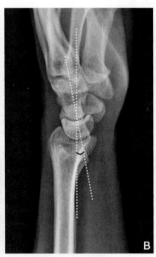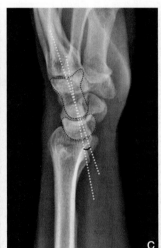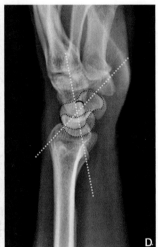

图 8-1-12　腕角
A. 桡舟角；B. 桡月角；C. 头月角；D. 舟月角

2. X 线异常表现

（1）桡骨内倾角（尺倾角）：若此角度改变，提示桡骨远端骨折或腕关节脱位（图 8-1-13）。

（2）桡骨掌倾角（前倾角）：一般在伸直型桡骨远端骨折时此角消失或反倾（图 8-1-14）。

（3）腕骨角：在腕关节骨折、脱位时增大，减小见于 Madelung 畸形和卵巢发育不全（图 8-1-15）。

（4）腕角：常提示腕骨脱位、半脱位及腕关节失稳（图 8-1-16）。

3. CT 表现　主要用于观察细微骨质改变等，特别是三维重建技术实现了直观、真实地展示桡腕角异常（图 8-1-17）。

4. MRI 表现　对于隐匿性腕骨骨折后畸形愈合所导致的桡腕角异常更为敏感，此外能够观察腕关节周围软组织情况，如肌腱、韧带挛缩等（图 8-1-18）。

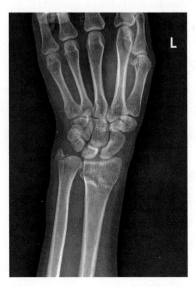

图 8-1-13　Colles 骨折（尺倾角＜25°）

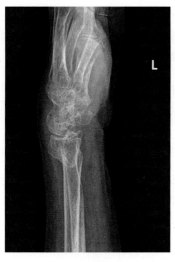

图 8-1-14　Colles 骨折畸形愈合（掌倾角消失）

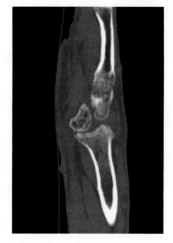

图 8-1-17　桡腕角异常 CT 表现

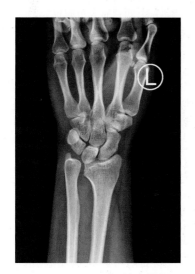

图 8-1-15　Madelung 畸形（腕骨角＜130°）

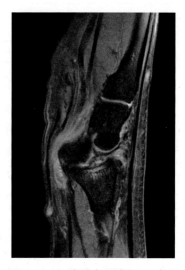

图 8-1-18　桡腕角异常 MRI 表现

【诊断思路】

桡腕角异常主要表现为腕关节各个角度的增大或减小，而其致病因素的确定是治疗关键，因此对病因的分析思路如下：

第一，熟练掌握腕关节常用角度的测量方法与正常范围，并通过 X 线平片测量相应异常角度。

第二，判断导致桡腕角异常的病因，结合患者病史、体征等临床资料，首先区分原发性（先天）及继发性（后天）因素。

第三，合理选择进一步检查的成像工具或实验室检查，综合分析以确定病因，如类风湿性关节炎引起的桡腕角异常，实验室检查会出现类风湿因子、C反应蛋白等炎症因子升高。

第四，分析周围软组织征象，如是否有肌腱、韧带挛缩等，也有利于确诊病因。

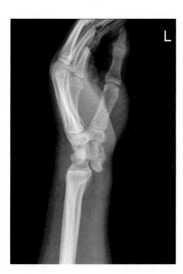

图 8-1-16　月骨脱位（桡月角、头月角、舟月角异常）

【相关疾病】

桡腕角异常分原发性和继发性两类。原发性(先天)桡腕角异常常为先天遗传、环境因素、孕期感染等,如马德隆畸形(Madelung deformity);继发性(后天)桡腕角异常多见于外伤、感染、肿瘤等,详见表8-1-5。

【疾病鉴别】(表8-1-6)

表 8-1-5　桡腕角异常常见疾病

原发性(先天)	继发性(后天)
先天遗传(马德隆畸形、内翻手等)	骨折、脱位
环境因素(孕期抽烟、接触有毒物质等)	骨折后畸形愈合或不愈合
孕期感染(风疹病毒、柯萨奇病毒感染等)	儿童骨骺损伤
	肌腱、韧带挛缩
	类风湿性关节炎
	尺桡骨远端骨肿瘤

表 8-1-6　各角度正常值及其改变意义

桡腕角	正常值	增大意义	减小意义
桡骨内倾角(尺倾角)	15°～35°	桡骨远端骨折或腕关节脱位	桡骨远端骨折或腕关节脱位
桡骨前倾角(掌倾角)	0°～20°	—	伸直型桡骨远端骨折,反倾>20° 提示预后不良
腕骨角	约130°	腕关节骨折、脱位	Madelung 畸形和卵巢发育不全
桡舟角	30°～60°	腕关节不稳、判断月骨无菌性坏死的程度和分期	—
桡月角	–15°～15°	掌屈不稳	背伸不稳
头月角	–15°～15°	腕关节不稳	—
舟月角	30°～60°	背伸不稳	掌屈不稳

(李绍林)

参 考 文 献

[1] SIMONE WALDT, KLAU SWOERTLER, 张殿星. 骨科影像测量与分类[J]. 济南:山东科学技术出版社, 2016.

[2] GRUNZ JP, GIETZEN CH, GRUNZ K. Imaging of Carpal Instabilities. Bildgebende Diagnostik karpaler Instabilitäten. Rofo, 2021, 193(2):139-150.

第二节　跗　骨

一、跗骨囊性/溶骨性病变

【定义】

跗骨囊性/溶骨性病变(cystic/osteolytic lesions of the tarsal bones)是指正常跗骨结构内出现囊状结构或不规则形状的异常骨组织吸收、破坏的相关疾病。

【病理基础】

跗骨囊性/溶骨性病变是指跗骨组织内形成液体或半固体物质充满的囊状或不规则结构导致的跗骨骨质吸收或破坏,通常是由肿瘤细胞或炎症细胞的活动引起。病变内可能充满黏液、液体、炎症细胞等不同成分。这些病理学改变导致骨密度减少和骨骼结构变异。

【征象描述】

1. X线表现　囊性/溶骨性病变表现为跗骨内局限性的低密度病灶,通常表现为圆形或椭圆形的空腔(图8-2-1),边界清晰,内部透亮,有时可见细小分隔(图8-2-2);也可表现为局部不规则的缺损,边界模糊。囊性/溶骨性病变可能伴随周围骨质的硬化或骨膜反应。

2. CT表现　与X线表现相似,MRP重建有助于对病灶的观察(图8-2-3)。囊性/溶骨性病变表现为规则的囊状或囊肿结构,内部密度均匀,通常为低密度区,有时可能伴有细小的隔膜(图8-2-4)。周围骨质一般无明显改变,但长期存在时可见周围骨质硬化;侵袭性病变可显示为局部骨质破坏,边缘不规则,可能出现虫蚀状、锯齿状或不规则形态。周围骨质可能有不同程度的硬化或增生,伴随新骨形成。

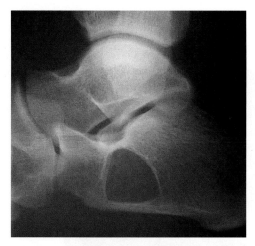

图 8-2-1　跗骨囊性/溶骨性病变的 X 线表现
男性,40 岁,右跟骨脂肪瘤。正侧位片示右跟骨内边界清晰的低密度病灶,无骨膜反应

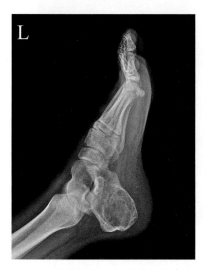

图 8-2-2　跗骨囊性/溶骨性病变的 X 线表现
男性,30 岁,左跟骨动脉瘤样骨囊肿。正侧位片示左跟骨内膨胀性溶骨性病变,病灶内见多发细小分隔

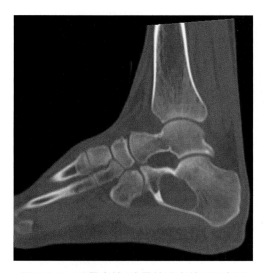

图 8-2-3　跗骨囊性/溶骨性病变的 CT 表现
男性,25 岁,右跟骨单纯性骨囊肿。矢状位 CT 示右跟骨内边界清晰的局限性均匀低密度灶(CT 值 15HU),无硬化边及骨膜反应

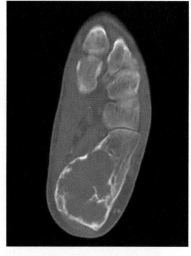

图 8-2-4　跗骨囊性/溶骨性病变的 CT 表现
男性,30 岁,左跟骨动脉瘤样骨囊肿。横断位 CT 示左跟骨内膨胀性溶骨性病变,病灶内见细小分隔影,病灶边缘见硬化边形成

3. **MRI 表现**　由于跗骨囊性/溶骨性病变组织学基础不同导致的病灶内成分差异,其 MRI 表现复杂多样:

(1)囊性/黏液性病变:T1WI 上,大多数病变为均匀的等 - 中高信号,40% 表现为不均匀信号,信号强度根据蛋白含量存在差异;T2WI 通常表现为高信号(图 8-2-5)。

(2)富含脂肪成分肿瘤:T1WI 和 T2WI 高信号,脂肪抑制序列低信号(图 8-2-6)。

(3)非含脂类肿瘤:大多数病变表现为 T1WI 低信号,T2WI 高信号;根据肿瘤细胞类型、肿瘤基质、血管数量等成分差异存在不同程度的异质性(图 8-2-7)。

(4)感染性病变:通过表现为广泛的异常信号,T1WI 呈低信号,T2WI 呈高信号,边界不清(图 8-2-8);病变范围根据病程长短或疗效差异而异。

【相关疾病】
常见疾病:单纯性骨囊肿、动脉瘤样骨囊肿、骨内脂肪瘤(1 期、2 期)、骨母细胞瘤、骨巨细胞瘤。

少见疾病:成人骨髓炎晚期、结核病、软骨母细胞瘤、恶性骨肿瘤。

【分析思路】
跗骨囊性/溶骨性病变分析思路如下:

第一,正确识别跗骨解剖结构后,针对跗骨囊性/溶骨性病变的初步影像学定位相对容易。然而,其定性诊断需结合病史、检验学等临床信息以及 X 线、CT 和 MRI 特征进行综合诊断。

第二,首先要考虑可能发生在跗骨的常见疾病

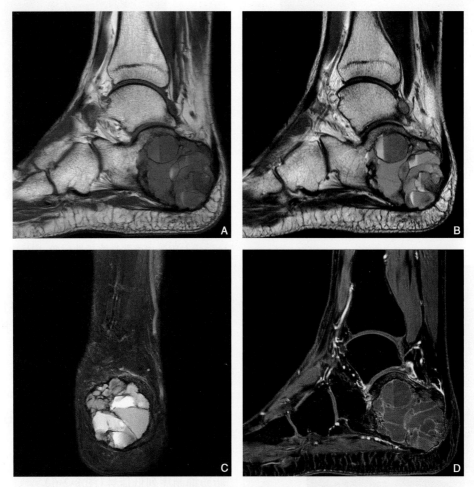

图 8-2-5 跗骨囊性/溶骨性病变的 MRI 表现（1）

男性,30 岁,左跟骨动脉瘤样骨囊肿。MRI 示左跟骨内多房分叶状异常信号,病变内见多发出血信号及液-液平面,增强扫描分隔明显强化,病灶内无实性强化成分。A. T1WI;B. PDWI;C. T2WI;D. T2WI-FS

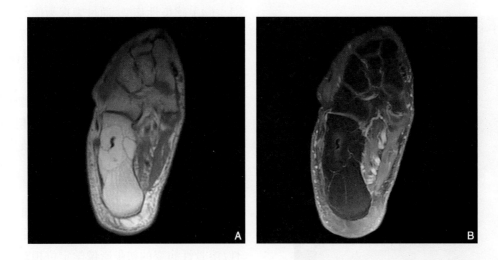

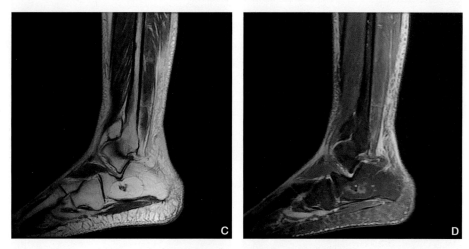

图 8-2-6　跗骨囊性/溶骨性病变的 MRI 表现（2）

男性，70 岁，骨内脂肪瘤。MRI 示左跟骨内 T1W 高信号及 T2WI 高信号占位，脂肪抑制序列及 PDWI
序列脂肪高信号强度被抑制。A. T1WI；B. PDWI；C. T2WI；D. T2WI-FS

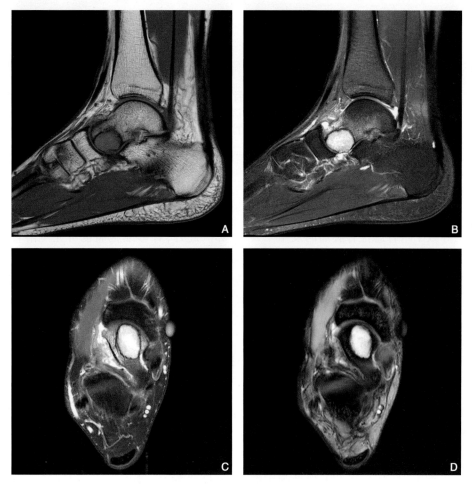

图 8-2-7　跗骨囊性/溶骨性病变的 MRI 表现（3）

男性，25 岁，软骨母细胞瘤。右距骨前下侧边界清晰的卵圆形异常信号，T1WI 呈等信号，
T2WI 呈高信号，增强扫描明显强化。距骨及周围软组织广泛水肿。A. T1WI；B. T2WI-FS；
C. T2WI-FS；D. T1WI+C

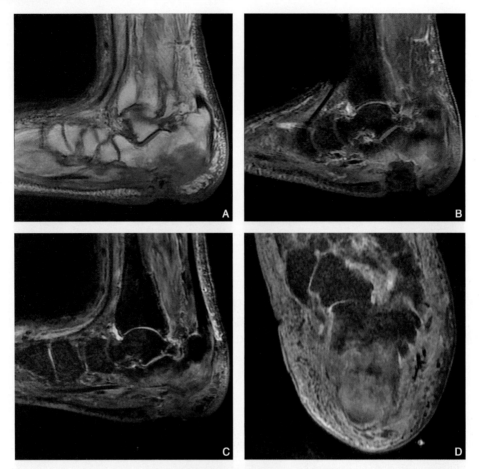

图 8-2-8　跗骨囊性/溶骨性病变的 MRI 表现（4）
女性,75 岁,骨髓炎。右跟骨周围广泛异常信号伴骨皮质缺损,T1WI 呈低信号,T2WI 呈高信号;周围软组织广泛肿胀。A. T1WI;B. T2WI-FS;C. T2WI-FS;D. T2WI-FS

类型。与长骨不同,跗骨作为扁平骨含有较少的骨髓组织尤其是红骨髓成分导致了跗骨的血液供应相对较少。此外,扁平骨承受了较长骨更小的机械应力。以上因素均导致了跗骨恶性骨肿瘤的发生率大大降低。因此,良性骨肿瘤或其他良性病变是跗骨常见的组织学类型。其次,部分疾病如结核、骨髓炎等感染性疾病通常具有明确的临床病史(结核史、发热史)以及特异性的检验学指标(结核分枝杆菌和炎症相关指标)。结合以上信息对此类疾病做出正确诊断相对容易。

第三,发病年龄,大部分跗骨常见的囊性/溶骨性病变发病年龄较小,重复性较高,如单纯性骨囊肿(小于 20 岁)、动脉瘤样骨囊肿(5～30 岁)、骨巨细胞瘤(20～40 岁)、骨内脂肪瘤(范围广泛、通常 30～40 岁被诊断)、软骨母细胞瘤(10～25 岁)、骨母细胞瘤(0～30 岁);因此,年龄可能难以作为跗骨囊性/溶骨性病变定性诊断的依据之一。

第四,对于无明确病史和体征的患者,病灶的生长方式对其定性诊断具有重要的提示意义。骨皮质的轻度膨胀常见于单纯性骨囊肿、骨内脂肪瘤、软骨

母细胞瘤和软骨肉瘤;明显膨胀性生长好发于骨母细胞瘤和动脉瘤样骨囊肿(可能观察到多种多样的骨膜反应);而骨巨细胞瘤通常为完全溶骨性骨质破坏。此外,骨母细胞瘤也可完全溶骨性生长。相比于其他良性病变,骨母细胞瘤通常可以发生广泛的骨髓水肿和软组织水肿,甚至形成软组织肿块,表现出一定的侵袭性。需要指出,发生于跗骨的骨母细胞瘤非其典型发病部位(脊柱)且病变通常不具有成骨性,因此可能与骨肉瘤的鉴别诊断存在一定困难。

第五,可观察病灶周围是否存在硬化边以及硬化边缘特征。如表现为显著的硬化边缘,可首先考虑骨髓炎晚期(Brodie 脓肿)、软骨母细胞瘤和骨母细胞瘤;薄的硬化边缘可发生于单纯性骨囊肿、动脉瘤样骨囊肿(硬化边完整占 63%)以及骨内脂肪瘤(可伴有中心钙化);无硬化边的囊性/溶骨性病灶通常对应骨巨细胞瘤或软骨肉瘤。

第六,MRI 检查对部分跗骨囊性/溶骨性病变的定性诊断至关重要。对于单纯性骨囊肿和骨内脂肪瘤,MRI 检查可根据其信号特点准确定性。动脉瘤

样骨囊肿在 MRI 上多表现为液-液平面,且罕见实性
成分。此外,MRI 对明确病灶范围尤其是感染性病
变至关重要。对于少见的恶性骨肿瘤,MRI 增强扫
描可评估病变在髓内及周围软组织的浸润范围。

【疾病鉴别】

1. 跗骨囊性/溶骨性病变的鉴别要点见表 8-2-1。

2. 跗骨囊性/溶骨性病变的鉴别诊断流程见
图 8-2-9。

表 8-2-1 跗骨囊性/溶骨性病变相关疾病鉴别要点

疾病	典型影像特征	主要伴随征象	鉴别要点
单纯性骨囊肿	X 线/CT:地图样,可伴有薄的硬化边;可包含假性骨小梁或隔膜;无骨膜反应,无强化 MRI:大多数病变 T1WI 低-中等信号,40% 病变信号不均匀,合并骨折导致出血可有 T1WI 高信号;T2WI 高信号,可不均匀	可伴随病理骨折;可出现液-液平,但是少见复杂的多房和血液成分的分层	无脂肪成分;增强扫描呈边缘强化;病变可能有隔膜,多房,显示为不均匀的成分;MRI 信号复杂也不应该排除单纯性骨囊肿
动脉瘤样骨囊肿	X 线/CT:地图样;膨胀性生长;薄的硬化边;骨膜反应多样 MRI:可见隔膜;所有序列可见不同信号的囊肿(血液成分处于不同阶段);液-液平面;囊性成分无强化,隔膜可强化;周围骨和软组织水肿	可伴周围水肿,骨和软组织均可出现,需仔细评估以确定病变是否具有侵袭性,如毛细血管扩张型骨肉瘤	溶骨性膨胀性病变;硬化边很薄;液-液平面;病变可能有快速生长期而被误认为恶性病变
骨巨细胞瘤	X 线/CT:地图样;大部分病例完全溶骨病变;通常无硬化边;一般无骨膜反应 MRI:T1WI 不均匀低至中等信号;T2WI 不均匀高信号;增强后不均匀强化;可合并 ABC	可继发动脉瘤样骨囊肿	无硬化边的溶骨性病变;20~40 岁发病高峰;良性骨肿瘤的 20%;浸润性生长、骨皮质破坏、软组织肿块、骨膜反应提示恶性
骨内脂肪瘤(1 期、2 期)	X 线/CT:髓内透亮病变;薄的硬化边;偶尔轻度骨皮质膨胀;无骨膜反应 MRI:T1WI 和 T2WI 高信号,脂肪抑制序列信号减低;发生脂肪坏死或囊肿形成时 T1WI 低信号,T2WI 高信号;钙化为低信号	1 期骨内脂肪瘤通常无中心钙化,2 期脂肪瘤可能伴中心钙化	病灶内脂肪成分的典型 MRI 信号特征;病变退变时可发生脂肪坏死并形成囊肿,增加诊断难度
软骨母细胞瘤	X 线/CT:地图样溶骨性病灶;明显的硬化边缘;可轻度膨胀性改变;大病灶、长病程可引起骨膜反应 MRI:T1WI 呈低信号;T2WI 呈高信号;信号不均匀时与病灶内包含软骨基质、钙化和液体有关	可继发动脉瘤样骨囊肿	最多见于 10~25 岁人群;1/3~1/2 内含软骨基质;地图样溶骨性病灶以及明显的硬化边缘;注意病灶分叶征和病灶边缘的波浪状突起
骨母细胞瘤	X 线/CT:地图样,非侵袭性;膨胀性生长;可以完全溶骨(25%~65%);大多数病灶有明显硬化边缘;86% 有骨膜反应 MRI:T1WI 呈均匀低-中等信号;T2WI 低到高信号;增强后轻到明显强化(取决于基质骨化数量)	可有广泛的周围骨髓水肿和相关的软组织水肿	典型部位的骨母细胞瘤多为成骨性,不典型或侵袭性的骨母细胞瘤可能与骨肉瘤难以鉴别
结核病	X 线/CT:化脓性关节炎;Phemister 三联征;关节旁骨质疏松;周围骨质破坏;晚期关节间隙狭窄 MRI:关节积液及滑膜炎;T1WI 低信号,T2W 高信号;增强后滑膜可见强化	可伴脓肿形成,脓肿的不规则厚壁强化为特征性表现	50% 合并肺部疾病;化脓性关节炎或骨髓炎的影像学征象;晚期出现局限性的骨膜炎和硬化并发生纤维性关节强直
骨髓炎晚期	X 线/CT:广泛软组织肿胀伴骨皮质缺损;Brodie 脓肿,椭圆形溶骨性病变;可见硬化边缘;致密、规则的骨膜反应;晚期死骨、包膜形成 MRI:T1WI 低信号;T2WI 高信号;增强扫描显示脓肿及骨内的边缘强化;皮下水肿常见	可伴有反应性骨形成(中央、骨内或骨膜成骨)	疼痛、发热、寒战;红细胞沉降率及白细胞计数升高;可能无症状和指标异常;骨髓炎造成的骨质破坏进展较肿瘤快;溶骨性骨质破坏

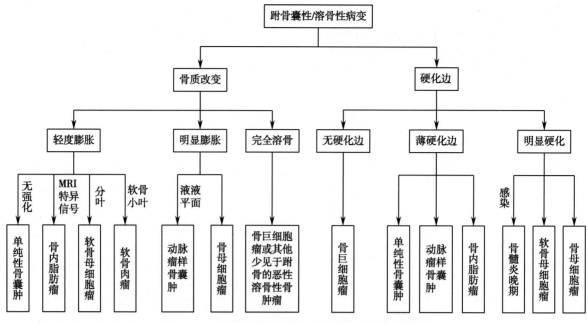

图 8-2-9 跗骨囊性/溶骨性病变的鉴别诊断流程图

（陈 爽）

参 考 文 献

[1] 程晓光,崔建岭. 肌骨系统放射诊断学[M].北京:人民卫生出版社,2018.

[2] 徐克,龚启勇,韩萍. 医学影像学[M].8版.北京:人民卫生出版社,2018.

[3] ADAM ANDREAS,DIXON ADRIAN K,GILLARD JONATHAN H,等.格-艾放射诊断学.6版[M].张敏鸣,译.北京:人民军医出版社,2015.

[4] MANASTER ANDREWS,PETERSILGE ROBERTS. 影像专家鉴别诊断 骨关节肌肉分册[M]. 程晓光,译.北京:人民军医出版社,2012.

[5] JACOB MANDELL. 核心放射学:影像诊断图解教程[M].王维平,译.北京:人民卫生出版社,2017:995.

二、跗骨密度增高性病变

【定义】

跗骨密度增高性疾病(tarsal bone density increasing disease)是指正常跗骨骨膜结构受到感染、损伤、肿瘤等病变的刺激而出现异常反应性地成骨,导致病变周围出现骨密度增高。病变区域在 X 线或 CT 图像上表现为局灶性或广泛的骨密度值显著增加。

【病理基础】

跗骨密度增高疾病的组织病理学基础涉及多种复杂的生理和病理过程,包括肿瘤性病变、骨坏死性疾病、慢性感染性病变以及部分全身性骨先天疾病导致的局部骨异常增生或异位骨化、钙化病变的形成。其中,骨细胞的异常活动是一个关键因素,包括成骨细胞的异常活跃或过度增生,导致骨组织不断增生,最终增加了骨密度。此外,骨重建不平衡也是常见的机制,其中破骨细胞(负责吸收骨组织)和成骨细胞之间的协调失调导致骨骼组织持续被破坏和重新建造,可能导致骨密度的增加。

【征象描述】

1. X 线检查表现 表现为跗骨局限性或广泛的骨质密度增高(图 8-2-10),伴有或不伴有骨骼形态异常(图 8-2-11);病变区域骨小梁增粗、增多、密集,可伴有骨皮质增厚、致密(图 8-2-12)。病变范围较广时难于区分骨皮质与骨松质(图 8-2-13)。

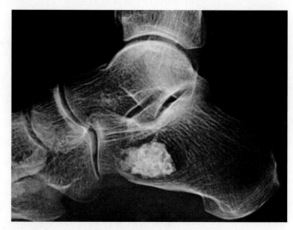

图 8-2-10 跗骨密度增高性病变的 X 线表现(1)

男性,40 岁,右跟骨脂肪瘤(3 期)。X 线侧位片示右跟骨内明显的局限性高密度病灶

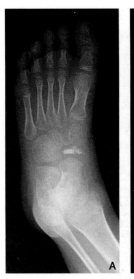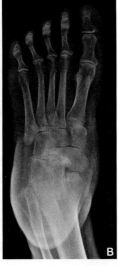

图 8-2-11　跗骨密度增高性病变的 X 线表现（2）
A. 男性，6 岁，科勒氏病。舟骨碎裂、骨质硬化和塌陷；B. 男性，42 岁，穆勒-魏斯综合征。舟骨外侧塌陷、骨质硬化

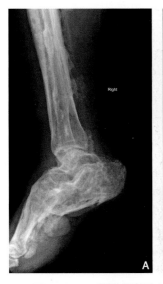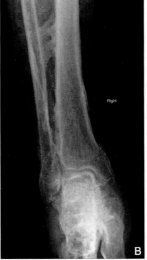

图 8-2-12　跗骨密度增高性病变的 X 线表现（3）
男性，70 岁，硬化性骨髓炎。正侧位片示右足踝、胫腓骨远端广泛性骨质密度不均匀增高，伴陈旧性骨折、异位钙化及畸形；跗骨内皮髓质分界不清

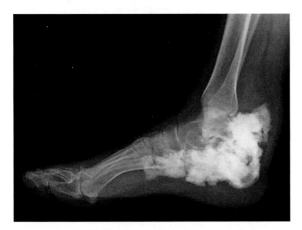

图 8-2-13　跗骨密度增高性病变的 X 线表现（4）
男性，47 岁，蜡油样骨病。侧位片示右跟骨、距骨周围广泛、致密的硬化性病变，跟骨正常结构难以识别

2. CT 表现　表现为跗骨出现局灶性或广泛的高密度区域，CT 值显著高于正常骨组织（图 8-2-14），伴或不伴有跗骨结构失常和骨质增生现象，可出现跗骨畸形或骨块状、骨棘状骨质增生结构（图 8-2-15）。骨基质的改变在 CT 图像中显示得更加清晰，表现为骨基质增加、硬化以及骨小梁数量、结构的改变。

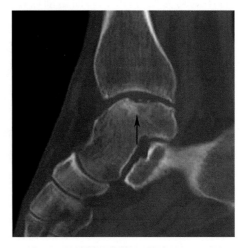

图 8-2-14　跗骨密度增高性病变的 CT 表现（1）
女性，63 岁，距骨骨软骨损伤。矢状位 CT 示距骨软骨下关节面局限性塌陷、骨质缺损，局部骨密度不均匀增高（黑箭）

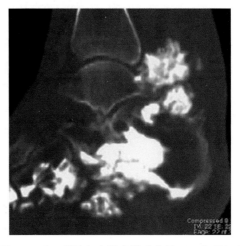

图 8-2-15　跗骨密度增高性病变的 CT 表现（2）
男性，47 岁，蜡油样骨病。矢状位 CT 示右跗骨内、跗骨旁以及距骨周围广泛、致密的硬化性病变，跟骨骨皮质增生硬化

【相关疾病】

常见疾病：骨内脂肪瘤（3 期）、科勒氏病、穆勒-魏斯综合征、硬化性骨髓炎、距骨骨软骨损伤、距骨缺血性坏死。

少见疾病：骨硬化病、致密性成骨不全、蜡油样骨病、成骨性/成软骨性骨肿瘤。

【分析思路】

跗骨密度增高性病变分析思路如下：

第一,病变好发部位。大多数跗骨密度增高性疾病具有特异性的发病部位,对缩小诊断范围和做出最终诊断具有重要的提示意义。骨内脂肪瘤(3期)好发于跟骨。科勒氏病和穆勒-魏斯综合征仅发生于足舟骨。距骨骨软骨损伤和距骨缺血性坏死则仅发生于距骨区域,关节面下居多。骨硬化病和致密性成骨不全均为全身性疾病,而蜡油样骨病主要累及下肢,颅骨和面部不受累,很少涉及脊柱。

第二,特征性表现。骨内脂肪瘤通常表现为跟骨内类圆形透亮空腔,3期病变伴有广泛的骨质硬化;病变内可能存在不同程度的脂肪坏死和囊变,但无任何其他征象。科勒氏病和穆勒-魏斯综合征表现为舟骨局限性骨质坏死,引起骨质密度增高。其中,科勒氏病好发于儿童而穆勒-魏斯综合征好发于成年。距骨骨软骨损伤和距骨缺血性坏死的影像学特征可能存在相似性,然而距骨骨软骨损伤通常发生于外侧副韧带损伤而距骨缺血性坏死常发生于远端背侧的距骨颈骨折。硬化性骨髓炎则通常具有明显的骨髓炎病史。尽管已经形成硬化,病变周围仍能观察到不同程度的炎症改变、窦道以及死骨的发生。骨硬化病和致密性成骨不全均可全身发病,但致密性成骨不全可发生身材矮小、肢端骨质溶解、缝间骨和下颌角变钝。蜡油样骨病则表现为特征性的皮质骨增生滴蜡样外观或线性骨内硬化。

第三,肿瘤性病变。由于缺乏足够的血液供应,跗骨的良性成骨/成软骨肿瘤性病变发病率明显高于恶性。常见组织学类型包括:骨岛、骨瘤、骨样骨瘤、内生软骨瘤、骨软骨瘤、骨膜软骨瘤。

【疾病鉴别】

1. 跗骨密度增高性病变的鉴别要点见表8-2-2。

2. 跗骨密度增高性病变的鉴别诊断流程见图8-2-16。

表 8-2-2　跗骨囊性/溶骨性病变相关疾病鉴别要点

疾病	典型影像特征	主要伴随征象	鉴别要点
骨内脂肪瘤(3期)	X线/CT:髓内透明病变,伴广泛的高密度灶 MRI:钙化:T1WI和T2WI低信号;脂肪坏死:T1WI低信号,T2WI高信号;囊肿形成:T1WI低信号,T2WI高信号,外周强化	脂肪坏死,不同程度的囊变	广泛的钙化形成;可能无典型的脂肪成分
科勒氏病	X线/CT:骨硬化,不规则关节面,伴或不伴塌陷;骨碎片形成 MRI:T1WI低信号;急性/早期T2WI呈高信号,晚期T2WI低信号	无症状或轻微疼痛	发生在儿童的足舟骨疾病;通常双侧发病;最初病变在外侧份;随着疾病的进展,外侧份塌陷,可能发展为骨折;内侧份向内侧及背侧半脱位
穆勒-魏斯综合征	与科勒氏病相似	疼痛显著	发生在成人的足舟骨疾病;通常双侧发病;最初病变在外侧份;随着疾病的进展,外侧份塌陷,可能发展为骨折;内侧份向内侧及背侧半脱位
硬化性骨髓炎	X线/CT:骨内和骨膜表面骨质硬化及骨皮质增厚;骨膜新生骨形成,软组织肿胀;可见死骨 MRI:骨质硬化呈T1WI和T2WI低信号;可显示炎症的活动性,增强检查可确定窦道和脓肿形成	窦道形成,死骨,脓肿	慢性骨髓炎通常经过长期治疗,骨内仍存在持续性感染,可迁延数月或数年;CT有助于确定死骨;MRI显示炎症改变最佳
距骨骨软骨损伤	X线/CT:软骨下新月形、硬化性骨折线;软骨下骨局限性缺损,关节面局限性塌陷;CT关节造影可显示软骨缺损,造影剂延伸至骨缺损处 MRI:关节软骨和骨缺损的T2WI信号减低,伴或不伴骨髓水肿;可伴囊肿形成;由于囊内充满纤维组织,增强后可强化	通常发生于外侧副韧带损伤;可能发生于任意踝关节骨折	常累及距骨穹隆的后内侧或前外侧,也可能累及胫骨关节面;病变通常<15mm
距骨缺血性坏死	X线/CT:硬化,骨碎片,关节面不规则,伴或不伴塌陷 MRI:T1WI骨髓呈低信号;急性/早期T2WI呈高信号,晚期T2WI呈低信号	疼痛是最常见的症状,晚期可能发展为继发性骨关节病	常发生于远端背侧的距骨颈骨折;随着骨折愈合和新骨形成的发生,骨碎片变得更加致密

续表

疾病	典型影像特征	主要伴随征象	鉴别要点
骨硬化病	X线/CT:骨骼均匀致密;边缘光滑,无不规则的骨膜新生骨;正常皮质髓质分界缺失; MRI:主要用于评估骨髓受累情况以及评估治疗反应	颅骨、脊柱受累	弥漫致密骨;脊柱骨中骨外观;夹心椎或三明治椎骨;MRI:黑骨
致密性成骨不全	X线/CT:全身性骨质硬化,髓腔不会消失;肢端骨质溶解,不对称分布;颅骨缝间骨,颅底变厚,颅顶变薄,颅骨缝延迟闭合;下颌骨发育不全;锁骨发育不良、畸形;脆性骨折,椎弓峡部裂 MRI:有助于评估骨折愈合/假关节形成	身材矮小;头大;指甲发育不良;轻微创伤后骨折;下颌骨骨髓炎;牙齿发育异常	涉及全骨;身材矮小;肢端骨质溶解;缝间骨;下颌角变钝
蜡油样骨病	X线/CT:骨质增生,主要是骨外膜皮质增厚;皮质外观起伏不平被类比为滴蜡油;可能有骨内膜髓内扩张;线样骨内硬化;圆形骨瘤样硬化灶;关节周围罕见软组织肿块,可能伴不同程度的硬化; MRI:骨质增生在所有常规序列为低信号;软组织肿块 T1WI 等 - 低信号,T2WI 信号多变,取决于成分	通常偶发,症状为疼痛或僵硬;可能发生与骨质改变相同分布的皮肤改变;可发生血管瘤或动静脉畸形	皮质骨增生滴蜡样外观或线性骨内硬化;单骨或同一肢多骨;主要累及下肢
成骨性/成软骨性骨肿瘤	成骨肿瘤:骨岛、骨瘤、骨样骨瘤、传统骨肉瘤、恶性成骨型骨肿瘤罕见(传统骨肉瘤、骨旁骨肉瘤、骨膜骨肉瘤、低级别骨内骨肉瘤); 成软骨性肿瘤:内生软骨瘤、骨软骨瘤、骨膜软骨瘤、软骨肉瘤(罕见)		

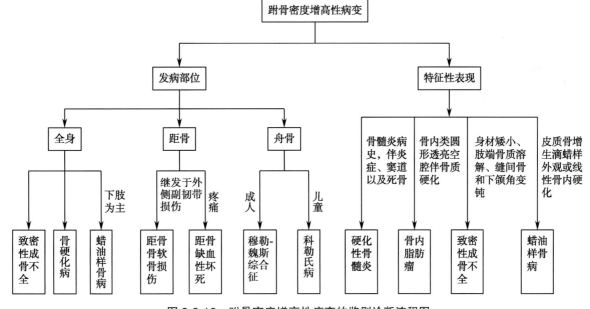

图 8-2-16 跗骨密度增高性病变的鉴别诊断流程图

（陈 爽）

参 考 文 献

[1] 程晓光,崔建岭.肌骨系统放射诊断学[M].北京:人民卫生出版社,2018.

[2] 徐克,龚启勇,韩萍.医学影像学.8版[M].北京:人民卫生出版社,2018.

[3] ADAM ANDREAS,DIXON ADRIAN K,GILLARD JONATHAN H,等.格-艾放射诊断学.6版[M].张敏鸣,译.北京:人民军医出版社,2015.

[4] MANASTER ANDREWS,PETERSILGE ROBERTS.影像

专家鉴别诊断 骨关节肌肉分册[M].程晓光,译.北京:人民军医出版社,2012.

[5] Jacob Mandell.核心放射学:影像诊断图解教程[M].王维平,译.北京:人民卫生出版社,2017:995.

三、跟骨后结节骨质侵蚀

【定义】

跟骨后结节骨质侵蚀(bone erosion of the posterior calcaneal tuberosity)是指位于跟骨区域的骨性突起遭受不正常的破坏、磨损或改变的现象。这种状况可能由于运动损伤、炎症性疾病、代谢性疾病等因素引发,导致骨质的异常变化。骨质侵蚀可以导致骨结构的不稳定,可能影响足部的整体解剖和功能。此外,异常的骨质侵蚀还可能伴随疼痛、肿胀和其他相关症状。

【病理基础】

跟骨后结节骨质侵蚀的组织病理学基础涉及多重因素,包括慢性炎症反应,如跟腱炎、类风湿性关节炎等引发的免疫细胞聚集和细胞因子释放,可能导致骨质吸收和侵蚀。此外,机械应力不均和异常、骨代谢的失衡,以及局部血供不足也可能加速骨质改变和破坏。长期的炎症、应力和机械因素也可能影响骨质结构,导致结节的形成和骨质侵蚀。

【征象描述】

1. X线/CT表现 跟骨后结节骨质侵蚀早期可表现为跟骨后结节骨皮质毛糙、模糊(图8-2-17),骨小梁稀疏,可伴局部骨折发生;晚期骨皮质不规则,骨质缺损或骨质缺损范围较早期显著扩大,形成明显的骨质缺失区域(图8-2-18);伴或不伴局部反应性骨生成或硬化边(图8-2-19)。CT-MPR重建可能提供跟骨后结节骨质侵蚀更详细的信息(图8-2-20)。

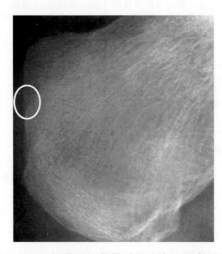

图 8-2-17　跟骨后结节骨质侵蚀的X线表现(1)
男性,64岁,慢性反应性关节炎。侧位片示跟骨后结节骨质毛糙(白圆圈)

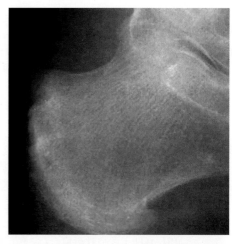

图 8-2-18　跟骨后结节骨质侵蚀的X线表现(2)
女性,44岁,银屑病关节炎。侧位片示跟骨后结节重度骨质侵蚀,骨皮质不规则、缺损

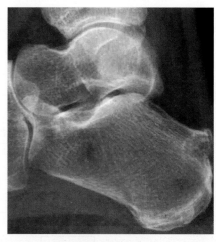

图 8-2-19　跟骨后结节骨质侵蚀的X线表现(3)
女性,51岁,类风湿性关节炎。侧位片示跟骨后结节重度骨质侵蚀伴硬化边形成

2. MRI表现 跟骨后结节骨质侵蚀的早期MRI表现为局部骨质炎症以及骨髓水肿,T1WI呈低信号,T2WI呈高信号(图8-2-21);跟腱附着点可能存在不同程度的炎性改变;通常伴有跟骨后滑囊炎(图8-2-22);晚期表现为明显的骨质侵蚀,低信号骨皮质模糊或消失,并伴有明显的骨髓水肿及周围炎症反应(图8-2-23)。肿瘤性病变导致的跟骨后结节骨质侵蚀可观察到骨皮质周围明显的软组织占位信号(图8-2-24)。

【相关疾病】

常见疾病:糖尿病足、哈格伦德综合征、类风湿性关节炎、慢性反应性关节炎。

少见疾病:银屑病关节炎、色素沉着绒毛结节性滑膜炎。

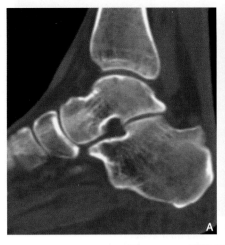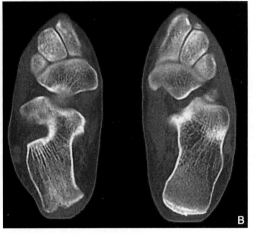

图 8-2-20　跟骨后结节骨质侵蚀的 CT 表现

女性,41 岁,跟骨后结节色素沉着绒毛结节性滑膜炎。CT 图像示跟骨后结节局部骨质侵蚀伴周围软组织密度影

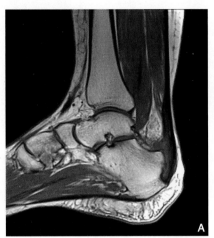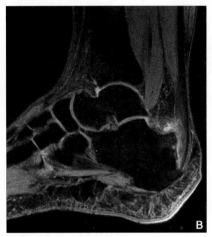

图 8-2-21　跟骨后结节骨质侵蚀的 MRI 表现(1)

女性,51 岁,哈格伦德综合征。MRI 示跟骨后结节骨髓水肿,周围软组织及跟腱内水肿信号。A. T1WI;B. T2WI-FS

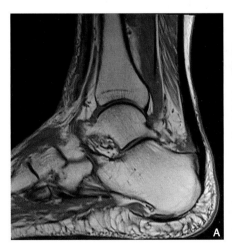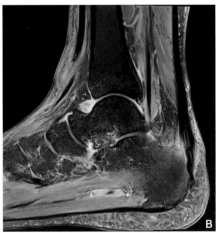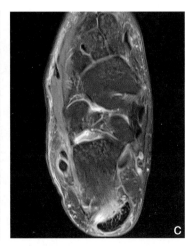

图 8-2-22　跟骨后结节骨质侵蚀的 MRI 表现(2)

女性,51 岁,类风湿性关节炎。MRI 示跟骨后结节少许骨髓水肿伴跟腱附着点轻度水肿。A. T1WI;B. T2WI-FS;C. T2WI-FS

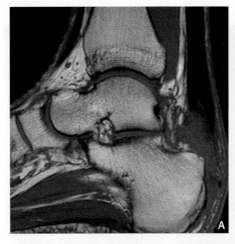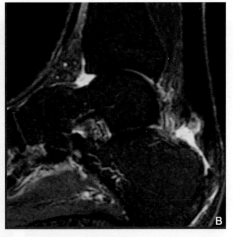

图 8-2-23　跟骨后结节骨质侵蚀的 MRI 表现（3）

男性，42 岁，慢性反应性关节炎。MRI 示跟腱慢性撕裂导致局部长期炎症、瘢痕形成，跟骨后结节骨皮质重度侵蚀，伴滑囊炎。A. T1WI；B. T2WI-FS

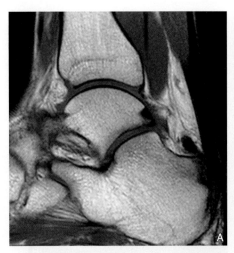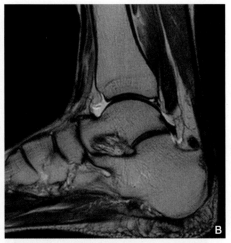

图 8-2-24　跟骨后结节骨质侵蚀的 MRI 表现（4）

女性，41 岁，色素沉着绒毛结节性滑膜炎。MRI 示跟骨后上结节旁软组织占位，T1WI 低信号，T2WI 低信号；邻近骨皮质欠光整。A. T1WI；B. T2WI

【分析思路】

跟骨后结节骨质侵蚀病变分析思路如下：

第一，临床病因分析。造成跟骨后结节骨质侵蚀的临床因素包括运动损伤、关节炎症反应以及代谢性疾病引起局部感染性病变等，肿瘤性病变少见。因此，明确患者的病史对做出准确的诊断至关重要。糖尿病足、类风湿性关节炎和银屑病关节炎均会对应明确的糖尿病、类风湿疾病或银屑病临床诊断病史。哈格伦德畸形可能由高跟鞋或不正常的步态等多重因素导致的局部长期慢性刺激所引起。慢性反应性关节炎患者通常对应长期、慢性的局部炎症性疾病，可能包括感染、免疫反应、遗传等因素。跟骨后结节局部炎症反应、滑膜创伤或出血则可能导致色素沉着绒毛结节性滑膜炎的发生。

第二，全身伴随症状。在导致跟骨后结节骨质侵蚀的疾病中，哈格伦德综合征表现为跟骨区域的先天性骨异常改变，色素沉着绒毛结节性滑膜炎通常表现为关节外型的腱鞘巨细胞瘤，二者均为跟骨区域的局限性病变。糖尿病足、类风湿性关节炎、银屑病关节炎和慢性反应性关节炎等疾病导致的跟骨后结节骨质侵蚀均不具有特异性。更多情况下，此类疾病通常伴有其他部位甚至全身性疾病。例如糖尿病足可能伴有任何部位的脓毒性关节炎以及全身肾性骨营养不良，累及足部，距跟关节及距舟关节为常见部位。类风湿性关节炎、银屑病关节炎及慢性反应性关节炎可发生于外周关节以及中轴骨。

第三，疾病进程特征。类风湿性关节炎的疾病进程是侵蚀性改变为主而增生性改变少见（骨膜炎、附着点炎、骨赘形成)。哈格伦德综合征、银屑病关节炎和慢性反应性关节炎则可能表现为增生性或混合性的疾病特征。色素沉着绒毛结节性滑膜炎则表现为局部占位性病变伴侵蚀性改变。此外,类风湿性关节炎的双侧对称性具有显著特点,而哈格伦德综合征、银屑病关节炎和慢性反应性关节炎可单侧或双侧发病。需要指出,对称性不需要具体数字的特定关节来定义。例如,左足的第二近端趾间关节和右足的第一近端趾间关节受累可以认为是对称性疾病。

第四,临床、影像联合诊断。影像学上,跟骨后结节骨质侵蚀早期影像学表现可能为阴性或轻度骨质异常,晚期可能对应严重的骨质侵蚀、骨髓水肿以及周围组织炎症反应。不同疾病在不同时期的影像学特征可能存在重叠。因此,针对跟骨后结节骨质侵蚀类疾病,需结合患者的临床病史及影像特征进行联合诊断。

【疾病鉴别】

1. 跟骨后结节骨质侵蚀的鉴别要点见表8-2-3。

2. 跟骨后结节骨质侵蚀的鉴别诊断流程见图8-2-25。

表 8-2-3 跟骨后结节骨质侵蚀相关疾病鉴别要点

疾病	典型影像特征	主要伴随征象	鉴别要点
糖尿病足	X线/CT:跟骨后结节不全骨折;骨髓炎,窦道空气,骨破坏或骨膜反应 MRI:跟骨不全撕脱骨折,T1WI低信号骨折线,伴后方结节碎片移位,T2WI高信号伴骨髓水肿;骨髓炎,T1WI骨内低信号窦道,T2WI骨髓高信号伴周围软组织水肿,增强后弥漫性强化,可能伴周围脓肿形成	脓毒性关节炎,关节腔内积液和关节内去骨化;夏科氏关节;肾性骨营养不良,全身骨量减少,常伴有硬化区;晶体沉积,软组织肿块形成	骨量减少/不全骨折,跟骨后结节最常见;感染,骨髓炎,脓毒性关节炎,尤其是足部;夏科氏关节
哈格伦德综合征	X线/CT:跟骨后上结节的异常隆起(畸形或增生)或骨质破坏;跟后滑囊炎,Kager三角异常;跟腱测量前后径>9mm;CLA>12° MRI:用于诊断不确定的患者,以更好地评估软组织;显示跟腱远端局灶性增粗和异常信号;显示跟骨后和/或跟腱后皮下滑囊炎	跟骨后方疼痛,运动后加重,由坐位起立后或清晨起床后疼痛明显;跟腱止点处皮温升高、肿胀或压痛	跟骨后上突增生/变尖,骨髓水肿;跟骨后滑囊炎,Kager三角信号增高;跟腱增厚,信号异常
类风湿性关节炎	X线/CT:骨质侵蚀,早期为骨皮质模糊和点-线征,最早侵蚀跖趾关节,可侵蚀跟骨后部关节;骨质疏松,起初关节旁,最终弥漫,伴或不伴不全骨折硬化线;软组织充血,渗出,特别是胫骨和跖趾关节;软骨破坏,可见关节间隙变窄;畸形,距骨外翻,踇趾外翻,后足外翻,中足塌陷;CT可见滑膜强化 MRI:T1WI,滑膜、积液、水肿、骨质侵蚀、软骨下囊肿均为低信号;T2WI,滑囊炎、积液、水肿、骨质侵蚀、软骨下囊肿均呈高信号;肌腱损伤,腱鞘炎T2WI呈高信号;增强后滑膜迅速强化	脚踝和脚趾错位,足跟疼痛;对称性多关节痛,尤其是小关节;手、腕关节的侵蚀性病变、骨质疏松、软骨及软骨下改变,手通常最早受累;易疲劳、低热;通常在数周或数月内出现,偶尔呈暴发性	弥漫型骨质疏松;双侧对称均匀关节间隙变窄,包括后足和中足关节;双侧对称性侵蚀,特别是第5跖趾关节
银屑病关节炎	X线/CT:累及足时主要为趾间关节,跖趾关节并不少见;跟腱和跖面腱膜附着处附着点炎;早期后足比前足更易受累;骨质侵蚀,尤其是跟骨后结节 MRI:T1WI骨质侵蚀部位可见低信号水肿,低信号积液;T2WI可见高信号骨质侵蚀和软骨下囊肿,可能伴低信号滑膜炎;软组织水肿播散至皮下;可见肌筋膜增厚;增强扫描后非特异性强化	脊柱关节病,大量脊柱旁骨化和双侧不对称的骶髂关节炎;附着点炎疼痛,尤其是跟腱或足底	银屑病家族史;常为少关节,偶尔多关节;趾间关节为主;骨质侵蚀,会进展成残损性关节炎;增生,强直,骨膜炎

续表

疾病	典型影像特征	主要伴随征象	鉴别要点
慢性反应性关节炎	X线/CT：早期跟骨后结节骨质密度减低，晚期后结节侵蚀；后结节附着点炎，局部反应性骨形成 MRI：早期MRI表现与其他关节炎相似，骨质炎症部位可见骨髓水肿以及跟腱附着点病；晚期可见T2WI高信号骨髓侵蚀及炎症改变	中轴病变，影像表现与银屑病关节炎相似；三联征，即关节炎、尿道炎（宫颈炎）和结膜炎	跟骨后结节骨质侵蚀和附着点炎；腊肠样手指或足趾；骨膜炎
色素沉着绒毛结节性滑膜炎	X线/CT：软组织肿块，邻近骨质的压迫性侵蚀；关节积液 MRI：滑膜肿块，T1WI低信号，T2WI不同程度低信号，信号混杂程度与不同数量的脂肪、纤维组织、血液和水肿的存在相关，增强扫描中重度不均匀强化；关节积液；邻近骨侵蚀	关节肿痛，关节积液，软骨下囊肿	关节内局限性或弥漫型病灶；T1WI低信号，T2WI不同程度低信号，GRE序列可显示含铁血黄素结节的晕环现象；邻近骨质的压迫性侵蚀

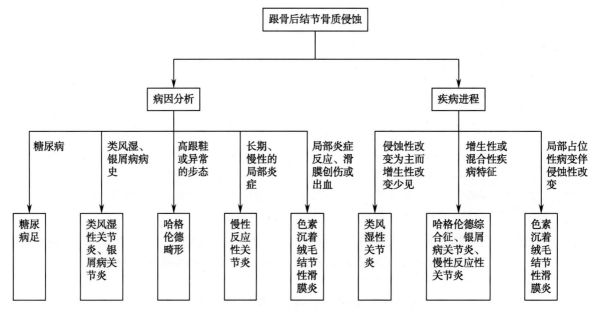

图 8-2-25　跟骨后结节骨质侵蚀的鉴别诊断流程图

（陈　爽）

参 考 文 献

[1] 程晓光,崔建岭.肌骨系统放射诊断学[M].北京:人民卫生出版社,2018.

[2] 徐克,龚启勇,韩萍.医学影像学[M].8版.北京:人民卫生出版社,2018.

[3] ADAM ANDREAS,DIXON ADRIAN K,GILLARD JONATHAN H,等.格-艾放射诊断学.6版[M].张敏鸣,译.北京:人民军医出版社,2015.

[4] MANASTER ANDREWS,PETERSILGE ROBERTS.影像专家鉴别诊断 骨关节肌肉分册[M].程晓光,译.北京:人民军医出版社,2012.

[5] JACOB MANDELL.核心放射学:影像诊断图解教程[M].王维平,译.北京:人民卫生出版社,2017:995.

第三节　手指和足趾

一、蜘蛛样指

【定义】

蜘蛛样指（arachnodactyly）是指手指细长成蜘蛛样改变，包括掌骨和指骨指数明显增大在内的一种异常临床表型。

【病理基础】

多种遗传性结缔组织疾病可导致手指呈蜘蛛样指改变，表现为与长骨长度增加、宽度减少相关的骨骼失调，主要原因为多种结缔组织基质蛋白（如纤维蛋白 1 和微纤维)的基因突变引起的表型改变。

【征象描述】

1. **X 线表现** 骨皮质变薄,管状骨发生细长改变。手第 2~5 掌骨长宽之比大于 8.8(男性)或 9.4(女性);环指近端指骨长宽之比,女大于 4.6,男大于 5.6(图 8-3-1)。

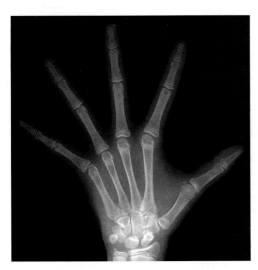

图 8-3-1 蜘蛛样指 X 线表现
左手掌骨、指骨细长

2. **CT、MRI 表现** 诊断标准同 X 线,但不如 X 线直观。

【相关疾病】(表 8-3-1)

【分析思路】

1. **识别征象** 蜘蛛样指是一种少见情况,其本身不具特异性;临床或少见的其他影像学特征可有助于鉴别诊断。

表 8-3-1 蜘蛛样指相关疾病

常见疾病	少见疾病	罕见疾病
马方综合征	同型胱氨酸尿症	肌强直性营养不良
先天性挛缩性蜘蛛样指	多发性内分泌腺瘤病	
局限性肢体肥大	额骨骺发育异常	
埃勒斯-当洛斯综合征	斯蒂克勒综合征超雄染色体综合征鱼鳞病综合征	

2. **结合影像学表现** 掌骨指数即手第 2~5 掌骨长宽之比>8.8(男性)或 9.4(女性);指骨指数即手环指近端指骨长宽之比,女>4.6,男>5.6。

3. **结合患者临床病史及形态体征** 以马方综合征为例,蜘蛛样指的特征为:手足身高比增加:手与身高之比>0.11,足与身高之比>0.15;拇指征阳性:拇指内收,其余四指握拳,拇指尖端超出手掌下;腕征阳性:用一只手握住另一只手的桡骨茎突下方,拇指与小指指甲在不加压条件下可完整重叠。

【疾病鉴别】

蜘蛛样指的病因分析需密切结合临床病史进行分析。

1. 蜘蛛样指常见病因的鉴别要点见表 8-3-2。

2. 基于临床信息的鉴别诊断流程见图 8-3-2。

表 8-3-2 蜘蛛样指常见病因的鉴别诊断要点

疾病	典型影像特征	主要伴随征象	鉴别要点
马方综合征	硬膜囊膨胀,腰椎椎体扇贝样受压改变;脊椎滑脱,有或无峡部裂	椎体变高伴后方扇贝样改变	玻璃体脱位、近视;胸壁凸出畸形或漏斗胸;关节活动度大;胸主动脉疾病
埃勒斯-当洛斯综合征	硬膜囊膨胀,腰椎椎体扇贝样受压改变;多发性动脉瘤	消化道皮肤、支气管肺出血;动脉瘤和其他动脉夹层	关节活动度大;皮肤伸展过度;血管脆性大;眼畸形
局限性肢体肥大	血管畸形,脂瘤性巨大发育	类蜘蛛样指,但非一致性增长	静脉畸骨肥大综合征
同型胱氨酸尿症	四肢长骨不成比例;弥漫性骨质减少;血栓栓塞	蜘蛛样指与骨量减少同时存在	关节松弛;智力不足;血栓形成
先天性挛缩性蜘蛛样指	肢体长细,脊椎侧弯,关节挛缩	心脏改变异常	无眼或心脏异常
鱼鳞病综合征	皮肤表面不规则,椎关节硬化	皮肤改变	皮肤鱼鳞状改变

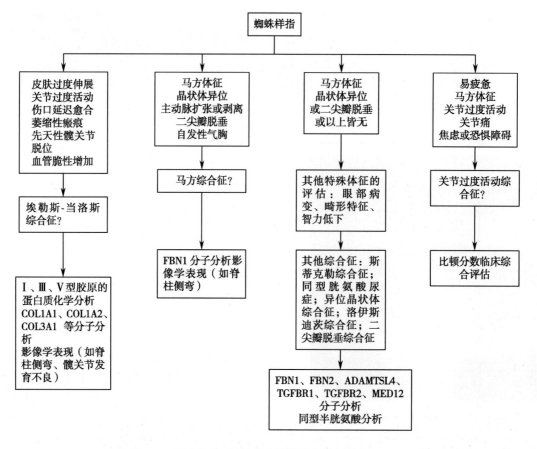

图 8-3-2 蜘蛛样指鉴别诊断流程图

（潘诗农）

参 考 文 献

［1］MANASTER ANDREWS，PETERSILGE ROBERTS.影像专家鉴别诊断 骨关节肌肉分册［M］.程晓光，译.北京：人民军医出版社，2012.

［2］Ghazi M.Rayan，Joseph Upton. 先天性手部畸形及相关综合征［M］.田文，杨勇，译.北京：人民卫生出版社，2022.

［3］骨肌影像诊断学(非创伤性疾病)［M］.谢晟，译.南京：凤凰科学技术出版社，2019.

［4］Milewicz DM，Braverman AC，De Backer J，et al.Marfan syndrome.Nat Rev Dis Primers，2021，7（1）：63.

二、手指/足趾软组织肿块

【定义】

手指/足趾软组织肿块（soft tissue mass in finger or toe）是指由于手指/足趾软组织良性、恶性肿瘤，或手指/足趾的骨肿瘤侵入软组织内及手指/足趾炎症、损伤等引起的局部肿块。

【病理基础】

不同病变有不同的病理学特征，良性、恶性肿瘤为相应肿瘤细胞的聚集；感染性疾病如脓肿为细菌、白细胞和坏死物的积聚；痛风为以尿酸盐沉积于关节周围和皮下组织，后期可形成痛风肉芽肿。

【征象描述】

1. X线表现 能够显示密度与周围组织有明显差别的软组织肿块。含脂肪成分的肿块密度较低，含钙化成分的则密度较高。良性病变边界多清楚，恶性病变边界多模糊，炎性病变边界欠清或清晰(图 8-3-3～图 8-3-5)。

2. CT表现 能清楚地显示病变的位置、边界、形态、密度(是否含有脂肪成分以及是否伴有液化坏死、钙化和骨化)，还可以显示周围结构是否伴有推移、压迫和侵犯情况(图 8-3-6)。增强扫描可更好地区分肿块与邻近组织，判断病变血供情况，还可以了解肿块与周围血管关系。同时可根据病变的位置、形态、与周围结构的关系推断其起源。

3. MRI表现 根据病变的信号可以进一步判断其成分，增强扫描的价值与CT增强扫描类似，与X线和CT相比，MRI显示病变的敏感性更高，可以更清晰地显示内部分隔、包膜，但对于钙化显示较差(图 8-3-7)。

【相关疾病】(表 8-3-3)

【分析思路】

1. 识别征象，单指软组织肿块可能的病因非常多。

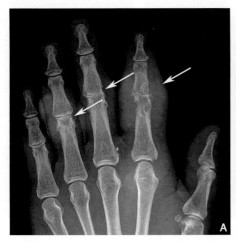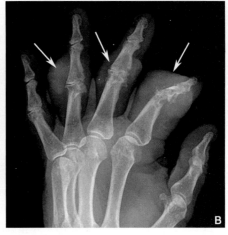

图 8-3-3　手指软组织肿块 X 线表现（1）
痛风性关节炎，A、B 示左手 2～4 近节指间关节周围软组织肿胀，密度增高，关节周围骨质破坏，关节间隙变窄（箭）

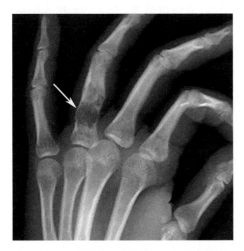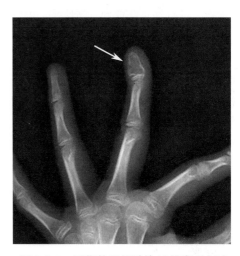

图 8-3-4　手指软组织肿块 X 线表现（2）
内生软骨瘤，左手环指近节指骨远端局限性透亮区，骨皮质膨胀变薄，内可见斑点样钙化灶（箭）

图 8-3-5　手指软组织肿块 X 线表现（3）
巨细胞肉芽肿，左手中指远节指骨远端膨胀性骨质破坏，周围软组织略肿胀（箭）

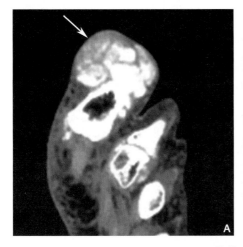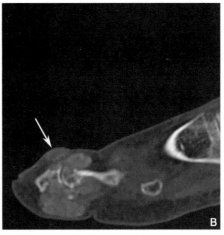

图 8-3-6　手指软组织肿块 CT 表现
痛风性关节炎，A、B 示左足第一跖趾关节多发高密度结节，邻近骨质吸收破坏（箭）

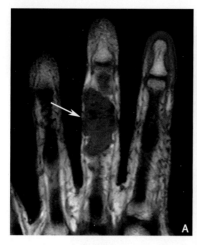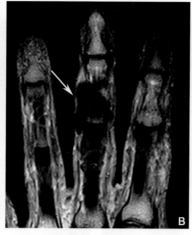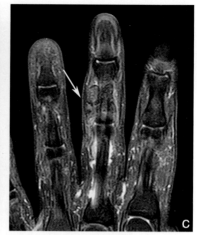

图 8-3-7　手指软组织肿块 MRI 表现

腱鞘巨细胞瘤，A、B、C. 右手中指近、中节指骨掌侧皮下不规则长 T1 短 T2 信号肿块，邻近指屈肌腱积液（箭）

表 8-3-3　手指/足趾软组织肿块相关疾病

常见疾病	少见疾病	罕见疾病
腱鞘巨细胞瘤	进行性系统性硬化症	恶性纤维组织细胞瘤
痛风	肿瘤性钙质沉着	软骨肉瘤
巨细胞肉芽肿	异位骨化	皮下转移
内生软骨瘤	血管瘤	软组织脂肪瘤
黏液样囊肿	动静脉畸形	腱鞘滑膜软骨瘤病
	焦磷酸盐关节病	静脉畸形骨肥大综合征
	感染性腱鞘滑膜炎	肢端黏液炎性成纤维细胞性肉瘤
	腱鞘纤维瘤	

2. 结合影像学表现，根据病变的位置、起源、大小、形态、边界、密度、信号，周围结构改变情况等综合分析，大多数软组织肿块呈现非特异性、不均匀信号。一些组织信号类型可以帮助识别特殊类型的肿瘤，比如脂肪来源的肿瘤包含有脂肪成分，由此在 T1WI 成像上呈现为高信号，而在脂肪抑制序列上呈现为低信号；成纤维肿瘤，在 T1WI 和液体敏感的序列上呈现为低信号，纤维组织细胞肿瘤信号经常很不均匀。

3. 结合临床资料进行诊断，有助于辨别原发性或继发性病变。

4. 鉴别良性与恶性软组织肿块，单纯依靠影像学来进行肿块良恶性的鉴别是比较困难的，有些软组织肿块看似良性，边界非常清晰锐利，并且信号很均匀。假如一个肿块没有明确的良性病理学特征指向，那么首先要被考虑为一个潜在恶性的病变。

【疾病鉴别】

单指软组织肿块病变类型复杂多样，需联合影像学特征及其他临床信息诊断和鉴别诊断。

1. 手指/足趾软组织肿块常见病因的鉴别要点见表 8-3-4。

2. 基于临床信息的鉴别诊断流程见图 8-3-8。

表 8-3-4　手指/足趾软组织肿块相关疾病鉴别要点

疾病	典型影像特征	主要伴随征象	鉴别要点
黏液样囊肿	MRI 所有序列均符合液体信号强度；薄层周边强化，不具中心强化；可有分叶或分隔	液体信号或密度	多为单发，局部隆起，多无疼痛
腱鞘巨细胞瘤	MRI T1WI 及 T2WI 表现为低到中等信号的肿块	软组织肿块可对掌指关节产生外压性的侵蚀	年龄 30～50 岁，女性稍多；无痛性的肿块生长时间长达数周或数年
痛风	痛风石可表现出轻度不规则强化；骨受侵蚀，边缘呈悬吊样改变	常存在多个痛风石，呈典型的尿酸钠沉着密度	高尿酸血症
感染性腱鞘滑膜炎	腱鞘内液体密度和残渣，比炎性腱鞘滑膜炎要明显强化	指骨可见异常软组织强化影伴发周围感染征象	常为外伤和针刺伤

续表

疾病	典型影像特征	主要伴随征象	鉴别要点
腱鞘纤维瘤	MRI T1WI 及 T2WI 肿瘤信号与肌肉等信号或低于肌肉信号;肿块内胶原可表现为非常低的信号区;强化各异	不均强化软组织肿块,需与腱鞘巨细胞瘤相鉴别	无痛、缓慢生长,位置固定的肿块;活动范围减少或弹响指;神经受压、腕管综合征
血管球瘤	软组织肿块中心位于甲床;远节指骨受压侵蚀	位于甲下的软组织肿块,边界清、实性,增强明显强化	浅表性病变通常伴有疼痛,有冷敏感和触觉敏感特点
类风湿结节	软组织肿块伴类风湿性关节炎表现;周边骨受压侵蚀	指端软组织结节,周边骨呈扇贝样改变;指掌关节间隙变窄	无痛性可触及的包块;常见血清类风湿因子阳性

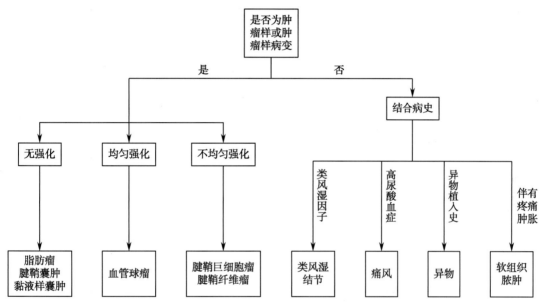

图 8-3-8 手指/足趾软组织肿块鉴别诊断流程图

(潘诗农)

参 考 文 献

[1] MANASTER ANDREWS,PETERSILGE ROBERTS.影像专家鉴别诊断 骨关节肌肉分册[M].程晓光,译.北京:人民军医出版社,2012.
[2] Ghazi M.Rayan,Joseph Upton.先天性手部畸形及相关综合征[M].田文,杨勇,译.北京:人民卫生出版社,2022.
[3] 骨肌影像诊断学(非创伤性疾病)[M].谢晟,译.南京:凤凰科学技术出版社,2019.

三、指端溶骨

【定义】

指端溶骨(phalangeal osteolysis)是指多种疾病导致手指末节指骨骨质吸收、破坏、变短的现象。

【病理基础】

由于各种因素引起毛细血管、淋巴管及纤维组织异常增生,导致指端神经血管的营养障碍,使指骨末端吸收、破坏,邻近的骨组织溶解消失,有时可见少量坏死灶及淋巴细胞浸润。

【征象描述】

1. X线表现 常见一指或多指末节指骨粗隆边缘呈半月状缺损,伴有骨质硬化,最后发展至指骨变粗;透明线穿过中远端指骨,指骨整体缩短;骨轴锐利性中断;短、粗的末节指骨;骨膜下吸收;远端指骨软组织表现为逐渐变尖、软组织溃疡、结节、钙化等(图 8-3-9)。

2. CT表现 CT可以通过X线显示感染/脓肿或隐蔽的骨损伤来帮助评估局限性指端溶骨,同时CT在检测邻近软组织矿化(钙或尿酸)具有较高的敏感性。除此以外,CT也是评估全身疾病的有力工具,在远处的器官或组织中可能有线索提示指端溶骨的原因。

3. MRI表现 MRI具有较高的软组织对比度和分辨率,能够体现肿块和软组织病变相应的特征,

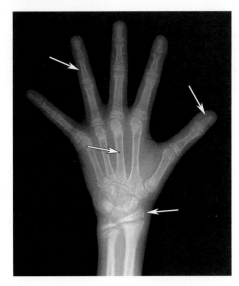

图 8-3-9　指端溶骨 X 线表现
左手骨质密度减低,各指骨、掌骨骨质密度不均,皮
质薄、毛糙,多发骨吸收(箭);左尺桡骨远侧干骺端
毛刷样改变,先期钙化带纵行骨小梁模糊(箭)

可以确定病变的局部原因。

【相关疾病】

指端溶骨通常与多种疾病相关,可按病因分类,
详见表 8-3-5。

【分析思路】

1. 认识该征象。

2. 结合影像学表现,了解骨溶解的不同形式,如
细微簇状吸收、簇状破坏;观察软组织的改变以及关

表 8-3-5　指端溶骨相关疾病

常见疾病	少见疾病	罕见疾病
甲状旁腺功能亢进	银屑病关节炎	麻风
进行性系统性硬化症	血管炎	厚皮性骨膜病
	糖尿病(神经病性)	肢端溶骨症
	先天性无痛症	职业性肢端溶骨症
	脑膜炎球菌血症	致密性成骨不全症
	结节病	多中心性网状组织细胞
	冻伤,烧伤,创伤	羊膜带综合征

节炎的发生和分布有助于确定指端骨质溶解的病因。

3. 结合患者的临床资料以及诊疗经过,如是否
伴有甲状旁腺功能亢进、进行性系统性硬化症、创伤
及热伤等,有助于缩小诊疗范围。

4. 总之,该疾病需联合影像学特征及临床病史,
其中软组织钙化的存在及其特点可有助于诊断,如
伴有 HPTH 可存在球状软组织钙化和小血管钙化;
进行性系统性硬化症常存在球状钙化;热伤,为球状
钙化,但不多见;麻风,神经内的条索状钙化。

【疾病鉴别】

指端溶骨病变需结合病因进行诊断和鉴别诊断。

1. 指端溶骨常见病因的鉴别要点见表 8-3-6。

2. 基于临床信息的鉴别诊断流程图 8-3-10。

表 8-3-6　指端溶骨常见病因的鉴别要点

疾病	典型影像特征	主要伴随征象	鉴别要点
创伤:截肢	表现为清楚的横向或斜形骨性边缘;常累及邻近的 2~3 指	局部疼痛、肿胀、淤血及血肿	创伤病史
甲状旁腺功能亢进	常表现为远端指节的簇状骨吸收;周围软组织大小正常	骨膜下、韧带下、软骨下骨吸收;软组织或血管钙化;棕色瘤	好发于 30~50 岁女性,甲状腺旁腺激素、血钙及尿钙升高
进行性系统性硬化症	常为簇状骨吸收伴远端软组织变细;可有球状软组织钙化	钙质沉着症,可表现为点状、球状甚至片状钙化	皮肤改变:早期,肿胀;中期,指端皮肤变细;晚期,挛缩。其他系统异常:肺、肠道系统(尤其是食管)受累
冻伤	成人冻伤可致簇状骨吸收;儿童冻伤损及远端指节的骨骺	指骨骨骺缺如,骨骺比甲丛更易受损	冻伤病史
烧伤	指端骨溶解累及骨及软组织并可伴有球状软组织钙化	软组织挛缩	烧伤病史

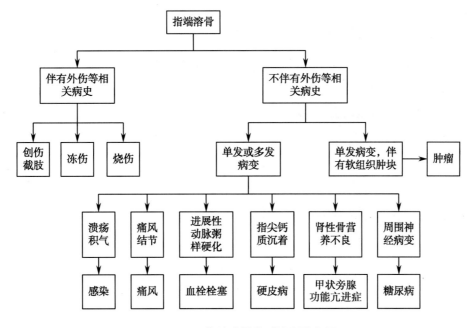

图 8-3-10　指端溶骨鉴别诊断流程图

（潘诗农）

参 考 文 献

[1] MANASTER ANDREWS, PETERSILGE ROBERTS. 影像专家鉴别诊断　骨关节肌肉分册[M].程晓光,译.北京:人民军医出版社,2012.

[2] Ghazi M.Rayan, Joseph Upton. 先天性手部畸形及相关综合征[M].田文,杨勇,译.北京:人民卫生出版社,2022.

[3] 骨肌影像诊断学(非创伤性疾病)[M].谢晟,等译.南京:凤凰科学技术出版社,2019.

[4] 邹志俭,熊立国,俞志涛,等.特发性指(趾)肢端溶骨症罕见病1例[J].实用手外科杂志,2021,35(03):409.

四、指(趾)端骨硬化

【定义】

指(趾)端骨硬化(phalangeal sclerosis)是指指(趾)端骨量增多,由于指(趾)端成骨增多或破骨减少或两者同时存在所致。

【病理基础】

成骨细胞和/或破骨细胞功能异常造成骨形成和骨再吸收之间的不平衡,促进成骨,导致骨量增多。

【征象描述】

1. X线、CT表现　指(趾)骨密度增高、骨皮质增厚、皮质与髓质界限不清、骨小梁粗密、小梁间隙变窄甚至消失、髓腔变窄,骨表面不光滑(图8-3-11)。

2. MRI表现　骨皮质增厚,骨小梁增多、增粗,各个序列均为低信号,硬化部位骨髓组织常减少,骨髓信号在各序列均减低。

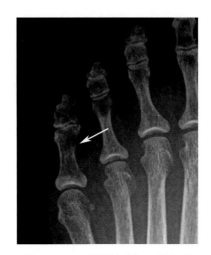

图 8-3-11　趾端骨硬化 X 线表现
左足第5趾骨骨质密度不均,边缘密度增高,周围软组织肿胀(箭)

【相关疾病】

指(趾)端骨硬化往往伴发其他疾病同时存在,相关疾病详见表8-3-7。

表 8-3-7　指(趾)端骨硬化相关疾病

常见疾病	少见疾病	罕见疾病
正常变异	骨折愈合过程	畸形性骨炎
银屑病关节炎	慢性骨髓炎	甲状旁腺功能亢
类风湿性关节炎	石骨症	进症
进行性系统性硬	系统性红斑狼疮	热伤,冻伤
化症	淋巴瘤	纹状骨病
	霍奇金病	成骨性转移
	肝炎	异物
	骨坏死	结节状硬化

【分析思路】

1. **识别征象** X线常表现为病变骨质有不同程度的密度增高,皮质增厚,以终末节尤为严重,骨髓腔基本消失。

2. 因指(趾)端骨硬化为原因不明的一种少见疾病,且并不是独立疾病,可为全身疾病的一种并发症,如类风湿性关节炎、银屑病关节炎、进行性系统性硬化症等。其特点为末节髓腔硬化,无骨膜增生及轮廓改变。因此,结合患者临床病史,有助于其鉴别诊断,以免发生误诊。

【疾病鉴别】

指(趾)端骨硬化的病因分析需密切结合临床病史进行分析。

1. 指(趾)端骨硬化常见病因的鉴别要点见表8-3-8

2. 基于临床信息的鉴别诊断流程见图8-3-12。

表 8-3-8 指(趾)端骨硬化常见病因的鉴别要点

疾病	典型影像特征	主要伴随征象	鉴别要点
正常变异	骨内膜增厚	无其他疾病	主要见于年轻成年女性
银屑病关节炎	大量脊柱旁钙化,前后位平片比侧位片更突出,不对称、可跳跃;易累及远端指间关节	早期外周水肿、滑膜炎;中晚期常累及掌指关节,软组织肿胀呈腊肠样	常有银屑病家族史;指炎常为少关节,偶尔多关节
类风湿性关节炎	手足及四肢关节双侧对称性关节炎,关节间隙不均匀变窄、边缘破坏,早期关节周围骨质疏松,晚期广泛骨质疏松	晚期可有关节脱位、半脱位,关节强直	类风湿因子阳性
全身脆性骨硬化	多发骨岛,聚于关节周围	同硬化性转移相鉴别	全身多处骨骼出现广泛播散的细密斑点
结节病	指骨花边样改变	软组织肿胀,软骨下囊肿及糜烂偶见	关节疼痛僵硬,可能伴有发热
慢性骨髓炎	早期渗透样破坏,晚期硬化改变,伴或不伴死骨	骨髓和软组织水肿、脓肿和窦道形成	骨内持续性感染,可迁延数月至数年

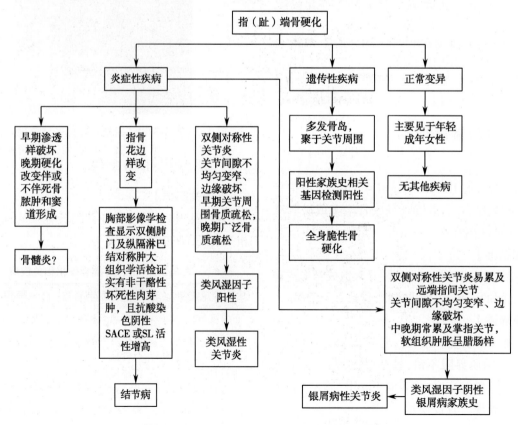

图 8-3-12 指(趾)端骨硬化鉴别诊断流程图

（潘诗农）

参 考 文 献

[1] MANASTER ANDREWS,PETERSILGE ROBERTS.影像专家鉴别诊断 骨关节肌肉分册[M].程晓光,译.北京:人民军医出版社,2012.

[2] Ghazi M.Rayan,Joseph Upton. 先天性手部畸形及相关综合征[M].田文,杨勇,译.北京:人民卫生出版社,2022.

[3] B.J. 马纳斯特.骨肌影像诊断学(非创伤性疾病)[M].谢晟,译.南京:凤凰科学技术出版社,2019.

五、指(趾)骨溶骨病变

【定义】

指(趾)骨溶骨病变(osteolytic bone lesions in phalanx)是指指(趾)局部骨质为病理组织所代替而造成的骨组织缺失,可见于炎症、肿瘤和肿瘤样病变等相关疾病。

【病理基础】

正常骨骼中成骨细胞和破骨细胞数目及功能相对保持平衡,在炎症、全身性代谢性疾病、肿瘤和肿瘤样病变等相关疾病的作用下破骨细胞过度活跃,骨的正常结构发生改变,进而发生骨溶解。

【征象描述】

1. **X 线表现** 骨质局限性密度减低,骨小梁稀疏和正常骨结构消失。不同原因引起的溶骨性病变因病变的性质、发展的快慢和邻近骨质的反应性改变不同。

2. **CT 表现** 更敏感地显示骨质密度减低,骨小梁稀疏以及正常骨结构消失,还可以测量病灶的 CT 值,从而判断其成分。

3. **MRI 表现** 可以根据病灶的信号进一步判断其成分,显示病灶内有无纤维分隔、病灶周围有无骨髓水肿以及是否存在骨膜异常(图 8-3-13,图 8-3-14)。

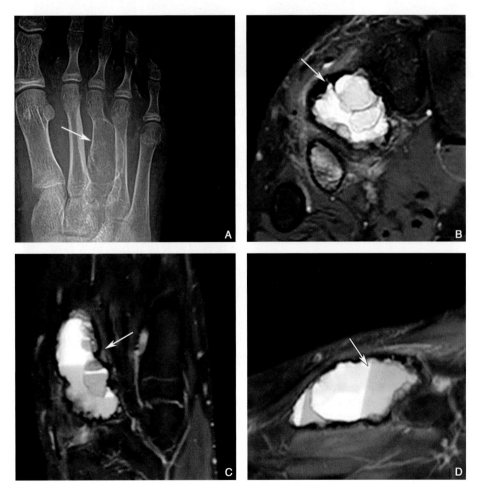

图 8-3-13 跖骨溶骨病变 X 线、MRI 表现
右足第 3 跖骨动脉瘤样骨囊肿。A.X 线表现(箭);B～D.MRI 表现(箭)

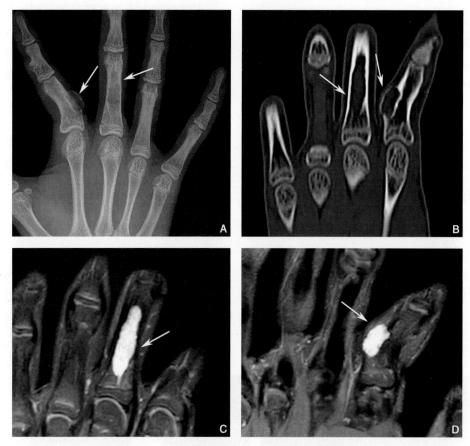

图 8-3-14　跖骨溶骨病变 X 线、CT、MRI 表现

右手 Ollier 病。A.X 线表现（箭）；B.CT 表现（箭）；C、D.MRI 表现（箭）

【相关疾病】（表 8-3-9）

表 8-3-9　指（趾）骨溶骨病变相关疾病

常见疾病	少见疾病	罕见疾病
内生软骨瘤	单发骨囊肿	朗格汉斯细胞组
腱鞘巨细胞瘤	血管球瘤	织细胞增生症
痛风	表皮包涵囊肿	欧利病
动脉瘤样骨囊肿	结节病	软骨营养障碍-血
骨髓炎	类风湿性关节炎	管瘤综合征
甲状旁腺功能亢		血管类肿瘤，骨
进症		源性
		纤维结构不良
		淀粉样沉积症
		结节状硬化

【分析思路】

1. 识别指（趾）溶骨病变所具有的影像学表现。通常表现为骨质密度减低、骨的正常结构消失。指（趾）骨非侵袭性溶骨病变常见疾病为内生软骨瘤，

其次为动脉瘤样骨囊肿、巨细胞瘤、单发骨囊肿。若内生软骨瘤内未见到软骨基质，则在平片上与其他疾病难以鉴别，此时 MRI 有助于诊断。

2. 不同病因引起的指（趾）溶骨表现有所差异。要注意观察其他并存的关节表现。重点分析邻近软组织及邻近骨质影像学表现，明确该病发生的病因，有助于鉴别诊断。如非活动性痛风边界清楚并伴有溶骨改变。动脉瘤样骨囊肿、巨细胞瘤可表现为膨胀性的溶骨破坏、甲状旁腺功能亢进症溶骨性破坏常为地图样改变等。

3. 当存在恶性溶骨病变的表现时，但是其他影像表现或者临床病史不支持常见恶性肿瘤时，还需排外一些良性疾病的可能，如骨髓炎等。

【疾病鉴别】

1. 指（趾）骨溶骨病变常见病因的鉴别要点见表 8-3-10。

2. 基于临床信息的鉴别诊断流程见图 8-3-15。

表 8-3-10 指（趾）骨溶骨病变常见病因的鉴别诊断要点

疾病	典型影像特征	主要伴随征象	鉴别要点
内生软骨瘤	中心性地图样病灶，也可以为偏心性；在小管状骨中可呈膨胀性改变并破坏骨皮质	随时间进展，病变增大、基质内钙化增多	孤立性内生软骨瘤常位骨端或干骺端；多发性多见于手
骨髓炎	急性：溶骨性骨质破坏，反应性骨形成，软组织层消失 慢性：骨皮质增厚，不规则硬化，软组织肿胀，有或无死骨	骨髓炎破坏范围很广，可能表现为侵袭性，酷似圆形细胞肿瘤，可能出现地图样硬化边	急性：疼痛、发热、寒战；慢性：骨深部疼痛，引流窦道形成
骨关节炎	关节间隙变窄、远端指间关节为著；侵蚀性骨关节炎时，骨侵蚀发生于指端中心	骨赘、软骨下骨囊肿、软骨钙化	活动时关节疼痛，休息时无疼痛、自限性晨僵
痛风	痛风石可表现出轻度不规则强化；骨受侵蚀，边缘呈悬吊样改变	常存在多个痛风石，呈典型的尿酸钠沉着密度	高尿酸血症
动脉瘤样骨囊肿	干骺端偏心性骨性病变由液-液平面组成	膨胀性溶骨破坏；骨膜反应多样	通常位于长骨干骺端，伴疼痛、膨胀，病理性骨折少见
甲状旁腺功能亢进症,棕色瘤	骨质疏松；颅盖骨变厚，皮下和基底节钙化；骺线闭合过早致诸骨变短；骨吸收	软骨钙化、软组织内钙沉积、棕色瘤	无症状高钙血症
腱鞘巨细胞瘤	T1WI分叶状肿块呈低到中等信号，T2WI呈不均匀的低到中等信号，T1WI明显强化	骨质破坏、骨膜反应	无痛性缓慢增大的肿块
巨细胞瘤	MRI常为实性病变，T2WI内可见多个局限性低信号；偶见液-液平面	膨胀性溶骨破坏	区别于其他骨骼巨细胞瘤，指骨巨细胞瘤可在骨未发育成熟时出现

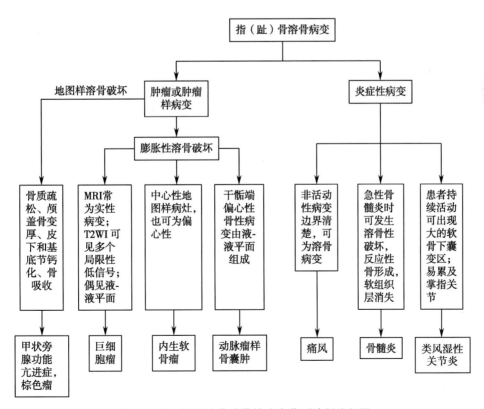

图 8-3-15 指（趾）骨溶骨性病变鉴别诊断流程图

（潘诗农）

参 考 文 献

[1] MANASTER ANDREWS,PETERSILGE ROBERTS.影像专家鉴别诊断 骨关节肌肉分册[M].程晓光,译.北京:人民军医出版社,2012.
[2] 吴文娟,刘记存.轻松学习骨肌系统影像诊断[M].北京:人民军医出版社,2014.
[3] B.J.马纳斯特.骨肌影像诊断学(非创伤性疾病)[M].谢晟,译.南京:凤凰科学技术出版社,2019.

六、籽骨炎

【定义】

籽骨炎(sesamoiditis)是指多种因素引起手足部小籽骨和周围结构的炎症,并可累及邻近肌腱和骨质。

【病理基础】

籽骨在长期重复性压力及紧张等多种因素的作用下,造成急性或慢性损伤诱发炎症反应,甚至引发缺血坏死。

【征象描述】

1. X 线、CT 表现 籽骨骨质密度增高,形状不规则,可伴有邻近骨质密度增高或骨质不连续(图 8-3-16)。

2. MRI 表现 T2WI、STIR 籽骨信号增高、骨髓水肿;邻近关节间隙积液;表面软组织水肿。

【相关疾病】(表 8-3-11)

【分析思路】

1. 识别其征象,籽骨的断面观有助于小关节的评估。

2. 结合其影像学表现,籽骨炎 MRI 表现为 T2WI 高信号且伴有骨髓水肿;表面软组织水肿。

3. 结合其临床表现及病因,即使任何一处籽骨

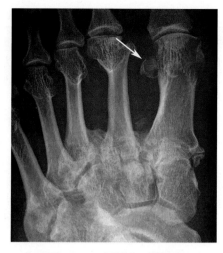

图 8-3-16 籽骨炎 X 线表现

表 8-3-11 籽骨炎相关疾病

常见疾病	少见疾病	罕见疾病
骨关节炎	骨坏死	感染
	应力性骨折	
	跖板撕裂	
	肌腱损伤	

都可能发生籽骨炎,但籽骨炎通常指踇趾内侧和外侧的籽骨炎,表现为第一跖骨固定性或活动性跖屈,在受到冲击力时第一跖趾关节保持在跖屈位置。年轻人常受累,并且病因包括慢性重复性应激、软骨病和退行性关节疾病以及缺血性坏死。可能涉及一种或几种单独病因相结合。

【疾病鉴别】

1. 籽骨炎常见病因的鉴别要点见表 8-3-12。

2. 基于籽骨炎病变类型的鉴别诊断流程见图 8-3-17。

表 8-3-12 籽骨炎常见病因的鉴别要点

疾病	典型影像特征	主要伴随征象	鉴别要点
骨关节炎	骨赘形成,软骨下水肿、囊变、硬化	关节间隙变窄,关节积液	累及关节的位置可帮助提高诊断概率
应力反应	液体敏感序列高信号伴或不伴 T1WI 低信号	周边水肿但无骨折线	重复性损伤
骨折	急性早期断缘锐利、不规则,骨髓水肿显著;晚期边缘圆滑、皮质完整	骨小梁断裂;骨膜反应	隐匿性骨折、疲劳骨折及衰竭骨折
骨坏死	骨髓水肿、硬化;T1WI、T2WI 低信号	早期在皮质底下出现透光性细线条,接着病变处通常出现塌陷及体积削减、骨密度增加	关节面骨折、碎裂、塌陷和继发性骨关节炎引起的症状

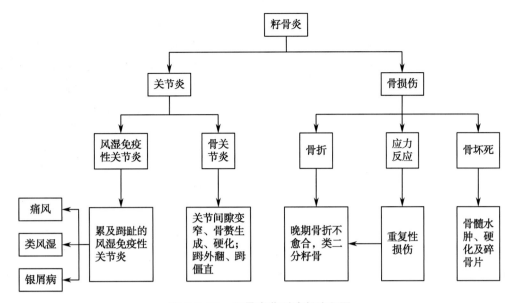

图 8-3-17　籽骨炎鉴别诊断流程图

（潘诗农）

参 考 文 献

［1］MANASTER ANDREWS, PETERSILGE ROBERTS. 影像专家鉴别诊断　骨关节肌肉分册［M］. 程晓光, 译. 北京：人民军医出版社, 2012.

［2］B. J. 马纳斯特. 骨肌影像诊断学（非创伤性疾病）［M］. 谢晟, 译. 南京：凤凰科学技术出版社, 2019.

［3］SCHEIN AJ, SKALSKI MR, PATEL DB, et al. Turf toe and sesamoiditis：what the radiologist needs to know. Clin Imaging, 2015, 39（3）：380-389.

七、短掌骨/跖骨

【定义】

短掌骨/跖骨（short metacarpal and metatarsals）是掌骨和跖骨不成比例缩短的总称，是一种以骨骼发育不全为特征的肢体畸形，既可以作为一个孤立的畸形发生，也可以作为一个复杂畸形综合征的一部分。

【病理基础】

多种因素导致骨骺提前闭合，最终引起骨发育停止。对于大多数孤立发生以及部分综合征形式的短掌骨/跖骨，已经确定其致病基因。除此以外，还可能与创伤、感染、特纳综合征、假性甲状旁腺功能减退症、甲状旁腺功能亢进等相关疾病有关。

【征象描述】

X线表现：掌骨征阳性：沿第四、五掌骨头画一条切线，该线与第三掌骨头相交则为阳性，而正常骨为阴性；短跖骨表现为跖骨基底至跖骨头的距离缩短超过 5mm，目前常用测量跖骨短缩的方法有两种，一种是以对侧跖骨为参照，另一种以跖骨头距离跖骨头抛物线顶点的距离为依据（图 8-3-18，图 8-3-19）。

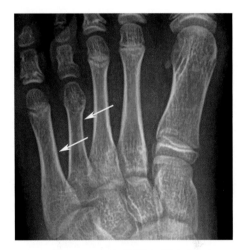

图 8-3-18　短跖骨X线表现
左足第 4、5 跖骨短缩畸形（箭）

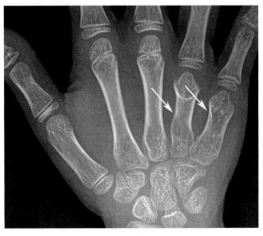

图 8-3-19　短掌骨X线表现
右手第 4、5 掌骨，第 2～5 中节指骨短缩畸形（箭）

【相关疾病】（表 8-3-13）

表 8-3-13 短掌骨/跖骨相关疾病

非全身性疾病 （常见）	全身性疾病(不常见)
先天性(正常变异)	甲状旁腺功能亢进
创伤	假性甲状腺功能减退症
	侏儒症
	遗传性、多发性外生骨疣
	罗比诺综合征
	特纳综合征
	拉森综合征
	奥尔布赖特综合征

【分析思路】

1. 识别征象。

2. **结合影像表现** X 线显示掌骨、跖骨短小(生长发育期儿童跖骨干骺端融合)。

3. **结合临床病史** 短掌骨、跖骨常不具诊断特异性,偶尔与其他共存的征象可有意义。先天性病因较常见,是否具有家族史,如家族中多存在短趾、并趾、脚趾畸形、短手指等脚趾或手指异常。需排除外伤、手术史、综合征等其他情况。

【疾病鉴别】

短掌骨/跖骨需注意是否累及了所有指(趾),若是如此,则鉴别诊断范围将会缩小。

1. 短掌骨/跖骨常见病因的鉴别要点见表 8-3-14。

2. 基于临床信息的鉴别诊断流程见图 8-3-20。

表 8-3-14 短掌骨/跖骨常见病因的鉴别要点

疾病	典型影像特征	主要伴随征象	鉴别要点
先天性(正常变异)	单一掌骨/跖骨变短	生长发育期儿童跖骨干骺端融合;腕骨与尺桡骨融合	排除外伤、手术史、综合征等其他情况
创伤	骨折片交叠致掌骨/跖骨变短	病变周围软组织肿胀	撞击损伤
骨坏死	跖骨头骨软骨病:跖骨头碎裂和塌陷,常为第 2 跖骨塌陷变短;地中海贫血:诸掌骨、跖骨变短宽	死骨形成(骨质局限性密度增高,周围环绕带状低密度)	关节面骨折、碎裂、塌陷和继发性骨关节炎
幼年型特发性关节炎	最初因充血引起骨骺和干骺端过度生长;长期充血可导致早期融合;常双侧受累但不对称	髂骨翼发育不良、颈椎椎体发育不良、骨骺膨大及小颌畸形	通常在 9 岁前发病;长骨细长、身材矮小
甲状腺功能减退症	掌骨、跖骨、指骨一致性变短;股骨头骨骺碎裂	骨发育严重延迟	先天性骨龄延迟;青少年,青春期,成人型甲状腺扫描异常
甲状旁腺功能亢进症	骨质疏松;颅盖骨变厚;皮下和基底节钙化;骺线闭合过早致诸骨变短;骨吸收	软骨钙化、软组织内钙沉积、棕色瘤	无症状高钙血症
特纳综合征	常见腕部马德隆畸形;可能存在干骺端外生突起物	骨质疏松;延迟骨骺融合	身材矮小、生殖器与第二性征不发育
努南综合征	短指、并指;脊柱侧弯	克-弗综合征	是一种先天性疾病,大多数病例为散发性,家族性患者为常染色体显性遗传

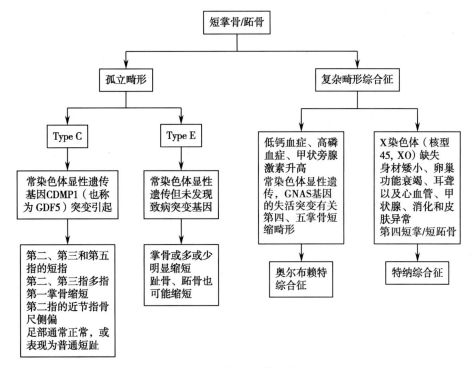

图 8-3-20 短掌骨/跖骨鉴别诊断流程图

（潘诗农）

参 考 文 献

[1] MANASTER ANDREWS,PETERSILGE ROBERTS.影像专家鉴别诊断 骨关节肌肉分册[M].程晓光,译.北京:人民军医出版社,2012.

[2] Ghazi M.Rayan, Joseph Upton. 先天性手部畸形及相关综合征[M].田文,杨勇,译.北京:人民卫生出版社,2022.

[3] B.J. 马纳斯特.骨肌影像诊断学(非创伤性疾病)[M].谢晟,译.南京:凤凰科学技术出版社,2019.

[4] FORMOSA N, BUTTIGIEG M, TORPIANO J.Congenital brachymetatarsia and Turner syndrome.Arch Dis Child, 2016,101(4):332.

八、尺侧偏曲(掌指关节)

【定义】

掌指关节尺侧偏曲(ulnar deviation of metacarpophalangeal joint)是指手指因多种疾病引起尺侧腕伸肌萎缩,导致手腕向桡侧旋转偏移,手指向尺侧代偿性移位,形成掌指尺侧偏曲。

【病理基础】

类风湿性关节炎等多种疾病可使软骨和软骨下的骨质破坏,致使关节破坏、畸形和功能障碍。

【征象描述】

1. X线表现 掌指关节向尺侧移位,不同疾病引起的掌指关节尺侧偏曲可有其他伴随征象,如类风湿性关节炎时,可见局部软组织肿胀、骨质疏松及软骨破坏等(图 8-3-21、图 8-3-22)。

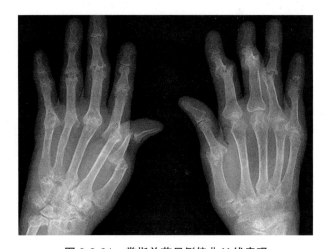

图 8-3-21 掌指关节尺侧偏曲 X 线表现
类风湿性关节炎,双手关节周围骨质密度减低、不均匀,掌指关节向尺侧移位

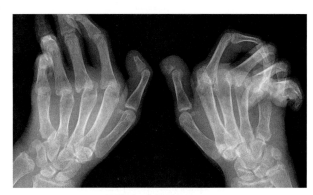

图 8-3-22 掌指关节尺侧偏曲 X 线表现
类风湿性关节炎,双手第2～5掌指关节对位不良、掌指关节屈曲

2. CT 表现 对应了平片表现,除术后评估外很少使用。

【相关疾病】(表 8-3-15)

表 8-3-15 尺侧偏曲相关疾病

常见疾病	少见疾病	罕见疾病
类风湿性关节炎	脓性关节	多中心性网状组
幼年型特发性关 节炎	夏科氏关节病 雅库关节病	织细胞增多症 肿块,非特异性
银屑病关节炎	埃莱尔-当洛综 合征	色素沉着绒毛结 节滑膜炎
	混合性结缔组织 病	18 三体综合征 外源性感染 额骨骺发育异常

【分析思路】

1. 识别征象。

2. 结合病因有助于鉴别诊断,掌指关节位于近端指骨和相应的掌骨头之间,尺侧偏曲可能是类风湿性关节炎等原因引起的尺侧腕伸肌的萎缩及指伸肌腱尺侧移位,进而导致近端腕骨尺侧偏移及远端腕骨桡侧移位,而手指在尺侧移位的指伸肌腱作用下向尺侧偏斜。该疾病病因较复杂,且影像学检查常具有特异性,不难进行诊断。

【疾病鉴别】

掌指关节尺侧偏曲的病因分析需密切结合临床病史进行分析。

1. 掌指关节尺侧偏曲常见病因的鉴别要点见表 8-3-16。

2. 基于临床信息的鉴别诊断流程见图 8-3-23。

表 8-3-16 掌指关节尺侧偏曲常见病因的鉴别要点

疾病	典型影像特征	主要伴随征象	鉴别要点
类风湿性关节炎	手足及四肢关节双侧对称性关节炎,关节间隙不均匀变窄、边缘破坏,早期关节周围骨质疏松,晚期广泛骨质疏松	晚期可有关节脱位、半脱位,关节强直	类风湿因子阳性
系统性红斑狼疮	非侵蚀性关节畸形;骨质疏松、骨坏死;皮下组织水肿	系统性多关节(手、膝、腕、肩)受累;腱鞘炎、肌腱断裂、肌炎	抗核抗体阳性;抗 CCP 抗体阳性可能是系统性红斑狼疮患者更严重的关节症状的标志
银屑病关节炎	大量脊柱旁钙化,前后位平片比侧位片更突出,不对称、可跳跃;易累及远端指间关节	早期外周水肿、滑膜炎;中晚期常累及掌指关节,软组织肿胀呈腊肠样	常有银屑病家族史;指炎常为少关节,偶尔多关节
幼年型特发性关节炎	最初因充血引起骨骺和干骺端过度生长;长期充血可导致早期融合;常双侧受累但不对称	髂骨翼发育不良、颈椎椎体发育不良、骨骺膨大及小颌畸形	通常在 9 岁前发病;长骨细长、身材矮小
混合性结缔组织病	软组织肿胀、关节畸形;关节周围团状或片状钙化	皮肤雷诺现象、肌痛、呼吸困难、心包炎	至少具有两种结缔组织疾病的特征

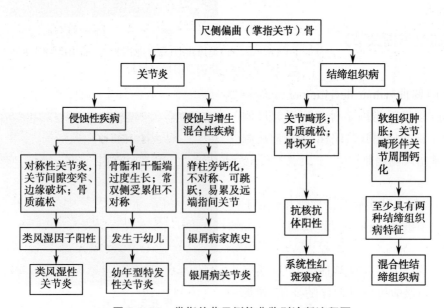

图 8-3-23 掌指关节尺侧偏曲鉴别诊断流程图

(潘诗农)

参 考 文 献

[1] MANASTER ANDREWS,PETERSILGE ROBERTS.影像专家鉴别诊断 骨关节肌肉分册[M].程晓光,译.北京:人民军医出版社,2012.

[2] Ghazi M.Rayan,Joseph Upton.先天性手部畸形及相关综合征[M].田文,杨勇,译.北京:人民卫生出版社,2022.

[3] B.J.马纳斯特.骨肌影像诊断学(非创伤性疾病)[M].谢晟,译.南京:凤凰科学技术出版社,2019.

九、指(趾)肿胀与骨膜炎

【定义】

指(趾)肿胀与骨膜炎(swelling of finger or toe and periostitis)是指(趾)周围软组织及其表面骨膜发生的炎症性反应,常表现为局部肿胀、局部疼痛和脓肿。

【病理基础】

周围软组织及骨膜血管扩张、充血、水肿或骨膜下出血,血肿机化、骨膜增生及炎症性改变造成软组织渗出、应力性骨膜损伤或化脓性细菌侵袭造成的感染性软组织渗出和骨膜损伤。

【征象描述】

1. X线和CT表现 指(趾)骨膜增生变厚,骨皮质边缘模糊、粗糙伴软组织肿胀。

2. MRI表现 指(趾)骨膜水肿、增厚。骨膜水肿表现为紧贴骨皮质外面的带状影,呈长T1长T2信号(图8-3-24)。

【相关疾病】(表8-3-17)

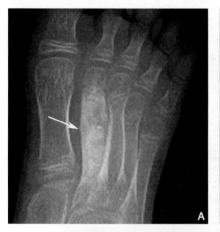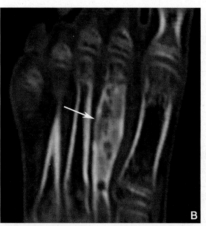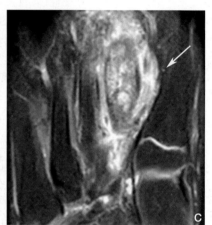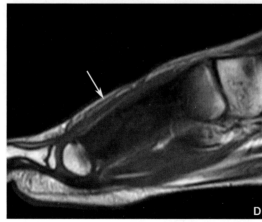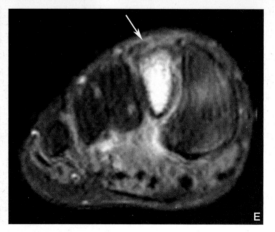

图8-3-24 趾肿胀X线、CT、MRI表现
右足第2跖骨慢性骨髓炎。A.X线表现(箭);B.CT表现(箭);C~E.MRI表现(箭)

表8-3-17 指(趾)肿胀与骨膜炎相关疾病

常见疾病	少见疾病	罕见疾病
银屑病关节炎	慢性反应性关节炎	指(趾)纤维骨性假瘤
骨髓炎	获得性免疫缺陷综合征相关性关节炎	结核(骨气臌)
	镰状细胞病(手-足)	结节病
	幼年型特发性关节炎	二期梅毒
		海洋分枝杆菌感染

【分析思路】

1. 识别征象 骨膜炎可能是银屑病关节炎,幼年型特发性关节炎,慢性反应性关节炎,HIV-AIDS相关性关节炎等关节炎性疾病的最初征象,此时可能不会出现软骨层变薄或受侵。

2. 结合影像学表现 骨膜增生、水肿为骨膜炎的特征性表现。

3. 结合临床表现 有助于辨别原发或继发性病变。骨膜炎可为反应性改变,如感染、各种来源的梗死、肉芽肿性及创伤。指(趾)骨膜炎患者,通常会出现局部的压痛感以及肿胀感,主要是由于指(趾)皮下血管破裂导致的。而且患病的位置跟关节接近的话,关节也会出现肿胀的感觉,但通常情况下肿胀感没有压痛感明显。

【疾病鉴别】

1. 指(趾)肿胀与骨膜炎常见病因的鉴别要点见表 8-3-18。

2. 基于临床信息的鉴别诊断流程见图 8-3-25。

表 8-3-18 指(趾)肿胀与骨膜炎常见病因的鉴别诊断要点

疾病	典型影像特征	主要伴随征象	鉴别要点
银屑病关节炎	束状肿胀,不局限于单一关节;骨膜炎,尤其是沿指骨干处有或无侵蚀并软骨变薄	早期外周水肿、滑膜炎;中晚期常累及掌指关节,软组织肿胀呈腊肠样	常有银屑病家族史;指炎常为少关节,偶尔多关节
骨髓炎	急性:溶骨性骨质破坏,反应性骨形成,软组织层消失慢性:骨皮质增厚,不规则硬化,软组织肿胀,有或无死骨	骨髓炎破坏范围很广,可能表现为侵袭性,酷似圆形细胞肿瘤,可能出现地图样硬化边	急性:疼痛、发热、寒战;慢性:骨深部疼痛,引流窦道形成
幼年型特发性关节炎	肿胀与多指骨骨膜炎可能是首发征象	髂骨翼发育不良、颈椎椎体发育不良、骨骺膨大及小颌畸形	通常在9岁前发病;长骨细长、身材矮小

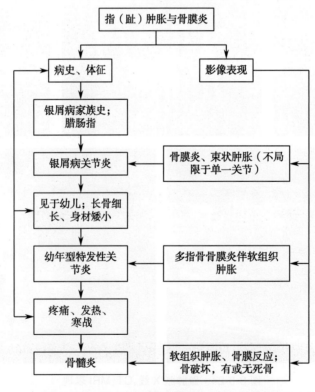

图 8-3-25 指(趾)肿胀与骨膜炎鉴别诊断流程

(潘诗农)

参 考 文 献

[1] MANASTER ANDREWS, PETERSILGE ROBERTS. 影像专家鉴别诊断 骨关节肌肉分册[M]. 程晓光,译. 北京:人民军医出版社,2012.

[2] 吴文娟,刘记存. 轻松学习骨肌系统影像诊断[M]. 北京:人民军医出版社,2014.

[3] B.J. 马纳斯特. 骨肌影像诊断学(非创伤性疾病)[M]. 谢晟,译. 南京:凤凰科学技术出版社,2019.

第九章 多发骨病变

第一节 多发性骨病变

一、多发低密度骨病变

【定义】

多发低密度骨病变（multiple hypodensity bone lesions）指 X 线或 CT 图像上骨内多发的低于正常松质骨密度的病变。

【病理基础】

病变可以为肿瘤、炎症、感染、肉芽肿等，由于病变呈多灶性或病变的播散，导致多发骨质被病理组织所取代，造成了正常骨组织破坏、消失，或病理组织引起破骨细胞增生或亢进导致骨组织吸收，病变可累及皮质及松质骨。当病变组织内有软骨基质合并钙化时，或病变内有反应性骨质硬化时，表现为低密度病变内高密度影。

【征象描述】

1. X 线表现 X 线片可见骨内多发低密度灶，根据病变性质不同，病变的表现也有所不同，如良性病变，通常低密度影边界清晰，有的病变边缘可见硬化缘，骨皮质可有膨胀性改变，恶性病变或急性骨髓炎则低密度影多呈虫蚀状、筛孔状、斑片状，边界不清，并常见侵袭性骨膜反应，周围软组织肿块或肿胀多见（图 9-1-1）。

2. CT 表现 CT 表现与 X 线相似，但较 X 线能显示更小的低密度病变，显示骨皮质破坏较 CT 更敏感，并可以直接测量病变密度，增强检查可以评估病变血供，更有助于鉴别诊断（图 9-1-2）。

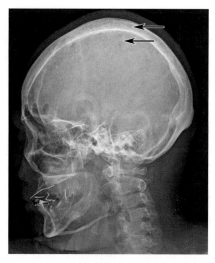

图 9-1-1 多发低密度骨病变 X 线表现
多发骨髓瘤，颅骨多发类圆形边界清晰低密度影（箭）

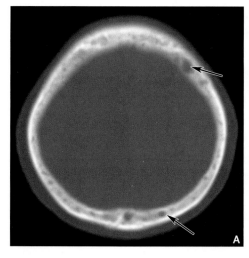

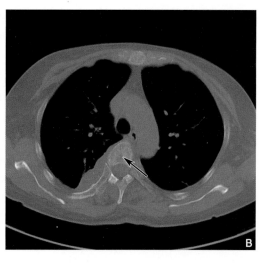

图 9-1-2 多发低密度骨病变 CT 表现
多发骨髓瘤。A. 颅骨多发类圆形边界清晰低密度影（箭）；B. 椎体内边界清晰低密度影（箭）

3. MRI 表现　X 线及 CT 显示的低密度病变，通常在 MRI 上显示为 T1 等或低、T2 高信号，由于 MRI 显示骨髓内病变较 X 线、CT 更敏感，所以 MRI 显示的病变可能比 X 线或 CT 上病变显示的更多，但 MRI 显示钙化及骨皮质改变不敏感，此外，X 线及 CT 显示的低密度病变，在 MRI 上因病变内部组织成分不同，而表现为混杂信号。

【相关疾病】（表 9-1-1）

表 9-1-1　多发低密度骨病变的相关疾病

常见疾病	少见疾病	罕见疾病
转移瘤	慢性复发性多灶	囊性血管瘤病
多发骨髓瘤	性骨髓炎	多灶性骨髓炎
纤维结构不良	棕色瘤	骨髓纤维化
朗格汉斯细胞组	内生软骨瘤病	骨淋巴管瘤
织细胞增生症	白血病	结节性动脉炎
	多发内生软骨瘤	

【分析思路】

多发低密度骨病变的分析思路如下：

第一，判断这些低密度病变的影像学表现是良性表现还是恶性或局部侵袭性的表现，这与单发骨病变的判别思路是一致的，主要包括以下几个方面：

1. 病变的边界是否清晰　边界清晰一般都见于良性病变，如纤维结构不良、多发内生软骨瘤等，多发骨髓瘤虽是恶性肿瘤，但骨质破坏表现为"穿凿样"，边界清晰，边界模糊一般提示病变发展比较快，多见于恶性肿瘤，如转移瘤、白血病或感染。

2. 骨皮质改变以及是否有软组织肿块　骨皮质变薄或膨胀性改变，多见于良性病变，如纤维结构不良、多发内生软骨瘤，骨皮质破坏，多见于恶性病变，

表现为骨皮质被侵蚀失去连续性，或连续性存在，但呈筛孔样改变，如白血病。恶性病变可见软组织肿块，如多发骨髓瘤、转移瘤等。

3. 骨膜反应　良性病变的骨膜反应通常单层且致密，恶性病变及局部侵袭性病变的骨膜反应通常为葱皮样、放射针状、Codman 三角等。

第二，病变累及部位。如多发骨髓瘤好发于颅骨、脊柱，朗格汉斯细胞组织细胞增生症好发于颅骨、股骨、髂骨、脊柱、肋骨，内生软骨瘤好发于手、足短骨，转移瘤好发于脊柱，尤其是附件，此外还有肋骨、骨盆，纤维结构不良好发于股骨、胫骨、肋骨及颅骨。

第三，结合年龄。如前所述，儿童和成人好发的疾病不同。

第四，结合临床病史。临床病史对于多发低密度骨病变的诊断非常重要，是否有疼痛，恶性病变通常有疼痛，如尤因肉瘤、转移瘤，感染性病变通常有局部疼痛、运动障碍，还有发热、血白细胞升高等表现，如有恶性肿瘤史，要首先考虑转移瘤的可能性，如血清或尿中出现单克隆 M 蛋白，有骨质疏松改变，要考虑多发骨髓瘤，如有甲状旁腺功能亢进的病史，则棕色瘤的可能性大。

【疾病鉴别】

多发性低密度骨病变种类非常多，临床病史及影像表现都可有重叠，在诊断与鉴别诊断时要充分考虑影像表现的特点，还要紧密结合临床信息。

1. 常见的多发低密度骨病变的鉴别诊断要点见表 9-1-2。

2. 基于影像表现及临床信息的鉴别诊断流程图，见图 9-1-3。

表 9-1-2　多发低密度骨病变的相关疾病鉴别要点

疾病	典型影像特征	主要伴随征象	鉴别要点
转移瘤	好发于脊柱、骨盆、股骨、颅骨，表现为地图样或虫蚀状骨质破坏，边界模糊，无硬化边，骨膜反应少见	发生椎体者可见椎体压缩变扁，累及皮质者，可见软组织肿块	多见于中老年人，多有原发肿瘤病史，可有疼痛
多发性骨髓瘤	骨质破坏多见于颅骨、脊柱、四肢骨，表现为边界清晰的低密度影，无硬化边	广泛性骨质疏松，发生在肋骨或脊椎时可见周围软组织肿块	多见于中老年人，临床有骨骼疼痛、血钙增高、贫血、肾功能不全等，尿、血清单克隆 M 蛋白，外周血涂片见大量瘤性浆细胞
纤维结构不良	多一侧肢体受累，多累及骨干和干骺端，受累骨膨胀、变形，表现为低密度骨质破坏时，边缘清晰，皮质变薄，低密度破坏区内外可见条状或斑点状致密影	可有畸形，胫骨"牧羊人手杖"畸形，颌面骨受累时"狮面"表现	好发于青少年，一般无疼痛，可见畸形，如合并皮肤色素斑、性早熟等内分泌紊乱，称为 McCune-Albright 综合征

续表

疾病	典型影像特征	主要伴随征象	鉴别要点
朗格汉斯细胞组织细胞增生症	好发颅骨、脊柱，边缘清楚的溶骨性骨质破坏，无硬化边，发生于四肢长骨的多见于股骨和肱骨的干骺端，可表现为膨胀性骨质破坏	常见椎体呈"扁平椎"，可见周围软组织肿块，可合并病理性骨折	多见于1~15岁，影像上表现为低密度骨质破坏，通常边缘清晰，但无硬化边，可合并系统性病变，如皮肤、肺、肝、脾
甲状旁腺功能亢进	骨膜下骨吸收、末节指骨爪粗隆吸收，"棕色瘤"为大小不等边界清溶骨性骨质破坏，上颌骨及下颌骨多见	广泛性骨质疏松，可见肾结石、软骨钙化、软组织内钙沉积，可有甲状旁腺腺瘤	通常大于30岁，血PTH↑，血钙正常或增高，骨膜下骨吸收是影像学特征性表现

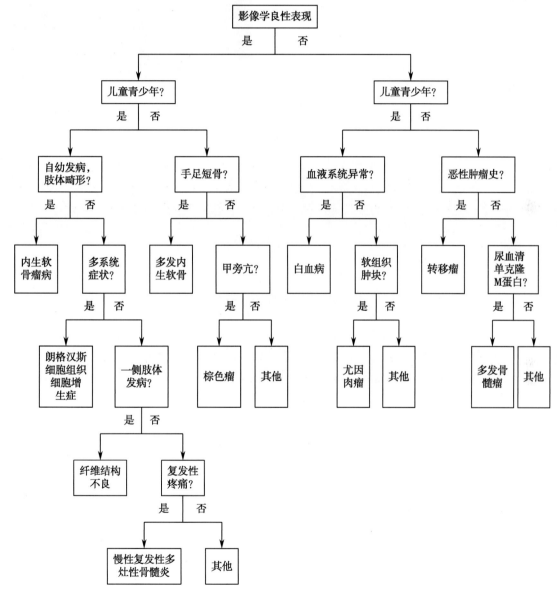

图 9-1-3 多发低密度骨病变鉴别诊断流程图

二、多发高密度骨病变

【定义】

多发高密度骨病变（multiple hyperdensity bone lesions）指X线或CT图像上多发高于正常松质骨密度的病变。

【病理基础】

高密度骨病变大部分是因为病变引起成骨活动增多，导致骨量增多，少数因病变本身形成骨组织，如骨肉瘤的瘤骨，还有部分病变是由于病变组织钙化所致。

【征象描述】

1. **X 线表现**　X 线片可见骨内多发高密度灶，形态上可表现为斑点、片状、条状，密度可为磨玻璃样密度增高、棉絮样，也可表现为象牙质样，骨皮质可增厚，骨髓腔狭窄，骨骼可有增大变形，可有骨膜增生（图 9-1-4）。

2. **CT 表现**　CT 表现与 X 线相似，但较 X 线能显示更小、更多的病变，CT 可以直接测量病变密度，此外，CT 能更好地显示骨质破坏、软组织肿块等侵袭性病变（图 9-1-5）。

3. **MRI 表现**　大多数 X 线或 CT 高密度病变在 MRI 上各个序列均为低信号，部分病变因周围组织有水肿、炎症或肿瘤组织浸润，而表现为低信号周围的抑脂 T2 高信号，如病变内含有脂肪则表现为 T1 高、T2 高信号，抑脂 T2 呈低信号，MRI 较 X 线和 CT 能更好地显示髓腔内早期病变、明确病变范围以及软组织肿块，有助于发现和鉴别侵袭性病变。

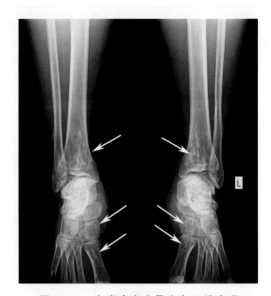

图 9-1-4　多发高密度骨病变 X 线表现

骨斑点症，双侧胫腓骨远端、所示多个跗骨、跖骨近远端多发小结节状高密度（箭）

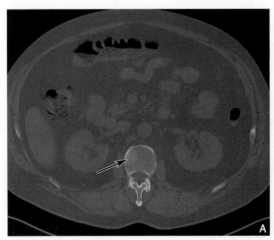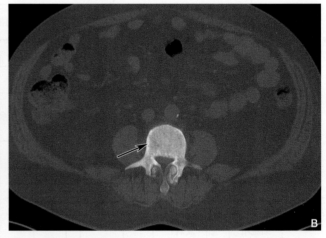

图 9-1-5　多发高密度骨病变 CT 表现

前列腺癌多发成骨性转移。A. 椎体内磨玻璃样高密度影（箭）；B. 椎体及附件弥漫密度增高，呈象牙质样

【相关疾病】（表 9-1-3）

表 9-1-3　多发高密度骨病变的相关疾病

常见疾病	少见疾病	罕见疾病
成骨性转移瘤	多发骨髓瘤	结节性硬化症
纤维结构不良	慢性复发性多灶	POEMS 综合征
骨梗死	性骨髓炎	Erdheim-Chester 病
	慢性骨髓炎	进行性骨干发育
	多灶性尤因肉瘤	不良
	多灶性骨肉瘤	骨斑点症
		骨条纹病
		畸形性骨炎

【分析思路】

多发高密度骨病变分析思路如下：

第一，首先看病变累及部位。如骨岛多为散在分布，成骨性骨转移好发在椎体，尤其是附件区，多发骨髓瘤则好发于颅骨、脊柱、肋骨等，多骨型的纤维结构不良有一侧肢体发病的趋势，好发于肢体近侧端，股骨、胫骨、骨盆最常见，骨梗死多双侧发病，好发于股骨下段和胫骨上段，Erdheim-Chester 病（Erdheim-Chester disease，ECD）则好发长骨双侧的骨干和干骺端，进行性骨干发育不良对称累及双侧胫骨、股骨及肋骨等，骨斑点症好发于关节周围，尤其是短骨的骨端，骨蜡泪病常侵犯单侧肢体，多沿神经大血管走行分布。

第二，病变的大小、密度和形态。如骨岛的直径通常小于 1cm，而成骨性骨转移通常病变较大，骨岛的平均 CT 值通常大于 885HU，最大 CT 值大于 1 060HU，未治疗的成骨性骨转移的密度通常较骨岛低。典型的骨梗死 X 线表现为贝壳样骨质硬化灶，

MRI 上可表现为地图样或"双线"征,纤维结构不良多表现为磨玻璃样密度,部分表现为粗大纵行走向的条纹状改变,通常合并骨骼变形。进行性骨干发育不良表现为骨皮质增厚,髓腔变窄。

第三,结合年龄、是否有疼痛及既往肿瘤史等临床信息。儿童青少年患者,先天性疾病多见,如进行性骨干发育不良、骨斑点症、骨蜡泪样病、条纹状骨病等,中老年患者更多见转移瘤、多发骨髓瘤、畸形性骨炎、ECD等。有些疾病可以有疼痛,如骨蜡泪样病、慢性复发性多灶性骨髓炎(chronic recurrent multifocal osteomyelitis,CRMO)、ECD、骨梗死等,纤维结构不良、畸形性骨炎等通常没有疼痛。患者既往是否有肿瘤史,成骨性骨转移多见于前列腺癌、乳腺癌、移行细胞癌、类癌、髓母细胞瘤、神经母细胞瘤、胃肠道腺癌及淋巴瘤等。

第四,是否合并多系统病变。有些多发高密度骨病变是系统性疾病的骨骼受累的一种表现,如结节性硬化症(tuberous sclerosis,TSC),该病是一种遗传性神经皮肤疾病,以累及多器官系统、表现多样为特征,包括脑、眼、心脏、肺、肝脏、肾脏和皮肤的多发性良性错构瘤,骨骼受累表现为多发结节状高密度病变。POEMS 综合征则合并多神经病、器官肿大、内分泌疾病、单克隆球蛋白血症、皮肤改变等。ECD 则可合并心血管、中枢神经系统、肾脏、肺及皮肤等器官受累。

【疾病鉴别】

部分多发性高密度骨病变的疾病具有一定的影像特点,结合临床信息,可以做出诊断,但不同疾病的影像表现有重叠,部分疾病在不同的病程阶段影像表现也不同,必要时需要活检确诊。

1. 常见的多发高密度骨病变的鉴别诊断要点见表 9-1-4。

2. 基于影像表现及临床信息的鉴别诊断流程图,见图 9-1-6。

表 9-1-4　多发高密度骨病变的相关疾病鉴别要点

疾病	典型影像特征	主要伴随征象	鉴别要点
成骨性骨转移	好发于脊柱、骨盆、颅骨、股骨等部位,表现为磨玻璃样、棉絮状、象牙质样高密度病变	脊柱转移,可压迫脊髓和神经	多见于中老年人,局部疼痛,转移到脊柱的可有神经压迫症状。血清碱性磷酸酶增高。有原发肿瘤史
骨岛	结节状高密度影,直径多小于 1cm,可增大,边缘放射状、毛刷状或光滑,任何骨骼都可发生	无	成人,无症状,偶然发现
纤维结构不良	有一侧肢体发病趋势,多累及骨干和干骺端,受累骨膨胀、变形,硬化性改变表现为磨玻璃样密度或粗大条纹状高密度影	可有畸形,胫骨"牧羊人手杖"畸形,颌面骨受累"狮面"表现	儿童多见,一般无疼痛,骨骼变形,如合并皮肤色素斑、性早熟等内分泌紊乱,称为 McCune-Albright 综合征
骨梗死	多双侧发病,好发于股骨下段和胫骨上段,晚期 X 线表现为多发小片状高密度影,MRI 可见"双线征"及"地图样"改变	同时可见低密度影与高密度影	好发于 20~60 岁,多见于应用激素或酗酒者,50% 患者可有局部疼痛

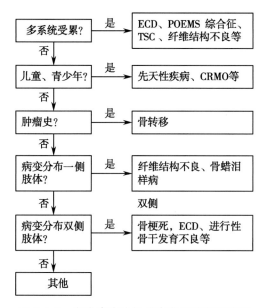

图 9-1-6　多发高密度骨病变鉴别诊断流程图

三、多发混合密度骨病变

【定义】

多发混合密度骨病变(multiple mixed density bone lesions)指 X 线或 CT 图像上既有低于骨松质密度的病变又有高于骨松质密度的多发病变。

【病理基础】

混合密度骨病变,病变内既包括溶骨性骨病变,又包括硬化性骨病变,溶骨性骨病变由于正常骨质被病理组织所取代,造成了正常骨组织破坏、消失,或病理组织引起破骨细胞增生或亢进导致骨组织吸收,在 X 线或 CT 图像上表现为低密度,而同时存在的硬化性骨病变,可以是病变内的反应性骨质增生或钙化,或是病变修复形成的新生骨组织,也可以是病变本身形成骨组织。

【征象描述】

1. **X 线表现** X 线片可见骨内多发低密度和高密度灶,这些病灶可以部分是低密度影,部分是高密度影,如部分为溶骨性转移,部分为成骨性转移,也可以表现为一个病变内同时有低密度及高密度影,见图 9-1-7。

2. **CT 表现** CT 表现与 X 线表现相似,但较 X 线能显示更小的低密度骨质破坏及高密度的钙化或瘤骨,CT 较 X 线能更好地显示病变范围(图 9-1-8)。

3. **MRI 表现** X 线和 CT 图像中的高密度病变在 MRI 的各个序列上表现为低信号,低密度病变因组织成分不同,MRI 的信号不同,如脂肪组织,表现为 T1 高、T2 高信号,抑脂 T2 信号降低,炎性水肿表现为 T1 低、T2 高信号,大部分肿瘤表现为 T1 略低/等信号、抑脂 T2 高信号,增强后肿瘤组织可见强化。

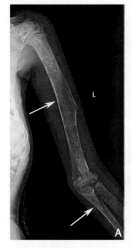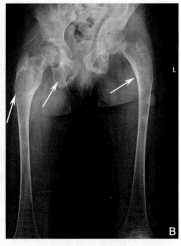

图 9-1-7 多发混合密度骨病变 X 线表现
多骨型纤维结构不良。A. 左肱骨 X 线正位显示左肱骨及所示尺桡骨多发低密度及高密度影,肱骨增大变形,皮质变薄。B. 双侧股骨、右坐骨多发低及高密度影,髓腔扩大

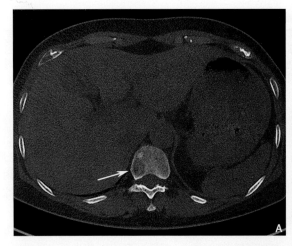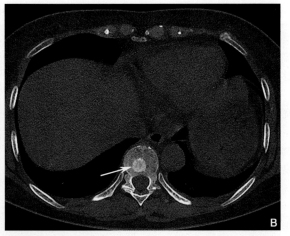

图 9-1-8 多发混合密度骨病变 CT 表现
乳腺癌多发骨转移。A. 显示椎体边界清晰低密度影(箭);B. 椎体内类圆形高密度影(箭)

【相关疾病】(表 9-1-5)

表 9-1-5 多发混合密度骨病变的相关疾病

常见疾病	少见疾病	罕见疾病
混合溶骨性及成骨性转移瘤	骨结核	畸形性骨炎
纤维结构不良	慢性复发性多灶性骨髓炎	肥大细胞增多症
骨梗死	多发内生软骨瘤	多灶性尤因肉瘤
多灶性骨髓炎	朗格汉斯细胞组织细胞增生症	多灶性骨肉瘤

【分析思路】

多发混合密度骨病变分析思路如下:

第一,首先判断这些混合密度病变的影像学表现是良性表现还是恶性或局部侵袭性的表现,这与单发骨病变的判别思路是一致的,如低密度病变的边界是否清晰、皮质是否破坏,是否有软组织肿块形成,骨膜反应是否为侵袭性骨膜反应等。

第二,病变累及部位。如朗格汉斯细胞组织细胞增生症好发于颅骨、股骨、髂骨、脊柱、肋骨,内生软骨瘤好发于手、足短骨,转移瘤好发于脊柱、骨盆、股骨、颅骨、肋骨等,纤维结构不良有一侧肢体发病趋势,好发于股骨、胫骨、肋骨及颅骨。感染性病变好发于长骨干骺端。

第三,结合年龄。如前所述,儿童和成人好发的疾病不同。

第四,结合临床病史。如有局部疼痛,要考虑恶性肿瘤、骨髓炎、骨梗死等,如有恶性肿瘤史,要首先考虑转移瘤的可能性,如有酗酒或激素治疗史,要考

虑骨梗死的可能。

【疾病鉴别】

表现为多发性混合密度骨病变的疾病非常多,临床病史及影像表现都可有重叠,在诊断与鉴别诊断时要充分考虑影像表现的特点,还要紧密结合临床信息。

1. 常见的多发混合密度骨病变的鉴别诊断要点见表 9-1-6。

2. 基于影像表现及临床信息的鉴别诊断流程图,见图 9-1-9。

表 9-1-6 多发混合密度骨病变的相关疾病鉴别要点

疾病	典型影像特征	主要伴随征象	鉴别要点
骨转移	好发于脊柱、骨盆、颅骨、股骨等部位,有低密度溶骨性病变,也有高密度硬化性病变	可有软组织肿块,可合并病理性骨折,发生在脊柱的,可压迫脊髓及神经	好发于中老年人,局部疼痛,转移到脊柱的可有神经压迫症状。原发肿瘤史
纤维结构不良	有一侧肢体发病趋势,骨质膨大、变形,病变表现为磨玻璃样密度、囊状骨质破坏、丝瓜瓤样改变或虫蚀样骨破坏	可见畸形,胫骨"牧羊人手杖"畸形,颌面骨受累呈"狮面"	一般无疼痛,可有畸形,如合并皮肤色素斑、性早熟等内分泌紊乱,称为 McCune-Albright 综合征
骨梗死	多双侧发病,好发于股骨下段和胫骨上段,表现为低密度影边缘片状高密度影,MRI 可见"双线征"及"地图样"改变	无	好发于 20~60 岁,多见于应用激素或酗酒者,50% 患者可有局部疼痛
多灶性骨髓炎	好发于骨骺及干骺端,亚急性及慢性期的多灶性骨髓炎 X 线或 CT 上表现为多发低密度影、骨质硬化、脓肿、死骨、窦道形成,皮质增厚	关节可受累,可有软组织脓肿,可有肢体变形	儿童多见,典型的有局部红肿热痛,全身有发热、乏力、婴幼儿易激惹等症状,病变急性期 X 线表现可不明显,MRI 可早期显示骨髓炎症病变

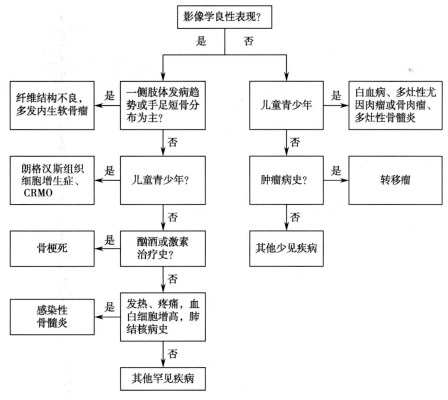

图 9-1-9 多发混合密度骨病变鉴别诊断流程图

（张 燕）

参 考 文 献

［1］RAISSAKI M，DEMETRIOU S，SPANAKIS K，et al.Multifocal bone and bone marrow lesions in children-MRI findings. Radiol，2017，47（3）：342-360.

［2］JEFFREY C. KROUT，ANDREW B.REES，AMANDA N.GOLDIN，et al. Chronic recurrent multifocal osteomyelitis：a review of the noninfectious inflammatory bone disease and lessons for more timely diagnosis pathophysiol. Orthopedics，2023，46（3）：e149-e155.

［3］KHAN F，SRIRANGAN S，EL-MIEDANY Y，et al.Widespread lytic lesions--a metastatic or vasculitic process？Int J Surg Case Rep，2016，18：18-20.

［4］LI WC，LIU L，WANG ZD，et al. Cystic angiomatosis in children：clinicalexperience and review of literature. World J Surg Oncol，2022，20（1）：390.

［5］CHANG CY，GARNER HW，AHLAWAT S，et al. Society of Skeletal Radiology-white paper. Guidelines for the diagnostic management of incidental solitary bone lesions on CT and MRI in adults：bone reporting and data system （Bone-RADS）.Skeletal Radiol，2022，51（9）：1743-1764.

［6］VAIBHAV G，MAJID C，JAEHYUCK Y，et al. Sclerotic bone lesions caused by non-infectious and non-neoplastic diseases：a review of the imaging and clinicopathologic findings. Skeletal Radiol，2021，50（5）：847-869.

［7］ELANGOVAN SM，SEBRO R.Accuracy of attenuation measurement for differentiating treated osteoblastic metastases from enostoses.AJR Am J Roentgenol，2018，210（3）：615-620.

第二节　弥漫性骨病变

一、弥漫性骨质密度减低病变

【定义】

弥漫性骨质密度减低（diffuse decreased bone mineral density）是指各种原因引起的全身普遍性骨样组织生成减少或骨样组织矿化不足，即弥漫性骨质疏松或骨质软化。

【病理基础】

骨质密度减低是指单位体积内骨量减少，主要是由于骨代谢发生异常，出现相应的骨吸收增加、骨合成减少，从而出现骨量丢失，但骨质的有机成分与无机成分比例正常，即骨质疏松；还可能是由于各种因素导致骨的矿化异常，骨样组织无法进行矿化，即骨质有机成分正常，而钙盐含量减低，导致骨密度减低，即骨质软化。

骨质疏松病理上表现为：骨小梁变细、数目减少、间隙增宽。骨皮质变薄，骨皮质内缘吸收，哈弗斯管（Haversian canal）与福尔克曼管（Volkmann's tube）扩大，骨髓腔增宽，骨髓腔脂肪组织增多。

骨质软化病理表现为：未钙化的骨样组织增多。常见骨小梁中央部分钙化，而骨小梁表面的骨样组织缺乏钙化。

【征象描述】

弥漫性骨质密度减低包括弥漫性骨质疏松和骨质软化。

（一）骨质疏松影像表现

1. X线表现

（1）长骨：骨皮质变薄、皮质内出现条状或隧道状透亮影，称为皮质条纹征，骨内膜骨吸收可造成骨皮质内缘弧形扇贝样改变。骨小梁变细、数目减少，但边缘清晰。骨髓腔和小梁间隙增宽（图9-2-1）。

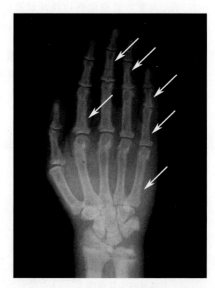

图9-2-1　弥漫性骨质密度减低X线表现
男性，14岁，甲状旁腺功能亢进症，诸掌骨指骨骨质密度减低，骨皮质可见条纹征，尺侧可见骨膜下骨吸收

（2）脊柱：椎体横行骨小梁减少或消失，纵行骨小梁明显，严重时椎体变扁呈双凹变形，轻微外伤或负重常导致椎体变扁，出现压缩性骨折。

2. CT表现　与X线基本相同。

3. MRI表现　由于骨小梁变细、减少和黄骨髓增多，T1WI和T2WI信号增高。

（二）骨质软化影像表现

1. X线表现

与骨质疏松相似之处：骨质密度减低，骨皮质变薄，骨小梁变细、减少。

与骨质疏松不同之处：骨小梁和骨皮质含有大量未钙化的骨样组织而边缘模糊；承重骨发生弯曲变形，骨盆内陷，长骨弯曲变形，并可出现假骨折线，又称为 Looser 带。

（1）长骨：长骨干骺端和骨骺改变：在干骺端未愈合之前可见骺板增宽、先期钙化带不规则或消失，干骺端呈杯口状，边缘呈毛刷状（图 9-2-2）。

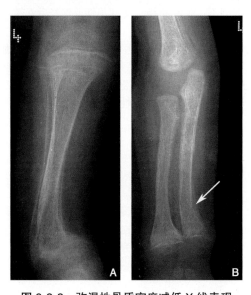

图 9-2-2 弥漫性骨质密度减低 X 线表现
女性，4 岁，佝偻病。左胫腓骨（A）及左尺桡骨（B）X 线片示骨质密度弥漫性减低，骨小梁及骨皮质模糊，干骺端呈杯口样、毛刷样改变，尺骨远端可见假骨折线影

（2）脊柱：椎体普遍性双凹变形且形态及变扁程度相似。

2. **CT 表现** 与 X 线表现基本相同，多平面重组图像对骨小梁和骨皮质的细微改变显示更加清晰。

3. **MRI 表现** 目前 MRI 很少用于诊断骨质软化。

【**相关疾病**】

弥漫性骨质密度减低病变包括导致骨质疏松和骨质软化的相关疾病（表 9-2-1）。

弥漫性骨质疏松主要见于原发性骨质疏松：老年骨质疏松、绝经后骨质疏松及继发性骨质疏松，如原发性甲状旁腺功能亢进、肾性骨病引起的继发性甲状旁腺功能亢进；小肠吸收功能障碍或小肠炎症性疾病所致的维生素 D 缺乏；各种原因所致肾上腺糖皮质激素增多等。

弥漫性骨质软化主要见于：维生素 D 缺乏如佝偻病、肾排泄钙磷过多如肾脏疾病、肠道吸收功能减退如腹泻、体内的碱性磷酸酶活动减低如低磷酸酶血症等。

【**分析思路**】

弥漫性骨质密度减低，分析思路如下：

第一，首先仔细观察影像征象如骨小梁、骨皮质是否存在边缘模糊、长骨是否有弯曲变形、髋关节是否内陷以及是否存在假骨折线等征象，以鉴别弥漫性骨质密度减低是骨质疏松还是骨质软化所致。

第二，弥漫性骨质密度减低为骨质疏松所致，进一步结合患者年龄判断为老年性、绝经后骨质疏松还是与年龄不符的继发性骨质疏松。

第三，若为继发性骨质疏松，则需要进一步了解临床病史，发现可能的原发病：内分泌疾病、营养缺乏、慢性肝病、血液系统疾病、肿瘤以及风湿免疫性疾病等，同时注意结合实验室检查（血钙、血磷、碱性磷酸酶、甲状旁腺激素、25 羟维生素 D 等）明确可能的病因。

第四，熟悉和掌握导致继发性骨质疏松常见病因的典型影像表现，进行典型部位的影像改变重点观察，明确诊断或排除性诊断。如代谢性疾病甲状旁腺功能亢进所致骨骼改变除了弥漫性骨质密度减低外，指骨骨膜下骨吸收、棕色瘤等征象是本病特征性表现；风湿免疫性疾病比如类风湿性关节炎、强直性脊柱炎，病程较长时会有弥漫性骨密度减低，但会有其他更典型影像改变，比如广泛滑膜增生是类风湿性关节炎主要病理基础和特征性影像改变，附着点炎、病理性新骨形成是强直性脊柱炎特征性表现等；弥漫性骨髓瘤 X 线可能仅仅表现为弥漫性骨质疏松，脊柱 MRI 可能会发现"椒盐征"，T1WI 弥漫点状低信号，T2WI 抑脂序列呈弥漫点状高信号影等。

第五，弥漫性骨质密度减低为骨质软化所致时则根据年龄分为佝偻病（儿童）和骨质软化症（成人）。无论哪种原因所致的佝偻病 X 线改变是相同的，需要进一步根据临床及实验室检查，区分维生素 D 缺乏性佝偻病或肾性佝偻病或其他遗传因素、阳光照射不足、胃肠道吸收不良等原因。

【**疾病鉴别**】

弥漫性骨质密度减低病因的鉴别诊断需要结合影像征象及临床实验室检查进行分析。

表 9-2-1 弥漫性骨质密度减低常见相关病因

骨质疏松	骨质软化
老年性和绝经后骨质疏松	佝偻病
内分泌状态	肾性骨病
甲状旁腺功能亢进	骨质软化症
糖尿病	
营养缺乏状态	
钙缺乏	
坏血病	
营养不良	
风湿免疫性疾病	
酒精中毒	
慢性肝病	
贫血	
肿瘤性等	

1. 弥漫性骨密度减低常见病因的鉴别要点见表 9-2-2。

2. 基于影像征象及临床信息鉴别诊断分析流程图，见图 9-2-3。

表 9-2-2 弥漫性骨质密度减低常见病因的鉴别要点

疾病	主要影像特征	主要伴随征象	鉴别要点
老年性/绝经后骨质疏松	弥漫性骨质密度减低；骨皮质变薄、骨小梁稀疏，但清晰	可有股骨颈、椎体和桡骨远端骨折	老年男性或绝经后女性
甲状旁腺功能亢进	弥漫性骨质疏松；骨膜下、软骨下、韧带及肌腱下骨吸收	棕色瘤	甲状旁腺素升高；高钙血症；肾及尿路结石；慢性肾衰竭
佝偻病	弥漫性骨质密度减低；长骨骨干骨皮质模糊，骨小梁稀疏且模糊，承重长骨弯曲变形；骺板及干骺端明显增宽，中央凹陷呈杯口状。先期钙化带不规则、模糊且变薄，晚期可出现骨硬化改变	串珠肋；方形颅；O 形腿	婴幼儿，维生素 D 缺乏或慢性肾功能不全
骨质软化症	漏斗状骨盆、假骨折带、承重骨弯曲，严重者脊柱后突侧弯、椎体双凹变形	严重者继发性甲状旁腺功能亢进骨改变	成人、维生素 D 缺乏
肾性骨病	骨质软化、骨质疏松、纤维囊性骨炎、骨硬化、软组织钙化	广泛软组织钙化，手足小血管钙化，大动脉广泛钙化	慢性肾功能异常，高血磷、低血钙，碱性磷酸酶增高，甲状旁腺激素可代偿性增高
糖尿病性骨病	严重者弥漫性骨质疏松；足好累及，可表现为趾骨或跖骨头骨吸收呈变尖呈削铅笔样或 Charcot 关节	软组织肿胀，周围血管钙化	糖尿病病史
类风湿性关节炎	病程较长时会出现弥漫性骨质疏松，骨质侵蚀、关节间隙变窄、滑膜增厚甚至关节脱位	多发性、对称性关节受累，好发于手足小关节，常累及近侧指间关节	实验室检查血清类风湿因子常呈阳性
骨髓瘤	骨质疏松，穿凿样骨质破坏	脊柱 MRI 显示"椒盐征"	血清蛋白电泳可显示异常的 M 蛋白及轻链蛋白；尿中可检出本-周蛋白及轻链蛋白

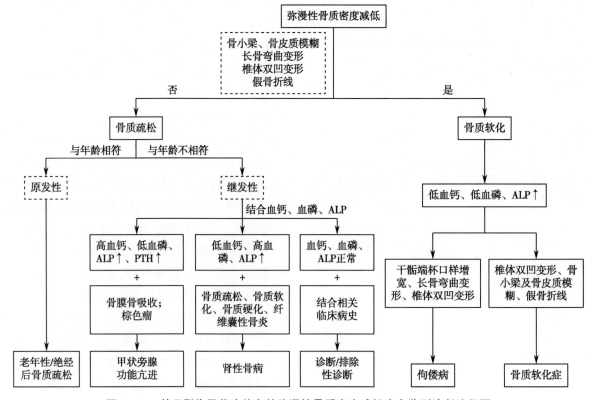

图 9-2-3 基于影像及临床信息的弥漫性骨质密度减低病变鉴别诊断流程图

（雷新玮）

参 考 文 献

［1］徐文坚,袁慧书.中华影像医学——骨肌系统卷［M］.北京:人民卫生出版社,2019.

［2］DONALD RESNICK.骨与关节疾病诊断学.3 卷［M］.王学谦,等译.天津:天津科技翻译出版公司,2009.

［3］MANASTER ANDREWS,PETERSILGE ROBERTS.影像专家鉴别诊断 骨关节肌肉分册［M］.程晓光,译.北京:人民军医出版社,2012.

［4］CHANG CY,ROSENTHAL DI,MITCHELL DM.Imaging findings of metabolic bone disease. Radiographics,2016,36（6）:1871-1887.

二、弥漫性骨质密度增高病变

【定义】

弥漫性骨质密度增高(diffuse increase in bone mineral density)是由于各种原因导致的成骨活动增加或破骨活动减少,所致骨或软骨内成骨过多,即骨质增生和骨质硬化。

【病理基础】

单位体积内骨量增加,组织学上骨小梁增粗增多,骨皮质增厚,骨矿盐含量增加,骨外形增粗或变形。

【征象描述】

1. X 线表现 骨质密度增高,骨皮质增厚,骨小梁增粗增多,小梁间隙变窄、消失,骨髓腔变窄,严重者难以区分骨松质、骨皮质及骨髓腔(图 9-2-4)。

2. CT 表现 与 X 线表现基本相似,多平面重组可从多方位观察骨小梁及骨皮质结构。

3. MRI 表现 增生硬化的骨质在 T1WI 及 T2WI 均呈低信号(图 9-2-5)。

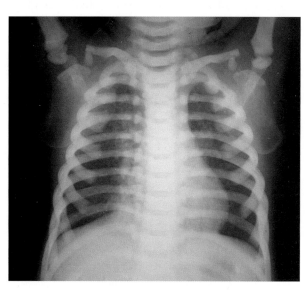

图 9-2-4 弥漫性骨质密度增高 X 线表现

女性,3 岁,石骨症。肋骨、胸椎骨质密度弥漫性增高,皮髓质界限难以区分

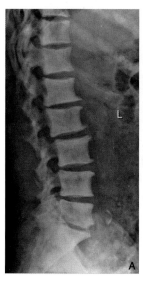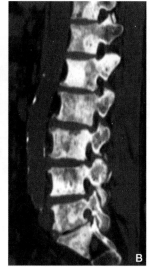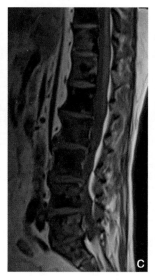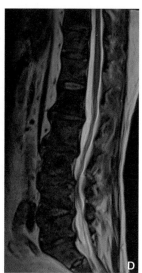

图 9-2-5 弥漫性骨质密度增高 X 线、CT 及 MRI 表现

男性,69 岁,前列腺癌病史。A.腰椎 X 线侧位示椎体骨质密度弥漫性不均匀增高;B.CT 矢状重组图像清晰显示椎体弥漫斑点状、棉絮状高密度影;C、D.腰椎 MRI T1WI 及 T2WI 显示椎体均呈低信号表现

【相关疾病】

弥漫性骨质密度增高主要见于先天性、矿物质沉积、代谢性及累及骨髓疾病。

详见表 9-2-3。

【分析思路】

弥漫性骨质密度增高常见疾病分析思路如下:

表 9-2-3 弥漫性骨质密度增高常见病因

先天性	矿物质沉积	代谢性疾病	累及骨髓疾病
石骨症	氟骨症	肾性骨病	弥漫性成骨
进行性骨	铅		转移
干发育不良	磷		骨髓纤维化

第一,首先了解和熟悉弥漫性骨质密度增高常见与少见病因的疾病谱及一些具有特征性影像学改变。

第二,进一步观察骨质硬化累及范围和分布。中轴骨受累、四肢骨受累或同时受累;在儿童四肢骨受累,注意观察骨骺、干骺端还是骨干受累。

第三,观察骨质密度增高的同时,是否存在矿化不足的改变,如椎体硬化同时是否呈现骨小梁粗糙、骨轮廓模糊等表现;长骨骨端或干骺端骨质毛糙等。

上述改变 CT 观察较 X 线更具优势。

第四,结合患者年龄、病史、实验室检查、生活地区等临床信息进行诊断或排除性诊断。

【疾病鉴别】

1. 弥漫性骨质密度增高常见病变鉴别要点见表9-2-4。

2. 基于影像征象及临床信息鉴别诊断分析流程图,见图9-2-6。

表 9-2-4 弥漫性骨质密度增高常见疾病鉴别要点

疾病	典型影像特征	主要伴随征象	鉴别要点
石骨症	全身骨骼普遍性密度增高,长骨皮髓质界限不清,形似"大理石";椎体四周明显硬化,呈"夹心蛋糕"表现	长骨干骺端呈深浅相间的横带影 可伴发病理性骨折	严重型:常见于婴幼儿,临床常有贫血、血小板或白细胞减少 轻型:多为成人,常因自发骨折或查体发现
进行性骨干发育不良	长骨骨干骨皮质不均匀增厚,骨髓腔变窄,骨干变粗,骨骺及干骺端不受累;颅底骨和穹隆骨可受累增厚	双侧肢体对称性发病,骨骺不受累	多为婴幼儿发病
氟骨症	骨增多或象牙质样密度增高,同时可并发骨软化、骨质疏松等混合型骨转换及韧带广泛钙化或骨化	胫腓骨及尺桡骨骨间膜钙化,韧带肌腱附着部钙化	生活在高氟地区,氟斑牙
肾性骨病	广泛骨质硬化,骨小梁粗糙模糊,以脊柱和颅底为著,椎体上下终板硬化呈"橄榄球衫"椎;四肢骨硬化以骨端显著	骨硬化同时可伴有骨弯曲、髋关节内陷等骨质软化改变	长期肾功能异常病史、治疗后
弥漫性成骨转移	弥漫斑点状、棉絮状高密度影,骨小梁粗乱、增厚,偶尔致密如象牙质样	骨扫描显示中轴及四肢骨放射性浓聚,肾活性减低	前列腺癌、乳腺癌病史
骨髓纤维化	弥漫性骨硬化,中轴骨开始,逐渐累及四肢骨近端、骨干	MRI 序列均为低信号	常见于老年人,贫血、脾大,继发髓外造血

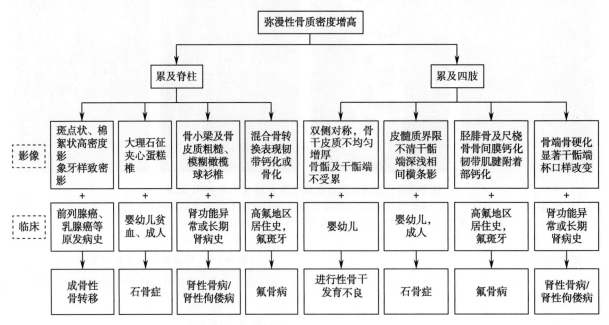

图 9-2-6 基于影像征象及临床信息的弥漫性骨质密度增高病变鉴别诊断流程图

(雷新玮)

参 考 文 献

［1］徐文坚,袁慧书.中华影像医学——骨肌系统卷［M］.北京:人民卫生出版社,2019.
［2］DONALD RESNICK.骨与关节疾病诊断学.3 卷［M］.王学谦,等译.天津:天津科技翻译出版公司,2009.
［3］MANASTER ANDREWS,PETERSILGE ROBERTS.影像专家鉴别诊断 骨关节肌肉分册［M］.程晓光,译.北京:人民军医出版社,2012.

第十章 关节病变

第一节 伴有骨质密度减低的关节病变

【定义】

伴有骨质密度减低的关节病变（joint diseases associated with bone density decreasing）是指既有关节病变,同时在 X 线或 CT 出现关节骨质局部或弥漫减少的疾病。

【病理基础】

骨质疏松是病变导致关节钙盐的丢失,导致骨皮质变薄,骨小梁变细、减少甚至消失;骨质破坏是局部骨质为病理组织所取代而造成骨组织的缺失,可以由病理组织直接溶解骨组织,也可以由病理组织引起的破骨细胞生成和活动亢进所致。

【征象描述】

1. **X 线表现** 骨质疏松表现为骨质密度减低,骨小梁变细、数量减少、间隙增宽,骨皮质变薄和出现分层现象,严重者骨密度与周围软组织相仿,骨小梁几乎完全消失,骨皮质薄如细线样(图 10-1-1),部分病变可见关节周围软组织肿胀。出现骨质破坏时,表现为局部骨质密度减低,正常骨质被病理组织所取代(图 10-1-2)。

2. **CT 表现** 骨质密度减低表现与 X 线相近,但能清晰区分骨松质与骨皮质的破坏,骨松质的破坏早期表现为局部骨小梁稀疏,随后骨小梁破坏区被病理组织所取代;骨皮质的破坏表现为骨皮质内出现小透亮区或骨皮质内外不规则虫蚀样改变、骨皮质变薄或范围不等的全层骨皮质缺损。

3. **MRI 表现** 骨质疏松或骨质破坏通常表现为 T1WI 低信号,T2WI 脂肪抑制高信号,痛风性关节炎骨质破坏区因有痛风结晶沉着,于 T2WI 脂肪抑制呈低信号。

【相关疾病】(表 10-1-1)

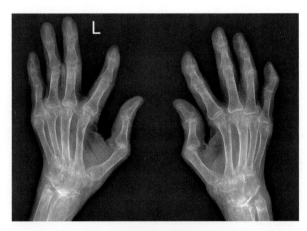

图 10-1-1 类风湿性关节炎 X 线表现
女性,患者,58 岁,双侧掌、指骨骨小梁稀疏,骨皮质变薄,骨质密度减低,诊断为类风湿性关节炎

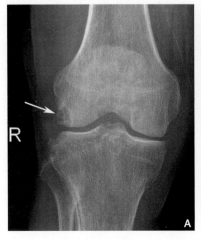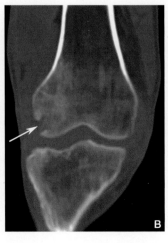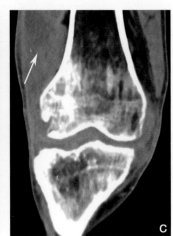

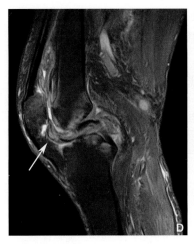
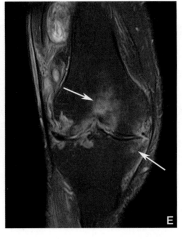

图 10-1-2 右膝结核性关节炎 X 线、CT、MRI 图像

男性,患者,70 岁,无明显诱因出现右膝肿物,伴有持续性钝痛。右膝关节 X 线(A)显示右股骨外侧可局部骨质破坏;CT 骨窗(B)显示右股骨外侧可骨质破坏区内高密度死骨,CT 软组织窗(C)显示右膝关节周围软组织寒性脓肿;MRI T2WI 脂肪抑制序列(D、E)显示关节滑膜不均匀明显增厚(D),呈稍高信号,右侧股骨、胫骨关节面下骨髓水肿(E),主要位于关节边缘非承重面。诊断为右膝结核性关节炎

表 10-1-1 引起骨质密度减低的相关关节疾病

以骨质疏松为主的疾病	以骨质破坏为主的疾病	罕见疾病
类风湿性关节炎	糖尿病性(夏科氏)关节病	淀粉样蛋白沉积
系统性红斑狼疮	化脓性关节炎	成人 Still 病
进行性系统性硬化病	结核性关节炎	黄褐病
青少年原发性关节炎	痛风性关节炎	Wilson 病(肝豆状核变性)
血友病关节病		混合性结缔组织病
慢性反应性关节炎		艾滋病相关性关节炎
一过性骨质疏松		家族性地中海热
炎性肠病性关节炎		
强直性脊柱炎		

【分析思路】

伴有骨质密度减低的关节病变的鉴别诊断思路分析如下:

第一,认识骨质密度减低征象,判断是骨质疏松还是骨质破坏。

第二,以年龄为依据。化脓性关节炎、结核性关节炎好发于儿童及婴儿,青少年原发性关节炎(青少年特发性关节炎)患者发生于<16 岁,强直性脊柱炎多发生于青年人,系统性红斑狼疮关节炎、慢性反应性关节炎以及炎性肠病性关节炎多见于青壮年,一过性骨质疏松见于妊娠晚期的女性或中年男性,进行性系统性硬化病关节炎多发生于中年人,糖尿病夏科氏关节病及类风湿性关节炎多发生于中老年人。

第三,以性别为依据。系统性红斑狼疮关节炎、类风湿性关节炎及进行性系统性硬化病以女性发病为主,强直性脊柱炎、痛风多见于男性。

第四,以发病部位为依据。系统性红斑狼疮关节炎、类风湿性关节炎、强直性脊柱炎及青少年原发

性关节炎(青少年特发性关节炎)关节改变多为对称性改变,尤其类风湿性关节炎以手足小关节对称发病为特征,系统性红斑狼疮关节炎骨侵蚀较少见,而强直性关节炎均累及骶髂关节。化脓性关节炎、结核性关节炎及一过性骨质疏松均为单关节发病多见,一过性骨质疏松以髋、膝关节发病多见,其与化脓性关节炎早期影像学改变相似,以关节腔抽液检验鉴别;化脓性关节炎多由关节承重面破坏开始,而结核性关节炎多以非承重面为主。慢性反应性关节炎累及骶髂关节时,两侧关节改变不对称。

第五,关节其他改变。化脓性关节进展快,关节出现红、肿、热、痛,关节间对称性狭窄,而结核性关节炎发展慢,关节不对称性狭窄,且易形成寒性脓肿。痛风性关节炎周围滑膜增厚,并见尿酸结晶存在。一过性骨质疏松易引起关节骨折。

第六,以基础疾病为依据。糖尿病患者出现夏科氏关节病,也较易导致关节结核,但前者病灶广泛而症状轻微;化脓性关节由细菌感染而导致;溃疡性结肠炎、克罗恩病引起炎性肠病性关节炎,慢性反应性

关节炎有泌尿生殖道、肠道前驱感染或结膜炎等疾病；黄褐病、Wilson病及家族性地中海热为遗传性疾病。

【疾病鉴别】

引起骨质密度减低的关节病变复杂多样，需联合影像学特征及其他临床信息诊断和鉴别诊断。

1. 引起骨质密度减低的关节病变的鉴别要点见表 10-1-2。

2. 基于临床信息的鉴别诊断流程见图 10-1-3。

表 10-1-2　引起骨质密度减低的关节疾病鉴别要点

疾病	典型影像特征	主要伴随征象	鉴别要点
类风湿性关节炎	手足小关节对称性骨质疏松，关节面下骨侵蚀，MRI 表现为 T1WI 低、T2WI 高信号	关节滑膜增厚，关节畸形	手足小关节对称性骨质疏松，合并关节面下骨侵蚀及滑膜增厚
糖尿病性(夏科氏)关节病	足趾关节破坏多见，关节破坏严重，X 线呈大片低密度灶，MRI 表现为 T1WI 低、T2WI 高信号	周围软组织肿胀明显，关节脱位或半脱位	关节破坏严重而临床症状轻微
化脓性关节炎	以膝、髋等大关节多见，早期关节骨质疏松，随后骨质破坏进展快，多先发生于关节承重面，晚期骨性强直	关节周围软组织肿胀，脓肿形成，DWI 呈高信号	单关节骨质破坏，以承重面破坏为主，合并周围软组织肿胀
结核性关节炎	以大关节多见，进展缓慢，早期骨质疏松，进而出现虫蚀样骨质破坏，多发生于关节非承重面，晚期纤维性强直	周围软组织寒性脓肿形成	大关节骨质破坏，以非承重面破坏为主，破坏区可见死骨
痛风性关节炎	关节面局部破坏，并见高密度尿酸结晶，T2WI 表现为高信号破坏区内出现低信号结晶灶；以第 1 跖趾关节最多见，其次踝、手腕、膝等关节	周围软组织肿胀，其内见尿酸结晶	关节破坏并周围软组织肿胀，病灶内见高密度灶或 T2WI 低信号灶
强直性脊柱炎	双侧骶髂关节对称性骨质疏松、关节面下骨侵蚀，晚期关节融合	椎小关节间隙变窄、融合，椎体呈"竹节"样改变	青年男性多见，双侧骶髂关节对称性骨质疏松、骨侵蚀，椎小关节间隙变窄、"竹节椎"
系统性红斑狼疮性关节炎	骨质疏松常见，双侧关节对称性受累，骨侵蚀少见，致畸形性少见	滑膜炎、肌腱炎及肌炎，因激素的使用常出现股骨头缺血性坏死	育龄期妇女多见，骨质疏松常见，骨侵蚀少见
青少年原发性关节炎	以大关节为主，早期骨骺骨质疏松，进展后出现骨囊变，可导致骨骺早闭，而出现短肢畸形	滑膜炎，全身炎性症状	<16 岁，全身症状或关节炎性症状持续 6 周以上，在排除其他可能疾病时考虑本病
进行性系统性硬化病	弥漫性骨质疏松，关节骨端骨质溶解，可出现半脱位	伴有周围软组织钙化	发病高峰 30~50 岁，以女性多见，以第 1 掌腕关节受累常见
慢性反应性关节炎	关节骨端骨质疏松，可累及中轴骨及四肢关节，肌腱附着点骨侵蚀，同时伴有非对称性韧带钙化	有泌尿生殖道、肠道前驱感染或结膜炎等疾病	关节骨端骨质疏松，肌腱附着点骨侵蚀，同时伴有非对称性韧带钙化
一过性骨质疏松	累及髋、膝等大关节，较易出现病变部位骨折	关节积液多见	常见于妊娠晚期的女性或中年男性，关节周围骨质疏松，关节积液
炎性肠病性关节炎	关节骨质疏松，以四肢关节为主，尤其膝关节等大关节，还可累及中轴骨及骶髂关节，无明显骨侵蚀	常伴发 Crohn 病和溃疡性结肠病，出现附着点炎，非对称性、游走性关节炎	脊柱、骶髂关节或大关节关节面下轻度骨质疏松

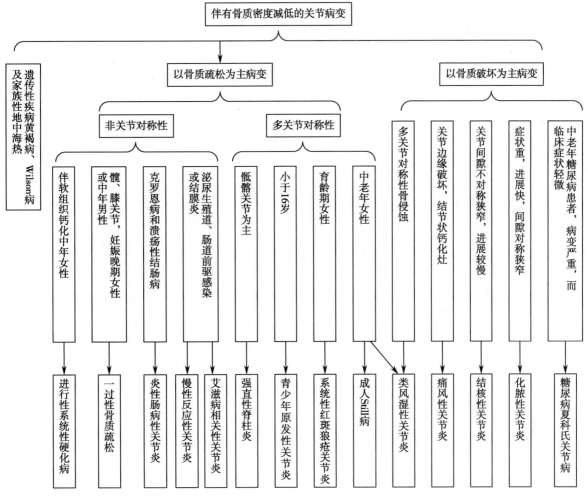

图 10-1-3 伴有骨质密度减低的关节病变流程图

注:混合性结缔组织病在临床和影像上与系统性红斑狼疮、进行性系统性硬化病和类风湿性关节炎部分相似,其鉴别需要结合临床基础疾病;血友病关节改变与青少年原发性关节炎影像学表现相似,但前者关节腔积液呈高密度,且其增厚滑膜内见含铁血黄素沉着。

(曾自三)

参 考 文 献

[1] 程晓光,崔建岭.肌骨系统放射诊断学[M].北京:人民卫生出版社,2018.

[2] 徐克,龚启勇,韩萍.医学影像学[M].8 版.北京:人民卫生出版社,2018.

[3] 徐文坚,袁慧书.中华影像医学——骨肌系统卷[M].3 版.北京:人民卫生出版社,2019.

[4] MANASTER ANDREWS,PETERSILGE ROBERTS.影像专家鉴别诊断 骨关节肌肉分册[M].程晓光,译.北京:人民军医出版社,2012.

[5] 孟悛非.中华临床医学影像学:骨关节与软组织分册[M].北京:北京大学医学出版社,2015.

[6] 郭启勇.实用放射学[M].4 版.北京:人民卫生出版社,2020.

[7] Giacomelli R,Ruscitti P,Shoenfeld Y. A comprehensive review on adult onset Still's disease.J Autoimmun,2018,93:24-36.

[8] Xie JJ,Wu ZY. Wilson's disease in China.Neurosci Bull,

2017,33(3):323-330.

[9] Migliorini F,Vecchio G,Weber CD,et al. Management of transient bone osteoporosis:a systematic review. Br Med Bull,2023,147(1):79-89.

第二节 伴有骨质密度增高的关节病变

【定义】

伴有骨质密度增高的关节病变(joint diseases associated with bone density increasing)是指既有关节病变,同时在 X 线或 CT 出现关节邻近骨质密度局部或弥漫性增高的疾病,主要为骨质增生和骨质硬化。

【病理基础】

正常情况下,骨质吸收与形成维持动态平衡。代谢、炎症、免疫等多种因素导致成骨活动增强,均可打破此平衡而引起骨性关节面骨量的增多,组织学上可见骨皮质增厚、骨小梁增多,是成骨活动或破骨活动减少或两者同时所致,故受累关节骨质密度增高。但需注意骨质破坏、骨质疏松亦与骨质增生硬化同时出现。

【征象描述】

1. X线表现　骨质增生硬化可导致关节骨质密度增高,部分疾病亦与骨质破坏,骨质疏松相伴出现,相关征象多是重叠存在,在X线平片检查中表现为关节骨质密度增高,同时伴或不伴有骨性关节面肥大,变形,形成相应骨质硬化改变(骨桥,骨赘,骨刺)(图10-2-1);关节间隙变窄或出现关节强直,亦可见伴随关节面下骨质密度减低区(骨质破坏及骨质疏松)及关节脱位(图10-2-2)。

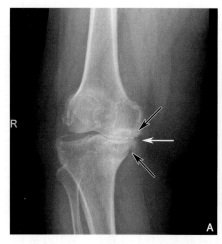
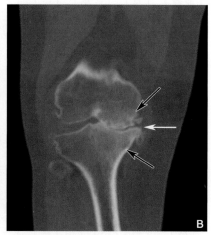

图 10-2-1　重度骨性关节炎的 X 线、CT 表现

女性,60 岁,右膝关节疼痛两年。右膝关节 X 线右侧膝关节骨性关节面骨质密度增高并形成骨赘(黑色箭),继发右膝关节内侧间隙变窄(白色箭),诊断为右侧膝关节重度骨性关节炎

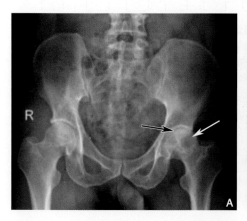
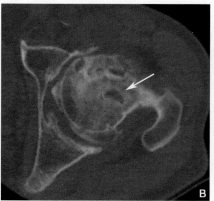
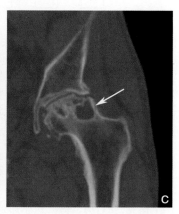

图 10-2-2　左股骨头坏死继发左髋关节骨性关节炎

男性,54 岁,饮酒 20 余年,左髋疼痛 10 天就诊。左侧髋关节 X 线与 CT 示:左侧股骨头坏死呈现地图样骨质破坏低密度区(白色箭),左侧髋关节髋臼骨性关节面骨质密度增高并形成骨赘(黑色箭),诊断为左侧髋关节股骨头坏死继发骨性关节炎

2. CT 表现　骨质增生硬化表现类似 X 线,但 CT 的密度分辨率较 X 线高,可以显示更多关节病变细节,同时使用双能 CT 可更好显示痛风结晶,骨性关节面的侵蚀与骨质增生相伴,如银屑病关节炎。

3. MRI 征象　软组织分辨率及多模态可显示更多相应关节病变细节,T2WI 序列低信号改变;骨质密度增高在 MRI 上可表现为 T1WI 呈现低信号,T2WI 脂肪抑制呈现低信号,痛风性关节炎骨质破坏区因有痛风结晶沉着,于 T2WI 脂肪抑制呈低信号;如强直性脊柱炎早期关节面下骨髓水肿于抑脂 T2WI 呈高信号改变,关节内软骨损伤表现为关节软骨不均匀变薄或缺失,关节软骨内不均匀 T2WI 高信号灶。关节周围滑膜病变及出血灶,如血色素沉积症可见 T1WI 序列上关节周围见高信号。

【相关疾病】(表 10-2-1)

【分析思路】

伴有骨质密度增高的关节病变的诊断分析及鉴别诊断思路分析如下:

表 10-2-1　引起骨质密度增高的相关关节病变

骨关节炎改变为主病变	脊柱关节病	遗传代谢相关、沉积性关节病
骨性关节炎	血清学阴性脊柱关节炎(强直性脊柱炎、银屑病关节炎、炎性肠病性关节炎等)	痛风性关节病
后纵韧带骨化症		焦磷酸盐关节病
弥漫性特发性骨肥厚症	慢性反应性关节炎	血色素沉积症
滑膜炎-痤疮-脓疱疮-骨肥厚-骨炎综合征（synovitis acne pustulosis hyperostosis osteomyelitis，SAPHO）		Wilson 病
邻近骨压迫		维生素 A 中毒
骨坏死继发骨性关节炎		维生素 D 补充过多

第一，认识骨质密度增高征象，识别其与骨质疏松，骨质破坏区别，同时分析其伴随骨性关节面增生硬化，周围滑膜、肌腱、韧带骨化或钙化征象。

第二，以年龄为依据。类维生素 A 脊柱关节病好发于儿童，强直性脊柱炎、银屑病性关节炎多发生于青年人，慢性反应性关节炎、炎性肠病性关节炎、血色素沉积症多见于青壮年，SAPHO 综合征多发生于中年人，骨关节炎、弥漫性特发性骨肥厚症、后纵韧带骨化症、焦磷酸盐关节病、骨坏死继发骨性关节炎多发生于中老年人。

第三，以性别为线索。强直性脊柱炎、痛风性关节炎多见于男性。

第四，以发病部位为依据。弥漫性特发性骨肥厚症、后纵韧带骨化症、类维生素 A 脊柱关节病累及脊柱。强直性脊柱炎、银屑病关节炎、炎性肠病性关节炎、慢性反应性关节炎以累及骶髂关节及脊柱为主。邻近骨突压迫一般局限于腕关节。血色素沉积症早期出现掌指关节，可观察到大量钩状骨刺累及第 2 和第 3 掌指关节，以双腕关节最常见，可同时合并关节周围钙化。骨坏死继发骨性关节炎多见于髋关节，股骨头严重的慢性缺血坏死变扁，可继发骨性关节炎形成骨赘，晚期最终侵犯软骨。焦磷酸盐关节病末期可出现骨赘形成，而关节软骨钙化为主要特征，以膝关节最常见，且以髋关节受累最显著，桡腕关节、第 2、3 掌指关节亦常受累。骨关节炎是典型的单纯增生性关节病，几乎全身任何关节都可出现，好发于膝、髋、指间关节。痛风性关节炎以第 1 跖趾关节最多见，其次踝、手腕、膝等关节，在双手骨

性关节炎、银屑病性关节炎以累及远节指间关节为主，类风湿性关节炎以累及近节指间关节、掌指关节为主。

第五，以疾病分布是否对称为判别依据。强直性关节炎多以对称分布均累及骶髂关节，并可继发关节强直。慢性反应性关节炎累及骶髂关节时，两侧关节骨性关节炎改变不对称。

第六，关节其他伴随病变。强直性脊柱炎出现韧带骨化继而出现骶髂关节关节强直改变。痛风性关节炎周围滑膜增厚，并见尿酸结晶存在。

第七，以基础疾病、临床病史及生化检查为依据。维生素 A 脊柱关节病常发生于儿童亚急性中毒，过量口服或维生素 A 类药物的皮肤用药（摄入 6 个月后出现症状），实验室检查中血液维生素 A 明显升高；溃疡性结肠炎、克罗恩病引起炎性肠病性关节炎。慢性反应性关节炎继发于泌尿生殖道、肠道前驱感染或结膜炎等疾病；Wilson 病、血色素沉积症为遗传性疾病；银屑病关节炎皮肤受累先于骨关节受累。强直性脊柱炎则 HLA-B27 大多数阳性。

总之，伴有骨质密度增高的关节病变种类较多，值得注意的是单纯增生性疾病极其少见，多与骨质疏松、骨质破坏等骨质密度降低改变共同出现，需要结合临床病史、分布部位、年龄、性别及关节改变进行诊断与鉴别诊断。

【疾病鉴别】

1. 引起骨质密度增高的关节病变的鉴别要点见表 10-2-2。

2. 基于临床信息的鉴别诊断流程见图 10-2-3。

表 10-2-2　引起骨质密度增高的关节病变的鉴别诊断要点

疾病	典型征象	主要伴随征象	鉴别要点
骨性关节炎	单纯增生性关节病,骨性关节面密度增高,关节边缘骨赘形成,软骨下骨硬化	软骨下骨出现囊变,关节间隙变窄	几乎全身任何关节都可出现,好发于膝、髋、指间关节
后纵韧带骨化症	脊椎椎体后缘后纵韧带附着点可见钙化及骨化改变	无	病变主要分布于后纵韧带走行区域
弥漫性特发性骨肥厚症	脊椎椎体前外侧连续骨化,可见骨质增生形成肥大骨桥,骨盆及四肢关节附着点可见骨质增生硬化	无	好发于胸椎,其次为颈椎、腰椎,可见骶髂关节周围韧带骨化及髂腰韧带骨化,椎小关节及骶髂关节无骨性关节面侵蚀及关节强直
SAPHO综合征	最常见的表现为骨肥厚。受累骨和关节周围软组织水肿、韧带骨化、骨桥形成和关节强直。CT可以清楚显示早期胸锁关节区的骨肥厚	受累骨和关节周围软组织水肿、韧带骨化	前胸壁骨性结构增生硬化病变分布常累及锁骨、胸骨柄、肋骨、肋软骨
邻近骨压迫	尺骨突起变异引起的尺骨撞击,钩骨和月骨可进展出现相应关节面骨质增生硬化改变,撞击处进展为硬化、骨赘	伴手舟骨和月骨进展塌陷性腕畸形,撞击处关节软骨下出现囊肿	先天变异的骨性突起对相应骨性关节面压迫撞击所致
骨坏死继发骨性关节炎	常见于髋关节,股骨头严重的慢性缺血坏死变扁,可继发相应关节骨质增生硬化及关节间隙变窄	病变侵犯软骨,出现软骨下囊变	继发于骨坏死
强直性脊柱炎	双侧骶髂关节晚期关节骨性强直,关节面下密度增高	椎小关节间隙变窄、融合,椎体呈"竹节"样改变	青年男性多见,双侧骶髂关节对称性骨质疏松、骨侵蚀,椎小关节间隙变窄、"竹节椎"。晚期两侧骶髂关节骨性强直
银屑病关节炎	疾病晚期:关节可以融合骨性强直,脊柱进展为大的韧带形成骨赘和椎间小关节面融合	早期骨性关节面为侵蚀性骨质破坏改变,往往与骨性关节面增生硬化及骨性强直伴发	典型病史:皮肤银屑病先于关节病变出现
炎性肠病性关节炎	病变晚期出现关节面增生硬化及骨性强直改变,以四肢关节为主,尤其膝关节等大关节,还可累及中轴骨及骶髂关节	病变早期关节骨质疏松,骨性关节面出现侵蚀性骨质破坏、关节间隙增宽,出现附着点炎,非对称性、游走性关节炎	双侧对称性骨性关节炎改变,常伴发克罗恩病和溃疡性结肠病
慢性反应性关节炎	累及脊柱、骶髂关节为主,可出现骨质增生硬化	患者存在泌尿生殖道、肠道前驱感染或结膜炎	关节骨端骨质疏松,肌腱附着点骨侵蚀,同时伴有非对称性韧带钙化
痛风性关节炎	关节面下局部密度增高并周围软组织肿胀高密度尿酸结晶,T2WI表现为高信号破坏区内出现低信号结晶灶	关节面出现骨质破坏	1. 患者有尿酸异常增高病史;2. 以第1跖趾关节最多见,其次踝、手腕、膝等关节
焦磷酸盐关节病	疾病晚期可出现关节面骨质增生硬化骨赘形成,以膝关节最常见,且以髋关节受累最显著,桡腕关节、第2、3掌指关节亦常受累	关节软骨钙化	病变累及桡腕关节,常伴有手舟骨向桡骨内陷入,导致关节畸形,较少累及枢椎以下颈椎
血色素沉积症	钩状骨刺累及第2和第3掌指关节,MRI图像可显示T1WI序列高信号,提示出血灶	关节周围钙化	钩状骨刺累及第2和第3掌指关节
维生素A中毒	椎前韧带形成骨赘,可以累及全脊柱	无	常发生于儿童亚急性中毒,过量口服或维生素A类药物的皮肤用药(摄入6个月后出现症状)
Wilson病	受累及的相邻骨关节出现不规则骨质增生硬化	可伴有广泛的骨质疏松,并可能出现骨质软化	桡腕关节、掌指关节、指间关节内可以细小骨片(能够产生骨的"赘生物",这种赘生物为假骨赘,假骨赘可脱落形成小骨)

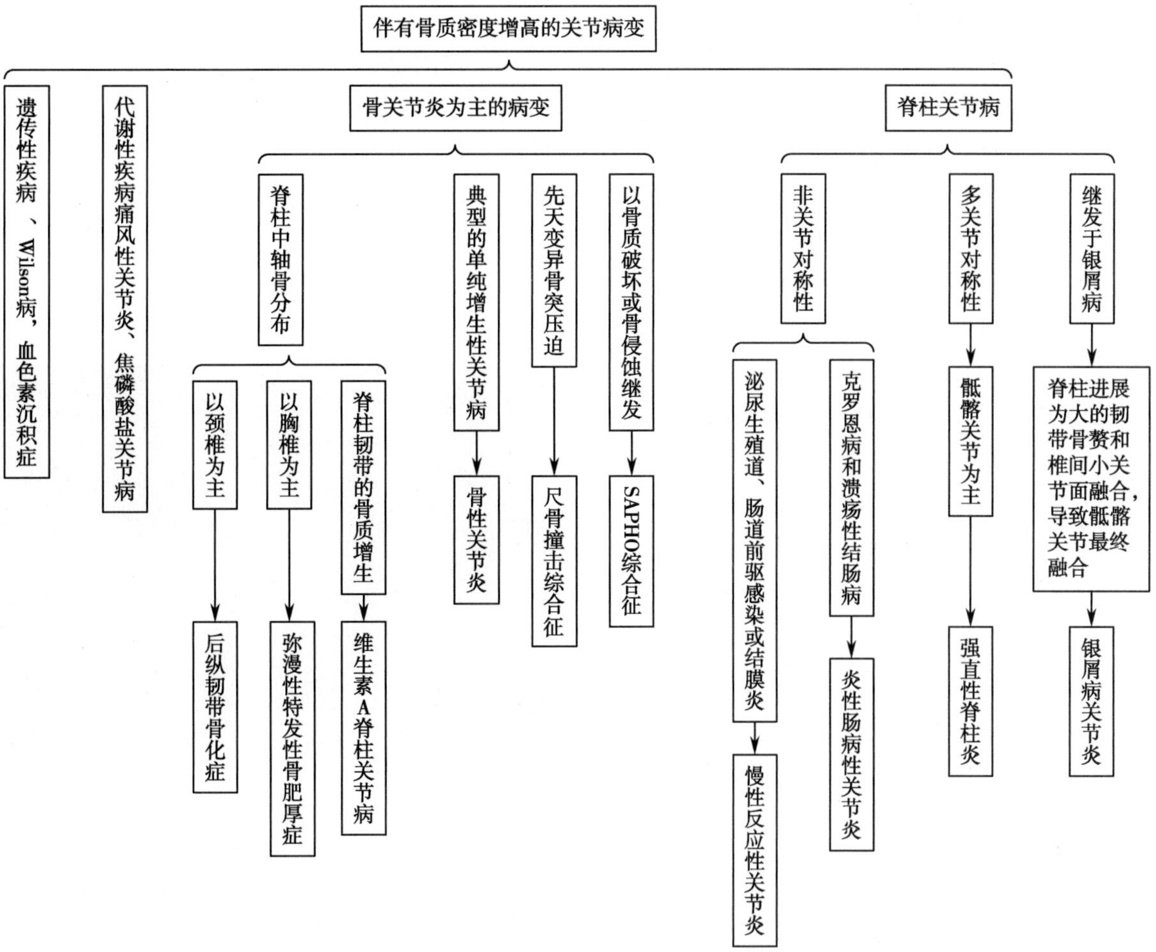

图 10-2-3 伴有骨质密度增高的关节病变诊断流程图

（曾自三）

参 考 文 献

［1］程晓光，崔建岭.肌骨系统放射诊断学［M］.北京：人民卫生出版社，2018.

［2］徐克，龚启勇，韩萍.医学影像学［M］.8版.北京：人民卫生出版社，2018.

［3］徐文坚，袁慧书.中华影像医学——骨肌系统卷［M］.3版.北京：人民卫生出版社，2019.

［4］MANASTER ANDREWS，PETERSILGE ROBERTS.影像专家鉴别诊断 骨关节肌肉分册［M］.程晓光，译.北京：人民军医出版社，2012.

［5］孟悛非.中华临床医学影像学：骨关节与软组织分册［M］.北京：北京大学医学出版社，2015.

［6］郭启勇.实用放射学［M］.4版.北京：人民卫生出版社，2020.

［7］XIE JJ，WU ZY.Wilson's disease in China.Neurosci Bull，2017，33（3）：323-330.

［8］KARMACHARYA P，CHAKRADHAR R，OGDIE A. The epidemiology of psoriatic arthritis：A literature review. Best Pract Res Clin Rheumatol，2021，35：101692.

第三节 伴有骨侵蚀的关节病变

【定义】

伴有骨侵蚀的关节病变（joint disease with bone erosion）指关节内病变导致关节内骨质被病理组织侵犯或替代。

【病理基础】

不同病变有不同的病理学特征，关节炎性病变为自身免疫病，关节非特异性滑膜炎，侵蚀破坏关节骨质；感染性疾病如化脓性关节炎为细菌、白细胞和坏死物的积聚；良性、恶性肿瘤为相应肿瘤细胞的增殖、侵蚀破坏关节；神经性骨关节病为中枢或周围神经性疾病所致感觉障碍的基础上，反复多次创伤所导致，增生纤维中埋有骨和软骨碎片是最具特征性改变；痛风为以尿酸盐沉积于关节周围和皮下组织，后期可形成痛风肉芽肿侵蚀关节邻近骨质；血友病性骨关节病为男性缺乏Ⅷ因子或Ⅸ因子引起的凝血机制异常，关节内反复出血，继发含铁血黄素沉积、滑膜增生,增生滑膜释放蛋白水解酶,侵蚀破坏软骨细胞和软骨基质。

【征象描述】

伴有骨侵蚀的关节病变根据病因不同分为关节炎性病变(图10-3-1～图10-3-4)、关节感染(图10-3-5～图10-3-8)、肿瘤(图10-3-9～图10-3-12)、内分泌代谢疾病(图10-3-13、图10-3-14)、神经性骨关节病(图10-3-15、图10-3-16)、血友病性骨关节病(图10-3-17)、治疗后改变等。

1. X线表现 能够显示是否伴有骨端骨质疏松(图10-3-1);关节骨侵蚀的部位,是边缘骨侵蚀还是负重区骨侵蚀(图10-3-5～图10-3-8),是偏心骨侵蚀还是中心骨侵蚀;能够显示关节病变的密度差异,含脂肪成分的肿块密度较低,含钙化成分则密度较高如痛风石(图10-3-13、图10-3-14)。

2. CT表现 能清楚地显示病变的位置、边界、形态、密度(是否含有脂肪成分以及是否伴有钙化和骨化),还可以显示周围结构是否伴有推移、压迫和侵犯情况。增强扫描可更好地区分滑膜的增厚、关节内肿块与邻近组织,判断病变血供情况。同时可根据病变的位置、形态、与周围结构的关系推断其起源(图10-3-9、图10-3-10、图10-3-12、图

10-3-14)。

3. MRI表现 根据病变的信号可以进一步判断其成分,特别是脂肪组织、含铁血黄素等,增强扫描的价值与CT增强扫描类似,与X线和CT相比,MRI显示病变的组织分辨率更高,可以更清晰地显示内部分隔、包膜,但对于钙化、小死骨显示较差(图10-3-2、图10-3-5～图10-3-7、图10-3-12)。

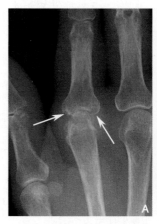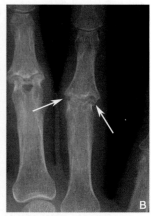

图10-3-1 类风湿性关节炎所致关节骨侵蚀
右手第2掌指关节局部放大图(A)显示骨端骨质疏松,第2掌骨头及示指近节指骨基底边缘骨侵蚀(箭);右手环指近位指间关节放大图(B)显示环指近位指间关节骨端边缘骨侵蚀(箭)

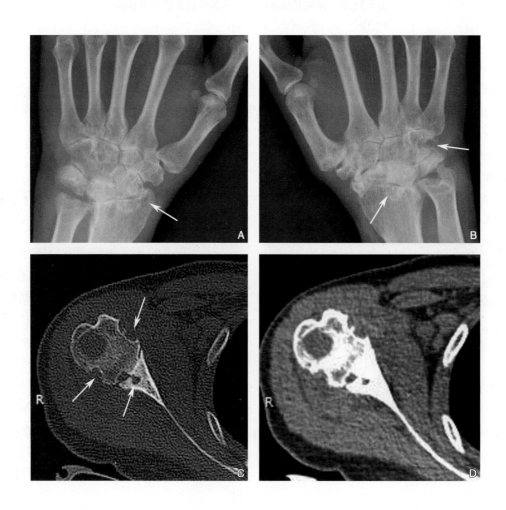

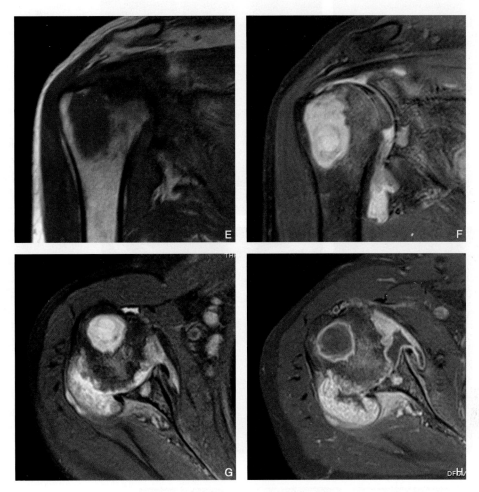

图 10-3-2 类风湿性关节炎所致关节骨侵蚀

双手腕正位平片（A、B）显示双侧桡骨远端及腕骨多发骨侵蚀、破坏（箭）；右肩关节 CT
（C. 骨窗、D. 软组织窗）横断面显示肩胛骨关节盂及肱骨头多发侵蚀破坏（箭），肱骨头可
见囊变形成，关节间隙变窄，关节囊肿胀；右肩关节 MRI（E. 冠状面 T1WI、F. 冠状面质子
抑脂序列、G. 横断面质子抑脂序列、H. 横断面增强）显示肩胛骨关节盂及肱骨头多发侵蚀
破坏，肱骨头可见囊变形成，关节面毛糙，关节间隙变窄，关节囊滑膜增厚，增厚的滑膜明
显强化

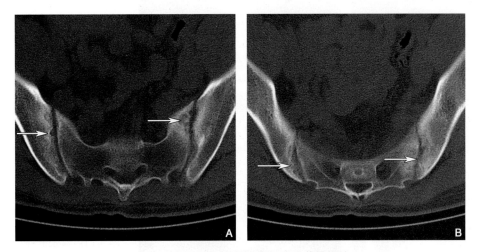

图 10-3-3 强直性脊柱炎所致关节骨侵蚀

骶髂关节 CT（A、B）显示双侧骶髂关节面侵蚀破坏（箭），边缘骨质硬化，局部关节间隙增宽

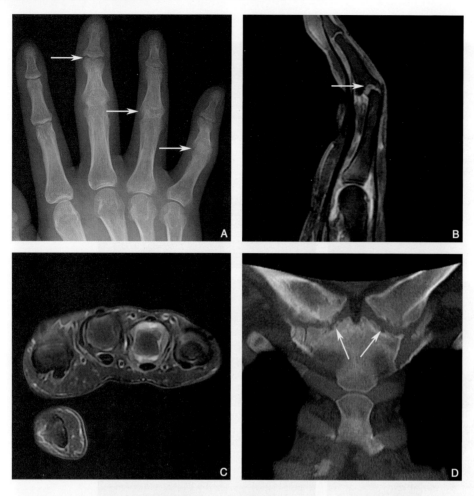

图 10-3-4　银屑病性骨关节炎所致关节骨侵蚀
患者银屑病病史 10 年,右手正位平片(A)显示第 2～5 指屈曲,近位、远位指间关节面毛糙,局部侵蚀破坏(箭),近位指间关节周围软组织肿胀;环指矢状面质子抑脂序列(B)显示近位指间关节面侵蚀破坏,中节指骨基底凹陷(箭),掌指关节囊积液,滑膜增厚;横断面质子抑脂序列(C)显示第 4 掌指关节内外侧副韧带增厚、信号增高,关节滑膜增厚,关节囊积液;胸锁关节冠状面 CT 重建(D)显示双侧胸锁关节面毛糙、骨质硬化(箭)

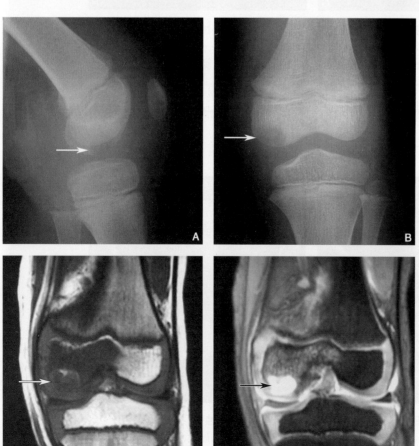

图 10-3-5　化脓性关节炎所致关节骨侵蚀
左膝关节平片(A、B)显示股骨内髁负重区骨质破坏(箭),关节囊肿胀明显;MRI 冠状面 T1WI(C)及质子抑脂序列(D)显示股骨内髁负重区骨质破坏(箭),呈长 T1 长 T2 信号,周围骨髓水肿,关节囊积液

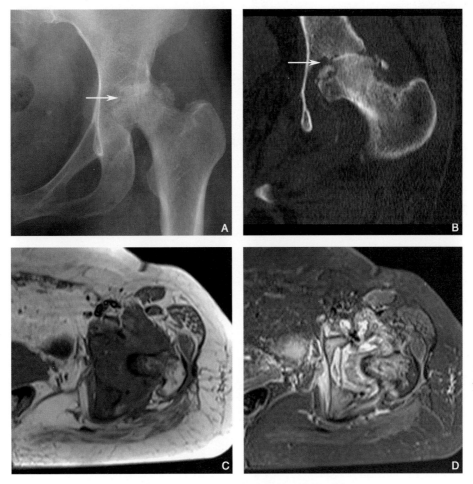

图 10-3-6　化脓性关节炎所致关节骨侵蚀

左髋平片（A）显示左侧髋臼及股骨头骨质破坏（箭），股骨头变扁，密度不均匀,髋关节间隙明显变窄；CT 冠状面重建（B）显示髋臼及股骨头骨质破坏(箭),股骨头不规则,散在斑点样高密度,髋关节间隙明显变窄,关节囊肿胀；MRI 横断面 T1WI（C）及 T2-FSE（D）显示髋臼、股骨头颈及周围软组织可见弥漫性 T1WI 低信号、T2WI 高信号影,边缘模糊,关节囊内可见大量液体样信号影

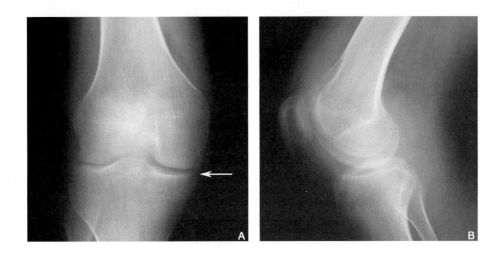

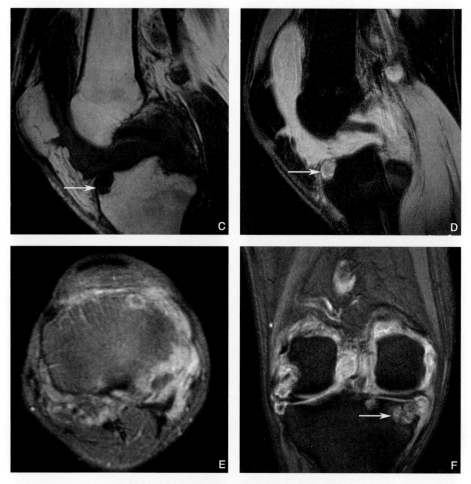

图 10-3-7　结核性关节炎所致关节骨侵蚀

右膝关节平片（A、B）显示胫骨内侧平台边缘局部凹陷（箭），关节囊明显肿胀；MRI 矢状面 T1WI（C）及质子抑脂序列（D 矢状面、E 横断面、F 冠状面）显示胫骨内侧平台边缘多发侵蚀、破坏（箭），呈长 T1 长 T2 信号，关节滑膜增厚，关节囊积液

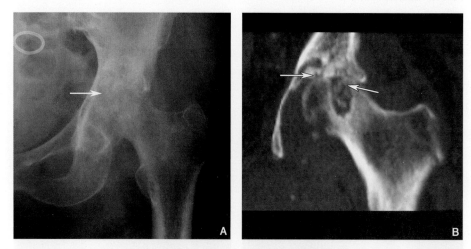

图 10-3-8　结核性关节炎所致关节骨侵蚀

左髋平片（A）显示明显骨质疏松，髋臼及股骨头侵蚀破坏（箭），关节间隙消失；CT 冠状面重建（B）显示髋臼及股骨头骨质破坏（箭），散在沙砾样死骨，髋关节间隙明显变窄，关节囊肿胀

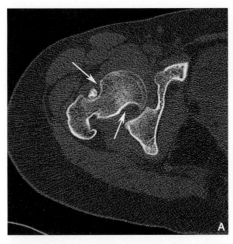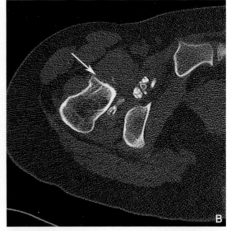

图 10-3-9　软骨瘤病所致关节骨侵蚀

CT 横断面（A、B）显示右侧髋关节囊内多发类圆形高密度游离体，股骨颈前、后缘受压凹陷（箭），关节内肿胀

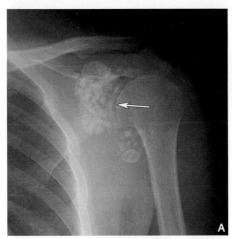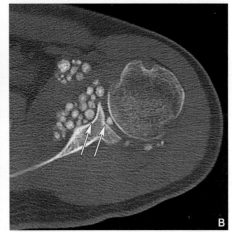

图 10-3-10　软骨瘤病所致关节骨侵蚀

左肩平片（A）显示肩关节周围散在大小不等的高密度游离体（箭），呈石榴籽样改变；CT 横断面（B）显示肩关节内可见多个大小不等类圆形高密度影，肩胛骨及肱骨头受压凹陷，局部骨质硬化（箭）

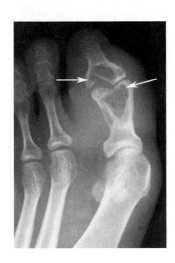

图 10-3-11　腱鞘巨细胞瘤所致关节骨侵蚀

左足平片显示第 1 趾间关节周围软组织内可见软组织肿块，趾间关节骨端可见侵蚀、压迫性骨质破坏（箭），累及关节面

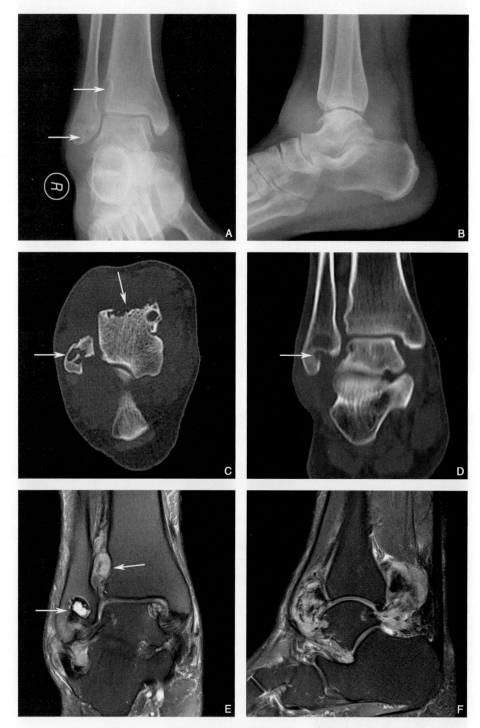

图 10-3-12　色素沉着绒毛结节性滑膜炎所致关节骨侵蚀

踝关节平片（A、B）显示胫骨外缘及外踝局部骨质侵蚀、破坏（箭），关节内可见软组织肿块影；CT 横断面（C）、冠状面重建（D）显示胫骨外缘、外踝、距骨局部骨质侵蚀破坏（箭），关节内肿胀；MRI 质子抑脂序列（E 冠状面、F 矢状面）显示踝关节周围弥漫分布软组织肿块影，T2WI 为不均匀高低混杂信号，其内可见斑片状低信号提示含铁血黄素成分，邻近胫腓骨及距骨侵蚀破坏（箭），周围软组织受压移位

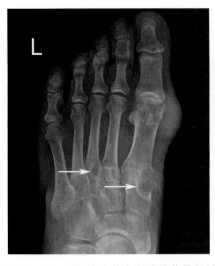
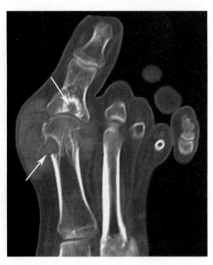

图 10-3-13　痛风性关节炎所致关节骨侵蚀
左足平片显示第 1 跖趾关节内侧软组织内可见高密度痛风石影,第 1~3 跗跖关节处可见稍高密度痛风石影,局部邻近骨质可见侵蚀、破坏、凹陷,边缘硬化(箭),局部呈悬挂边缘征

图 10-3-14　痛风性关节炎所致关节骨侵蚀
CT 足冠状面重建显示第 1 跖趾关节骨质破坏,局部呈囊状侵蚀破坏,边缘硬化(箭),局部呈悬挂边缘征,软组织内可见稍高密度痛风石

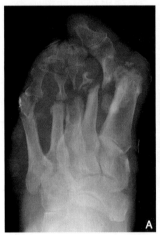
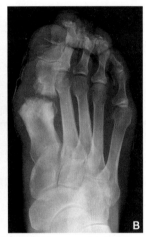

图 10-3-15　夏科氏关节(糖尿病)所致关节骨侵蚀
左足平片(A)显示第 1~5 跖趾关节多发骨质侵蚀、破坏,局部骨质碎裂、吸收,关节脱位;
右足平片(B)显示第 1 跖趾关节骨质侵蚀、破坏,局部骨质吸收

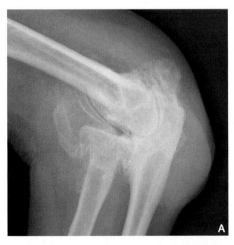
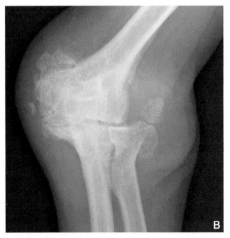

图 10-3-16　夏科氏关节(脊髓空洞)所致关节骨侵蚀
左肘平片(A、B)显示肘关节外翻,肱骨远端、尺桡骨近端关节面破坏,周围散在骨块影,呈溅泥征,周围软组织明显肿胀

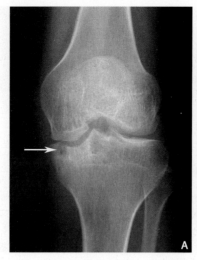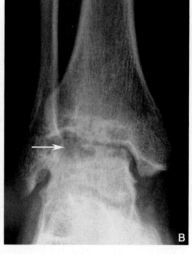

图 10-3-17 血友病性关节炎所致关节骨侵蚀
左膝平片（A）显示股骨远端、胫骨近端肥大，股骨髁间窝深，关节面侵蚀破坏，软骨下囊变形成(箭)，关节间隙明显变窄；右踝平片（B）显示胫骨远端、距骨关节面毛糙，软骨下骨侵蚀破坏，局部囊变形成(箭)，关节间隙明显变窄

【相关疾病】

伴有骨侵蚀的关节病变在临床工作中病种较多，常见的有：类风湿性关节炎、强直性脊柱炎、银屑病性关节炎、化脓性关节炎、结核性关节炎、色素沉着绒毛结节性滑膜炎、软骨瘤病、夏科氏关节，不常见的有血友病、炎性肠病性关节炎、关节置换术后颗粒病等，详见表 10-3-1。

表 10-3-1 伴有骨侵蚀的关节病变

炎性疾病	感染性疾病	肿瘤性疾病	其他病变
类风湿性关节炎	化脓性关节炎	色素沉着绒毛结节性滑膜炎	痛风性关节炎
强直性脊柱炎	结核性关节炎	软骨瘤病	神经性骨关节病
银屑病性关节炎			血友病性骨关节病
			关节置换术后颗粒病

【分析思路】

伴有骨侵蚀的关节病变，分析思路如下：

第一，识别关节软骨下骨侵蚀的位置、形态，关节间隙是否异常，关节囊是否肿胀，关节组成骨骨质密度/信号是否正常。

第二，手腕、足踝部关节软骨下骨侵蚀多见于类风湿性关节炎、银屑病性关节炎、痛风性关节炎、神经性骨关节病等。类风湿性关节炎病程长临床症状及实验室检查典型，银屑病性关节炎有明确皮肤病变，痛风性关节炎有高尿酸病史，神经性骨关节病有局部神经感觉反射较弱或消失。

第三，四肢大关节（相对于手腕、足踝）软骨下骨侵蚀多见于化脓性关节炎、结核性关节炎、色素沉着绒毛结节性滑膜炎、软骨瘤病、神经性骨关节病、血友病性骨关节病、关节置换术后颗粒病等。化脓性关节炎和结核性关节炎都有感染症状，前者病情急、症状重，后者相对病程长、症状轻；色素沉着绒毛结节性滑膜炎、软骨瘤病的软骨下骨侵蚀多为关节内病变压迫侵蚀样改变，前者多有含铁血黄素成分典型的 MRI 信号特征，后者多为典型多发类圆形病变，根据骨化的阶段不同影像表现各异；神经性骨关节病有局部神经感觉反射较弱或消失；血友病性骨关节病为先天性发育缺陷所致，关节内出血、滑膜弥漫性增厚侵蚀软骨下骨为特征；关节置换术后颗粒病为特定关节置换术后假体周围骨质溶解形成的假侵蚀灶。

第四，骶髂关节软骨下骨侵蚀多见于强直性脊柱炎、银屑病性关节炎、结核性关节炎等。强直性脊柱炎多为青少年男性，骶髂关节对称性骨质破坏，实验室检查特征；银屑病性关节炎有明确皮肤病变，早期骶髂关节为非对称性骨质破坏；结核性关节炎有感染症状，由于位置隐蔽，常病程长、症状轻。

第五，关节边缘骨质侵蚀破坏需要考虑类风湿性关节炎、结核性关节炎;关节承重面骨质侵蚀破坏要考虑化脓性关节炎。

第六,结合患者临床病史及实验室检查,与影像学征象综合分析。

【疾病鉴别】

伴有骨侵蚀的关节病变作为一个影像征象,分

析时需要结合骨侵蚀的位置特征、关节间隙情况,需要结合临床信息进行诊断和鉴别诊断。

1. 基于临床信息的鉴别诊断流程见图10-3-18。

2. 常见的伴有骨侵蚀的关节病变的主要鉴别诊断要点见表10-3-2。

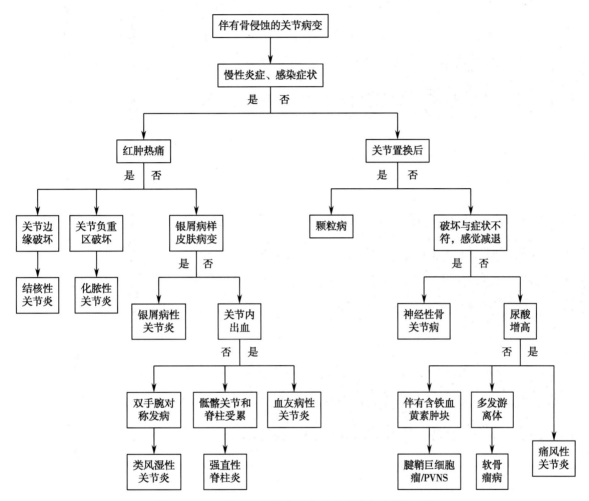

图 10-3-18 伴有骨侵蚀的关节病变的鉴别诊断流程图

表 10-3-2 伴有骨侵蚀的关节病变的主要鉴别诊断要点

疾病	影像特征	鉴别要点	主要伴随征象/临床
类风湿性关节炎	掌指关节、桡腕关节、腕间关节骨质边缘性侵蚀灶,关节肿胀滑膜增厚,骨质疏松	肢端对称受累,骨质疏松	多见于中年女性,典型对称的发病部位,类风湿因子常为阳性,骨质疏松
强直性脊柱炎	双侧骶髂关节对称性骨质侵蚀破坏	骶髂关节及脊柱受累	多见于青年男性,类风湿因子常为阴性,多数患者 HLA-B27 阳性
银屑病性关节炎	早期为非对称性骶髂关节骨质侵蚀破坏,指间关节骨质侵蚀破坏	皮肤病变	典型的皮肤病变
化脓性关节炎	先见于关节面承重区骨质破坏,破坏进展快,累及范围广,关节囊肿胀	承重区骨质破坏	发热,局部红、肿、热、剧痛
结核性关节炎	先见于关节边缘部位侵蚀破坏,破坏进展慢,关节囊肿胀	边缘区骨质破坏	关节疼痛和梭形肿胀,血沉加快,C反应蛋白升高;结核病史

疾病	影像特征	鉴别要点	主要伴随征象/临床
腱鞘巨细胞瘤/色素沉着绒毛结节性滑膜炎	腱鞘巨细胞瘤多为边界清楚的软组织肿块，压迫邻近骨质形成局部缺损、凹陷。色素沉着绒毛结节性滑膜炎多为关节内弥漫性肿胀，可侵犯邻近骨质	病变组织内含有含铁血黄素沉积，MRI局部典型信号特征	腱鞘巨细胞瘤多位于手足部；色素沉着绒毛结节性滑膜炎多见于大关节
软骨瘤病	关节内多个大小不一的钙化或骨化游离体，呈环状或斑点样，根据骨化程度不同表现各异，可压迫侵蚀关节内骨质	关节内簇状多发游离体	以大关节多见，常出现关节绞索
痛风性关节炎	关节周围软组织内高密度痛风石，可侵蚀、压迫邻近骨质呈悬挂边缘征，多见于第1跖趾关节内侧	高密度痛风石	临床分为无症状性高尿酸血症、急性痛风性关节炎(红、肿、热、痛)、痛风间歇期
神经性骨关节病	关节结构破坏、骨质碎裂、多发骨碎片、关节肿胀。病因不同部位不同，糖尿病多见于足、手，脊髓空洞多见肩、肘	关节破坏程度与临床症状极不相符	局部神经感觉反射减弱或消失，关节无痛性急性、关节功能异常、过度活动、关节内游离体
血友病性骨关节病	关节内病变分为出血期(关节肿大，密度增高，关节间隙增宽，关节周围骨质无破坏)、炎症期(滑膜增厚、色素沉着、关节软骨及软骨下骨侵蚀)、退变期(骨端变形、骨赘形成、游离体)	关节内出血所致的含铁血黄素沉积并刺激滑膜	常见于第Ⅷ凝血因子缺乏的男性，表现为创伤性或自发性出血
关节置换术后颗粒病	关节假体周围骨质吸收溶解或形成囊性病变	病变位于假体周围	关节假体置换术后假体周围形成

(丁建平)

参考文献

[1] 徐文坚,袁慧书. 中华影像医学——骨肌系统卷[M].3版.北京:人民卫生出版社,2022.

[2] 徐克,龚启勇,韩萍. 医学影像学[M].8版.北京:人民卫生出版社,2018.

[3] ADAM ANDREAS,DIXON ADRIAN K,GILLARD JONATHAN H,等.格-艾放射诊断学[M].6版.张敏鸣,译.北京:人民军医出版社,2015.

[4] MANASTER ANDREWS,PETERSILGE ROBERTS.影像专家鉴别诊断　骨关节肌肉分册[M].程晓光,译.北京:人民军医出版社,2012.

[5] 孟悛非,郭启勇.中华临床医学影像学　骨关节与软组织分册[M].北京:北京大学医学出版社,2015.

第四节　关节强直

【定义】

关节强直(ankylosis)指由骨或纤维组织桥接于相对应关节面之间的病理变化。

【病理基础】

不同病变有不同的病理学特征，关节炎性病变为自身免疫病，关节非特异性滑膜炎，侵蚀破坏关节软骨，进而形成骨性或纤维性强直;感染性疾病如结核性关节炎为滑膜充血、肿胀、增生，形成特异性肉芽组织及纤维素性渗出，多形成纤维性强直;外科手术治疗后多破坏关节软骨形成骨性强直;先天性联合并非关节的联合强直，而是先天性发育不良所致。

【征象描述】

关节强直根据病因不同分为关节炎(图10-4-1～图10-4-3)、关节感染(图10-4-4、图10-4-5)、外科治疗后关节强直(图10-4-6、图10-4-7)等，需要注意的是先天性骨联合(图10-4-8～图10-4-11)与关节强直类似，多见于跗骨和腕骨。关节强直可分为骨性和纤维性两种，骨性强直关节间隙部分或完全消失，可见骨小梁通过关节间隙连接骨端;纤维性强直关节间隙变窄，仍保留关节间隙透亮影，无骨小梁贯穿。

1. X线表现　能够显示是骨小梁通过关节的骨性强直(图10-4-1、图10-4-2)，还是关节间隙透亮影存在的纤维性强直(图10-4-3);是外科手术治疗后关节强直(图10-4-6、图10-4-7)，还是先天性发育所致的联合(图10-4-8～图10-4-11)。

2. CT表现　能清楚地显示关节强直的位置、边界、形态、密度(是否有骨小梁通过)(图10-4-1、图

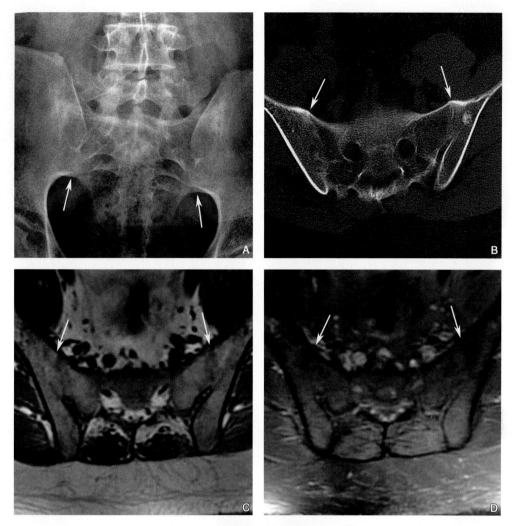

图 10-4-1 强直性脊柱炎所致关节强直

骶髂关节平片（A）及 CT 横断面（B）显示双侧骶髂关节骨性融合，关节间隙消失，可见骨小梁通过（箭）；MRI 横断面 T1WI（C）及质子抑脂序列（D 横断面）显示双侧骶髂关节骨性融合（箭），局部脂肪沉积

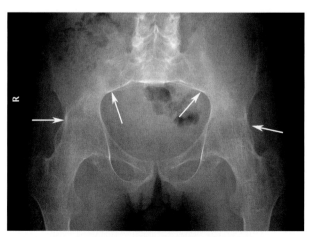

图 10-4-2 强直性脊柱炎所致关节强直

骨盆平片显示双侧骶髂关节、双髋关节骨性融合，关节间隙消失，可见骨小梁通过（箭）

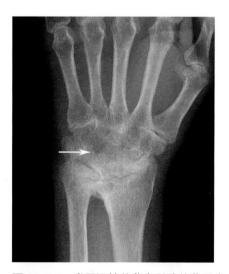

图 10-4-3 类风湿性关节炎所致关节强直

腕关节平片显示左腕明显骨质疏松，腕骨骨性融合，腕间关节间隙消失，骨小梁通过（箭），桡腕关节间隙变窄，关节面模糊，纤维性关节强直

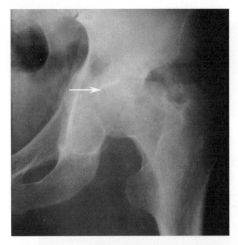

图 10-4-4 结核性关节炎所致关节强直
左髋关节平片显示髋关节结核性关节炎,关节面骨质破坏,关节间隙变窄(箭),纤维性强直,关节周围软组织内可见钙化

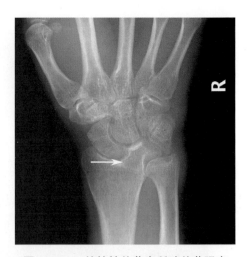

图 10-4-5 结核性关节炎所致关节强直
右腕平片显示腕关节结核性关节炎,桡月关节骨性融合,关节间隙消失,骨小梁通过(箭)

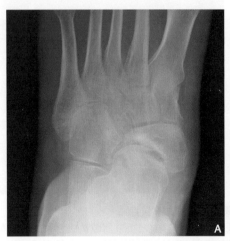
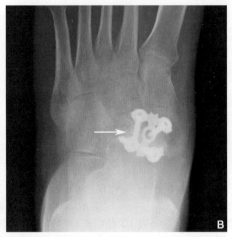

图 10-4-6 外科治疗后关节融合所致关节强直
左足平片(A)显示足舟骨楔形改变,距舟关节退变,成人足舟骨缺血坏死(Müller-Weiss综合征)伴创伤性关节炎,患者疼痛明显,术后平片(B)显示距舟关节融合(箭),关节间隙模糊,可见内固定

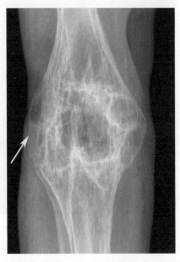

图 10-4-7 外科治疗后关节融合所致关节强直
膝关节平片显示膝关节外伤术后,髌骨缺损,股骨与胫腓骨骨性融合,关节间隙消失,骨小梁通过(箭),局部形态不规则

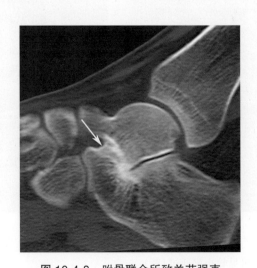

图 10-4-8 跗骨联合所致关节强直
CT足矢状面显示距骨、跟骨先天性部分融合,中跟距关节间隙消失,可见骨小梁通过(箭),后跟距关节面及关节间隙可见

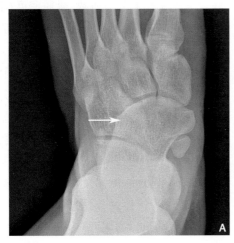
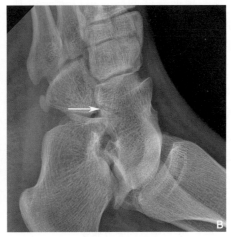

图 10-4-9 跗骨联合所致关节强直
足平片（A、B）显示足距骨、舟骨先天性联合，距骨、舟骨关节未分化，未见关节间隙（箭），
舟骨内侧可见副舟骨

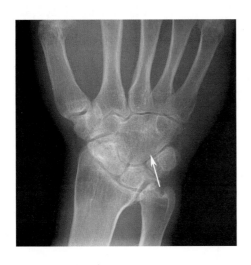

图 10-4-10 腕骨联合所致关节强直
腕平片显示头状骨与钩骨先天性联合，头
状骨与钩骨关节未分化，未见关节间隙（箭）

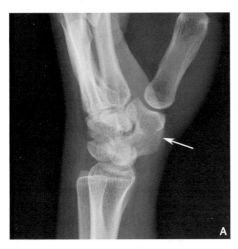
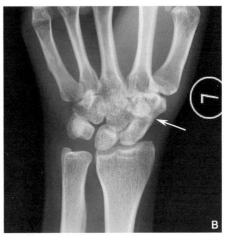

图 10-4-11 腕骨联合所致关节强直
腕平片（A、B）显示舟骨与大多角骨先天性联合，舟骨与大多角骨关节未分化，未见关节
间隙（箭）

10-4-8）。

3. MRI 表现　根据病变的信号可以进一步判断其成分,特别是脂肪组织、含铁血黄素等,与 X 线和 CT 相比,MRI 显示病变的组织分辨率更高,可以更清晰地显示关节软骨及软骨下骨,但对于关节内连接的骨小梁显示不如 CT(图 10-4-1)。

【相关疾病】

关节强直在临床工作中病种较多,常见的有:强直性脊柱炎、类风湿性关节炎、银屑病性关节炎、化脓性关节炎、结核性关节炎、外科治疗后改变,不常见的跗骨联合、腕骨联合等,详见表 10-4-1。

表 10-4-1　关节强直的关节病变

炎性疾病	感染性疾病	其他病变
类风湿性关节炎	化脓性关节炎	外科治疗后关节融合
强直性脊柱炎	结核性关节炎	跗骨联合
银屑病性关节炎		腕骨联合

【分析思路】

伴有关节强直的关节病变,分析思路如下:

第一,识别关节强直的位置、形态,关节间隙是否有骨小梁通过,关节组成骨骨质密度/信号是否正常。

第二,手腕、足踝部关节强直多见于类风湿性关节炎、银屑病性关节炎、跗骨联合、腕骨联合等。类风湿性关节炎病程长、临床症状及实验室检查典型,

银屑病性关节炎有明确皮肤病变,跗骨联合和腕骨联合为先天性未分节所致,骨质密度/信号正常。

第三,四肢大关节(相对于手腕、足踝)关节强直多见于化脓性关节炎、结核性关节炎等。化脓性关节炎和结核性关节炎都有感染症状,前者病情急、症状重,多为骨性强直,后者相对病程长、症状轻,多为纤维性强直。

第四,骶髂关节关节强直多见于强直性脊柱炎、银屑病性关节炎、结核性关节炎等。强直性脊柱炎多为青少年男性,骶髂关节对称性骨质破坏,实验室检查特征,为骨性关节强直;银屑病性关节炎有明确皮肤病变,早期骶髂关节为非对称性骨质破坏,为骨性强直;结核性关节炎有感染症状,位置隐蔽,常病程长、症状轻,多为纤维性关节强直。

第五,外科治疗后关节融合可见于任何关节,有明确手术病史。

第六,结合患者临床病史及实验室检查,与影像学征象综合分析。

【疾病鉴别】

关节强直作为一个影像征象,分析时需要结合关节强直的位置特征、关节间隙情况,需要结合临床信息进行诊断和鉴别诊断。

1. 基于临床信息的鉴别诊断流程见图 10-4-12。

2. 常见的关节强直的关节病变的主要鉴别诊断要点见表 10-4-2。

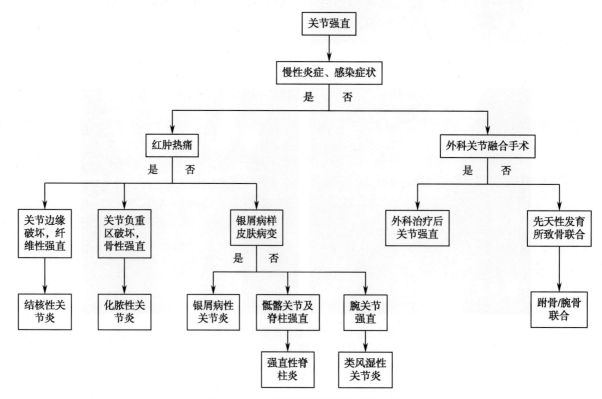

图 10-4-12　关节强直鉴别诊断流程图

表 10-4-2　关节强直的关节病变的主要鉴别诊断要点

疾病	影像特征	鉴别要点	主要伴随征象/临床
类风湿性关节炎	掌指关节、桡腕关节、腕间关节骨质边缘性侵蚀灶,骨质疏松,多为纤维性强直	肢端对称受累,骨质疏松	多见于中年女性,典型对称的发病部位,类风湿因子常为阳性,骨质疏松
强直性脊柱炎	双侧骶髂关节对称性骨质侵蚀破坏,可累及髋关节,多为骨性强直	骶髂关节及脊柱受累	多见于青年男性,类风湿因子常为阴性,多数患者 HLA-B27 阳性
银屑病性关节炎	早期为非对称性骶髂关节骨质侵蚀破坏,指间关节骨质侵蚀破坏、融合、强直	皮肤病变	典型的皮肤病变,香肠指(趾)
化脓性关节炎	先见于关节面承重区骨质破坏,破坏进展快,累及范围广,关节囊肿胀,多为骨性强直	承重区骨质破坏	发热,局部红、肿、热、剧痛
结核性关节炎	先见于关节边缘部位侵蚀破坏,破坏进展慢,关节囊肿胀,多为纤维性强直	边缘区骨质破坏	关节疼痛和梭形肿胀,血沉加快,C 反应蛋白升高;结核病史
外科治疗后关节融合	关节融合术后骨性融合,部分可见置入物	明确手术病史	关节疼痛的治疗措施之一,外科手术
跗骨/腕骨联合	跗骨/腕骨先天性未分节引起,跗骨间为正常的骨小梁分布,关节面全部或部分缺如	先天性发育畸形	发育所致,可无明确症状,可伴有局部疼痛

(丁建平)

参 考 文 献

[1] 徐文坚,袁慧书.中华影像医学——骨肌系统卷[M].3版.北京:人民卫生出版社,2022.

[2] 徐克,龚启勇,韩萍.医学影像学[M].8 版.北京:人民卫生出版社,2018.

[3] ADAM ANDREAS,DIXON ADRIAN K,GILLARD JONATHAN H,等.格-艾放射诊断学[M].6 版.张敏鸣,译.北京:人民军医出版社,2015.

[4] MANASTER ANDREWS,PETERSILGE ROBERTS.影像专家鉴别诊断　骨关节肌肉分册[M].程晓光,译.北京:人民军医出版社,2012.

[5] 孟悛非,郭启勇.中华临床医学影像学　骨关节与软组织分册[M].北京:北京大学医学出版社,2015

第五节　关节间隙增宽

【定义】

关节间隙增宽(widening of joint space)指关节骨端骨性关节面之间的间隙宽度增大超过正常值。

【病理基础】

滑膜关节的正常解剖结构包括关节骨端、关节囊和关节腔。影像学的关节间隙是指两个骨端骨性关节面之间的间隙,包括关节软骨、关节间纤维软骨和真正的关节腔。关节脱位、骨性关节面的凹陷与破坏、关节囊的松弛与损伤、关节腔的张力增加(积液、滑膜增生、肿瘤等)是导致间隙增宽的常见原因。

【征象描述】

1. X 线表现　X 线平片可宏观地显示关节间隙增宽的程度、关节对位关系及关节的密度异常,包括骨质破坏、关节内的钙化及骨性游离体等,也可以显示构成骨的骨质密度减低或增高。对 X 线仅能显示关节间隙增宽的病例,要进一步了解间隙增宽的原因,仍需结合 MRI 或 CT 检查,如图 10-5-1A 显示膝关节外伤后关节内侧间隙增宽,仅显示胫骨外侧平台下骨密度略增高,骨小梁结构紊乱,缺乏间隙增宽的直接原因(如隐匿性骨折),通过 MRI 明确显示了胫骨外侧平台轻度凹陷性骨折(图 10-5-3A)。关节腔内滑膜增殖性病变及游离体是关节间隙增宽的另一常见原因,需要结合 MRI 观察间隙内的软组织,如滑膜等。

2. CT 表现　CT 避免了 X 线前后重叠及组织密度分辨力低的缺陷,对关节间隙增宽的显示更加明确,且能显示 X 线阴性的微小骨质破坏、关节腔内游离体以及关节软组织病变。如图 10-5-2 CT 明确显示肘关节脱位导致的间隙增宽,关节内多发游离体提示夏科氏关节病,对尺骨冠突骨折显示明确。CT 对颅骨、脊柱、肋骨、骨盆等部位的关节间隙及构成骨的异常的检出更具有优势。另外,3D 成像、骨算法薄层扫描等技术具有更高的分辨力,双能量技术可以显示尿酸结石。

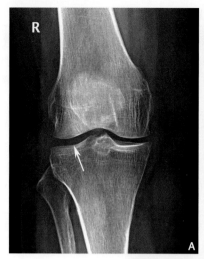
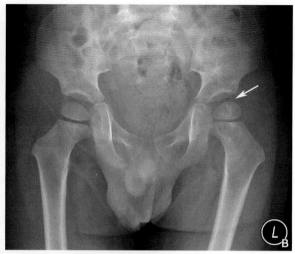
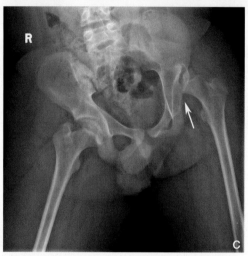

图 10-5-1 关节间隙增宽 X 线表现
A. 膝关节外侧间隙略增宽(白箭),胫骨外侧平台下骨密度增高,骨小梁结构紊乱,胫骨未见明显骨折线;B. 左髋化脓性关节炎,左髋关节间隙增宽(白箭),股骨头骨骺及股骨颈内见类圆形低密度区,边缘略硬化;C. 先天性左髋关节发育不良并脱位,骨盆倾斜,左髋髋臼浅平,左股骨头骨骺形态不规整并外上移位,沈通氏线不连续,髋关节间隙增宽(白箭)

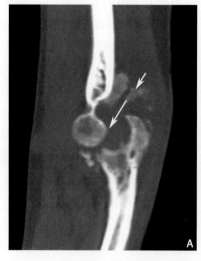
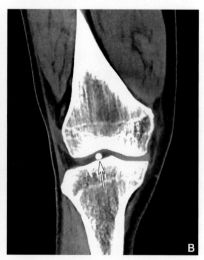

图 10-5-2 关节间隙增宽 CT 表现
A. 夏科氏关节,肘关节脱位,尺骨向后上移位,关节对位不良,相应关节间隙增宽(长箭),关节腔内游离体(短箭)及尺骨冠突骨折;B. 滑膜软骨瘤病,左膝关节间隙内见一圆形骨性高密度灶(白箭),形态规整,边缘光滑,相应间隙较内侧间隙增宽,邻近股骨及胫骨骨性关节面未见破坏

3. MRI 表现 MRI 对水及软组织有着优越的显示能力,较 CT 及 X 线的明显优势在于显示间隙增宽的直接原因,如隐匿性骨折、软骨缺失、滑膜增生、滑膜肿瘤、软组织损伤、关节腔内游离体等,同时显示关节内不同性质的积液,如血液、脓液、脂肪等。图 10-5-3A 与图 10-5-1A 为同一病例,膝关节外伤后 X 线仅能显示胫股关节内侧间隙增宽,MRI 明确间隙增宽的原因是胫骨平台凹陷性骨折;图 10-5-3B 为肘关节夏科氏关节所导致的间隙增宽,T2WI-FS 示肘关节脱位,以及增宽间隙内明显增厚的滑膜、肱骨小头及尺骨骨髓水肿。

图像的误判与防范:CT 和 X 线摄影均可以明确显示间隙增宽,但不能明确导致关节间隙增宽的软组织病变,如:滑膜炎、滑膜增殖性病变、源自滑膜但没有骨化的肿瘤及游离体、软骨损伤、关节囊及辅助结构损伤等,这都是引起误判原因。防范措施:①注重病史及实验室检查,排除系统性、代谢性等疾病引起的关节间隙增宽,如肌无力症、类风湿性关节炎、痛风等。②注重专科查体体征:了解关节功能状况、运动神经及感觉神经功能状态、有无炎症特点等,如夏科氏关节、化脓性关节炎等。③依据病情及结构特点,结合 X 线平片、CT、MRI、超声等检查,取长补短、互相印证,明确病因,避免漏诊及误判。

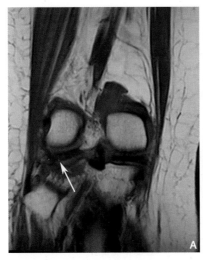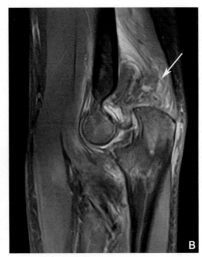

图 10-5-3 关节间隙增宽 MRI 表现

A. 胫骨平台隐匿性骨折,T1WI 显示胫骨外侧平台凹陷,相应关节间隙增宽,关节面下骨质呈低信号,膝关节对位良,内侧间隙未见狭窄;B. 肘关节夏科氏关节,T2WI-FS 示肘关节脱位,关节间隙明显增宽,间隙内见明显增厚的滑膜,呈略低信号(白箭),肱骨小头及尺骨骨质骨髓水肿,呈高信号

【相关疾病】

关节间隙增宽是关节病变的影像学征象,从解剖结构上可分为 3 个原因:

一、关节构成骨的异常

1. 发育性、代谢性、营养不良性、缺血性等疾病 如先天性髋关节脱位、夏科氏关节、佝偻病、痛风性关节炎、银屑病性关节炎、骨缺血坏死等。

2. 炎症 如化脓性关节炎、结核性关节炎等。

3. 骨创伤 常见的骨折有凹陷性骨折、骺离骨折、软骨骨折以及脱位等。

二、关节囊及辅助结构病变

滑膜炎是最常见的积液原因,表现为滑膜增多及关节腔积液。急性滑膜炎由创伤引起,慢性滑膜炎有风湿免疫性、感染性、退行性、代谢性等。增殖性或肿瘤性滑膜病变也是关节间隙增宽的常见原因,如滑膜软骨瘤病、色素沉着绒毛结节性滑膜炎、腱鞘巨细胞瘤、树枝状脂肪瘤。创伤性改变有:关节囊、韧带或肌腱撕裂。全身性因素有肌无力等。

三、关节腔内病变

包括积液及肿瘤或游离体,积液包括积血、积脂或积脓;游离体包括滑膜软骨瘤病、米粒体滑膜炎以及软骨剥脱、骨质脱落、半月板撕裂。

关节间隙增宽的常见病因详见表 10-5-1。

【分析思路】

关节间隙增宽,分析思路如下:

表 10-5-1 关节间隙增宽病因

外伤性病变	滑膜病变	感染性病变	发育、免疫、代谢性疾病	神经营养不良性疾病
骨折	色素沉着绒毛结节性滑膜炎	化脓性关节炎	髋关节发育不良	夏科氏关节
脱位	滑膜软骨瘤病	结核性关节炎	痛风	糖尿病足、踝
半脱位	腱鞘巨细胞瘤		类风湿性关节炎	
韧带损伤	滑膜树枝状脂肪瘤			
关节积液/血	米粒体滑膜炎			

第一，识别征象。间隙增宽强调骨性关节面的间隙，依据对位情况判断是否脱位。诊断关节间隙增宽时，常需要与对侧（健侧）进行对比。也可以参照关节间隙正常值，如我国男性膝关节内侧间隙正常值为 5.80±0.84mm。

第二，判断关节间隙增宽的原因。利用 X 线及 CT 判断骨性结构对位异常或破坏（如脱位、半脱位、关节面塌陷），对于创伤性间隙增宽原因不明的病例，需要结合 MRI，排除隐匿性骨创伤；利用 MRI 观察关节周围支持结构的损伤、神经损伤，以及关节腔内积液/积血和关节内沉积物（如色素沉着绒毛结节性滑膜炎）等。

第三，注意关节周围组织异常，如创伤、炎症等。

第四，结合病史、体征及诊疗经过等临床资料，了解导致关节间隙增宽的系统性、代谢性、免疫性等疾病。

【疾病鉴别】

关节间隙增宽的病因分析需密切结合临床病史进行。

1. 关节间隙增宽常见病因的鉴别要点见表 10-5-2。
2. 基于临床信息的鉴别诊断流程见图 10-5-4。

引起关节间隙增宽的系统性、代谢性、免疫性、感染性疾病及创伤性改变由于具备临床特征及相应的实验室检查与影像学征象支持，诊断方向较明确。

表 10-5-2 关节间隙增宽常见病因的鉴别要点

疾病	典型影像特征	主要伴随征象	鉴别要点
关节积液/血	关节积液/积血	骨折、滑膜炎	积血见液-液平，脂-液平提示关节内骨折
化脓性关节炎	骨髓和软组织水肿，骨质破坏在承重面，骨膜下及关节腔脓液 DWI 高信号	死骨，骨破坏，骨膜反应	发热，关节肿痛，白细胞升高
类风湿性关节炎	双侧、多关节、对称分布，滑膜增殖，关节间隙早期宽，晚期多狭窄	关节周围骨质密度减低	类风湿因子阳性，肢端对称受累
脱位/半脱位	关节对位不良	可伴发骨折、骨挫伤	外伤或发育异常
色素沉着绒毛结节性滑膜炎	单关节，T1WI 和 T2WI 低信号结节，可见骨侵蚀，膝>踝>髋>肩	关节周围肿胀，滑膜增生、水肿	积液和关节内沉淀物导致关节间隙增宽
髋关节发育不良	关节间隙增宽，髋臼浅平，关节囊松弛	髋关节脱位或半脱位	多见于女性新生儿
神经营养不良性骨关节病	关节瓦解、半脱位，关节腔内可见游离高密度	常伴脊髓空洞	无痛性关节肿胀、骨质碎裂、脱位
滑膜软骨瘤病	可见骨性或软骨性游离体，单关节、以大关节最常见	关节间隙增宽	关节疼痛、关节绞锁
痛风	双能量 CT 可见痛风石结晶形成	关节周围软组织肿胀	尿酸升高
结核	单关节，脊柱>髋>膝，积液和关节破坏使关节间隙增宽	骨关节非承重面骨质破坏	可有肺结核病史

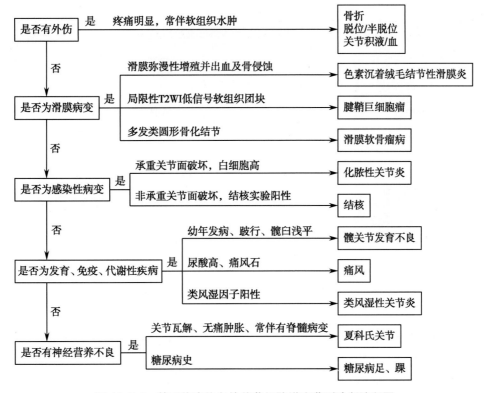

图 10-5-4 基于临床信息的关节间隙增宽鉴别诊断流程图

（林祥涛）

参 考 文 献

[1] 程晓光,崔建岭.肌骨系统放射诊断学[M].北京:人民卫生出版社,2018.

[2] 徐克,龚启勇,韩萍.医学影像学[M].8版.北京:人民卫生出版社,2018.

[3] ADAM ANDREAS,DIXON ADRIAN K,GILLARD JONATHAN H,等.格-艾放射诊断学[M].6版.张敏鸣,译.北京:人民军医出版社,2015.

[4] MANASTER ANDREWS,PETERSILGE ROBERTS.影像专家鉴别诊断 骨关节肌肉分册[M].程晓光,译.北京:人民军医出版社,2012.

[5] JACOB MANDELL.核心放射学:影像诊断图解教程[M].王维平,译.北京:人民卫生出版社,2017:995.

[6] 中国解剖学会体质调查委员会.中国人解剖学数值[M].北京:人民卫生出版社,2002:115.

第六节 关 节 残 毁

【定义】

关节残毁（articulation mutilation）又名吸收性关节病,指各种疾病引起关节结构的破坏、碎裂,导致关节结构损毁。

【病理基础】

疾病破坏关节滑膜、软骨,继而导致骨质破坏、吸收,最终关节脱位和瓦解,多见于自身免疫性、神经性及代谢性疾病等。

【征象描述】

1. X线检查表现 主要表现为关节构成骨骨端及关节面骨质破坏、吸收、变形,关节面塌陷,关节瓦解、脱位。残存骨囊变、硬化,骨缘毛糙不整,增生、硬化,关节腔内及周围可见游离碎骨片（图 10-6-1）。

2. CT表现 与X线表现基本相同,对骨性结构的观察更具体、准确,表现为骨性结构破坏、碎裂,骨端及关节面碎裂、塌陷,边缘增生、硬化,残端骨质内囊变、硬化,密度不均,关节腔内及周围可见游离碎骨片,常伴有关节脱位,关节周围软组织肿胀（图 10-6-2）。

3. MRI表现 除了从关节形态、结构及对位方面观察关节损毁改变外,重点观察X线及CT成像不能有效显示的滑膜和骨内病变的情况,明确关节损毁是滑膜病变引起还是骨本身病变引起,同时明确关节积液的多少及成分（如血性、化脓性）,可明确显示关节囊及周围软组织病变,如化脓性关节炎所致关节残损时,MRI可清楚显示关节囊及滑膜水肿,以及骨髓水肿等重要征象（图 10-6-3）。

误判与防范:关节残毁要结合病史及相应影像学检查,需与发育不良性骨关节炎、肿瘤性骨质破坏、骨折后骨吸收等鉴别,避免误判。关节残毁不仅

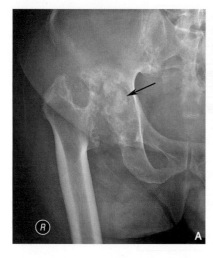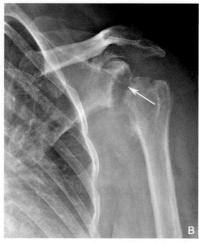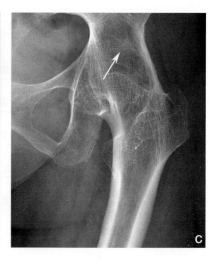

图 10-6-1 关节毁损 X 线表现

A. 右侧髋关节痛风性髋关节炎,髋关节对位不良,髋臼及股骨头骨质破坏、塌陷、部分碎裂(黑箭),髋臼缘毛糙、不整,关节间隙变窄、部分消失;B. 左肩关节化脓性关节炎,肩关节对位不良,骨性关节面破坏(白箭);C. 左髋关节强直性脊柱炎,髋关节间隙消失,可见骨性融合(白箭)

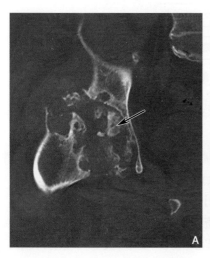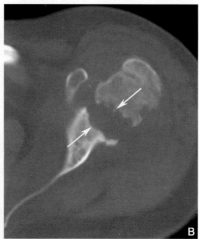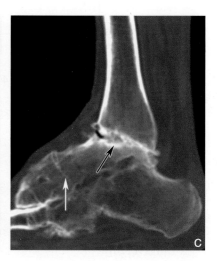

图 10-6-2 关节毁损 CT 表现

A. 右侧髋关节痛风性关节炎,股骨头结构破坏、碎裂(黑箭),残存骨密度不均,髋臼扩大,见多发囊变,边缘增生、硬化,病变区可见游离骨片,关节周围软组织肿胀;B. 左肩关节化脓性关节炎,肩关节半脱位,肱骨头及关节盂骨质破坏(白箭),关节囊肿胀;C. 右踝关节及足类风湿性关节炎,踝关节面不规整,距骨塌陷(黑箭),部分跗骨间关节间隙明显变窄、骨性融合(白箭)

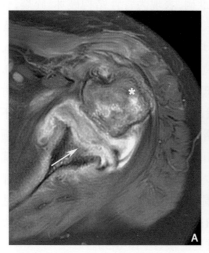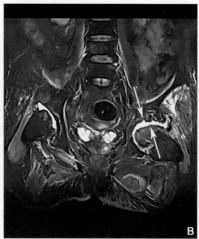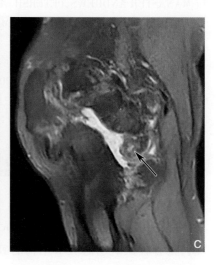

图 10-6-3 关节毁损 MRI 表现

A. 左肩关节化脓性关节炎,T2WI-FS 示肩关节囊肿胀,滑膜增生、水肿,关节盂骨质破坏(白箭),肱骨头内可见斑片状骨髓水肿高信号(星号);B. 左髋关节痛风性关节炎,T2WI-FS 示左髋关节面破坏、毛糙,部分关节软骨及皮质破坏(白箭);C. 膝关节夏科氏关节病,T2WI-FS 示膝关节半脱位,关节滑膜团状增生、肥厚,呈高 T2 信号(黑箭),膝关节囊增厚、肿胀,呈混杂高信号,关节腔内积液呈高信号仅是形态变化,要注重结构破坏、骨质瓦解、碎裂及溶解。X线摄影和CT成像是诊断关节残毁的主要影像学检查方法,对关节形态、骨质的破坏方式(吸收与瓦解)、游离骨块、钙化灶有明确的诊断价值。X线成像对形成关节残毁的某些病变征象不能显示,是造成误判或不能明确诊断的主要原因,特别是X线平片不能显示小的骨质破坏区及小的痛风结石、游离骨片及软组织病变,需结合MRI检查观察滑膜、软骨、关节囊及周围软组织,明确骨质破坏原因及程度,减少误判。防范措施:①首先注重病史及实验室检查,排除系统性、内分泌代谢性疾病等,如类风湿性关节炎、银屑病、幼年型特发性关节炎、痛风等。②注重专科查体体征:了解关节功能、运动神经及感觉神经功能状态等。③综合运用X线、CT、MRI、超声等检查技术,查漏补缺,互相印证,明确病因。如夏科氏关节,要结合临床除外糖尿病骨关节病,结合脊髓MRI排除脊髓空洞症。

【相关疾病】

关节残毁可见于多种疾病,最常见于类风湿性关节炎、银屑病关节炎、夏科氏关节病和幼年型特发性关节炎,少见疾病如痛风、甲状旁腺功能亢进症、慢性反应性关节炎和混合型结缔组织病,罕见性疾病如麻风病、多中心网状组织细胞增生症和皮肤T细胞淋巴瘤等。关节残毁的病因详见表10-6-1。

【分析思路】

关节残毁主要表现为关节骨质破坏、吸收,边缘可见骨质硬化,关节面塌陷,关节脱位,关节腔内及周围可见游离碎骨片,关节周围软组织肿胀,分析思路如下:

第一,识别征象。关节骨质碎裂,骨端不完整,

表 10-6-1 关节残毁病因

风湿免疫性疾病	感染性疾病	营养代谢性疾病
类风湿性关节炎	梅毒	夏科氏关节病
银屑病关节炎	麻风病	痛风性关节病
幼年型特发性关节炎	结核	甲状旁腺功能亢进症
	化脓性关节炎	
慢性反应性关节炎		先天性痛觉不敏感/丧失
混合型结缔组织病		
		退行性骨关节病

关节腔内及周围可见边缘硬化的游离碎骨片,关节脱位或半脱位为关节残损的特征性表现。

第二,结合患者病史、体征及诊疗经过等临床资料,有助于原发病的诊断。例如痛风病史,关节周围软组织内有结节;夏科氏关节病则常是脊髓病变引起,注意查体及结合脊髓MRI检查。

第三,结合发病年龄和部位,也有助于疾病的诊断。如发病年龄较小,应考虑幼年型特发性关节炎。如发病部位为手、足小关节,病变呈对称性、侵袭性,则应考虑到类风湿性关节炎的可能。

第四,分析关节周围骨质影像学征象,明确病因。如发现指骨"望远镜样"改变,则应考虑到银屑病性关节炎的可能;如发现指间关节呈"鹅颈样"畸形,则应考虑到类风湿性关节炎可能。

【疾病鉴别】

关节残毁的病因分析需密切结合临床病史进行分析。

1. 关节残毁常见病因的鉴别要点见表10-6-2。
2. 关节残毁的鉴别诊断流程见图10-6-4。

表 10-6-2 关节残毁常见病因的鉴别要点

疾病	典型影像特征	主要伴随征象/临床	鉴别要点
类风湿性关节炎	双侧手腕部小关节多发侵蚀性改变,骨质疏松,"笔帽样"指骨、"鹅颈样"畸形	关节肿胀,可见晨僵等临床症状	多为双侧对称性发病,女性多于男性
化脓性关节炎	首先出现关节面承重区的骨质破坏,破坏进展快,广泛骨髓水肿,关节肿胀	病变关节多见红、肿、热、痛表现	承重部位骨质破坏明显
夏科氏关节病	关节骨和软骨破坏速度快,关节脱位、碎裂,大量游离骨碎片,关节大量积液	关节周围肌肉萎缩,韧带松弛	多为单侧发病,可继发于糖尿病、脊髓空洞症、脊柱结核等
银屑病关节炎	指骨可大部分被溶解吸收,滑膜炎,骨质侵蚀,关节强直多见,"望远镜手""筒中笔样"畸形	合并皮肤病损	多为双侧非对称性分布,骨质密度多正常
强直性脊柱炎	髋关节是最常受累的周围关节,多双侧受累,表现为关节间隙变窄、关节面侵蚀、囊变、髋臼和股骨头关节面边缘骨赘及骨性关节强直	脊柱呈"竹节样"改变,椎旁韧带骨化。双侧骶髂关节间隙变窄、模糊	多为骶髂关节先发病,疾病进展自下而上
退行性骨关节病	关节间隙承重区变窄,关节面边缘骨质增生,关节面下囊变	关节疼痛,行动不便	多见于老年人,多为双侧,囊变多位于承重区关节面软骨下骨区

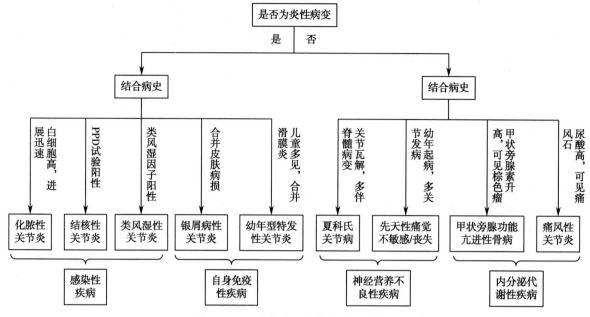

图 10-6-4 关节残毁的鉴别诊断流程图

（林祥涛）

参考文献

[1] MANASTER ANDREWS,PETERSILGE ROBERTS.影像专家鉴别诊断 骨关节肌肉分册[M].程晓光,译.北京:人民军医出版社,2012.

[2] MANASTER B J,CATHERINE C. ROBERTS,CHERYL A. PETERSILGE,等. 非创伤性骨肌影像学[M].赵斌,王光彬,译.济南:山东科学技术出版社,2020.

[3] ADAM ANDREAS,DIXON ADRIAN K,GILLARD JONATHAN H,等. 格-艾放射诊断学[M].6 版.张敏鸣,译. 北京:人民军医出版社,2015.

[4] ADAM GREENSPAN.实用骨科影像学[M].5 版.屈辉,王武,白荣杰,译.北京:科学出版社,2012.

[5] DARDARI D.Trends in the pathophysiology of Charcot neuroarthropathy[J].Trends Endocrinol Metab,2023,34(2):61-62.

第七节 关节内钙化游离体

【定义】

关节内钙化游离体（loose body）:是关节腔内出现的完全游离于正常骨组织的钙化物质,并且部分游离体可在腔内自由移动。

【病理基础】

关节内游离体的形成有多种机制。关节退变是游离体形成的重要原因,关节软骨软化、剥离、脱落到关节腔内,逐渐钙化形成游离体。此外关节骨软骨损伤,或长期高强度运动导致的关节软骨反复磨损,也可导致关节软骨脱落、形成游离体。在滑膜骨软骨瘤病中,滑膜或滑囊、腱鞘结缔组织化生转化致滑膜增厚形成结节,结节不断生长并脱落于关节腔,发生钙化或骨化形成游离体。剥脱性骨软骨炎中,多种病因导致局部骨质血运障碍,关节软骨及软骨下骨坏死脱落,形成游离体。关节内游离体常见于膝关节内,也可发生在肩、肘、踝、髋关节内,并可在关节腔内可形成机械性绞锁。

【征象描述】

1. **X 线表现** 主要表现为关节腔内游离的结节样高密度影,可单发或多发(图 10-7-1)。关节内的软骨小体未钙化时,在 X 线片上有时难以发现,可仅仅表现为相关疾病的并发症状,例如关节退变、肿胀等。

2. **CT 表现** 与 X 线表现基本相同,为关节腔内游离的结节样高密度影,CT 能更清晰地显示游离体的形态、数量及位置(图 10-7-2),并能显示骨与软组织的细微结构,为疾病的诊断提供可靠的依据。

3. **MRI 表现** 关节内钙化游离体可呈骨样信号,当钙化完全时各序列均呈低信号。虽然 MRI 对游离体的敏感性不如 CT,但 MRI 可以多方位扫描且软组织分辨力高,对滑膜的增厚、积液及软骨病灶显示更佳,也可以界定病变的范围和尚未完全钙化的游离体(图 10-7-3)。

【相关疾病】

关节内钙化游离体可以发生在任何关节,最常见于膝关节。其影像学表现缺乏特异性,但所涉及的病

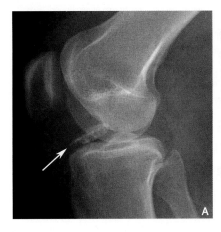
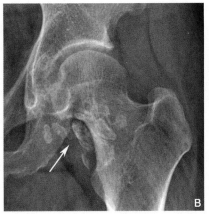
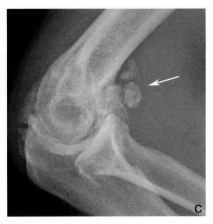

图 10-7-1 关节内钙化游离体 X 线表现

A. 右侧股骨远端剥脱性骨软骨炎,右膝关节侧位 X 线片示关节间隙游离体(箭);B. 左髋关节滑膜骨软骨瘤病,左髋关节正位 X 线片示关节内多发钙化游离体(箭);C. 右肘关节退行性改变,右肘关节侧位 X 线片示关节内多发钙化游离体(箭)

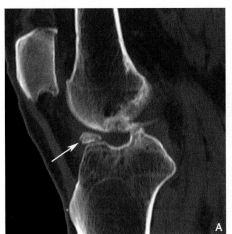
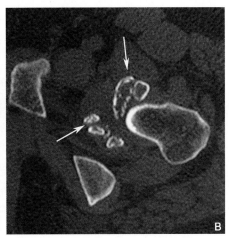

图 10-7-2 关节内钙化游离体 CT 表现

A. 左膝关节退行性骨关节病,CT 矢状面重建图示关节腔内游离体(箭),关节间隙变窄,骨质增生、硬化;B. 左髋关节滑膜骨软骨瘤病,髋关节 CT 横轴面示关节腔内多发钙化游离体,可清楚显示游离体的形态、数量及位置(箭)

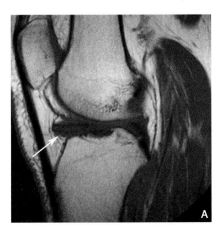
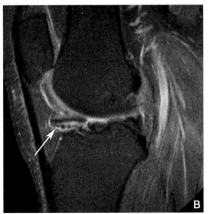
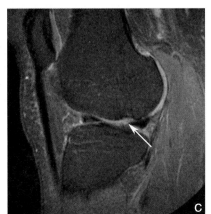

图 10-7-3 关节内钙化游离体 MRI 表现

A、B. 右侧股骨远端剥脱性骨软骨炎伴钙化游离体(箭),在 MRI T1WI 矢状面序列上与骨质信号相比呈低信号,T2WI 矢状面脂肪抑制序列上与骨信号相近;C. T2WI 矢状面脂肪抑制序列可清楚显示股骨远端外侧髁软骨损伤(箭)

变种类多、表现多样。根据游离体伴随病变的不同特点,可初步鉴别部分常见疾病。详见表 10-7-1。

表 10-7-1 关节内钙化游离体常见相关疾病

伴有软骨及软骨下骨骨质缺损	伴有骨质增生	伴有滑膜病变
剥脱性骨软骨炎	退行性骨关节病	滑膜骨软骨瘤病
	创伤性关节炎	

【分析思路】

关节内游离体影像表现比较单一,但伴随病变种类较多,鉴别诊断主要依靠临床病史及不同疾病的伴发影像特征。总结以下几点有助于对常见病诊断分析:

1. **典型影像学表现** 退行性骨关节病的游离体多表现为少而小;滑膜骨软骨瘤病常表现为关节周围多发游离体,一般附着于滑膜,典型的骨软骨小体周围呈不规则钙化的高密度环,中心部为密度较淡

的松质骨区。剥脱性骨软骨炎游离体一般为单发,关节面软骨可见局限性缺损,软骨下骨囊性变。

2. **关节骨质是否有改变** 退变性骨关节病多伴有相邻关节面骨质增生、囊性变及骨质硬化。剥脱性骨软骨炎可见局限性关节软骨缺损。

3. **游离体位置** 退行性骨关节病、剥脱性骨软骨炎游离体多见于关节腔内;滑膜骨软骨瘤病可见于关节腔内及其周围滑囊内。

4. **游离体单发或多发** 单发者多见于剥脱性骨软骨炎;多发者可见于滑膜骨软骨瘤病;退行性骨关节病的游离体可为单发或多发。

【疾病鉴别】

关节内钙化游离体的病因需结合临床资料及影像学表现综合分析。

1. 关节内钙化游离体常见病因的鉴别要点见表 10-7-2。

2. 鉴别诊断流程见图 10-7-4。

表 10-7-2 关节内钙化游离体常见病因的鉴别要点

疾病	典型影像特征	主要伴随征象	鉴别要点
退行性骨关节病	单发或多发。X 线、CT 为关节腔内结节样高密度影。MRI 呈结节状骨样信号	关节间隙狭窄;骨质增生、硬化、囊性变;关节积液	多见于中老年人;关节间隙变窄;骨质增生、硬化、囊性变
剥脱性骨软骨炎	单发。X 线、CT 为关节腔内结节样高密度影。MRI 呈结节状骨样信号	完全分离型 X 线、CT 可表现为轮廓清晰的局限性关节软骨缺损,与游离体相对应;软骨下骨骨质硬化、囊性变;骨髓水肿;关节积液	多青少年;常单发;可见局部软骨缺损;软骨下骨骨质硬化、囊性变
滑膜骨软骨瘤病	多发。X 线、CT 为关节腔内结节样高密度影,典型结节表现为周围高密度环,中心密度较低。MRI 呈结节状骨样信号,中心可见 T2WI 稍高信号	滑膜增厚	多发游离体
创伤性关节炎	单发或多发。X 线、CT 为关节腔内结节样高密度影。MRI 呈结节状骨样信号	关节间隙变窄;骨质增生,硬化,囊性变;可继发于髋臼发育不良;关节畸形等	关节发育异常或关节畸形等应力改变导致的关节慢性损伤

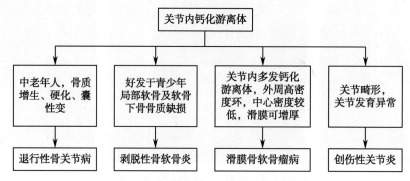

图 10-7-4 关节内钙化游离体的鉴别诊断流程图

(赵 建)

参 考 文 献

[1] 徐克,龚启勇,韩萍.医学影像学[M].8版.北京:人民卫生出版社,2018.

[2] MANASTER ANDREWS,PETERSILGE ROBERTS.影像专家鉴别诊断 骨关节肌肉分册[M].程晓光,译.北京:人民军医出版社,2012.

[3] ADAM ANDREAS,DIXON ADRIAN K,GILLARD JONATHAN H.,等.格-艾放射诊断学[M].6版.张敏鸣,译.北京:人民军医出版社,2015.

第八节　关节脱位

【定义】

关节脱位(dislocation of joint)是指构成关节的两个骨端正常对应的位置改变或距离增宽。

【病理基础】

关节脱位主要原因是外伤,多发生于活动范围较大、关节囊或周围韧带不坚固、结构不稳定的关节,以肩关节、肘关节常见。关节脱位后,关节囊或关节周围韧带损伤修复不全,常引起习惯性关节脱位,例如桡骨小头半脱位。此外,少数关节脱位为病理性或先天性。因胚胎发育异常,先天性骨关节发育不良可导致脱位,常见的有先天性髋关节脱位。关节内病变或关节周围病变,如关节感染、肿瘤等,引起骨端或关节面的破坏,可导致病理性脱位。

【征象描述】

1. X线检查表现　关节脱位按照程度分为完全脱位和半脱位。完全脱位表现为关节组成骨的关节面对应关系完全脱离。半脱位表现为关节组成骨的关节面对应关系部分脱离,关节间隙失去正常均匀

弧度而分离移位,宽窄不均。先天性关节脱位最常见于髋关节,表现为髋臼窝浅,股骨头向外上移位。桡骨小头半脱位是儿童习惯性关节脱位的常见类型,表现为桡骨小头与肱骨远端骨骺失去正常对应关系。创伤性关节脱位多见于肩、肘等关节,常伴有骨折、神经损伤、血管等损伤。病理性关节脱位常伴有关节面骨质破坏(图10-8-1)。

2. CT表现　相比于X线,CT在诊断关节脱位方面具有独特优势,可在评估关节脱位的同时发现细小骨折。多平面重建和三维重建能清晰显示关节脱位情况,对于骶髂关节分离和胸锁关节前、后脱位等,CT具有更敏感的诊断效能(图10-8-2)。

3. MRI表现　MRI既可以显示关节脱位,也可以显示合并损伤,如关节周围肌腱及关节内韧带的损伤、软骨损伤、周围软组织肿胀、关节积液积血等。如髌股关节脱位表现为髌股关节对位失常,常伴有髌骨骨折、髌骨内侧支持带的损伤。肩关节前脱位表现为盂肱关节间隙加大,肱骨头向前下方移位,常伴有肱骨头后缘的局限性凹陷伴局部信号T2WI信号增高(Hill-Sachs损伤),以及前下盂唇局部撕裂(Bankart损伤)(图10-8-3),如伴有关节盂前缘骨折,为骨性Bankart损伤。

【相关疾病】

根据发病机制可分为先天性关节脱位、习惯性关节脱位、外伤性关节脱位和病理性关节脱位。先天性关节脱位是指因胚胎发育异常,导致骨关节发育不良而发生的脱位;习惯性脱位是指反复多次的脱位;外伤性脱位是指关节因遭受暴力而引起的脱位;病理性脱位是指关节结构被病变破坏而导致的脱位。详见表10-8-1。

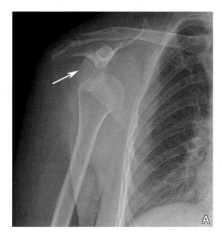
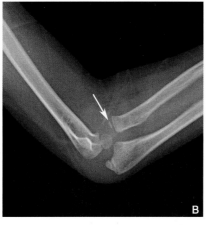
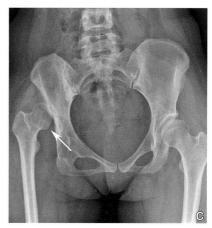

图 10-8-1　关节脱位 X 线检查表现

A.女性,58岁,外伤后右肩关节脱位。右肩关节X线正位片示,关节失去正常对应关系,肱骨头向前、下移位;B.男性,6岁,外伤后桡骨小头半脱位。肘关节X线侧位片示,桡骨小头向前移位;C.女性,35岁,无明显诱因髋关节疼痛。髋关节X线正位片示,右侧髋臼发育不良,髋臼窝浅,关节脱位,股骨近端向上移位

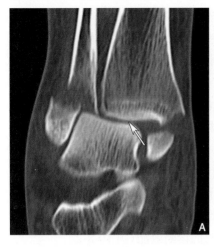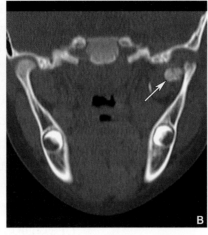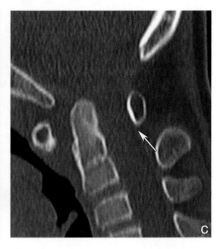

图 10-8-2　关节脱位 CT 表现

A. 女性,38 岁,外伤致右侧内、外踝骨折伴踝关节半脱位。踝关节 CT 冠状面重建示右侧内、外踝骨质断裂,距骨向外侧移位。B. 男性,5 岁,外伤致张口受限。颞颌关节 CT 冠状面重建示,左侧下颌骨髁状突骨折伴颞颌关节脱位;C. 男性,12 岁,幼年型特发性关节炎,颈部活动受限半年。寰枢椎 CT 矢状面重建示,寰枢关节半脱位,寰椎向前移位,枢椎齿状突与寰椎前弓间隙增宽

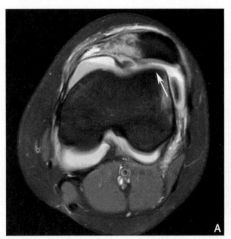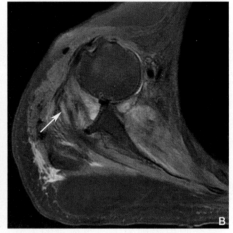

图 10-8-3　关节脱位 MRI 表现

A. 女性,12 岁,外伤后左侧髌骨半脱位伴骨折。MRI PDWI 横轴面脂肪抑制序列示,左侧髌骨向外侧脱位,髌骨内缘及股骨外髁可见片状高信号。髌骨内侧支持带损伤,信号增高,左膝关节内积液、积血;B. 女性,72 岁,右肩关节手法复位后再次脱位。MRI PDWI 冠状面脂肪抑制序列示肱骨头向前下移位,关节盂唇前下缘撕裂(Bankart 损伤),关节囊及周围软组织肿胀

表 10-8-1　不同关节脱位的特点

	先天性关节脱位	习惯性关节脱位	外伤性关节脱位	病理性关节脱位
病因	发育异常	软组织修复不良;外伤致关节囊或韧带松弛	暴力因素	关节结构被病变破坏
好发部位	髋关节	肩关节、髌股关节、肱桡关节	肘关节、肩关节、颞颌关节、寰枢关节	—
发病率	低	较低	高	低
相关疾病	先天性髋臼发育不良等	肩袖损伤等	骨折、骨挫伤等	关节结核、化脓性关节炎、骨肿瘤、类风湿性关节炎等

【分析思路】

关节脱位主要表现为骨关节对应关系的异常,根据关节脱位的症状,分析思路如下:

（一）影像学检查

对于关节脱位,X线检查是必要的,其具有较高的空间分辨率,可较好地显示关节对应关系,同时对合并的骨折及其他病理改变也具有一定的显示能力。CT检查可通过原始图像结合三维重建明确关节对位关系,明确有无骨折及骨挫伤。MRI检查能敏感显示骨质病变,以及关节周围韧带、肌肉及软组织情况。

（二）临床特征

1. 特有临床症状,包括局部畸形、弹性固定、臼内空虚、关节活动障碍等。

2. 典型体征,四肢关节脱位后,多有较明显体征。如肩关节前脱位时,方肩和上臂外展;髋关节后

脱位时,下肢呈屈曲、内收、内旋和短缩畸形等。

（三）合并损伤

关节脱位后,可能引起的合并伤有:

1. **神经损伤** 如脊柱骨折脱位可合并脊髓或马尾神经损伤;髋关节后脱位可合并坐骨神经损伤;肩关节脱位可合并腋神经损伤等。

2. **血管损伤** 如膝关节脱位可合并腘动脉损伤,肘关节脱位可合并肱动脉损伤。

3. **骨折** 如肩关节脱位常合并关节盂或肱骨大结节骨折,髋关节脱位常合并髋臼和股骨头骨折。

【疾病鉴别】

关节脱位的病因需结合病史及影像信息进行综合诊断。

1. 关节脱位常见病因的鉴别要点见表10-8-2。

2. 关节脱位的鉴别诊断流程见图10-8-4。

表 10-8-2　关节脱位常见病因的鉴别要点

疾病	典型影像特征	主要伴随征象	鉴别要点
先天性关节脱位	关节面对应关系分离。可见相应关节发育畸形,如先天性髋关节脱位表现为髋臼窝浅、包容性差	关节面骨质增生、硬化	儿童发病多见,疼痛症状一般较轻,影像上常表现为关节发育异常,可伴创伤性关节炎
习惯性关节脱位	关节面对应关系分离	—	经复位后屡次复发,晚期可伴有创伤性关节炎
外伤性关节脱位	关节面对应关系分离。常并发邻关节肌腱附着部位的撕脱骨折,球窝关节脱位还常引起关节窝的骨折	周围韧带损伤,关节积液	有明确的外伤史
病理性关节脱位	关节面对应关系分离。关节骨质破坏	可伴滑膜增厚,关节积液,周围软组织改变	合并关节骨质破坏和/或软组织肿块

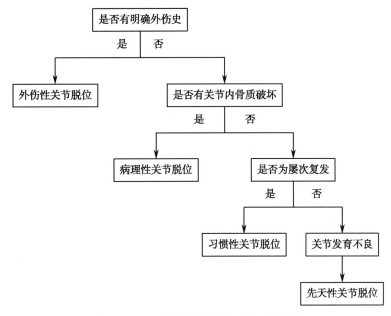

图 10-8-4　关节脱位的鉴别诊断流程图

（赵　建）

参 考 文 献

[1] 郭启勇.骨肌系统常见疾病磁共振成像诊断规范[M].
北京:人民卫生出版社,2021:7.

[2] MANASTER BJ.Diagnostic imaging:musculoskeletal non-
traumatic disease E-Book,2016.

[3] 黄耀华.实用骨关节影像诊断图谱[M].2版.北京:中
国医药科技出版社,2020:11.

[4] 孙海刚.X线与CT检查在复杂性髋关节骨折诊断中的应
用价值[J].影像研究与医学应用,2019,3(21):174-175.

第九节　关节积液

【定义】

关节积液(joint effusion)是指病理状态下关节腔内的液体增多。

【病理基础】

关节液由关节滑膜内皮层的滑膜细胞分泌,正常关节内存在少量关节液,主要分布于关节软骨表面,作为关节软骨的营养途径并起到润滑关节、抗炎的作用,关节液的产生和吸收是一个动态平衡的过程,当关节滑膜受到创伤、骨赘形成、软骨缺损等机械性刺激或关节周围感染、全身性疾病等化学性刺激时,关节滑膜水肿、充血并渗出大量液体在关节腔内积聚,此时滑膜产生液体的速度超过吸收的速度,动态平衡被打破,造成关节积液。

【征象描述】

1. X线表现　少量关节积液在X线上难以显示,需要通过CT或MRI检查观察。大量关节积液X线表现为关节间隙增宽,另外可以通过一些间接征象识别,如髌上囊积液时,表现为髌上囊区密度增高、髌上囊的扩张、股四头肌与前髌上脂肪垫的分离(图10-9-1)。

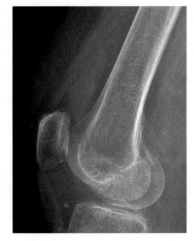

图10-9-1　关节积液X线表现

右膝关节积液,膝关节X线侧位片示右膝髌上囊区扩张,密度增高,关节内游离体存在

2. CT表现　CT可直观显示关节积液的位置、容量、密度(根据密度判断是否合并出血、感染),表现为关节囊饱满,关节腔内显示为带状或片状液体样密度影,当合并外伤后出血或感染性病变时表现为积液密度增高(图10-9-2)。此外,CT还可显示X线难以发现的病变如细微骨折、软组织病变等。

3. MRI表现　MRI对关节积液的显示敏感,可根据信号特征推断积液成分。单纯性关节积液表现为关节腔内T1WI低信号,T2WI高信号。退变性关节积液常合并关节软骨损伤,以及关节组成骨骨赘形成、关节面下骨囊性变、骨髓水肿等骨质改变。外伤性关节积液常合并出血,表现为液-液平面,最下层为出血后沉积的细胞碎片,T1WI、T2WI序列多呈不均匀高信号。感染性和肿瘤性关节积液,信号往往更为混杂,常伴有滑膜增厚和骨质破坏表现(图10-9-3)。

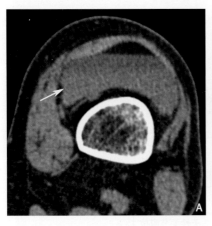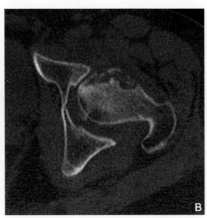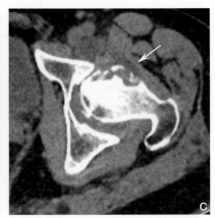

图10-9-2　关节积液CT表现

A.外伤后左膝关节积液,膝关节CT横轴面软组织窗示髌上囊肿胀,其内见液-液平面,下层出血呈稍高密度(箭);B、C.左股骨头缺血坏死伴关节积液,髋关节CT横轴面骨窗及软组织窗示,左股骨头变形,骨质密度不均,骨质硬化伴节裂,关节囊内见少量液体密度影(箭)

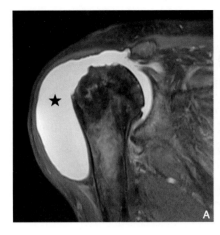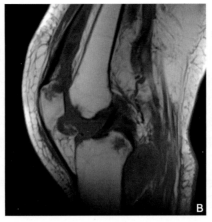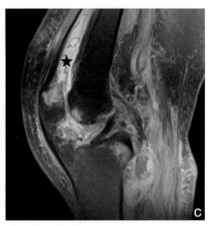

图 10-9-3 关节积液 MRI 表现

A. 右肩夏科氏关节,肩关节 T2WI 冠状面脂肪抑制序列示右肩关节囊饱满,其内见大量 T2WI 高信号(星号),盂肱关节间隙增宽,肱骨近端骨质信号不均匀,肱骨头边缘不规整,周围软组织明显肿胀;B、C. 左膝关节结核,膝关节 T1WI 及 T2WI 矢状面序列示关节囊内大量液体呈 T1WI 低信号、T2WI 不均匀高信号(星号),关节滑膜增厚,股骨远端可见片状 T1WI 低信号、T2WI 高信号区,周围软组织明显肿胀

【相关疾病】

基本所有的关节病变都可以合并关节积液。儿童关节积液多见于单纯滑膜炎。成人关节积液多见于退变性关节病变。根据关节积液的病因通常分为外伤性、感染性、免疫性及退行性关节病变四大类。外伤性关节积液常合并骨折、骨软骨骨折、关节内积血。感染性关节病变如关节结核、化脓性关节炎可因局部炎症刺激滑膜造成关节积液。免疫性关节病变包括风湿性关节炎、类风湿性关节炎等,退行性骨关节病变主要包括老年性骨性关节炎及继发性骨性关节炎。继发性骨关节炎主要指关节发育异常或关节畸形所致应力发生改变后引起的关节慢性损伤。详见表 10-9-1。

表 10-9-1 关节积液的常见病因

退行性关节病变	关节外伤	感染性关节病变	免疫性关节病变	其他
老年性骨性关节炎	关节外伤	关节结核	类风湿性关节炎	痛风性关节炎
继发性骨性关节炎		化脓性关节炎	风湿性关节炎	单纯性滑膜炎
			强直性脊柱炎	
			银屑病关节炎	
			系统性红斑狼疮关节炎	
			幼年型特发性关节炎	

【分析思路】

关节积液影像表现多不具备特异性,其鉴别诊断需要密切结合患者的临床检查和实验室检查。根据关节积液的影像表现可以判断积液的位置、容量、成分,结合周围结构的改变可以对造成积液的病因进行综合分析。相比于 X 线,CT 及 MRI 是评估关节积液更直接、更敏感的检查方法。

1. 关节积液在 CT 上表现为关节腔内的液体样密度影,当合并出血或感染时,积液的密度呈不同程度增高;外伤所致关节积液,可观察到关节内/周围骨质骨折/骨挫伤。退行性关节病变所致关节积液,除关节积液外还可表现为骨质增生、硬化及骨囊性变等征象。

2. MRI 可以提供更多鉴别信息。对于退变性关节病变,MRI 可发现关节面下骨髓水肿样病变。外伤性关节积液,MRI 可以显示伴随的骨挫伤。感染性关节病变 MRI 可显示关节积液混杂信号,滑膜增厚、骨质受侵及周围软组织肿胀。

3. 结合患者病史、年龄、性别及实验室检查等临床资料进行综合分析,可以初步判断积液的性质及病因。如关节结核常见于儿童及青少年,多有肺结核及其他部分结核的病史。化脓性关节炎常急性起病,伴有局部及全身炎症反应。单纯滑膜炎常见于儿童,多与过量运动有关,疾病具有一定的自限性。免疫性关节病变多伴有自身抗体阳性。对于非外伤性关节积液,血液中炎性指标有助于区分炎症性和非炎症性关节积液,痛风性关节炎、自身免疫性关节炎和感染性关节炎均可出现炎性指标升高。

4. 综合以上信息后,如对关节积液的性质仍难

以辨别,可抽取关节积液进行细胞学检查,明确病因后治疗。

【疾病鉴别】

关节积液的病因需要影像表现与临床病史相结合进行综合分析。

1. 关节积液常见病因的鉴别要点见表10-9-2。
2. 关节积液的鉴别诊断流程见图10-9-4。

表 10-9-2 关节积液常见病因的鉴别要点

疾病	典型影像特征	主要伴随征象	鉴别要点
关节外伤	关节积液可出现分层现象,上层为液体密度/信号;下层为积血,CT表现为稍高密度,MRI多表现为T1WI及T2WI均呈高信号	骨折;骨挫伤;关节脱位;周围韧带损伤;软组织肿胀	有外伤史,关节囊内液体可见液-液平面
单纯性滑膜炎	关节囊内液体密度影;MRI呈T1WI低信号、T2WI高信号	可伴有滑膜增厚	多与过量运动有关,具有自限性,除关节积液外骨质无明显改变
老年性骨性关节炎	关节囊肿胀,CT其内可见液体密度,MRI呈T1WI低信号、T2WI高信号,信号均匀	关节间隙变窄;骨质增生、硬化,骨囊性变;关节软骨变薄;关节内游离体	中老年人,病史较长
继发性骨性关节炎	关节囊肿胀,CT其内可见液体密度,MRI呈T1WI低信号、T2WI高信号,信号均匀	关节发育不良;关节畸形;关节间隙变窄;关节面下骨质硬化伴囊样变;可伴有边缘骨赘形成	有先天性关节发育异常,关节畸形等病史
化脓性关节炎	关节囊肿胀,CT其内可见液体密度,较单纯积液密度略高、不均匀。MRI呈T1WI低信号、T2WI高信号,信号混杂不均匀	关节承重面软骨及关节面下骨质破坏;滑膜不均匀增厚,增强扫描明显强化;关节周围肌腱及关节内韧带损伤,水肿	有高热病史,关节红、肿、热、痛等症状,多单发,关节破坏起于承重面
关节结核	关节囊肿胀,CT其内可见液体密度,较单纯积液密度略高、不均匀。MRI呈T1WI低信号、T2WI高信号,信号混杂不均匀	关节非承重面软骨及关节面下骨质破坏;滑膜增厚;周围冷脓肿形成,增强扫描脓肿壁强化;晚期可致纤维性关节强直	低热,多有结核病史,骨质破坏起于非承重面
类风湿性关节炎	关节囊肿胀,CT其内可见液体密度,MR呈T1WI低信号、T2WI高信号,信号均匀	滑膜明显增厚、水肿,增厚的滑膜血管翳增强扫描明显强化;可伴部分软骨破坏及骨侵蚀、骨髓水肿;骨质疏松,关节间隙变窄,关节畸形,腱鞘滑膜增厚	多关节受累,对称性,类风湿因子阳性,抗CCP抗体阳性
痛风性关节炎	关节囊肿胀,CT其内可见液体密度,MRI呈T1WI低信号、T2WI高信号,信号均匀	关节间隙变窄;邻近骨质受侵,呈"穿凿样"骨质破坏;痛风石累及骨质时表现为骨内T1WI低信号、T2WI混杂信号;关节间隙变窄	高尿酸血症,痛风石沉积

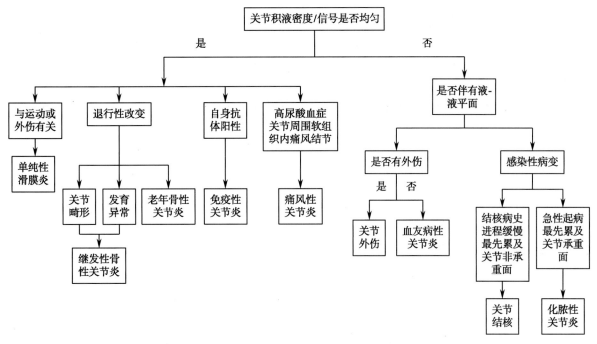

图 10-9-4　关节积液的鉴别诊断流程图

（赵　建）

参 考 文 献

[1] 徐克,龚启勇,韩萍.医学影像学[M].8 版.北京:人民卫生出版社,2018.

[2] MANASTER ANDREWS,PETERSILGE ROBERTS.影像专家鉴别诊断　骨关节肌肉分册[M].程晓光,译.北京:人民军医出版社,2012.

[3] ADAM ANDREAS,DIXON ADRIAN K,GILLARD JONATHAN H,等.格-艾放射诊断学[M].6 版.张敏鸣,译.北京:人民军医出版社,2015.

第十节　关节内肿块

【定义】

关节内肿块(intra-articular mass)准确的应该定义为关节内肿块样病变,为一类病变,由于关节滑膜的异常增生、感染性肉芽肿形成、关节内异常沉积、肿瘤等导致关节内形成肿块样病变,统称为关节内肿块。

【病理基础】

不同病变有不同的病理学改变,关节内肿块一般可分为非感染性滑膜增生性疾病、感染性肉芽肿、沉积病、血管畸形、恶性肿瘤等,各种疾病均导致关节内肿块形成。

【征象描述】

关节内肿块基本表现是软组织肿块,多数疾病引起的关节内肿块具有一定的特征性,尤其是 MRI 检查,可对病变进行定性诊断。

1. X 线表现　多数关节内肿块可表现为关节肿胀,含脂肪成分的肿块密度较低,含钙化成分和合并出血则密度较高。关节腔内可见积液,部分见分层状"液-液平面"。可显示关节间隙狭窄或增宽,关节骨质侵蚀和破坏情况。

2. CT 表现　与 X 线比较,能更敏感地显示关节内肿块病变密度(是否含有脂肪成分以及是否伴有液化坏死、出血、钙化和骨化),还可以更明确显示关节骨质的侵蚀和破坏程度及其边界情况。双能 CT 还可以进行痛风石定量评价,并已经广泛应用于临床。

3. MRI 表现　与 X 线和 CT 相比,MRI 显示关节内肿块病变敏感性更高,由于 MRI 对关节及周围组织结构的良好显示,能够判断病变来源,并根据病变的信号可以进一步判断其成分,如脂肪、代谢物沉积(痛风石、淀粉)、出血(含铁血黄素沉积)、钙化、骨化、异常血管和液化坏死,增强扫描可更好地观察肿块与滑膜关系,判断病变血供情况。对骨特别是对软骨损伤破坏程度的显示明显优于其他影像学检查。

【相关疾病】(表 10-10-1)

【分析思路】

关节内肿块基本表现是软组织肿块,多数疾病引起的关节内肿块具有一定的特征性,尤其是 MRI 检查,可对病变进行定性诊断,其鉴别分析思路如下:

1. 熟悉关节及关节囊的解剖知识有助于关节腔肿块的定位和鉴别诊断,尤其有助于复杂关节内

表 10-10-1 关节内软组织肿块相关疾病

常见疾病	少见疾病	罕见疾病
痛风性关节炎	滑膜骨软骨瘤病	淀粉沉积性关节病
类风湿性关节炎	色素沉着绒毛结节性滑膜炎	球孢子菌病性关节炎
化脓性关节炎	树枝状脂肪瘤	米粒体滑囊炎
关节结核		滑膜血管瘤
		滑膜软骨肉瘤
		滑膜肉瘤
		滑膜转移瘤

肿块的诊断,如肩关节、肘关节、髋关节和膝关节等,由于其解剖结构复杂,肿块可能起源于或累及毗邻的滑囊、隐窝和肌腱。例如,尺骨鹰嘴滑囊内衬有滑膜,与肘关节腔不连,可发生起源于滑膜的肿块。髋关节中,15% 的髋关节与髂腰肌囊相连,髋关节积液时可延伸至髂腰肌囊。关节内病变导致的髂腰肌囊扩张可在髂耻区形成肿块,类似于腹股沟疝,也可引起股静脉阻塞。同样,约 20% 的踝关节与屈长腱鞘相连,踝关节炎时,感染通过此通道可扩散至小腿。

2. 观察病变累及范围,有助于定性诊断。弥漫性多见于关节结核、类风湿性关节炎、痛风性关节炎等;局限性多见于滑膜骨软骨瘤病、滑膜肉瘤、米粒体滑囊炎等;色素沉着绒毛结节性滑膜炎则分为弥漫型和局限型。

3. 通过 X 线、CT 和 MRI 确定关节内肿块软骨及钙化情况,可明确部分关节内肿块性质。滑膜骨软骨瘤病表现为滑膜增生及滑膜内软骨结节形成,软骨结节多钙化,影像学表现具有特征性,表现为多发、大小较一致的关节内钙化结节(图 10-10-1)。滑膜肉瘤是一种原发性恶性软组织肿瘤,20%~30% 的滑膜肉瘤可见钙化;滑膜软骨肉瘤以滑膜化生、多发软骨结节形成,并钙化、骨化为特征。痛风性关节炎可见痛风石及钙化。

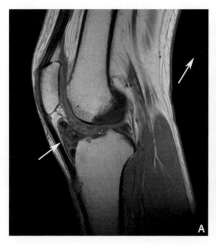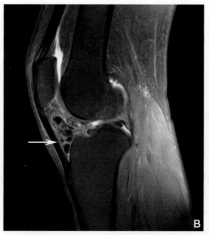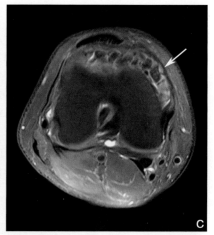

图 10-10-1 滑膜骨软骨瘤病

女性,51 岁,膝关节 MRI:A. 矢状面 T1WI;B. 矢状面 PD 抑脂;C. 横断面 PD 抑脂。膝关节髌上囊内少量积液,髌上囊及关节腔扩展至髌下脂肪垫内,滑膜增厚伴多发大小形态相似、以各序列低信号为主的游离体(箭)

4. 通过 MRI 观察肿块内出血及铁沉积,有助于对关节内肿块样病变的诊断和鉴别诊断。如色素沉着绒毛结节性滑膜炎,特征性表现是 MRI 示关节内肿块样增生的滑膜边缘呈分叶状,病变易出血,多见含铁血黄素沉积,表现为在 T1WI、T2WI 序列上呈特征性低信号(图 10-10-2)。起自于关节腔的滑膜肉瘤,病变内常可见到囊性区、出血区和液-液平面。

5. 增生滑膜在 MRI 上表现为脂肪信号,是树枝状脂肪瘤特异性改变。树枝状脂肪瘤 MRI 表现关节腔内弥漫多发簇集的绒毛状、乳头状结节,T1WI 为高信号、T2WI 为稍高信号、抑脂序列为低信号,病变在所有序列上呈脂肪信号,尤其是在 T1WI 和脂肪抑制序列显示明显(图 10-10-3)。

6. 关节内游离体是关节内部分肿块样病变的又一特点。如滑膜骨软骨瘤病、滑膜软骨肉瘤、米粒体滑囊炎、球孢子菌病性关节炎均表现为关节内多发游离体。滑膜骨软骨瘤病和滑膜软骨肉瘤关节内游离体影像表现为软骨和骨密度及信号(图 10-10-1);米粒体滑囊炎主要依靠 MRI 进行影像学诊断,其病理基础为关节内多发炎性游离体,因米粒体周围包裹丰富纤维蛋白,MRI 典型特征 T1WI 多呈等信号、抑脂 T2WI 呈稍低或等信号,而与肌肉组织相比 T2WI 则呈稍高信号(图 10-10-4)。

7. **部分关节内肿块可见代谢性沉积** 痛风关

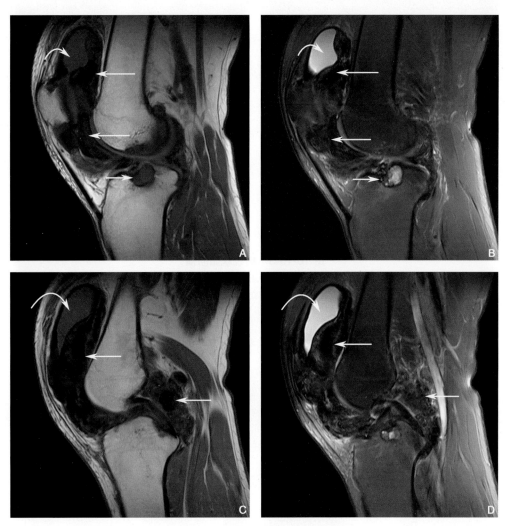

图 10-10-2　色素沉着绒毛结节性滑膜炎

男性,36 岁,膝关节 MRI:A、C. 矢状面 T1WI,B、D. 矢状面 PD 抑脂序列,病变广泛累及膝关节、髌上滑囊、关节囊及腱鞘,肿块样增生的滑膜边缘呈分叶状,其内含铁血黄素沉积,在各序列上呈特征性低信号(白长箭)。髌上囊内见液体信号影(弯箭),胫骨髁间嵴下骨质内见边缘清晰囊状骨侵蚀(短箭)

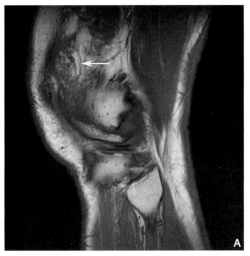

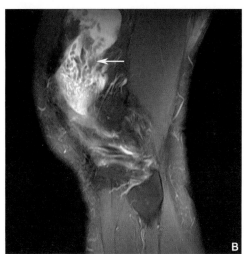

405

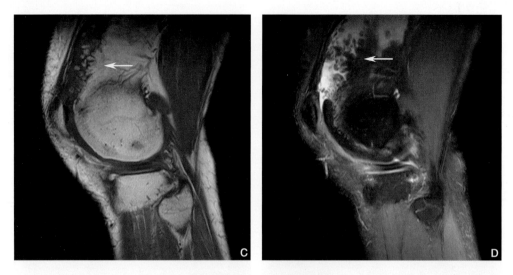

图 10-10-3 树枝状脂肪瘤

男性,59 岁,双膝关节 MRI:A、C. 矢状面 T1WI,B、D. 矢状面 PD 抑脂序列,A、B 为左膝,C、D 为右膝,表现为双膝髌上囊扩张,弥漫多发簇集的绒毛状、乳头状肿块,T1WI 为高信号、PD 抑脂序列为低信号,髌上囊内见大量积液

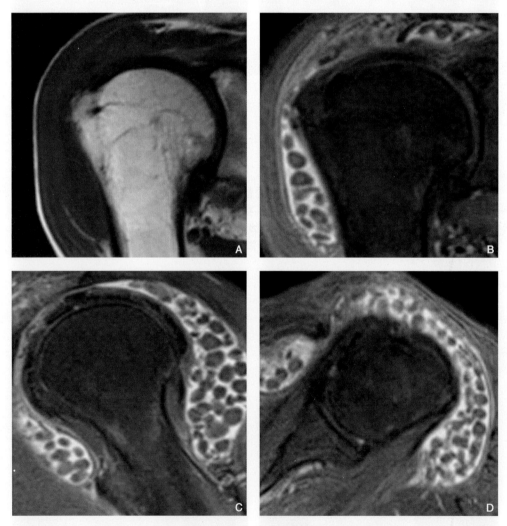

图 10-10-4 米粒体滑囊炎

男性,59 岁,肩关节 MRI:A. T1WI 冠状面;B. T2WI FS 冠状面平扫;C. T2WI FS 矢状面;D. T2WI FS 横断面。肩关节腔及滑囊扩张,其内充满大小相仿的多发米粒状结节,T1WI 呈等信号、抑脂 T2WI 呈稍低信号,关节缘光整,无骨侵蚀

节炎是一种以高尿酸血症为特征的代谢紊乱性疾病。慢性高尿酸血症引起尿酸盐在关节内和关节周围沉积，是痛风结节的特征，即痛风石。放射学典型征象为双能量CT痛风石成像，可生成痛风石图像，有助于通风性关节炎的临床评估。MRI上，痛风石表现为T1WI呈中等信号，T2WI上呈中低信号（图10-10-5，彩图见文末彩插）。

8. **关节内血管类软组织肿块影像学可表现异常血管征象** 滑膜血管瘤放射学上软组织肿块内静脉石不常见，但MRI表现具有特征性，包括分叶状软组织肿块及特征性信号强度。T1WI上肿块呈等T1信号，T2WI上呈明显高信号，代表血管腔内的血液。T2WI上可见穿越病变的低信号线样结构，代表纤维间隔或血管管道。

9. **明确是否存在骨侵蚀及位置，有助于病变的鉴别诊断** 如色素沉着绒毛结节性滑膜炎，肿块相邻骨质囊状破坏，边缘硬化（图10-10-2）。类风湿性关节炎多表现为边缘性骨侵蚀（图10-10-6）。关

结核于关节骨端边缘性骨质侵蚀（图10-10-7）。痛风性关节炎表现为边缘清楚的骨质侵蚀，破坏边缘翘起（图10-10-5）。

10. **关节内病变多见关节积液** 关节结核、色素沉着绒毛结节性滑膜炎、痛风性关节炎、腱鞘巨细胞瘤等均可见关节积液，而色素沉着绒毛结节性滑膜炎多为血性关节积液。

11. **观察关节间隙（增宽/变窄）、骨密度、周围软组织改变有助于鉴别诊断** 关节结核除非达疾病晚期，由于关节软骨不被破坏，关节间隙变窄一般不明显；类风湿性关节炎关节骨端骨质疏松、弥漫型关节间隙变窄；痛风性关节炎关节间隙正常，无关节骨端骨质疏松，关节周围见软组织结节；树枝状脂肪瘤关节间隙可增宽；滑膜软骨瘤病可合并关节积液、边缘性骨侵蚀、骨性关节炎；化脓性关节炎早期关节间隙可增宽，晚期可形成纤维性和骨性强直。

12. **结合临床症状、体征及实验室检查进行鉴别诊断** 树枝状脂肪瘤单侧膝关节多见，无痛性关节肿

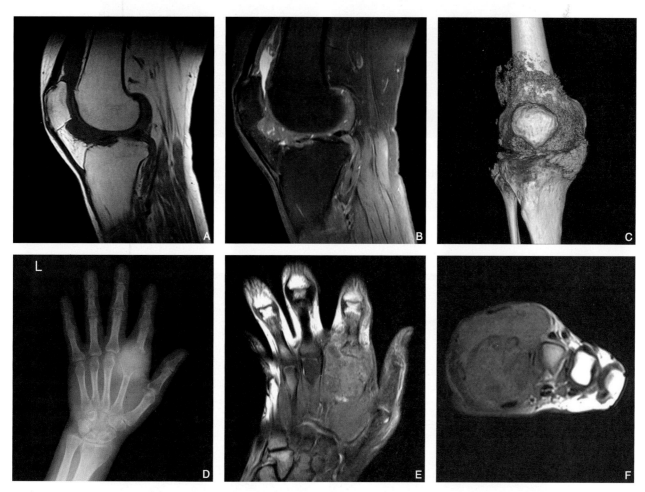

图 10-10-5 痛风性关节炎

男性，36岁，影像学表现：A.膝关节矢状面T1WI；B.矢状面PD抑脂序列；C.膝关节CT痛风石成像；D.手X线片；E.手MRI冠状面T2WI；F.手横断面T2WI。膝关节滑膜肿块样增厚（A、B），手第一掌骨远端近节指骨近端见软组织肿块及相邻骨质边缘翘起的骨侵蚀（D、E、F），膝关节双能量CT痛风石成像，病变处广泛绿染，痛风石成像阳性（C）

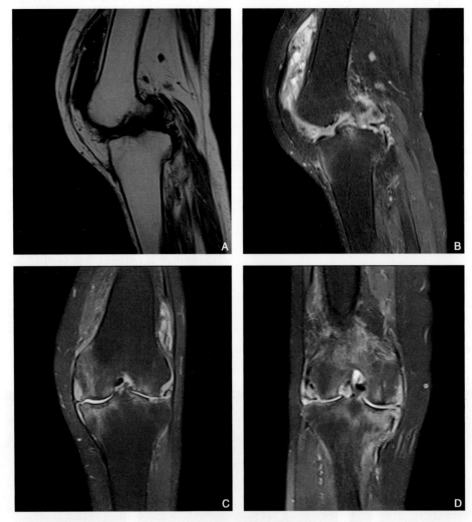

图 10-10-6 类风湿性关节炎

女性,63 岁,膝关节 MRI:A. 左膝关节矢状面 T1WI;B. 左膝矢状面 PD 抑脂序列;C. 左膝冠状面 T2 抑脂序列;D. 右膝冠状面 T2 抑脂序列。双膝关节受累,髌上囊内见滑膜增厚呈软组织肿块样、双膝关节边缘性骨侵蚀、弥漫性关节软骨缺失、关节间隙变窄,关节面下骨质骨髓水肿

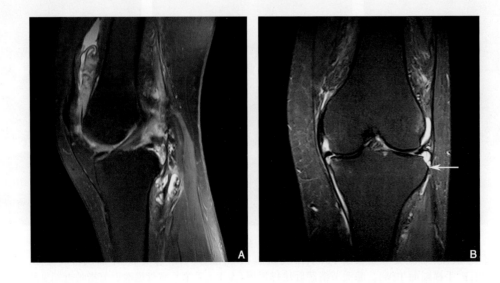

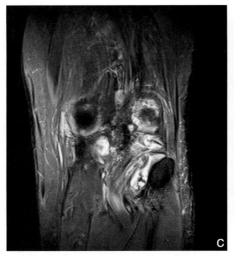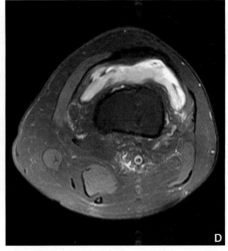

图 10-10-7　关节结核

女性,55 岁,MRI 表现:A. 左膝关节矢状面,B、C. 冠状面,D. 横断面均为 PD 抑脂序列,单
关节广泛受侵、髌上囊、关节腔及膝关节后方滑囊滑膜明显增厚,部分呈肿块样,软组织
信号、少量关节及滑囊积液,关节间隙变窄、左侧胫骨平台外侧缘骨质侵蚀(B 箭)

胀、关节反复积液;滑膜软骨瘤病表现为关节肿痛,
活动受限;色素沉着绒毛结节性滑膜炎发病缓慢,关
节进行性肿胀;类风湿性关节炎主要侵犯四肢小关
节,具有多发性、对称性,类风湿因子阳性。痛风性
关节炎起病急骤,关节肿痛,血尿酸显著增高,多第
一跖趾关节单关节首发;滑膜血管瘤发生于儿童青
少年。

关节内肿块多具有一定的影像学特征,特别是
MRI 对软组织肿块内出血、铁沉积、脂肪成分和关节
腔与滑囊内游离体确诊,有助于对疾病的诊断和鉴
别诊断。其影像学鉴别要点见表 10-10-2,鉴别诊断
思路见图 10-10-8。

表 10-10-2　关节内肿块鉴别诊断要点

疾病	典型影像征象	主要伴随征象	鉴别要点
树枝状脂肪瘤	关节腔内弥漫多发簇集的绒毛状、乳头状脂肪信号结节	关节间隙可增宽,骨密度正常,无骨侵蚀	单膝、生长缓慢、无痛性关节肿胀及复发性关节积液
色素沉着绒毛结节性滑膜炎	病变可累及关节、滑囊或腱鞘,MRI 肿块样增生的滑膜边缘呈分叶状,其内各序列上呈特征性低信号-含铁血黄素沉积为其特征	关节间隙和骨密度正常,常可见边缘性骨侵蚀,囊状破坏,边缘硬化	膝关节最常受累。表现为弥漫性(多见),局灶性(少见)。病变内有含铁血黄素沉积
滑膜骨软骨瘤病	滑膜增生及滑膜内骨软骨结节,结节具有多发性、大小一致和 MRI 信号同质性特征	边缘性骨侵蚀及晚期继发性退行性骨关节病	膝关节最常受累。滑膜增生、化生形成多发软骨结节为特征
痛风性关节炎	表现为关节内软组织肿块,典型病变痛风结晶形成,MR 示 T1WI 呈中等信号,T2WI 上呈中低信号。特征性表现为双能量 CT 痛风石成像为阳性	病变邻近骨质见边缘清楚的骨质侵蚀,破坏边缘翘起,关节间隙正常	男性,高尿酸血症,第一跖趾关节多首发,有急性关节炎病史,关节旁痛风结节形成
类风湿性关节炎	受累关节软组织肿块、关节骨端边缘性骨侵蚀、弥漫型关节间隙变窄	受累关节表现为骨质疏松、关节间隙变窄	慢性发病,最常累及手、腕和足部小关节。皮下无痛性包块,通常伴有血清类风湿因子阳性
米粒体滑囊炎	关节内多发米粒体,MRI 典型特征为 T1WI 呈等信号、抑脂 T2WI 呈稍低信号	主要依靠 MRI 进行影像学诊断,多无骨侵蚀	是临床罕见病,多继发于类风湿性关节炎、感染性关节炎、血清阴性关节炎等疾病

续表

疾病	典型影像征象	主要伴随征象	鉴别要点
关节结核	MRI 表现滑膜肿胀、增厚、结核性肉芽组织形成,软骨及软骨下骨破坏	伴关节积液、骨髓水肿、关节周围冷脓肿	单关节侵犯,关节骨端边缘性、虫蚀状骨质破坏,上下骨端多对称受累
淀粉沉积性关节病	特征性表现为关节旁软组织肿块、MRI 病变在所有序列上均表现为中低信号,在 GRE 序列上未显示顺磁性效应	关节骨端骨质疏松、软骨下囊肿、关节积液、骨端侵蚀、关节间隙正常	最常见于长期透析及浆细胞衰竭患者,以关节内和关节周围的淀粉样沉积为特征。本病关节改变为双侧性
球孢子菌病性关节炎	影像学表现可见关节内滑膜游离体,滑膜小体从滑膜绒毛脱落进入关节腔,类似于关节鼠	关节骨端骨质疏松、关节积液、关节间隙无变窄	球孢子菌吸入所致,以单关节发病多见
滑膜血管瘤	MRI 表现具有特征性,分叶状软组织肿块及特征性异常血管结构	可表现为自发性关节积血	常发生于青少年膝关节,多表现为关节疼痛、肿胀
滑膜软骨肉瘤	MRI 表现分叶状肿块 T1WI 等信号、T2WI 上高信号,软骨结节钙化时,MRI 上呈低信号	骨侵蚀常见	滑膜软骨肉瘤罕见,表现为关节内软组织肿块,其内可含有钙化体
滑膜肉瘤	关节腔内软组织肿块,可见钙化、囊变及出血	病变内常可见到囊性区、出血区和液-液平面	多发于膝关节周围,常见钙化、液化、出血
滑膜转移瘤	影像学无特征,可累及滑膜、关节软骨,或二者同时受累,以膝关节最常受累	相邻骨髓水肿或受侵改变	罕见,以肺癌为主。滑液细胞学检查或滑膜活检可做出诊断

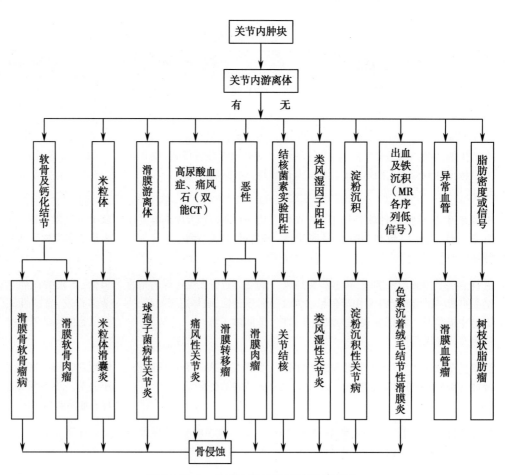

图 10-10-8 关节内肿块鉴别诊断流程图

第十一节 关节旁病变

【定义】

在此将只发生于和好发生于关节周围的病变，定义为关节旁病变（periarticular lesions）。由于关节功能及周围解剖具有一定特点，因此，部分病变好发或仅见于关节旁。对于发生于软组织而并非好发于关节旁的病变，不在此赘述。

【病理基础】

关节旁病变包括囊性病变、钙化和骨化病变及软组织肿块类病变，不同病变有不同的病理学改变。

最常见的囊性关节旁病变滑囊炎、腘窝囊肿，病理基础为长期不良活动刺激导致滑囊积液、扩张、滑膜增厚。骨内腱鞘囊肿是在纤维-骨交界区的韧带附着结构处的黏液样液体聚集。腱鞘囊肿是因肌腱周围腱鞘内的囊液外漏之后形成囊壁引起。半月板囊肿、关节盂旁囊肿为软骨损伤液体渗出积聚所致，囊肿有链接部与半月板和关节盂相连。腘静脉局部扩张，是与腘静脉相延续的囊状结构。

关节旁钙化和骨化类病变主要是由于各种原因导致的肌腱、韧带、肌肉及软组织中的异常钙质沉积和骨化。

关节旁偶见软组织肿块多为良性病变，病理基础与组织类型相关。

【征象描述】

关节旁病变包括囊性病变、钙化性病变和软组织肿瘤样病变。

1. **X线表现** 显示关节下骨内囊肿为边界清晰类圆形低密度影，钙化性肌腱炎及其他关节旁钙化类疾病表现为关节旁软组织内肿瘤样高密度、斑点状、斑片状高密度，对软组织肿瘤显示能力有限。

2. **CT表现** 对关节下骨内囊肿、关节周围软组织内钙化类病变显示明显优于X线，特别是对软组织内钙化、骨化和病变边界、范围的显示，CT还能够显示密度较低的关节旁囊性病变，但由于关节周围囊肿多为黏液，与周围软组织密度相近，不易显示。

3. **MRI表现** 对囊性病变、软组织肿块类病变范围、边界、组织学特征的显示，MRI明显优于X线、CT，增强扫描有助于对软组织肿块类病变的诊断，MRI对钙化、骨化显示能力明显不足。

【相关疾病】（表10-11-1）

表 10-11-1 关节旁病变相关疾病

常见疾病	少见疾病	罕见疾病
滑囊炎	腘静脉扩张	腱黄色瘤
腘窝囊肿	滑膜肉瘤	肿瘤样钙质沉着症
腱鞘囊肿	神经鞘瘤	
骨内腱鞘囊肿	血管瘤	腘动脉瘤
半月板囊肿	滑膜肉瘤	
关节盂旁囊肿		
钙化性肌腱炎		
骨化性肌炎（异位骨化）		

【分析思路】

1. **囊性病变** 关节周围囊性病变均与其解剖结构相关。掌握关节周围滑囊解剖、熟悉滑囊与相邻关节是否相通，有助于滑囊炎、腘窝囊肿（图10-11-1）的诊断和鉴别诊断。位于关节旁腱鞘囊肿，主要起源于肌腱周围，判断囊肿与肌腱间的关系，有助于鉴别诊断。骨内腱鞘囊肿（图10-11-2）在纤维-骨交界区的韧带附着结构处，即韧带或肌腱嵌入点，囊肿边界多清晰，特定的发病部位及典型的影像学表现即可诊断。半月板囊肿（图10-11-3）与半月板损伤相关，同时MRI可见有链接部与半月板相连。腘静脉扩张表现为与腘静脉相延续的囊状结构。

2. **钙化和骨化病变** 关节旁高密度病变，主要先排除异物及变异所致，再根据影像学表现，判断是钙化还是骨化。病史、临床表现及实验室检查在关节旁高密度病变诊断中起着非常重要的作用。如肿瘤样钙质沉着症（图10-11-4），影像学典型征象表现

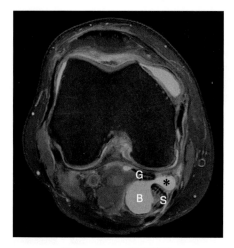

图 10-11-1 腘窝囊肿
男性，52岁，膝关节MRI：横断面PD抑脂序列，腓肠肌下囊（＊）在腓肠肌内侧头（G）和半膜肌肌腱（S）之间向后延伸至Baker's囊肿（B）

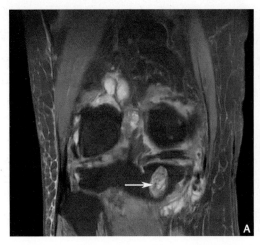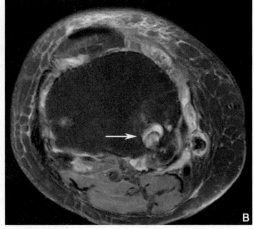

图 10-11-2　骨内腱鞘囊肿

女性,77 岁,膝关节 MRI:A. 冠状面,B. 横断面 PD 抑脂序列,胫骨平台内侧后外方见混杂信号边界清晰囊肿

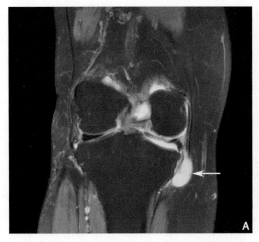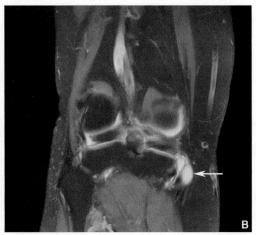

图 10-11-3　半月板囊肿

男性,50 岁,膝关节 MRI:A、B. 冠状面 PD 抑脂序列,内侧半月板损伤,内侧胫骨平台旁见边界清晰水滴状囊肿,其内有分隔,病变与内侧半月板相连

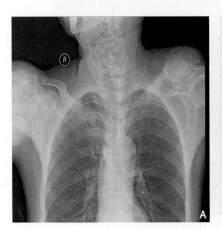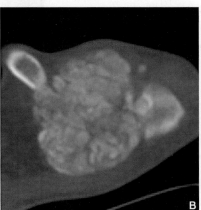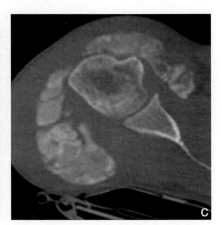

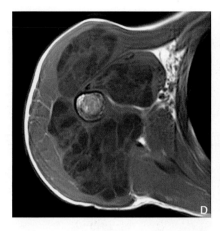
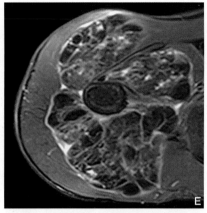
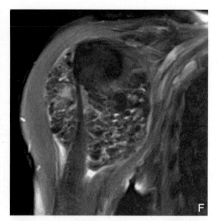

图 10-11-4 肿瘤样钙质沉着症

男性,46 岁,影像学表现:A. 胸部 X 线平片;B. 左侧肩关节 CT 轴位;C. 右侧肩关节 CT 轴位;D. 右肩横断面 T1WI;E. 右肩横断面 T2 抑脂;F. 右肩冠状面 T2 抑脂。X 线片及 CT 示双肩关节周围软组织内多发大小不等的结节状高低混杂密度影,以高密度为主,边界清。MRI 见团块状混杂信号,以 T1WI、T2WI 低信号为主,内可见多发线状 T2WI 稍高信号分隔,周围肌肉稍肿胀。双肩关节各组成骨骨质未见明显异常

为关节旁软组织内多结节积聚状钙化病变,临床表现为病变累及多个关节、范围较大、大小不等,发病罕见,具有家族史,或多见于慢性肾功能不全患者,钙磷代谢异常。骨化性肌炎(图 10-11-5)多有外伤、手术和神经损伤史。滑膜肉瘤是发生于年轻人的缓慢生长压痛性肿块。钙化性肌腱炎与钙沉积相关。

3. **软组织肿块** 发于关节旁的软组织肿块类病变较少见,多与关节周围的组织结构相关,如腱黄色瘤(图 10-11-6、图 10-11-7)好发于跟腱;血管瘤(图 10-11-8)可发生于各部位软组织内,也可发生在关

节旁;腘动脉瘤(图 10-11-9)发生于腘动脉;神经鞘瘤(图 10-11-10)、腱鞘巨细胞瘤(图 10-11-11)发生于腱鞘和关节滑膜。上述关节旁软组织肿块类病变多具有一定的影像学特点,结合病变起源,多能够做出诊断。

【疾病鉴别】

关节旁病变由于关节周围组织类型复杂,病变类型也非常复杂,可分为囊性病变、钙化和骨化性病变和软组织肿块病变,关节旁病变鉴别要点见表 10-11-2,鉴别思路流程见图 10-11-12。

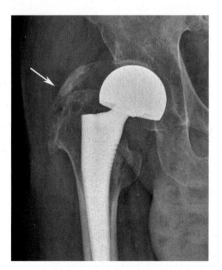

图 10-11-5 骨化性肌炎

男性,77 岁,术后 2 个月。右髋关节正位 X 线片可见大转子周围至髋臼缘见带状不规则骨性结构

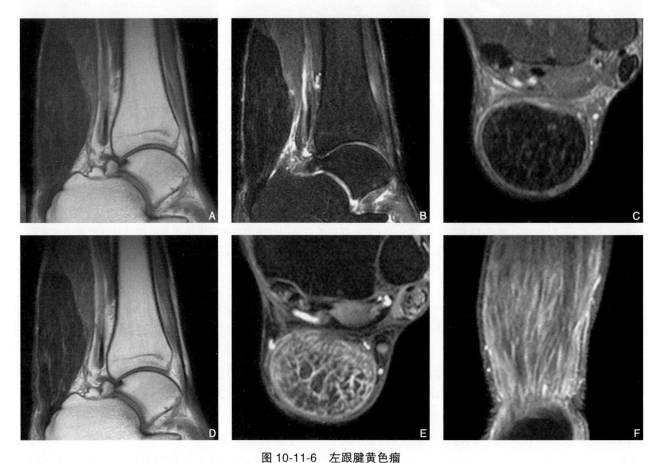

图 10-11-6　左跟腱黄色瘤

左踝关节 MRI：A. T1WI 矢状面平扫；B. T2 SPAIR 矢状面平扫；C. T2 STIR 横断面平扫；D. T1WI 矢状面增强扫描；E. T1WI 横断面抑脂增强扫描；F. T1WI 冠状面抑脂增强扫描

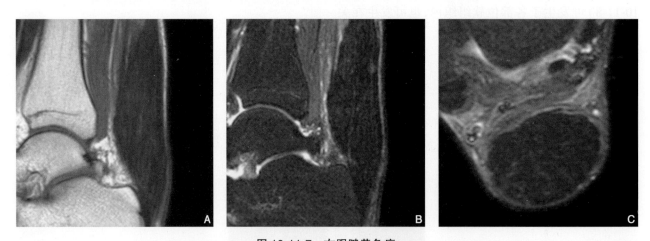

图 10-11-7　右跟腱黄色瘤

右踝关节 MRI：A. T1WI 矢状面平扫；B. T2 SPAIR 矢状面平扫；C. T2 STIR 横断面平扫。左右踝关节 MRI 为同一患者。男性，55 岁，双足跟部结节 30 余年。双踝 MRI 表现病变浸润双侧跟腱，受累肌腱梭形增粗，以双侧跟腱为著，其内见与肌腱纵轴平行的、弥漫性分布条状异常信号，横断面呈斑点状改变，T1WI 呈稍高信号，T2WI 抑脂序列呈高信号，增强扫描病灶呈弥漫性条状（矢状面及冠状面）斑点状（横断面）明显强化，肌腱周围环形强化，其强化区域与 T1WI 及 T2WI 序列上异常信号区一致。跟腱止点不受累，跟腱附着点骨质无异常信号

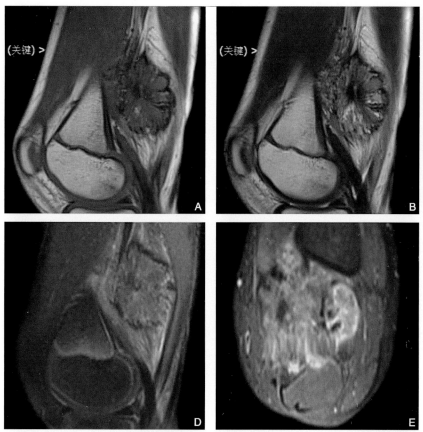

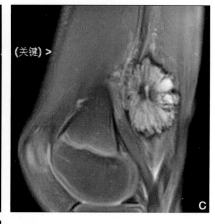

图 10-11-8　血管瘤

10 岁,女孩,MRI 表现肿块呈分叶状,局部与肌肉分界不清,以 T1WI 稍低 T2WI 稍高信号为主,内夹杂条片状 T1WI、T2WI 低信号的血栓及纤维增生,边缘可见极低信号环为含铁血黄素,MRI 增强扫描呈轻中度不均匀强化,其内低信号不强化

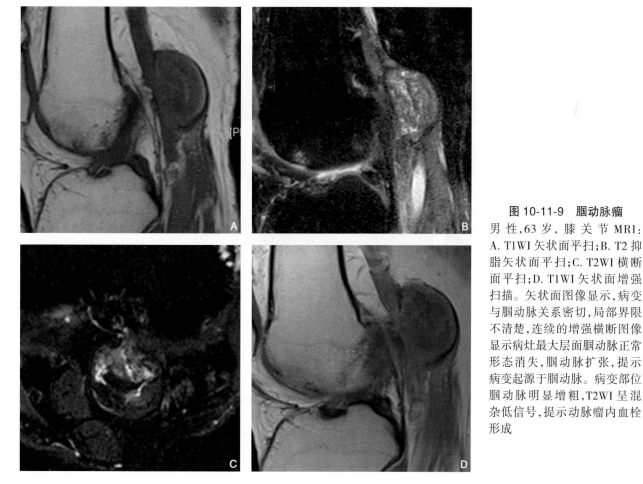

图 10-11-9　腘动脉瘤

男性,63 岁,膝关节 MRI:A. T1WI 矢状面平扫;B. T2 抑脂矢状面平扫;C. T2WI 横断面平扫;D. T1WI 矢状面增强扫描。矢状面图像显示,病变与腘动脉关系密切,局部界限不清楚,连续的增强横断图像显示病灶最大层面腘动脉正常形态消失,腘动脉扩张,提示病变起源于腘动脉。病变部位腘动脉明显增粗,T2WI 呈混杂低信号,提示动脉瘤内血栓形成

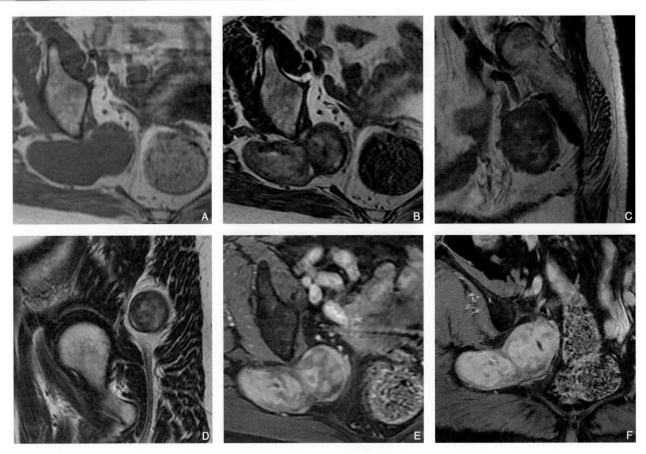

图 10-11-10　神经鞘瘤

女性,60岁,盆腔 MRI:A. T1WI 横断面平扫;B. T2WI 横断面平扫;C、D. T2WI 矢状面平扫;E. T1 抑脂增强横断面;F. T1 抑脂增强斜冠状面。肿物 T1WI 等低信号,T2WI 以低及略高信号为主,可见小片状高信号,可见包膜,肿瘤两端可见"神经出入征",肿瘤下方可见脂肪分离征,增强后肿瘤呈明显强化,内见条状低强化,考虑神经源性肿瘤,神经鞘瘤

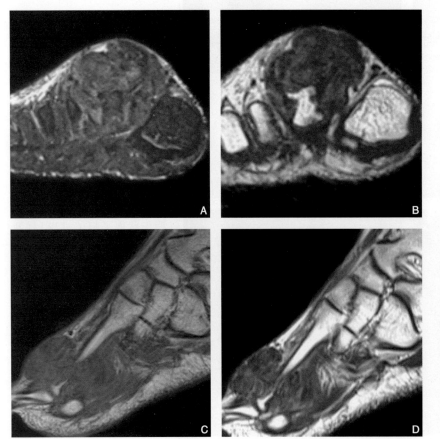

图 10-11-11　腱鞘巨细胞瘤

男性,18岁,右足 MRI:A. T1 抑脂横断面;B. T2WI 横断面;C. T1WI 矢状面;D. T2WI 矢状面。MRI 平扫肿块 T1WI 以稍高信号为主,T2WI 上以低信号为主,其内见多个小结节状 T1WI、T2WI 均低信号影,考虑腱鞘巨细胞瘤

表 10-11-2 关节旁病变鉴别要点

疾病名称	典型影像特征	主要伴随征象	鉴别要点
滑囊炎	滑囊积液、扩张、滑膜增厚	与相邻关节相通的滑囊炎多伴关节积液	易发生在肩部、膝部、髋部等活动摩擦频繁的关节周围滑囊
腘窝囊肿	位于腘窝在腓肠肌内侧头和半膜肌肌腱之间呈泪滴状囊肿,界限清楚,在T2WI上,为均匀的高信号	可见细颈与膝关节相沟通,囊肿出血,信号可混杂,感染囊壁增厚	成人,多发,与关节炎和关节积液相关。多无明确临床症状
腱鞘囊肿	多发生于腕及足背等关节附近,常呈圆形或卵圆形,有完整包膜,多为单囊		位于关节旁,主要起源于肌腱周围,与关节不相通
骨内腱鞘囊肿	多边界清晰的融骨性病变,周围见硬化缘。MRI病变多为水样信号,也可表现为混合信号	部分囊肿周围伴骨髓水肿	囊肿位于韧带或肌腱关节骨质嵌入点,膝关节可出现在半月板胫骨附着处
半月板囊肿	按发病部位分为半月板内型、半月板旁型和滑膜囊肿型。表现为单囊或多囊改变的张力性囊肿	半月板撕裂与关节积液	囊肿与撕裂的半月板相连
关节盂旁囊肿	关节盂旁骨内外单囊或多囊张力性囊肿,多表现为液体信号影	相邻关节盂唇损伤	好发于髋关节、肩关节盂唇旁
肿瘤样钙质沉着症	表现为关节周围软组织内多发大小不等的以钙化为主的结节影,边界清晰	软组织内结节状钙化累及多个关节,范围较大	原发为家族性,继发多见于慢性肾功能不全患者,钙磷均有升高
骨化性肌炎又名异位骨化	是肌腱、韧带、肌肉及软组织中的异常骨化,表现为软组织内斑片状钙化	可伴有和不伴有软组织肿块。髋关节置换术后最为常见	按病因分为三类,创伤性(创伤、手术)、神经源性(神经损伤)、原发性异位骨化
钙化性肌腱炎(羟基磷灰石沉积病,HADD)	肌腱内无定形云状外观或椭圆形钙化	钙化可向骨内延伸导致骨侵袭,周围骨质硬化	临床可有急性疼痛、肿胀、局部压痛。常见于肩部冈上肌腱,所有肌腱均可见
滑膜肉瘤	表现为软组织肿块伴有多发点状钙化,增强见无强化液化坏死区	软组织肿块出现钙化和骨侵蚀高度提示滑膜肉瘤	发生于青壮年,常出现于四肢,特别是腘窝。疼痛及压痛常见,生长缓慢
腱黄色瘤	MRI表现受累肌腱梭形增粗,其内见与肌腱纵轴平行的、弥漫性分布条状异常信号,横断面呈斑点状改变,增强扫描条状、斑点状明显强化,边缘明显强化	肌腱止点不受累,肌腱附着点骨质无异常信号	跟腱为其最好发的部位,也可发生于髌腱、指间关节及肘关节等关节的伸肌腱处
血管瘤	MRI表现为肿块信号不均匀,常伴有脂肪信号及迂曲的、粗细不均管状和蚯蚓状流空血管	弥漫性生长,形态不规则,多无包膜	MRI是诊断该病的重要影像学方法,肿块边界不清,流空血管及部分血管内血栓形成
腘动脉瘤	MRI表现为瘤腔内血管流空现象,当充满陈旧性血栓时呈混杂等低信号影	动脉瘤壁与正常腘动脉壁相延续	腘动脉局部扩张,腘动脉正常形态消失
神经鞘瘤	影像特点包括"靶征",增强时中央区明显强化,周围呈低强化,肿瘤上下两端可见"神经出入征"	可见包膜,肿瘤下方可见脂肪分离征	神经鞘瘤生长缓慢,通常无症状或偶然发现
腱鞘巨细胞瘤	MRI上软组织肿块与邻近肌腱关系密切,常见含铁血黄素沉积,特征性表现为结节样低信号	相邻骨破坏区锐利,有硬化缘	常见手和足部,主要发生在关节外,与邻近肌腱关系密切

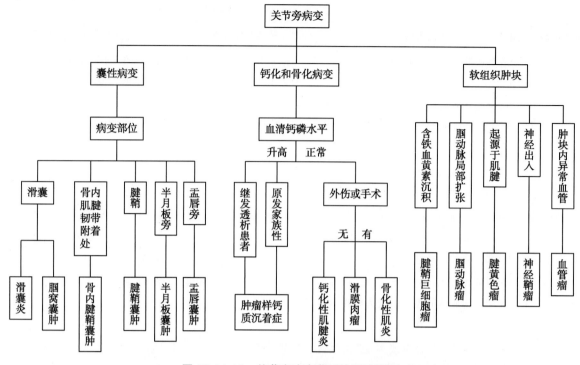

图 10-11-12 关节旁病变鉴别诊断流程图

（常晓丹）

参考文献

袁慧书,郎宁.中华医学影像案例解析宝典·骨肌分册.北京:
　人民卫生出版社,2017:432-434、457-459、509-510、556-557、
　558-559、587-589、596-597.

第十二节　关节周围肌腱韧带

一、腱鞘炎/腱鞘积液

【定义】

由于短期内频繁机械性刺激、重复性创伤和/或炎症性关节炎导致的肌腱及腱鞘损伤性炎症,周围腱鞘积液,称为腱鞘炎/腱鞘积液。

【病理基础】

腱鞘为双层套管状密闭滑膜管,内层与肌腱紧密相贴,外层衬于腱纤维鞘里面,共同与骨面结合,具有固定、保护和润滑肌腱的作用(图 10-12-1,彩图见文末彩插)。腱鞘炎以女性多见,可在肢体任意部位发生,尤以腕部和指部最常见,肌腱在短期内活动频繁或用力过度或慢性寒冷刺激是导致腱鞘炎的主要原因。其病理基础涉及肌腱周围滑膜鞘的炎症,其病理基础主要有以下过程:①炎症过程:当肌腱或

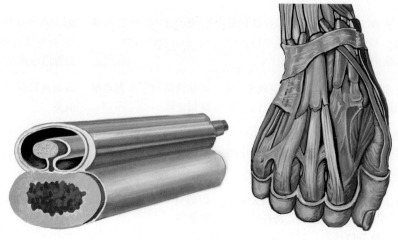

图 10-12-1　腱鞘解剖示意图

其周围的腱鞘破坏性刺激引发炎症反应,释放各种炎症介质;②炎症细胞,特别是中性粒细胞和巨噬细胞,浸润滑膜鞘,释放酶和其他物质,进一步导致组织损伤和炎症;③炎症和细胞浸润导致滑膜鞘肿胀和增厚;④纤维化和粘连:腱鞘韧带层发生纤维软骨化生等,导致鞘壁肥厚,管腔狭窄,肌腱在腱鞘内活动受限,导致狭窄性腱鞘炎和肌腱卡压。腱鞘炎的具体病因可能有所不同,并且潜在的病理学可能会有所不同,具体取决于受影响肌腱的位置、病情持续时间以及是否存在任何潜在疾病(例如类风湿性关节炎)等因素。

【征象描述】

1. **X 线表现** 对腱鞘炎/腱鞘积液不敏感,仅能显示腱鞘周围软组织肿胀(图 10-12-2),合并肌腱及

其腱鞘钙质沉积时,有助于本病的诊断。在某些情况下,慢性腱鞘炎或肌腱反复拉伤的情况下,可能会导致肌腱止点附近的骨刺或钙化。

2. **CT 表现** 与 X 线表现基本类似,腱鞘积液常表现为肌腱周围稍低密度囊性肿块影,紧邻或局部包绕肌腱(图 10-12-3);肌腱及其腱鞘走行区钙质沉积;腱鞘周围软组织肿胀、增厚。合并骨性关节炎的患者可伴有关节间隙狭窄,关节面下骨质吸收破坏。

3. **MRI 表现** 当肌腱被液体包围或腱鞘中的液体量等于或大于同一轴位像中肌腱的表面积时,可考虑腱鞘炎/腱鞘积液(图 10-12-4)。

腱鞘炎/腱鞘积液:肌腱间见囊状 T1WI 低、T2WI 高信号影,部分包绕肌腱。

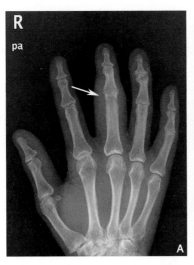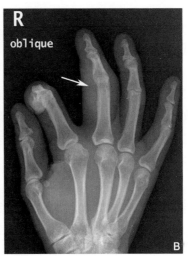

图 10-12-2 腱鞘炎/腱鞘积液 X 线表现
男性,66 岁,右手中指肿胀两年,正位片示右手中指近节指间关节间隙稍变窄,关节面毛糙、密度增高,周围软组织肿胀(白箭)

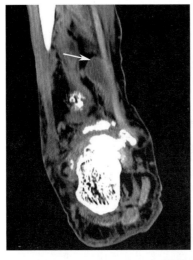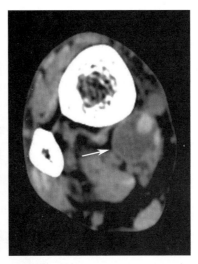

图 10-12-3 腱鞘炎/腱鞘积液 CT 表现
女性,48 岁,右足不适,增粗、肿胀的胫骨后肌腱及其周围腱鞘的积液(白箭)

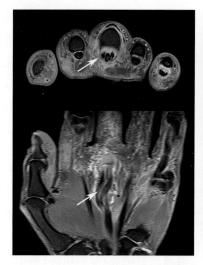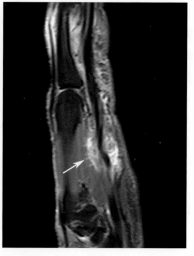

图 10-12-4　腱鞘炎/腱鞘积液 MRI 表现

男性,66 岁,右手中指肿胀 2 年,FS T2WI 示右手第 3 掌骨、指骨掌侧指深浅屈肌肌腱稍增厚,周围滑膜增厚,软组织肿胀,局部见片状稍高信号影(白箭)

滑膜增厚:增厚的滑膜 T1WI 表现为低信号,T2WI 表现为等或稍低信号。

肌腱增厚、变性:肌腱增粗,横轴位显示肌腱直径增大,边缘模糊,在 MRI T1WI 及 T2WI 可见增高的信号,肌腱条纹样改变。

周围软组织炎症:周围皮下软组织水肿、T2WI 信号增高。

增强扫描有助于增厚的滑膜、腱鞘与积液及周围结构的鉴别,受累肌腱、腱鞘增厚并明显强化。

【相关疾病】

腱鞘炎根据不同病因,可分为狭窄性腱鞘炎、急性纤维性腱鞘炎、风湿性腱鞘炎、急性化脓性腱鞘炎及结核性腱鞘炎等,其中狭窄性腱鞘炎最为常见,腱鞘炎常见病因的鉴别要点详见表 10-12-1。

【分析思路】

腱鞘炎/腱鞘积液主要表现为滑膜增厚、腱鞘积液,受累肌腱变性、增粗,分析思路要点如下:

第一,明确腱鞘炎/腱鞘积液位置及范围,与对侧正常腱鞘进行对比,帮助定位异常变化及评估病变严重程度。

第二,观察腱鞘形态及结构,水肿及增厚,仔细分析肌腱及腱鞘信号强度变化,例如 T2WI 腱鞘内是否有异常等/稍低信号影,对于腱鞘内钙化、骨化、干酪样坏死等影像征象的识别,有助于明确引起腱鞘炎/腱鞘积液的原因,避免出现误诊或漏诊。

第三,结合患者病史、体征及诊疗经过等临床资料,考虑创伤、过度使用、感染等因素,排除全身系统性疾病,帮助辨别引起腱鞘炎/腱鞘积液的原因,区别不同类型腱鞘炎。

第四,分析周围其他影像学表现,判断是否合并其他损伤,例如肌腱受累,邻近骨关节面的损伤等。

第五,结合所有影像学资料及临床信息,提供准确的腱鞘炎诊断和评估。

【疾病鉴别】

1. 引起腱鞘炎的病因不同,需结合临床及影像特征进行鉴别诊断。

2. 腱鞘炎/腱鞘积液需要密切结合临床病史分析,腱鞘炎/腱鞘积液的诊断流程见图 10-12-5。

表 10-12-1　腱鞘炎常见病因的鉴别要点

疾病	典型影像特征	主要伴随征象	鉴别要点
狭窄性腱鞘炎	以桡骨茎突狭窄性腱鞘炎、屈指肌腱炎、足底的屈趾肌腱腱鞘炎多见,MRI 表现为腱鞘滑膜炎、肌腱炎改变	腕部桡侧疼痛,伴活动受限	常见于手工操作者,发病缓慢,常伴特定动作(扳机手)或部位(腕部桡侧疼痛)
急性化脓性腱鞘炎	MRI 表现为腱鞘滑膜炎、肌腱炎改变	常见外伤、穿刺伤后,发展迅速,疼痛剧烈,局部炎症反应较明显,部分可伴有脓肿形成	以葡萄球菌感染为主,早期表现为腱鞘炎,后期伴肌腱坏死

续表

疾病	典型影像特征	主要伴随征象	鉴别要点
急性纤维性腱鞘炎	滑膜炎,滑膜增厚,腱鞘积液	"捻发音"腱鞘炎以腕上部显著	结缔组织的胶原纤维在水肿的肌腱周围摩擦
风湿性腱鞘炎	滑膜炎,滑膜增厚,关节面边缘不规则骨质缺损	高热,关节痛,风湿性心肌炎等全身症状	急性浆液性腱鞘炎,滑膜炎,滑膜增厚,血管翳侵及关节面下骨质
结核性腱鞘炎	沿肌腱走行方向生长的梭形肿块,多发为主,T2WI高信号内弥漫散在斑片状稍低信号,类似"米粒样"	全身结核感染症状,沿肌腱走行长条状肿物,"香肠手"	结核分枝杆菌早期侵犯腱鞘滑膜,腱鞘滑膜肉芽组织浸润而肥厚,腱鞘内见米粒样干酪坏死,晚期肉芽组织浸润肌腱形成结节肥厚

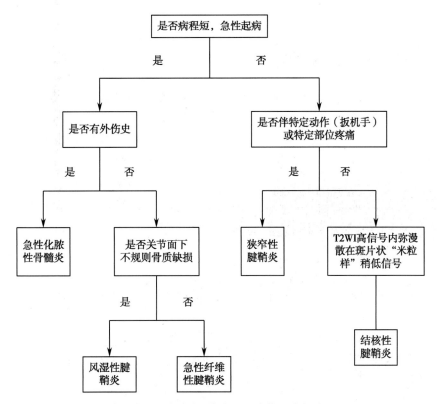

图 10-12-5 腱鞘炎/腱鞘积液的鉴别诊断流程图

（陈 伟）

参 考 文 献

［1］MANSTER A, PETERSILGE R. 影像专家鉴别诊断 骨关节肌肉分册［M］. 程晓光, 译. 北京: 人民军医出版社, 2012.

［2］徐克, 龚启勇, 韩萍. 医学影像学［M］. 8 版. 北京: 人民卫生出版社, 2018.

［3］ADAM A, DIXON A, GILLARD J H, 等. 格-艾放射诊断学［M］. 6 版. 张敏鸣, 译. 北京: 人民军医出版社, 2015.

［4］程晓光, 崔建岭. 肌骨系统放射诊断学［M］. 北京: 人民卫生出版社, 2018.

［5］JACOB MANDELL. 核心放射学: 影像诊断图解教程［M］. 王维平, 译. 北京: 人民卫生出版社, 2017: 995.

［6］MILLAR NL, SILBRERNAGEL KG, THORBORG K, et al. Tendinopathy. Nat Rev Dis Primers, 2021, 7（1）: 1.

二、肌腱及韧带骨化

【定义】

肌腱及韧带骨化（ossification of the tendon and ligament）是指在肌腱及韧带内成骨细胞异常增殖并形成骨组织的病理过程, 亦称为异位骨化。

【病理基础】

肌腱及韧带骨化是指结缔组织发生异常骨化, 导致其弹性和柔韧性减弱。它通常发生在肌腱及韧带的附着点,例如肩袖肌腱、跟腱、股四头肌肌腱等。肌腱及韧带骨化可能由于长期的慢性创伤、过度使用或器质性损伤引起。在这些情况下,肌腱及韧带组织受到刺激,引发炎症反应,随后成骨细胞开始增殖和骨化,最终形成骨性结节。

【征象描述】

1. **X 线表现** 对于肌腱及韧带的骨化,常规 X 线片一般即可清晰显示,主要表现为肌腱或韧带的附着处出现长短不一的骨刺样结构,例如由肱三头肌肌腱形成的尺骨鹰嘴突骨刺(图 10-12-6),由髌韧带发生的髌骨骨刺和胫骨骨刺,由跟腱或足底肌及跖腱膜等引起的跟骨后骨刺和跟骨下骨刺等。

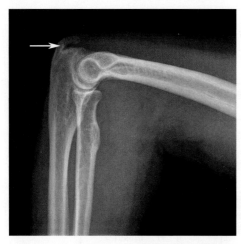

图 10-12-6 肱三头肌肌腱骨化 X 线表现
男性,53 岁,右尺骨鹰嘴上缘肱三头肌腱附着处骨刺样结构

2. **CT 表现** 与 X 线表现基本相同,多平面重建有助于多方位清晰观察肌腱及韧带的骨化病灶,如骨化的形态,其内部的骨小梁等细微结构,或者病灶外缘的骨皮质(图 10-12-7)。

3. **MRI 表现** MRI 对肌腱及韧带骨化的识别不如 X 线和 CT 敏感,通常骨化在 T1WI 和 T2WI 上均呈低信号,而肌腱或韧带本身由于组织成分比较致密,在 T1WI 和 T2WI 上也呈现低信号,因此识别骨化具有一定困难,但基于 MRI 优越的软组织分辨率可以评估骨化区域周围的软组织改变以及与邻近结构的关系,如肌腱或韧带的增厚、不规则或断裂,周围积液,软组织肿胀,邻近结构的压迫等(图 10-12-8)。

【相关疾病】

人体某些肌腱内的骨化,是形成正常籽骨的生理性表现,如股四头肌肌腱中的髌骨以及手和足部的某些籽骨。但是有些肌腱或韧带的骨化,则属病理性的,有时可引起某些临床症状和功能障碍。肌腱和韧带骨化可以与多种疾病有关,以下是一些常见的相关疾病,这些疾病可能会导致肌腱和韧带组织发生炎症和退变,从而增加骨化的风险。详见表 10-12-2。

1. **肌腱炎或韧带炎** 长期的炎症反应可能导致肌腱和韧带组织的钙化和骨化。

2. **肌腱断裂或韧带撕裂** 肌腱或韧带的断裂和撕裂可以引起炎症和再生修复过程,进而导致骨化。

3. **退行性关节病变** 退行性关节病变是关节软骨的退化和损坏,使关节表面变得不光滑,这可能导致肌腱和韧带过度紧张和损伤,进而引发骨化。

【分析思路】

肌腱及韧带骨化主要表现为其附着点处或走行区出现长短不一的、条状、结节状骨性结构,分析思路如下:

第一,识别征象,区分钙化和骨化,钙化一般体积较小,呈点状、小结节状等,形态多样,而骨化一般体积较大,呈肌腱状、块状或条状等,CT 可以发现其内部骨小梁等细微结构;但是钙化和骨化在影像和病理上均有一定重叠,有时可认为是疾病的不同

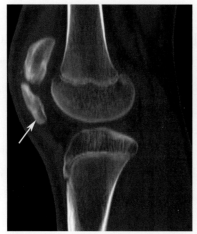
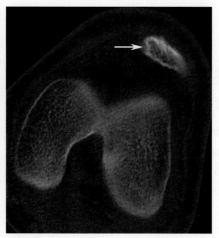

图 10-12-7 髌腱骨化的 CT 表现
男性,13 岁,矢状位 CT 示髌骨下缘髌腱内骨化,横轴位示骨化内部的骨小梁结构

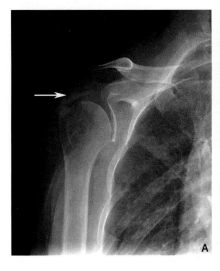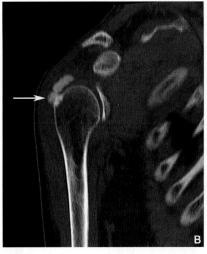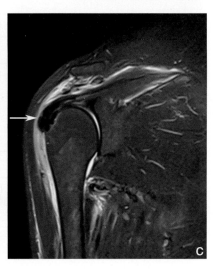

图 10-12-8 冈上肌肌腱骨化 MRI 表现

男性,58 岁,X 线和 CT 示冈上肌肌腱附着处条形骨化,冠状位 MRI 示冈上肌肌腱增粗,内见 T2WI 低信号结节,邻近软组织肿胀、积液

表 10-12-2 肌腱及韧带骨化常见病因

生理性	病理性
正常籽骨的形成(股四头肌肌腱中的髌骨以及手和足部的某些籽骨)	肌腱炎或韧带炎
	肌腱断裂或韧带撕裂
	退行性关节病变

阶段。

第二,判断骨化的部位:生理性的骨化一般位于手、足部的骨质边缘,为形态规则,边缘光滑的籽骨;病理性的骨化一般位于关节旁,如肩关节肩袖周围,膝关节髌骨周围,肘关节尺骨鹰嘴周围等,骨化一般形态不规则,边缘不光滑,可以由多个骨化组成;与此同时,需要注意区分关节周围肌肉内的钙化或骨化,结合 CT 或 MRI 可资鉴别。

第三,结合患者病史、体征及诊疗经过等临床资料,需要与骨质增生引起的骨赘、撕脱性骨折,骨软骨瘤等鉴别。骨赘一般发生于老年人,多位于关节边缘,常合并关节软骨的退变,撕脱性骨折一般有急性外伤史,邻近骨皮质可见缺损;骨软骨瘤一般发生在长骨干骺端,背离关节面生长,骨皮质与母骨相连续,末端可见软骨帽。

第四,分析病灶周围其他影像学表现,如是否肌腱或韧带断裂,邻近骨质是否有异常,邻近软组织是否肿胀,积液等伴随征象。

【疾病鉴别】

肌腱及韧带骨化的诊断及鉴别诊断需密切结合影像及临床病史进行分析。

1. 引起肌腱及韧带骨化常见疾病的鉴别要点详见表 10-12-3。

2. 肌腱及韧带骨化的鉴别诊断流程见图 10-12-9。

表 10-12-3 引起肌腱及韧带骨化常见疾病的鉴别要点

常见疾病	典型影像特征	主要伴随征象	鉴别要点
籽骨的形成	股四头肌肌腱中的髌骨以及手和足部的骨质边缘,形态规则,边缘光滑的骨性结节	邻近骨质多无异常,关节面光滑	多为偶然发现,无明显临床症状,结合外伤史可与撕脱性骨折鉴别
肌腱炎或韧带炎	X 线和 CT 主要表现肌腱及韧带附着点处或走行区出现长短不一的、条状、结节状骨性结构;MRI 表现为低信号	肌腱或韧带增粗、肿胀,T2WI 呈高信号,其周围可见积液信号	多为慢性起病,长期过度使用,在肩袖、髌骨、尺骨鹰嘴周围等发生的骨性结节,常伴疼痛,活动受限
肌腱断裂或韧带撕裂	肌腱的连续性完全中断,断端回缩,支配肌肉萎缩,肌腱及韧带附着处见骨性结节,形态多不规则	可能合并关节失稳、陈旧性骨折	多有外伤史,且外伤后未及时治疗,呈长期慢性损伤状态
退行性关节病变	关节面骨质增生、关节边缘骨赘,肌腱或韧带附着处出现骨刺样结构;韧带形态多正常,T2WI 信号增高	关节面下囊变,软骨损伤,关节间隙变窄	好发于老年人,多伴发骨质疏松,多有疼痛,活动受限等临床表现

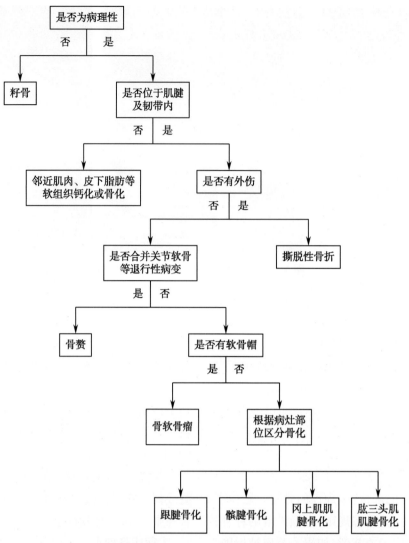

图 10-12-9 基于影像及临床病史的肌腱及韧带骨化鉴别诊断流程图

（陈 伟）

参 考 文 献

[1] 程晓光,崔建岭.肌骨系统放射诊断学[M].北京:人民卫生出版社,2018.

[2] 徐克,龚启勇,韩萍.医学影像学[M].8版.北京:人民卫生出版社,2018.

[3] 王子轩,刘吉华,曹庆选,等.骨关节解剖与疾病影像诊断[M].北京:人民卫生出版社,2009.

[4] 王云钊.中华影像医学——骨肌系统卷[M].北京:人民卫生出版社,2011.

[5] ZHANG Q,ZHOU D,WANG H,et al. Heterotopic ossification of tendon and ligament [J]. J Cell Mol Med,2020, 24(10):5428-5437.

三、肌腱及韧带损伤

【定义】

肌腱和韧带损伤是最常见的运动损伤之一,是指肌腱和组织受到过度拉伸、过度负荷、扭曲和反复的轻微创伤情况下,导致肌腱和韧带的连续性和完整性受到破坏,失去正常功能。

【病理基础】

肌腱和韧带损伤的病理基础主要是肌腱和韧带组织受到外力作用或过度使用等原因,导致它们的结构发生改变,从而引起炎症和组织损伤。具体来说,这些损伤可能包括以下几个方面:

1. **肌腱和韧带的纤维断裂** 在受到外力打击或拉伸的情况下,肌腱和韧带的纤维发生断裂,导致组织的完整性受到破坏,破裂的毛细血管和周围连接组织产生血肿。

2. **组织水肿和炎症** 肌腱和韧带损伤后,周围组织可能会出现水肿和炎症反应,导致疼痛、肿胀、红肿等症状。

3. **组织修复和再生** 在炎症后期的后期,成纤维细胞开始增生并产生细胞外基质,增生新的细胞和纤维来修复受损组织,形成原始的瘢痕组织。此期间,修复区域结缔组织与增生的瘢痕组织中都含有大量胶原纤维,这些纤维对组织的愈合起关键作用。

4. 瘢痕组织形成　损伤处细胞和血管的数量逐渐减少而胶原逐渐增加,形成瘢痕组织,这种组织通常比正常组织更加僵硬和不灵活,可能会影响身体的正常运动和功能。

【征象描述】

1. X 线表现　X 线检查通常无法直接显示肌腱和韧带的损伤情况。但是,X 线检查可以用于排除骨折等其他损伤,并且有助于评估受损部位的关节和骨骼结构是否正常。X 线检查可以通过一些间接征象推断肌腱和韧带损伤的可能性。包括软组织肿胀,肌腱或韧带附着点可见撕脱性骨折或关节脱位,如距腓前韧带断裂合并腓骨尖撕脱性骨折(图 10-12-10),股四头肌腱断裂导致髌骨下移,髌腱断裂导致髌骨上移位。肌腱或韧带损伤可导致关节

不稳,在负重位或应力位 X 线检查能够得到确诊,如踝穴位 X 线片上踝外侧间隙>4mm 或在内翻应力位 X 线片可以观察距骨倾斜角达到 10°,提示外侧韧带有损伤。踝穴位 X 线片上踝内侧间隙>4mm 或在外翻应力位 X 线片可以观察距骨倾斜角达到 10°,提示三角韧带有损伤。

2. CT 表现　与 X 线比较,CT 具有高的软组织分辨率,CT 多平面重建和三维重建能够显示肌腱和韧带损伤,特别是双能量成像具有一定优势。在肌腱和韧带损伤情况下,CT 检查可发现肌腱和韧带增粗,模糊,密度减低,以及连续性中断表现(图 10-12-11)。亦可发现骨折或脱位征象。CT 在肌腱和韧带损伤诊断中的准确性低于 MRI。

3. MRI 表现　MRI 检查是肌腱和韧带损伤的首选检查方法之一。肌腱和韧带损伤的直接征象是肌腱和韧带的连续性中断以及信号异常,这是肌腱和韧带损伤 MRI 诊断的要点。急性期,部分撕裂表现

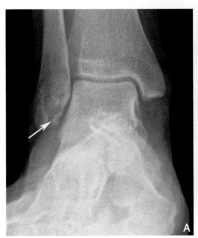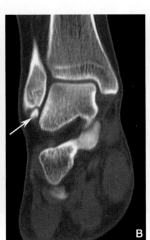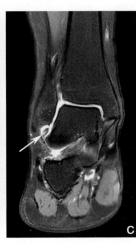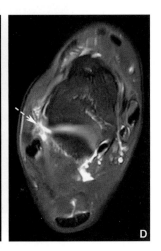

图 10-12-10　腓骨尖撕脱性合并距腓前韧带撕裂影像表现

A. 踝关节 X 线正位示腓骨尖撕脱骨折与腓骨重叠;B. CT 冠状位重建清晰显示腓骨尖的撕脱骨折(箭);C. 冠状位 PD FS 示撕脱骨折块及周围高信号影;D. 横轴位 PD FS 示距腓前韧带撕裂(虚箭)

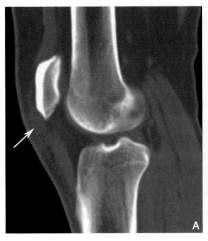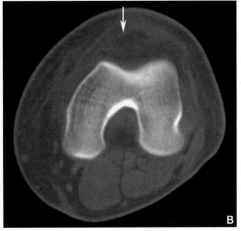

图 10-12-11　髌腱断裂 CT 表现,髌腱肿胀,连续性部分中断

为肌腱和韧带内部分信号改变,但仍可见部分连续、完整的纤维束,肌腱和韧带纤细或粗细不均匀(图10-12-12),慢性期肌腱和韧带变细。完全撕裂表现为肌腱和韧带连续性完全中断,出现肌腱和韧带的缺失表现,在液体敏感序列上断端见高信号(图10-12-13、图10-12-14)。不同肌腱和韧带损伤常常合并间接征象,如前交叉韧带损伤的间接征象包括后交叉韧带迂曲,胫骨前移,股骨外髁凹陷征,附着点撕脱骨折和Segond骨折,对吻性骨髓水肿等征象。在严重外伤情况下,通常将肌腱和韧带损伤分为三级:

一级:拉伤或扭伤,肌腱或韧带被拉伸,但没有撕裂。在MRI图像中,肌腱或韧带信号可能正常,但周围可能由于炎症或者水肿呈高信号。

二级:中度拉伤或扭伤,肌腱或韧带部分撕裂,但仍有一部分完整。在MRI图像中,表现为韧带或肌腱的纤细、迂曲,T1WI呈中等信号,T2WI呈高信号,周围软组织弥漫性肿胀。

三级:严重拉伤或扭伤,表现为肌腱或韧带完全撕裂,断端分离,T2WI呈明显高信号,周围软组织弥漫性肿胀。

【相关疾病】

肌腱病理学可大致分为两类:第一类是肌腱变性或肌腱病,包括机械性、退行性和过度使用性疾病;其次,炎症性附着点炎,发生在脊柱关节炎中。术语"肌腱病"取代"肌腱炎",因为它们反映了病理的退行性,而不是暗示炎症过程。根据病因,肌腱病有过劳性(慢性)肌腱病和钙化性肌腱病。肌腱病与肌腱断裂不同,肌腱病是指肌腱的组织异常但结构完整,肌腱断裂是指肌腱的结构受到破坏。常见的肌腱病包括肩袖肌腱病、髌腱炎、跟腱末端病等。肌腱的撕裂以肩袖撕裂、髌腱撕裂、跟腱撕裂最为常见,韧带撕裂以交叉韧带撕裂,膝关节内外侧副

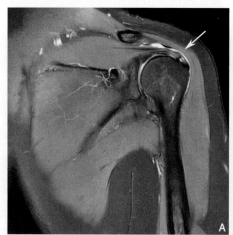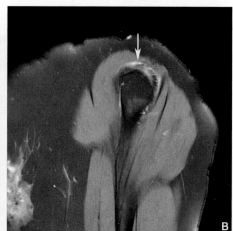

图 10-12-12　冈上肌腱部分撕裂表现

斜冠状位 FS T2WI 示冈上肌腱止点滑囊面部分不连续,肌腱局部可见高信号,伴有肩峰-三角肌下滑囊积液

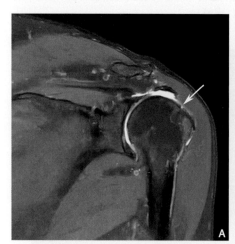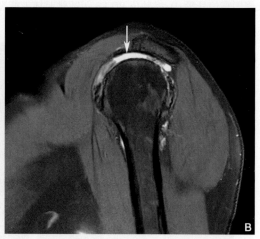

图 10-12-13　冈上肌腱完全撕裂表现

斜冠状位 FS T2WI 示冈上肌腱止点不连续,高信号液体贯穿全层,断端回缩,斜矢状位示肱骨头上方冈上肌腱出现缺损,呈"新月形"高信号,称为"斑秃征"(bald spot sign)

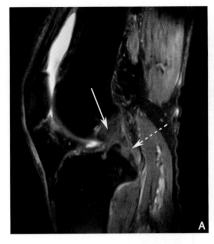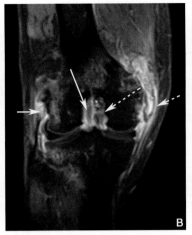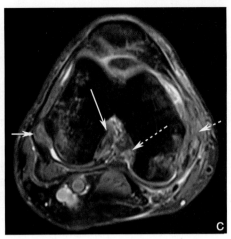

图 10-12-14　膝关节多发韧带完全撕裂

前交叉韧带(长箭)和后交叉韧带(长虚箭)形态异常,弥漫信号增高。外侧副韧带(短箭)在股骨外髁止点连续性中断,信号增高。内侧副韧带(短虚箭)弥漫肿胀,连续性中断,信号增高。股骨和胫骨可见骨挫伤表现

韧带、踝关节外侧副韧带撕裂最为常见。肌腱和韧带的撕裂分为部分撕裂和完全撕裂,有共同的影像特点。

【分析思路】

肌腱及韧带损伤的病因分析需密切结合有临床病史进行分析。

第一,观察肌腱和韧带的形态是否正常。

第二,如果肌腱和韧带形态正常,分析肌腱和韧带内信号是否增高,特别是在液体敏感序列上观察肌腱或韧带内是否有液性信号,判断是否是肌腱病或韧带变性。

第三,如果肌腱和韧带变细,考虑为部分损伤,进行分级诊断。

第四,如果肌腱和韧带连续性完全中断,液性信号充填,考虑为肌腱和韧带完全断裂,确定撕裂的部位、大小和形态、有无肌腱和韧带的回缩、剩余肌腱的质量、有无肌肉萎缩和脂肪浸润。

第五,观察有无合并骨折、骨髓水肿以及其他损伤。

【疾病鉴别】

1. 肌腱和韧带损伤的鉴别要点见表 10-12-4。

2. 肌腱和韧带损伤的鉴别诊断流程见图 10-12-15。

表 10-12-4　肌腱及韧带损伤鉴别要点

常见疾病	典型影像特征	主要伴随征象	鉴别要点
过劳性(慢性)肌腱病	T1WI 上肌腱局部信号稍增高,在 T2/PD 上肌腱内可见高信号	疼痛、肿胀、疲劳、运动受限、活动时不适感	肌腱外形正常,T2WI/PDWI 上信号未达到液性信号
钙化性肌腱病	X 线和 CT 显示在肌腱附着点出现大小不等及形态多样的高密度钙化影,常规 MRI 表现为低信号	疼痛、肿胀、疲劳、运动受限、活动时不适感	在常规 MRI 容易漏诊,可采取 SWI 提高敏感性和特异性,MRI 需要结合 X 线和 CT 检查
肌腱部分撕裂	肌腱变薄或增厚、形态不规则,在液体敏感序列上肌腱内出现液性高信号,但未贯穿全层	疼痛、肿胀、活动受限、可能出现肿块或凹陷、关节失稳	撕裂处形成肉芽组织或瘢痕组织表现为中高信号,容易与肌腱病混淆,部分撕裂肌腱形态出现变薄,而肌腱病的形态相对正常或稍增粗
肌腱完全撕裂	肌腱的连续性完全中断,在液体敏感序列上断裂处出现液性高信号,肌腱可回缩	可能出现关节失稳、骨折	与部分撕裂的鉴别要点是肌腱的连续性是否存在
韧带变性	韧带形态正常,信号增高	可能出现关节松弛或脱位	与韧带部分撕裂的鉴别要点是韧带完整连续
韧带部分撕裂	韧带部分连续性中断,韧带内或周围出现高信号	可能出现关节松弛或脱位	韧带部分的连续性存在,可部分纤维信号
韧带完全撕裂	韧带连续性完全中断,在液体敏感序列上,撕裂部位见液性高信号	可能出现关节失稳、骨折	韧带的连续性不存在

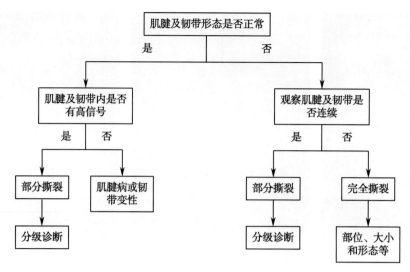

图 10-12-15　肌腱和韧带损伤鉴别诊断流程图

（陈　伟）

参 考 文 献

[1] 程晓光,崔建岭.肌骨系统放射诊断学[M].北京:人民卫生出版社,2018.

[2] MCCRUM E.MR imaging of the rotator cuff. MAGN RESON IMAGING C,2020,28(2):165-179.

[3] DIPLOCK B, HING W, MARKS D. The Long Head of Biceps at the shoulder:a scoping review.BMC Musculoskelet Disord,2023,24(1):232.

[4] FRITZ B,FRITZ J. MR imaging of acute knee injuries:systematic evaluation and reporting. RADIOL CLIN N AM,2023,61(2):261-280.

第十三节　关节软骨病变

【定义】

软骨病变（cartilage lesion）因为外伤、炎症或者退行性改变引起的关节软骨发生损害、退变或病理性改变。软骨病变通常是关节疾病的一部分,但它也可能单独出现。

【病理基础】

关节软骨是覆盖关节骨面的富有弹性的特殊透明软骨,具有润滑、吸收震荡及缓冲应力等功能,在维持关节的正常结构和功能方面发挥着重要作用。关节软骨由浅至深包括前表层（滑动带）、中间层（过渡带）、深层（放射带）和钙化层四部分。关节软骨由细胞外基质和软骨细胞构成,其中细胞外基质是其主要物质基础,由水（60%～80%）、胶原蛋白（15%～20%）、蛋白多糖（1%～10%）和其他糖蛋白底物等组成。

软骨受到创伤后,细胞肿胀、崩解、坏死,软骨组织间出现裂隙,或者称为软骨微小骨折;软骨细胞损伤后,分泌蛋白质溶解酶及胶原酶,使软骨基质遭受破坏,软骨内含水量的增加,胶原纤维暴露,逐渐出现老化,导致软骨进一步损害;严重软骨面损伤可致软骨下骨暴露,甚至软骨下骨折、出血,形成新骨,使骨的硬度增加,呈象牙样改变,是软骨的弹性降低,正常软骨的吸收震荡、缓冲应力的生物学功能降低;软骨微细骨折间隙被肉芽组织填充,逐渐形成纤维软骨,部分软骨钙化,形成骨赘。

关节软骨退变时其基质也发生变化,细胞外基质浅层裂开,间质水分含量明显减低,退变早期表现为表层软骨纤维化,以及表层细胞增殖,并伴有与关节面平行的软骨表层劈裂。进一步的损伤会引起关节软骨的组成和生物化学成分的持续退变,最终导致软骨内固态物质逐渐丢失,表现为软骨内局部或弥漫的小囊状病灶及局限性于软骨表面的磨损、纤维化,最后整个病变处软骨变薄、裂开或溃疡样变,严重者软骨完全消失,软骨下骨暴露。

【征象描述】

1. X 线表现　单纯的软骨损伤,X 线平片常常无异常发现,可见间接表现渗出或伴/不伴有软组织肿胀。损伤累及关节软骨及下部分骨质的骨软骨损伤（或骨折）,X 线可以表现:①急性骨软骨损伤:软骨下新月形骨折线;软骨下骨板局灶性缺损;关节面局灶性凹陷（图 10-13-1）;②慢性骨软骨损伤:骨折线边界清晰,边缘硬化;③伴或者不伴关节内骨碎片影。由于关节软骨退变引起的关节炎,X 线表现:①关节间隙变窄;②骨质增生伴有骨赘形成;③软骨下囊肿形成。

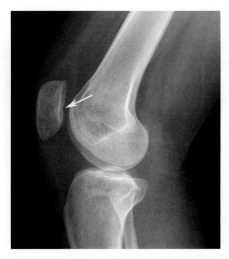

图 10-13-1　软骨损伤 X 线表现，关节面局灶性凹陷

2. **CT 表现**　各种软骨损伤的 CT 表现与 X 线平片表现类似，相较于 X 线平片，CT 的密度分辨率较高，显示更加清晰（图 10-13-2）；CT 关节造影能显示早期病变，软骨的缺损，表现为对比剂延伸至骨缺损区。

3. **MRI 表现**　MRI 是目前评价关节软骨损伤最敏感的无创检查，常见于负重面软骨，软骨损伤 MRI 表现主要为软骨形态及信号的异常改变，软骨缺损伴或不伴软骨下骨髓水肿是最佳的诊断线索。早期可见软骨肿胀，信号增高，进一步发展软骨局限变薄、缺损，损伤部位可见液性信号，伴或不伴关节软骨下骨髓水肿。软骨裂伤表现为黑线征（dark line sign），即在 T2WI 或 PDWI 上，高信号软骨内可见线样低信号。根据国际软骨修复与关节保护协会（International Cartilage Regeneration & Joint Preservation，CRS）软骨损伤程度的 MRI 分级（标准）：0 级：正常，软骨表面光滑，内部信号均匀；Ⅰ级：软骨结构完整，表面光滑，仅为软骨信号异常或表面不平，无明确软骨缺损；Ⅱ级：软骨表面出现缺损，缺损的深度小于或等于软骨厚度 50%；Ⅲ级：软骨缺损，深度大于软骨厚度 50%，但未达软骨下骨；Ⅳ级，软骨全层缺损，软骨下骨骨质裸露（图 10-13-3）。

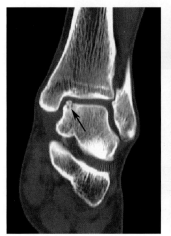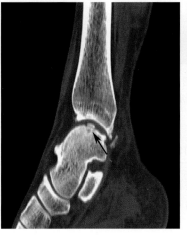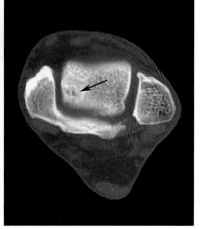

图 10-13-2　骨软骨损伤 CT 表现
慢性期，关节软骨下囊变，关节腔游离体

【相关疾病】

软骨损伤可以分为创伤性及非创伤性；常见的创伤性损伤有软骨损伤，骨软骨损伤，非创伤性软骨损伤常见的退行性骨关节炎。

【分析思路】

MRI 是首先检查软骨病变的影像技术，需要结合 X 线与 CT 分析，软骨病变主要表现为软骨信号及形态的改变，分析思路如下：

第一，了解患者的症状和病史，这有助于鉴别创伤性或非创伤性软骨损伤。

第二，如果有明确外伤病史，观察软骨形态及信号的变化。

第三，观察软骨下骨有无骨髓水肿，是否合并骨

折，对软骨损伤及骨软骨损伤进行的分级诊断。

第四，如果无外伤病史，观察形态及信号是否异常。

第五，软骨有钙化，考虑软骨钙质沉着症。

第六，软骨无钙化，需要考虑退行性骨关节炎，需要观察软骨形态及信号，软骨下骨是否异常（有无骨髓水肿，有无囊肿形成），有无骨赘，关节腔有无游离体。

【疾病鉴别】

软骨损伤的病因很多，常见的有创伤性及非创伤性，需结合影像学特征及其临床信息进行诊断及鉴别诊断。

1. 软骨损伤常见疾病的鉴别要点详见表 10-13-1。

2. 软骨病变需要密切结合临床病史分析，软骨病变类型的鉴别诊断流程见图 10-13-4。

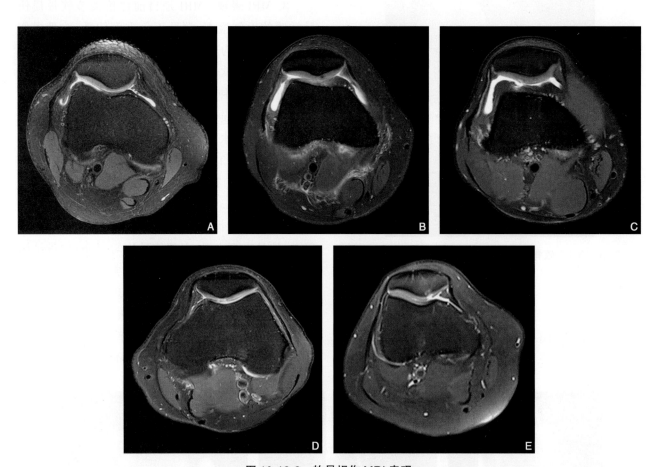

图 10-13-3　软骨损伤 MRI 表现
A. 0 级；B. Ⅰ级；C. Ⅱ级；D. Ⅲ级；E. Ⅳ级

表 10-13-1　软骨损伤常见疾病的鉴别要点

疾病	典型影像学特征	主要伴随征象	鉴别要点
软骨损伤	急性损伤：关节软骨表面缺损；慢性损伤：关节软骨可无异常	急性损伤：伴或不伴有软骨下骨髓水肿，骨碎片，关节腔积液；慢性损伤：软骨下骨髓水肿，慢性软骨下硬化，关节游离体	好发于剧烈体力活动者，尤其是骨骼未完全发育成熟的年轻运动员；好发于下肢关节，如膝关节、踝关节及髋关节等；手足等小关节发生率低，主要表现关节软骨表面损伤，未累及软骨下骨质
骨软骨损伤	急性损伤：累及关节面下的骨板的曲形骨折线；慢性损伤：关节软骨缺损	急性损伤：周围常伴有骨髓水肿，关节腔可伴有游离的骨片或软骨影；慢性损伤：软骨下囊变，关节内异物	儿童，青少年以及活动较多的成年人，又称为剥脱性骨软骨炎、骨软骨骨折，常见于股骨内侧髁中部、距骨内侧穹隆和肱骨小头等，累及关节软骨及下部分骨质
退行性骨关节炎	关节间隙变窄，骨质增生伴有骨赘形成	软骨下骨质硬化、囊肿形成	老年人常见，常见于膝关节、髋关节、指间关节等软骨退变导致的非感染性关节炎
软骨钙质沉着症	关节软骨中的点状和线状高密度钙化影	软骨变窄，软骨下囊性灶	老年人常见，最常累及较大关节，透明软骨钙化

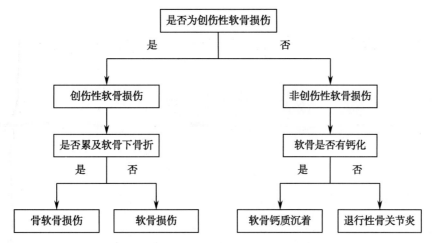

图 10-13-4　软骨病变类型的鉴别诊断流程图

（陈　伟）

参 考 文 献

［1］MANASTER BJ,CATHERINE C,ROBERTS CA，等. 非创伤性骨肌影像诊断学. 赵斌，王光彬，译. 济南：山东科学技术出版社，2018.

［2］ADAM A,DIXON A,GILLARD J H,等. 格 - 艾放射诊断学［M］. 6 版. 张敏鸣，译. 北京：人民军医出版社，2015.

［3］MANSTER A,PETERSILGE R. 影像专家鉴别诊断　骨关节肌肉分册［M］. 程晓光，译. 北京：人民军医出版社，2012.

第十一章　软组织病变

第一节　软组织肿瘤的分类及部位与年龄分布

一、软组织肿瘤 WHO 最新分类

软组织肿瘤是指由非上皮骨骼外组织（主要是间充质组织）包括脂肪、肌肉、肌腱、外周神经、血管和纤维组织（韧带、筋膜）等引起的一组病变。这些疾病可以发生在四肢、躯干壁、头颈部软组织、腹膜后及纵隔。良性肿瘤的发病率远远超过恶性肿瘤，其中恶性肿瘤在儿童人群中更为常见。大多数软组织肿瘤的病因是多因素的，遗传和环境原因（病毒感染、辐射和免疫缺陷疾病）相互作用。

2020 年 WHO《软组织和骨肿瘤 WHO 分类》（5 版）出版，新版分类根据近年来软组织肿瘤领域内临床病理学及分子生物学的研究成果，对各章节的内容进行了全面的更新，将软组织肿瘤分为 12 大类，分别为脂肪细胞肿瘤（表 11-1-1）、成纤维细胞与肌成纤维细胞肿瘤（表 11-1-2）、所谓的纤维组织细胞性肿瘤（表 11-1-3）、血管肿瘤（表 11-1-4）、周细胞性（血管周细胞性）肿瘤（表 11-1-5）、平滑肌肿瘤（表 11-1-6）、骨骼肌肿瘤（表 11-1-7）、胃肠道间质瘤（表 11-1-8）、软骨-骨性肿瘤（表 11-1-9）、周围神经鞘肿瘤（表 11-1-10）、未确定分化的肿瘤（表 11-1-11）、骨及软组织小圆细胞未分化肉瘤（表 11-1-12）。基于生物学行为，进一步细分为良性（切除后不复发）、中度-局部侵袭性（局部浸润性，具有高复发率但不转移）、中度-很少转移（在小于 2% 的病例中转移）和恶性（高转移风险）。病理学检查是软组织肿瘤诊断和分级的"金标准"。

表 11-1-1　2020 年 WHO 软组织肿瘤分类：脂肪细胞肿瘤

类别	良性	中间性	恶性
脂肪细胞肿瘤	脂肪瘤	非典型性脂肪瘤性肿瘤	脂肪肉瘤，高分化
	肌内脂肪瘤		脂瘤样脂肪肉瘤
	软骨样脂肪瘤		炎性脂肪肉瘤
	脂肪瘤病		硬化性脂肪肉瘤
	弥漫性脂肪瘤病		去分化脂肪肉瘤
	多发对称性脂肪瘤病		黏液样脂肪肉瘤
	盆腔脂肪瘤病		多形性脂肪肉瘤
	类固醇脂肪瘤病		上皮样脂肪肉瘤
	艾滋病毒脂肪代谢障碍		黏液样多形性脂肪肉瘤
	神经脂肪瘤病		
	脂肪母细胞瘤		
	局限性（脂肪母细胞瘤）		
	弥漫性（脂肪母细胞瘤）		
	血管脂肪瘤		
	细胞性血管脂肪瘤		
	肌脂肪瘤		
	软骨样脂肪瘤		
	非典型梭形细胞/多形性脂肪瘤		
	冬眠瘤		

表 11-1-2　2020 年 WHO 软组织肿瘤分类：成纤维细胞与肌成纤维细胞肿瘤

类别	良性	中间性	恶性
成纤维细胞与肌成纤维细胞肿瘤	结节性筋膜炎	孤立性纤维性肿瘤,良性	孤立性纤维性肿瘤,恶性
	血管内筋膜炎	掌/跖纤维瘤病	纤维肉瘤
	颅筋膜炎	韧带样型纤维瘤病	黏液性纤维肉瘤
	增生性筋膜炎	腹外硬纤维瘤	上皮样黏液性纤维肉瘤
	增生性肌炎	腹部纤维瘤病	低度恶性纤维黏液样肉瘤
	骨化性肌炎和指(趾)纤维骨性假瘤	脂肪纤维瘤病	硬化性上皮样纤维肉瘤
	缺血性筋膜炎	巨细胞成纤维细胞瘤	
	弹力纤维瘤	隆突性皮肤纤维肉瘤	
	婴儿纤维性错构瘤	色素性隆突性皮肤纤维肉瘤	
	结肠纤维瘤病	纤维肉瘤性隆突性皮肤纤维肉瘤	
	幼年性玻璃样变纤维瘤病	黏液性隆突性皮肤纤维肉瘤	
	包涵体纤维瘤病	隆突性皮肤纤维肉瘤伴肌样分化	
	腱鞘纤维瘤	斑块样隆突性皮肤纤维肉瘤	
	增生性成纤维细胞瘤	孤立性纤维性肿瘤	
	肌成纤维细胞瘤	脂肪形成(脂肪瘤性)孤立性纤维性肿瘤	
	钙化性腱膜纤维瘤		
	EWSRI-SMAD3 阳性成纤维细胞瘤	富巨细胞性孤立性纤维性肿瘤	
	血管肌成纤维细胞瘤	炎性肌成纤维细胞性肿瘤	
	富细胞血管纤维瘤	上皮样炎性肌成纤维细胞肉瘤	
	血管纤维瘤 NOS	肌成纤维细胞肉瘤	
	项型纤维瘤	CD34 阳性浅表成纤维细胞瘤	
	肢端纤维黏液瘤	黏液炎性成纤维细胞肉瘤	
	Gardner 纤维瘤	婴儿纤维肉瘤	

表 11-1-3　2020 年 WHO 软组织肿瘤分类：所谓的纤维组织细胞性肿瘤

类别	良性	中间性	恶性
所谓的纤维组织细胞性肿瘤	腱鞘巨细胞肿瘤	丛状纤维组织细胞瘤	恶性腱鞘巨细胞瘤
	腱鞘巨细胞肿瘤,弥漫型	软组织巨细胞瘤	
	深部良性纤维组织细胞瘤		

表 11-1-4　2020 年 WHO 软组织肿瘤分类：血管肿瘤

类别	良性	中间性	恶性
血管肿瘤	血管瘤	卡波西型血管内皮瘤	上皮样血管内皮瘤
	肌内血管瘤	网状血管内皮瘤	上皮样血管内皮瘤伴 WWTR1-CAMTA1 融合
	动静脉血管瘤	乳头状淋巴管内血管内皮瘤	
	静脉型血管瘤	混合性血管内皮瘤	上皮样血管内皮瘤伴 YAP1-TFE3 融合
	上皮样血管瘤	神经内分泌性混合性血管内皮瘤	
	细胞性上皮样血管瘤	卡波西肉瘤	血管肉瘤
	非典型上皮样血管瘤	经典型惰性卡波西肉瘤	
	淋巴管瘤	非洲地方性卡波西肉瘤	
	淋巴管瘤病	艾滋病相关性卡波西肉瘤	
	囊性淋巴管瘤	迟发型卡波西肉瘤	
	获得性簇状血管瘤	假性肌瘤(类上皮肉瘤样)血管内皮细胞瘤	

表 11-1-5 2020 年 WHO 软组织肿瘤分类：周细胞性（血管周细胞性）肿瘤

类别	良性	中间性	恶性
周细胞性（血管周细胞性）肿瘤	血管球肿瘤 血管球瘤 血管球肌瘤 肌周细胞瘤 肌纤维瘤 血管平滑肌瘤	血管球瘤病 恶性潜能不确定性血管球肿瘤 肌纤维瘤病 婴儿性肌纤维瘤病	恶性血管球瘤

表 11-1-6 2020 年 WHO 软组织肿瘤分类：平滑肌肿瘤

类别	良性	中间性	恶性
平滑肌肿瘤	平滑肌瘤 EBV 相关性平滑肌肿瘤 炎性平滑肌肉瘤		平滑肌肉瘤 上皮样平滑肌肉瘤 黏液样平滑肌肉瘤

表 11-1-7 2020 年 WHO 软组织肿瘤分类：骨骼肌肿瘤

类别	良性	中间性	恶性
骨骼肌肿瘤	横纹肌瘤 胎儿型横纹肌瘤 成人型横纹肌瘤 生殖道型横纹肌瘤		胚胎性横纹肌肉瘤 胚胎性横纹肌肉瘤，多形 腺泡状横纹肌肉瘤 多形性横纹肌肉瘤 梭形细胞性横纹肌肉瘤 先天性梭形细胞横纹肌肉瘤伴 VGLL2/NCOA2/CITED2 重排 MYODI- 突变梭形细胞性/硬化性横纹肌肉瘤 骨内梭状细胞横纹肌肉瘤（伴 TFCP2/NCOA2 重排） 外胚层间叶瘤

表 11-1-8 2020 年 WHO 软组织肿瘤分类：胃肠道间质瘤

类别	良性	中间性	恶性
胃肠道间质瘤			胃肠道间质瘤

表 11-1-9 2020 年 WHO 软组织肿瘤分类：软骨-骨性肿瘤

类别	良性	中间性	恶性
软骨-骨性肿瘤	软骨瘤 软骨母细胞瘤样软组织软骨瘤		骨外骨肉瘤

表 11-1-10 2020 年 WHO 软组织肿瘤分类：周围神经鞘肿瘤

类别	良性	中间性	恶性
周围神经鞘肿瘤	神经鞘瘤 原始神经鞘瘤 细胞性神经鞘瘤 丛状神经鞘瘤 上皮样神经鞘瘤		恶性周围神经鞘膜瘤 上皮样恶性周围神经鞘膜瘤 黑色素性恶性周围神经鞘膜瘤 恶性颗粒细胞瘤 恶性神经鞘瘤

类别	良性	中间性	恶性
周围神经鞘肿瘤	微囊/网状神经鞘瘤		
	神经纤维瘤		
	原始神经纤维瘤		
	细胞性神经纤维瘤		
	非典型神经纤维瘤		
	丛状神经纤维瘤		
	神经束膜瘤		
	网状神经束膜瘤		
	硬化性神经束膜瘤		
	颗粒细胞瘤		
	神经鞘黏液瘤		
	孤立性局限性神经瘤		
	丛状孤立性局限性神经瘤		
	脑膜瘤		
	良性蝾螈瘤/神经肌肉性胆管瘤		
	混杂性神经鞘瘤		
	神经束膜瘤/神经鞘瘤		
	神经鞘瘤/神经纤维瘤		
	神经束膜瘤/神经纤维瘤		

表 11-1-11　2020 年 WHO 软组织肿瘤分类:未确定分化的肿瘤

类别	良性	中间性	恶性
未确定分化的肿瘤	黏液瘤	含铁血黄素沉着性纤维脂肪瘤性肿瘤	恶性磷酸盐尿性间叶性肿瘤
	细胞性黏液瘤	上皮样血管平滑肌脂肪瘤	NTRK 重排的梭形细胞肿瘤(新出现)
	侵袭性血管黏液瘤	非典型纤维黄色瘤	滑膜肉瘤
	多形性透明变性血管扩张性肿瘤	血管瘤样纤维组织细胞瘤	滑膜肉瘤,梭形细胞型
	磷酸盐尿性间叶性肿瘤	骨化性纤维黏液样肿瘤	滑膜肉瘤,双相型
	良性血管周围上皮样肿瘤	混合瘤	滑膜肉瘤,低分化型
	血管平滑肌脂肪瘤	恶性混合瘤	上皮样肉瘤
		肌上皮瘤	近端或大细胞型上皮样肉瘤
			典型样上皮样肉瘤
			腺泡状软组织肉瘤
			软组织透明细胞肉瘤
			骨外黏液样软骨肉瘤
			增生性小圆细胞肿瘤
			肾外横纹肌样瘤
			恶性血管周围上皮样肿瘤
			内膜肉瘤
			骨化性纤维黏液样肿瘤,恶性
			肌上皮癌
			未分化肉瘤
			梭形细胞肉瘤,未分化
			多形性肉瘤,未分化
			圆形细胞肉瘤,未分化

表 11-1-12　2020 年 WHO 软组织肿瘤分类：骨及软组织小圆细胞未分化肉瘤

类别	良性	中间性	恶性
骨及软组织小圆 细胞未分化肉瘤			Ewing 肉瘤 EWSR1- 非 ETS 家族基因融 合的圆细胞肉瘤 CIC 重排肉瘤 伴 BCOR 基因改变的肉瘤

二、软组织肿瘤的部位与年龄分布

最常见的良性软组织肿瘤是脂肪细胞肿瘤（脂肪瘤），其次是纤维母细胞与肌纤维母细胞肿瘤。脂肪肉瘤、平滑肌肉瘤和未分化多形性肉瘤是成人中最常见的肉瘤（图 11-1-1），而横纹肌肉瘤、尤因肉瘤和滑膜肉瘤在儿童中常见（图 11-1-2、表 11-1-13）。四肢是软组织肉瘤最常见的部位（75%），其次是腹膜后、躯干壁。某些软组织肿瘤的典型部位见表11-1-14。

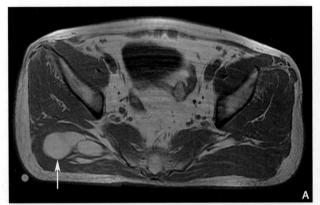

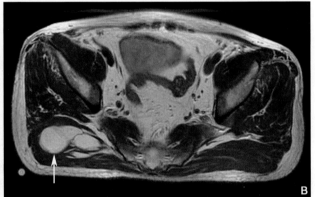

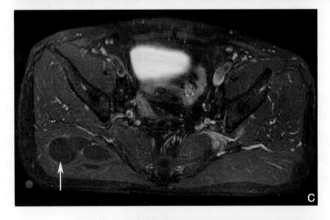

图 11-1-1　高分化脂肪肉瘤

MRI 检查可见右臀大肌内不规则软组织信号影。A. T1WI 上呈高信号（箭）；B. T2WI 上呈高信号（箭）；C. FS T2WI 上信号被抑制呈低信号（箭）

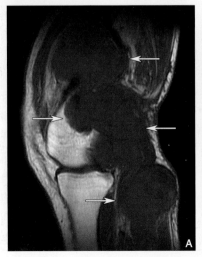

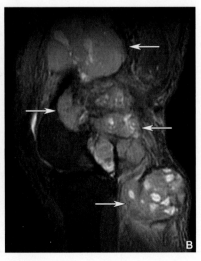

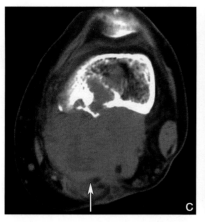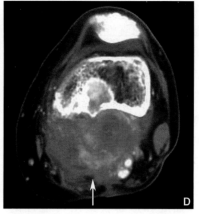

图 11-1-2 滑膜肉瘤

MRI 检查可见膝关节周围软组织内多发不规则软组织结节影。A. T1WI 上呈低信号影,累及股骨下段骨质(箭);B. STIR 像上呈稍高信号影及混杂信号影,累及股骨下段骨质(箭);CT 增强检查可见膝关节周围软组织不均匀强化;C. CT 平扫可见膝关节后方不规则软组织肿块(箭),边界不清,累及股骨下段后方伴骨质破坏;D. CT 增强可见膝关节后方不规则软组织肿块不均匀强化(箭),累及股骨下段后方伴骨质破坏,内见结节样强化

表 11-1-13 各年龄段常见的软组织肿瘤类型

好发年龄	常见肿瘤
婴幼儿、儿童	良性:纤维错构瘤、脂肪母细胞瘤、毛细血管瘤、淋巴管瘤、幼年黄色肉芽肿
	恶性:胚胎性横纹肌肉瘤、葡萄状横纹肌肉瘤、神经母细胞瘤、黑色素神经细胞瘤
青少年	中间性:腹壁外纤维瘤病、血管瘤样纤维组织细胞瘤
	恶性:隆起性皮肤纤维肉瘤、腺泡状横纹肌肉瘤
青年	滑膜肉瘤、多形性横纹肌肉瘤
中老年	良性:弹力纤维瘤、脂肪瘤
	恶性:未分化多形性肉瘤、黏液性纤维肉瘤、未确定分化肉瘤、脂肪肉瘤、成人型纤维肉瘤、血管肉瘤、平滑肌肉瘤,恶性间质瘤

表 11-1-14 软组织肿瘤的典型部位

典型部位	疾病	影像特征	临床特征
披肩分布:后颈部、肩部和背部	梭形细胞脂肪瘤	影像显示脂肪成分极少,有强化	多见于老年男性
肩胛骨下内侧端至背阔肌和菱形肌深处	弹力纤维瘤	双侧,信号类似于肌肉,伴有散在的脂肪区域	
甲床处的手指簇与足底筋膜有关	血管球瘤		有疼痛症状
	足底纤维瘤/纤维瘤病		
关节、腱鞘或滑囊	腱鞘巨细胞瘤/色素沉着绒毛结节性滑膜炎		
腹膜后,邻近下腔静脉/腹主动脉	平滑肌肉瘤	较大的肿瘤性病变伴坏死	
年轻女性(10~40 岁)的生殖器和会阴区	侵袭性血管黏液瘤	T2 高信号,漩涡状征象,相邻结构受压移位,无浸润	
倾向于沿着肌腱鞘爬行和转移到淋巴结的手和手指病变	上皮样肉瘤		多见于年轻人

影像检查除了可以定位外,还有助于显示肿瘤的特征,对病变进行分期以及评估治疗反应。它还有助于鉴别肿瘤样病变(如血肿、脓肿、神经节、滑囊、腱鞘炎和肌炎)和真性肿瘤。X 线摄影通常用于初步评估(尤其是四肢),可以显示钙化、透亮(对应于脂肪)和相关的骨骼变化。超声是首选的初步调

查浅表病变,因为简单易行,具有良好的空间和对比度分辨率,具有区分实性和囊性病变的能力,并能够显示内部形态和血管。它甚至可以帮助描述一些软组织肿瘤的特征,并以合理的准确度区分良性和恶性肿瘤。CT 经常用于评价位于头颈部、纵隔和腹膜后的病变。MRI 是评估软组织肿瘤的"金标准"和首选方式。MRI 可以根据信号特征对病变进行表征,并准确显示病变的范围及其与周围结构的关系。放射科医生根据患者临床病史、患者年龄、病变部位、MRI 信号强度和形态会给出可能性的诊断。

（陆　勇）

参 考 文 献

［1］WHO Classification of Tumours Editorial Board.World Health Organization classification of soft tissue and bone tumours. 5th ed. Lyon：IARC Press，2020.

［2］BANSAL A，GOYAL S，GOYAL A. WHO classification of soft tissue tumours 2020：An update and simplified approach for radiologists. Eur J Radiol，2021，143：109937.

［3］HWANG S，HAMEED M，KRANSDORF M.The 2020 World Health Organization classification of bone tumors：what radiologists should know.Skeletal Radiol，2023，52（3）：329-348.

［4］ANDERSON WJ，DOYLE LA.Updates from the 2020 World Health Organization classification of soft tissue and bone tumours.Histopathology，2021，78（5）：644-657.

［5］贡其星,范钦和. 2020 版 WHO 软组织肿瘤分类解读（一）.中华病理学杂志,2021,50（03）:180-184.

［6］贡其星,范钦和. 2020 版 WHO 软组织肿瘤分类解读（二）.中华病理学杂志,2021,50（04）:314-318.

第二节　不同密度的软组织病变

一、软组织钙化

【定义】

软组织钙化（soft tissue calcification）是指钙盐在软组织内沉积、沉淀并固化的过程,可以是局限性或弥漫性钙盐沉积,钙化可以是正常的生理反应,也可以是疾病或损伤的结果。

【病理基础】

软组织内钙化为钙盐在软组织内异常、不定形、散在的沉积。软组织钙化性疾病是发生于肌肉软组织一大类疾病,常见病如肌腱筋膜韧带钙化、脉管钙化、痛风石、滑膜软骨瘤病、软组织肿瘤钙化等,亦可见于少见病和罕见病,如寄生虫钙化、焦磷酸钙沉积病（CPPD）、肿瘤样钙质沉着症等。

【征象描述】

X 线平片及 CT 显示软组织内不定形、点状、条状、环形或半环形、结节状或团块状钙质样高密度影,边界较清楚（图 11-2-1）,CT 显示钙化优于 X 线平片及 MRI（图 11-2-2）。MRI 上体积较小的钙化多难以显示,体积较大的钙化绝大部分在各序列均呈低信号,均低于肌肉信号（图 11-2-3）,只凭 MRI 不能确定钙化。

【相关疾病】

软组织钙化相关疾病种类比较多,见表 11-2-1。

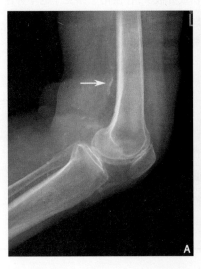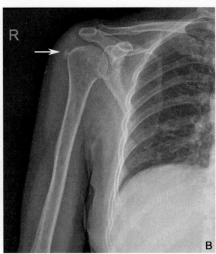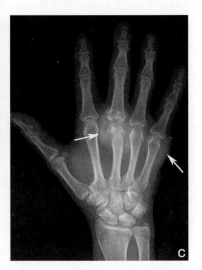

图 11-2-1　软组织钙化

A. 左侧股动脉壁钙化。左侧膝关节侧位 DR 显示左侧股动脉壁条状钙化（白箭）。B. 右侧钙化性冈上肌腱炎。右肩关节正位 DR 显示右侧冈上肌腱结节样钙化（白箭）。C. 右掌指关节痛风性关节炎。右手正位 DR 显示右侧第 3～5 掌指关节软组织肿块伴斑片状钙化灶（白箭）

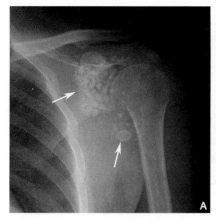
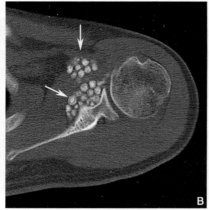
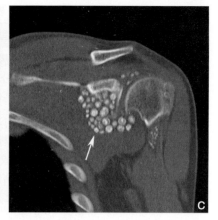

图 11-2-2 软组织钙化

左肩关节滑膜软骨瘤病。A.左侧肩关节 DR 正位片示左侧肩关节周围多发结节状钙化影(白箭);B.肩关节 CT 轴位平扫;C.冠状位重建,示左侧肩关节周围见多发类圆形石榴籽样结节状钙化灶(白箭)

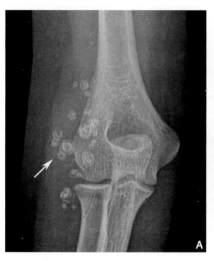
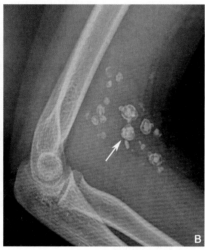
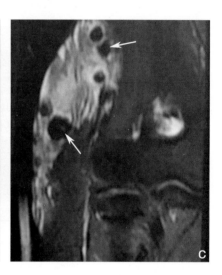

图 11-2-3 软组织钙化

右肘关节肌间血管瘤。A、B. 右肘关节正侧位 DR 显示右肘关节周围软组织内散在大小不等卵圆形静脉石钙化(白箭),肿块边界不清。C. 右肘关节冠状位 MRI T2WI 抑脂序列显示病变呈不均匀明显高信号,内部钙化呈结节样低信号(白箭)

表 11-2-1 软组织钙化相关疾病

常见疾病	少见疾病	罕见疾病
肌腱韧带筋膜钙化	肿瘤样钙质沉着症	寄生虫感染钙化
脉管钙化	转移性钙质沉着症	特发性软组织钙质沉着症
痛风石	营养不良性钙质沉着症	焦磷酸钙沉积病
滑膜骨软骨瘤	医源性钙质沉着症	CPPD
软组织肿瘤钙化		

【分析思路】

软组织内高密度影,首先要确定是不是钙化,钙化与骨化有时候在影像学上很难鉴别,钙化的密度低于骨化,钙化 CT 值 100~400HU,骨小梁 CT 值 700HU,骨皮质 CT 值 1 500HU,通过 CT 值可以鉴别钙化和骨化。另外需要与高密度血肿和高密度异物进行鉴别,新鲜血肿的 CT 值 60~90HU,MRI 上不同时期的血肿其 MRI 信号具有特点,通过 CT 值和不同序列 MRI 信号特点可以识别软组织血肿。高密度异物需要结合临床病史进行鉴别。

确定钙化后,就是钙化部位的确定,不同的解剖部位钙化病变疾病不同,发生于肌腱、韧带,沿着肌腱、韧带走行区条状钙化,就要考虑钙化性肌腱炎和韧带钙化;发生于关节内及关节旁的钙化,要考虑焦磷酸钙沉积病 CPPD、滑膜骨软骨瘤病及痛风结节钙化;发生于软组织内的钙化,可以考虑软组织钙质沉着症、软组织肿瘤钙化、脉管钙化及寄生虫感染钙化等。

【疾病鉴别】

软组织内钙化需要结合临床病史,综合各种影像检查方法,仔细观察钙化部位及特点,做出影像诊断。

1. 常见软组织钙化疾病的鉴别要点,见表 11-2-2。

2. 软组织高密度-软组织钙化影像诊断流程图(图 11-2-4)。

表 11-2-2 常见软组织钙化疾病鉴别要点

疾病	典型征象	伴随征象/临床	鉴别要点
肌腱、韧带及筋膜钙化,如钙化性肌腱炎	肌腱、韧带及筋膜附着处部位,沿肌腱、韧带、筋膜分布走行区的点状、线状及条片状钙化	MRI 显示肌腱、筋膜、韧带局部组织内双低信号	肌腱、筋膜、韧带的解剖部位,点状及线状钙化
脉管系统钙化	动脉管壁钙化可呈点状、结片状、片状、弧形或蛋壳样致密影,静脉钙化表现为类圆形或环形致密结节影,软组织内淋巴结钙化多表现为椭圆形、不规则片状、斑点状钙化,边缘光整,边界清晰	动脉血管壁钙化常见于动脉粥样硬化,静脉内钙化主要见于静脉石,淋巴管钙化主要见于淋巴结钙化	点状、半弧形或者蛋壳样钙化,沿着脉管解剖走行
痛风石	关节周围软组织结节及肿块伴条状、片状及结节样钙化,邻近骨质产生压迫和侵蚀	好发第 1 跖趾关节旁,高尿酸血症病史,临床表现为局部红、肿、热、痛,双能量 CT(DECT)可精确地识别尿酸盐沉积物	邻近骨皮质因被尿酸盐取代而出现不规则或分叶状凹缺,并向下累及骨松质,其边缘翘起,呈所谓"悬挂边缘"征
滑膜骨软骨瘤	关节周围大小均等或不等的结节状,"石榴籽征"	大关节周围,滑膜丰富、关节囊相对松弛的部位	"石榴籽征"
软组织肿瘤钙化	软组织肿块,肿块内可见点状、结节状、条状、环形钙化	软组织肿瘤组织缺血坏死,继发钙化	软组织肿块伴其内钙化灶
肿瘤样钙质沉着症	关节旁大小不一的卵圆形、桑葚状钙化结节,可成团或分叶状肿物,部分范围较大者呈流注状,多见于关节伸侧软组织	累及多个关节,范围较大,多房囊状高密度影,不累及骨性结构	关节周围软组织内多发钙化性肿块

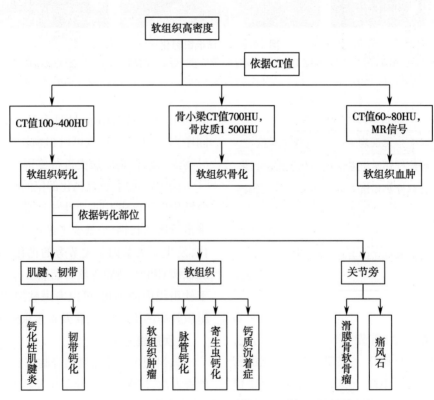

图 11-2-4 软组织高密度-软组织钙化疾病鉴别诊断流程图

（强永乾）

参 考 文 献

[1] 连欣怡,纪清连,付海花,等.软组织血管瘤与神经鞘瘤影像学鉴别诊断[J].实用放射学杂志,2022,38(11):1836-1839.

[2] YOSHIDA Y,YOSHIDA A.Chronic intramuscular calcific tendinitis of the deltoid muscle[J].Skeletal Radiol,2023,52(6):1251-1256.

[3] CATAPANO M,ROBINSON DM,SCHOWALTER S,et al.Clinical evaluation and management of calcific tendinopathy:an evidence-based review[J].J Osteopath Med,2022,122(3):141-151.

[4] 敖锋,张自力,陈光斌,等.肿瘤样钙质沉着症的影像学表现[J].医学影像学杂志,2021,31(6):1059-1062.

[5] 张小梅,李玉伟.骨外粘液样软骨肉瘤的病理及影像学特征[J].医学影像学杂志,2020,30(7):1331-1333.

[6] 熊敏,王晶,李旭东,等.尿毒症肿瘤样钙质沉着症10例临床分析[J].中华内科杂志,2020,59(11):860-865.

[7] VERONIQUE F,THOMAS PM,MARIANNE LS.Radiological identification and analysis of soft tissue musculoskeletal calcification[J].Insights Imaging,2018,9(4):477-492.

二、软组织骨化

【定义】

软组织骨化(soft tissue ossification)是指在软组织内出现异常成骨现象,形成骨样组织,包括骨小梁结构、中央骨髓样结构及外周骨皮质结构。

【病理基础】

骨化是细胞分泌骨基质并有钙盐沉积形成骨,多为小梁骨,时间较长在外围可以形成板层骨。软组织内无成骨细胞,软组织骨化发生机制尚未明确,目前认为由多能干细胞诱导,从血管内皮细胞衍生而来,主要病理改变为纤维组织增生,同时伴有大量的新骨及软骨形成。

【征象描述】

X线和CT上,典型骨化呈斑片状、团块状钙质样高密度影,部分可显示出骨小梁,甚至周缘呈骨皮质样密度,边缘多清楚光滑(图11-2-5),CT显示骨化优于X线平片及MRI。MRI上绝大部分骨化在各序列均呈低信号,较大的典型骨化可显示中央骨髓样信号及外围骨皮质样无信号带,结合平片或CT可确定为骨化。

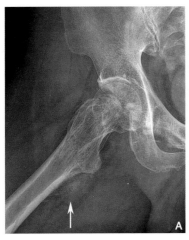
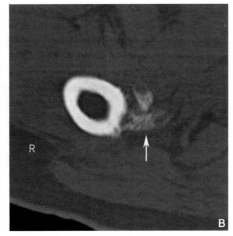

图 11-2-5 软组织骨化

右大腿上段骨化性肌炎。A. 右髋关节斜位 DR 显示右侧股骨小粗隆附近软组织内团块状高密度影(白箭),其内可见条纹状骨小梁结构;B. 轴位 CT 显示右大腿上段软组织内条纹状骨小梁结构更清晰(白箭)

骨化性肌炎是最常见的引起骨化的疾病,骨化性肌炎不同时期影像学表现存在差异(表11-2-3,图11-2-6),蛋壳样骨化征象有一定的特征性。该病需要与营养不良性钙化、肿瘤样钙质沉着症、皮质旁骨肉瘤、撕脱性骨折片、正常子骨及副骨等鉴别。

【相关疾病】

引起骨化的疾病远远少于引起软组织钙化的疾病,异位骨化是全身骨骼系统之外产生的骨结构,骨化性肌炎是最常见的异位骨化,异位骨化不仅仅只发生在肌肉内,也可以发生在筋膜、肌腱或脂肪内。

表 11-2-3　不同时期骨化性肌炎影像学表现

	早期	中期	晚期
X 线、CT 表现	软组织肿块	环状、花边或蛋壳样骨化	软组织团块状骨性致密影,可见骨小梁结构
MRI 表现	软组织肿块合并周围水肿,T1WI 等信号或稍高信号,T2WI 高信号	T1WI 和 T2WI 信号减低,病灶内长 T1 脂肪组织,病灶边缘骨化表现为低信号环	界限清楚信号不均匀肿块,肿块中心 T1 高信号,表示脂肪化的黄骨髓,外围 T1、T2 低信号环,代表骨皮质骨

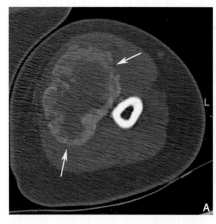
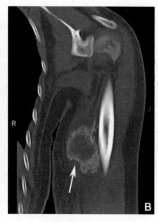
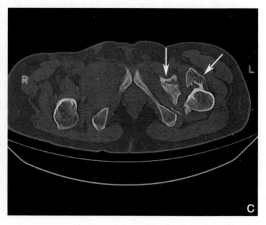

图 11-2-6　软组织骨化

左上臂骨化性肌炎。A. 左侧上臂中段 CT 轴位,B. 左侧上臂冠状位 CT 重建图像,左上臂软组织内团块状不规则环形高密度肿块,外围呈典型"蛋壳"状高密度骨化(白箭),中心低密度骨样组织,系骨化性肌炎中期表现;C. 骨盆轴位 CT 显示左侧髋关节周围两处团块状致密骨化肿块,可见周围线状致密骨皮质及中央稍低密度松质骨(白箭),系骨化性肌炎晚期表现

骨化性肌炎包括常见的创新性骨化性肌炎,还包括少见疾病如神经异位骨化及进行性骨化性肌炎。

【分析思路】

软组织骨化疾病的诊断,首先要确认是软组织骨化而不是钙化,软组织内斑片状及条状致密影可见骨小梁结构,可以确定为软组织内骨化,其次要排除正常变异如子骨及副骨,还有外伤后撕脱骨折的碎骨块所显示的高密度影,最后再考虑异位骨化,如果是小孩,多考虑进行性骨化性肌炎,成人如有外伤史,就要考虑外伤性骨化性肌炎,对于中枢神经系统损伤后患者出现软组织内骨化,就要考虑神经源性异位骨化。

【疾病鉴别】

准确识别骨化影像征象,结合临床病史,可以做出骨化的鉴别诊断。

1. 软组织骨化性疾病的鉴别要点见表 11-2-4。

2. 软组织高密度-软组织骨化疾病的鉴别诊断流程见图 11-2-7。

表 11-2-4　软组织骨化疾病鉴别要点

疾病	典型征象	伴随征象/临床	鉴别要点
创伤性骨化性肌炎	蛋壳样骨化	外伤史,青少年和年轻人多见	临床病史对确诊该病非常重要
神经源性异位骨化	中枢神经损伤后在软组织中出现新生骨组织	中枢神经系统外伤病史	结合临床病史确立诊断
进行性骨化性肌炎	多中心性进行性异位骨化	先天性𬌗趾畸形,罕见,遗传性、进行性结缔组织疾患,小孩多见	临床病史,多处软组织骨化

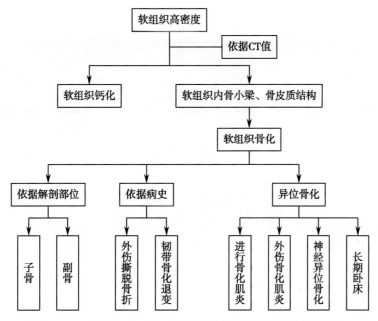

图 11-2-7 软组织高密度 - 软组织骨化影像学鉴别诊断流程图

（强永乾）

参 考 文 献

[1] 莫群力. 分析磁共振成像对早期骨化性肌炎的诊断价值[J]. 影像研究与医学应用, 2022, 6 (24): 170-172.

[2] 王军辉, 张国庆, 刘玉珂, 等. 骨化性肌炎的多模态影像学表现[J]. 中国中西医结合影像学杂志, 2021, 19 (2): 165-167, 179.

[3] 袁晓霞. 骨化性肌炎的影像学诊断[J]. 影像研究与医学应用, 2017, 1 (14): 99-101.

[4] MUJTABA B, TAHER A, FIALA MJ, et al. Heterotopic ossification: radiological and pathological review [J]. Radiol Oncol, 2019, 24, 53 (3): 275-284.

[5] HWANG ZA, SUH KJ, CHEN D, et al. Imaging features of Soft-tissue calcifications and related diseases: a systematic approach [J]. Korean J Radiol, 2018, 19 (6): 1147-1160.

三、含气体软组织病变

【定义】

软组织积气（soft tissue pneumatosis）指软组织内出现气体积聚的情况, 多与外伤、感染等因素有关系。

【病理基础】

气体积存在软组织内, 按其来源可分为以下几种: 外源性气体, 常见于外伤和手术后; 含气器官穿孔或破裂, 如气管、肺、食管穿孔或破裂, 腔内气体进入纵隔或皮下软组织; 产气菌感染; 血液中释放的过饱和气体, 如潜水病。

【征象描述】

X 线平片和 CT 表现相似, 后者显示更清晰, 通过测量 CT 值可以确定是否气体, CT 值一般 < -100HU,

积气在 MRI 各序列均表现为无信号, 有时与钙化较难区别。皮下气肿表现为皮下软组织内透亮条索影或不规则模糊透亮气体影（图 11-2-8）; 软组织感染合并积气表现为局部软组织肿胀, 肌间隙模糊, 层次分界不清; 在脓肿形成后, 肿胀的软组织内密度不均, 可见稍低密度坏死区及低密度气体影（图 11-2-9）; 软组织气性坏疽可见软组织感染及软组织内气体聚集（图 11-2-10）, 伴随邻近骨质破坏、骨坏死及病理性骨折等。

【相关疾病】

引起软组织积气的疾病最常见是外伤性及医源性引起的皮下气肿, 其次就是坏死和感染性病变, 如软组织脓肿及软组织气性坏疽。

【分析思路】

首先要确认软组织内是不是气体, 可以依据密度来鉴别, 通过 CT 值测量可以识别是不是软组织内积气; 如果是气体, 就要结合临床病史, 如果是外伤后或者具有医源性因素导致的皮下气肿, 就要考虑外伤性皮下气肿; 如果是软组织坏死合并少量积气, 临床具有明显的感染表现, 就要考虑软组织气性坏疽; 如果软组织内见气液平面, 伴环形强化, 就要考虑软组织脓肿合并产气菌感染。

【疾病鉴别】

软组织积气的鉴别诊断必须要结合临床病史。

1. 软组织积气性疾病的鉴别要点见表 11-2-5。

2. 软组织积气临床及影像学鉴别诊断流程见图 11-2-11。

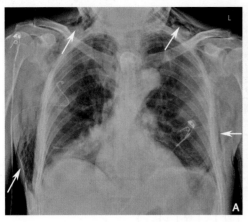
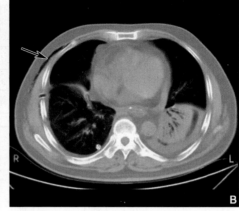
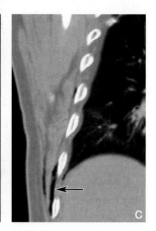

图 11-2-8　软组织积气

胸部手术后皮下气肿。胸部卧位 DR（A）显示双侧颈部及双侧胸壁皮下多发积气（白箭），胸部轴位肺窗 CT（B）及胸部冠状位 CT 重建图像（C），显示肌肉间隙条带状低密度气体聚集（黑箭）

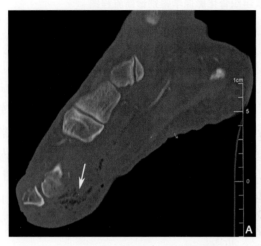
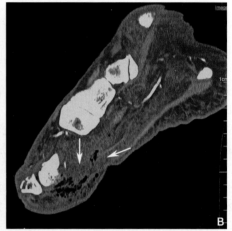

图 11-2-9　软组织积气

右前足底软组织脓肿合并积气。A. 矢状位右足 CT 骨窗显示右前足底软组织内散在不规则低密度气体影（白箭）；B. 矢状位 CT 软组织窗显示足底软组织肿胀，皮下脂肪层模糊，多发小片状不规则液体低密度影（白箭），其内可见多发气泡

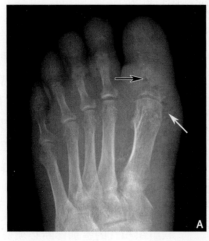
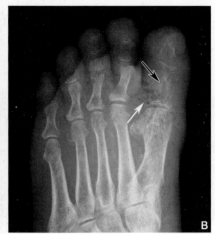

图 11-2-10　软组织积气

糖尿病足伴气性坏疽。A、B. 右足正斜位 DR 显示第 1 近节趾骨骨质破坏（黑箭），周围软组织明显肿胀，其内散在多发低密度气体（白箭）

表 11-2-5　软组织积气性疾病鉴别要点

疾病	典型征象	伴随征象/临床	鉴别要点
外伤性皮下气肿	皮下或肌束间泡状、片状或条带状透亮影或低密度影,T1WI 和 T2WI 均表现为斑片状、条片状无信号影,边界不清	外伤病史	沿着皮下筋膜蔓延,局限性或弥漫性分布
医源性皮下气肿	皮下软组织内泡状或条带状极低密度影	医源性操作	沿着皮下筋膜蔓延,局限性或弥漫性分布
软组织脓肿	局部软组织内脓腔影伴气液平面,增强脓肿壁分层性环形强化	周围软组织肿胀伴液体密度影	细菌感染合并产气菌感染引起软组织坏死液化
软组织气性坏疽	深部软组织肿胀,病变区软组织水肿坏死,坏死灶内可见局限积气	累及表浅软组织可形成瘘道	产气荚膜杆菌引起的软组织感染

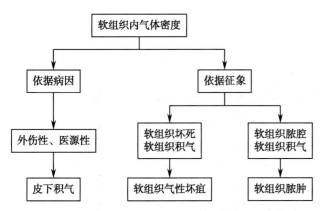

图 11-2-11　软组织内积气的影像学鉴别流程图

(强永乾)

参 考 文 献

[1] SALASTEKAR N,SU A,ROWE JS,et al. Imaging of soft tissue infections [J]. Radiol Clin North Am,2023,61(1):151-166.

[2] WEAVER JS,OMAR IM,MAR WA,et al. Magnetic resonance imaging of musculoskeletal infections [J].Pol J Radiol,2022,87:e141-e162.

[3] 张磊,方向前,叶春平. 局部肌内注射致腰背部及臀部气性坏疽一例报告[J]. 中华骨科杂志,2021,41(2):109-114.

[4] STEVENS DL,BRYANT AE,GOLDSTEIN EJ.Necrotizing soft tissue infections [J].Infect Dis Clin North Am,2021,35(1):135-155.

[5] 孙旭.浅谈坏死性软组织感染[J].中华骨与关节外科杂志,2020,13(6):441-444.

第三节　软组织肿块

一、CT/MRI 呈"囊肿"征象的软组织肿块

【定义】

CT/MRI 呈"囊肿"征象的软组织肿块("cystic"-appearing soft tissue mass)是指在 CT 上呈液体密度(CT 值 0～20HU),或在 MRI 上呈 T1WI 较肌肉信号低、T2WI 较肌肉信号高且信号分布较均匀的一类软组织肿块。

【病理基础】

根据 CT/MRI 呈"囊肿"征象的软组织肿块类型不同,其病理学基础有所不同,常见病理基础如下:滑膜囊肿是由滑膜液体经关节囊疝出形成,其内为浆液性或黏液性物质;腱鞘囊肿无滑膜内衬,其内含有液体或黏液物质;表皮样囊肿为上皮细胞植入皮下组织后产生角质填充而成,其内为干酪样角化物,内衬上皮细胞。

【征象描述】

"囊肿"征象的软组织肿块,CT 上呈液体密度影,CT 值为 0～20HU 左右;MRI 上 T1WI 呈低-稍低信号,T2WI/PDWI 呈稍高-高信号,其信号强度受蛋白含量及含铁血黄素等成分影响而不同;增强 MRI 检查囊性病灶主体无强化,仅见其囊壁有轻度强化(图 11-3-1)。

【相关疾病】(表 11-3-1)

表 11-3-1　CT/MRI 呈"囊肿"征象的
软组织肿块相关疾病

常见疾病	少见疾病	罕见疾病
腱鞘囊肿	囊性淋巴管瘤	包虫囊肿
滑膜囊肿	滑膜肉瘤	血管球瘤
腘窝囊肿	黏液样恶性肿瘤	
表皮样囊肿		
血管瘤、静脉畸形		

【分析思路】

1. 正确识别"囊肿"征象　明确该征象的位置、大小、密度或信号特征、边界等信息。

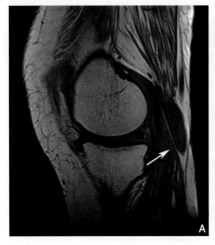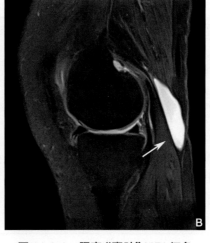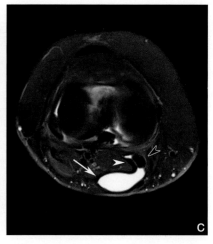

图 11-3-1　腘窝"囊肿"MRI 征象

A. 长梭形 T1WI 低信号(箭);B. FS-PDWI 高信号影(箭);C. FS-T2WI 高信号影(箭),延伸至腓肠肌内侧头(白箭)和半膜肌肌腱(黑箭)

2. **影像学特征**　CT 上呈液体密度影(CT 值 0~20HU 左右);在 T1WI 上,多为低信号(信号高低取决于囊内液体成分),但在 T2WI 上多呈高或稍高信号;囊肿囊壁较薄,内部可有分隔;增强扫描囊体无强化,囊壁及分隔可有线样强化。

3. 在超声上单纯囊肿多为圆形或卵圆形均一致的无回声,边界清,后方回声增强,囊壁为菲薄的线样高回声。CDFI/CDE 示囊肿内部无血流信号。囊液成分不同,表现的回声也不同。当囊液内含出血或组织细胞碎片沉积物时,表现为无回声内含细点状回声甚至团状高回声,挤压探头可有悬浮感,如积血、积脓等。

4. **根据"囊肿"征象发病部位对其进一步鉴别**　在小关节附近,考虑为腱鞘囊肿或滑膜囊肿;如在膝关节后侧或后内侧的囊性肿块,MRI 上见其与膝关节腔连通或伴有膝关节软骨或半月板损伤,提示为腘窝滑液囊肿;在易磨损或受外伤部位皮下的囊性肿物,多考虑表皮样囊肿;幼儿头、颈部的"囊肿",影像学上有侵袭性生长的特点,则可考虑囊性淋巴管瘤。

5. "囊肿"征象的病变内部和周围见到突出的血管影,在出血或血栓形成的情况下,且 T1WI 上信号不均匀,增强检查呈明显强化,考虑为软组织血管瘤或静脉畸形;多发生在肌内,少见于肌间或筋膜下,在 T2WI 上表现为轮廓清晰的卵圆形,呈均匀的液体信号征象,增强扫描可见不同形式的边缘强化,考虑为黏液瘤。当某些实性软组织肿块在影像上出现"囊性"征象时,应根据其增强检查表现进一步鉴别,例如滑膜肉瘤和黏液样纤维肉瘤,当其体积较小时,可能表现为均质肿块,平扫酷似良性囊肿,但 MRI 增强检查通常表现出肿块实质呈明显的强化征象,从而排除囊肿。

6. 某些罕少见疾病也可呈"囊肿"征象肿块,例如血管球瘤和包虫囊肿,可结合其特殊部位、征象或特殊病史进行鉴别。血管球瘤好发于手指末端,T1WI 多呈等低信号,T2WI 上呈明显高信号,增强检查呈明显强化。包虫囊肿的诊断需要结合相关病史。

【疾病鉴别】

1. CT/MRI 呈"囊肿"征象的软组织肿块的鉴别要点见表 11-3-2。

2. CT/MRI 呈"囊肿"征象的软组织肿块鉴别诊断流程见图 11-3-2。

表 11-3-2　CT/MRI 呈"囊肿"征象的软组织肿块相关疾病鉴别要点

疾病	典型影像特征	主要伴随征象	鉴别要点
腱鞘囊肿 滑膜囊肿	壁薄,部分内部可见分隔,MRI 各序列表现为液体信号特点,增强扫描囊壁及分隔可见强化,囊液无强化	腱鞘囊肿可随关节方向延伸生长,可伴周围水肿	仅凭影像学表现难以区分二者
滑液囊肿	MRI 各序列表现为液体信号特点,增强检查囊液无强化,继发感染时囊壁增厚	好发于腘窝腓肠肌内侧头和半膜肌肌腱周围	多见于中年男性,伴腘窝肿胀,伸膝屈膝受限
表皮样囊肿	MRI 各序列表现为液体信号特点,但由于内含蛋白质成分,T1WI 呈高信号,增强检查囊壁及分隔有强化,囊内容物无强化		好发于易磨损或受外伤部位

续表

疾病	典型影像特征	主要伴随征象	鉴别要点
囊性淋巴管瘤	多房囊性肿块,T1WI 呈低信号,T2WI 呈高信号。当内含蛋白质或出血内容物时,其内信号不均匀	可浸润周围组织,或导致病灶部位身体肥大改变	好发于幼儿头颈部
包虫囊肿	母囊内包涵子囊是其特征,也可呈单房囊性肿块		好发于包虫病流行地区
黏液瘤	典型肌内黏液瘤 T2WI 上表现为轮廓清晰的卵圆形病变,呈均匀液体信号,增强扫描内部可有强化,强化特点多样	可见瘤周水肿	多发生在肌肉内,少见于肌间或筋膜下
血管瘤或静脉畸形	T1WI 呈等低信号,T2WI 呈高信号,增强检查明显强化	病灶内部和周围可见血管影	
血管球瘤	T1WI 呈中低信号,T2WI 呈明显高信号,增强检查有明显强化		较罕见,好发于手指末端

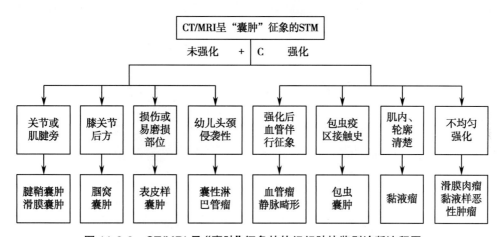

图 11-3-2　CT/MRI 呈"囊肿"征象的软组织肿块鉴别诊断流程图

（王绍武）

参 考 文 献

[1] STACY GS,BONHAM J,CHANG A,et al. Soft-Tissue tumors of the hand-imaging features.Can Assoc Radiol J, 2020,71(2):161-173.

[2] BERMEJO A,DE BUSTAMANTE TD,MARTINEZ A,et al. MR imaging in the evaluation of cystic-appearing soft-tissue masses of the extremities. Radiographics,2013,33 (3):833-855.

二、"囊液样"征象为主的囊实混杂性软组织肿块

【定义】

"囊液样"征象为主的囊实混杂性软组织肿块（cystic-solid mixed soft tissue mass with "cystic-fluid" sign）指肿块在影像上主要表现为"囊液样"征象,实体成分较少。超声上肿块内部呈低或无回声、肿块后方回声增强,彩色多普勒血流显像内部基本无血供;CT 上肿块呈液体密度影(CT 值 0～20HU);MRI 上肿块 T1WI 呈较肌肉低的信号、T2WI/PDWI 呈较肌肉高的信号。

【病理基础】

影像学呈"囊液样"征象为主的囊实混杂性软组织肿块,其病理组成通常与肿块富含高水分、高蛋白质含量的细胞外基质(黏液样基质)、细胞外含水量高(非坏死细胞)和肿瘤内部坏死液化等因素有关,常见病理变化类型如下:

1. 肿块富含黏液、黏液样基质、黏液变性,或肿瘤出现坏死液化等病理变化,病理学上其囊液样成分较多、实性成分较少。黏液变性可在肿瘤的不同阶段以不同的程度发生,部分肿块可表现为明显且持续的黏液样变,不同成分间可以有或无分隔,常见于各种富含黏液的软组织肿瘤,如黏液瘤、血管侵袭性黏液瘤、黏液样脂肪肉瘤、黏液性纤维肉瘤、低度恶性纤维黏液样肉瘤,或出现大片坏死液化的肿瘤。

2. 原本为腱鞘囊肿、表皮样囊肿、腘窝囊肿、滑膜囊肿、寄生虫囊肿等囊性病变，合并感染后，出现厚壁或者不规则壁时，也表现为"囊液样"征象为主的囊实混杂肿块。

【征象描述】

1. 超声表现可为低或无回声，多普勒血流显像有或无血供（图 11-3-3）。

2. CT 表现肿块内密度不均匀，可见液性密度影，CT 值为 0～20HU 左右，低于肌肉密度，可见厚分隔、厚边缘、等肌肉密度成分（图 11-3-4）。

3. 肿块表现为 T1WI 较肌肉低的信号影、T2WI/PDWI 较肌肉高的信号影（图 11-3-5）。

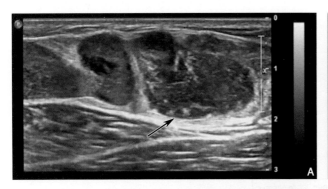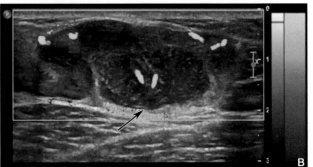

图 11-3-3　超声呈"囊液样"征象为主囊实混杂性软组织肿块（黏液样脂肪肉瘤）
A. 超声呈不均匀等、低回声肿块（箭）伴高回声间隔；B. 多普勒显示内部血管（箭）

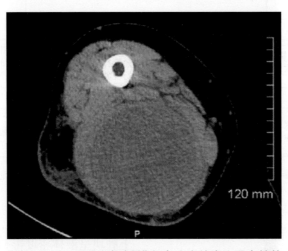

图 11-3-4　CT 呈"囊液样"征象为主的囊实混杂性软组织肿块（未分化多形性肉瘤）
CT 呈中央均匀液性密度影，边缘略近等肌肉密度

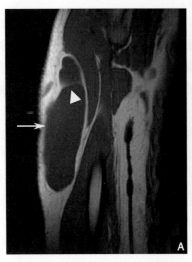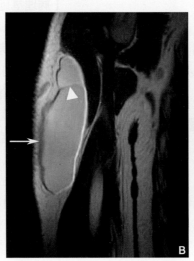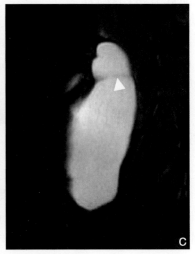

图 11-3-5　MRI 呈"囊液样"征象为主的囊实混杂性软组织肿块（脂肪母细胞瘤）
A. T1WI 呈低信号（箭）；B. T2WI 呈高信号（箭）；C. FS-PDWI 呈高信号（箭）

【相关疾病】（表 11-3-3）

表 11-3-3 "囊液样"征象为主的囊实混杂性软组织肿块相关疾病

非肿瘤性病变	良性肿瘤	中间性肿瘤	恶性肿瘤
血清肿	脂肪母细胞瘤	隆突性皮肤纤维肉瘤	黏液样脂肪肉瘤
包虫囊肿	血管脂肪瘤	炎性肌纤维母细胞肿瘤	黏液性纤维肉瘤
脓肿	囊性淋巴管瘤		低度恶性纤维黏液样肉瘤
腱鞘、滑膜囊肿伴感染	神经鞘瘤		恶性周围神经鞘膜瘤
表皮样囊肿伴感染	肌内黏液瘤		滑膜肉瘤
			上皮样肉瘤
			未分化多形性肉瘤

【分析思路】

影像学呈"囊液样"征象为主的囊实混杂性软组织肿块,分析思路如下:

1. "囊液样"征象为主的软组织肿块,伴薄壁、无/细分隔;注入对比剂增强检查后呈环形强化,常见于如脂肪母细胞、神经鞘瘤等;如果"囊液样"肿块同时伴有"神经出入征""靶征"或"脂肪分离征",则考虑周围神经鞘瘤。

2. "囊液样"征象为主的软组织肿块,伴厚壁、厚间隔、壁结节,注入对比剂增强检查,出现不均匀实性成分强化,考虑恶性周围神经鞘膜瘤、滑膜肉瘤、上皮样肉瘤、未分化多形性肉瘤等。

3. "囊液样"征象为主的软组织肿块,其壁厚薄不均,临床上有红肿热痛,常见于脓肿、腱鞘囊肿、表皮样囊肿、腘窝囊肿、滑膜囊肿;如有牧区居住史,病灶多发,则考虑寄生虫囊肿。

4. "囊液样"征象为主的软组织肿块,DWI呈稍高信号;注入对比剂后出现延迟强化,常见于黏液瘤、黏液样脂肪肉瘤,黏液性纤维肉瘤;如伴随"脂肪带"征,考虑良性肿瘤——黏液瘤等;如伴随"筋膜尾征",可考虑黏液性纤维肉瘤。

【疾病鉴别】

1. "囊液样"征象为主的囊实混杂性软组织肿块鉴别要点见表 11-3-4。

2. 影像学呈"囊液样"征象为主的囊实混杂性软组织肿块鉴别诊断流程见图 11-3-6。

表 11-3-4 "囊液样"征象为主的囊实混杂性软组织肿块鉴别要点

疾病	典型影像征象	主要伴随征象	鉴别要点
神经鞘瘤	信号/密度不均匀,增强检查呈不均匀明显强化	脂肪分离征,神经穿入征,束征、靶征	无痛性肿块、靶征、脂肪分离征
肌内黏液瘤	薄壁、细小分隔,均匀信号/密度,增强检查呈边缘/分隔强化	脂肪分离征	生长缓慢,无痛性肿块
侵袭性血管黏液瘤	T2WI条带状,漩涡状低信号影,增强检查呈漩涡强化	漩涡征	女性,盆腔多见,漩涡征
包虫囊肿	分隔,多发,囊中结节,分隔有强化	囊中囊	牧区居住史,叩诊震颤感
单纯囊性病变合并感染	厚壁,厚分隔,增强检查囊壁明显强化	局部红肿热	皮肤红肿、疼痛
黏液样脂肪肉瘤	位置较深,少量脂肪,增强检查实性成分明显强化	T1WI絮状稍高信号影	年轻患者,无痛性肿块
黏液性纤维肉瘤	位置表浅,边缘水肿,有延迟强化特点	筋膜尾征	老年,皮下,无痛性肿块
平滑肌肉瘤 未确定分化肉瘤(滑膜肉瘤、未分化多形性肉瘤等肉瘤)	厚壁、花环样,壁结节,T2WI信号不均匀,增强检查呈不均匀强化	无痛性肿块	不均匀强化,花环样强化

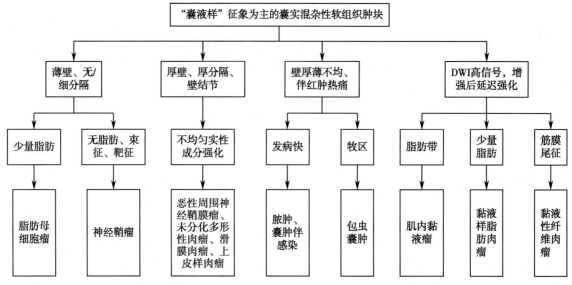

图 11-3-6 "囊液样"征象为主的囊实混杂性软组织肿块鉴别诊断流程图

（王绍武）

参 考 文 献

[1] BERMEJO A,DE BUSTAMANTE T D,MARTINEZ A,et al. MR imaging in the evaluation of cystic-appearing soft-tissue masses of the extremities. Radiographics,2013,33（3）:833-855.

[2] MURPHEY M D,MCRAE G A,FANBURG-SMITH J C,et al. Imaging of soft-tissue myxoma with emphasis on CT and MR and comparison of radiologic and pathologic findings. Radiology,2002,225（1）:215-224.

[3] WU J S,Hochman M G. Soft-tissue tumors and tumorlike lesions:a systematic imaging approach. Radiology,2009,253（2）:297-316.

[4] BERMEJO A,DE BUSTAMANTE T D,MARTINEZ A,et al. MR imaging in the evaluation of cystic-appearing soft-tissue masses of the extremities. Radiographics,2013,33（3）:833-855.

[5] ALLEN AH. Large undifferentiated pleomorphic sarcoma of the posterior thigh. Am J Case Rep,2019,20:318-322.

[6] 李彦娇,陈莉,郑琛睿,等. 儿童脂肪母细胞瘤的影像诊断及误诊原因[J]. 中国医学影像学杂志,2021,29（2）:168-170,176.

三、CT/MRI 呈实性密度/信号为主的实囊混杂性肿块

【定义】

CT/MRI 表现为"实性密度/信号为主的实囊混杂性肿块"是指在 CT 上肿块表现为软组织密度（CT值 30～50HU）为主,同时有少量囊液性密度（CT值 0～20HU）征象;在 MRI 上肿块主体表现为 T1WI 较肌肉等信号、T2WI/PDWI 较肌肉稍高信号为主,同时有 T1WI 低信号、T2WI 高信号征象的混杂信号肿块。

【病理基础】

肿块实性部分的病理基础是肿瘤组织有活性生长能力的各种肿瘤组织和细胞成分,如平滑肌肉瘤、黏液性纤维肉瘤、滑膜肉瘤等未确定分化肉瘤,其肿瘤的组织细胞、微血管、微环境和分子病理异质成分各异、非常复杂;肿块囊性成分的病理基础,因软组织肿块类型不同,其病理学基础也不同;如滑膜囊肿其内为浆液性或黏液性物质;表皮样囊肿其内为干酪样角化物;部分病灶内为液化坏死的组织或细胞外黏液基质等。

【征象描述】

实性密度/信号可呈 CT 等密度,T1WI 等或略低信号、T2WI 略高信号（图 11-3-7）,也可为 CT 低密度,T1WI 低信号、T2WI 高信号,脂肪抑制序列信号减低;囊性部分 CT 水样密度（0～20HU）,T1WI 低信号、T2WI 高信号,脓液呈 DWI 高信号,ADC 低信号。

【相关疾病】（表 11-3-5）

表 11-3-5 CT/MRI 上呈实性密度/信号为主的实囊混杂性软组织肿块相关疾病

常见疾病	少见疾病	罕见疾病
结节性筋膜炎	恶性周围神经鞘瘤	血管肉瘤
平滑肌肉瘤	软组织淋巴瘤	
去分化脂肪肉瘤	软组织转移瘤	
滑膜肉瘤		
黏液样脂肪肉瘤		

续表

常见疾病	少见疾病	罕见疾病
骨化性肌炎		
胃肠间质瘤		
隆突性皮肤纤维肉瘤		
未分化多形性肉瘤		
黏液性纤维肉瘤		

【分析思路】

1. 实性密度/信号为主的实囊混杂性肿块,当其中出现 T1WI 低信号、T2WI 高信号时,要考虑隆突性皮肤纤维肉瘤、成人型纤维肉瘤、去分化脂肪肉瘤、平滑肌肉瘤、恶性周围神经鞘膜瘤或滑膜肉瘤等;当其中出现 T1WI 等或略高、T2WI 高信号时,则考虑为结节性筋膜炎、黏液样纤维肉瘤或未分化多形性肉瘤等。

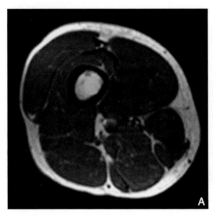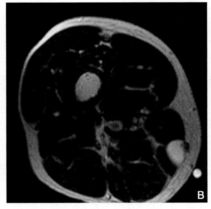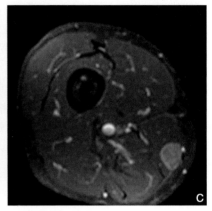

图 11-3-7　实性信号为主的实囊混杂性肿块 MRI 表现(黏液样脂肪肉瘤)

A、B. T1WI、T2WI 显示右大腿内侧有一圆形肿块,与腓肠肌相邻。T1WI 呈等信号,T2WI 呈均匀高信号,信号强度与积液相似。C. 增强扫描显示病灶呈均匀强化

2. 当其中出现 T1WI 低信号、T2WI 高信号的肿块,若肿块中含有脂肪成分,则考虑为脂肪母细胞瘤或去分化脂肪肉瘤;其中若为婴幼儿发病,则考虑为脂肪母细胞瘤;如不含脂肪成分,则考虑为隆突性皮肤纤维肉瘤、成人型纤维肉瘤、脂肪母细胞瘤、去分化脂肪肉瘤、平滑肌肉瘤、恶性周围神经鞘膜瘤或滑膜肉瘤等,若病灶与神经关系密切,则考虑为恶性周围神经鞘膜瘤;若起源于皮肤,则考虑为隆突性皮肤纤维肉瘤;如有出血、囊变或坏死征象,则考虑为滑膜肉瘤。

3. 当其中出现 T1WI 等或略高信号、T2WI 高信号的肿块,若肿块中含有脂肪成分,则考虑为黏液性脂肪肉瘤;若不含脂肪成分,则考虑为结节性筋膜炎或黏液性纤维肉瘤,若含有出血、坏死征象,则考虑为黏液性纤维肉瘤。

【疾病鉴别】

1. 实性密度/信号为主的实囊混杂性肿块的鉴别要点见表 11-3-6。

2. 实性密度/信号为主的实囊混杂性肿块的鉴别诊断流程见图 11-3-8。

表 11-3-6　实性密度/信号为主的实囊混杂性肿块的鉴别要点

疾病	典型影像征象	伴随征象、发病部位	鉴别要点
结节性筋膜炎	T1WI 稍低信号、T2WI 稍高信号,内见条状 T1WI、T2WI 低信号	筋膜尾征	无脂肪
平滑肌肉瘤	T1WI 呈不均匀等、高信号,T2WI 呈不均匀高信号;增强扫描常见无强化坏死区		
去分化脂肪肉瘤	去分化型脂肪肉瘤表现为含有脂肪的肿块,有厚隔膜、不均匀强化、坏死和瘤周水肿	边界不清,非脂肪成分 DWI 高信号,ADC 值减低	含脂肪和非脂肪双相成分
滑膜肉瘤	T1WI 多呈等或高信号,内可伴低信号;T2WI 呈高中低混杂信号(三信号征)、T2WI 抑脂序列"铺路石征";边缘性钙化		"三信号征"、"铺路石征"、边缘性钙化
黏液样脂肪肉瘤	位置较深,少量脂肪,增强后实性成分中等至明显强化或延迟强化		年轻患者,无痛性肿块
骨化性肌炎	软组织肿胀伴不同形态骨化灶,分层样蛋壳样钙化,增强检查呈不均匀强化	青少年多见、外伤史、蛋壳样钙化	

451

疾病	典型影像征象	伴随征象、发病部位	鉴别要点
胃肠间质瘤	T1WI 实性部分呈等低信号、T2WI 多呈稍高信号	胃和小肠来源为主,部分可起源于腹膜或腹膜后	周围多无肿大淋巴结
隆突性皮肤纤维肉瘤	呈 T1WI 等或稍低信号、T2WI 稍高信号,部分囊变区域呈高信号,信号不均	"皮肤尾征""筋膜尾征""悬吊征"	皮下或皮肤外生长,隆起于皮肤表面
未分化多形性肉瘤	厚壁、花环样,壁结节,T2WI 信号不均匀,增强后不均匀强化	无痛性肿块	不均匀强化,花环样强化
黏液性纤维肉瘤	位置表浅,边缘水肿,增强后明显延迟强化	筋膜尾征	老年患者,皮下,无痛性肿块
恶性周围神经鞘瘤	T1WI 稍低信号、T2WI 稍高信号	神经出入征、靶征	多位于肌间隙,常沿神经干长轴呈梭形生长
软组织淋巴瘤	病灶信号相对均匀,内见"血管漂浮征"	血管漂浮征、淋巴结肿大	
软组织转移瘤	单发或多发,信号/密度均匀或见坏死,增强扫描呈环形、轻度或明显强化	原发肿瘤病史	
血管肉瘤	T1WI 稍低信号,T2WI 不均匀高信号	流空血管,增强扫描不均匀、明显强化	

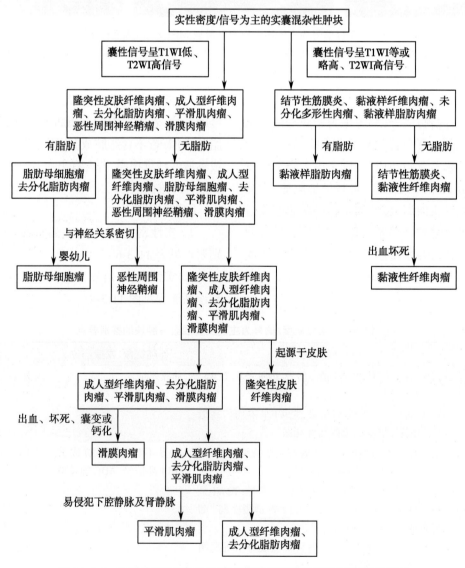

图 11-3-8 实性密度/信号为主的实囊混杂性肿块的鉴别诊断流程图

(王绍武)

参 考 文 献

[1] MACK TM. Sarcomas and other malignancies of soft tissue, retroperitoneum, peritoneum, pleura, heart, mediastinum, and spleen. Cancer,1995,75:211-244.

[2] SPILLANE AJ,FISHER C,THOMAS JM. Myxoid liposarcoma-frequency and the natural history of nonpulmonary soft tissue metastases. Ann Surg Oncol,1999,6:389-394.

[3] WEISS SW,GOLDBLUM JR. Liposarcoma//Mindell ER.Enzinger and Weiss's soft-tissue tumors. 4th ed. St Louis,MO:CV Mosby,2001:641-693.

四、圆形、类圆形软组织肿块

【定义】

圆形、类圆形软组织肿块(round or ellipse shaped soft tissue mass)是指病变发生发展过程中的某一阶段,在CT或MRI三维图像中均表现为圆形、类圆形的软组织肿物。

【病理基础】

病理上,圆形、类圆形软组织肿块的生长方式多为膨胀性,病变形状与发病部位及生物学行为相关,其病理学基础如下:

1. 病变主体为囊液性成分时,囊内液体张力较高,病灶呈圆形或类圆形生长。此类病变多为良性非肿瘤性疾病,如腘窝囊肿、腱鞘囊肿等。

2. 病变主体为均质性病变时,肿瘤边缘各部分分化程度一致,生长速度慢且均匀,或病变邻近结构对病灶无明显限制。此类病变多为良性肿瘤,如肌内黏液瘤。

3. 多种软组织恶性肿瘤如平滑肌肉瘤、黏液样纤维肉瘤、滑膜肉瘤等肉瘤的早期,其肿瘤的组织细胞、微血管、微环境和分子病理异质成分各异,但都可以呈圆形或类圆形生长的肿块。

【征象描述】

圆形、类圆形软组织肿块轮廓多规整、边缘光滑,与周围组织分界清晰。肿块多有囊壁或薄膜,密度/信号多均匀一致,增强扫描为无强化或均匀强化。若肿块边界不清、密度/信号不均、增强扫描呈不均匀强化,需考虑恶性可能(图11-3-9)。

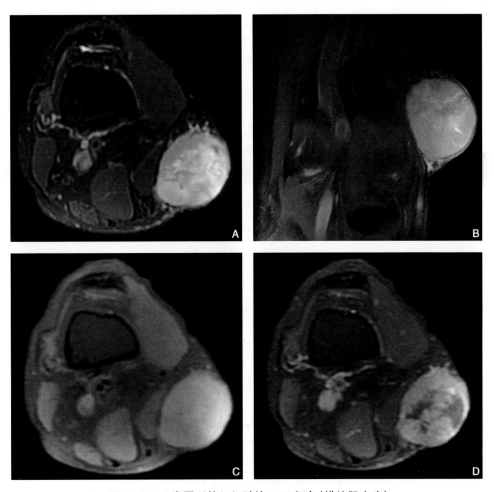

图 11-3-9　类圆形软组织肿块 MRI 征象(横纹肌肉瘤)

A、B. 分别为横断面及矢状面脂肪抑制 T2WI,膝关节内侧皮下均可见类圆形肿物,局部边界不光滑;C、D. 为横断面脂肪抑制平扫 T1WI 及增强 T1WI,对比可见病灶呈明显不均匀强化

【相关疾病】（表 11-3-7）

表 11-3-7 常见圆形、类圆形软组织肿块的相关疾病

囊性肿块	实性良性肿块	实性恶性肿块
囊肿	结节性筋膜炎	隆突性皮肤纤维肉瘤
脓肿	腱鞘纤维瘤	恶性孤立性纤维性肿瘤
血肿	腱鞘巨细胞肿瘤	恶性腱鞘巨细胞瘤
肌内黏液瘤	血管瘤	横纹肌肉瘤
	横纹肌瘤	平滑肌肉瘤
	平滑肌瘤	恶性周围神经鞘膜瘤
	周围神经鞘膜瘤	滑膜肉瘤
	各种纤维瘤	胃肠间质瘤
	软骨瘤	未分化类肉瘤
		软组织转移瘤

【分析思路】

圆形、类圆形软组织肿块并不是影像诊断及鉴别诊断的特异性征象，但可以进行初步筛选或排除性诊断，最终的影像诊断，需要结合病灶的边界、信号、密度、强化方式及伴随征象等。

1. 影像学表现为圆形、类圆形软组织肿块，如边界清晰光滑，无明显浸润生长特征，一般可以排除高级别肉瘤。

（1）如肿块影像学表现为囊液性密度/信号，增强扫描无强化，多考虑为囊肿。根据病变发生部位不同，发生于皮下浅筋膜区者多为表皮样囊肿；发生于腘窝区者多为腘窝囊肿；发生于四肢关节区者多为腱鞘囊肿；发生于淋巴引流区者多为淋巴管囊肿。如果增强扫描呈轻度不均匀强化，且有分隔，多为肌内黏液瘤。

（2）如肿块影像学表现为实性密度/信号，如呈 T1WI 等低信号、T2WI 高信号，信号均匀且增强扫描呈均匀强化，多为肌源性良性肿瘤或肉瘤早期阶段；如病灶内见囊变、增强扫描实性区明显强化，同时伴有"神经出入征""靶征"者，多为周围神经鞘膜肿瘤；如病灶多发，且有原发肿瘤病史，增强扫描呈环形或均匀强化，需考虑软组织转移瘤。

2. 影像学表现为圆形、类圆形软组织肿物，如病灶与周围组织分界不清、周围见明显水肿、增强扫描见环形强化，需考虑脓肿；如病灶边缘呈浸润生长，同时伴有"筋膜尾征"、增强扫描呈明显不均匀强化，需考虑如平滑肌肉瘤、黏液性纤维肉瘤、滑膜肉瘤等软组织肉瘤。

【疾病鉴别】

1. 圆形、类圆形软组织肿块相关疾病鉴别要点见表 11-3-8。

2. 圆形、类圆形软组织肿块鉴别诊断流程见图 11-3-10。

表 11-3-8 圆形、类圆形软组织肿块相关疾病的鉴别要点

疾病	主要伴随征象	鉴别要点
囊肿	囊液性信号/密度，如含蛋白、出血等成分，密度及 T1WI 信号增高，增强检查无强化	边界光滑、无强化
肌内黏液瘤	薄壁、细小分隔，信号/密度均匀，增强扫描呈分隔强化	病程长，病灶内有分隔
肌源性良性肿瘤	信号/密度均匀，T1WI 信号与肌肉近似，增强检查呈均匀或不均匀强化	T1WI 等肌肉信号
周围神经鞘膜瘤	多见囊变，实性部分信号/密度均匀，增强检查实性区明显强化	靶征，神经出入征
软组织转移瘤	单发或多发，信号/密度均匀或见坏死，增强扫描可呈环形、轻度或明显强化	原发肿瘤病史
脓肿	信号混杂，边缘水肿，囊壁见强化	感染体征、囊壁强化
软组织肉瘤多种亚型	体积大、位置深、浸润性生长，信号/密度不均，增强检查多不均匀强化	筋膜尾征

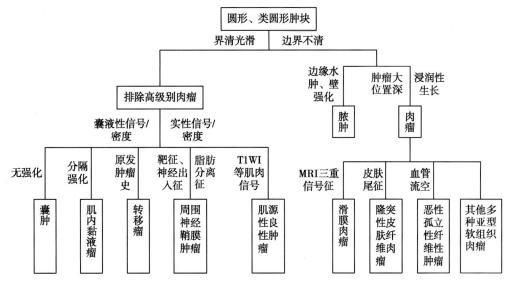

图 11-3-10　圆形、类圆形软组织肿块鉴别诊断流程图

（王绍武）

五、梭形软组织肿块

【定义】

梭形软组织肿块（spindle shaped soft tissue mass）是指病变发生发展过程中的某一阶段，在影像三维图像或某一维度图像上呈梭形的肿物，主要为软组织肿瘤。

【病理基础】

肿块的形状与肿瘤的生物学行为相关；梭形软组织肿块的长轴两极常沿肌间隙、周围神经及血管走行分布，肿物质硬、细胞排列较致密、占位效应明显，邻近肌束呈现被撑开、推移的征象；其两极可见肌间脂肪成分，恶性肿瘤可见肿瘤细胞沿肌间隙及筋膜浸润生长，或侵犯、包绕邻近神经血管。

【征象描述】

梭形软组织肿块边界可清晰或不清，多呈 T1WI 等低信号、T2WI 高信号影，信号常不均匀，增强检查实性区明显强化。如病灶位于肌间，其上下两极常可见彗尾状或长条状脂肪密度/信号影，称"脂肪分离征"，在 T1WI 上最明显（图 11-3-11）。

【相关疾病】（表 11-3-9）

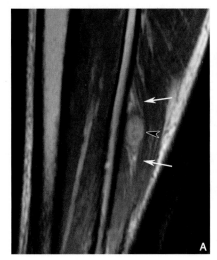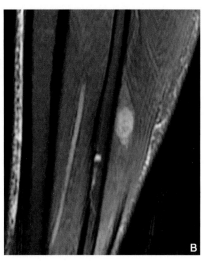

图 11-3-11　梭形软组织肿块 MRI 表现

A、B. 分别为矢状面 T1WI、脂肪抑制 T1WI 序列。小腿肌间可见梭形肿物（黑色箭），其两极见 T1WI 高信号"脂肪分离征"，抑脂序列上"脂肪分离征"被抑制（白色箭）

表 11-3-9　常见的梭形软组织肿块相关疾病

非肿瘤性病变	良性/中间性肿瘤	恶性肿瘤
血肿	脂肪瘤/非典型脂肪性肿瘤	脂肪肉瘤
脓肿		纤维肉瘤
	结节性筋膜炎	恶性孤立性纤维性肿瘤
	弹力纤维瘤	恶性腱鞘巨细胞瘤
	孤立性纤维性肿瘤	横纹肌肉瘤
	腱鞘巨细胞肿瘤	平滑肌肉瘤
	血管瘤	恶性周围神经鞘膜瘤
	横纹肌瘤	滑膜肉瘤
	平滑肌瘤	未确定分化的肉瘤
	周围神经鞘膜瘤	血管肉瘤
	软骨瘤	软组织转移瘤
		软组织淋巴瘤

【分析思路】

梭形软组织肿块并不是影像诊断及鉴别诊断的特异性征象,但在软组织肿块影像分析时,可作为初步筛选或排除性诊断的一个依据,最终的影像诊断需结合病灶成分、信号、密度、边界、强化方式及其伴随征象等。

1. 影像学表现为梭形软组织肿块,多为实性肿物,占位效应明显,一般可排除囊肿,考虑梭形脂肪瘤、纤维瘤等。

2. 梭形软组织肿块呈较多液性信号/密度时,若边界不清、有壁,需考虑非肿瘤性病变,如脓肿或血肿。

3. 梭形软组织肿块呈较多钙化信号/密度时,需考虑骨化性肌炎、血管瘤等。

4. 梭形软组织肿块呈软组织信号/密度,需考虑肿瘤性病变:如病灶边界清晰光滑、信号/密度均匀,倾向良性肿瘤,常见如周围神经鞘瘤、成纤维细胞性肿瘤等;如病灶信号相对均匀、内见"血管漂浮征",需考虑淋巴瘤;如病灶呈浸润性生长、且信号混杂、增强扫描呈不均匀强化,需考虑某些软组织肉瘤,如平滑肌肉瘤、纤维肉瘤、滑膜肉瘤、恶性周围神经鞘膜瘤等。

【疾病鉴别】

1. 梭形软组织肿块相关疾病鉴别要点见表11-3-10。

2. 梭形软组织肿块鉴别诊断流程见图11-3-12。

表 11-3-10　梭形软组织肿块相关疾病鉴别要点

疾病	主要伴随征象	鉴别要点
脓肿	信号混杂,边缘水肿,囊壁见强化	感染体征、囊壁强化
血肿	信号随时间变化而变化,壁强化	外伤史,信号随时间变化
骨化性肌炎	软组织肿胀伴不同形态骨化灶,分层样蛋壳样钙化,增强检查呈不均匀强化	青少年、外伤史、蛋壳样钙化
血管瘤	T1WI 及 T2WI 以高信号为主,内见细条状高信号和低信号分隔	静脉石、流空血管
神经鞘瘤	多见囊变,实性部分信号/密度均匀,增强检查肿块实性区明显强化	靶征,神经出入征
成纤维细胞性肿瘤	T2WI 信号低于肌肉,实性区强化呈"阴阳征",延迟强化	阴阳征、延迟强化
纤维肉瘤、平滑肌肉瘤、滑膜肉瘤等软组织肉瘤	浸润性生长,信号/密度不均,增强检查呈不均匀强化	筋膜尾征
软组织淋巴瘤	病灶信号相对均匀,内见"血管漂浮征"	血管漂浮征,淋巴结肿大

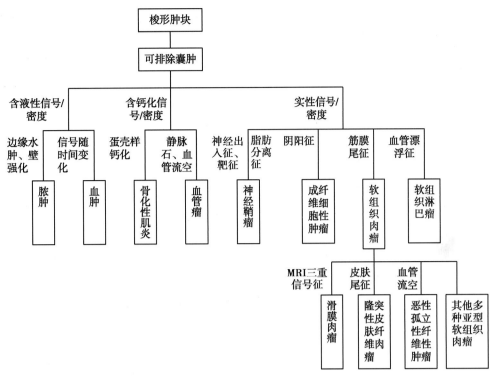

图 11-3-12　梭形软组织肿块鉴别诊断流程图

（王绍武）

六、长条形软组织肿块

【定义】

长条形软组织肿块（elongated shaped soft tissue mass）指病变发生发展过程中的某一阶段，在影像三维图像或某一维度图像上呈长条形的肿物。

【病理基础】

肿块的形状与其病变的生物学行为密切相关；当长条形软组织肿块比较柔软时，多为液性或脂肪等非实性成分，如条形脂肪瘤等；当长条形软组织肿块为实性肿物时，肿瘤细胞排列亦不致密，张力及侵袭力不足，易受邻近肌束或脏器等结构限制而常沿肌束长轴间隙走行，呈条状或塑形状，如韧带样型纤维瘤病；发生部位常位于深筋膜以下或足底等区域，如足底纤维瘤等。

【征象描述】

长条形软组织肿块边界常清晰，多呈液性或脂肪密度/信号影（图 11-3-13），增强扫描无强化或仅有囊壁强化。部分肿块可表现为密度/信号相对均匀的实性肿物影，沿肌间隙或脏器间隙走行，增强检查多呈均匀强化。

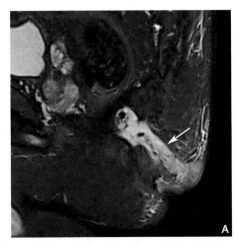
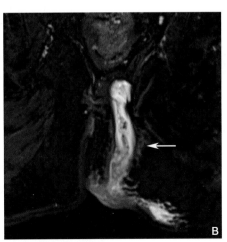

图 11-3-13　长条形软组织肿块 MRI 表现

A、B. 分别为矢状位脂肪抑制 T2WI、冠状位脂肪抑制 T2WI。肛周见长条形 T2WI 混杂高信号的肿块（箭）

【相关疾病】（表 11-3-11）

表 11-3-11　常见长条形软组织肿块相关疾病一览表

脂肪密度	液性密度	钙化密度	软组织密度
条形脂肪瘤	脓肿	骨化性肌炎	韧带样型纤维瘤病
			足底纤维瘤
			软组织淋巴瘤
			其他软组织肿瘤等

【分析思路】

长条形软组织肿块种类不多，多为非实性成分，占位效应不明显，可从肿物的密度/信号、强化方式及伴随征象进行鉴别诊断。

1. 若CT表现为脂肪密度（CT值 −120～−40HU）

或 MRI 表现为 T1WI 及 T2WI 高信号，脂肪抑制序列变成低信号，则考虑脂肪类肿瘤。

2. 若CT表现为液性密度或MRI表现为T1WI低信号、T2WI高信号，增强检查囊壁强化，首先考虑脓肿。

3. 若CT表现为含有钙化密度灶，MRI表现为T1WI低、T2WI低或高的混杂信号，增强检查呈不均匀强化，首先考虑骨化性肌炎。

4. 若CT表现为软组织密度，MRI表现为T1WI低信号、T2WI高信号，增强检查呈均匀强化，考虑肿瘤性病变，若病灶内见"血管漂浮征"，首先考虑淋巴瘤；发生部位常位于深筋膜以下或足底等区域，如足底纤维瘤等。

【疾病鉴别】

1. 长条形软组织肿块相关疾病鉴别要点见表 11-3-12。

表 11-3-12　长条形软组织肿块相关疾病鉴别要点

疾病	典型影像征象	鉴别要点
脓肿	信号混杂，边缘水肿，壁见强化	感染体征、壁强化
脂肪类肿瘤	边界清晰，均匀脂肪密度/信号为主	含脂肪成分
骨化性肌炎	软组织肿胀伴不同形态骨化灶，分层样蛋壳样钙化，增强扫描呈不均匀强化	青少年多见、外伤史、蛋壳样钙化
淋巴瘤	信号相对均匀，内见"血管漂浮征"	血管漂浮征、淋巴结肿大
纤维类肿瘤	T1WI 低信号、T2WI 低信号	

2. 长条形软组织肿块鉴别诊断流程见图 11-3-14。

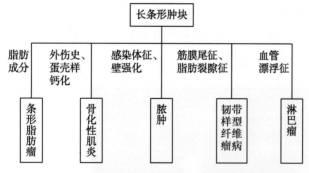

图 11-3-14　长条形软组织肿块鉴别诊断流程图

（王绍武）

参 考 文 献

［1］徐文坚，袁慧书. 中华影像医学——骨肌系统卷. 3 版. 北京：人民卫生出版社，2019.

［2］江茜，王加伟，许锦，等. 四肢神经鞘瘤脂肪分离征和神经出入征的观察分析［J］. 中华放射学杂志，2020，54（1）：33-36.

［3］SPINNATO P，CLINCA R. MRI Tail Sign in Soft-Tissue Sarcoma. Radiology，2021，299（2）：276.

七、轮廓不规整的实性软组织肿块

【定义】

轮廓不规整的实性软组织肿块（solid soft tissue mass with irregular contours），是指软组织肿块病灶主体在 CT 或 MR 图像中表现为形态、轮廓的不规整。

【病理基础】

肿块轮廓不规整的病因病理很复杂，依据病因不同，实性软组织肿块可表现为不同的生物学生长行为。病理学上，软组织肿瘤生长过程中，肿瘤细胞向各个方向生长分化速度不一、细胞间黏附蛋白缺失、基底膜破坏等因素，促进肿瘤细胞分离和局部浸润性生长，形成各种形态轮廓，包括不规整轮廓；或软组织区非肿瘤性肿块发生炎症反应，导致病灶向周围蔓延或瘤周软组织肿胀、增生，在形态上表现为轮廓不规整等。

【征象描述】

轮廓不规整的软组织肿块的轮廓或形态具有多

样性,如分叶状、菜花样等,若肿块生长受周围空间限制时可形成哑铃状或塑形性生长,肿块生长侵及

周围结构时可形成"尾征"等(图 11-3-15)。

【相关疾病】(表 11-3-13)

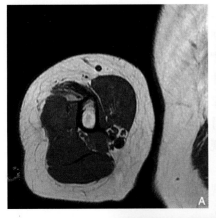
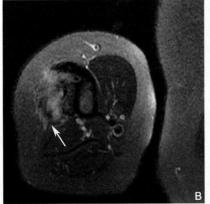
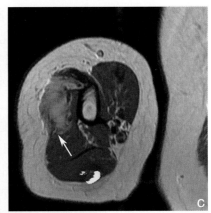
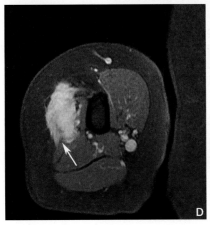
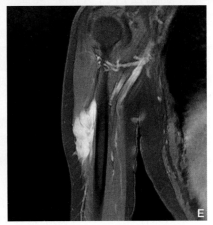

图 11-3-15 轮廓不规整的实性软组织肿块 MRI 征象(韧带样型纤维瘤病)

A. 右上肢实性软组织肿块,T1WI 呈不均匀等信号,边缘呈分叶状,轮廓不规整,部分累及浅筋膜;B. FS-T2WI 示肿块呈不均匀稍高信号,内见点条状低信号影;C. T1WI+C 示肿块不均匀中等强化;D、E. 横断面和冠状面 FS-T1WI 增强示,肿块呈中度强化,形态欠规整、轮廓显示清晰,可见"尾征"(白箭)

表 11-3-13 轮廓不规整的实性软组织肿块常见的相关疾病

脂肪细胞肿瘤	成纤维细胞/肌成纤维细胞性肿瘤、所谓的纤维组织细胞性肿瘤	平滑肌/横纹肌肿瘤	周围神经鞘肿瘤	未确定分化的肿瘤	软骨-骨性肿瘤	软组织非肿瘤疾病
去分化脂肪肉瘤 多形性脂肪肉瘤 侵袭性血管脂肪瘤	韧带样型纤维瘤病 掌/跖纤维瘤病 隆突性皮肤纤维肉瘤 纤维肉瘤 黏液性纤维肉瘤 恶性腱鞘巨细胞瘤	平滑肌肉瘤 横纹肌肉瘤	周围神经鞘膜肿瘤 恶性周围神经鞘膜瘤	滑膜肉瘤 未分化多形性肉瘤	骨旁骨肉瘤	软组织脓肿、骨化性肌炎

【分析思路】

1. 轮廓不规整的软组织肿块常见于恶性软组织肿瘤、较大的良性软组织肿瘤,或软组织肿块生长受周围空间所限制,如呈哑铃形生长的神经源性肿瘤,或侵及周围结构,如纤维肉瘤侵及周围筋膜形成"尾征"等。此类软组织肿块范围广泛、种类繁多,特异性不强,可结合肿块的信号特征进一步鉴别分析。

2. 轮廓不规整的实性软组织肿块呈 T1WI、T2WI 均为高信号且脂肪抑制序列信号明显降低时,提示肿块含脂肪成分;若增强检查呈不均匀强化,多提示为脂肪肉瘤;若增强扫描见强化血管影,多提示

为浸润性血管脂肪瘤。

3. 轮廓不规整的实性软组织肿块呈 T1WI、T2WI 混杂信号且脂肪抑制序列信号无降低时，提示肿块内部为非脂肪细胞的多样成分；若 CT 平扫示肿块内见极高密度影，提示为钙化或骨化，再根据钙化/骨化的特征进一步分析：若肿块边缘钙化、邻近关节或 T2WI 上有特征性"三信号征"，多提示滑膜肉瘤；分层状、蛋壳样钙化伴青少年时期外伤史，多提示骨化性肌炎；肿块中心钙化伴"铺路石征"，多提示骨旁骨肉瘤。

4. 轮廓不规整的实性软组织肿块呈 T1WI 及 T2WI 混杂信号，且肿块在 CT 平扫图像中未出现高密度影时，应结合其典型的发病部位进行诊断。如发生于掌跖处，多考虑掌跖纤维瘤；位于皮下并伴随"尾征"

及"悬吊征"，多提示隆突性皮肤纤维肉瘤；环绕神经生长且无脂肪分隔，多提示恶性周围神经鞘膜瘤。

5. 轮廓不规整的实性软组织肿块呈 T1WI 及 T2WI 混杂信号、CT 平扫图像中未出现高密度影且发生部位不典型时，可结合其他伴随征象及病史进行分析。如出现"筋膜尾征"及"脂肪裂隙征"，多提示韧带样型纤维瘤病；如出现"分隔征"及"尾征"，多提示"黏液性纤维肉瘤"。

【疾病鉴别】

1. 轮廓不规整的实性软组织肿块鉴别诊断要点见表 11-3-14。

2. 轮廓不规整的实性软组织肿块鉴别诊断流程图，见图 11-3-16。

表 11-3-14 轮廓不规整的实性软组织肿块鉴别诊断要点

疾病	典型影像征象	主要伴随征象/临床	鉴别要点
神经源性肿瘤	椎管内神经源性肿瘤，可沿椎间孔生长，形成"哑铃状"的不规则形轮廓	脊柱旁区	"哑铃状"
去分化脂肪肉瘤	脂肪成分区呈 T1WI、T2WI 高信号；非脂肪成分区呈 T1WI 等信号、T2WI 等或高信号；增强扫描时，脂肪成分区轻度强化，非脂肪性成分实性区显著强化	钙化或骨化的高密度影；好发于腹膜后	含脂肪及非脂肪成分
血管脂肪瘤（浸润性）	脂肪成分区呈 T1WI 及 T2WI 高信号，抑脂序列信号减低；血管成分呈 T1WI 低信号、T2WI 高信号；增强扫描血管成分明显强化	青壮年男性；常多发，多伴有阵发性疼痛	含有脂肪及血管组织
韧带样型纤维瘤病	呈 T1WI 等/低信号、T2WI 高信号为主的混杂信号；增强扫描明显不均匀强化	"筋膜尾征""脂肪裂隙征"；腹外型多见；易术后复发	浸润性生长；混杂信号
黏液性纤维肉瘤	肿瘤细胞密集区，呈 T1WI 等或稍低信号、T2WI 等或高信号；黏液基质区，呈 T1WI 低信号、T2WI 高信号；增强扫描肿瘤实质明显强化；黏液基质区轻度强化或不均匀延迟强化	"分隔征""尾征"；50~80 岁多见	老年人多见；实性成分及黏液成分；分隔征、尾征
隆突性皮肤纤维肉瘤	呈 T1WI 等或稍低信号、T2WI 稍高信号，部分囊变区呈高信号，信号不均	"皮肤尾征""筋膜尾征""悬吊征"	皮下或皮肤外生长，隆起于皮肤表面
掌/跖纤维瘤病	呈 T1WI、T2WI 低信号，细胞密集区 T2WI 信号稍增高；增强扫描明显强化	掌/跖等特定部位；局部疼痛、屈曲挛缩	掌/跖部位肿块伴局部疼痛、屈曲挛缩；掌/跖部位疼痛、屈曲挛缩
平滑肌肉瘤	呈 T1WI 不均匀等/高信号、T2WI 不均匀高信号；增强扫描常见无强化的坏死区		
恶性周围神经鞘膜瘤	呈 T1WI 等/略低信号、T2WI 高低混杂信号；增强扫描不均匀强化	沿粗大神经干环绕生长	
滑膜肉瘤	T1WI 等或高信号，可伴低信号；T2WI 高中低混杂信号（三信号征）、T2WI 抑脂序列可见"铺路石征"；边缘性钙化	邻近关节	"三信号征""铺路石征"边缘性钙化
骨旁骨肉瘤	呈 T1WI、T2WI 等或稍高信号；增强不均匀强化	中心钙化	等或稍高信号肿块伴中心钙化
骨化性肌炎	软组织肿胀，伴不同形态骨化灶，分层样、蛋壳样钙化		男性青少年多见；外伤后肿块，增大快、消肿快

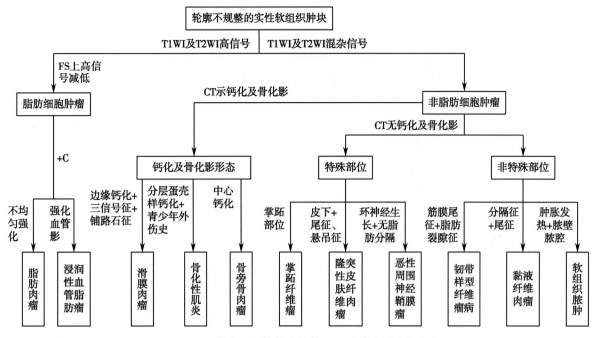

图 11-3-16 轮廓不规整的实性软组织肿块鉴别诊断流程图

（王绍武）

参 考 文 献

［1］ FERNEBRO J，WIKLUND M，JONSSON K，et al. Focus on the tumour periphery in MRI evaluation of soft tissue sarcoma：infiltrative growth signifies poor prognosis［J］. Sarcoma，2006，2006：21251.

［2］ KAYA M，WADA T，NAGOYA S，et al. MRI and histological evaluation of the infiltrative growth pattern of myxofibrosarcoma［J］.Skeletal Radiol，2008，37（12）：1085-1090.

［3］ ANCIAUX M，DEMETTER P，DE WIND R，et al. Infiltrative tumour growth pattern correlates with poor outcome in oesophageal cancer［J］.BMJ Open Gastroenterol，2020，7（1）：e000431.

［4］ DE VISSER K E，JOYCE J A. The evolving tumor microenvironment：from cancer initiation to metastatic outgrowth［J］.Cancer Cell，2023，41（3）：374-403.

［5］ PARK J W，KIM H S，LEE C，et al. Preoperative factors associated with infiltrative histologic growth patterns in extremity soft tissue sarcoma［J］.Sarcoma，2017，2017：5419394.

［6］ YUN J S，LEE M H，LEE S M，et al. Peripheral nerve sheath tumor：differentiation of malignant from benign tumors with conventional and diffusion-weighted MRI［J］.Eur Radiol，2021，31（3）：1548-1557.

八、脂肪密度/信号的软组织肿块

【定义】

脂肪密度/信号的软组织肿块（soft tissue mass with fat density/signal）是指软组织肿块的 CT 表现存在特征性脂肪密度（CT 值约 -120～-40HU）；或 MR 图像中软组织肿块内含有 T1WI 高信号、T2WI 中高信号的成分，抑脂序列 T1WI/T2WI 中相应高信号部分明显减低。

【病理基础】

脂肪组织是一种以脂肪细胞为主要成分的特殊类型组织，其内大量群集的脂肪细胞由疏松结缔组织分隔成小叶。脂肪组织的主要分为黄色脂肪组织和棕色脂肪组织，CT 值远低于水的 CT 值，范围为 -120～-40HU；在 MRI 中 T1 值明显短于其他物质（约为 200～250ms），因此，脂肪组织 T1WI 呈高信号，抑脂技术可将脂肪组织信号降低。

【征象描述】

1. 脂肪密度的软组织肿块 肿块全部或部分呈脂肪密度（CT 值为 -120～-40HU），多数良性者边界清晰（图 11-3-17）。

2. 脂肪信号的软组织肿块 病灶中脂肪成分呈 T1WI 高信号、T2WI 中高信号，抑脂序列信号减低（图 11-3-18、图 11-3-19）。

【相关疾病】（表 11-3-15）

【分析思路】

1. 准确识别 CT 的脂肪密度信号 CT 值 -120～-40HU，MRI T1WI、T2WI 高信号。

2. 判读肿瘤的良恶性 多数均匀脂肪信号、体积较小、分隔较少（或细线样分隔小于 2cm）的软组

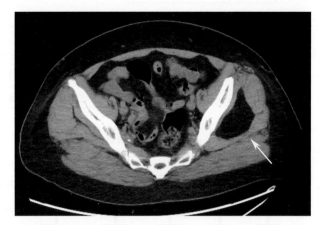

图 11-3-17 脂肪瘤 CT 表现为特征性脂肪密度
CT 平扫示左侧髂骨外侧软组织内见局限性脂肪密度灶,密度均匀、边界清晰(箭)

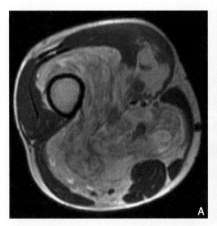
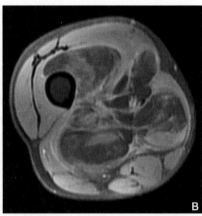
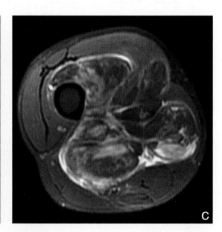

图 11-3-18 非典型脂肪瘤性肿瘤 MRI 呈特征性脂肪信号
A. 右侧大腿内侧不规则肿块,T1WI 高信号为主;B. 相应高信号区域 FS-T1WI 信号减低,信号同皮下脂肪;C. FS-T1WI 增强扫描,实性部分明显强化,并可见多个粗大(大于 2mm)纤维间隔

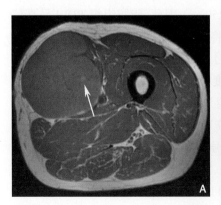
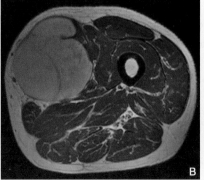
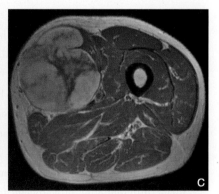

图 11-3-19 黏液性脂肪肉瘤-少许脂肪信号 MRI 征象
A. 左侧大腿内侧软组织内不均质肿块,T1WI 呈等信号为主,内可见少许稍高信号(箭);B、C. T1WI 稍高信号相应区域 FS-T1WI 信号减低、T2WI 呈高信号

表 11-3-15　脂肪密度/信号的软组织肿块相关疾病

良性	中间性（局部侵袭性）	恶性
脂肪瘤	非典型性脂肪瘤性肿瘤	高分化脂肪肉瘤
脂肪瘤病		黏液性脂肪肉瘤
神经脂肪瘤病		脂瘤样脂肪肉瘤
脂肪母细胞瘤		炎性脂肪肉瘤
血管脂肪瘤		硬化性脂肪肉瘤
肌脂肪瘤		去分化脂肪肉瘤
软骨样脂肪瘤		多形性脂肪肉瘤
梭形细胞脂肪瘤		黏液样多形性脂肪肉瘤
非典型梭形细胞/多形性脂肪瘤		
冬眠瘤/蛰伏脂肪瘤		

织肿块为良性肿瘤，其中脂肪瘤多位于皮下表浅部位，其他类型脂肪瘤可依据年龄、部位、形态及典型影像征象进行鉴别。需要注意的是，弥漫性脂肪瘤病体积可以较大，呈浸润性生长，但也属良性病变。此外脂肪坏死可因炎症反应而边界不清，有时难与脂肪肉瘤相鉴别，但脂肪坏死形态变化较大，多发生在受外伤部位或压力点/骨性突起的尖端部位，无包膜的脂肪坏死在外形上区别于肿块。

3. 中间性或恶性含脂肿块密度/信号混杂，且有较高异质性，内部可见不规则间隔（线状、结节状或漩涡状）和/或结节灶，间隔及结节灶可明显强化。当分隔较粗大、结节呈实性、肿物体积较大时，应考虑非典型性脂肪瘤性肿瘤或高分化脂肪肉瘤的可能。去分化脂肪肉瘤或多形性脂肪肉瘤内实性成分更多，通常体积大、直径大于 2cm，增强扫描呈明显强化。当病灶以囊实性为主、伴有少量脂肪成分，且实性部分明显强化时，应考虑黏液样脂肪肉瘤可能。

4. 软组织肿物内脂肪密度/信号只是病灶内单一成分的影像征象，肿瘤的定性诊断需分析肿瘤整体多种信号的多序列特征进行全面诊断与鉴别诊断。

【疾病鉴别】

含脂肪密度/信号的软组织肿块种类繁多，涉及良性、中间性及恶性，需结合多种影像手段及临床资料综合分析。

1. 脂肪密度/信号的软组织肿块常见病的鉴别要点见表 11-3-16。

2. 脂肪密度/信号的软组织肿块鉴别诊断流程见图 11-3-20。

表 11-3-16　脂肪密度/信号的软组织肿块相关疾病鉴别要点

疾病	典型影像特征	主要伴随征象	鉴别要点
脂肪瘤	边界清晰，均匀的脂肪密度/信号为主，分隔纤细，增强扫描不强化或轻度强化	无包膜脂肪瘤可呈浸润性生长，压迫神经时可产生疼痛	分隔纤细，一般不超过 2mm
脂肪瘤病	脂肪密度/信号肿块呈弥漫性、浸润性、对称性生长	多数患者发病数年后出现周围神经病变	多数患者发病数年后出现周围神经病变
神经脂肪瘤病	弥漫性神经增粗，正常 T1WI 低信号的神经束中见散在 T1WI 高信号	无痛性、缓慢生长的肿块	最常见于腕部及手部，累及正中神经及其分支
树枝状脂瘤	关节内分叶状、含脂肪组织	常伴有关节积液	树枝状的肿瘤轮廓
非典型性脂肪瘤性肿瘤/高分化脂肪肉瘤	脂肪密度/信号为主要成分，可见不规则分隔及结节灶，实性部分强化，肿块内见无强化区域	肿瘤体积较大，脂肪间隔增厚，结节强化明显	前者多见于四肢、浅表躯干，界清；后者多见于腹膜后、盆腔等，界欠清
去分化脂肪肉瘤	轮廓清晰的圆形或分叶状肿块，以脂肪或非脂肪为主		最常见的部位是腹膜后
黏液样脂肪肉瘤	囊实性肿块，呈 T1WI 高信号为主，在 T2WI 中呈包裹性高信号		主要发生于四肢深部软组织，最常见于大腿肌肉组织
多形性脂肪肉瘤	异质性较高，常见坏死及出血		信号多不均匀

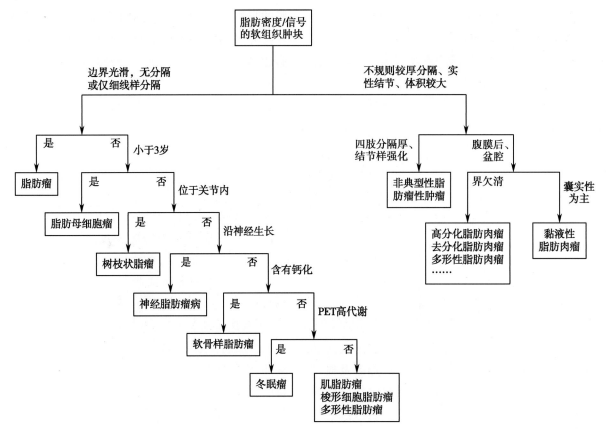

图 11-3-20 脂肪密度/信号的软组织肿块鉴别诊断流程图

（王绍武）

参考文献

[1] GUPTA P,POTTI TA,WUERTZER SD,et al. Spectrum of fat-containing soft-tissue masses at MR imaging: the common, the uncommon, the characteristic, and the sometimes confusing. Radiographics,2016,36（3）:753-766.

[2] BANCROFT LW,KRANSDORF MJ,PETERSON JJ,et al. Benign fatty tumors:classification,clinical course,imaging appearance,and treatment. Skeletal Radiol,2006,35（10）: 719-733.

[3] BALLHAUSE TM,WEISS S,REITER A,et al. Can homogeneous, lipomatous tumors be primarily resected without biopsy? A retrospective analysis of 240 tumors. World J Surg Oncol,2022,20（1）:184.

[4] MOULIN B,MESSIOU C,CROMBE A,et al. Diagnosis strategy of adipocytic soft-tissue tumors in adults:a consensus from European experts. Eur J Surg Oncol,2022,48（3）:518-525.

[5] JOHNSON CN,HA AS,CHEN E,et al. Lipomatous Soft-tissue Tumors. J Am Acad Orthop Surg,2018,26（22）: 779-788.

九、T1WI 高信号的软组织肿块

【定义】

T1WI 高信号的软组织肿块（T1WI hyperintense soft tissue mass）是指在 MRI T1WI 上软组织肿块主体或部分区域信号明显高于邻近骨骼肌肉组织的信号强度。

【病理基础】

病理学上，此征象可由不同病理基础导致。

1. 最常见的 T1WI 高信号肿块是含有脂肪组织肿块。由于脂类分子为中等大小，其运动频率与 Larmor 频率相似，脂肪分子在 MR 成像时 T1 时间短，故呈 T1WI 高信号。

2. 部分黏液样变的软组织肿块中，因水分子含有大分子蛋白质，导致水分子运动频率下降，从而呈 T1WI 高信号。

3. 软组织肿块中含有顺磁性物质时，顺磁性物质的磁进动与组织内质子进动相互作用，产生与 Larmor 频率接近的微小磁场，导致肿块呈 T1WI 高信号。如肿块内出血且出血为细胞外高铁血红蛋白期，相应区域呈 T1WI 高信号（高铁血红蛋白具有超强顺磁性）。

4. 软组织肿块含有黑色素成分时，由于黑色素具有顺磁性效应，引起 T1 时间缩短，故呈 T1WI 高信号。

5. 当 CT 高密度的"钙化"影，T1WI 表现为高信号时，其内可能含有顺磁性阳离子，如铁、锰等成分,由此产生 T1WI 高信号。

【征象描述】

1. 软组织肿块在 T1WI、T2WI 上信号均高于邻近肌肉组织,在 FS-T1WI、FS-T2WI 中,肿块信号明显减低(低于邻近肌肉组织),呈 DWI 等或低信号,一般无强化(图 11-3-21)。

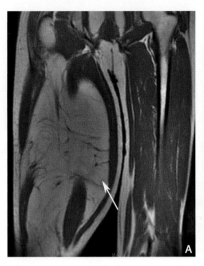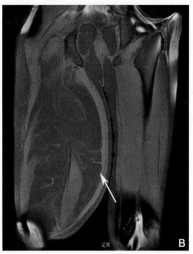

图 11-3-21　右侧大腿 T1WI 高信号软组织肿块 MRI 征象(非典型性脂肪瘤性肿瘤)

A. T1WI 冠状面示均匀高信号(箭);B. FS-T2WI 冠状面示右侧大腿软组织肿块呈低信号(箭)

2. 软组织肿块在 T1WI 中表现为高于邻近肌肉组织的信号,T2WI 也呈高信号,增加抑脂技术后信号仍高于邻近肌肉组织,在 DWI 中呈高信号、ADC 图中信号减低,增强扫描该区域一般无强化(图 11-3-22)。

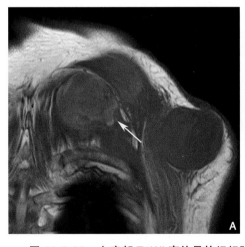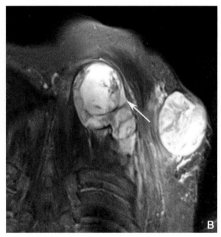

图 11-3-22　左肩部 T1WI 高信号软组织肿块 MRI 征象(高级别黏液性纤维肉瘤)

A. T1WI 显示左肩部多发类圆形肿块,部分呈高于邻近肌肉组织的稍高信号(箭);B. FS-T2WI 示肿块呈不均匀高信号(箭)

3. T1WI 呈高信号(高于邻近肌肉组织)、T2WI 呈低信号,相应区域在 DWI 中多呈明显高信号,ADC 图中呈明显低信号(图 11-3-23)。

【相关疾病】(表 11-3-17)

【分析思路】

T1WI 高信号软组织肿块的鉴别分析思路如下:

1. 准确辨认该征象,识别 T1WI 高信号区域。

2. 软组织肿块呈 T1WI 高信号时,需结合 T1WI 抑脂序列,若抑脂后信号明显减低,则认为 T1WI 高信号是由于肿块含有脂肪或脂肪源性成分。也可以结合相应区域的 CT 值,若 CT 值的范围为 −80～−20HU,也需考虑含有脂肪或脂肪源性成分。若肿块无明确或有较薄(<2mm)的包膜,需考虑常见肿瘤如软组织脂肪瘤、非典型脂肪瘤性肿瘤,或罕见肿瘤如冬眠瘤等;若肿块分隔较厚(>2mm)、软组织结节强化或位置较深,则需考虑高分化脂肪肉

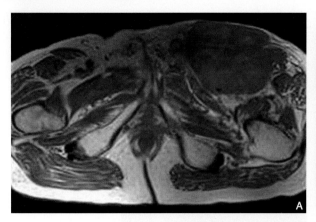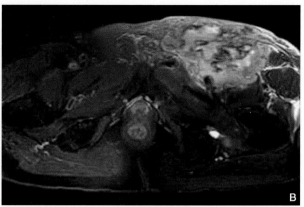

图 11-3-23　左侧腹股沟区 T1WI 高低混杂软组织肿块 MRI 征象（透明细胞肉瘤）

A. T1WI 示左腹股沟区软组织肿块呈不均匀高、低混杂信号；B. FS-T2WI 示肿块呈不均匀高、低混杂信号

表 11-3-17　T1WI 高信号的软组织肿块相关疾病

脂肪细胞肿瘤	易出血的软组织肿块	易黏液样变或富含黏液的软组织肿块	含黑色素的软组织肿块	含"钙化"密度的软组织肿块
脂肪瘤	血管外皮细胞瘤	黏液性纤维肉瘤	透明细胞肉瘤	富含顺磁性物质如铁、锰等成分的软组织肿块
非典型性脂肪瘤性肿瘤	亚急性血肿	黏液样脂肪肉瘤		
高分化脂肪肉瘤		淋巴管瘤		
		黏液瘤		

瘤等。

3. 软组织肿块在 FS-T1WI、FS-T1WI 中呈高或稍高信号时，需要结合 T2WI，若呈 T2WI 高信号或稍高信号，需考虑肿块内含有蛋白黏液成分或亚急性晚期出血，可结合 CT 图像中肿块的密度，若呈 CT 等或稍低密度，需考虑含蛋白黏液肿块，如黏液性纤维肉瘤、黏液样脂肪肉瘤等；若呈 CT 高密度或稍高密度影，则考虑为软组织肿块出血，如高级别滑膜肉瘤或亚急性晚期血肿。

4. 软组织肿块呈 T2WI 低信号时，需观察其 DWI 信号特征，若呈 DWI 高信号，考虑肿块内含黑色素物质，如透明细胞肉瘤；若呈 DWI 低信号，需考虑肿块含钙化等顺磁性离子，如高级别滑膜肉瘤或亚急性早期血肿等。

5. 当 CT 高密度的"钙化"影，T1WI 表现为高信号时，考虑为其内含有顺磁性阳离子，如铁、锰等成分的软组织肿块。

【疾病鉴别】

1. T1WI 高信号的软组织肿块的主要鉴别诊断要点见表 11-3-18。

2. T1WI 高信号的软组织肿块鉴别诊断流程见图 11-3-24。

表 11-3-18　T1WI 高信号软组织肿块的鉴别诊断要点

疾病	典型影像征象	伴随临床、CT 表现	鉴别要点
脂肪瘤	T1WI、T2WI 均呈高信号，抑脂后信号均匀降低，无强化	腰背部皮下脂肪层	无痛包块，位置表浅
非典型性脂肪瘤性肿瘤	T1WI、T2WI 均呈高信号，抑脂后信号降低，有不规则增厚的间隔，间隔和非脂肪组织强化	常见于四肢，腹膜后次之，中年人好发	缓慢生长、一般不转移，可复发
高分化脂肪肉瘤	T1WI、T2WI 均呈高信号，抑脂后低信号降低，有不规则增厚间隔；瘤内分隔大于 2mm 或瘤结节，可见强化	好发腹膜后、纵隔，精索	可局部复发，一般不转移
黏液性纤维肉瘤	T1WI、T2WI 均呈稍高信号区域提示含蛋白的黏液成分，增强黏液区域不强化或轻度强化；筋膜尾征	好发于四肢	局部复发率高，筋膜尾征

续表

疾病	典型影像征象	伴随临床、CT 表现	鉴别要点
黏液样脂肪肉瘤	T1WI、T2WI 均呈云絮状高信号区域提示为含蛋白的黏液成分或脂肪成分；可呈片絮状、结节状明显强化	好发于下肢和腹膜后，体积较大的无痛性肿块	可见少许脂肪成分、片絮状、结节状强化
血肿	在 T1WI、T2WI 中信号随时间变化而变化	无特定部位	信号随时间变化而发生演变，有外伤史
血管外皮细胞瘤	T1WI 可等或稍低信号，其内易出血呈稍高信号；T2WI 稍高或高信号，出血多呈低信号	多见于成年人，容易复发、可转移	常见流空血管影，易出血
透明细胞肉瘤	多呈 T1WI 高信号、T2WI 低信号，可见明显强化，DWI 高信号	好发于 20～40 岁，女性稍多，生长缓慢	含有顺磁性黑色素物质
含"钙化密度的软组织肿块"	T1WI 高信号，DWI 低信号	CT 呈高密度	富含顺磁性物质如铁、锰等成分的软组织肿块

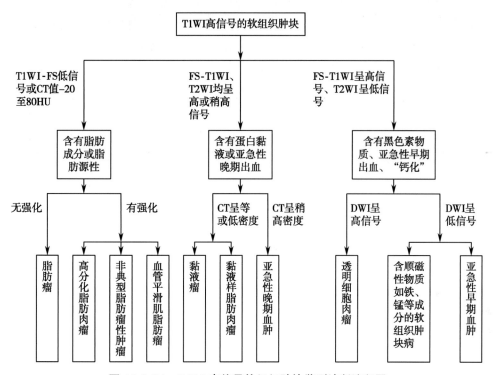

图 11-3-24 T1WI 高信号软组织肿块鉴别诊断流程图

（王绍武）

参 考 文 献

[1] IPPONI E, DI LONARDO M, BECHINI E, et al. Giant atypical lipomatous tumors of the thigh: a case series. Acta Biomed, 2023, 94（5）:e2023202.

[2] KAWAGUCHI M, KATO H, KOBAYASHI K, et al. Differences in MRI findings of superficial spindle cell lipoma and atypical lipomatous tumor/well-differentiated liposarcoma. Br J Radiol, 2023, 96（1143）:20220743.

[3] KAWASAKI T, ICHIKAWA J, IMADA H, et al. A rare clinical presentation with a difficult imaging diagnosis of an intra-articular clear cell sarcoma of the knee. Clin Nucl Med, 2024, 49（1）:86-88.

[4] ROLAND CL, WANG WL, LAZAR AJ, et al. Myxofibrosarcoma. Surg Oncol Clin N Am, 2016, 25（4）:775-788.

十、T1WI、T2WI 均低信号为主的软组织肿块

【定义】

T1WI、T2WI 均低信号为主的软组织肿块（T1WI、T2WI hypointense soft tissue mass）是指 MR 影像上病灶主体在 T1WI、T2WI 上均表现为低于肌肉信号的软组织肿块。

【病理基础】

T1WI、T2WI 均为低信号为主征象的软组织肿

块,其病理学上常见病理原因有:

1. **钙化/骨化为主病变** 骨化性肌炎、骨化性纤维黏液样肿瘤、软组织寄生虫病、软组织钙质沉积症、动静脉畸形等。

2. **纤维组织为主病变** 掌/跖纤维瘤、弹力纤维瘤、结节性筋膜炎、韧带样型纤维瘤病、低度恶性黏液纤维肉瘤等。

3. **含铁血黄素为主病变** 慢性期血肿、腱鞘巨细胞瘤等。

4. **脱氧血红蛋白为主病变** 急性期血肿等。

5. **其他病变** 软组织积气、流空血管等。

所有这些成分,在高场强 MR 自旋回波成像时,使弛豫时间 T1 值延长、T2 值缩短,从而产生 T1WI、T2WI 的低信号。

【征象描述】

MRI 显示软组织肿块的大部分表现为 T1WI、T2WI 低于肌肉信号(图 11-3-25)。

【相关疾病】(表 11-3-19)

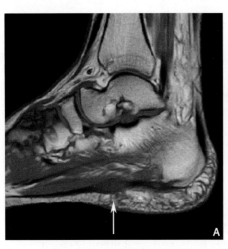
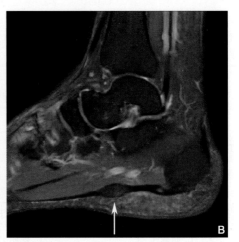

图 11-3-25 右足底 T1WI、T2WI 均为低信号软组织肿块征象(跖纤维瘤)

右足底内侧筋膜处可见 T1WI、T2WI 低信号梭形结节

表 11-3-19 T1WI、T2WI 均低信号为主的软组织肿块相关疾病

钙化/骨化	纤维组织	含铁血黄素	脱氧血红蛋白	快速血流/湍流或气体
骨化性肌炎	结节性筋膜炎	腱鞘巨细胞瘤	急性期血肿	动静脉畸形
骨化性纤维黏液样肿瘤	韧带样型纤维瘤病	慢性期血肿		动脉瘤
软组织寄生虫病	掌/跖纤维瘤病			软组织积气
软组织钙质沉积症	弹力纤维瘤			
动静脉畸形	低度恶性黏液性纤维肉瘤			
	手术纤维瘢痕			

【分析思路】

T1WI、T2WI 均低信号为主的软组织肿块,分析思路如下:

第一,认识该征象,准确找出 MRI 图像中 T1WI、T2WI 低信号的区域。

第二,结合 CT 表现,明确 T1WI、T2WI 均低信号区域在 CT 图像上的密度,高密度时提示为钙化/骨化成分,呈稍高密度时提示血肿,极低密度时提示为气体,为等、稍低密度时,则提示其他成分(图 11-3-26)。

第三,结合 MRI 增强检查,确定相应成分的强化方式。当无强化时,提示含铁血黄素成分、血肿及钙化/骨化成分;当呈渐进性强化时,提示为纤维组织;当呈明显强化且与血管关系密切时,提示有快速血流/湍流的肿瘤。

第四,分析病灶伴随的其他 MRI 征象特点,当发现病灶周围出现筋膜尾征时,考虑结节性筋膜炎或韧带样性纤维瘤病;当病灶形态及信号在短期内发生改变时,考虑骨化性肌炎及软组织内血肿;当病灶内含有 T2WI 明显高信号区域时,要考虑含有黏液成分的肿瘤,如骨化性纤维黏液样肿瘤;当病灶较大、出现周围组织侵犯等恶性征象时,要考虑软组织肉瘤,如滑膜肉瘤、纤维肉瘤、平滑肌肉瘤、未分化多形性肉瘤、恶性腱鞘巨细胞瘤、恶性周围神经鞘瘤等。

第五,此外,需结合病变的特殊发病部位及临床

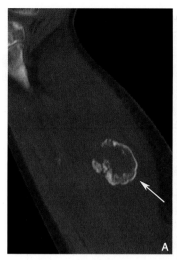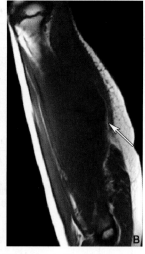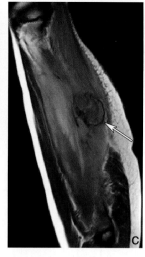

图 11-3-26 右侧股骨中段骨化性肌炎 CT 及 MRI 表现

A. CT 显示股二头肌长头内可见类圆形异常密度影,边缘环状钙化,中心呈等密度影;B、C. MRI
矢状面 T1WI、T2WI 显示病灶边缘见厚薄不均的低信号

表现。如弹力纤维瘤好发于双侧肩胛下区,呈对称性分布,常伴有肩外展不适、僵硬、咔哒声;掌/跖纤维瘤病好发于掌/跖部位,伴有相应区疼痛及屈曲挛缩。软组织内寄生虫病、软组织钙质沉积症、韧带样型纤维瘤病可为多发性病灶,软组织内寄生虫病多伴有不洁饮食及不良生活习惯史,软组织钙质沉积症多伴有代谢性或肿瘤性病变。手术纤维瘢痕出现在手术切口处。此外当发病部位曾有外伤史时,则应首先考虑血肿及骨化性肌炎可能。

【疾病鉴别】

产生 T1WI、T2WI 低信号为主的软组织肿块病种很多,仅根据这一项信号特征难以做出诊断,需要联合其他影像学特征和临床信息进行诊断和鉴别诊断。

1. T1WI、T2WI 均低信号为主的软组织肿块在几种常见疾病的主要鉴别诊断要点见表 11-3-20。

2. T1WI、T2WI 均低信号为主的软组织肿块鉴别诊断流程见图 11-3-27。

表 11-3-20 T1WI、T2WI 均低信号为主的软组织肿块在几种常见疾病的主要鉴别诊断要点

疾病	典型影像特征	主要伴随征象	鉴别要点
骨化性肌炎	边缘明显低信号,CT 呈蛋壳样钙化,增强扫描无强化	短期内 MRI 信号随时间推移发生变化	外伤史
骨化性纤维黏液样肿瘤	明显低信号,CT 呈高密度,增强扫描无强化	伴有 T2WI 明显高信号区	
结节性筋膜炎	低信号,CT 呈等、稍低密度,增强扫描呈轻度强化	T2WI 信号随病变成熟逐渐降低,筋膜尾征	外伤史、痛性结节
韧带样型纤维瘤病	条带状低信号,CT 呈等、稍低密度,增强扫描呈轻度强化	筋膜尾征、脂肪裂隙征	
弹力纤维瘤	低信号,CT 呈等、稍低密度,增强扫描呈轻度强化	内含 T1WI、T2WI 高信号的脂肪成分	双侧肩胛下区,肩外展不适、僵硬、咔哒声
掌/跖纤维瘤病	低信号,CT 呈等、稍低密度,增强扫描呈轻度强化		掌/跖部位
腱鞘巨细胞瘤	混杂低信号,CT 呈低密度,增强扫描呈轻度强化	弥漫性或局限性	关节周围
血肿(急性期)	T1WI 等低、T2WI 低信号,CT 呈稍高密度,增强扫描无强化	短期内 MRI 信号随时间推移发生变化	外伤史
动静脉畸形	无信号(流空现象),CT 呈稍低密度灶,增强扫描呈蠕虫状强化	增强后可见粗大供血动脉及引流静脉	

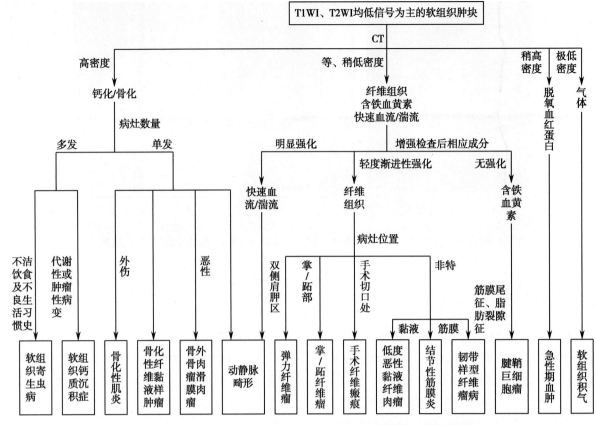

图 11-3-27 T1WI、T2WI 均低信号为主的软组织肿块鉴别诊断流程图

（王绍武）

参考文献

[1] FINKELSTEIN D, FOREMNY G, SINGER A, et al. Differential diagnosis of T2 hypointense masses in musculoskeletal MRI. Skeletal Radiol, 2021, 50(10): 1981-1994.

[2] HWANG S, KELLIHER E, HAMEED M. Imaging features of low-grade fibromyxoid sarcoma(Evans tumor). Skeletal Radiol, 2012, 41(10): 1263-1272.

[3] TEO F, MOHAMED SHAH MT, WONG BSS. Clinics in diagnostic imaging(195). Plantar fibromatosis. Singapore Med J, 2019, 60(5): 230-235.

十一、多灶性软组织肿块

【定义】

多灶性软组织肿块（multifocal soft tissue mass）是指一次性影像学检查视野内有三个及三个以上独立病灶的软组织肿块，且独立病灶间具有相似的影像特征。

【病理基础】

多灶分布的软组织肿块，病理上有血管瘤、淋巴管瘤、神经纤维瘤病、转移瘤、寄生虫病等多种病理基础和类型。其起源遍布身体多处，如起源于血管结构、淋巴组织、神经、皮肤等，可随体内脉管系统向全身蔓延，从而引起多发病灶。

【征象描述】

各类影像学检查均可见软组织内三处及三处以上独立的病灶，且独立病灶间具有相似的影像特征。不同疾病其影像表现各不相同（图 11-3-28）。

【相关疾病】（表 11-3-21）

【分析思路】

多灶分布的软组织肿块，其分析思路如下：

第一，结合多部位影像学检查，确认软组织内存在三处及三处以上独立肿块，且这些肿块具有相似影像学特征。

第二，结合患者病史来分析，如有恶性肿瘤病史者，需考虑转移瘤可能；如有不洁饮食及畜牧区生活病史者，需考虑寄生虫病可能。

第三，结合 CT 图像，判断有无钙化，如多发病灶伴钙化者，需要考虑血管瘤、寄生虫病等。

第四，观察病灶位置，如位于浅表（皮肤或皮下）部位的多灶性肿块，首先考虑血管瘤、淋巴管瘤及隆突性皮肤纤维肉瘤等；如多灶性肿块位于深部，考

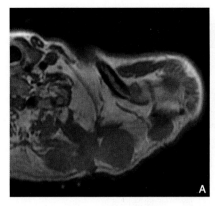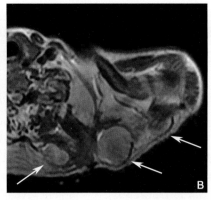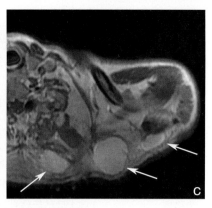

图 11-3-28 左肩部多灶分布软组织肿块 MRI 征象（隆突性皮肤纤维肉瘤）

A、B、C 分别为 T1WI、T2WI 和 T1WI+C 序列。左肩部皮下三枚信号相似肿物影（箭），边界清晰，与周围肌肉相比，T1WI 呈稍高信号，T2WI 呈高信号，T2WI 可见环形低信号影，边缘可见筋膜尾征，增强扫描呈较均匀、明显强化

表 11-3-21　多灶性软组织肿块相关疾病

血管结构	淋巴组织	神经	皮肤	随脉管系统播散
血管瘤	淋巴管瘤	神经纤维瘤病	隆突性皮肤纤维肉瘤	转移瘤
血管肉瘤	淋巴瘤	颗粒细胞瘤		寄生虫病
	Castleman 病			

虑沿神经走行区的神经纤维瘤病和颗粒细胞瘤；如病灶沿肌内分布，则考虑血管瘤、血管肉瘤和淋巴管瘤；如在淋巴结分布区，则要想到 Castleman 病。

第五，观察病灶的其他 MRI 征象及增强检查后强化特征。当病灶内出现流空血管影、灯泡征时，提示血管瘤；如肿块内出现流空血管影、恶性征象并且增强检查有血管样强化时，要考虑血管肉瘤；如出现尾征、悬吊征、斑片状 T1WI、T2WI 低信号时，提示隆突性皮肤纤维肉瘤；如出现多房囊性、液-液平面等征象，提示淋巴管瘤；如出现信号均匀、受累肌肉增粗，内见固有解剖结构、增强扫描明显强化等征象，

提示淋巴瘤；当颈部、腋窝、锁骨上区多发肿大淋巴结、增强扫描明显强化，并且排除恶性肿瘤病史时，提示 Castleman 病。当病灶出现神经出入征、靶征时，提示神经纤维瘤病可能；出现连续条状 T1WI、T2WI 等信号，即"条纹征"时，提示颗粒细胞瘤。

【疾病鉴别】

多灶性软组织肿块病变类型复杂多样，需联合影像学特征及临床信息诊断和鉴别诊断。

1. 多灶分布的软组织肿块几种常见疾病主要鉴别诊断要点见表 11-3-22。

2. 多灶性软组织肿块鉴别诊断流程见图 11-3-29。

表 11-3-22　多灶性软组织肿块相关疾病鉴别要点

疾病	典型影像征象	主要伴随征象/临床	鉴别要点
血管瘤	T2WI 明显高信号，"蚯蚓"状流空血管及静脉石	增强扫描呈渐进性强化，ADC 值较高	灯泡征、血管流空
血管肉瘤	T1WI 稍低信号，T2WI 不均匀高信号	流空血管，增强扫描不均匀、明显强化	
淋巴管瘤	T2WI 高信号，液-液平面，增强扫描无强化	病灶沿着疏松组织间隙生长，"见缝就钻"	形态不规则
淋巴瘤	T1WI 呈等或稍低信号，信号较均匀，病灶内部、边缘可见肌腱、筋膜等形成的线状低信号，以及脂肪形成线状高信号。T2WI 呈稍高信号，增强扫描呈均匀强化	邻近骨骼可出现侵蚀性改变，骨髓水肿	淋巴瘤病史，多发肿大淋巴结
Castleman 病	T1WI 呈稍低信号，T2WI 呈稍高信号，增强扫描明显强化	颈部、腋窝、锁骨上区	

续表

疾病	典型影像征象	主要伴随征象/临床	鉴别要点
神经纤维瘤病	T1WI 呈稍低信号,T2WI 呈稍高信号,神经出入征、靶征	牛奶咖啡斑,多发,弥漫性	神经走行区,特殊体征
颗粒细胞瘤	T1WI 呈等低信号,T2WI 呈稍高信号,条纹征	病灶周围脂肪分离	神经走行区,包绕周围肌纤维,双低信号
隆突性皮肤纤维肉瘤	T1WI 呈稍低信号,T2WI 呈稍高信号,CT密度、MRI信号较均匀,DWI明显高信号,ADC低信号,增强扫描明显强化	皮肤或皮下浅表位置,尾征、悬吊征、多结节征	隆突于体表的单或多结节肿块,瘤体呈现淡红或者淡紫色
转移瘤	T1WI 呈稍低信号,T2WI 呈不均匀混杂,常见囊变、坏死,增强扫描不均匀、明显强化	侵犯周围软组织,侵袭邻近骨骼	恶性肿瘤病史
寄生虫病	多发小类圆形病灶,内见钙化	全身多发	不洁饮食,不良生活习惯史

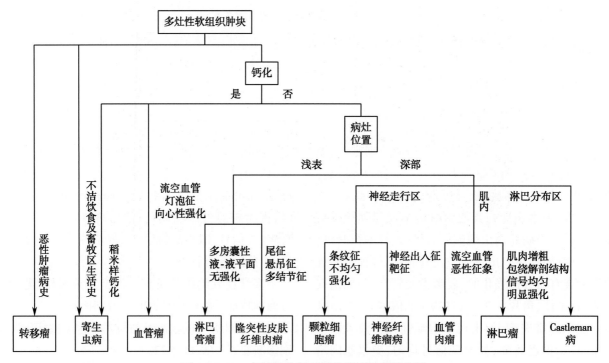

图 11-3-29 多灶性软组织肿块鉴别诊断流程图

(王绍武)

参考文献

[1] CHOONG P, LINDSAY D, KHOO M, et al. Dermatofibro-sarcoma protuberans: the diagnosis of high-grade fibrosarcomatous transformation. Skeletal Radiol, 2021, 50(4): 789-799.

[2] SPINNATO P, CHIESA AM, LEDOUX P, et al. Primary soft-tissue lymphomas: MRI features help discriminate from other soft-tissue tumors. Acad Radiol, 2023, 30(2): 285-299.

[3] ZHUANG KD, TANDON AA, HO BC, et al. MRI features of soft-tissue lumps and bumps. Clin Radiol, 2014, 69(12): e568-583.

十二、CT/MRI 呈均匀强化的软组织肿块

【定义】

CT/MRI 呈均匀强化的软组织肿块(uniformly reinforced soft tissue mass)是指 CT/MRI 检查注入对比剂后,软组织肿块的 CT 或 MRI 表现,与其平扫相比,呈强化程度一致的均匀强化。

【病理基础】

CT/MRI 呈均匀强化的软组织肿块内部血供较丰富,含有不同结构及分布的血管和/或血窦,细胞异型性及核分裂象常较小,多生长较缓慢,内部未发

生坏死、囊变。

【征象描述】

CT/MRI 的均匀强化,可分为明显均匀强化、轻

中度均匀强化及延迟期均匀强化:

1. **明显均匀强化** CT/MRI 增强检查后,与其平扫相比,肿块呈明显均匀强化(图 11-3-30)。

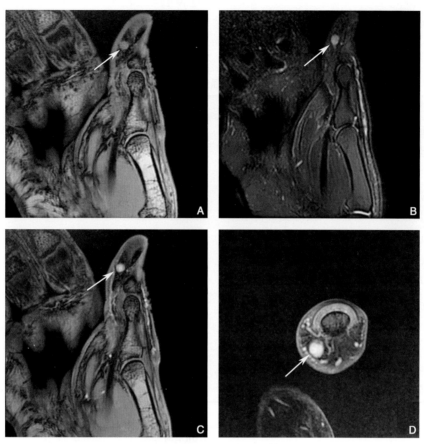

图 11-3-30 右拇指远节指骨指腹侧明显均匀强化的 MRI 征象(血管球瘤)
A. T1WI 呈等肌肉信号;B. T2WI 呈高信号,边界清晰;C、D. T1WI 增强检查病灶呈明显均匀强化

2. **轻中度均匀强化** CT/MRI 增强检查后,与其平扫相比,肿块呈轻中度均匀强化。

3. **延迟期均匀强化** CT/MRI 增强检查后,早期未见均匀强化,而在延迟期呈明显或轻中度均匀强化。

【相关疾病】(表 11-3-23)

表 11-3-23 CT/MRI 呈均匀强化的软组织肿块相关疾病

明显均匀强化	轻中度均匀强化	延迟期均匀强化
血管球瘤;增生性肌炎;血管肉瘤;部分横纹肌瘤、部分血管平滑肌瘤、部分神经纤维瘤等	肌内淋巴管瘤;黏液性脂肪肉瘤;黏液性纤维肉瘤等	部分血管瘤;黏液性脂肪肉瘤;黏液性纤维肉瘤等

【分析思路】

1. 对软组织肿块强化的判断,首先要注意必须

在增强检查注入对比剂前、后成像方位、参数保持完全一致的前提下,进行比较观察其增强的程度和均匀度。在此基础上,明显均匀强化者提示肿块血供丰富,如边界不清表明肿块呈浸润性生长,首先考虑血管肉瘤;也可见于其他高级别软组织肉瘤如横纹肌肉瘤、去分化多形性肉瘤、未分化的肉瘤等;当肿块位于肌内且生长迅速时可考虑增生性肌炎。

2. 明显均匀强化富血供的肿块,如边界清晰,应结合其特征性表现及典型部位。如肿块缠绕神经血管时,提示神经纤维瘤;如位于甲下且伴发特征性三联征(阵发性疼痛 + 痛觉过敏 + 冷敏感)时提示血管球瘤;当位于头颈部时可能为横纹肌瘤;如发生于婴幼儿、生长迅速的肿块,可考虑胚胎型横纹肌肉瘤;如发生于手足部邻近肌腱可考虑腱鞘巨细胞瘤;如发生于浅表软组织并具有低信号纤维假包膜可考虑血管平滑肌瘤。

3. 轻中度强化者提示肿块血供较少,结合信号

均匀、包绕神经血管,可提示软组织淋巴瘤。

4. 延迟期明显均匀强化者,提示肿块较大且血管结构复杂,如平扫 T1WI 呈低信号,T2WI 有高信号,提示血管瘤。

5. 延迟期轻中度均匀强化者说明肿块富含黏液且具有血供,通常考虑黏液样脂肪肉瘤、黏液性纤维肉瘤等。

【疾病鉴别】

1. CT/MRI 呈均匀强化的软组织肿块鉴别要点见表 11-3-24。

2. CT/MRI 呈均匀强化的软组织肿块鉴别诊断流程见图 11-3-31。

表 11-3-24　CT/MRI 呈均匀强化的软组织肿块鉴别诊断要点

疾病	影像特征	主要伴随征象/临床	鉴别要点
血管球瘤	增强扫描明显均匀强化 T1WI 多呈等稍低信号,T2WI 多呈高信号,亦可为混杂信号	压迫邻近骨质;阵发性疼痛、痛觉过敏、冷敏感;20～45 岁;女性好发	指(趾)端甲床和手掌动静脉吻合处蓝紫色结节
横纹肌瘤	T1WI 呈等或略高信号,T2WI 呈不均匀高信号;增强扫描呈明显均匀强化;边界清晰	儿童;头颈部,以舌、口腔、咽部及喉部为常见	头颈部缓慢无痛性肿块
增生性肌炎	肌内生长、边界不清;T1WI 可呈低信号;T2WI 可呈稍高信号,内可见长条状低信号影;增强检查可呈持续均匀强化	痛性肿块,可生长迅速	
肌内淋巴瘤	T1WI 呈等或稍低信号,T2WI 及 T2WI 脂肪抑制序列呈稍高信号;信号较均匀,增强检查呈均匀强化	受累肌肉弥漫性肿大,大体轮廓保持不变;质软,包绕神经血管生长	信号较均匀;包绕神经血管生长;受累肌肉弥漫性肿大,大体轮廓保持不变
血管肉瘤	T1WI 呈中等信号,T2WI 呈高信号为主;增强检查明显强化	浸润性生长,边界不清	

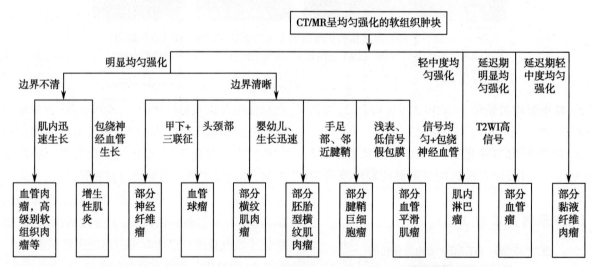

图 11-3-31　CT/MRI 呈均匀强化的软组织肿块鉴别诊断流程图

（王绍武）

参 考 文 献

[1] BAEK H,LEE S,CHO K,et al. Subungual tumors:clinicopathologic correlation with US and MR imaging findings [J]. 2010,30(6):1621-1636.

[2] WEISS S,WEISSE V,KORTHAUS A,et al. Clinical presentation and MRI characteristics of appendicular soft tissue lymphoma:a systematic review [J]. Diagnostics (Basel),2022,12(7):1623.

[3] WEI NA,XU WEI-JIE,DONG DONG,et al. Proliferative myositis in the right brachioradialis:a case report [J]. Exp Ther Med,2017,13:2483-2485.

[4] LEONEL ACLS,SANTOS STD,CARVALHO EJA,et al. Oral Adult Rhabdomyoma. Head Neck Pathol,2021,15

（4）：1253-1260.

［5］蔡熹,曾邦峰,余晖.增生性肌炎 MRI 表现 1 例［J］.医学影像学杂志,2018,28（04）:594-598.

十三、CT/MRI 呈环形强化的软组织肿块

【定义】

CT/MRI 呈环形强化的软组织肿块（ring-enhanced soft tissue mass）指软组织肿块 CT/MRI 扫描注入对比剂后,与其平扫相比,呈环形强化(包括单环薄壁强化、单环厚壁强化、单环壁厚薄不均强化及多环强化)。

【病理基础】

CT/MRI 呈环形强化的软组织肿块其影像学表现各有不同,对应的病理基础也各不相同,大致可分为以下几种:

1. **单环薄壁强化** 肿块主体为单纯囊液(如滑膜囊肿、腘窝囊肿、腱鞘囊肿、表皮囊肿)、坏死液化(如慢性脓肿)、黏液基质(如肌内黏液瘤、黏液样纤维肉瘤、黏液性脂肪肉瘤)或寄生虫(如包虫囊肿)等,此类肿块内血管仅分布在边缘薄壁。

2. **单环厚壁强化** 多为血肿、脓肿、感染导致肿块边缘含有丰富毛细血管肉芽组织增生,肿块血管仅分布在边缘厚壁。

3. **单环壁厚薄不均** 肿块生长迅速到达一定体积后,新生血管及血管微环境发生改变,引起出血或缺血,导致中心不规则坏死、液化,肿块血管分布在边缘厚薄不均的壁内,如恶性周围神经鞘瘤、滑膜肉瘤、上皮样肉瘤、未分化多形性肉瘤、软组织转移瘤等。

4. **多环样强化** 肿块内血管分布在多个环壁内,中心为无血供区域,如多发寄生虫囊肿、多灶性感染、多发囊性淋巴管瘤;其中葡萄簇状其表层为"形成层",中心黏液样区域,增强后可呈多环或簇状强化。

【征象描述】

CT/MRI 表现:肿块 CT/MRI 扫描注入对比剂后,呈环形强化(包括单环薄壁强化、单环厚壁强化、单环壁厚薄不均强化及多环强化)。

参照肾囊性病变 Bosniak 分级厚薄壁定义,将环壁≤2mm 定义为薄壁,环壁＞3mm 定义为厚壁。

1. MRI 呈单环薄壁强化(图 11-3-32)。
2. MRI 呈单环厚壁强化(图 11-3-33)。
3. MRI 呈单环壁厚薄不均强化(图 11-3-34)。
4. MRI 呈多环样强化(图 11-3-35)。

【相关疾病】(表 11-3-25)

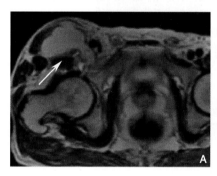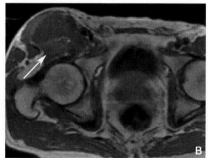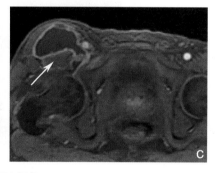

图 11-3-32 单环薄壁强化软组织肿块(脓肿)MRI 征象
A. T2WI 中心高信号,边缘等稍高信号;B. T1WI 中心呈低信号,边缘呈等信号;C. FS-T1WI+C 呈单环薄壁强化(箭),中心未见强化

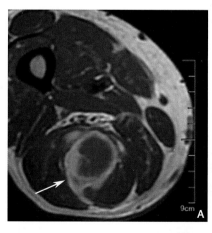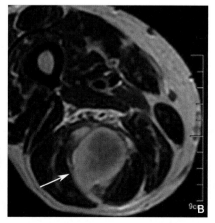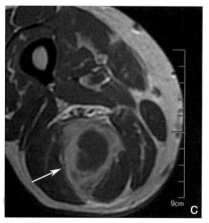

图 11-3-33 单环厚壁强化软组织肿块(血肿)MRI 征象
A. T1WI 呈中心低信号,边缘高信号;B. T2WI 呈中心稍高信号,边缘高信号;C. T1WI+C 呈边缘单环厚壁强化(箭),中心未见强化

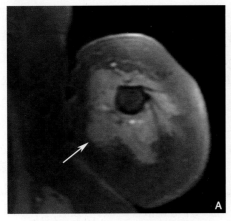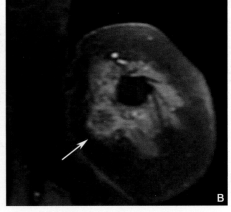

图 11-3-34 单环壁厚薄不均强化软组织肿块(黏液样脂肪肉瘤)MRI 征象
A. FS-T1WI 呈等稍高肌肉信号;B. FS-T1WI+C 边缘壁厚薄不均强化(箭)

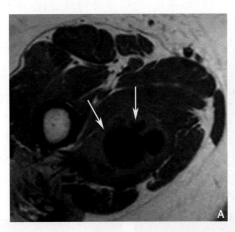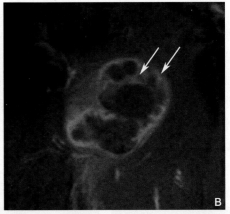

图 11-3-35 多环样强化软组织肿块(包虫病)MRI 征象
A. T1WI 见多个类圆形异常信号影,中心低信号,边缘等稍高信号(箭);B. FS-T1WI+C 边缘多环强化(箭)

表 11-3-25 CT/MRI 呈环形强化的软组织肿块

非肿瘤性病变	良性肿瘤	中间性肿瘤	恶性肿瘤
滑膜囊肿	神经鞘瘤	隆突性皮肤纤维肉瘤	黏液样脂肪肉瘤
腱鞘囊肿	肌内黏液瘤	炎性肌纤维母细胞肿瘤	黏液性纤维肉瘤
表皮样囊肿	囊性淋巴管瘤		恶性周围神经鞘瘤
包虫囊肿	黏液瘤		滑膜肉瘤
慢性脓肿			上皮样肉瘤
血清肿			未分化多形性肉瘤
			软组织转移瘤
			葡萄簇状横纹肌肉瘤

【分析思路】

CT/MRI 呈环形强化的软组织肿块,分析思路如下:

1. 单环薄壁强化,当单环薄壁呈轻度强化,常见于单纯囊肿,如滑膜囊肿、腘窝囊肿、腱鞘囊肿、表皮囊肿等;当肿块注入对比剂延迟 5～10min,呈云絮状轻度延迟强化,常见于黏液类肿块,如肌内黏液瘤、黏液性纤维肉瘤、黏液样脂肪肉瘤等;当肿块位于肌内,伴随"神经出入征""靶征",并见"脂肪分离征"时,考虑为周围神经鞘瘤。

2. 单环厚壁强化,有明确外伤史,皮肤有瘀斑,常见于血肿;伴红肿热痛等临床症状,常见于单纯囊肿伴感染、感染性病变伴中心坏死液化,如脓肿。

3. 单环壁厚薄不均强化,常见于软组织肉瘤,如恶性周围神经鞘瘤、滑膜肉瘤、未分化多形性肉瘤;如有原发肿瘤病史,应考虑软组织转移瘤。

4. 肿块呈多环样强化/葡萄簇状强化,多发寄生虫囊肿、多灶性感染、多发囊性淋巴管瘤、多发肌内转移瘤,均可出现多环样强化;发生在泌尿生殖道等覆盖黏膜的空腔脏器,应考虑胚胎型横纹肌肉瘤(葡萄簇状横纹肌肉瘤)。

【疾病鉴别】

1. CT/MRI 呈环形强化的软组织肿块鉴别要点见表 11-3-26。

2. CT/MRI 呈环形强化的软组织肿块鉴别诊断流程见图 11-3-36。

表 11-3-26　CT/MRI 呈环形强化的软组织肿块鉴别要点

疾病	典型影像征象	主要伴随征象	鉴别要点
单纯囊肿(滑膜囊肿、腘窝囊肿、腱鞘囊肿、表皮囊肿等)	单环薄壁强化,无分隔 T1WI 呈低信号,T2WI 呈高信号	囊液性征象	无痛性
肌内黏液瘤	单环薄壁强化,无分隔 T1WI 呈低信号,T2WI 呈高信号	脂肪分离征象	延迟强化,DWI 高信号
黏液性纤维肉瘤	单环薄壁强化,纤维分隔 T1WI 呈低信号,T2WI 呈稍高信号	筋膜尾征	老年患者,皮下,中心分隔可见强化
黏液样脂肪肉瘤	单环薄壁强化,T1WI 呈低信号,可见絮状高稍高信号,T2WI 呈稍高信号	T1WI 见絮状稍高信号	T1WI 絮状稍高信号,延迟强化,DWI 高信号
血肿	T1WI、T2WI 呈高/低信号,单环厚壁强化	T1WI 呈高信号	外伤史,瘀斑
脓肿	T1WI 呈低信号,T2WI 呈高信号,可见分隔,可多发,周围水肿	周围软组织水肿	红肿热痛感染改变
恶性周围神经鞘瘤	T2WI 信号不均匀,栅栏状	增强后不均匀强化,可表现环形强化	T2WI 信号不均匀,AntoniA/B
滑膜肉瘤	环形强化	T2WI 三重信号征、铺路石征、钙化	三信号征、边缘性钙化
未分化多形性肉瘤(黏液型)	T2WI 不均匀高信号,T1WI 低信号,增强后可环形强化,	黏液型环形强化多见	T2WI 不均匀高信号,可见 T2WI 小毛刺高信号
软组织转移瘤	花环样强化、可多发	肿瘤史	多环、原发肿瘤病史
寄生虫囊肿	多发大小不等环形强化	囊中囊	牧区居住史,叩诊震颤感
囊性淋巴管瘤	多环强化	沿淋巴管走行	儿童、无痛
葡萄簇状横纹肌肉瘤	多发大小不等环形强化	葡萄簇样	儿童、泌尿系

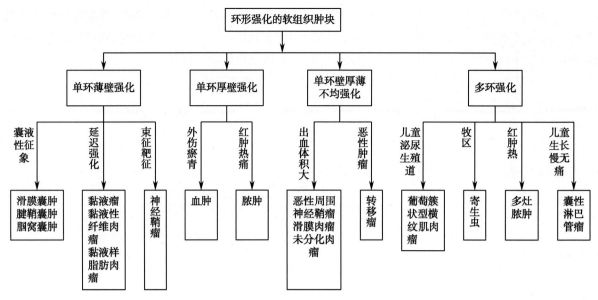

图 11-3-36 CT/MRI 呈环形强化的软组织肿块鉴别诊断流程图

（王绍武）

参考文献

[1] SILVERMAN SG, PEDROSA I, ELLIS J H. Bosniak classi-fication of cystic renal masses, version 2019: an update proposal and needs assessment. Radiology, 2019, 292（2）: 475-488.

[2] 姜玲, 李辉, 贾明胜, 等. 磁共振弥散成像技术在软组织脓肿和恶性肿瘤鉴别诊断中的应用[J]. 中国 CT 和 MRI 杂志, 2013, 11（04）: 97-99.

[3] ÖZDEMIR M, KAVAK R P, KAVAK N. Primary hydatid cyst in the adductor magnus muscle. BJR Case Rep, 2020, 6（3）: 20200019.

[4] BAHETI AD, TIRUMANI SH, ROSENTHAL MH. Myxoid soft-tissue neoplasms: comprehensive update of the taxonomy and MRI features. AJR Am J Roentgenol, 2015, 204（2）: 374-385.

十四、CT/MRI 呈不均匀强化的软组织肿块

【定义】

CT/MRI 呈不均匀强化的软组织肿块（heterogeneous enhancement soft tissue mass）是指对软组织肿块 CT/MRI 检查注入对比剂后，软组织肿块的 CT 或 MRI 表现，与其平扫相比，其内部强化程度不均匀。

【病理基础】

不均匀强化的软组织肿块，其常见病理基础包括：

1. 肿瘤呈轻度不均匀强化时，肿瘤病理的异质性程度低、病灶内成分相对单一，血供较少，影像增强检查后，强化不均匀程度相对较轻，呈散在斑片样。常见病因包括肿瘤样病变、良性或低度恶性肿瘤性病变，如结节性筋膜炎、神经鞘瘤等。

2. 肿瘤呈明显不均匀强化时，其肿瘤病理观察富血供或富含较多血管结构或本身即是血管性肿瘤。影像增强检查后，病灶呈明显强化，但其强化程度不均匀性较强，常见于血管性肿瘤（良、恶性）及恶性程度较高的肿瘤，如平滑肌肉瘤、滑膜肉瘤等。

【征象描述】

软组织肿块的不均匀强化征象，大致可分为轻度不均匀强化和明显不均匀强化两种表现类型。

1. 轻度不均匀强化　CT 上轻度不均匀强化，指增强后肿块密度轻度增高（CT 值 20～40HU）；MRI 上轻度不均匀强化，指增强检查后，与其平扫相比，肿块 50% 以下区域出现多种信号（图 11-3-37）。

2. 明显不均匀强化　CT 上明显不均匀强化，指增强后肿块密度明显增高（CT 值 >40HU）；MRI 上明显不均匀强化，指增强检查后，与其平扫相比，肿块 50% 以上区域出现多种信号（图 11-3-38）。

【相关疾病】（表 11-3-27）

【分析思路】

影像上不均匀强化的软组织肿块，鉴别分析思路如下：

第一，正确识别此类征象。CT 或 MRI 增强检查后，软组织肿块内部强化程度不一致，即为软组织肿块的不均匀强化。

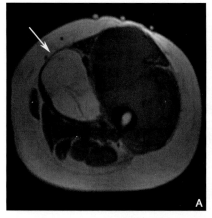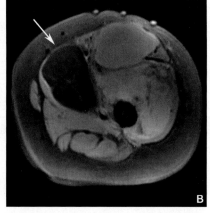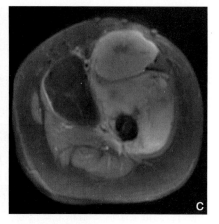

图 11-3-37　左大腿 MRI 呈轻度不均匀强化软组织肿块征象（去分化脂肪肉瘤）

A、B、C 分别为 T1WI、T1WI-FS 和 T1WI-FS+C 序列。左大腿软组织肿块，T1WI 呈等稍高信号，内见类圆形高信号区（箭），T1WI-FS 信号减低（箭），T1WI-FS+C 呈轻度不均匀强化，内部可见少许线样强化

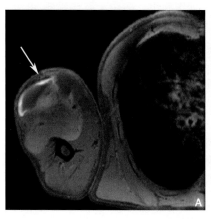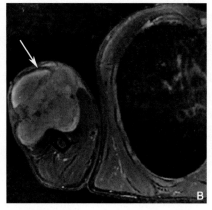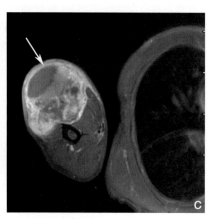

图 11-3-38　右上臂 MRI 呈明显不均匀强化软组织肿块 MRI 征象（滑膜肉瘤）

A、B、C 分别为 T1WI、T2WI-FS 和 T1WI-FS+C 序列。右上臂软组织肿块，T1WI 呈低、稍高信号（箭），T2WI-FS 呈不均匀高信号（箭），T1WI-FS+C 呈明显不均匀强化，内部可见未强化区

表 11-3-27　CT、MRI 呈不均匀强化的
软组织肿块相关疾病

肿瘤样病变、良性或低度恶性软组织肿瘤	血管性肿瘤、恶性肿瘤性病变
结节性筋膜炎	纤维源性高度恶性软组织肿瘤
脂肪来源肿瘤样病变、良性/低度恶性软组织肿瘤	脂肪源性高度恶性软组织肿瘤
神经鞘瘤	黑色素瘤
神经纤维瘤	滑膜肉瘤
其他	平滑肌肉瘤
	血管瘤
	未分化多形性肉瘤
	恶性周围神经鞘瘤
	其他

第二，分析病灶内强化不均匀程度。CT 增强后肿块密度轻度增高（CT 值 20～40HU 左右），或 MRI 增强检查后，与其平扫相比，肿块 50% 以下区域出现多种信号，为轻度不均匀强化，考虑为肿瘤样病变、良性或低度恶性肿瘤性病变；CT 增强后肿块密度明显增高（CT 值>40HU），或 MRI 增强检查后，与其平扫相比，肿块 50% 以上区域出现多种信号，为明显不均匀强化，考虑为血管性肿瘤（良、恶性）及恶性程度较高的肿瘤性病变。

第三，针对肿块内信号特征，结合成像原理，分析最可能对应的病理成分（病理基础）。当病变内含有 T1WI、T2WI 高信号区域时，提示肿瘤内有脂肪成分；含有 T1WI、T2WI 低信号区域，且增强扫描呈延迟强化时，提示肿瘤内含有纤维成分；含有 T1WI 高、T2WI 低信号区域时，提示黑色素成分。

第四，结合病灶伴随的其他 MRI 特异性征象。当发现病灶周围出现筋膜尾征时，常见于结节性筋膜炎；当病灶可见神经出入征时，考虑神经鞘瘤、神经纤维瘤；当病变内可见三信号征时，提示滑膜肉瘤；当病灶可见灯泡征时，考虑血管瘤；当病灶可见意大利面条征时，考虑神经脂肪瘤。

第五,综合其他影像征象及相关临床信息做出诊断。

病主要鉴别诊断要点见表 11-3-28。

【疾病鉴别】

1. CT、MRI 呈不均匀强化的软组织肿块常见疾

2. 不均匀强化的软组织肿块鉴别诊断流程见图 11-3-39。

表 11-3-28 CT、MRI 呈不均匀强化的软组织肿块相关疾病鉴别要点

疾病	典型影像征象	主要伴随征象	鉴别要点
结节性筋膜炎	T1WI 稍低信号、T2WI 稍高信号,内见条状 T1WI、T2WI 低信号	筋膜尾征	疼痛、进展迅速,外伤史
脂肪源性肿瘤样病变、良性/低度恶性软组织肿瘤	较多 T1WI、T2WI 高信号脂肪成分,抑脂相呈低信号,非脂肪成分较少,增强扫描轻度强化	边界清楚,非脂肪成分 DWI 高信号,ADC 值减低	
神经鞘瘤、神经纤维瘤	T1WI 稍低信号、T2WI 稍高信号	神经出入征、靶征	多位于肌间隙,常沿神经干长轴呈梭形生长
纤维源性高度恶性软组织肿瘤	T1WI 稍低信号、T2WI 不均匀高信号,内部出血及坏死常见,可见条状 T1WI、T2WI 低信号,增强扫描不均匀、明显强化	浸润性生长,侵犯周围软组织,DWI 高信号,ADC 值减低	多位于肢体深部,单个肿块,体积较大
脂肪源性高度恶性软组织肿瘤	较少或无 T1WI、T2WI 高信号,抑脂相呈低信号,非脂肪成分较多,内部出血及坏死常见,增强扫描不均匀、明显强化	边界不清,非脂肪成分 DWI 高信号,ADC 值减低	
黑色素瘤	典型者 T1WI 高、T2WI 低信号,可见出血,增强扫描不均匀、明显强化	周围骨质呈溶骨性骨质破坏,边缘整齐,无硬化边	皮肤表面,颈部淋巴结转移
滑膜肉瘤	T1WI 混杂稍低信号,T2WI 混杂高信号,增强扫描不均匀、明显强化	三信号征、铺路石征、边缘性钙化	
血管瘤	T2WI 明显高信号(灯泡征),"蚯蚓"状流空血管及静脉石	增强扫描强化明显但可以不均匀,ADC 值较高	灯泡征、血管流空

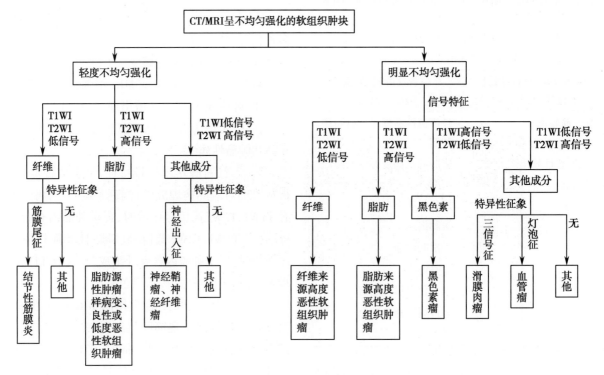

图 11-3-39 不均匀强化的软组织肿块鉴别诊断流程图

(王绍武)

参 考 文 献

[1] CROMBÉ A,MARCELLIN PJ,BUY X,et al. Soft-Tissue sarcomas:assessment of MRI features correlating with histologic grade and patient outcome. Radiology,2019, 291(3):710-721.

[2] AHLAWAT S,FRITZ J,MORRIS CD,et al. Magnetic resonance imaging biomarkers in musculoskeletal soft tissue tumors:review of conventional features and focus on nonmorphologic imaging. J Magn Reson Imaging, 2019,50(1):11-27.

[3] FINKELSTEIN D,FOREMNY G,SINGER A,et al. Diffe-rential diagnosis of T2 hypointense masses in musculos-keletal MRI. Skeletal Radiol,2021,50(10):1981-1994.

[4] BARAT M,SOYER P,AUDARD V.Nodular fasciitis:PET/ CT and MR imaging features. Diagn Interv Imaging,2023, 104(9):451-452.

第四节　具有特殊影像学征象的软组织肿块

一、靶征

【定义】

靶征(target sign)是神经源性肿瘤 MRI 的特征表现,在 T2WI 上肿块中心区域信号较低,周缘为高信号围绕,形似靶圈的征象。

【病理基础】

靶征靶心区为富细胞 Antoni A 区和紧密排列的纤维胶原组织,外围区高信号由少细胞的 Antoni B 区和富含黏液的组织构成。靶心区域细胞密集血管丰富,而靶周环部分细胞稀疏血管少。

【征象描述】

此征象出现在 MRI 上,是外周神经鞘肿瘤的特异征象之一。表现为圆形或类圆形病变,边界光滑、清楚,T1WI 为均匀低信号,T2WI 上病变中心区域呈圆形或类圆形低信号,周边围以均匀圈状高信号(图 11-4-1)。

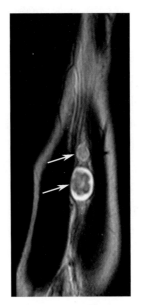

图 11-4-1　靶征
T2WI 肿块(箭)呈中央低信号,外周高信号环绕

靶征在 DWI 和 ADC 图像上更为清楚,特别是高 b 值 DWI,表现为中央低信号靶心和外周高信号靶环。

增强扫描可见靶心部分强化明显而外周靶环部分强化不明显,形成与 T2WI 相反的信号表现,即靶心高信号,靶环低信号(图 11-4-2)。

【相关疾病】

本征见于神经源性肿瘤,以神经纤维瘤多见,也

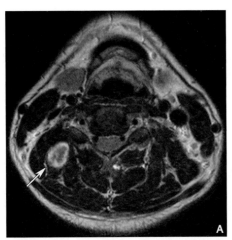
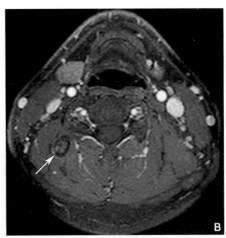

图 11-4-2　靶征平扫增强对比
A. T2WI 可见肿块(箭)外周呈高信号,中心呈低信号;B. 增强扫描见肿块(箭)中央强化,而外周低信号

可以见于施万细胞瘤和恶性外周神经鞘瘤。

【分析思路】

1. 磁共振图像上正确识别靶征。T1WI、T2WI、DWI、ADC、增强 T1WI 多序列判断更加准确。结合其他形态学和征象表现，提高正确性。

2. 准确定位。靶征出现的位置与神经根走行位置相关，如椎旁、肌间隙、皮下、腹膜后等处。

3. 细辨与周围组织的关系。如与周围脂肪、神经的分界和联系，若见靶征周围脂肪均匀分离、神经纤维进入肿块的征象，则进一步支持神经源肿瘤，并确认靶征识别正确。

靶征的靶心和靶环较为清楚为良性神经鞘瘤。施万细胞瘤靶征相对较无规律，此瘤偏于神经根一侧生长，内部 A、B 区相对随机分布，导致靶征比神经纤维瘤少见而不典型，敏感性略低。恶性神经鞘瘤靶征不明显，或出现部分靶征，即不完整靶征。肿块内有靶征区域提示良性，无靶征区域则提示恶性。

【疾病鉴别】

靶征鉴别诊断流程见图 11-4-3。

二、神经出入征

【定义】

神经出入征（entering and exiting nerve sign）是周围神经源肿瘤的特征性影像表现，指肿瘤的上下端有神经连接的现象，连接肿瘤的神经局限性增粗。

【病理基础】

施万细胞瘤和神经纤维瘤起源于施万细胞和神经束膜细胞，包绕神经轴突或神经束生长，外形似神经束穿越肿瘤。肿瘤沿神经外膜下匍匐生长，导致

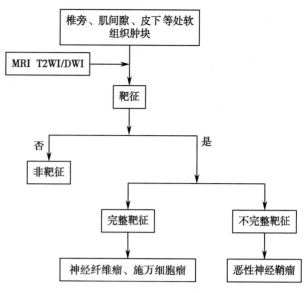

图 11-4-3 靶征鉴别诊断流程

影像上进出肿瘤段有神经增粗表现。

【相关疾病】

神经出入征是神经源肿瘤特征性征象，具有较高特异性。神经增粗如不伴有神经出入征，则需要和神经炎、神经淀粉样变、麻风等疾病鉴别。

【征象描述】

多发生于四肢外周神经走行区域，神经束穿过肿瘤，在肿瘤头侧或尾侧形成相连的索条状影，索条在与肿瘤相接处增粗，CT 上表现为等密度，MRI T1WI 呈等低信号，T2WI 呈等或稍高信号（图 11-4-4A、C）。神经索条增强扫描后无强化（图 11-4-4B、D）。磁共振冠状面或矢状面显示清楚。

【分析思路】

神经出入征是外周神经源性肿瘤特征性征象。正确识别具有较高的诊断准确性。如果其他肿瘤与

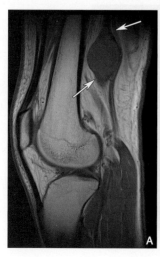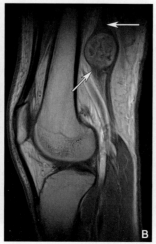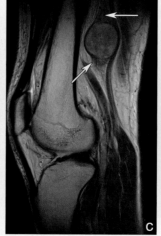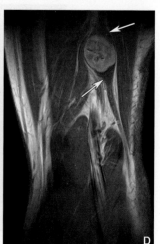

图 11-4-4 神经出入征

神经索条在 T1WI、T2WI 呈中等信号（A、C），增强扫描无强化（B、D）。索条于肿块头尾端与肿块相接（箭），接近肿块处增粗

血管或淋巴管密切相关,如血管瘤、淋巴瘤,也会出现类似神经出入征,需要结合肿瘤其他征象鉴别。

1. 确定软组织肿瘤位置。

2. 仔细观察肿瘤附近是否存在索条样结构,判断索条的性质。

3. 多平面显示索条样神经干与肿瘤密切关系,明确肿瘤起源于神经干。

4. 如肿瘤不明显,应进一步明确神经增粗原因。

【疾病鉴别】

神经出入征鉴别诊断流程见图11-4-5。

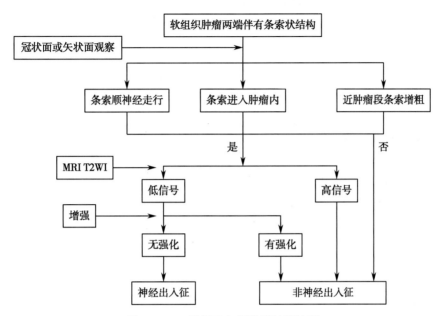

图 11-4-5　神经出入征鉴别诊断流程

三、筋膜尾征

【定义】

筋膜尾征(fascial tail sign)紧邻病变的筋膜组织增厚,并呈线样或鼠尾状强化。

【病理基础】

筋膜尾征一般认为是病变沿筋膜生长蔓延所致,也可能是筋膜的反应性改变。结节性筋膜炎以纤维母细胞和肌纤维母细胞直接浸润,其他肿瘤多以肿瘤细胞浸润或者挤压筋膜血液回流水肿所致。

【征象描述】

病变周围与病变密切相连的筋膜层增厚,T2WI表现明显高信号,增强扫描像上见沿筋膜的线性或锥形延伸强化,呈线样或鼠尾状(图11-4-6)。此征象一般是MRI表现描述。

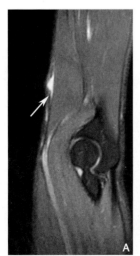
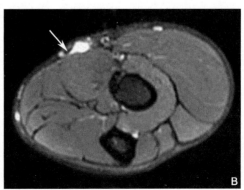

图 11-4-6　筋膜尾征
PDWI上(A矢状面、B横断面)病灶两端见筋膜增厚,从病灶周围线样延伸(箭)

【相关疾病】

筋膜尾征与结节性筋膜炎（nodular fasciitis，NF）高度相关，是结节性筋膜炎特征性征象，但也并非是结节性筋膜炎所特有，具有侵袭性的软组织肿瘤也可出现筋膜尾征，如未分化多形性肉瘤、韧带纤维瘤、黏液纤维肉瘤等。筋膜尾征与肿瘤术后复发和可能的远处转移相关。

【分析思路】

筋膜尾征出现在位于皮下或肌间隙的结节样病变附近，明晰病变的发生部位有利于分辨其周围线样强化是否为筋膜层，强化层形态上由粗至细可确认筋膜反应源自病变。病变定性也有利于对此征象和病变的互证。结节性筋膜炎表现具有肿瘤占位效应和炎症性表现，如病变周围水肿，出现日晕征和云征等。筋膜尾征需要和血管鉴别，后者扭曲分支，可见血管流空。

【疾病鉴别】

筋膜尾征鉴别诊断流程见图11-4-7。

四、血管流空

【定义】

血管流空（vascular flow void）是血液流动导致血管内磁共振信号缺失的现象。

【病理基础】

血流方向垂直或接近垂直于扫描层面，90°脉冲激发扫描层面内的血流，当180°脉冲施加时（复相脉冲 TE/2），原来接受过90°脉冲激发的血液已经流出该扫描层面，不再接受180°脉冲激发，因而不产生信号，而这时扫描层面内的血管中新流入的血液没有经过90°脉冲激发，仅接受180°脉冲也不能产生信号，因而扫描层面内的血流表现为无信号。

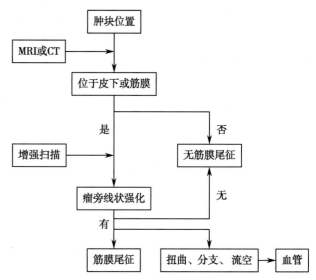

图 11-4-7 筋膜尾征鉴别诊断流程

【征象描述】

血液流空表现为 T1WI 或/ 和 T2WI 上血管内无信号（图 11-4-8A），可出现在动、静脉内，甚至出现在非血液流动性物质如脑脊液、输尿管内。血液流空效应与血流速度、血管管径、扫描序列、层厚、角度等因素有关。增强扫描也可以和平扫一样出现血管流空（图 11-4-8B）。一般，在一定范围内，TE/2 越长，流空效应越明显，T2WI 上流空效应也就更加明显。

【相关疾病】

血管流空主要用于血管（动脉、静脉）存在及其相关改变的判断，如血管增粗、血管狭窄、血管增多、血管减少、血管闭塞、血管扭曲、血管扩张等形态学变化，也可以根据血管中流空的出现或消失，进一步判断血管中血流的变化。

【分析思路】

血管流空出现在血管中，但血管中的血液不一定出现流空效应。确定血管存在是判断血管流空的基

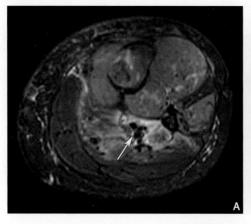
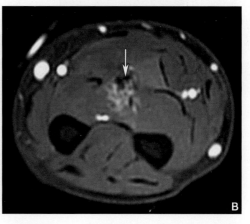

图 11-4-8 血管流空

A. T2WI 肌间隙血管畸形见无信号扭曲血管（箭）；B. Gd-DTPA 增强后可见部分血管仍存在无信号血管流空（箭）

础,确定流空是判断血管的依据。T1WI、T2WI 上无信号是诊断血管流空的可靠表现。成像序列有利于血管流空判断,自旋回波序列出现血管流空,而梯度回波序列则不会。薄层扫描可用于不产生流空效应的慢速流动血液的鉴别。血液涡流伪影,也可以用于鉴别血流。

具有 T1WI、T2WI 低信号结构的还包括纤维条索、肌腱、钙化性神经束、皮下筋膜钙化、肌间膜钙化,除形态上不同于血管外,CT 高密度表现可以鉴别。

【疾病鉴别】

血管流空鉴别诊断流程见图 11-4-9。

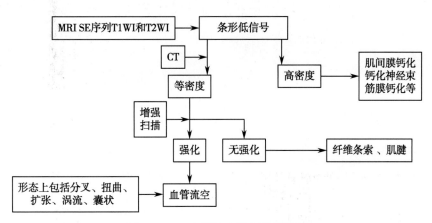

图 11-4-9　血管流空鉴别诊断流程

五、肿块环形强化

【定义】

肿块环形强化(rim enhancement)是 CT 或 MRI 增强扫描,肿块周边强化,形成肿块中心密度或者信号低,肿块外周连续一致的高密度或者高信号形成的环壁现象。

【病理基础】

肿块周边组织增强后强化源于:①造影剂从毛细血管内渗出到血管外,如炎症、创伤、手术后的变化、缺血坏死等。②局部血流增加或新生血管增多,流经此处造影剂增多,如肿瘤、炎症、肉芽组织、组织缺血后再灌注。

肿块无强化的中心部分可由以下情况形成:缺乏血管的组织、囊变或液体、陈旧和/或新鲜血液、感染、坏死的组织、钙化。

【征象描述】

根据肿块性质不同,环形强化形态多样(图 11-4-10~图 11-4-12),形态可表现为薄壁和厚壁,壁光滑或不规则,完整环和不完整环;强化程度可表现为轻度、中度和重度强化;强化方式可表现为均匀强化和不均匀强化。环中央区可表现为均质性或不均质性,实性或液性。环形强化周边组织可表现为正常或水肿。

【相关疾病】

具有环形强化的软组织肿块较多,炎症、肿瘤、血肿、囊肿、淋巴结、骨化性肌炎均可出现此征象。

【分析思路】

1. 根据肿块数量、分布、环形强化的形态、内部组成进行鉴别区分。

2. **多发病变**　感染、寄生虫、转移瘤等。

3. **单发病变**　脓肿、肉芽肿、囊肿、血肿、肉瘤、淋巴结等。

4. **薄壁环形强化**　慢性血肿、囊肿、囊虫、结核、术后渗出。

5. **厚壁环形强化**　脓肿、肿瘤坏死、组织坏死、骨化性肌炎、淋巴结。

6. **完整环形强化**　慢性血肿、脓肿、囊肿、淋巴结、肿瘤坏死、软骨瘤、骨化性肌炎。

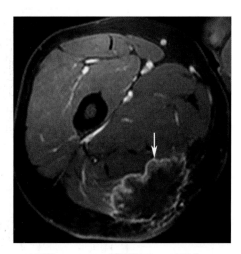

图 11-4-10　肿瘤坏死环形强化

肿瘤中央坏死,周边存活组织表现为不规则环形强化(箭),厚薄不均,部分环强化不完全

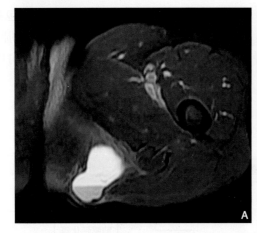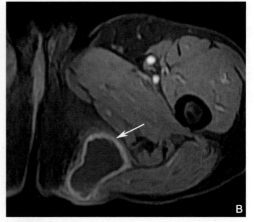

图 11-4-11　慢性血肿壁环形强化

A. T2WI 可见血肿内有液 - 液平面；B. GD-DTPA 增强，可见血肿壁均匀薄环强化（箭）

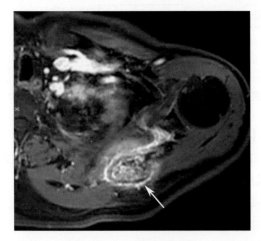

图 11-4-12　肿瘤环形强化

肿瘤周边组织血供较丰富，表现为环形强化（箭）

7. **不完整环形强化**　肿瘤坏死、淋巴结、骨化性肌炎、肉芽肿。

8. **强化环内部实性成分**　肉芽肿、肿瘤、骨化性肌炎、淋巴结。

9. **强化环内部液性成分**　慢性血肿、囊肿、脓肿、囊虫病、肿瘤坏死、组织坏死、淋巴结坏死、结核。

【疾病鉴别】

环形强化鉴别诊断流程见图 11-4-13。

六、液 - 液平面征

【定义】

液 - 液平面征（fluid-fluid level sign）是在病变空间内，不同密度（或信号）的液体静置后在影像上出现水平分层表现。

【病理基础】

软组织病变内的液 - 液平面征象病理组成成分各有不同，密度、重量、黏稠度、含水量物理因素不同的两种或多种液体都可以形成液 - 液平征，如血液、脓液、含钙液体、液化坏死组织。因此液 - 液平征并不能用于诊断某一特定病变，只能说明病变的一定空间内存在不同性质和成分的液体。

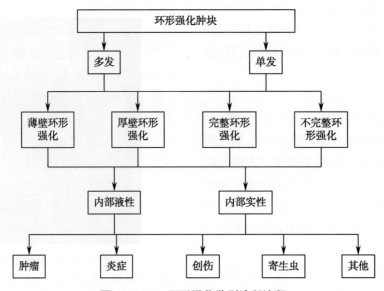

图 11-4-13　环形强化鉴别诊断流程

【征象描述】

在垂直于水平面的图像上两种或多种不同密度或不同信号的物质形成的水平分界,分界线清楚锐利(图 11-4-14),根据空间大小,液平分界线可长可短(图 11-4-15)。高密度、高比重液体或物质位于水平分界以下,低密度、低比重液体或物质位于水平线以上。一般在磁共振成像上,T1WI 液平以上呈低信号,液平以下呈中等信号;T2WI 液平以上呈高信号,液平以下呈中等或低信号。液平形成与患者平卧时间有关,一般需要 5min 以上液体静置时间。

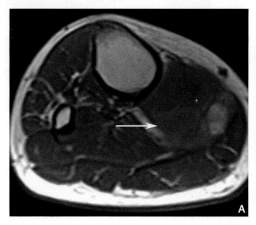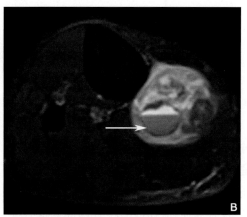

图 11-4-14　肿瘤内坏死形成的液-液平
A. T1WI 液平以上为低信号,液平以下为中等信号(箭);B. T2WI 液平以上为均匀高信号,提示水样物质,液平以下为低信号,提示为有形成分(箭)

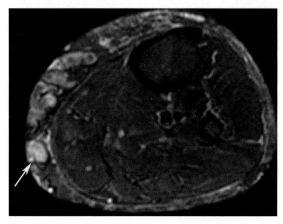

图 11-4-15　静止血液形成的短液平
T2WI 上静脉曲张静止血液形成的短小液-液平(箭),液平以上均匀高信号为血浆成分,液平以下低信号为细胞成分

【相关疾病】

常见含液-液平面征的软组织病变包括:

血肿:血肿的影像学表现取决于其构成成分,液-液平面下方为血凝块细胞残渣等有形成分,慢性期含铁血黄素沉着,T2WI 信号较低,上层为含蛋白或不含蛋白的血清无形成分,T1WI 呈等或高信号。

脓肿:一般可见脓肿壁,壁内光滑。脓肿液-液平面上层为含蛋白较多的液体,下层为脓细胞或坏死组织残渣。

囊性血管瘤病变:如肌间血管瘤或动静脉畸形,因引流血管闭塞,粗大血腔内血流几乎停止,血细胞或血栓等有形成分久置沉底形成液-液平面。

肿瘤坏死出血:滑膜肉瘤、多形性肉瘤、软组织平滑肌瘤,平面下层为肿瘤坏死组织残渣。囊腔内可有分隔,液-液平面长短不一。

Morel-Lavallee 病:创伤性真皮与紧邻筋膜分离,血性淋巴性渗出并聚集于分离处,可出现液-液平面。

关节周围转移性钙盐沉着:多出现在长期肾衰血透患者,在大关节如髋关节肩关节附近软组织内出现囊样或肿瘤样钙盐沉积,与囊内渗出液形成液-液平面。

【分析思路】

通过 CT 和 MRI 判断是否为液-液平面征,平面不平行于水平面则可能是其他病变,如病灶内的分隔。若有疑问可变换方向扫描。透明细胞汗腺瘤等少数几种肿瘤会出现组织坏死出血形成的瘤内囊腔液-液平面。可以根据液-液平面上下层 MRI 信号特点和 CT 密度判断其成分,根据肿块和病变形态进一步推断液性成分性质。

【疾病鉴别】

鉴别诊断流程见图 11-4-16。

七、哑铃征

【定义】

哑铃征(dumbbell sign)是肿瘤生长过程中受外

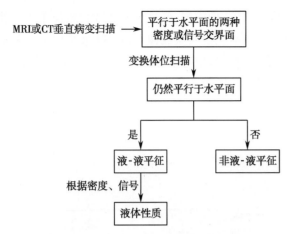

图 11-4-16　液-液平征鉴别诊断流程

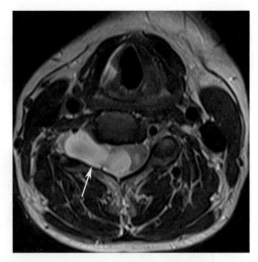

图 11-4-18　不典型哑铃征
肿瘤两头大不明显(箭)

部结构阻挡形成两头大中间小的形态。

【病理基础】

哑铃征主要指跨神经管生长神经源性肿瘤,顺神经根生长,较有规律,肿瘤既有椎管内部分也有椎管外部分,肿瘤较少侵袭,对周围骨质以压迫为主,导致局限性骨质吸收,压迫边界锐利,有骨硬化。椎间孔区组织多样,其他一些肿瘤也可通过椎间孔生长,但较少形成哑铃征,如血管瘤、脊膜瘤、圆细胞肿瘤等。

【形态描述】

哑铃征指肿瘤跨椎管内外生长,经过椎间孔的瘤体部分狭窄,而椎管内和椎旁的部分相对较大,形似两头大而中间细小的哑铃(图 11-4-17)。有时肿瘤仅一端较大,表现为不典型哑铃征(图 11-4-18)。哑铃征多为实性肿瘤,为均匀软组织密度,增强后,根据病变的血供情况表现为中等强化或高强化。哑铃征周边结构椎体或椎弓根多有受压吸收,椎间孔扩大。

【相关疾病】

除神经源性肿瘤外,其他如血管瘤、脊膜瘤、圆细胞类肿瘤少见此征象。

【分析思路】

根据生长部位和形态确定哑铃征。肿瘤跨越椎管,既有椎管内部分也有椎旁部分,椎间孔部分缩窄。多平面成像可完整显示此征,增强扫描可更为清楚。

根据肿瘤特征进行肿瘤性质的鉴别,如肿瘤具有"靶征"则应考虑神经源肿瘤;肿块主要位于椎管内,具有"尾征",止于根袖不向神经孔外生长,则应考虑脊膜瘤;肿瘤范围广泛,围绕硬膜囊外"袖套样"生长,则应考虑淋巴瘤;具有引流血管,肿瘤两端和中间大小变化不明显,则应考虑血管瘤等。

【疾病鉴别】

哑铃征鉴别诊断流程见图 11-4-19。

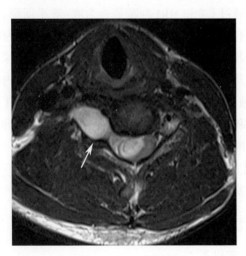

图 11-4-17　哑铃征
T2WI上见肿瘤跨越神经孔,形成两头大、中间小的形态(箭)

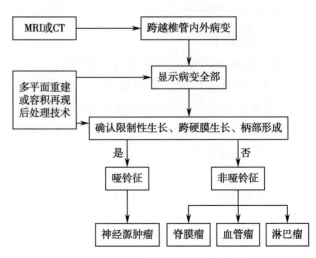

图 11-4-19　哑铃征鉴别诊断流程

八、西蓝花征

【定义】

西蓝花征（broccoli sign）是脂肪组织附着于关节囊或滑膜囊囊壁，呈结节状西蓝花样。

【病理基础】

此征与脂肪组织在滑膜下过度沉积相关。

组织病理学显示病变表面正常或轻度滑膜增生，病变附着于关节囊或关节滑液囊囊壁，由大量成熟脂肪、扩张的毛细血管或慢性炎症细胞组成。

【征象描述】

此征是滑膜树枝状脂肪瘤 MRI 表现，表现为滑膜囊或关节囊呈现脂肪组织的绒毛状、棕榈叶状或西蓝花样凸起，大多数宽基底，少数为窄基底。T1WI 上呈高信号、T2WI 上呈中等或稍高信号，脂肪抑制序列上肿瘤信号明显减低（图 11-4-20），增强扫描无明显强化。病灶内可见低信号细线样分支样分隔，增强后分隔可强化。病变表面覆盖的增生滑膜增强后也可见强化。

【相关疾病】

此征特指滑膜树枝状脂肪瘤。

【分析思路】

正确识别此征对诊断具有特异性。定位病变发生于关节囊内或滑液囊内是鉴别的基础。病变以脂肪信号组成，形态上呈结节状凸起，形态学表现诊断不难。需要鉴别的类似滑膜病变包括：

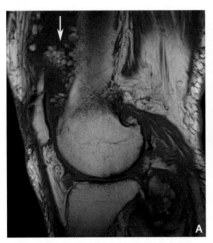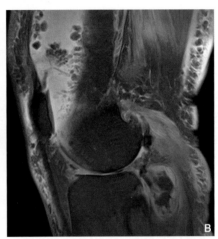

图 11-4-20　西蓝花征
A. T1WI 上绒毛球样高信号（箭）；B. 抑脂 T2WI 上绒毛球呈低信号

1. **绒毛结节性色素沉着性滑膜炎**　滑膜结节内含铁血黄素沉积，在 T1WI 和 T2WI 上呈弥漫性低信号。

2. **滑膜骨软骨瘤病**　滑膜上有软骨结节，可见钙化，CT 显示清楚。

3. **滑膜血管瘤**　滑膜内见可迂曲的血管流空，CT 可显示静脉石。增强扫描，瘤体强化。

通过 CT 排除具有钙化的滑膜结节，MRI 排除非脂肪结节，一般诊断不难。

【疾病鉴别】

西蓝花征鉴别诊断流程见图 11-4-21。

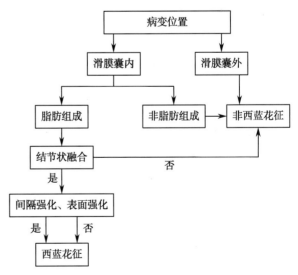

图 11-4-21　西蓝花征鉴别诊断流程

（王晨光）

参 考 文 献

[1] BHARGAVA R,PARHAM DM,LASATER OE,et al. MR imaging differentiation of benign and malignant peripheral nerve sheath tumors:use the target sign. Pediatr Radiol, 1997,27:124-129.

[2] DE VERDELHAN O,HAEGELEN C,CARSIN-NICOL B,et al. MR imaging features of spinal schwannomas and meningiomas. J Neuroradiol,2005,32(1):42-49.

[3] COYLE J,WHITE L M,DICKSON B,et al. MRI characteristics of nodular fasciitis of the musculoskeletal system. Skeletal Radiol,2013,42(7):975-982.

[4] DATIR A,JAMES S L J,ALI K,et al. MRI of soft-tissue masses:the relationship between lesion size,depth,and diagnosis. Clin Radiol,2008,63(4):373-378.

[5] ALYAS F,LEE J,AHMED M,et al. Prevalence and diagnostic significance of fluid-fluid levels in soft-tissue neoplasms. Clin Radiol,2007,62(8):769-774.

[6] SHIVANI A,JAN F,CAROL DM,et al. Magnetic resonance imaging biomarkers in musculoskeletal soft tissue tumors:Review of conventional features and focus on nonmorphologic imaging. J Magn Reson Imaging,2019, 50(1):11-27.

[7] VILANOVA JC,BARCEL J,VILLALN M,et al. MR imaging of lipoma arborescens and the associated lesions. Skeletal Radiol,2003,32:504-509.

第五节 特殊发病部位的软组织肿块

一、皮肤及皮下肿块

【定义】

皮肤及皮下肿块(skin and subcutaneous mass)发生于皮肤及皮下组织的软组织良性、恶性肿瘤,及各种炎症、损伤等引起的局部肿块。

【病理基础】

皮肤由表皮和真皮层两层组成,表皮层由角质化的层状鳞状上皮组成,并含有黑色素,真皮层由中等致密的结缔组织组成。皮下组织由真皮下部延续而来,由疏松的结缔组织及脂肪小叶构成。皮肤有专门的附属物结构,包括毛囊、汗腺和皮脂腺,它们从表皮向下进入真皮及皮下组织内。相对应上述不同结构成分,可以形成各种不同类型的皮肤及皮下肿块。

【征象描述】

影像上表皮和真皮无法区分,CT上表现为非特异性软组织密度影,MRI上表现为和肌肉相仿的信号。MRI提供良好的软组织对比,有助于评估肿瘤形态、均匀性、信号强度,根据病变成分不同,可以表现出相应的信号改变,如病变内囊性成分,表现为T1WI低信号、T2WI高信号;病变内出血成分,表现为T1WI高信号、T2WI高信号等。

【常见疾病影像征象】

1. 脂肪瘤 是成年人最常见的间叶性软组织肿瘤,一般中年男性和女性多见。因典型的脂肪瘤征象在其他章节有介绍,本节介绍一种罕见的脂肪瘤病——马德隆病(Madelung病),又称多发性对称性脂肪瘤病或良性对称性脂肪瘤病,其确切机制未明,以无包膜的脂肪组织对称性堆积在头、颈、肩等部位为主要特征。此病主要根据嗜酒史、典型的临床表现及影像学检查得出初步的诊断,病理检查仍然是"金标准"(图11-5-1)。

2. 表皮样囊肿 可发生于任何年龄,儿童和中青年相对好发,男女发病比例约1.2∶1。因胆固醇和角蛋白的化学成分不同,可在MRI上显示为不同的信号。典型表现为边界清楚的圆形或卵圆形病变,T1WI低信号、T2WI高信号,破裂的表皮样囊肿增强扫描后可见间隔、厚而不规则的边缘强化,邻近软组织模糊、强化(图11-5-2)。

3. 神经纤维瘤 神经纤维瘤病Ⅰ型常累及皮肤和皮下,浅表神经纤维瘤通常呈单侧、不对称、边缘不清,MR成像示弥漫性浸润性病变,边界不清,信号均匀或不均匀,在STIR或T2WI上通常表现为高信号,并因血管增生而发生强化(图11-5-3)。

4. 皮肤淋巴管瘤 源于淋巴系统的良性病变,它并不属于真正的肿瘤性病变,而是一种淋巴系统发育异常的先天性脉管畸形,可发生于含有淋巴组织的任何器官和软组织内,最常见于颈部及腋下,以儿童及青少年多见。典型影像学表现为单房或多房囊性肿块,囊壁菲薄,囊内容物密度或信号均匀,与水接近。合并感染时囊壁增厚,出血时囊内可见"液-液"平面,瘤体可呈等密度或等信号(图11-5-4)。其中囊性淋巴管瘤增强扫描可见囊壁及纤维分隔轻度强化;海绵状淋巴管瘤病灶增强后可见明显强化。淋巴管瘤沿组织间隙"爬行性生长"是其最具特征性的表现。

5. 恶性黑色素瘤 黑色素瘤是指一类来源于表皮、黏膜等组织中黑色素细胞的恶性肿瘤,好发于中老年人,可发生于皮肤、黏膜等不同部位或组织,一般在足部、下肢最多见。黑色素瘤有多种MRI表现

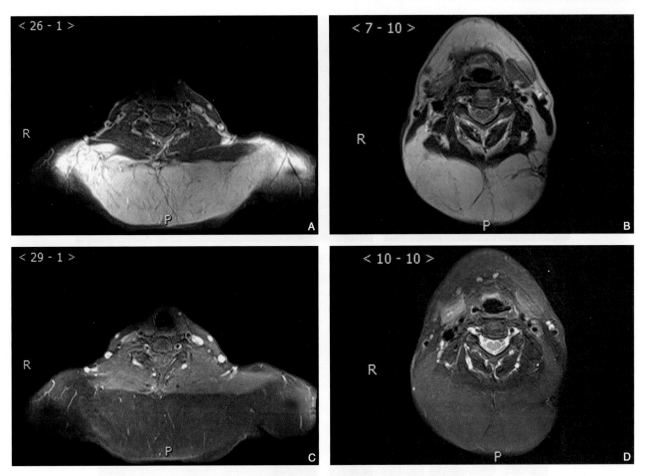

图 11-5-1　多发性对称性脂肪增多症（Madelung 病）

片及范围内颏下、颈后部、右侧胸廓‑右上臂皮下软组织层明显增厚,脂肪堆积,T1WI（A）和 T2WI（B）呈高信号,T2WI 脂肪抑制序列（D）信号普遍性减低,大致均匀,未见确切强化（C）

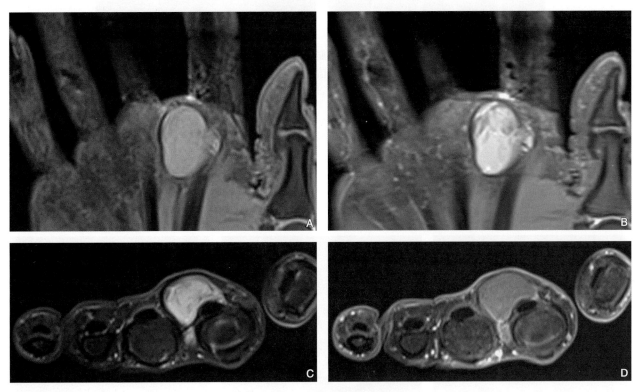

图 11-5-2　表皮样囊肿并破裂

冠状位 T1WI（A）示皮下脂肪层中一低信号肿块,边清晰,紧贴皮肤,形态不规则;冠状位 T2WI（B）示肿块呈高信号,壁薄,其内见条状低信号影;横轴位 T1WI（C）示肿块向桡侧、背侧指间生长;横轴位增强 T1WI（D）示病灶未见明显强化

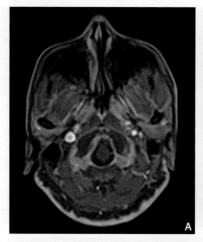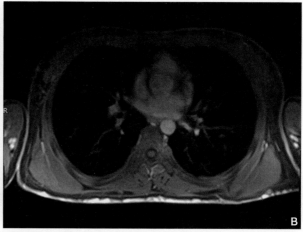

图 11-5-3　神经纤维瘤病Ⅰ型，头颈背部浅表神经纤维瘤
轴位 T1WI 增强扫描示颈胸背部多处明显的皮肤增厚，强化不均匀

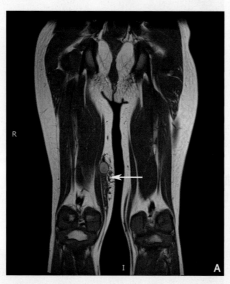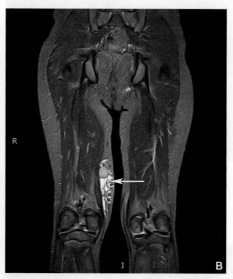

图 11-5-4　大腿皮下淋巴管瘤
大腿皮下浅筋膜层内类椭圆形 T1WI（A）低信号和 T2WI（B）高信号影，呈多房分隔改变，
其中见一小囊状 T1WI 和 T2WI 稍高信号影，提示合并出血

形式，只有黑色素细胞含量达到 10% 以上时才会有典型的 MRI 表现（黑色素颗粒内的稳定自由基和不成对电子是顺磁性的，能缩短 T1、T2 弛豫时间），大多数黑色素瘤表现不典型（图 11-5-5）。

下面是不同类型的黑色素瘤 MRI 表现：

1）黑色素型（典型）：T1WI 高信号、T2WI 低信号。

2）非黑色素型：T1WI 呈低或等信号模式、T2WI 呈高或等信号。

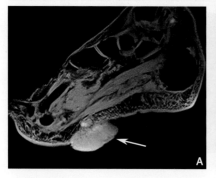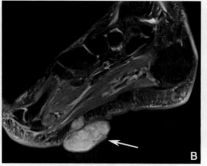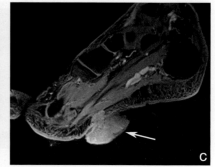

图 11-5-5　足底黑色素瘤
足底见一软组织肿块，T1WI（A）及 T2WI（B）肿块呈等及稍高混杂信号；增强扫描（C）肿块呈中度不均匀强化

3）混合型：信号高低不一。

4）出血型有不同时期的出血信号 MRI 表现。

各种类型黑色素瘤 MRI 增强呈环状或不均匀强化。

6. 皮肤鳞状细胞癌 是一种常见的皮肤恶性肿瘤，起源于表皮或附属器角质形成细胞，其侵袭性在皮肤恶性肿瘤中居第 2 位。肿块可隆起于皮肤、埋藏于

皮下或多种形态并存，多呈椭圆形或不规则，溃疡常见，少见囊变、坏死。CT 表现：平扫皮肤肿块与邻近肌肉常呈等密度，境界难以区分，增强病变强化程度高于肌肉。MRI 表现：T1WI 等信号，T2WI 稍高信号，DWI 呈高信号，增强扫描病灶呈中重度强化。皮肤鳞状细胞癌有局部侵袭性，肿块侵犯相邻皮肤或浅筋膜呈匍匐性生长，病灶由粗到细形如鼠尾，即"鼠尾征"（图 11-5-6）。

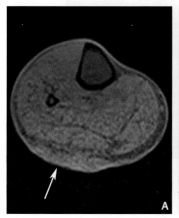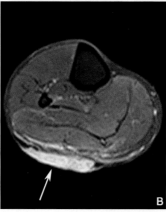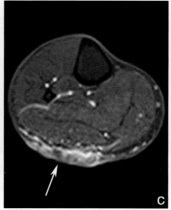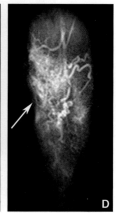

图 11-5-6　皮肤鳞状细胞癌
右侧小腿上段背侧皮肤增厚，局部见软组织肿块于浅筋膜层呈匍匐性生长，T1WI（A）呈等信号，T2WI（B）呈高信号，增强扫描（C 和 D）呈不均质较明显强化，周围见多发增粗迂曲血管影进入其内

7. 皮肤淋巴瘤 是来源于 T 细胞或 B 细胞的非霍奇金淋巴瘤。皮肤病变从斑片、斑块，最终发展为肿块。该肿瘤可能与皮下脂肪层的网状浸润

和/或淋巴结病变有关，在 T1WI 和 T2WI 呈等或稍高信号，边缘呈刺状进入皮下脂肪，提示淋巴扩散。增强扫描肿块呈均匀强化（图 11-5-7）。

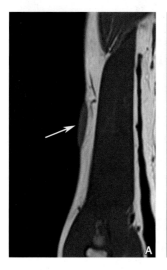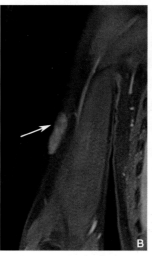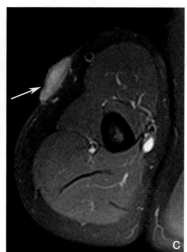

图 11-5-7　B 细胞淋巴瘤
冠状位 T1WI（A）示皮肤内卵形软组织肿块，呈等信号；增强 T1WI（B）示肿块呈均匀强化；冠状位 T2WI（C）示肿块边缘似呈刺状进入皮下脂肪

8. 黏液纤维肉瘤 一种少见的恶性纤维源性软组织肿瘤，常见于老年人，男性多于女性，被认为是老年人最常见的软组织肿瘤。好发于四肢，特别是下肢，真皮深层或皮下组织。高级别肿瘤的黏液基

质区域较少，低级别肿瘤则相反。根据病灶内的黏液/肿瘤细胞成分不同表现出不同的影像学表现。

病变呈圆形或分叶状，平扫 T1WI 主要为等或稍高信号，T2WI 主要呈稍高信号或高信号，黏液基质或

坏死产生高信号影,增强扫描不强化;肿瘤的实质成分产生稍高信号,增强扫描强化明显;病变内的纤维组织成分,T1WI 和 T2WI 呈低信号。另恶性度较高的肿瘤瘤周可见水肿,增强扫描可见筋膜尾征(图 11-5-8)。

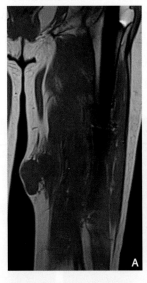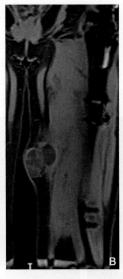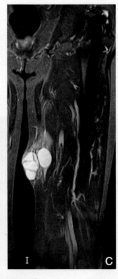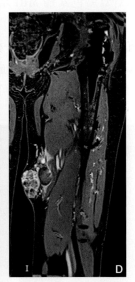

图 11-5-8 皮下黏液纤维肉瘤

冠状位 T1WI(A)和脂肪抑制 T2WI(B)呈不均匀低信号,冠状位 T2WI(C)呈不均质高信号,可见线样低信号纤维间隔,周围可见水肿及筋膜尾征;冠状位增强 T1WI(D)示病灶明显不均匀强化,黏液成分不强化,周围可见筋膜尾征

【分析思路】

1. 皮肤或皮下组织中的肿块常见有感染性皮肤肿物、皮肤囊肿和皮肤肿瘤,其中皮肤肿瘤又有良性和恶性之分。

皮肤肿瘤数量众多,好发良性肿瘤包括血管瘤、脂肪瘤、神经纤维瘤、纤维瘤、淋巴管瘤、腱鞘巨细胞瘤、平滑肌瘤等。好发恶性肿瘤包括基底细胞癌、鳞状细胞癌、恶性黑色素瘤、恶性淋巴瘤、纤维肉瘤、脂肪肉瘤、恶性纤维组织细胞瘤、恶性神经鞘瘤等。

2. 观察病变征象,了解患者病史,根据病变的形态、形态、大小、范围及深度判断是否为皮肤及皮下肿物。

3. 对数量众多的皮肤及皮下肿瘤,下述特征(表 11-5-1)在一定程度上可以帮助判断肿瘤的良恶性,但亦有一定局限性。

【疾病鉴别】

1. 大多数放射学检查对皮肤及皮下肿瘤的诊断具有一定局限性,影像学主要作用是根据皮肤肿瘤的某些特异性影像学表现帮助诊断和鉴别诊断,及评估已知皮肤肿瘤的范围和复发(表 11-5-2)。

2. 基于临床信息的鉴别诊断流程见图 11-5-9。

表 11-5-1 良恶性皮肤及皮下肿瘤的鉴别诊断

影像学特征	良性	恶性
肿瘤形态	规则,多呈椭圆形	常不规则
生长方式	膨胀性	浸润性
有无包膜	多有包膜	多无包膜
边界	清楚	早期清楚,晚期不清楚
信号/密度均质性	均匀或内见少许线状分隔	不均匀
强化特征	无强化或轻度强化	明显不均匀强化
邻近组织	受压移位,骨无异常	被浸润,骨从外向内侵蚀破坏
转移	无	可有
生长速度	缓慢,病程长	生长快

表 11-5-2 皮肤及皮下肿块的相关疾病

诊断	部位	发病年龄	影像特点
脂肪瘤	皮下	中年男性和女性	T1WI 和 T2WI 呈高信号,脂肪抑制序列信号明显减低
表皮样囊肿	皮肤、皮下	任何年龄,儿童和中青年相对好发,男女发病比例约 1.2:1	T1WI 低信号、T2WI 高信号,因胆固醇和角蛋白的化学成分不同,可在 MRI 上显示为不同的信号

续表

诊断	部位	发病年龄	影像特点
脉管瘤(血管瘤、淋巴管瘤等)	皮下	所有年龄,其中淋巴管瘤好发于婴幼儿	管状蔓延生长,T2WI信号明显增高,血管瘤强化明显,淋巴管瘤无强化或囊壁强化
神经纤维瘤	皮肤、皮下	成人	常与NF-1相关
恶性黑色素瘤	表皮或附属器	中老年	仅25%病例有典型MRI表现,T1WI高信号、T2WI低信号
皮肤鳞状细胞癌/基底细胞癌	表皮及附属器	多见于50岁以上	CT平扫及T1WI与邻近肿块呈等密度/信号,T2WI稍高信号,增强扫描中重度强化,侵犯相邻皮肤或浅筋膜呈匍匐性生长
皮肤淋巴瘤	皮肤、皮下	中老年,无明显性别差异	T1WI/T2WI呈等或稍高信号(与肌肉相比),T2WI病灶信号低于大部分软组织恶性肿瘤,病灶内很少液化、坏死,信号均匀是淋巴瘤的一大特点
皮肤纤维肉瘤	皮肤(隆起性)、皮下	任何年龄,男性多于女性	病灶信号无特异性,可坏死、出血,中重度不均匀/均匀强化

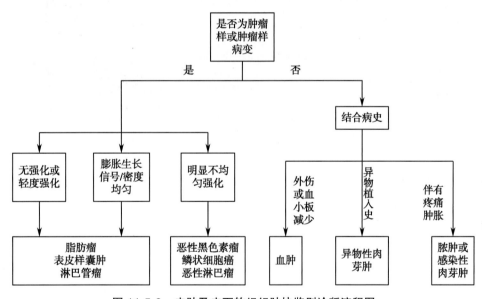

图11-5-9　皮肤及皮下软组织肿块鉴别诊断流程图

(杨　炼)

参　考　文　献

[1] JEONG-HYON KIM,JEE YOUNG KIM,KYUNG AH CHUN,et al. MR imaging manifestations of skin tumors [J]. Eur Radiol,2008,18(11):2652-2661.

[2] MASAYA KAWAGUCHI,HIROKI KATO,YOSHIFUMI NODA,et al. Imaging findings of malignant skin tumors:radiological-pathological correlation. Insights into Imaging,2022,13(1):52.

[3] ELENA-GEORGIANA DOBRE,MIHAELA SURCE,CAROLINA CONSTANTIN,et al. Skin cancer pathobiology at a glance:a focus on imaging techniques and their potential for improved diagnosis and surveillance in clinical cohorts [J]. International Journal of Molecular Sciences,2023,24(2):1079.

[4] YU-HSIANG JUAN,SACHIN S SABOO,SREE HARSHA TIRUMANI,et al. Malignant skin and subcutaneous neoplasms in adults:multimodality imaging with CT,MRI,and 18F-FDG PET/CT [J]. AJR Am J Roentgenol,2014,202(5):W422-438.

[5] JINGFENG ZHANG,YANYUAN LI,YILEI ZHAO,et al. CT and MRI of superficial solid tumors [J]. Quant Imaging Med Surg,2018,8(2):232-251.

二、指(趾)甲肿块

【定义】

指(趾)甲肿块(nail lump)在指(趾)甲甲板下发生的病变,附着在甲床或基质上。大多数甲床肿块是良性的。该部位肿瘤相对少见,类别较多,除了血管球瘤等少数具有典型症状以外,很多缺少特异性的临床症状,可以通过活检进行诊断。

【病理基础】

与指(趾)甲复合体相关的最常见良性肿块是黏液囊肿(神经节囊肿)、化脓性肉芽肿、疣、血管球瘤和良性甲肿,而最常见的恶性指(趾)甲肿瘤是鳞状细胞癌和黑色素瘤(病理基础详见各疾病影像学特征部分)。

【常见指(趾)甲肿块影像特征】

1. **甲下血管球瘤** 一种良性平滑肌错构瘤,属于血管周细胞的肿瘤。这种疾病主要发生在手部,尤其是手指尖,且在女性中更为常见。患者的平均发病年龄约为45岁。典型的指(趾)甲血管球瘤表现为指(趾)甲下单发结节,体积小,边界清,形态规则,MRI特征表现为T1WI为中等或低信号,T2WI上为明显高信号,增强时肿瘤有明显均匀强化(11-5-10)。

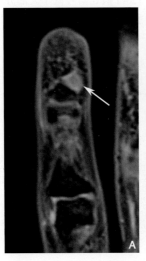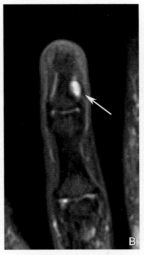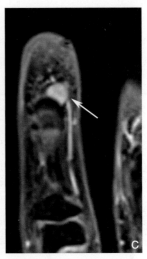

图 11-5-10 环指末节指骨甲下血管球瘤

环指末节指骨背侧见一类椭圆形 T1WI 等信号影(A)、T2WI 呈高信号影(B),增强扫描 T1WI(C)示病灶强化明显

2. **黏液样囊肿** 结缔组织黏液样变性伴化生和成纤维细胞增生,导致过量的透明质酸引起黏液样囊肿。表现为边界清楚的类圆形病变(体积比血管球瘤相对大),密度/信号较均匀,T1WI 为低信号,T2WI 为高信号,增强扫描无强化(图 11-5-11)。

3. **甲下外生骨疣** 单发性纤维性和骨性结节,

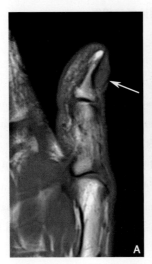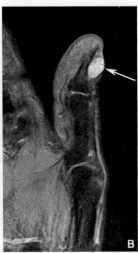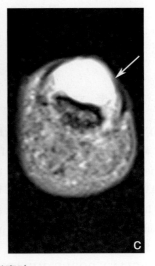

图 11-5-11 拇指远端甲旁黏液样囊肿

矢状位 T1WI(A)示末节指骨背侧见类椭圆形低信号影,矢状位 T2WI(B)和横轴位 T2WI(C)示病变呈明显的高信号

从甲下趾骨远端突出,最常见于大踇趾,偶亦见于其他足趾端,特别是小趾。依据病史、年龄、临床表现、好发部位、X线检查,多能明确诊断。X线表现为趾骨远端大小不一的骨性隆起,密度与正常骨相似,顶端可呈杯形、圆形或不规则形,基底为松质骨,可呈蒂状,与趾骨骨皮质相连续,骨小梁清晰,与附着骨骨髓腔不相通,无骨膜反应及溶骨性破坏。CT及MRI检查见图11-5-12。

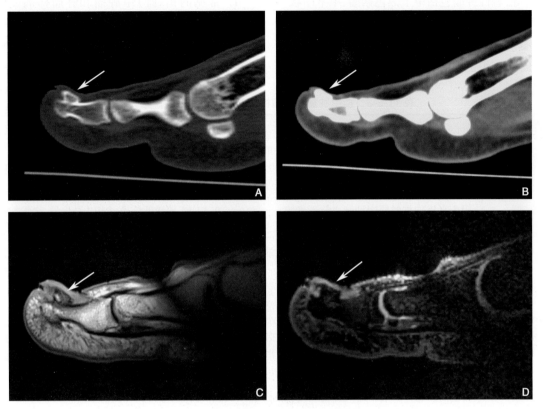

图11-5-12　踇趾甲下外生骨疣

A和B分别为CT检查的骨窗及软组织窗,可见右足踇趾爪粗隆背侧骨性突起,皮质完整,骨小梁部分与爪粗隆相延续。C和D为MRI检查的T1WI及抑脂T2WI,该病变信号与趾骨髓腔相通,周围软组织无肿胀

4. 鳞状细胞癌　甲下鳞状细胞癌(subungual squamous cell carcinoma,SSCC)是一种罕见的发生在指(趾)端的皮肤肿瘤,通常累及单个手指(足趾)。甲下鳞状细胞癌的病因尚未完全明确,其可能与远处转移、HPV或慢性感染有关,如危险因素:化学或物理微创伤、过度阳光照射和免疫抑制。CT平扫及MRI平扫的T1WI与邻近肿块呈等密度/信号,T2WI稍高信号,增强扫描中重度强化(图11-5-13)。

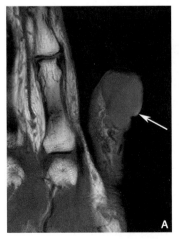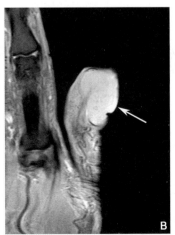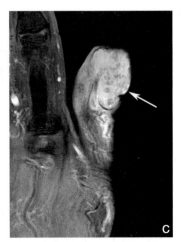

图11-5-13　甲旁鳞状细胞癌

T1WI(A)示拇指远节指骨背侧一分叶状稍低信号病灶;T2WI(B)示病灶呈高信号,其内见斑点状稍低信号影,邻近软组织肿胀;增强扫描T1WI(C)示病灶不均匀强化

【分析思路】

1. 了解各种指(趾)甲常见病变的种类及相应的临床表现、解剖学位置、组织学特征和影像学特征。常见的良性肿瘤包括血管球瘤、甲下外生骨疣、纤维瘤、化脓性肉芽肿等,恶性肿瘤包括甲下黑色素瘤、甲下鳞状细胞癌,肿瘤样病变包括黏液样囊肿、表皮样囊肿等。

2. 根据病变的解剖位置、形态、边缘、信号、强化程度及与周围组织的关系等判断病变是否为肿瘤,并判断肿瘤的良恶性。

3. 观察指(趾)甲肿瘤及肿瘤样病变的影像学特征,并准确和详细评估它们与邻近结构的关系。

【鉴别诊断】

1. 常见的指(趾)甲肿瘤和肿瘤样病变的影像学表现总结见表11-5-3。

2. 磁共振检查是指(趾)甲肿块的主要检查方法,基于磁共振检查的鉴别诊断流程见图11-5-14。

表 11-5-3 指甲肿瘤和肿瘤样病变的影像学表现总结

病变	病理基础	影像特点
甲下外生骨疣	良性软骨源性肿瘤,累及末节指(趾)骨的骨软骨瘤样增生;不因年龄而停止生长	趾远端背侧骨性突起,病变与骨髓腔不相通,可见周围低信号纤维软骨,无骨膜反应及骨质破坏
甲下血管球瘤	甲床真皮的神经肌肉动脉血管球细胞	在T1WI等或低信号,T2WI高信号,增强扫描明显强化
甲下纤维瘤	纤维组织肿瘤,常出现在甲周区域、近端甲皱襞之下、侧面甲皱襞之中,甚至甲母质	通常,所有序列上的低信号强度,T2WI上的轻度不均匀的高信号表现与黏液样间质的存在相关
化脓性肉芽肿	血管的良性结节状增生性肿瘤,又称分叶状毛细血管瘤	T1WI等信号,T2WI高信号,增强扫描呈明显强化
黏液样囊肿	假性囊肿,囊液富含蛋白胶原,可与指间关节相通。多位于指(趾)远端背侧或指甲皱襞处	多房型或单房型(黏液型),T2WI高信号,薄壁,偶有分隔;早期呈薄壁增强,延迟期呈向心增强
表皮样囊肿	真皮内的囊性肿瘤,又称角质囊肿,包涵囊肿	T1WI低信号,T2WI高信号,偶尔T1WI高信号(角蛋白层)。无强化或薄的边缘强化,扩散加权序列上扩散受限
甲下鳞状细胞癌	起源于表皮或附属器角质形成细胞的恶性肿瘤	不明确的浸润性边缘,T1WI低信号,T2WI中至高信号,可增强,扩散受限,皮质侵蚀提示骨侵犯
甲下恶性黑色素瘤	起源于黑色素细胞的高度恶性肿瘤	非特异性软组织肿胀,偶尔也有骨侵蚀。信号强度取决于肿瘤中黑色素含量,增强扫描明显强化

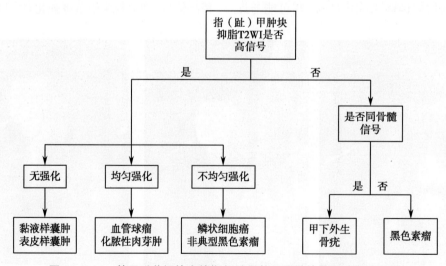

图 11-5-14 基于磁共振检查的指(趾)甲软组织肿块鉴别诊断流程图

(杨 炼)

参考文献

[1] ALYSHA DHAMI, SMAX VALE, MICHAEL L RICHAR-DSON, et al. Comparing ultrasound with magnetic resonance imaging in theevaluation of subungual glomus tumors and subungual myxoid cysts [J]. Skin Appendage Disord, 2023, 9(4):262-267.

[2] MUNDADA P, BECKER M, LENOIR V, et al. High resolution MRI of nail tumors and tumor-like conditions [J]. Eur J Radiol, 2019, 112:93-105.

[3] RODRIGUEZ-TAKEUCHI SY, VILLOTA V, RENJIFO M. Anatomy and pathology of the nail and subungual space: imaging evaluation of benign lesions [J]. Clin Imaging, 2018, 52:356-364.

[4] DACAMBRA MP, GUPTA SK, FERRI-DE-BARROS F. Subungual exostosis of the toes: a systematic review [J]. Clin Orthop Relat Res, 2014, 472(4):1251-1259.

[5] BAEK HJ, LEE SJ, CHO KH, et al. Subungual tumors: clinicopathologic correlation with US and MR imaging findings [J]. Radiographics, 2010, 30(6):1621-1636.

三、跖与跖腱膜病变

【定义】

跖腱膜（plantar fascia，PF）起自跟骨结节的前内侧面，腱膜纤维向远端扩展至5个跖趾关节下形成束带，止于近节趾骨基底的纤维组织。常见跖腱膜病变需要进行影像学检查的疾病包括跖腱膜炎、跖腱膜撕裂、跖纤维瘤病。

【病理基础】

跖腱膜炎是足底跖筋膜的非炎症性疾病，可见黏液瘤变性、结缔组织钙沉积和胶原纤维紊乱。跖纤维瘤是掌/跖腱膜的纤维性增殖，以浸润性生长为

特征，有局部复发的倾向。

【常见跖腱膜病变影像征象】

1. **跖腱膜炎** 足底跖腱膜长期承受应力刺激，当负荷超过承受能力，就会引起足底筋膜的慢性劳损，从而导致足底筋膜炎的发生，该疾病是退行性改变而不是炎症性质。影像学表现为跖筋膜增厚>5mm，呈中高信号，可有皮下软组织水肿。伴撕裂时，可见PDWI-FS线条状高信号，边缘见液体信号影（图11-5-15）。

2. **跖纤维瘤** 发生在跖腱膜的纤维性增殖，以浸润性生长为特征，有局部复发的趋向，但不转移；好发于中青年人群，以足弓远端多见；表现为足跖腱膜单发或多发坚实结节，直径多为0.5~3cm；影像学表现为沿跖腱膜走行的软组织肿块，与邻近肌肉分界不清；典型MRI表现为T1WI和T2WI上不均匀的等信号（相较于骨骼肌），增强扫描大部分明显强化（图11-5-16）。

3. **感染性筋膜炎** 可能是由于感染源的传播，医源性（手术）和意外原因（异物、穿刺），或糖尿病足；非典型感染可能由微生物的血液扩散引起，特别是在免疫抑制患者。影像学表现为软组织肿胀，脂肪层消失，皮肤不连续等。CT对探查软组织气体和异物有较高的敏感性。MRI可以提供详细的解剖和病理生理信息关于受累的软组织和其下的骨骼的范围、程度（图11-5-17）。

【分析思路】

1. 了解发生在跖与跖腱膜的解剖结构和常见疾病。

2. MRI被认为是诊断足底跖腱膜炎最敏感的成像方式，它可以确定PF内炎症改变的确切位置和程度，也可以检测邻近软组织或骨髓内的信号变化。

3. 在非典型临床表现或影像学表现不能证实存

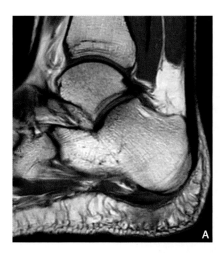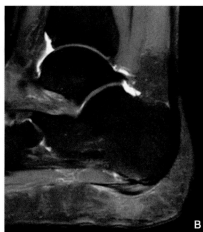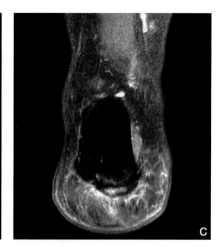

图11-5-15 足底跟跖腱膜炎、跟垫炎

矢状位T1WI（A）示跖腱膜跟骨附着处明显增粗、信号不均匀，矢状位PDWI-FS（A）和冠状位T2WI-FS（B）示局部信号不均匀增高，相应跟垫信号增高并跟骨骨髓水肿

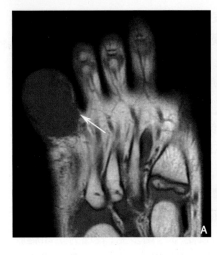
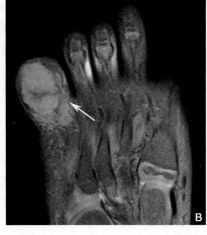
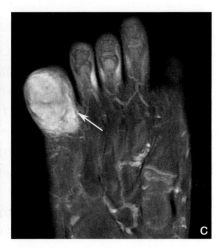

图 11-5-16　第五趾底部跖纤维瘤

冠状位 T1WI（A）示第五趾底部长椭圆形低信号肿块；冠状位 T2WI（B）示肿块信号呈高信号，周围见软组织水肿；冠状位增强扫描 T1WI（C）示病灶明显强化

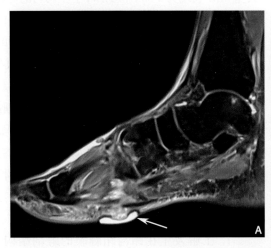
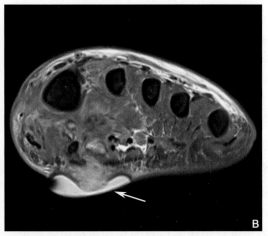

图 11-5-17　足底感染性病变窦道形成

矢状位 T2WI（A）和横轴位 T2WI（B）示高信号影自体表延伸至足底筋膜，足底肌群和筋膜信号不均匀增高

在足底跖腱膜炎的病例中，鉴别诊断包括 PF 疾病的其他原因，如足底纤维瘤病、创伤和感染，但也包括由 PF 以外的结构引起的疾病。

【鉴别诊断】

1. 跖腱膜的各种病变有相对的形态改变、相应的信号变化以及邻近软组织和骨髓的水肿都可以通过 MRI 进行评估（表 11-5-4）

2. 基于磁共振检查的跖与跖腱膜病变的鉴别诊断见图 11-5-18。

表 11-5-4　跖腱膜常见疾病的 MRI 征象

	病理	MRI 特征
跖腱膜炎	无菌性炎症	跖腱膜增厚，T1WI 等信号/T2WI 高信号，邻近软组织水肿，跟骨附着处骨髓水肿
足底纤维瘤病	跖腱膜的纤维性增殖	界限清楚的跖腱膜结节性增厚，T1WI 和 T2WI 呈分叶状低信号
撕裂	跖腱膜完全/部分中断	撕裂部位的 T1WI 稍低信号、T2WI 高信号，邻近肌肉水肿
黄色瘤	脂质代谢障碍性良性病变，增生的纤维组织间有大量泡沫样细胞及胆固醇结晶裂隙结节	梭形肿块，更好发于跟腱T1WI、T2WI 上为略低信号为主
足底感染	感染性病变	跖腱膜周围软组织和邻近骨的 T1WI 低信号/T2WI 高信号

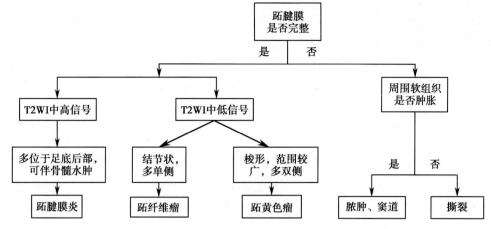

图 11-5-18　基于磁共振检查的跖与跖腱膜病变鉴别诊断流程图

（杨　炼）

参 考 文 献

[1] JUDE C. NDUKA,KIMBERLY LAM,COONOOR R. CHANDRASEKAR.Diagnosing plantar fibromas-Beware of sarcomas [J]. The Foot,2021,49:101736.

[2] FERDINANDO DRAGHI,SALVATORE GITTO, CHANDRA BORTOLOTTO,et al. Imaging of plantar fascia disorders:findings on plain radiography,ultrasound and magnetic resonance imaging [J]. Insights Imaging,2017, 8（1）:69-78.

[3] ANDREA DONOVAN,ZEHAVA SADKA ROSENBERG, JENNY T BENCARDINO,et al. Plantar tendons of the foot:MR imaging and US [J]. Radiographics,2013,33 （7）:2065-2085.

[4] CLARISSA CANELLA MORAES DO CARMO,LINA ISABEL FONSECA DE ALMEIDA MELÃO,MARCIO FREITAS VALLE DE LEMOS WEBER,et al. Anatomical features of plantar aponeurosis:cadaveric study using ultrasonography and magnetic resonance imaging [J]. Skeletal Radiol,2008,37（10）:929-935.

四、肩胛骨与胸壁间肿块

【定义】

肩胛骨与胸壁间肿块是指胸壁深层组织（胸骨、肋骨和肩胛骨）及软组织（神经、血管和淋巴系统等）肿瘤，不包括胸壁皮肤、皮下组织、浅肌层和乳腺的肿瘤。

【病理基础】

胸壁肿块因组织来源复杂，病理类型繁多，可来源于骨、软骨、造血组织、网状内皮组织、血管、神经、纤维结缔组织及其他胚胎迷走组织等，还包括许多转移性肿瘤。

【常见软组织肿块影像学征象】

1. **脂肪瘤**　是常见的良性软组织肿瘤，多见于中年或老年人。瘤体边界清楚，成熟脂肪组织构成的脂肪瘤通过 CT 或 MRI 检查均容易诊断，与邻近皮下脂肪组织呈低密度或等信号改变。MRI 扫描时，脂肪信号可因扫描序列的不同而呈不同的信号改变。T1WI 脂肪瘤通常呈高信号，与皮下脂肪信号相似，T2WI 脂肪瘤信号可降低为中等信号。脂肪抑制或 STIR 序列扫描可使脂肪信号衰减成低信号，典型的脂肪瘤增强扫描时不强化（图 11-5-19），但有时病变囊壁和间隔可有轻度强化，应视为正常。

2. **血管瘤**　一种常见的良性血管类肿瘤，在所有影像学检查方法中，MRI 被公认为对软组织血管瘤最有诊断价值，表现为与肌肉组织相类似的肿块影，边界清楚，T1WI 呈稍低信号，T2WI 呈混杂高信号，增强扫描可见强化（图 11-5-20），部分病灶内可见粗大的血管影，部分可见静脉石。

3. **背侧弹性纤维瘤**　背弹性纤维瘤是一种良性软组织假肿瘤，其特征是胶原组织与弹性纤维的堆积，最常见于老年妇女，表现为双侧肩胛下肿块。影像学表现为沿长轴分布的夹杂条纹状脂肪成分的纤维组织（与邻近骨骼肌密度/信号相似）病变密度/信号，增强扫描多无或轻度强化。根据病变的纤维和夹杂的脂肪成分的不一、典型的肩胛下位置、条纹状外观和无侵犯强烈提示弹性纤维瘤（图 11-5-21）。

4. **神经纤维瘤**　一种常见的良性肿瘤，最常表现为成人无症状的缓慢生长的病变。分为局灶性、弥漫性或丛状，其中丛状神经纤维瘤是神经纤维瘤病 I 型特殊类型。典型表现为沿着肋间或胸内神经分布的软组织肿物，密度/信号均匀，边缘清楚，极少

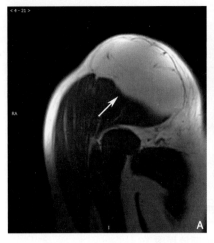 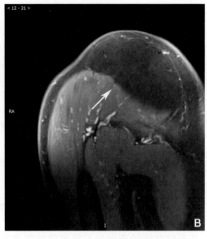 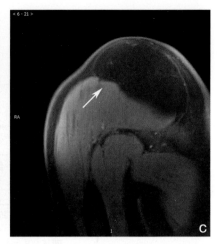

图 11-5-19　背侧皮下脂肪瘤

冠状位 T1WI（A）类椭圆形高信号影，其内见细微分隔；同一层面脂肪抑制 T1WI（B）示病变信号被抑制；增强扫描 T1WI（C）示病变无强化

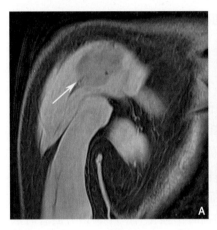 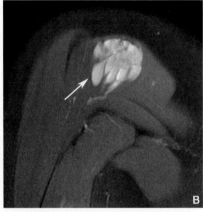 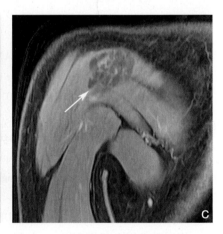

图 11-5-20　肩部血管瘤

三角肌内见结节状 T1WI（A）稍低信号影，信号均匀，边界较清楚；T2WI（B）示病灶呈明显高信号影；增强扫描（C）后病灶渐进性强化，其内无强化区域病理提示血栓形成

钙化，可包含脂肪或囊变，其中丛状神经纤维瘤呈广泛梭形增大或沿神经走行的多囊肿物。MRI 表现为 T1WI 信号强度呈低到中等、T2WI 呈中等至高信号；中心因胶原成分多呈低信号，形成靶征。增强扫描常均匀强化，或强化程度取决于神经鞘细胞、胶原和脂肪变等成分的比例（图 11-5-22）。

5. 侵袭性纤维瘤病　为良性纤维组织增生形态的病变，可见于任何年龄，以青少年、女性多见。好发于颈胸交界处，多表现为肌肉间隙内肿物，沿肌肉长轴生长，可侵犯肌肉。CT 平扫呈等或稍低密度，增强扫描呈不均匀强化；MRI T1WI 呈低信号或等信号，T2WI 病灶呈高信号，增强后病灶强化明显，残存的肌肉岛无强化（图 11-5-23）。

6. 恶性外周神经鞘瘤　为高级别肉瘤，多起源于神经鞘膜细胞，发病年龄为 20～50 岁，2%～29% 的神经纤维瘤病会继发恶性外周神经鞘瘤。肿瘤形态上多呈梭形，有时可见某一神经进入和走出肿块。

病变体积一般较大（典型的大于 5cm），可因浸润周围软组织而边界不清，并常伴有软组织水肿。T1WI 呈低信号，T2WI 上信号不均匀增高，信号无特异性，增强扫描可显示肿瘤中心坏死（图 11-5-24）。

【分析思路】

1. 部分胸壁肿块有比较典型的影像学表现：①胸壁脂肪瘤、神经源性肿瘤及血管瘤等具有影像学特征，其中脂肪瘤主要依据其特征性的 CT 值/MR 信号改变，同时边界清楚密度均匀，增强扫描无强化。②胸壁神经源性肿瘤占胸部肿瘤的 20%～47%，大多为良性，多起源于肋间神经，大多数为神经鞘瘤与神经纤维瘤，有包膜，位于肋间隙，肿块多向胸壁内生长，常伴邻近肋骨下缘切迹或邻近肋间隙局限性增宽为其特征。③胸壁血管瘤常位于胸壁肌肉内或肌间，多具有弥散性生长的特点，病变范围较广，而界限欠清，肿瘤多仅向胸壁外生长，增强扫描呈延迟性明显强化，肿块内如能见到静脉石则具有特征性。

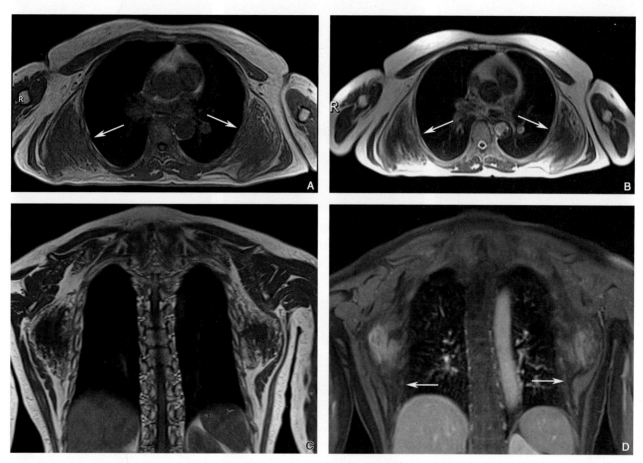

图 11-5-21 胸壁弹力纤维瘤

横轴位 T1WI（A）和 T2WI（B）及冠状位 T1WI（C）示肩胛骨 - 肋骨间隙区域前锯肌 - 背阔肌与肋骨 - 肋骨间肌之间见双侧对称性分布的 T1WI 等或稍低信号、T2WI 等或稍高信号团块影，呈条纹状外观；冠状位增强扫描 T1WI（D）示病变不均质强化

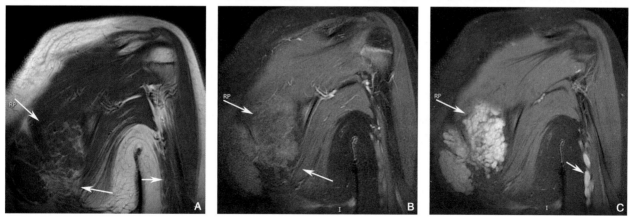

图 11-5-22 丛状神经纤维瘤（神经纤维瘤病 I 型）

冠状位 T1WI（A）和 T2WI（B）示左肩胛下 - 左背部肌间隙内见团片状 T1WI 等信号、T2WI 高信号影（长箭），上臂沿神经血管束链状排列类似小结节影（短箭），C 示病灶增强可见不均性强化

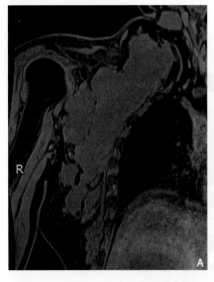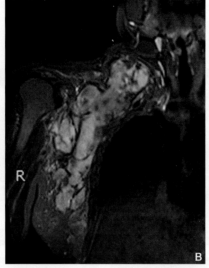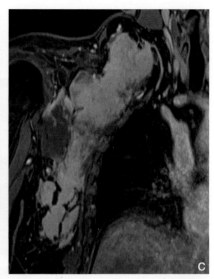

图 11-5-23　肩部侵袭性纤维瘤病

冠状位 T1WI（A）示病灶沿肩胛部胸壁间隙纵轴生长，与肌肉信号类似；冠状位 T2WI（B）示病灶呈高信号，边界不光整，信号不均匀；冠状位增强 T1WI（C）示病灶明显强化且强化程度不均匀

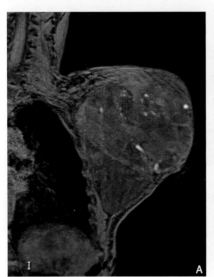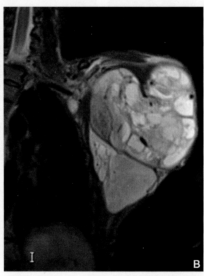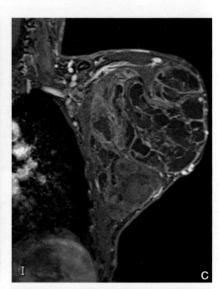

图 11-5-24　肩胛部恶性外周神经鞘瘤

冠状位脂肪抑制 T1WI（A）和 T2WI（B）示病变体积较大，呈不均匀 T1WI 低信号/T2WI 高信号，成多房囊状改变；增强扫描（C）示囊壁不均匀强化

2. 部分胸壁肿块影像特征不典型，需要结合一些临床信息进行综合考虑：①年龄和性别：软组织肿瘤可以发生于任何年龄，但大多数好发于一定的年龄组。软组织肉瘤较少（15%）发生于<15 岁儿童，大多（40%）发生于>55 岁老年人；脂肪肉瘤几乎不发生于儿童，血管肉瘤也很少发生于儿童，而脂肪母细胞瘤很少发生于中老年人。除少数软组织肿瘤如弹力纤维瘤好发于女性，其他软组织肿瘤好发于男性或无明显性别差异。②症状：胸壁肿瘤约有 2/3 的患者出现不同程度的疼痛，特别是严重的持续性局限性疼痛，常提示为恶性胸壁肿瘤。恶性肿瘤生长快，迅速扩张，压迫和侵犯周围组织、肋间神经、壁

胸膜等，因而疼痛症状较良性肿瘤明显。③病程：胸壁肿瘤的病程长短因肿瘤的良性或恶性而有显著不同。统计表明，胸壁恶性肿瘤患者的平均病程短，肿瘤发展快。④大小：胸壁肿块的大小是确定胸壁肿块是否恶性的指标之一，肿块直径超过 5cm 者多恶性。

【鉴别诊断】

1. 常见原发性胸壁软组织肿瘤的鉴别要点见表 11-5-5。

2. 基于病变位置和病变成分的鉴别诊断流程图见图 11-5-25。

3. 根据病变病理成分分类的胸壁良恶性病变见表 11-5-6。

表 11-5-5　原发性胸壁软组织肿瘤的主要临床、放射学和病理特点

肿瘤	患者年龄,发生率,矿化程度	T1WI 像信号改变	T2WI 像信号改变	特征性影像特征及典型部位
脂肪瘤	40~50 岁,常见	高信号强度	高信号强度	如有分隔,较薄
脂肪肉瘤	40~50 岁,常见	高信号强度(取决于脂肪含量)	高信号强度(取决于脂肪含量)	分隔较厚
血管瘤	30 岁,不常见,可见静脉石(20%~67%)	异质性伴高强度斑点(脂肪组织)	异质性伴高强度斑点(脂肪组织)	不同程度的强化
淋巴血管瘤	1~2 岁,不常见,少见钙化	等或低信号	高信号	
血管肉瘤	>60 岁,罕见,无钙化	不均质	不均质	与淋巴水肿相关
神经鞘瘤	20~30 岁,常见,不常见	等-低信号	不均质信号	
神经纤维瘤	20~30 岁,常见,钙化比神经鞘瘤少见	等-低信号	中心低信号,周围高信号	
恶性 PNST	20~50 岁,少见,无钙化	等到高信号	不均匀高信号	很少见靶征或束征

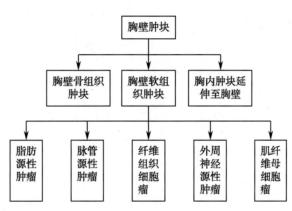

图 11-5-25　胸壁软组织肿块的鉴别诊断流程图

表 11-5-6　根据病变成分分类的常见胸壁病变

病变成分	良性	恶性
脂肪成分	脂肪瘤,梭形细胞脂肪瘤,脂肪母细胞瘤(儿童)	脂肪肉瘤
钙化和骨化	纤维性发育不良,肿瘤性钙质沉着症,皮肌炎和多发性肌炎硬皮病,骨软骨病,SAPHO 综合征	软骨肉瘤、骨肉瘤
含液体成分	血管瘤、淋巴管畸形或淋巴囊肿、血肿、脓肿	血管内皮瘤、血管肉瘤、囊性或坏死性转移
软组织成分	周围神经鞘瘤,背侧弹性纤维瘤,血管畸形,侵袭性纤维瘤病	肉瘤,转移瘤,骨髓瘤或浆细胞瘤,恶性神经鞘瘤

（杨　炼）

参 考 文 献

[1] JOSEPH MANSOUR,DEMETRIOS RAPTIS,SANJEEV BHALLA,et al. Diagnostic and imaging approaches to chest wall lesions [J]. RadioGraphics,2022,42(2):359-378.

[2] SE JIN NAM,SUNGJUN KIM,BEOM JIN LIM,et al. Imaging of primary chest wall tumors with radiologic-pathologic correlation [J]. RadioGraphics,2011,31(3):749-770.

[3] CHARLES P. MULLAN,RACHNA MADAN,Beatrice Trotman-Dickenson,et al. Radiology of chest wall masses [J]. AJR,2011,197(3):W460-470.

五、眼眶内软组织肿块

【定义】

眼眶内软组织肿块是眼眶疾病重要的组成部分,包括各种组织来源的良、恶性肿瘤、血管性病变、非特异性炎症、转移性肿瘤以及与邻近组织结构相关的一系列病变。

【病理基础】

不同病变有不同的病理学特征,根据组织成分,血管源性病变最常见,其他依次为淋巴组织、泪腺、视神经和脑膜、转移、外周神经、原发性黑色素瘤。

【常见疾病影像征象描述】

1. **海绵状血管瘤** 成人眶内常见的良性眼眶肿瘤之一。女性好发,年龄30~50岁,大多数单发。临床特点为慢性、进行性生长,造成眶内结构移位或受压。常有眼球突出。

CT表现:多位于肌锥内,卵圆形或圆形、边界清楚。大部分肿瘤与眼外肌呈等密度,少数肿瘤内可见小圆形高密度钙化,静脉石。强化明显并有延迟强化的肿块,少数肿瘤可生长在肌锥外间隙。

MRI表现:T1WI信号均匀,信号强度高于肌肉和眼球,明显低于脂肪;T2WI信号较高,信号明显高于其他组织。如肿瘤有流空的血管或钙化影,可表现为条状的低信号影。动态增强扫描,肿块呈"渐进性强化",小片状强化—逐渐扩大—整个肿瘤明显均匀强化(特异征象)(图11-5-26)。

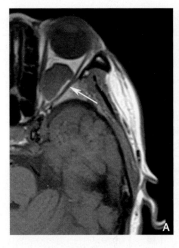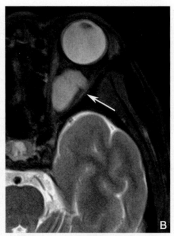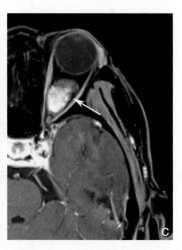

图11-5-26 眼眶海绵状血管瘤

左侧眼眶肌锥内见类椭圆形T1WI等信号(A)及T2WI高信号影(B),信号较均,边缘清晰,增强后明显强化(C),邻近视神经、内直肌受压,脂肪间隙可见

2. **淋巴瘤** 是一种发生于全身淋巴系统的病变,仅少部分发生在眼部。眼眶淋巴瘤多为非霍奇金淋巴瘤。多发生于40~70岁男性,男女之比约为2:1。CT表现:平扫眶内不规则高密度肿块影,边界清楚,密度均匀,常沿眼球或邻近眶骨塑形生长,骨破坏少见。但位于眶周围间隙、泪腺窝或继发性的病变,可见骨侵蚀。增强扫描病变呈轻、中度增强,强化均匀,绝大多数位于眶脂肪内。

MRI表现:眼眶内肿块无包膜,呈浸润性生长,可侵犯邻近周围组织,与邻近结构交界不清。肿瘤信号具有相对特征性,无论是局限型还是弥漫型,病变信号均匀,T1WI信号等于肌肉,T2WI信号高于肌肉,增强扫描病灶明显强化;肿瘤常沿肌锥外间隙、眼球或其邻近眶骨而呈塑形性生长,较具特征性,较少有骨质破坏。肿块体积较大而占位效应不明显为非霍奇金淋巴瘤的特征性表现之一(图11-5-27)。

3. **泪腺良性混合瘤** 肿瘤组织起源于泪腺上皮组织的不同发生层(内层和外层),转化的成分亦有不同,具有多形性,也称为泪腺多形性腺瘤。其中良性占80%,绝大多数起源于泪腺眶部,典型症状为泪腺区无痛性包块,缓慢长大,病程较长。

CT/MRI表现:为眼眶外上象限的椭圆形或圆形肿块,边界清楚,多数密度/信号均匀,与眼外肌等密度/信号,较大的肿瘤内常有囊变或坏死表现,密度/信号不均匀,内有液性密度/信号,少数肿瘤内有钙化。增强后肿块轻至中度强化。眶骨改变为受压性改变或由于骨质吸收而呈现眶骨凹陷但无骨质破坏(图11-5-28)。

4. **炎性假瘤** 一种特发的非特异性肉芽肿(临床症状体征类似肿瘤,实为炎症),病因不清,多认为是自身免疫疾病。该病为眼眶常见疾病,几乎可以累及眶内所有结构;中青年多见,老人儿童少;男女无差别;单眼多见,约1/4累及双眼。

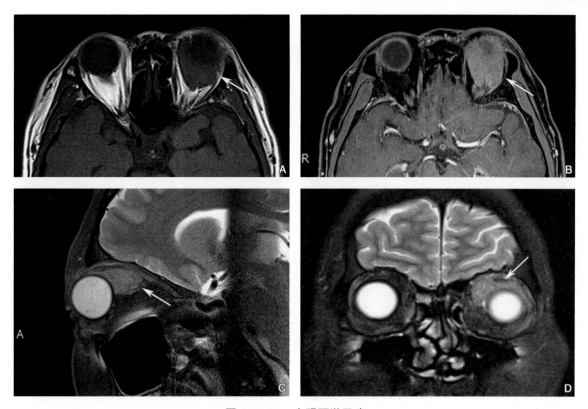

图 11-5-27　左眼眶淋巴瘤

左眼球后上方（累及肌锥内外）可见团片状 T1WI 等信号（A）和 T2WI 稍高信号（C 和 D）信号影，形态不规则，
边界欠清晰，沿眶骨塑形生长，增强扫描强化明显（B），眼球稍突出

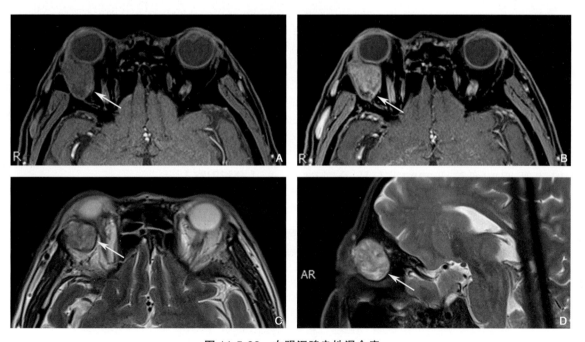

图 11-5-28　右眼泪腺良性混合瘤

病变为眼眶外上象限的椭圆形肿块，与泪腺分界不清，边界清楚，T1WI（A）与眼外肌呈等信号，T2WI（C 和 D）
呈高信号，其内信号不均匀，增强扫描 T1WI（B）呈中度强化

影像学表现根据生长方式可以分为以下七种
类型：

弥漫型：可为双侧性，病变范围广，可出现眼外
肌增粗，泪腺增大和视神经受累，眶内脂肪被硬纤维
组织代替，形成所谓"冰冻眼眶"。

肿块型：除上述弥漫型表现外，还可见到密度均
匀边界清楚的软组织肿块，增强扫描肿块呈轻至中
度强化（图 11-5-29）。

泪腺炎型：表现为泪腺增大，与泪腺肿瘤相似，
可超出眼眶之外，眼球向内下轻度移位。

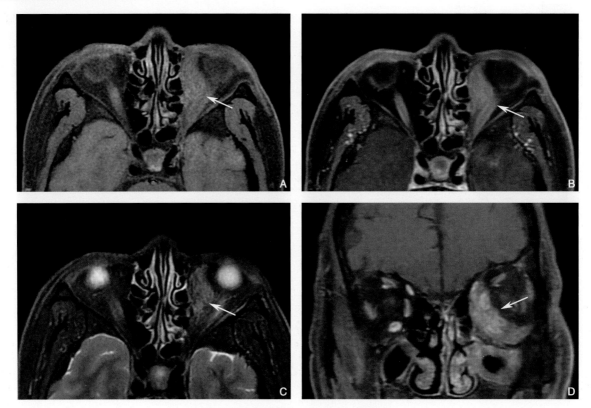

图 11-5-29 左眼炎性假瘤(肿块型)

男性,45 岁。横轴位 T1WI(A)示左眼眶内下象限见一等信号肿块,边界较清,累及肌锥内外;横轴位增强 T1WI(B)示病灶强化较明显;横轴位 T2WI(C)和冠状位 T2WI(D)示病灶呈等高信号,内直肌及下直肌被包埋其中

肌炎型:表现为眼外肌增粗,一条或数条眼外肌弥漫性肥大,眼外肌受累频率以内、外、上、下之顺序排列。本病肌腱与肌腹都肿大,格氏眼病一般只引起肌腹肿大。

眶隔前炎型:表现为眼睑肿胀。

巩膜周围炎型:表现为眼环增厚。

视神经束膜炎型:表现为视神经增粗,边缘模糊。

MRI 表现:T1WI 低信号、T2WI 高信号;余同 CT表现。

5. **神经鞘瘤** 可发生于眼眶的任何部位,以肌锥内居多,多数肿瘤在神经干一侧生长,呈椭圆形或类圆形。CT 表现多为等密度,囊变区域可表现为低密度。MRI 表现多为囊实性,实性部分呈 T1WI 及T2WI 等信号,囊性部分呈 T2WI 低信号及 T2WI 高信号改变,增强联合脂肪抑制扫描显示肿瘤实质部分强化,囊变、液化部分信号不增强(图 11-5-30)。

【分析思路】

1. **根据影像征象进行肿瘤良恶性鉴别诊断** 良

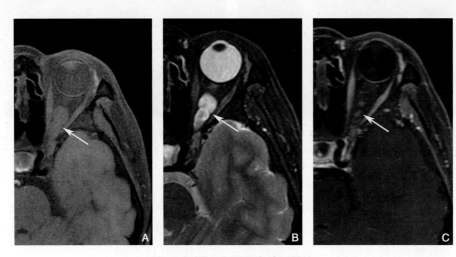

图 11-5-30 左眼眶内神经鞘瘤

T1WI(A)示眼眶内见类椭圆形等信号影。T2WI(B)示该病变呈高信号影,其内片状低信号影。增强扫描(C)示病变呈斑片状强化

性肿瘤多为圆形、类圆形、椭圆形病变,边界清楚,内密度/信号均质,如海绵状血管瘤、神经鞘瘤、泪腺良性多形性腺瘤。因肿瘤长期缓慢增长可引起眶内压增高,CT 显示眼眶普遍或局部扩大。

恶性肿瘤多呈浸润性增长,边界不清楚,形状不规则,常合并骨破坏,如鼻旁窦癌眶内侵犯。但有些眶内恶性肿瘤显示类似良性肿瘤的 CT 征,如形状类圆形、边界清楚、内密度均质、无明显骨破坏等,如横纹肌肉瘤、淋巴瘤、泪腺腺样囊性癌等。

2. 根据病变成分的影像征象进行鉴别诊断。

(1)T1WI 低信号、T2WI 高信号:见于脉管性病变,如海绵状血管瘤、海绵状淋巴管瘤、淋巴管瘤、毛细血管瘤和静脉曲张等。

(2)T1WI 等信号、T2WI 稍高信号:见于神经鞘瘤或泪腺混合瘤。

(3)T1WI 高信号、T2WI 高信号:见于皮样囊肿、淋巴管瘤伴亚急性出血等。脂肪抑制序列有利于鉴别诊断。

(4)T1WI 等信号、T2WI 等信号:见于炎性假瘤、淋巴增生性病变(含淋巴瘤)、横纹肌肉瘤和鼻咽癌侵犯眼眶等。

(5)弥漫性不规则病变:见于炎性假瘤、淋巴瘤、淋巴管瘤、神经纤维瘤病、横纹肌肉瘤及其他恶性肿瘤等。

(6)伴眶壁骨髓腔异常信号及强化:见于转移瘤、绿色瘤等。

【鉴别诊断】

1. 常见病变的鉴别诊断见表 11-5-7。

2. 分析流程图(图 11-5-31)

表 11-5-7 常见病变的鉴别诊断

病变	淋巴管瘤	海绵状血管瘤	炎性假瘤(肿块型)	神经鞘瘤	神经纤维瘤(局限型)	横纹肌肉瘤
好发年龄	儿童多见	20~40 岁	40 岁以上	青壮年	30~50 岁	10 岁以下
好发部位	肌锥外	肌锥内	肌锥外	肌锥内外	眼眶上象限	易侵及整个眼眶
病灶形态	分叶状,不规则	类圆形	不规则	类圆形,侵入颅内呈"哑铃状"	椭圆形或梭形	生长快,分叶状,边界清
出血、坏死、囊变	容易出血囊变	内可见血栓	一般无	易发生囊变	可囊变	少见
信号特征	T1WI 从低至高信号不等,T2WI 高信号	T1WI 低信号,T2WI 高信号	T1WI 低信号,T2WI 高信号,少数 T2WI 低信号	T1WI 低或等信号,T2WI 高信号	T1WI 等信号,T2WI 高信号	T1WI 等信号,T2WI 高信号
强化特点	立即强化,囊边缘强化	渐进性不均匀明显强化	明显强化	不均匀强化	轻中度强化	中度强化
其他	囊性多见	CT 上小圆形钙化,为血管瘤特征性表现	红、肿、热、痛炎症表现,激素治疗有效	视神经不含施万细胞,所以不发生神经鞘瘤	可合并神经纤维瘤病,弥漫型、丛状型易发生于眼睑	进展迅速的单眼突出,眶壁侵袭性破坏

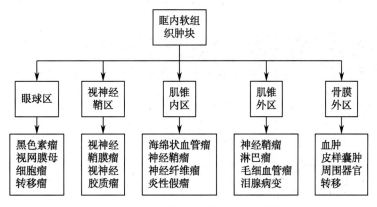

图 11-5-31 眼眶病变鉴别诊断流程图

(杨 炼)

参 考 文 献

[1] ANNIE K JOSEPH,JULIE B GUERIN,LAURENCE J ECKEL,et al. Imaging findings of pediatric orbital masses and tumor mimics[J]. Radiographics,2022,42(3):880-897.

[2] SA-RA RO,PATRICK ASBACH,EBERHARD SIEBERT, et al. Characterization of orbital masses by multiparametric MRI[J]. Eur J Radiol,2016,85(2):324-336.

[3] BELA S. PUROHIT1,MARIA ISABEL VARGAS, ANGELIKI AILIANOU,et al. Orbital tumours and tumour-like lesions:exploring the armamentarium of multiparametric imaging[J]. Insights Imaging,2016,7(1):43-68.

[4] SARAH N. KHAN,ALI R. SEPAHDARI. Orbital masses: CT and MRI of common vascular lesions,benign tumors, and malignancies[J]. Saudi Journal of Ophthalmology, 2012,26(4):373-383.

[5] NATALIE S BURNS,RAMESH S IYER,ASHLEY J ROBINSON,et al. Diagnostic imaging of fetal and pediatric orbital abnormalities[J]. AJR Am J Roentgenol,2013, 201(6):W797-808.

第六节 肌肉相关病变

一、肌肉肥大性疾病

【定义】

肌肉肥大(muscle hypertrophy)分为真性肥大(muscles are really hypertrophic)、假性肥大(pseudohypertrophy of the muscles)和代偿性肥大(compensatory muscle hypertrophy)。真性肥大指肌纤维的直径及体积增大;而假性肥大则是指骨骼肌由于脂肪纤维化而造成的外观肥大,肌纤维其实是萎缩的。代偿性肥大是由于肌肉萎缩引起的邻近的肌肉肥大。

【病理基础】

引起骨骼肌肥大的病因较为复杂,遗传性、神经性、内分泌代谢、免疫性、药物诱导、肿瘤性的骨骼肌病变,均可引起骨骼肌肥大、水肿,尤其在疾病进程的早中期,晚期可表现为肌纤维萎缩、脂肪化。包括:过度使用综合征、神经源性肌病、代谢性肌病、各型肌营养不良及各类型的炎症性疾病等。

【征象描述】

1. X线、CT表现 肌肉肥大在X线检查中可表现肌肉体积增厚、密度均匀增高;但对肌肉脂肪浸润的假性肥大可表现为肌肉的密度不均匀,出现局限性和弥漫性的低密度区。CT扫描可了解肌肉替代的类型,CT上肌肉内的低密度区可能是由于脂肪和/或结缔组织置换所致。假性肥大性肌营养不良患者的CT上可见骨骼肌局限性和弥漫性的低密度区。代偿性肥大可同时发现肌肉萎缩及邻近的肌肉增生、肥大(图11-6-1~图11-6-4)。

肌肉MRI对于早期肌肉病变的检出更为敏感,但与X线、CT相比,MRI上的发现无更多的特异性,但MRI对于确定肌病的受累肌群、区分早期的炎性肌病、代谢性肌病、肌营养不良、神经性肌病等疾病发挥作用。采用多种成像切面,MRI可很容易地识别肌群和肌肉受累的范围。

骨骼肌正常与病理改变的MRI信号特点:①T1WI,肌肉呈现等、低信号;脂肪为高信号;水肿是低信号,因此水肿在T1像上基本看不到相关信号;如果T1WI-FS出现高信号代表肌肉内出血。②T2WI,肌肉仍然呈现等低信号;脂肪是高信号;水肿呈现高信号。③T2WI-STIR,由于脂肪和水肿均是高信号,不能进行区分,因此需要做一个T2抑脂,将脂肪的信号压低,脂肪便成了低信号,此时见图中有高信号需考虑水肿。④DWI像,细胞内水肿呈现高信号,细胞外水肿呈现低信号(图11-6-5、图11-6-6)。

骨骼肌脂肪化是常见MRI征象,表现为受累骨骼肌内在T1WI和T2WI出现高信号影,T2WI-STIR

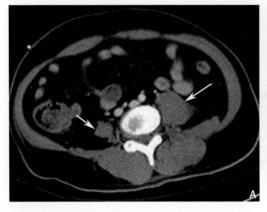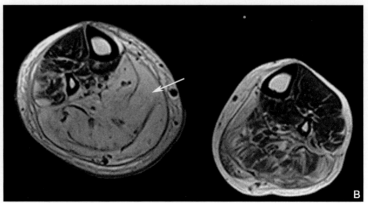

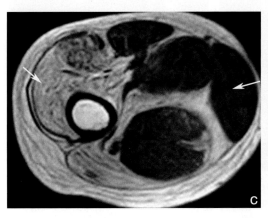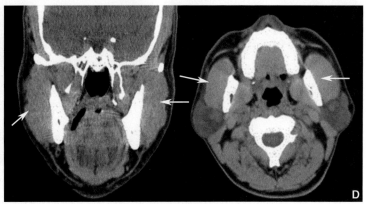

图 11-6-1　不同类型肌肉肥大

A. 代偿性肥大,CT 扫描示右侧腰大肌萎缩(短箭);左侧腰大肌代偿性肥大(长箭);B. 假性肥大,小腿 MRI,T1WI 扫描横断位显示右侧小腿肌群假性肥大、骨骼肌脂肪置换、肌纤维萎缩(白箭);C. 代偿性肥大,MRI T1WI 平扫显示,大腿内侧肌群脂肪化、肌萎缩(短箭),外侧肌群代偿肥大(长箭);D. 真性肥大,CT 扫描显示双侧咬肌对称性肥大(白箭),常见于青春期

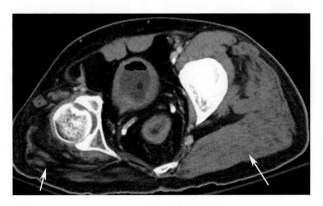

图 11-6-2　肌肉代偿性肥大

CT 平扫显示:脊髓灰质炎患儿,右侧臀大肌萎缩、脂肪替代(短箭),左侧臀大肌代偿性肥大(白箭)

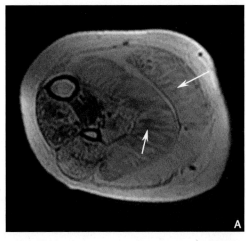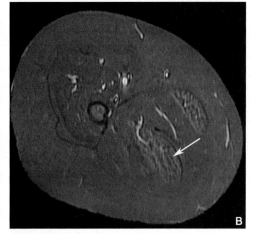

图 11-6-3　左侧大腿肌肉假性肥大 MRI 表现

A. 小腿肌肉脂肪化,T1WI 肌肉信号增高(长箭),其间可见等信号肌纤维(短箭);B. 抑脂像脂肪信号减低,萎缩的肌肉纤维呈等信号(长箭)

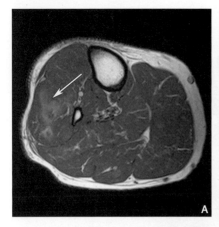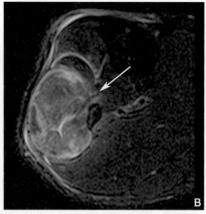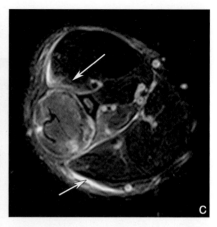

图 11-6-4　小腿肌肉间室综合征肌肉肿大 MRI 表现

A. T1WI 腓骨长短肌肌腹内出血呈高信号（长箭）；B. T2WI-FS 肌肉水肿增大（长箭）；C. 肌筋膜下积液呈高信号（短箭）

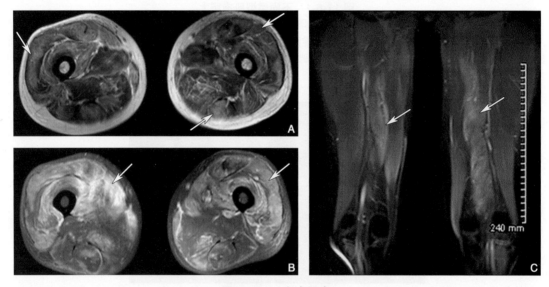

图 11-6-5　多发肌炎

双侧大腿 MRI 平扫 T2WI（A）显示大腿对称性分布的多发肌肉水肿呈高信号，T2WI-FS（B）亦呈高信号，增强扫描明显强化（C）

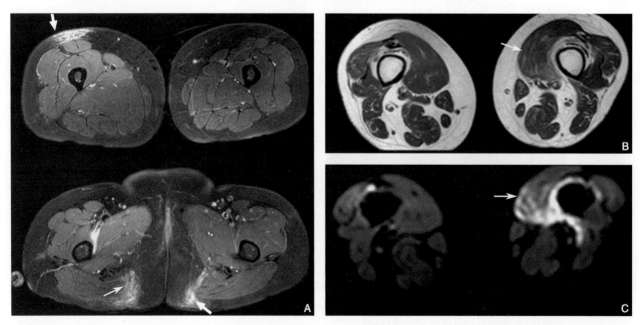

图 11-6-6　皮肌炎肌肉、皮肤水肿

A. MRI-T2WI-FS 显示多发肌肉水肿（粗箭）、伴皮肤增厚、水肿（细箭），在 T2WI-FS 序列呈多灶性高信号；B. T2WI 呈稍高信号；C. DWI 可见大腿前内侧肌肉弥散受限，呈高信号（细箭）

呈低信号,可伴有水肿高信号。其中等信号的肌纤维束萎缩,累及范围从局限到广泛,可双侧对称或不

对称,肌肉脂肪化表明提示病程较长,且大多数肌肉病脂肪化严重程度同病程正相关(图11-6-7)。

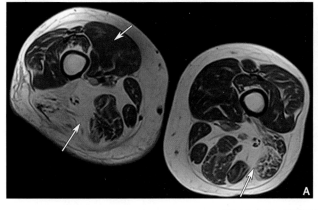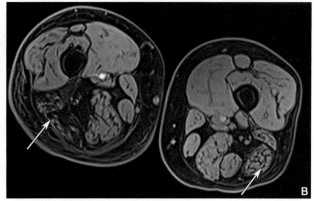

图 11-6-7　肌营养不良肌肉假性肥大

A. T2WI 可见大腿后组肌肉群肌萎缩、脂肪化(白箭),前组肌群代偿性肥大(短箭);B. T2WI-FS 肌肉萎缩(白箭),无水肿高信号

【相关疾病】(表 11-6-1)

表 11-6-1　肌肉肥大相关疾病

常见疾病	少见疾病	罕见疾病
过度使用综合征	内分泌代谢性肌病	包涵体肌炎
肌肉出血、血肿	甲亢性眼肌病	横纹肌溶解症
代偿性肌肉肥大	糖尿病肌病等	各型肌营养不良
感染性肌病	炎症肌病	
化脓性肌炎	多发性肌炎	
结核性肌炎	皮肌炎	
肌肉内肿瘤	红斑狼疮	
横纹肌瘤	结节性肌炎	
横纹肌肉瘤	药物性坏死性肌病	
淋巴瘤	他汀类降脂药	
血管瘤	贝特类降脂药	
脂肪肉瘤	皮质类固醇	
纤维肉瘤等	抗肿瘤药	
	抗痛风药	
	肿瘤相关性肌炎	

　　真性肥大可见于职业运动员、健美运动者、强直性肌营养不良患者、进行性肌营养不良患者等。此外,临床上还有因腰骶神经根病变导致腓肠肌肥大的报道。假性肥大则主要见于一些肌营养不良症的中晚期,早期则有可能是真性肥大,因此在一些肌营养不良症中,肌肉肥大从真性向假性转化是一个动态的病理生理过程。

【分析思路】

　　1. 引起肌肉肥大的病因复杂,各种肥大性肌病大都与临床密切相关。首先应详细了解患者发病经过、临床症状、体格检查、治疗史及相关实验室检查极

其重要。例如:患者有外伤和运动史,多考虑肌肉拉伤后水肿、出血,如受累肌肉剧烈的肿胀、疼痛伴有动脉搏动的减弱,需注意骨-筋膜室综合征可能;他汀类降脂药引起的药物性肌炎,越来越常见,尤其在中老年患者,其他一些抗肿瘤的生物制剂,如:干扰素、抗肿瘤坏死因子拮抗剂也可引起药物性肌肉损伤。此外,自身免疫性肌炎、糖尿病性肌病等都有其基础病的存在;各型肌营养不良患者,大都是青少年患者,主要表现为双下肢进展性的肌无力等。

　　2. 其次,要区分肌肉肥大是真性肥大还是脂肪替代性的假性肥大,CT 和 MRI 均能准确区分。真性肥大通常见于肢体整体肌肉群增厚,在职业运动员、肌肉过度使用者、喜爱健身运动的普通人群等,真性肥大在 T1WI、T2WI 一般显示正常肌肉信号,结构正常。而假性肥大,通常表现为不同程度的脂肪替代,肌肉纤维可以萎缩,这种情况要多考虑肌营养不良、肌肉去神经、自身免疫性肌炎的晚期阶段等。

　　3. 再次,需要仔细观察有无 MRI-T2WI-FS 序列信号增高,在外伤性肌损伤、炎症性肌病、感染性肌病等病理状况下,其信号是增高的,代表肌肉水肿的存在;在此类患者增强扫描是必要的检查手段,对发现肌肉脓肿是非常敏感的。

　　4. 肌肉受累部位及是否对称发病在部分肌肥大性肌病有一定分布特点,例如:S1 神经根病变引起的双侧腓肠肌肥大、杜氏肌营养不良的腓肠肌假性肥大、炎症性肌病好发于下肢近端肌群,股薄肌、半膜肌、半腱肌最常受累等。

【疾病鉴别】

　　1. 疾病鉴别表见表 11-6-2。

　　2. 肌肉肥大性疾病鉴别诊断流程见图 11-6-8。

表 11-6-2 肌肉肥大疾病鉴别诊断

疾病名称	主要征象	伴随征象/临床	鉴别要点
过度使用综合征	一个肢体肌肉整体增大,肌肉正常结构存在,CT 和 MRI 密度或信号正常	锻炼所致肌肉肥大:无症状、职业运动员、健美运动等	无症状,肌肉整体增大,正常结构,MRI 信号正常
肌肉出血、血肿	部分或受累肌肉增大,肌肉内 T1WI 高信号区域,T2WI 边缘低信号环(含铁血黄素);T2WI-FS 高信号	肌肉结构扭曲、液-液平面,肌筋膜下积液,肌腱断裂退缩;受累肌肉较少;外伤或运动损伤病史、抗凝药使用,疼痛明显	损伤史、疼痛。肌肉内 T1WI 高信号区域,T2WI 边缘低信号环
骨-筋膜室综合征	筋膜室内肌肉广泛肿大,T2WI-FS 高信号,肌肉坏死,增强可见边缘强化	疼痛、麻痹,脉弱或无脉	筋膜室内肌肉肿大肌肉坏死
感染性肌病	单一肌肉或蔓延邻近肌肉,T2WI 抑脂信号增高,增强强化,脓肿环形强化	患处疼痛、软组织受伤或注射史	增强强化,脓肿环形强化
去神经性肌肥大	单一肌肉或肌群广泛肥大,真性或假性肥大;T2WI 抑脂信号正常或增高,T1WI 信号正常	腰椎疾病最常见,无疼痛。邻近肌肉 T2WI-FS 信号多正常	神经损伤、腰骶椎病变
内分泌代谢性肌病 甲亢性眼肌病 糖尿病肌病	甲亢性眼病:双侧眼外肌广泛受累,结构正常。肌腹受累明显。T2WI 高信号,可扩展到肌腱附着处 糖尿病肌病:大腿前间隙广泛受累,早期结构正常,晚期扭曲;早期 T2WI 高信号,晚期坏死、强化及纤维化	甲亢、糖尿病控制不良,甲亢眼肌肥大导致突眼、复视;糖尿病肌坏死可有疼痛,典型的是大腿前肌间隙及邻近肌肉受累	甲亢史、糖尿病史
炎症肌病 多肌炎 皮肌炎 系统性红斑狼疮 结节性肌炎等	累及下肢近端、双侧对称或不对称,肌肉水肿增厚,T2WI 抑脂呈高信号,增强可见强化	相关自身免疫性疾病史,皮肤红斑、近端肌力减弱、肌酶、肌红蛋白升高。晚期 MRI 显示肌肉也可脂肪化,肌萎缩	MRI 显示下肢近端肌群多发 T2WI 抑脂呈高信号;相关临床病史和实验室检查
各型肌营养不良	双侧对称性发病,双下肢小腿肌力进行性下降;MRI 显示肌肉脂肪增多的假性肥大,肌纤维萎缩,T2WI-FS 肌肉信号增高罕见	年龄小于 20 岁,严重的肌力减退,无疼痛,仅限于小腿肌肉	年龄小,双下肢小腿肌力进行性下降;MRI 显示肌肉脂肪增多的假性肥大
包涵体肌炎	T2WI 抑脂肌肉炎症呈高信号,增强可强化;晚期可脂肪化、肌萎缩	国内罕见,主要累及肢体远端;下肢麻木、无力、疼痛;肌酶正常或轻度增高。确诊依靠肌活检	国内罕见,确诊依靠肌肉活检
药物性坏死性肌病	MRI 表现与肌炎、肌坏死相同	肌肉疼痛、触痛、无力、行动困难、肌痉挛、伴急性肾衰竭等临床症状;使用降脂药、抗肿瘤药、抗痛风药、干扰素-α、肿瘤坏死因子抑制剂等病史	疼痛,药物使用时
肿瘤相关肌炎	卵巢癌、淋巴瘤	神经内分泌肿瘤	肿瘤证据
肌肉肿瘤	少部分肿瘤具有特征性 MRI 信号表现。如血管瘤、脂肪瘤、脂肪肉瘤、神经鞘瘤等(参考软组织肿瘤相关内容)	无特定分布部位,MRI 显示肌肉内肿块,占位效应明显,恶性肿瘤可侵犯邻近组织结构	占位效应,结构扭曲
横纹肌溶解症	MRI 显示同肌坏死	疼痛、乏力、发热;CK、肌球蛋白升高,较少肌肉受累	MRI 显示肌坏死伴疼痛、发热、肌球蛋白升高

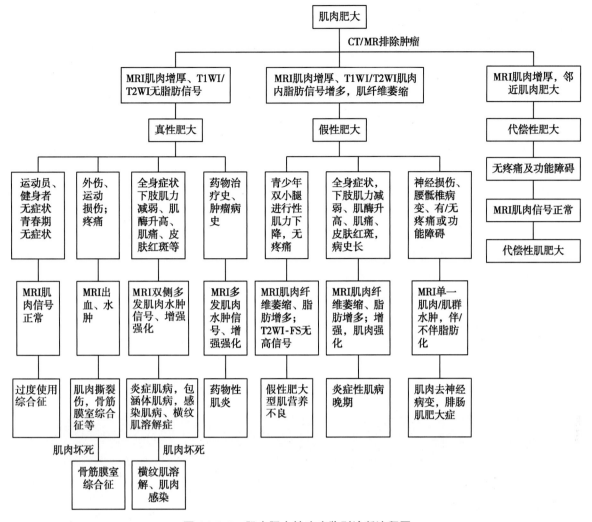

图 11-6-8　肌肉肥大性疾病鉴别诊断流程图

（陈建宇）

参 考 文 献

［1］郑贤应,慕容慎行,李银官,等. MRI 在肌肉疾病中的临床应用［J］. 中国临床医学影像杂志,2003,014（006）:420-423.

［2］DAVID A. MAY. Abnormal signal intensity in skeletal muscle at MR imaging:patterns,pearls,and pitfalls. RadioGraphics,2000,20:S295-S315.

［3］EDWARD SMITAMAN.MR imaging of atraumatic muscle disorders. RadioGraphics,2018,38:500-522.

［4］DYAN V. FLORES. MR Imaging of muscle trauma: anatomy,biomechanics,pathophysiology,and imaging appearance. RadioGraphics,2018,38:124-148.

［5］GUREMAZI A. Imaging of muscle injuries in sports medicine:sports imaging series. Radiology,2017,282（3）:646-663.

［6］THEODOROU DJ. Skeletal muscle disease:patterns of MRI appearances. Br J Radiol,2012,85（1020）:e1298-1308.

［7］CHAN O. Acute muscle strain injuries:a proposed new classification system. Knee Surg Sports Traumatol Arthrosc,

2012,20（11）:2356-2362.

二、肌肉萎缩性疾病

【定义】

肌肉萎缩（muscle atrophy）是指不同病因引起的肌肉纤维变细、肌肉体积减少、肌肉力量逐渐减弱、灵活性逐渐减低的一组疾病。临床上主要为肌肉源性和神经源性两种类型。

肌源性肌萎缩是指肌肉本身病变引起的肌肉萎缩,主要病变包括:失用性肌萎缩、营养不良性肌萎缩、线粒体肌病、多发肌炎,外伤骨折,肌腱损伤、退变性疾病等。

神经元性肌萎缩是指神经系统病变导致相对应的肌纤维使用减少或无法使用,进而导致肌肉萎缩。主要病变包括:脊髓神经损伤、局部受压、脊髓型肌萎缩、肌萎缩侧索硬化、脊髓灰质炎、脊髓空洞等。

其他的一些疾病也可引起萎缩,如:营养不良、厌食症、库欣综合征、甲状腺功能亢进症、慢性感染等。

【病理基础】

　　肌萎缩主要病理改变为骨骼肌肌纤维体积的缩小,可伴有或不伴有肌束间脂肪的侵占、骨骼肌细胞脂肪化,当肌束间发生脂肪侵占,在 T1WI 表现为高信号,在 T2WI 抑脂像表现为低信号。当肌肉含量减少而脂肪没有增加时,仅表现为肌肉萎缩。当有去神经或炎症时,在 T2WI 抑脂像,萎缩的肌肉可表现为信号增高。

【征象描述】

　　1. CT 表现　骨骼肌在 CT 平扫呈等密度,肌腹饱满,呈梭形,肌纤维间可见少量低密度脂肪。肌萎缩时,肌腹变扁平,肌纤维间间隙增宽,被脂肪填充。肌肉内血肿、肌筋膜撕裂、出血可呈稍高密度影;肌肉水肿可表现为肌肉增厚、密度稍减低。肌肉的炎症、感染、脓肿增强扫描可见强化,脓肿性肌炎,可表现病灶的环形强化。

　　2. MRI 表现

　　(1)肌肉 T1WI 和 T2WI 弥漫高信号,T2WI 抑脂呈低信号;T1WI 和 T2WI 弥漫高信号,T2WI 抑脂呈低信号,代表肌肉萎缩伴脂肪替代;肌间室大小变化不明显,但脂肪侵占原有肌肉间隙,呈普遍高信号,其间可见索条状等信号,为萎缩的肌纤维束,T2WI 抑脂像,肌间室信号减低,萎缩的肌束呈等信号。此征象多见于肌源性病变,如:脊柱退变、肌营养不良等。

　　(2)肌肉萎缩伴 T2WI 抑脂信号增高;T1WI 及 T2WI 显示单纯肌纤维束萎缩、肌间室容积缩小,呈等信号,但在 T2WI 抑脂序列,肌纤维束可呈现高信号,增强扫描萎缩的肌纤维束可见强化。此征象多见于去神经性肌萎缩、炎症性肌病、慢性感染性肌萎缩等。

　　(3)对称性肌萎缩伴 T2WI 抑脂序列信号增高;此征象见于肌源性肌萎缩,例如多发肌炎、药物性肌炎、皮肌炎的晚期阶段,此类疾病早期通常以肌肉炎性水肿为主要表现,但晚期以脂肪替代、肌萎缩为主。肥胖症和脊柱退变可引起对称性的肌萎缩和肌间室的脂肪浸润。

　　肌肉萎缩见图 11-6-9～图 11-6-16。

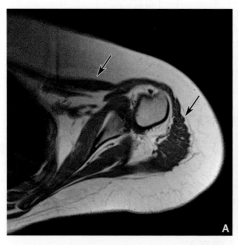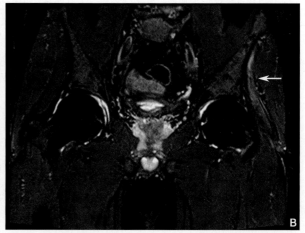

图 11-6-9　神经损伤性肌萎缩
A. 臂丛神经损伤致三角肌萎缩(黑箭);B. 左侧臀上神经损伤后,左侧臀小肌失神经萎缩(白箭)

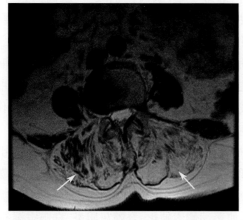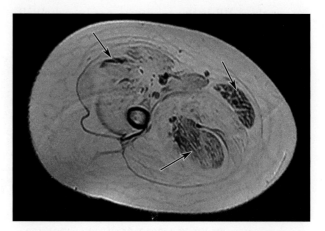

图 11-6-10　脊柱退变时脂肪替代性肌萎缩
腰椎 MRI 扫描,T2WI 双侧竖脊肌脂肪替代呈高信号,其间等信号肌纤维束萎缩(白箭)

图 11-6-11　肌营养不良时的脂肪替代性肌萎缩
肌营养不良患儿,大腿 MRI 平扫,T1WI 显示肌营养不良时肌间室内脂肪填充,肌纤萎缩(黑箭)

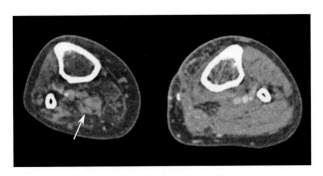

图 11-6-12　肌萎缩 CT 表现
双侧小腿 CT 扫描，显示右侧小腿肌肉萎缩

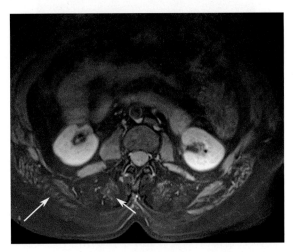

图 11-6-13　重度肥胖患者肌萎缩
腰椎 MRI 扫描，T2WI-FS 横断位，显示双侧竖脊肌（短箭）、腹壁肌（长箭）的萎缩和脂肪化

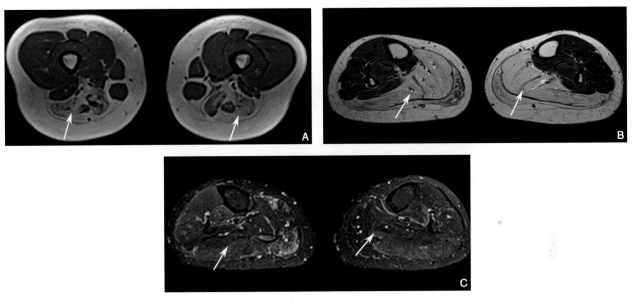

图 11-6-14　肢带型肌营养不良
MRI 平扫大腿中段 T1WI 横断位（A）、小腿 T1WI 横断位（B）、大腿中段 T2WI-FS 横断位（C）显示，双侧大腿后部肌肉、内收肌、双侧比目鱼 T1WI 被高信号肌脂肪替代，肌纤维束萎缩呈等信号，T2WI 抑脂信号显著减低（白箭）

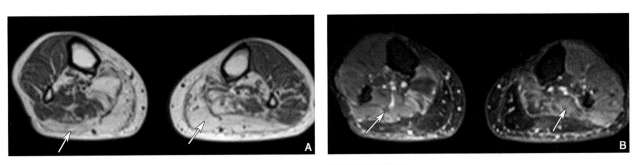

图 11-6-15　包涵体肌炎性肌萎缩
A. 双侧小腿 MRI 平扫，T1WI 显示后部腓肠肌萎缩、脂肪化（白箭）；B. T2WI-FS 见水肿呈高信号（白箭）

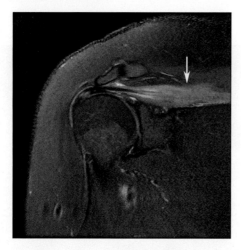

图 11-6-16　失神经后肌萎缩 MRI
右臂丛神经损伤，右肩关节 MRI 平扫显示冈上肌及肌腱萎缩、变性，T2WI-FS 呈高信号（白箭）

【相关疾病】（表 11-6-3）

【分析思路】

肌萎缩的鉴别诊断思路，并不能仅依赖影像学征象作为鉴别依据，应该密切结合临床病史、体格检查、家族史、相关实验室检查、肌电图、神经动作电位、肌肉活检及基因检测等手段进行综合诊断。影像学的作用在于发现病变、病变范围，并提供一些有价值的病理-影像特征作为临床参考。例如：肌肉的水肿与脂肪替代，受累肌肉的分布特点等。

【疾病鉴别】

1. 肌肉萎缩性病变病因复杂，鉴别诊断可参考表 11-6-4。

2. 肌肉萎缩鉴别思路流程见图 11-6-17。

表 11-6-3　肌肉萎缩性相关疾病

常见疾病	少见疾病	罕见疾病
术后失用性萎缩	肌肉损伤	脊髓灰质炎
肌腱损伤	库欣病	脊髓栓系综合征
脊髓损伤	神经纤维瘤病	合征
周围神经损伤	肌营养不良	关节挛缩
神经疾病	烧伤	韦德尼希-霍夫曼病
类固醇药物并发症	肌萎缩侧索硬化	夫曼病
糖尿病性骨肌并发症	吉兰-巴雷综合征	
	脊髓脊膜膨出	

表 11-6-4　肌肉萎缩性疾病鉴别诊断

疾病名称	主要征象	伴随征象/临床	鉴别要点
术后失用性萎缩	MRI 显示肌萎缩伴脂肪化	骨折、固定术后	相关手术病史
肌腱损伤	T2WI、T1WI 低信号肌腱连续性中断、退缩	肩袖、臀小肌和跟腱断裂常见，局部疼痛、肿胀	MRI 显示肌腱连续性中断或部分中断
脊髓损伤	急性损伤，MRI 显示脊髓截断、受压、出血、肿胀。慢性损伤，脊髓萎缩、断裂、软化	损伤层面以下肌肉迅速萎缩；可伴随脊柱骨折、脊椎移位，椎管狭窄	相关脊髓损伤病史及脊髓损伤的影像学证据
周围神经损伤	MRI T2WI-FS 显示受损神经增粗、水肿、连续性中断；所支配肌肉萎缩，晚期可出现脂肪化	颈、腰段椎间盘突出或外伤致臂丛神经、骶丛神经及外周神经损伤	MRI 显示受损神经增粗、水肿、连续性中断
神经疾病	受累神经的压迫、T2WI-FS 神经增粗、信号增高	外周神经炎、肿瘤及创伤、神经卡压综合征等	MRI 显示神经受压、信号增高
类固醇药物并发症	MRI 显示肌萎缩伴脂肪化	大剂量类固醇治疗可诱发肌萎缩，增加骨折和缺血坏死的风险	类固醇使用史
糖尿病性并发症	糖尿病史、病变部位软组织肿胀、T2WI 信号增高、增强明显强化	糖尿病周围神经病变、肌肉梗死、慢性感染、坏疽等	糖尿病史
库欣病	MRI 可见肌纤维萎缩、肌间脂肪增多	满月脸、水牛背、皮肤萎缩；MRI 发现垂体、肾上腺肿瘤等，通常近端肌肉较远端严重	库欣病临床特点
神经纤维瘤病	沿神经分布、走行区多发椭圆形结节，增强明显强化	周围神经、脊神经、皮下神经及中枢神经病变，皮肤见"牛奶咖啡斑"	MRI 发现神经系统及皮肤病变

续表

疾病名称	主要征象	伴随征象/临床	鉴别要点
肌营养不良	MRI 示大腿肌肉对称性萎缩、脂肪替代,无肌肉水肿。股薄肌、缝匠肌相对不受累	发病年龄小于 20 岁,双下肢进行性无力	肌肉活检及相应基因检测
烧伤	MRI 显示肌肉坏死、水肿;晚期肌肉萎缩	皮肤挛缩、瘢痕;肌肉坏死、周围神经损伤	烧伤、烫伤、化学灼伤病史
肌萎缩侧索硬化	脑 MRI 示双侧皮质脊髓束走行区 T2WI、FLAIR、DWI 高信号,冠状位 FLAIR 呈八字征	成年人,中老年多见;可最早累及上肢或下肢,肌张力高或肌无力、肌束颤动	
吉兰-巴雷综合征	MRI 显示神经根增粗、马尾神经强化	MRI 显示脊髓信号正常。急性起病,数日达高峰,四肢呈对称性、进展性肌麻痹、无力	临床特征、脑脊液分析出现蛋白-细胞分离;肌电生理提示神经传导障碍
脊髓脊膜膨出	矢状位 T2WI 示胎儿骶尾部皮肤不连续,可见一囊状结构向外膨出,可见脊髓向外膨出	脊柱后部缺损,腰骶段最为常见	
脊髓灰质炎后综合征	受累肢体对称性或非对称肌萎缩	幼儿或儿童发病,四肢不对称性瘫痪	脊髓灰质炎感染史
脊髓栓系综合征	MRI 显示脊髓圆锥低位、固定,多伴发脂肪瘤、脊膜膨出等	多伴有下肢感觉及运动功能障碍,大小便失禁等	MRI 显示脊髓圆锥低位、固定
肌肉挛缩症	MRI 显示肌肉肌内低信号纤维索伸向增厚的远端肌腱并伴有肌萎缩。在晚期病例中,肌肉及其肌腱的内侧回缩导致肌肉-肌腱连接处形成凹槽、凹陷	可伴随关节畸形、功能障碍,肢体缩短	MRI 显示肌肉肌内纤维索伸向增厚的远端肌腱并伴有肌萎缩
韦德尼希-霍夫曼病	广泛肌肉萎缩,髋、膝屈曲	婴儿发病,呼吸困难,胸廓呈鸡胸样畸形,胸壁塌陷,吸气三凹征阳性;脊髓型肌萎缩,四肢除手指、足趾外不能活动	

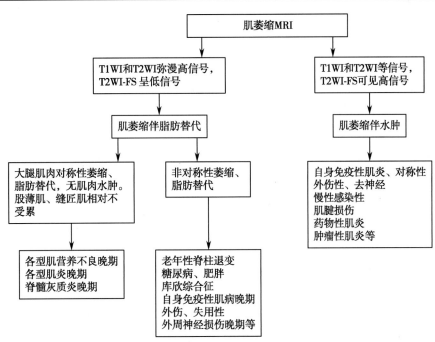

图 11-6-17　肌萎缩鉴别诊断流程图

（陈建宇）

参 考 文 献

［1］MANASTER ANDREWS，PETERSILGE ROBERTS．影像专家鉴别诊断 骨关节肌肉分册［M］．程晓光，译．北京：人民军医出版社，2012．

［2］DIAZ-MANERA J，LIAYGER J，GALLARDO E，et al. Muscle MRI in muscular dystrophies. Acta myologica，2015，34（2-3）：95-108.

［3］ROBERT SEMNIC，GORAN VUCUREVIC，DUSKO KOZIC，et al. Emery-dreiffus muscular dystrophy：MR imaging and spectroscopy in the brain and skeletal muscle. American Journal of Neuroradiolog，2004，25（10）：1840-1848.

［4］BURAKIEWICZ J，SINCLAIR CDJ，FISCHER D，et al. Quantifying fat replacement of muscle by quantitative MRI in muscular dystrophy. J NEUROL，2017，264（10）：2053-2067.

［5］PANICUCCI C，CASALINI S，TRAVERSO M，et al. Early muscle MRI findings in a pediatric case of emery-dreifuss muscular dystrophy type 1. Europediatrics，2023，54（6）：426-429.

三、肌肉水肿性疾病影像鉴别诊断

【定义】

肌肉水肿（muscle edema）是指在不同的病理因素影响下，骨骼肌游离水含量增加，在 T2WI/STIR 序列上，骨骼肌信号增高。

【病理基础】

肌肉水肿可由多种原因引起。MRI 可以很好地显示肌肉水肿，表现为游离水增多。MRI-T2WI 脂肪抑制序列呈高信号，在 T1WI 呈等低信号；肌肉体积可增加，肌纤维束模糊，肌筋膜增厚，有时可见液体在肌筋膜下集聚。鉴于肌肉水肿的许多潜在原因，根据其分布模式对病因进行细分是有助于鉴别诊断的。

【征象描述】

1. **CT 扫描表现** CT 可表现为肌肉密度降低，肌肉体积增大。CT 对肌肉内钙化敏感，对鉴别诊断有帮助，例如骨化性肌炎早期的蛋壳样钙化、寄生虫感染的多发颗粒状类圆形钙化。

2. **MRI 表现** 液体敏感序列对肌肉水肿特别敏感，无论是 T2WI 脂肪抑制 SPIR 亦或 STIR 序列。前者具有较高的信噪比（SNR）和特异性脂肪抑制的优势，但也可能存在脂肪抑制不均一的问题。相反，STIR 脂肪抑制均匀，但 SNR 相对较低；此外，信号抑制并非针对脂肪，而是针对具有特定 T1 值的物质。在这两种序列上，肌肉水肿表现为肌肉实质内信号强度增加。水肿的肌肉可能由于液体含量增加而体积增加。

T1WI 可用于显示肌肉萎缩中的肌内脂肪，而肌肉萎缩是导致肌肉水肿的许多疾病过程的终末期。在肌肉萎缩的情况下，T1WI 可能显示肌肉体积的减少，通常被与皮下脂肪信号强度相同的脂肪所替代（T1WI 上呈高信号强度）。

由于存在顺磁性高铁血红蛋白，T1WI 也可显示亚急性血肿中信号强度增加的区域。如果担心肌肉梗死、肿瘤或脓肿（脓肌炎），则静脉注射钆有助于评估肌肉水肿的原因。

（1）肌肉 T2WI-STIR 弥漫性高信号：下肢近端肌群在 MRI T2WI-STIR 序列呈弥漫性高信号，通常双侧受累，多个肌群受累，整块肌肉受累，特别是内收肌和股四头肌尤为常见。在 T1WI 序列受累肌群大多为等信号或稍低信号，肌肉体积可见增大，但肌纤维模糊，增强扫描强化程度与病程相关；在 CT 扫描可显示肌肉密度稍增高。此征象多见于炎症性肌病、多发性肌炎、皮肌炎和结缔组织病（图 11-6-18～图 11-6-20）。

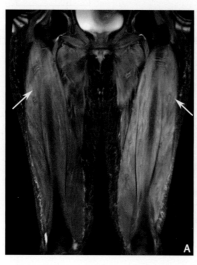
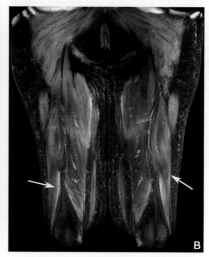

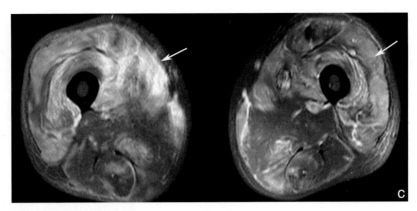

图 11-6-18　多发肌炎肌肉水肿

T2WI-STIR 双侧大腿冠状位（A、B）、横断位（C）肌肉多发弥漫性高信号,受累肌群双侧对称（白箭）

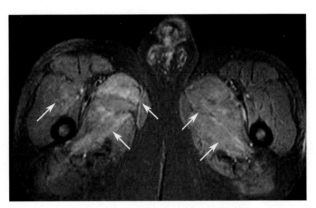

图 11-6-19　药物性肌炎肌肉水肿

患者有长期口服他汀类药物史,T2WI 抑脂像显示多发肌肉水肿,信号增高（箭）

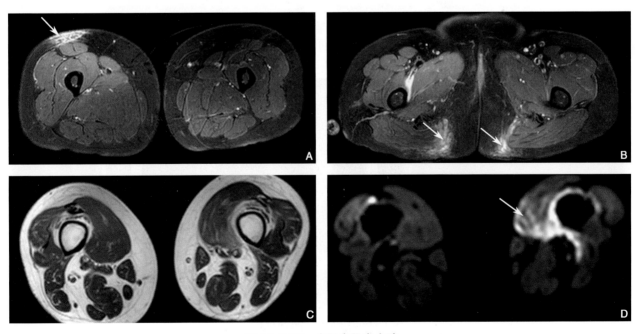

图 11-6-20　皮肌炎肌肉水肿

T2WI-FS 横断位（A、B）、T2WI 横断位显示双侧大腿肌群及皮肤、皮下脂肪可见多发高信号影（白箭）,DWI（D）也显示高信号（白箭）

（2）肌肉 T2WI-STIR 局灶性高信号：表现为单一肌肉、肌筋膜及肌肉肌腱连接处的 T2WI-STIR 信号增高，有时邻近的肌肉也可受累。急性肌肉拉伤 T2WI-STIR 可见肌腹呈羽毛状高信号，而肌腱保持低信号，肌腱损伤断裂，可见肌腱退缩呈结节状低信号。肌腱膜下条索状高信号，表明腱膜撕裂出血和积液。肌肉内的炎症或感染性病变，除了肌肉水肿呈高信号外，增强扫描出现环形强化是其特征性改变。肌肉出现 T2WI-STIR 局灶性高信号影，此征象多见于肌肉损伤、感染、去神经肌病、放射性损伤及肌肉肿瘤性病变等（图 11-6-21～图 11-6-29）。

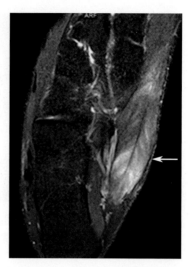

图 11-6-21 急性肌肉拉伤肌肉水肿
足部 MRI 扫描，T2WI-STIR 可见肌腹呈羽毛状高信号，而肌腱保持低信号，肌筋膜下线状积液

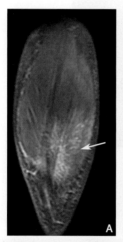
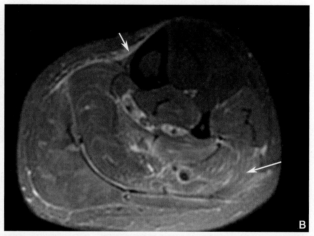

图 11-6-22 迟发性肌肉酸痛症肌肉水肿 MRI 表现
患者锻炼后小腿后部疼痛，MRI 扫描 T2WI 抑脂序列可见小腿腓肠肌信号增高（A），肌筋膜下积液（B、短箭）

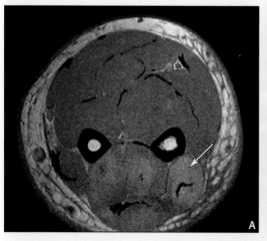
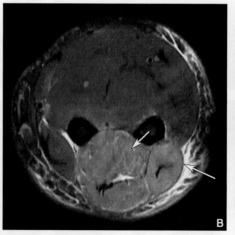
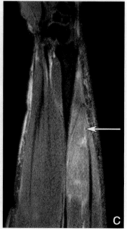

图 11-6-23 前臂肌间室综合征
患者因外伤致前臂肿痛，行 MRI 扫描。A. 前臂背侧伸肌群 T1WI 图像上存在高信号区，提示前臂伸肌间室上述肌肉存在肌内出血（长箭）；B、C. T2WI-FS 及 PD 抑脂序列显示，前臂背侧广泛的皮下水肿（长箭），伸肌间室内肌肉，尤其是拇短伸肌和拇长伸肌以及指伸肌和尺侧腕伸肌的体积增大和肌肉水肿（短箭）

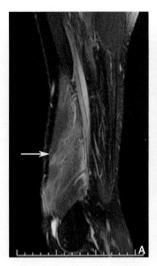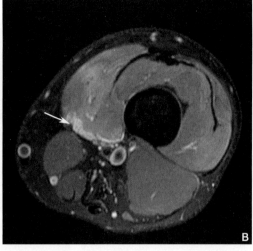

图 11-6-24　肌肉拉伤肌肉水肿

患者运动损伤致右大腿疼痛半天,行 MRI 检查;A. T2WI-FS 矢状位显示股中间肌、股外侧肌、股直肌,尤其是股内侧斜肌表现为弥漫性增大、水肿呈高信号(长箭);B. 内外侧远端腱膜部分撕裂(长箭)

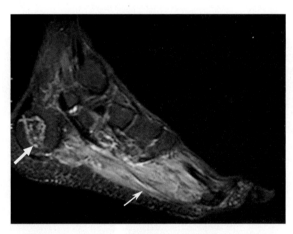

图 11-6-25　SLE 跟骨骨梗死伴足底肌肉水肿

足部 MRI 扫描 T2WI-FS 显示跟骨花边样高信号区(粗箭),足底跖肌水肿呈高信号(细箭)

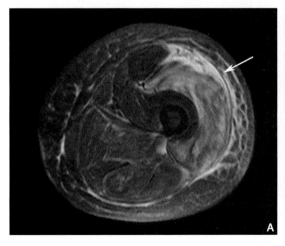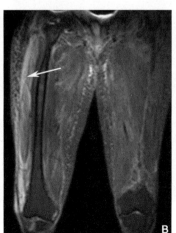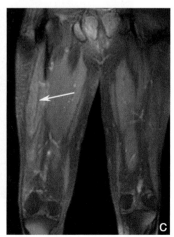

图 11-6-26　糖尿病肌梗死

糖尿病史 20 年,右大腿外侧部红肿热痛 3 天。MRI 扫描 T2WI-FS 横断位(A)及冠状位(B)显示股外侧肌和大收肌群内广泛的肌内不均匀高信号,弥漫性筋膜水肿和皮下软组织水肿也可见于这些肌群内(长箭)。T1WI 增强冠状位(C)显示股外侧肌内的肌肉坏死区域不均匀强化(长箭)

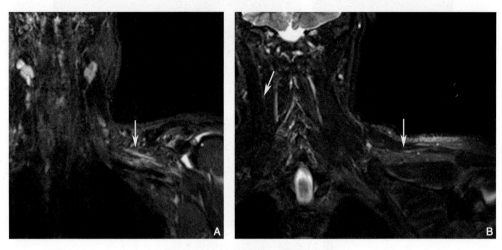

图 11-6-27 去神经肌肉水肿 MRI

外伤致臂丛神经牵拉伤半年，MRI 扫描显示，A. 左侧颈肩部 T2WI-FS 冠状位显示臂丛神经束损伤呈高信号（长箭）；B. 斜角肌去神经萎缩、水肿，T2WI 抑脂亦呈高信号（长箭）

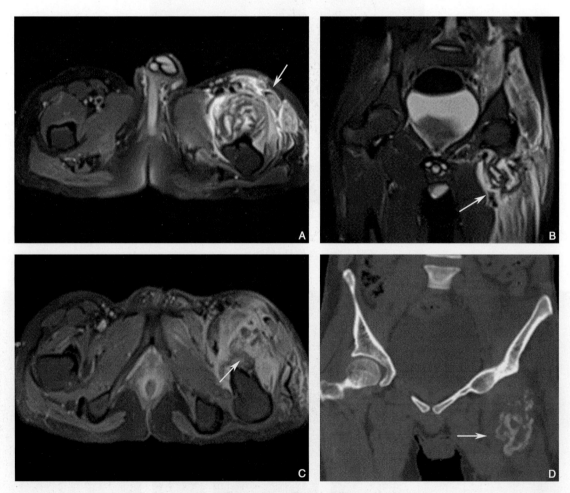

图 11-6-28 骨化性肌炎

大腿上段 T2WI-FS 横断位（A）、冠状位（B）显示左侧大腿近端前部软组织肿块内呈不均匀高低混杂信号，左侧髂肌、臀肌和股肌群明显水肿，T1WI-FS 增强横断位（C）显示病灶内及周边不均匀强化；CT 扫描冠状位（D）显示肌肉内不规则高密度钙化影

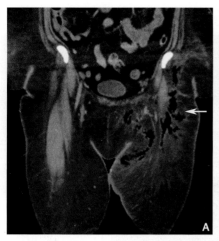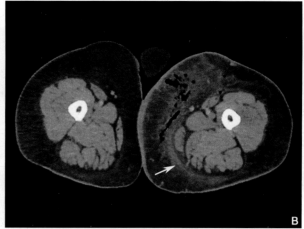

图 11-6-29 坏死性筋膜炎
A. CT 扫描冠状位 MPR 重建显示左大腿近端深筋膜增厚、水肿,内侧皮下软组织水肿及皮下气肿(白箭),延伸至会阴及左髋/下腹前方;B. 横断位显示邻近肌肉筋膜水肿(白箭)

(3)肌肉多发 T2WI-STIR 局灶性高信号:此征象比较少见,可发生于血行性播散感染、肿瘤转移、肌肉结节病等,增强扫描呈结节样强化,例如:软组织多发转移瘤等,环形强化多见于血行性播散感染、脓肿形成(图 11-6-30～图 11-6-33)。

【相关疾病】(表 11-6-5)
【分析思路】
首先要明确肌肉水肿的范围、受累的肌群,因而多部位、双侧肢体的 MRI 平扫和增强扫描通常都是必要的,除非临床症状有明确的指向性。肌肉水肿按累及范围分为:弥漫水肿型、局灶水肿型或多灶性水肿型。弥漫性肌肉水肿表现为双侧多个肌肉和肌群受累,通常是整个肌肉受累。在局灶性水肿模式中,异常局限于一个肌肉或肌群或累及多个相邻肌肉的相邻区域。在多灶性受累模式中,几个肌肉水肿区域彼此相距很远,通常呈斑片状或结节状外观。

一些疾病可能有重叠的水肿模式,概述了每种肌肉水肿模式的最常见原因,以及特征和典型部位,肌肉水肿在 MRI 上不同表现形式,对病变的形态和分布进行评估,并结合临床信息,对于准确的鉴别诊断至关重要。

【疾病鉴别】
1. **鉴别诊断的主要线索来源** 包括:询问详细病史、发病经过、临床主要症状、体征、治疗史及相关实验室检查等,大多数能提供鉴别诊断的指向性,例如外伤、感染、炎症、糖尿病、自身免疫性疾病、恶性肿瘤史、药物治疗史、放射治疗史等(表 11-6-6～表11-6-8)。

外伤引起的肌肉水肿通常沿筋膜走行,可出现在受伤处肌肉的远侧或近侧,严重时可见到血肿,慢性血肿伴有组织增生时,要随访排除肿瘤合并出血。

感染性肌炎无特异性的肌肉内和肌间水肿,不

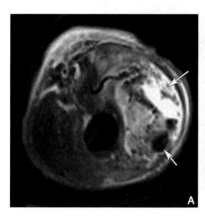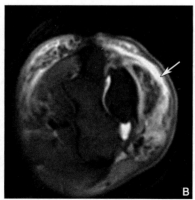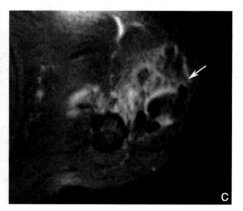

图 11-6-30 上臂肌肉多发感染,脓肿形成
左上臂红肿热痛 10d,MRI 扫描,A. MRI T2WI-FS 横断位显示左上臂广泛的肱三头肌坏死,肌肉广泛水肿呈高信号,内见更高信号的脓腔(长箭)多个低信号含气囊腔(短箭)。邻近肌筋膜模糊,并累及皮肤;B、C. T1WI-FS 增强扫描横断位,脓腔不强化,脓肿壁呈环形强化(长箭)

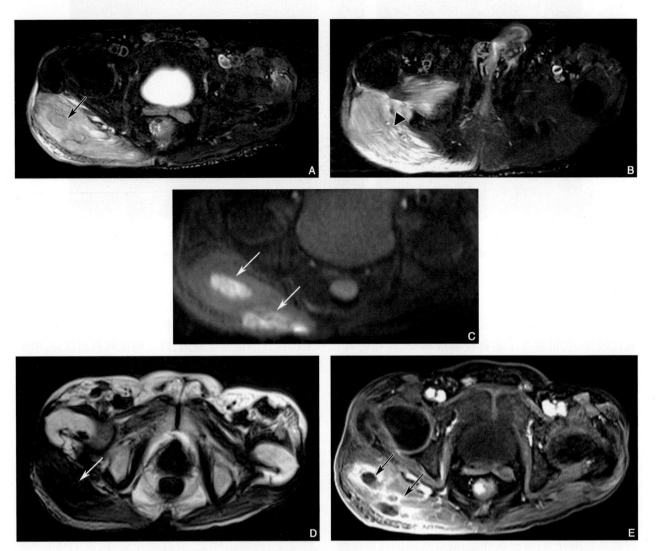

图 11-6-31 糖尿病患者肌注后引发臀大肌多发感染,脓肿形成

A、B. MRI T2WI-STIR 横断位显示右侧臀大肌广泛水肿呈高信号,内见多个稍高信号脓腔(黑箭、黑三角);C. DWI 呈高信号(白箭);D. T1WI 呈低信号(白箭);E. T1WI-FS 增强呈环形强化(黑箭),邻近肌肉水肿、肌筋膜模糊,并累及皮肤

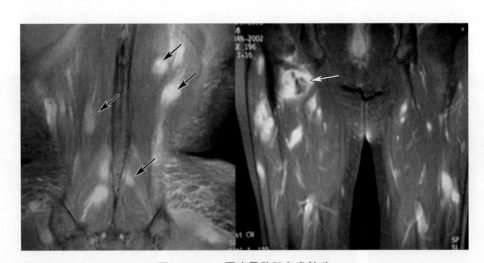

图 11-6-32 胃癌骨骼肌多发转移

腰骶部及大腿 MRI T1WI-FS 冠状位增强扫描,双侧竖脊肌(黑箭)及大腿骨骼肌多发结节样强化(白箭)

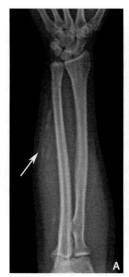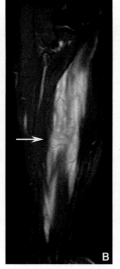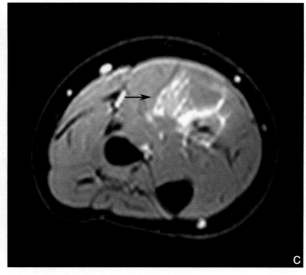

图 11-6-33　肌肉寄生虫感染

A. 前臂 X 线平片可见多发条索状钙化(白箭);B. T2WI-FS 前臂肌肉多发水肿呈高信号(白箭);C. T1WI 增强扫描呈条索状、结节样强化(黑箭)

表 11-6-5　肌肉水肿相关疾病

常见疾病	少见疾病	罕见疾病
创伤	炎性肌病	坏死性筋膜炎
直接损伤或撕裂伤	皮肌炎	包涵体肌炎
肌肉的去神经改变	多肌炎	嗜酸性肌炎
迟发性肌肉酸痛症	早期骨化性肌炎	增生性肌炎
肌内注射	结缔组织疾病相关肌炎	横纹肌溶解症
肌腱断裂	系统性红斑狼疮	毒蛇咬伤
感染性肌病	干燥综合征	昆虫咬伤
化脓性	重叠综合征	各型肌营养不良
病毒性	硬皮病	
真菌性	混合性结缔组织病	
寄生虫性	药物性肌炎	
	浸润性骨、肌肉肿瘤周围水肿	
	肌肉梗死	
	糖尿病	
	动静脉血栓	

表 11-6-6　弥漫性肌肉水肿型鉴别诊断和特征

疾病	影像特征	临床/伴随征象	鉴别要点
多发性肌炎或皮肌炎	双侧下肢近侧肌群对称 T2WI-FS 信号增高	近端分布,下肢多于上肢,皮肌炎伴随皮肤水肿增厚,晚期 CT 可见层状钙化	双侧下肢近侧肌群对称 T2WI-FS 信号增高
包涵体肌炎	双侧肢体远端分布,T2WI-FS 呈高信号,增强可强化;晚期可脂肪化、肌萎缩	国内罕见,主要累及肢体远端;下肢麻木、无力、疼痛;肌酶正常或轻度增高。确诊依靠肌肉活检	国内罕见,确诊依靠肌肉活检
病毒性肌炎	T2WI-FS 呈高信号,增强可强化	病毒感染的全身症状	病原体抗原、抗体检测
医源性肌病	用药史(他汀类、利尿剂、齐多夫定、两性霉素 B、其他)	肌痛,肌肉炎性水肿,相关药物使用	相关药物使用

表 11-6-7 局灶性肌肉水肿鉴别诊断和特征

疾病	影像特征	临床/伴随征象	鉴别要点
肌肉拉伤	位于肌肉肌腱连接处筋膜出血、水肿,邻近肌肉水肿,T2WI-FS 信号增高	外伤史,疼痛、触痛;血肿	病史及肌肉肌腱连接处、筋膜出血、水肿
肌肉挫伤	肌肉内水肿、出血	外伤史,疼痛、触痛;邻近皮肤水肿	MRI 肌肉内出血、水肿信号
肌肉撕裂伤	T2WI-FS 肌肉肌腱连接处水肿、积液	外伤史,疼痛、触痛;邻近皮肤水肿	外伤史及 T2WI-FS 肌肉肌腱连接处水肿、积液
化脓性肌炎	受累肌肉、肌筋膜 T2WI-FS 高信号,增强明显强化,单发或多发环形强化	发热、局部红肿热痛,皮肤、邻近肌肉炎症水肿	增强明显强化,单发或多发环形强化
坏死性筋膜炎	相邻的肌肉群水肿,内见气体影,组织坏死增强可见环形强化	病情重、局部红肿热痛,可危及生命;MRI 显示深、浅筋膜增厚/强化	肌肉坏死,筋膜板内出现气体,深、浅筋膜增厚强化
糖尿病性肌梗死	肌肉水肿,肌筋膜积液,下肢肌间室多见,T2WI-FS 高信号,无/有强化病灶	少见,糖尿病史、血糖失控,全身症状	糖尿病史伴 MRI 影像学征象
肌间室综合征	局限于肌肉间室内,肌肉肿胀,T2WI-FS 高信号,间室外侧筋膜弓状外凸。增强梗死肌肉无强化	疼痛,严重者可休克。筋膜下肌肉水肿,肌肉肿胀,T2WI-FS 呈高信号,肌肉失去正常	筋膜下肌肉水肿,肌肉肿胀,间室外侧筋膜弓状外凸
肌肉去神经	受累肌肉水肿 T2WI-FS 高信号,晚期可脂肪化	神经损伤性病史,按神经支配肌肉区域分布	按神经支配肌肉区域分布
放射性损伤	放射区域内肌肉水肿	辐射区域内,直线边界	辐射区域内
肌肉原发肿瘤	肿块强化,邻近肌肉 T2WI-FS 信号增高	占位效应,肌肉结构异常	肌肉水肿在肿块周围

表 11-6-8 多灶性肌肉水肿的鉴别诊断和特征

疾病	影像特征	临床/伴随征象	鉴别要点
迟发性肌肉酸痛	多肌群 T2WI-STIR 高信号,肌肉结构正常	运动后 1~2d 出现肌肉酸痛,邻近肌筋膜、皮下组织正常	运动后 1~2d 出现肌肉酸痛,肌群 T2WI-STIR 高信号
化脓性肌炎	邻近肌肉多发 T1WI 低信号、T2WI-FS 高信号区,增强强化,脓肿呈环形强化	全身症状伴局部红肿热痛。肌肉、肌筋膜坏死	脓肿呈环形强化
结节样肌病	T2WI-FS 表现为肌内多发高信号结节,常呈脐状,中央呈低信号,增强强化	结节样肌肉水肿,累及多个肌群	病史及肌内多发高信号结节,常呈脐状
去神经肌病	T2WI-STIR 急性期信号正常;急性晚期水肿高信号(数周内);亚急性期(1~6个月)进行性肌肉萎缩和脂肪替代;慢性期以萎缩为主	由特定神经支配的肌肉分布,可涉及多个肌肉	特定神经支配的肌肉分布
肌肉转移瘤	增强的多发结节样强化伴瘤周水肿,可出现中央坏死	原发肿瘤肺癌、淋巴瘤及白血病;任何骨骼肌均可受累,常见部位包括腰大肌、椎旁肌、腹直肌和三角肌	恶性肿瘤病史,MRI 增强扫描多发结节样强化伴瘤周水肿
寄生虫感染	CT 多结节样钙化;T2WI-FS 多结节样高信号/低信号	寄生虫感染史,T2WI-FS 多发局灶性水肿	寄生虫感染史;CT 多结节样钙化

同的病原体所产生的肌肉水肿严重程度可有所不同，细菌性引起水肿范围较广，脓肿较病毒性、真菌性常见，脓肿在增强扫描时可见环形强化；而寄生虫性肌炎常可见钙化影；多发性肌炎与皮肌炎肌肉水肿常较广泛，多发及双侧对称分布具有一定特征性，

皮肌炎可见到皮肤的病损；此外，炎症性肌病在肌病的不同阶段表现也有不同，早期和进展期表现为水肿为主，而晚期可表现为肌肉的脂肪替代和肌肉萎缩。

2. 鉴别诊断路径见图11-6-34。

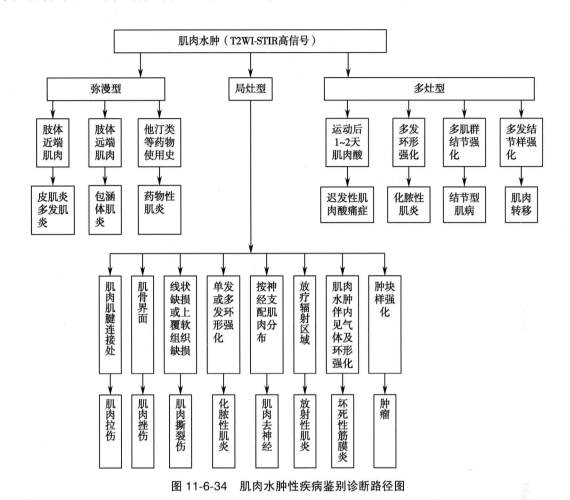

图 11-6-34 肌肉水肿性疾病鉴别诊断路径图

（陈建宇）

参 考 文 献

［1］SCHULZW M，KOTTER I，ERNEMANN U，et al. MRI findings in inflammatory muscle diseases and their noninflammatory mimics. AJR Am J Roentgenol，2009，192（6）：1708-1716.

［2］ADAMS EM，CHOW CK，PREMKUMAR A，et al. The idiopathic inflammatory myopathies：spectrum of MR imaging findings. Radiographics，1995，15（3）：563-574.

［3］MCMAHON CJ，WU JS，EISENBERG RL. Muscle Edema. AJR Am J Roentgenol，2010，194（4）：W284-292.

［4］WATTJES MP，KLEY RA，FISHER D. Neuromuscular imaging in inherited muscle diseases. European radiology，2010，20（10）：2447-2460.

［5］MANASTER ANDREWS，PETERSILGE ROBERTS.影像专家鉴别诊断　骨关节肌肉分册［M］.程晓光，主译.北京：人民军医出版社，2012.

第十二章 术后改变

第一节 骨、关节或软组织病变术后局部密度异常

一、骨、关节病变的骨内术区或其邻近骨内的异常低密度影

【定义】

骨、关节病变的骨内术区或其邻近骨内的异常低密度影（low density foci within intraosseous operative area or adjacent region after surgery for a bone or joint lesion）是指骨、关节病变术后，在骨的术区或其邻近骨内新出现的异常低密度影。

【病理基础】

不同病变有不同的病理学特点，骨肿瘤复发或播散灶表现为相应肿瘤细胞和间质成分的聚集，周围可伴有骨膜增生等反应性改变；感染性疾病则表现为致病微生物、炎性细胞和坏死物的积聚，周围可

伴有反应性的骨质增生硬化和骨膜增生；骨折表现为受累区骨质连续性的中断，局部可见出血、坏死组织、肉芽组织及各种骨痂；发生内固定或假体松动时局部可见内固定或假体界面磨损产生的碎屑或微粒、炎症细胞、巨噬细胞和破骨细胞等。

【相关疾病及其征象描述】

1. **内固定或假体松动（loosening of internal fixator or prosthesis）** X线平片显示内固定或假体周围出现宽度超过2mm的透亮带时，可能有假体松动，要结合临床综合考虑；如透亮带进行性增宽，则提示内固定或假体松动可能性很大；如见到内固定或假体移位时，可肯定存在松动（图12-1-1）。术后半年以上，核素扫描仍显示内固定或假体周围有核素浓集时，应考虑松动可能，扫描阴性基本可排除松动。

2. **术区局部感染（infection of operative area）** X线平片可以发现骨内术区出现低密度影，如其范围较广泛，形态不规则，伴有明显的骨膜反应或反应性增生硬化所致的密度增高时则多支持感染的存在

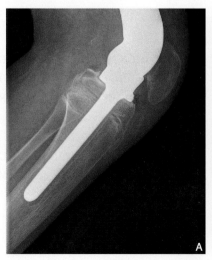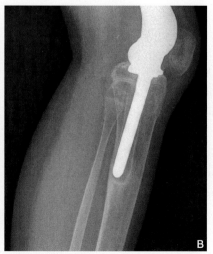

图 12-1-1 膝关节置换术后假体松动

膝关节置换术后4个月（A）和11个月（B）的膝部侧位片：与术后4个月的照片相比可见术后11个月时胫骨假体下段向后移位，周围有宽度大于2mm的低密度透光带

（图 12-1-2）；CT 上见病骨周围存在较明显的软组织肿胀、积液，尤其是有边缘环形强化的低密度影时也提示感染的存在。

3. **术区局部骨折**（fracture involving operative area） X 线平片可显示低密度骨折线，累及皮质，骨折端可有或无移位，内固定或假体可有或无松动，受累骨可有或无骨质疏松（图 12-1-3）。

4. **骨肿瘤复发或播散**（recurrence or dissemination of bone tumor） X 线平片或 CT 上表现为术区或邻近骨内出现不规则低密度影，可位于植入骨区域，也可位于骨内填充的骨水泥或置入的假体、内固定周围（图 12-1-4）；局部可伴有骨膜新生骨和软组织肿块形成，在增强 CT 上可见均匀或不均匀强化。

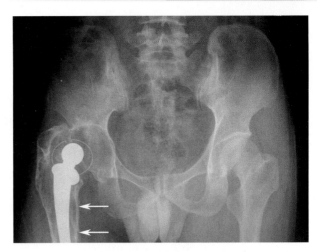

图 12-1-2　髋关节假体周围感染
骨盆正位片显示人工股骨头周围大片低密度区，边界不清，邻近见骨膜新生骨（箭）；右侧髋臼也见扩大，人工股骨头相对髋臼向外侧移位

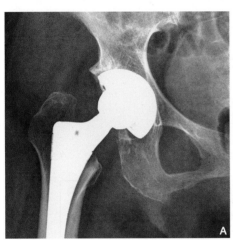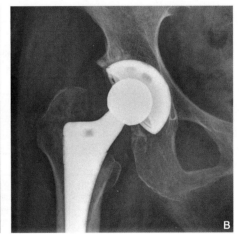

图 12-1-3　右髋关节置换后大粗隆骨折
A. 右髋关节置换术后一个月髋关节正位片显示股骨大粗隆骨质疏松；B. 术后两个月髋关节正位片显示大粗隆骨折线

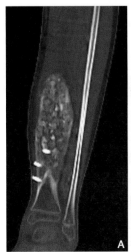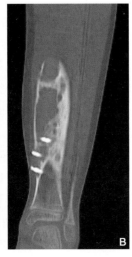

图 12-1-4　胫骨骨纤维结构不良刮除植骨内固定术后复发
对比股骨术后 1 个月（A）和 8 个月（B）的冠状 CT，可见原骨水泥填充区出现大片不规则低密度影，提示肿瘤复发

【分析思路】

1. 要敏锐识别出术区及邻近骨内低密度灶的存在，分析其形态、分布、范围及强化的情况，并要动态观察，前后对比，观察其随时间的变化，还应注意有无其他伴随征象，如骨膜新生骨、反应性增生硬化、软组织肿块、软组织水肿、积液及环形强化区等。

2. 要了解患者的病史和症状、体征，如有无外伤或肿瘤相关病史，患处局部有无红肿热痛，有无窦道和分泌物排放，有无发热乏力等全身症状，还应注意了解检查时间距离手术时间的间隔。

3. 要了解实验室检查结果，如有无白细胞和 C 反应蛋白明显升高及其动态变化，有无血清酶学指标的改变。

【疾病鉴别】

骨或关节病变术后，在骨的术区或其邻近骨内新出现低密度影时,要结合影像、临床表现和实验室检查结果综合分析,才能做出正确诊断。

1. 骨、关节病变的骨内术区或其邻近骨内异常

低密度影相关疾病的鉴别诊断要点见表 12-1-1。

2. 基于临床和影像信息的鉴别诊断流程见图 12-1-5。

表 12-1-1　骨、关节病变的骨内术区或其邻近骨内异常低密度影相关疾病的鉴别诊断要点

疾病	影像表现	临床表现	实验室检查
内固定或假体松动	内固定或假体周围出现宽度超过2mm的透亮带且进行性增宽;内固定或假体出现移位	可出现疼痛,肢体受力时加重,休息时缓解	白细胞和C反应蛋白一般不会明显增高
术区局部感染	骨内出现不规则低密度影,范围可较广,可伴骨膜反应或反应性增生硬化,周围软组织肿胀、积液,可见环形强化	发热、乏力、白细胞升高;患处疼痛,伤口不愈合或局部脓肿破出形成窦道,局部可见分泌物排出	白细胞增高;术后早期C反应蛋白增高明显,大于 20mg/L 时,提示感染;C反应蛋白降至正常后再次升高,也提示感染可能
术区局部骨折	受累骨出现低密度骨折线	外伤史	一般无特殊
骨肿瘤复发或播散	骨内出现不规则低密度区,局部可见均匀或不均匀强化,周围可见骨膜反应,恶性者还可伴软组织肿块	有骨肿瘤病史,局部疼痛不适	骨肉瘤复发或播散时可见碱性磷酸酶升高

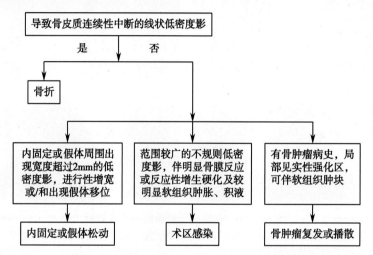

图 12-1-5　骨、关节病变的骨内术区或其邻近骨内异常低密度影的鉴别诊断流程图

二、骨、关节或软组织病变的软组织术区或其邻近软组织内的异常高密度影

【定义】

骨、关节或软组织病变的软组织术区或其邻近软组织内的异常高密度影(high density foci within operative area or adjacent region in the soft tissue after surgery for a bone,joint or soft tissue lesion)是指骨、关节或软组织病变术后在软组织术区或其邻近软组织内见到的异常高密度影,平扫密度高于肌肉。

【病理基础】

不同病变有不同的病理学特点,成骨、成软骨肿瘤或其他容易发生钙化的肿瘤的复发或播散灶表现为相应肿瘤细胞和间质成分的聚集,邻近骨可受侵

犯;发生急性血肿时,局部可见血细胞、血浆成分;发生异位钙化时局部可见钙盐沉积;发生异位骨化时局部可见成骨细胞及其形成的骨组织;渗漏的骨水泥、脱落的高密度内固定物以及异物的表现依其材质不同而表现不一,存在时间久时周围可伴有异物肉芽肿。

【相关疾病及其征象描述】

1. **异位钙化/骨化**(heterotopic calcification/ossification)　在病变早期,X线平片上可见软组织内出现稀疏、边界不清的薄层较高密度影;此后病变密度进一步增高,形成条状或斑块状致密影,且多见外周部分密度更高;发生骨化时,可见骨小梁结构(图 12-1-6)。严重者大量异位骨形成,相互间距离减少,甚至连接融合;有时邻近骨被连接形成骨桥。

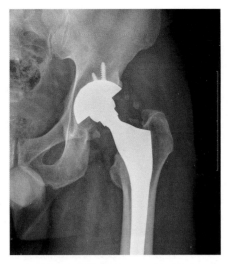

图 12-1-6　髋关节置换术后髋周软组织异位骨化
左髋关节正位片示髋关节置换术后髋周软组织内出现多个斑块状高密度影，边界清楚，部分见骨小梁结构，未见融合

2. 急性期血肿（hematoma in the acute phase）
急性期血肿呈高密度结节或团块影（图 12-1-7），CT值一般在 50～70HU，周围可有边界不清的相对低密度水肿带，邻近脂肪间隙消失或变窄；之后血肿逐渐转为混杂密度，最后吸收液化呈低密度。当不合并活动性出血时，CT 增强检查血肿内部无强化，血肿壁可有薄层轻度强化；当存在动脉破裂所致的活动性出血时，动脉期血肿内可以见到对比剂喷射形成的条点状高密度影，延迟期可发现溢出的对比剂充填范围扩大，可呈分层状分布，病变内有时可见液 - 液平面。

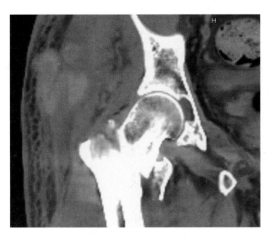

图 12-1-7　右股骨转子间骨折髓内针内固定术后合并右臀部及大腿上段软组织内血肿
右髋关节冠状位 CT 显示右股骨上段内固定，右侧臀部及大腿上段软组织肿胀，局部见团块和结节状较高密度影，较大者位于右侧臀部

3. 渗漏的骨水泥（leaking cement）　渗漏至软组织内的骨水泥在 X 线平片或 CT 上表现为高密度影，形态不一，密度与骨内填充的骨水泥相同，多位于骨水泥填充区旁（图 12-1-8）。

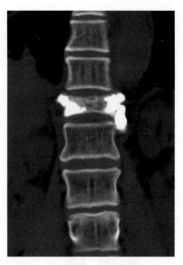

图 12-1-8　椎体成形术后骨水泥渗漏
冠状位 CT 显示胸 12 椎体变扁，其内及左侧椎旁见高密度骨水泥影

4. 脱落的高密度内固定物（dislodged high density internal fixation device）　脱落的完整内固定物保留原有特定的形态和密度，在 X 线平片和 CT 上易被识别（图 12-1-9）；断裂后部分脱落的内固定物的密度与残留在原位的部分相同，形态上断端可相互对合。

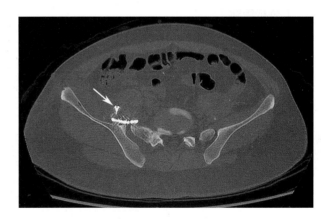

图 12-1-9　骨盆骨折术后内固定螺钉脱出
骨盆轴位 CT 显示一枚内固定螺钉（箭）脱出至内固定钢板前方，周围软组织肿胀

5. 成骨、成软骨肿瘤或其他可形成钙化的肿瘤的复发或播散（recurrence or dissemination of osteogenic tumors, chondrogenic tumors or other tumors with ability of forming calcification）　影像学检查可见软组织内结节或肿块，其内见大小及形态不一的高密度影，在 CT 增强扫描可见肿块均匀或不均匀强化，邻近骨可见骨质破坏或/和骨膜新生骨（图 12-1-10）。

6. 高密度异物（high density foreign body）　不同异物的形态、大小和密度表现不一，金属等异物密

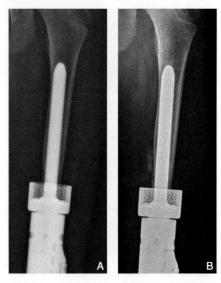

图 12-1-10　左股骨中下段骨肉瘤广泛切除及肿瘤型人工膝关节重建术后复发

对比股骨术后 8 个月（A）和 12 个月（B）的股骨正位 X 线平片，可见残余股骨下段内侧于术后 12 个月时出现斑片状高密度影，邻近骨皮质受侵，上方可见骨膜新生骨，提示肿瘤复发

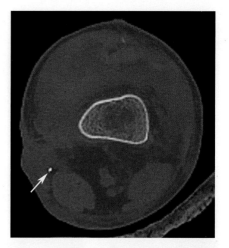

图 12-1-11　左股骨骨折及髌骨脱位术后异物残留

14 岁，男性，左大腿轴位 CT 图像显示左大腿下段内侧部软组织内斑点状致密影（箭），密度高于皮质，周围软组织肿胀

度可高于皮质，周围软组织可有水肿（图 12-1-11），伴有异物肉芽肿形成时其周围可见强化结节或团块影。

【分析思路】

1. 要准确识别出术后软组织内异常高密度灶的存在，分析其形态、分布、密度及强化的情况，并要动态观察，前后对比，观察其随时间的变化，还应注意有无其他伴随征象，如邻近骨的侵蚀、骨膜反应等。

2. 要了解患者的既往病史、手术史情况以及症状和体征。

【疾病鉴别】

骨、关节或软组织病变术后，在软组织术区或其邻近软组织内见到的异常高密度影时，要结合影像表现、既往疾病和手术史情况综合分析，才能做出正确诊断。

1. 骨、关节或软组织病变的软组织术区或其邻近软组织内异常高密度影相关疾病的鉴别诊断要点见表 12-1-2。

2. 基于临床和影像信息的鉴别诊断流程见图 12-1-12。

表 12-1-2　骨、关节或软组织病变的软组织术区或其邻近软组织内异常高密度影相关疾病的鉴别诊断要点

疾病	影像表现	既往疾病及手术史
异位钙化/骨化	形态不一的高密度影，随时间发展密度可进一步增高，发生骨化时见骨小梁结构，周围无肿块	可见于各种手术后，部分患者伴有其他外伤
急性期血肿	形态不一的高密度影，随着时间的延长密度会逐渐减低；非活动性出血的血肿在增强扫描时多无强化，或仅见边缘薄层强化；有活动性出血时，动脉期血肿内可以见到对比剂喷射形成的条点状高密度影	可见于各种手术后
渗漏的骨水泥	多位于骨水泥填充区旁，密度与骨内填充的骨水泥相同	见于应用骨水泥的手术后，如椎体成形术、骨肿瘤切除并骨水泥填充术后
脱落的高密度内固定物	保留原有内固定物特定的形态和密度	见于应用内固定的手术
成骨、成软骨肿瘤或其他容易发生钙化的肿瘤的复发或播散	形态不一的高密度影，位于强化的软组织密度结节或肿块中，邻近骨可见骨质破坏或/和骨膜反应	见于骨或软组织肿瘤术后
高密度异物	形态、大小和密度表现不一的高密度影，金属等异物密度高于皮质，医源性异物有特定形态	可见于各种手术后，清创术后残留异物相对多见

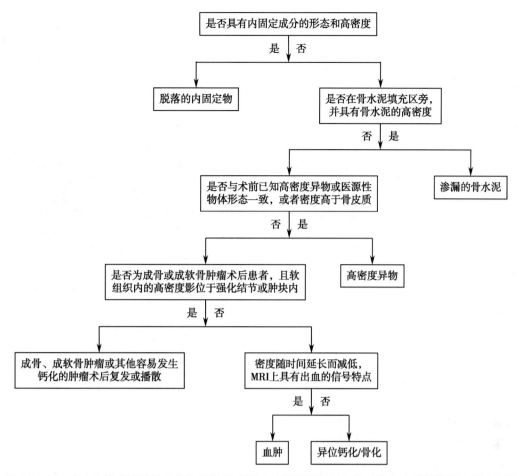

图 12-1-12 骨、关节或软组织病变的软组织术区或其邻近软组织内异常高密度影的鉴别诊断流程图

（张朝晖）

参 考 文 献

[1] COMBES D,LANCIGU R,DESBORDES DE CEPOY P,et al. Imaging of shoulder arthroplasties and their complications：a pictorial review.Insights Imaging,2019,10（1）：90-103.

[2] ISERN-KEBSCHULL J,TOMAS X,GARCÍA-DÍEZ AI, et al. Value of multidetector computed tomography for the differentiation of delayed aseptic and septic complications after total hip arthroplasty.Skeletal Radiol,2020,49（6）：893-902.

[3] ROMANÒ CL,PETROSILLO N,ARGENTO G,et al. The role of imaging techniques to define a peri-prosthetic hip and knee joint infection：multidisciplinary consensus statements.J Clin Med,2020,9（8）：2548-2567.

[4] SCONFIENZA LM,SIGNORE A,CASSAR-PULLICINO V,et al. Diagnosis of peripheral bone and prosthetic joint infections：overview on the consensus documents by the EANM,EBJIS,and ESR（with ESCMID endorsement）. Eur Radiol,2019,29（12）：6425-6438.

[5] THIPPESWAMY PB,NEDUNCHELIAN M,RAJASEKARAN RB,et al. Updates in postoperative imaging modalities following musculoskeletal surgery. J Clin Orthop Trauma, 2021,22（9）：101616.

[6] GIRÃO MMV,MIYAHARA LK,DWAN VSY,et al. Imaging features of the postoperative spine：a guide to basic understanding of spine surgical procedures.Insights Imaging,2023,14（1）：103-112.

[7] LI KY,LI HL,CHEN LJ,et al. Complications and radiographic changes after implantation of interspinous process devices：average eight-year follow-up.BMC Musculoskeletal Disorders,2023,24（1）：667-675.

[8] 张朝晖,高振华.骨肌系统疾病治疗后影像学.北京:人民军医出版社,2014:21-230.

第二节 骨或软组织病变术后局部信号异常

一、骨或软组织肿瘤治疗后骨髓内的异常信号影

【定义】

骨或软组织肿瘤治疗后骨髓内的异常信号影（abnormal signals within the adjacent bone marrow after treatment for bone or soft tissue tumors）是指在MRI 抑脂 T2WI 影像上与正常的骨髓信号相比的高信号影区。

【病理基础】

不同病变有不同的病理学特征,骨或软组织肿瘤残留或复发、肿瘤转移为相应肿瘤细胞的聚集;骨髓水肿为细胞外间隙中过多的液体积聚;功能不全性骨折为松质骨内发生微骨折,伴随骨髓水肿和骨痂形成;骨梗死为骨髓内造血细胞及骨细胞先后死亡,随后发生血管再生和死亡骨小梁被吸收的修复反应;红骨髓增生为骨髓逆转换,红骨髓替代黄骨髓。

【征象描述】

MRI 表现:骨或软组织肿瘤治疗后骨髓内表现为抑脂 T2WI 高信号影(图 12-2-1)。

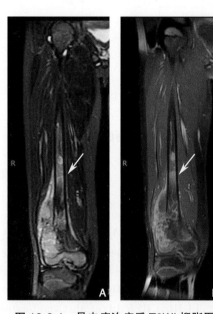

图 12-2-1 骨肉瘤治疗后 T2WI 抑脂图

A. 骨肉瘤治疗后压脂 T2WI;B. 骨肉瘤治疗后增强 T1WI。右股骨下段骨质破坏并软组织肿块形成,对应髓腔内见条片状压脂 T2WI 高信号影为肿瘤残留

【相关疾病】

骨或软组织肿瘤治疗后呈现骨髓内抑脂 T2WI 高信号为主征象,其病理学基础及其相关疾病是:

1. **骨或软组织肿瘤残留或复发**(residual or recurrent bone or soft tissue tumors) 指原发肿瘤治疗后骨髓内有肿瘤残留或复发,残留或复发的组织表现为原肿瘤类似的信号特征(图 12-2-1)。

2. **肿瘤转移**(tumor metastasis) 某些原发于骨或软组织以外的恶性肿瘤经血液系统或淋巴系统转移到骨组织,正常存在的骨髓成分被恶性肿瘤细胞替代。患者往往有原发恶性肿瘤病史,或者首

诊表现为骨转移随后证实骨组织以外的恶性肿瘤存在。乳腺癌、前列腺癌、肺癌、甲状腺癌和肾癌是最容易出现骨转移的原发恶性肿瘤。男性患者中肺癌和前列腺癌容易出现骨转移,而女性患者中乳腺癌最容易发生骨转移(图 12-2-2)。

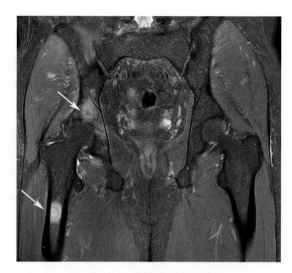

图 12-2-2 肺癌多发骨转移瘤

冠状位 T2WI。右侧髋臼及股骨上段髓腔内见团片状抑脂 T2WI 高信号影

3. **骨髓水肿**(bone marrow edema) 骨或软组织肿瘤治疗后,细胞外间隙中过多的液体积聚导致骨髓水肿。骨或软组织肿瘤治疗可引起术区局部骨小梁的断裂,组织间质液渗出,细胞外间隙出血。此外,也可能源于肿瘤或治疗导致骨小梁破坏引起的直接毛细血管损伤以及血管内液体释放和出血的结果。骨或软组织治疗后若合并感染,则导致骨髓毛细血管床处血液和血清的增加(伴或不伴渗透压改变),从而导致组织间液积聚增加(图 12-2-3)。

4. **功能不全性骨折**(insufficient fracture) 骨或软组织肿瘤治疗后可引起骨质密度减低和骨质疏松,并由此可能发生功能不全性骨折。易发生于身体承重区或非承重区易受扭曲力作用的部位,首先是松质骨内发生微骨折,骨小梁塌陷,微骨折周围出现反应性骨髓水肿。3～4 周后开始修复,可见病变区骨小梁密集,骨内骨痂形成,骨内或骨周新生骨形成,并且可以出现骨坏死,骨髓出血、骨髓纤维化等。

5. **骨梗死**(bone infarction) 骨或软组织肿瘤治疗后由于血管壁受损,骨内血管受压或梗阻、脂肪栓塞或凝血机制异常等导致局部骨组织血供中断,骨髓内造血细胞及骨细胞先后死亡,随后发生血管

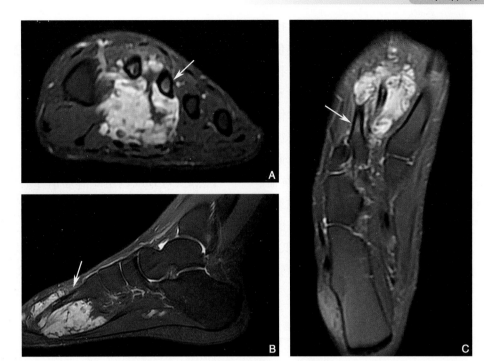

图 12-2-3 软组织血管瘤治疗后骨髓水肿
A.冠状位压脂 T2WI；B.矢状位压脂 T2WI；C.轴位压脂 T2WI。软组织血管瘤治疗后第 2、3 趾骨骨髓腔内压脂 T2WI 高信号影,边界不清

再生和死亡骨小梁被吸收的修复反应。骨髓造血组织对缺氧非常敏感,最早是骨髓细胞成分死亡(6～12h),进而是骨细胞、破骨细胞及骨母细胞(12～48h),最后是骨髓脂肪细胞坏死。抑脂 T2WI 图像上的特征性外观为双线征:曲线形低信号线对应于坏死骨,被高信号带包围,高信号带是炎性和修复性组织(图 12-2-4,箭)。

6. 红骨髓增生(proliferative red bone marrow)

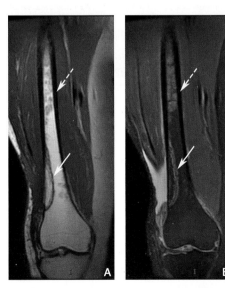

图 12-2-4 右大腿未分化肉瘤术后右侧股骨骨梗死(箭)、红骨髓增生(虚箭)
A.冠状位不压脂 T1WI；B.冠状位压脂 T2WI。右大腿未分化肉瘤术后右侧股骨中段骨髓腔内压脂 T2WI 高信号影(箭),股骨下段骨髓腔内压脂 T2WI 高信号影(虚箭)

骨或软组织肿瘤治疗后,由于各种原因,如贫血、感染等导致的现有造血骨髓不能满足造血需求时,就会发生骨髓逆转换,红骨髓替代黄骨髓。红骨髓具有造血活性,含有 40% 的水、40% 的脂肪和 20% 的蛋白质,在 MRI 上表现为 T1WI 及 T2WI 中等信号,略高于肌肉信号(图 12-2-4,虚箭)。

【分析思路】

骨或软组织肿瘤治疗后骨髓内抑脂 T2WI 为高信号,其鉴别分析思路如下:

1. 认识该征象,准确找出 MRI 中抑脂 T2WI 高信号的区域。

2. 结合 MRI 其他序列及 CT 征象,明确抑脂 T2WI 高信号区域在 T1WI 的信号及 CT 上的密度。如在 T1WI 呈高信号或 CT 显示高密度,提示出血或含特殊成分的物质,如黑色素瘤转移灶;如在 T1WI 呈低信号,提示为其他病变成分,如水肿、红骨髓增生。

3. 结合 MRI 增强检查,确定相应成分的强化方式。如强化,提示肿瘤成分,骨肿瘤复发或肿瘤转移;如无强化或薄环形强化,提示骨髓水肿、功能不全性骨折、骨梗死、红骨髓增生。

4. 寻找其他 MRI 信号特征,当发现病灶分布不止一处且信号特点都相仿时,或伴发骨质破坏及软组织肿块形成且有原发恶性肿瘤病史时,要考虑肿瘤转移;在原发肿瘤附近的软组织肿块要考虑肿瘤复发可能。当病灶的形态及信号在短期内发生改变时，要考虑水肿、出血；如无外伤史，发生在负重关节的负重区，关节软骨正常，软骨下匍匐走行抑脂 T2WI 高信号区和低信号骨折线，考虑功能不全性骨折。当出现红黄骨髓转换时要结合具体情况分析，骨髓复变包括黄骨髓替换为红骨髓，遵循与骨髓复变相反的顺序逻辑转换并对称分布。通常在造血需求增加的情况下发生，如严重慢性贫血、慢性呼吸道疾病和在化疗期间用粒细胞-巨噬细胞集落刺激因子（GM-CSF）治疗。转化的红骨髓信号强度与正常红骨髓信号相同：T1WI 信号稍低，但总是高于肌肉信号，抑脂 T2WI 较骨骼肌呈现高/等信号。

5. 结合治疗前后片进行对比。如异常信号区短期出现，考虑水肿、出血；如异常信号逐渐增大，考虑肿瘤性病变；如异常信号短期内出现并变化呈现一定特征，如异常信号区内脂肪沉积并见双线征，要考虑梗死；如异常信号出现具有区域特异性且对称性分布，考虑骨髓转换，如红骨髓增生。

【疾病鉴别】

总之，对骨或软组织肿瘤治疗后骨髓内的抑脂 T2WI 高信号相关疾病鉴别诊断，需要结合其他影像征象和临床信息进行逐步分析与鉴别。

1. 骨或软组织肿瘤治疗后骨髓内的抑脂 T2WI 高信号影相关疾病的鉴别要点见表 12-2-1。

2. 鉴别诊断流程见图 12-2-5。

表 12-2-1 骨或软组织肿瘤治疗后骨髓内异常信号相关疾病鉴别要点

疾病	典型影像特征	主要伴随征象	鉴别要点
骨或软组织肿瘤残留或复发	局部软组织肿块，与原发肿瘤信号类似，增强扫描不均匀强化	邻近骨质破坏并软组织肿块形成	原发骨或软组织肿瘤病史，与术前影像资料对比分析
肿瘤转移	局部软组织肿块，与原发肿瘤信号类似，增强扫描不均匀强化	邻近骨质破坏并软组织肿块形成	恶性肿瘤病史，新发骨质破坏并软组织肿块形成
骨髓水肿	条片状形态，T2WI 水样高信号，边界不清，增强扫描轻度强化	无骨质破坏，软组织肿胀或水肿，无软组织肿块形成	无肿瘤占位效应，病灶的形态及信号在短期内发生改变
功能不全性骨折	发生在负重关节的负重区，关节软骨正常，软骨下匍匐走行抑脂 T2WI 高信号区和低信号骨折线	受累骨常有骨质疏松改变	无明显外伤史，骨折线呈低信号伴随周围明显的骨髓水肿
骨梗死	T1WI 骨髓腔内地图样低信号影，病灶内脂肪信号保存，抑脂 T2WI 呈双线征	X 线或 CT 上表现为地图样钙化或骨化影	乙醇或类固醇激素等使用史，无肿瘤占位效应，典型影像学特征
红骨髓增生	与正常红骨髓信号相同，T1WI 信号稍低，但总是高于肌肉信号，抑脂 T2WI 较骨骼肌呈现高/等信号	常双侧对称	常有严重慢性贫血、慢性呼吸道疾病和在化疗期间用粒细胞-巨噬细胞集落刺激因子（GM-CSF）治疗史，双侧对称出现

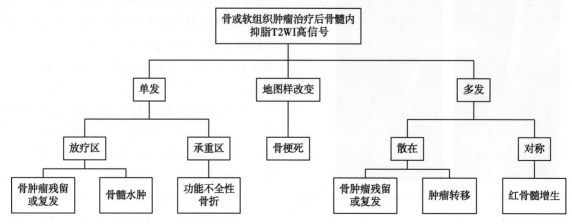

图 12-2-5 骨或软组织肿瘤治疗后骨髓内的异常信号影鉴别诊断流程图

（蔡香然）

术后改变 第十二章

参考文献

[1] CHIARILLI MG,DELLI PIZZI A,MASTRODICASA D,et al. Bone marrow magnetic resonance imaging:physiologic and pathologic findings that radiologist should know [J]. Radiol Med,2021,126（2）:264-276.

[2] PARK S,DO HUH J.Differentiation of bone metastases from benign red marrow depositions of the spine:the role of fat-suppressed T2-weighted imaging compared to fat fraction map [J].Eur Radiol,2022,32（10）:6730-6738.

[3] AHLAWAT S,MCCOLL M,MORRIS CD,et al. Pelvic bone tumor resection:post-operative imaging [J].Skeletal Radiol,2021,50（7）:1303-1316.

[4] 张朝晖,高振华.骨肌系统疾病治疗后影像学[M].北京:人民军医出版社,2014.

二、骨或软组织病变术后软组织内的异常信号影

【定义】

骨或软组织病变术后软组织内的异常信号影（abnormal signals within the adjacent soft tissues after surgery for bone or soft tissue lesions）指骨或软组织病变术后术区或邻近软组织内出现的异常信号，包括 T2WI 抑脂高信号及 T2WI 抑脂低信号相关病变。

【病理基础】

不同病变有不同的病理学特征，淋巴结转移为肿瘤细胞在淋巴结内的生长和繁殖；肿瘤残留复发或种植转移为相应肿瘤细胞的聚集；感染性疾病如脓肿为细菌、白细胞和坏死物的积聚，炎性肉芽肿则为巨噬细胞及其演化的细胞局限性浸润和增生；血清肿为淋巴液渗漏产生的清亮浆液性淋巴液组成；血肿为血液在血管外软组织内积聚形成的血凝块；创伤性神经瘤为再生的神经束轴突、施万细胞、神经束膜细胞和成纤维细胞分布于致密的胶原纤维间质内形成。

【征象描述】

MRI 表现：骨或软组织病变术后软组织内结节或团块影表现为抑脂 T2WI 高于或低于肌肉的异常信号（图 12-2-6，图 12-2-7）。

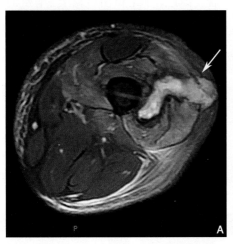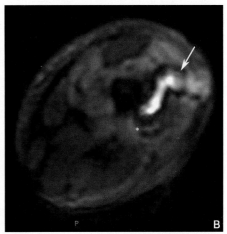

图 12-2-6　左侧股骨内固定取出术后软组织内抑脂 T2WI 高信号影（脓肿）

A. 压脂 T2WI；B. DWI。左侧股骨内固定取出术后，左股骨周围软组织内见条片状 T2WI 高信号影，DWI 上弥散受限，周围肌肉广泛水肿，皮下软组织水肿

【相关疾病】

1. 骨或软组织病变术后软组织内抑脂 T2WI 为高信号为主征象的结节或团块影，其相关疾病是：

（1）血肿（hematoma）：手术中血管断裂、出血并在术区及周围软组织积聚，达到一定体积时形成血肿，血肿于术后 6～8h 开始凝结成含有网状纤维的血凝块，24h 内新生的毛细血管、成纤维细胞和吞噬细胞侵入血块，血肿发生机化。超急性期血肿在 T1WI 呈低信号或等信号、T2WI 呈高信号；亚急性晚期 T1WI 及 T2WI 均高信号，血肿周边可见含铁血黄素沉积；慢性期血肿呈 T1WI 低信号、T2WI 高信号，周边可见含铁血黄素沉积。

（2）血清肿（seroma）：是不同于淋巴液但类似于炎性渗出液的一种混合液体。主要来自手术过程中损伤淋巴结、淋巴管等导致淋巴液渗漏，术后炎性反应致周围组织液渗出等（图 12-2-8）。

（3）脓肿（abscess）：骨或软组织病变术后发生化脓菌感染则可于术区及周围软组织内形成脓肿，化脓性炎过程中，中性粒细胞释放出溶解将变形坏死的组织溶解液化。脓液的主要成分是脓细胞、化脓

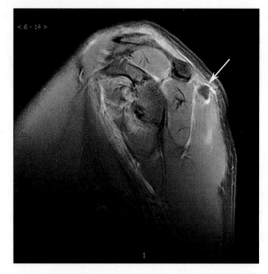

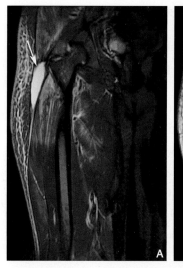

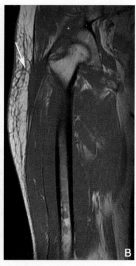

图 12-2-7　右侧肩关节术后三角肌后束内类圆形抑脂 T2WI 低信号影（急性期血肿）

压脂 T2WI 序列显示右侧肩关节术后三角肌后束内见类圆形 T2WI 低信号影

图 12-2-8　右股骨上段软组织肿瘤术后血清肿

压脂 T2WI 序列及不压脂 T1WI 显示右股骨上段软组织肿瘤术后术区椭圆形 T1WI 低信号及 T2WI 高信号影,边界清楚,皮下脂肪间隙水肿

菌、坏死液体组织和少量的浆液,因此会限制水分子弥散,从而表现为特征性的 DWI 高信号(图 12-2-6)。

(4)炎性肉芽肿(inflammatory granuloma):骨或软组织病变术后发生肉芽肿修复,由巨噬细胞及其演化的细胞局限性浸润和增生,形成境界清楚的结节状病灶。镜下可见新生薄壁的毛细血管以及增生的成纤维细胞构成,伴有炎性细胞浸润。可分为感染性肉芽肿和异物性肉芽肿。感染性肉芽肿由生物病原体(细菌、真菌、寄生虫等)感染引起,异物性肉芽肿可由外科缝线、粉尘、木刺等引发。

(5)创伤性神经瘤(traumatic neuroma):其发展涉及神经修复机制,与伤口和瘢痕收缩同时进行。

神经离断后,其近端与远端均发生退行性变,神经纤维再生的速度明显慢于瘢痕组织的生长,纤维结缔组织不断长入、增生,逐渐增大形成创伤性神经瘤。因此,神经和伤口修复、增殖的机制是混合的(图 12-2-9)。

(6)肿瘤残留复发或种植转移(residual or recurrent tumors or implantation metastasis):肿瘤残留、复发或种植转移均发生于骨或软组织恶性肿瘤术后,若恶性肿瘤细胞镜下残留治疗不彻底,则可原发肿瘤附近重新长出与原发肿瘤性质一致的新肿瘤或转移至其他脏器。在影像学上肿瘤肉眼残留可清楚显示,但镜下残留不能发现,因此肿瘤为残留、复发

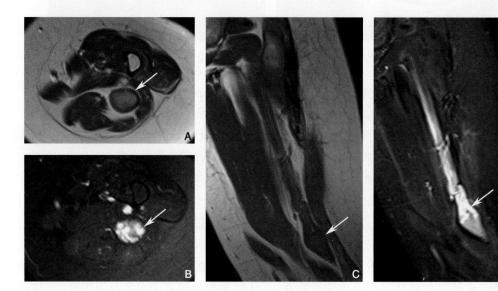

图 12-2-9　创伤性神经瘤

A. 轴位 T2WI;B. 轴位压脂 T2WI;C. 冠状位 T1WI;D. 冠状位压脂 T2WI。左大腿沿坐骨神经走行区见一类圆形 T1WI 等信号、T2WI 高信号影,边界清楚

或种植转移通常较难鉴别（图12-2-10）。

（7）淋巴结转移（lymphatic metastasis）：淋巴道转移经输入淋巴管至淋巴结，首先出现在淋巴结的被膜下窦，进而经髓质淋巴窦进入淋巴结的髓质和皮质区，最终导致整个淋巴结被肿瘤代替。肿瘤细胞也可引起一些反应性改变，如反应性滤泡增生、窦组织细胞增生、血管增生以及异物肉芽肿反应等。上皮源性恶性肿瘤发生淋巴结转移的概率明显高于肉瘤。大多数情况，不同解剖部位的肿瘤经淋巴道转移有其通常路径，但肿瘤细胞侵入淋巴管后可致淋巴引流受阻，并可能发生逆向流动及分流，故交叉性转移、对侧淋巴结转移均可能发生（图12-2-11）。

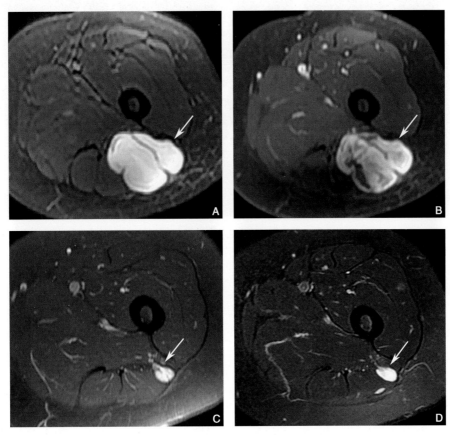

图 12-2-10　左大腿股外侧肌与股二头肌间隙内黏液脂肪肉瘤术后复发
A、B. 术前压脂 T2WI；C、D. 术后压脂 T2WI。手术前左大腿股外侧肌与股二头肌间隙内 T2WI 高信号肿物，术后相同区域内见一小结节状 T2WI 高信号影为黏液脂肪肉瘤术后复发

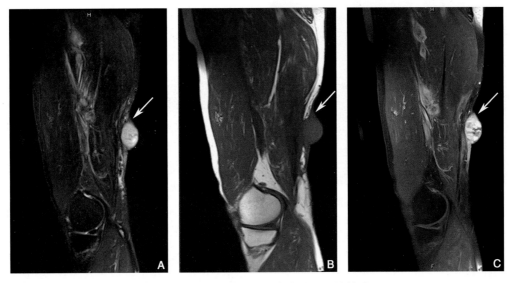

图 12-2-11　平滑肌肉瘤复发伴淋巴结转移
A. 矢状面压脂 T2WI；B. 矢状面 T1WI；C. 矢状面增强 T1WI。左大腿平滑肌肉瘤术后复发，皮下软组织内见一类圆形 T1WI 等信号、T2WI 高信号影，增强扫描不均匀强化，其信号特征与肌间隙复发的肿瘤信号类似

2.骨或软组织病变术后软组织内抑脂T2WI低信号为主征象的结节或团块影,其相关疾病是:

(1)血肿(hematoma):MRI上血肿根据时相分为超急性期(<24h)、急性期(2~7h)、亚急性期(8~30d)和慢性期(1~2m)。急性期血肿在T1WI呈等低信号或高信号、T2WI呈低信号;亚急性期早期T1WI周围为高信号、中心为低信号,T2WI为低信号(图12-2-7)。

(2)气体(gas):术后软组织区气体(图12-2-12)。

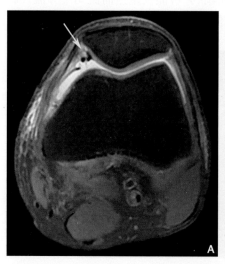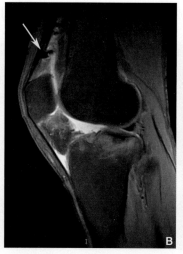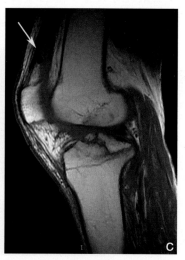

图 12-2-12　左侧膝关节术后关节腔及髌上囊积气

A.轴位 PdWI;B.矢状 T2WI;C.矢状 T1WI。左膝关节术后髌上囊内类圆形 T1WI 及 T2WI 低信号气体影

(3)肿瘤残留复发或种植转移(residual or recurrent tumors or implantation metastasis):病理学基础同上。原发肿瘤为 T2WI 抑脂低信号时,则转移瘤呈现原发肿瘤相似信号。如黑色素瘤、含纤维成分肿瘤、含特殊蛋白成分肿瘤、含钙化或骨化成分、含脂肪成分、细胞排列紧密组织(如淋巴瘤)等(图 12-2-13)。

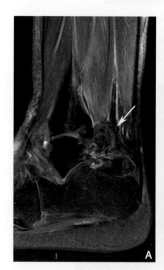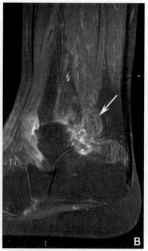

图 12-2-13　左踝关节弥漫性腱鞘巨细胞瘤复发

A.矢状位 T2WI;矢状位增强 T1WI。左踝关节腔内弥漫性结节状压脂 T2WI 低信号影,增强扫描不均匀强化

【分析思路】

骨或软组织病变术后软组织内的结节或团块影,其鉴别分析思路如下:

1.明确原发病变的性质,若为良性病变,则不会出现肿瘤残留复发、种植转移和淋巴结转移;若原发病变为恶性肿瘤,需对照术前片明确是否原发肿瘤完整切除,若未完整切除,则术后强化的异常信号需要考虑肿瘤残留可能;若完整切除,术后强化的异常信号则不能排除肿瘤复发、种植转移或淋巴结转移可能。

2.**正确识别 T2WI 抑脂信号特征**　如为 T2WI 抑脂低信号病变,则可缩小诊断范围。首先确认这种 T2WI 抑脂低信号是否与脂肪有关,如有,则需要考虑含脂肪的病变,如:含脂肪的良恶性肿瘤或术后其他正常组织内的脂肪被卷入术区组织内,这就需要对比治疗前后的 MRI 图。非脂肪/脂质成分的 T2WI 抑脂低信号,则要考虑到含有特殊成分,如气体、黑色素、纤维、钙化或骨化、淋巴瘤组织等。

3.结合异常信号的时间演变,若在术后短时间(1 周)出现,且非实质性肿瘤,则可能为血清肿、脓肿、血肿等;若术后 1 个月后出现,且为实质性肿瘤,则可能为创伤性神经瘤、炎性肉芽肿、肿瘤复发转移等。几乎一半的血清肿在 1 周后消失,在没有干预的情况下,三个月 80% 的血清肿消失。

4.结合其他序列(如增强扫描、弥散加权成像 DWI)的特征,若为环形强化病灶,要考虑血清肿、脓肿、血肿,其中脓肿具有特征性的脓液 DWI 高信号,而血肿根据其时相也有典型表现,若为水样信号则要考虑血清肿可能。

　　5. 结合患者的临床症状,若患者有明显的高热、白细胞升高等感染表现,要考虑脓肿或炎性肉芽肿可能。创伤性神经瘤患部有明显的触痛。

　　【疾病鉴别】

　　对于骨或软组织病变术后软组织内的结节或团块影,需要结合影像征象、临床信息和病情演变进行逐步分析与鉴别。

　　1. 骨或软组织病变术后软组织内的结节或团块相关疾病的鉴别要点见表 12-2-2。

　　2. 鉴别诊断流程见图 12-2-14。

表 12-2-2　骨或软组织病变术后软组织内的结节或团块影相关疾病鉴别要点

疾病	典型影像特征	主要伴随征象	鉴别要点
血清肿	为椭圆形或圆形囊性病变,水样信号,T1WI 低信号、T2WI 高信号,增强扫描病灶内未见强化、壁环形强化	周围软组织水肿或肿胀	结合动态演变过程,几乎一半的血清肿在 1 周后消失,在没有干预的情况下,三个月 80% 的血清肿消失
血肿	超急性期血肿在 T1WI 呈低信号或等信号、T2WI 呈高信号;急性期血肿在 T1WI 呈等低信号或高信号、T2WI 呈低信号;亚急性期早期 T1WI 周围为高信号、中心为低信号,T2WI 为低信号;亚急性晚期 T1WI 及 T2WI 均高信号,血肿周边可见含铁血黄素沉积;慢性期血肿呈 T1WI 低信号、T2WI 高信号,周边可见含铁血黄素沉积。增强扫描未见强化	周围软组织水肿或肿胀	结合动态演变过程及不同时期血肿的典型影像特征
脓肿	脓液呈 T1WI 低信号、T2WI 高信号,周围脓肿壁环绕呈 T1WI 稍高信号及 T2WI 等信号,DWI 上弥散受限,增强扫描环形强化	周围软组织水肿或肿胀	患者有明显的高热、白细胞升高等感染表现,DWI 上脓腔弥散受限,增强扫描环形强化
炎性肉芽肿	呈 T1WI 等或稍低信号、T2WI 高信号,增强扫描明显强化	周围软组织水肿或肿胀	患者有明显的高热、白细胞升高等感染表现
创伤性神经瘤	呈 T1WI 等低信号、T2WI 高信号,边界清楚,增强扫描明显强化	其形态与神经走行一致	患部有明显的触痛、感觉异常,多单发,影像表现缺乏特异性,其形态与神经走行一致
肿瘤残留复发或种植转移	局部软组织肿块,与原发肿瘤信号类似,增强扫描不均匀强化	有明显的占位效应,与周围组织分界不清	骨或软组织恶性肿瘤病史,与术前影像学资料对比分析,肿瘤复发或种植转移具有与原发肿瘤类似的影像学特征
淋巴结转移	局部软组织肿块,与原发肿瘤信号类似,增强扫描不均匀强化	有明显的占位效应,与周围组织分界不清	骨或软组织恶性肿瘤病史,与术前影像学资料对比分析
气体	T1WI、T2WI 呈均低信号	无占位效应	手术史

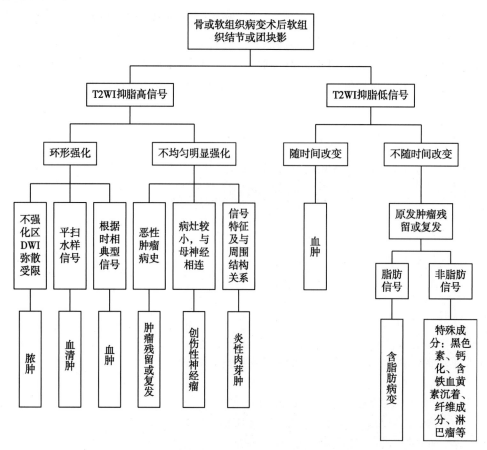

图 12-2-14 骨或软组织病变术后软组织内的异常信号影鉴别诊断流程图

（蔡香然）

参 考 文 献

[1] SPINNATO P, KIND M, LE LOARER F, et al. Soft tissue-sarcomas：the role of quantitative MRI in treatment response evaluation. Acad Radiol, 2022, 29（7）：1065-1084.

[2] AHMAD ZY, AHLAWAT S, LEVIN AS, et al. Bones and soft-tissue tumors：considerations for postsurgical imaging follow-up. Radiol Clin North Am, 2022, 60（2）：327-338.

[3] SCHOOT RA, VAN EWIJK R, VON WITZLEBEN AA, et al. International soft tissue sarcoma consortium（instruct）consensus statement：imaging recommendations for the management of rhabdomyosarcoma. Eur J Radiol, 2023, 166：111012.

[4] LLOPIS E, CEREZAL L, AUBAN R, et al. Postoperative imaging of the wrist and hand. Magn Reson Imaging Clin N Am, 2022, 30（4）：645-671.

[5] MORISHITA Y, TANIGUCHI R, KAWANO O, et al. Synovial facet joint cysts after lumbar posterior decompression surgery. J Neurosurg Spine, 2021, 35（6）：704-709.

[6] 张朝晖, 高振华. 骨肌系统疾病治疗后影像学 [M]. 北京：人民军医出版社, 2014.

三、半月板、盂唇修复或重建术后局部信号增高影

【定义】

半月板、盂唇修复或重建术后局部信号增高影（increased focal signals after meniscal and labral repairs or reconstruction surgery）是半月板、盂唇修复或重建术后在 MR 影像上与正常的半月板、盂唇相比的高信号影区。

【病理基础】

不同病变有不同的病理学特征，半月板、盂唇术后反应性改变为肉芽组织的修复性反应；半月板、盂唇再撕裂为纤维软骨的断裂。

【征象描述】

MRI 表现为修复或重建的半月板、盂唇内出现高于正常半月板、盂唇的信号。

【相关疾病】

半月板、盂唇修复或重建术后局部信号增高，其相关疾病是：

1. 半月板、盂唇术后反应性改变（reactive changes of postoperative meniscus and labrum） 半

月板、盂唇术后形态改变及修复性反应,主要为肉芽组织修复性反应,这些组织不同于纤维软骨,其信号往往高于纤维软骨但低于水样信号。肩关节盂唇修复术后要将撕脱并粘连的盂唇关节囊韧带复合体进行彻底

的松解,并在缝合重建时提拉上移关节囊盂唇组织,同时要保证将盂唇关节囊韧带复合体组织重建在肩关盂唇边缘以形成软组织隆起,重建盂唇高度,故盂唇表现为圆隆或增大,信号不均匀(图12-2-15、图12-2-16)。

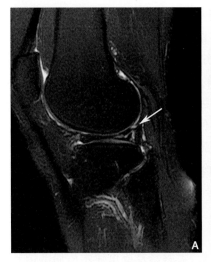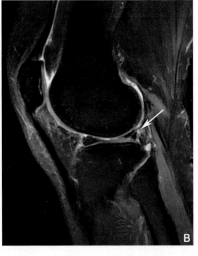

图 12-2-15　半月板撕裂修复术后反应性改变
A. 术前膝关节矢状位 T2WI;B. 术后膝关节矢状位 T2WI。术前外侧半月板后角内见线状高信号影达关节面提示半月板后角撕裂,修补术后半月板后角内见细线状高信号影为反应性改变

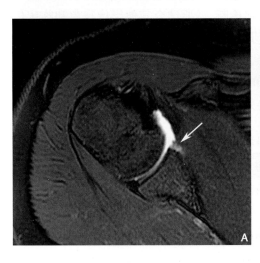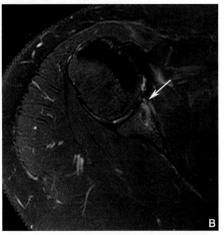

图 12-2-16　盂唇撕裂修复术后反应性改变
A. 术前肩关节轴位 T2WI;B. 术后肩关节轴位 T2WI。术前前盂唇内见线状高信号影达盂唇表面提示盂唇撕裂,修补术后盂唇内见片状高信号影为反应性改变

2. 半月板、盂唇再撕裂(retear of meniscus and labrum)　由于撕裂范围大、血供差、手术不当、术后过度负荷或外伤,半月板和盂唇可发生再撕裂,表现为半月板、盂唇术后术区或新发部位的纤维软骨断裂并累及关节面,常表现为 T2WI 上水样高信号达关节面,MRI 关节造影检查时对比剂可进入撕裂的半月板或盂唇(图12-2-17)。

【分析思路】

半月板、盂唇修复或重建术后局部信号增高,其鉴别分析思路如下:

1. 认识该征象,准确找出 MRI 中半月板或盂唇内高信号的区域。

2. 熟悉半月板、盂唇修复或重建手术方式。盂唇的修复或重建通常用缝线或锚钉将盂唇与关节盂重新贴附,盂唇撕裂复发可能与修补不充分、锚定拔

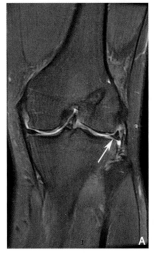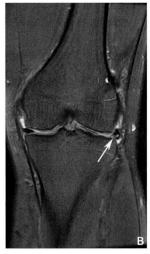

图 12-2-17　半月板撕裂术后再撕裂
A、B. 膝关节冠状位 T2WI。外侧半月板内线状稍高信号影为修补术后反应性改变(A),另一层面半月板外侧内线状水样高信号影达关节面提示半月板再撕裂(B)

出、线结松脱,以及肌腱、关节囊或骨结构不佳或物理治疗不当有关。半月板损伤的治疗方案因撕裂部位、形态和患者年龄等情况而有所不同。半月板只有在儿童期有弥漫性的血管;在成人中,只有10%~30%的外周半月板有血管,通常被称为"红色区"。此区域的半月板具有愈合能力,更容易修复。由于大多数半月板撕裂并不局限于红色区,因此可以理解为大多数半月板手术都是部分半月板切除术,其目的是恢复半月板的稳定性,同时保留尽可能多的天然半月板组织,以降低发生骨关节炎的风险。无论使用何种修复方法或修复设备,复发性撕裂的诊断标准保持不变,即半月板或盂唇内新出现液体信号或对比剂延伸至半月板或盂唇内。

3. 对比治疗前后 MRI 片,MRI 检查对无手术史的半月板或盂唇撕裂具有高度的敏感性和特异性。而对于修复或重建术后半月板及盂唇再撕裂的诊断性能下降。修复或重建手术会致半月板或盂唇形态失常,当半月板或盂唇的一部分被切除时,残留部分的信号强度增加可能会延伸到关节表面,类似撕裂。

4. MRI 关节造影检查的应用,直接 MRI 关节造影检查指在 MRI 检查前将稀释的钆对比剂注射到关节内,使关节囊扩张,从而更好地勾画关节内结构,清楚显示撕裂的盂唇或半月板。半月板盂唇修复或重建术后,应用直接 MRI 关节造影检查能够更清晰显示再撕裂的盂唇或半月板,易于与手术后改变进行鉴别。间接 MRI 关节造影检查指首先经静脉注射钆对比剂,延迟 60min 后进行相应关节的 MR 图像采集,依赖于滑膜细胞将钆对比剂生理性排泄到关节中而成像。MR 图像显示充血区域优先强化,包括半月板或盂唇损伤和撕裂部位。充血也可能与术后盂唇或半月板内的肉芽组织有关,这可能导致假阳性诊断。一般来说,半月板或盂唇术后的复发性撕裂征象如下:①移位的半月板或盂唇碎片;②异常高信号影延伸到与原始撕裂不同部位的关节面;③直接 MRI 关节造影检查显示重建或修复部位的半月板或盂唇内的高信号或间接 MRI 造影检查其内对比剂的摄取。

【疾病鉴别】

总之,对半月板、盂唇修复或重建术后局部信号增高的鉴别诊断,需要结合其他影像征象和临床信息进行逐步分析与鉴别。

1. 半月板、盂唇修复或重建术后局部信号增高常见病因的鉴别要点见表 12-2-3。

2. 鉴别诊断流程见图 12-2-18。

表 12-2-3 半月板、盂唇修复或重建术后局部信号增高相关疾病鉴别要点

疾病	典型影像特征	主要伴随征象	鉴别要点
半月板、盂唇术后反应性改变	半月板、盂唇内中等高或低信号影	半月板或盂唇形态不规则、体积缩小	直接关节造影半月板或盂唇内未见对比剂进入
半月板、盂唇术后再撕裂	半月板、盂唇内液体高信号影达关节面	半月板或盂唇碎片	直接关节造影半月板或盂唇内对比剂进入

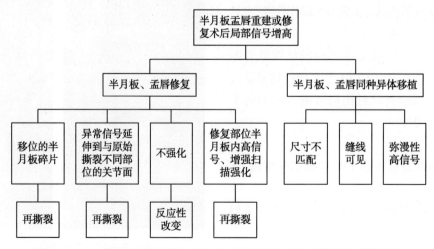

图 12-2-18 半月板、盂唇修复或重建术后局部信号增高鉴别诊断流程图

(蔡香然)

参 考 文 献

[1] MALIK MA,BAKER JC.Postoperative MR imaging of the knee meniscus [J].Magn Reson Imaging Clin N Am,2022,30(4):723-731.

[2] 张朝晖,高振华.骨肌系统疾病治疗后影像学[M].北京:人民军医出版社,2014.

四、韧带、肌腱重建或修复术后局部信号增高

【定义】

韧带、肌腱重建或修复术后局部信号增高(increased focal signals after ligament and tendon repair or reconstruction surgery)是指韧带、肌腱重建或修复术后出现相对于正常韧带、肌腱的高信号区。

【病理基础】

不同病变有不同的病理学特征,韧带、肌腱重建或修复术后反应性改变为肉芽组织的修复性反应;韧带、肌腱再撕裂为韧带或肌腱的断裂。

【征象描述】

MRI表现为韧带、肌腱内出现高于正常韧带、肌腱的信号。

【相关疾病】

韧带、肌腱重建或修复术后局部信号增高,其病理学基础及其相关疾病是:

1. 韧带、肌腱术后反应性改变(reactive changes of postoperative ligament and tendon) 完整修复的肌腱通常比正常肌腱更薄(病程早期)或更厚(病程晚期),并且由于肉芽组织、纤维化、缝合材料或金属伪影而增加了其T2WI信号强度,这种外观是术后肌腱或韧带修复的正常表现,可能为血管生长所致(图12-2-19)。

2. 韧带、肌腱再撕裂(retear ligament and tendon) 韧带、肌腱重建或修复术后再次撕裂或愈合不良。大多数再撕裂是由于组织质量差或固定失败导致肌腱愈合失败,骨锚钉拔出或缝线断裂,表现为其连续性中断、轮廓模糊,韧带或肌腱内的水样信号区(图12-2-19)。

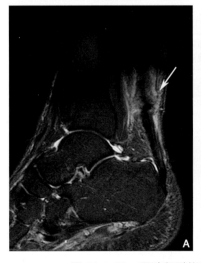 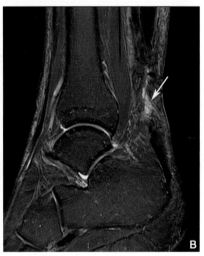

图 12-2-19 跟腱断裂修补术后反应性改变及再撕裂
A、B.踝关节矢状位T2WI。跟腱修补术后于压脂T2WI上显示跟腱形态不规则增粗,走行连续,为反应性改变(A);再撕裂后显示其连续性中断并见条片状压脂T2WI高信号影(B)

【分析思路】

韧带、肌腱重建或修复术后局部信号增高,其鉴别分析思路如下:

1. 认识该征象,准确找出韧带或肌腱内的高信号区域。

2. 熟悉韧带、肌腱重建或修复手术方式,受损韧带或肌腱形态、厚度和方向可以确定修复类型,较小的部分层撕裂通常采用清创术治疗,肌腱长轴方向的纵向撕裂采用肌腱-肌腱缝合术治疗,而较高级别的部分层撕裂(50%肌腱厚度或更大)或全层撕裂则通过将撕裂的肌腱连接到骨内来治疗。完整修复的肌腱通常比正常肌腱更薄(病程早期)或更厚(病程晚期),并且由于肉芽组织、纤维化、缝合材料或金属伪影而增加了T2WI信号强度。这种信号变化涉及几乎90%的修复肌腱或韧带,并在手术后3~12个月开始改善,尽管它可能持续数月至

数年。这种外观是术后肌腱或韧带修复的正常表现。因此,手术后第一年内出现的肌腱不规则、变薄或高信号通常不考虑修复后肌腱或韧带的再次撕裂。

3. 对比治疗前后 MRI 片 可能由于韧带或肌腱组织质量差,在手术过程中对异常肌腱的部分进行清创或修复,因此与术前 MR 成像进行比较并参考手术报告非常重要,以区分修复的韧带或肌腱与未修复的韧带或肌腱,以避免将这些变化误认为再撕裂。韧带、肌腱再撕裂的 MRI 所见与原始韧带或肌腱撕裂类似,包括修复的韧带或肌腱组织中存在间隙,液体信号或造影剂延伸进入或穿过间隙。要注意:中等信号强度的肉芽组织和瘢痕可能会造成韧带或肌腱增厚或不完全再撕裂的外观,导致对再撕裂程度的高估。

4. MRI 关节造影检查的应用 MRI 关节造影检查时,对比剂能够填充在撕裂处,而肉芽组织内未见对比剂填充,因此,MRI 关节造影检查有助于区分韧带或肌腱修复术后的肉芽组织和真正的撕裂。

【疾病鉴别】

总之,韧带、肌腱重建或修复术后局部信号增高的鉴别诊断,需要结合其他影像征象和临床信息进行逐步分析与鉴别。

1. 韧带、肌腱重建或修复术后局部信号增高常见病因的鉴别要点见表 12-2-4。

2. 鉴别诊断流程图如图 12-2-20。

表 12-2-4 韧带、肌腱重建或修复术后局部信号增高相关疾病鉴别要点

疾病	典型影像特征	主要伴随征象	鉴别要点
韧带、肌腱重建或修复术后反应性改变	韧带、肌腱内中等高或低信号影	韧带或肌腱形态不规则、增粗或变细	直接关节造影韧带或肌腱内未见对比剂进入
韧带、肌腱重建或修复术后再撕裂	韧带、肌腱内液体高信号影达韧带或肌腱表面	韧带或肌腱变细并连续性中断	直接关节造影韧带或肌腱内对比剂进入

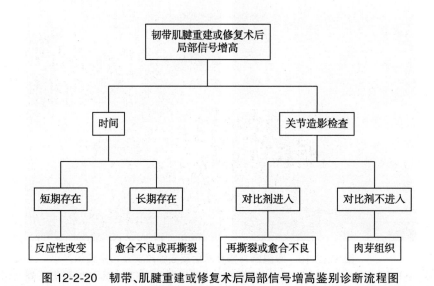

图 12-2-20 韧带、肌腱重建或修复术后局部信号增高鉴别诊断流程图

(蔡香然)

参 考 文 献

[1] ALFAQIH MA,MORRISON WB.Postoperative MR imaging of the rotator cuff [J].Magn Reson Imaging Clin N Am, 2022,30(4):617-627.

[2] 张朝晖,高振华.骨肌系统疾病治疗后影像学[M].北京:人民军医出版社,2014.

第三节 椎管减压术后椎管再狭窄

一、前入路椎管减压术后再狭窄

【定义】

前入路椎管减压是从椎体前部切口进入,切除

退变的椎间盘组织、椎体后缘骨赘或者骨化的后纵韧带,解除对脊髓的压迫。前入路椎管减压术后再狭窄(restenosis after anterior approach spinal canal decompression surgery)是指因手术减压不彻底,或椎间融合后相邻椎间退变、椎间盘突出等引起的椎管再狭窄。

【病理基础】

手术减压不足为部分椎体后缘骨赘、肥厚骨化后纵韧带残留,椎间融合后相邻椎间生物力学改变,椎间退变不稳、韧带肥厚、关节突骨质增生及椎间盘突出。

【征象描述】

1. X线 可以显示脊柱生理曲度、骨性结构改变,椎旁软组织钙化,手术固定情况。脊柱生理曲度变直、侧凸,移位不稳,椎体骨质增生、骨赘形成,椎间隙变窄,椎间小关节骨质增生变尖(图12-3-1)。

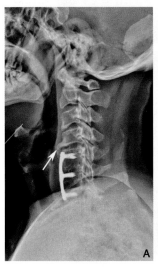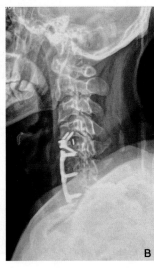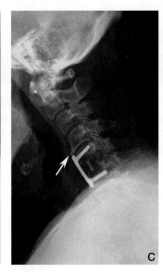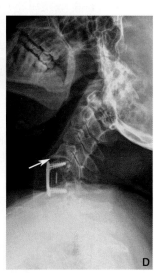

图 12-3-1 颈椎前路椎管减压融合术后,退变不稳X线表现

A. 前路术后X线:C5~7前路减压融合固定术后10年,颈椎轻度反曲,椎体边缘骨质增生硬化,后纵韧带增厚骨化,C4椎体前下缘鸟嘴样骨赘(箭),关节突增生硬化,项韧带骨化;B. 再次前路术后X线:示C4~5前路再次减压植骨融合固定术后。C、D. 另一患者,C5~6前路植骨融合固定术后13年,C. 颈椎过屈位:椎体前缘骨赘形成(箭);D. 颈椎过伸位显示C4椎体轻度后移不稳,C4~5前部椎间隙增宽(箭)

2. CT 能清楚显示椎间盘突出、椎体后缘骨质增生、后纵韧带肥厚骨化、小关节增生移位等,致椎管变形狭窄,硬膜囊及神经根受压,显示局部椎间孔、侧隐窝的形态改变(图12-3-2)。

3. MRI 与X线及CT相比,MRI可以观察椎管整体形态、大小、脊髓及神经根受压情况,可以敏感显示脊髓变性损伤情况,但对于椎间盘钙化、后纵韧带骨化难以区分(图12-3-3、图12-3-4)。若因

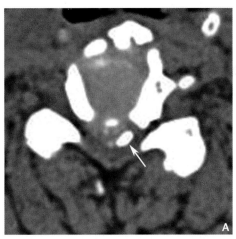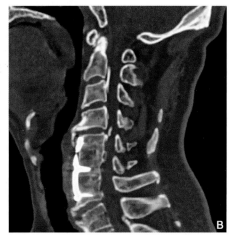

图 12-3-2 颈椎前路椎管减压融合术后,椎管狭窄CT表现

与图12-3-1(A、B)为同一患者,A、B.CT轴位及矢状面重建,示C4~5椎间盘弧形后突出、部分钙化,后纵韧带肥厚骨化(箭),硬膜囊明显受压,椎管明显狭窄,左侧小关节突增生肥大;同时见C5椎体后下缘骨质增生

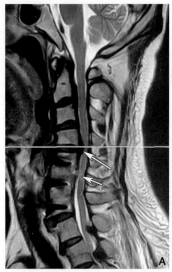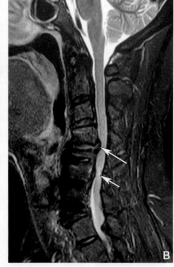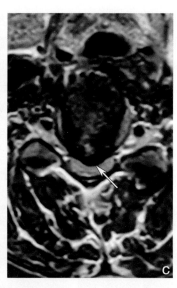

图 12-3-3　颈椎前路椎管减压融合术后,椎管狭窄 MRI 表现

与图 12-3-2 为同一患者。A、B、C. 矢状面 T2WI、STIR 及轴位 T2WI 序列,示 C4~5 椎间盘突出、后纵韧带肥厚(长箭),脊髓受压明显,椎管狭窄;C5 椎体水平后纵韧带肥厚,C5~6 椎间水平脊髓见小片 T2WI 稍高信号变性(短箭);另见 T1~2、T2~3 黄韧带肥厚,椎管狭窄

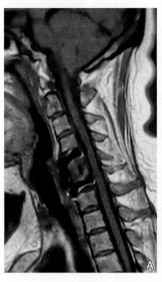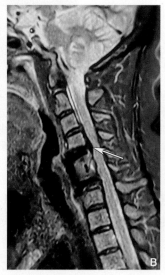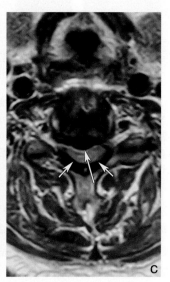

图 12-3-4　颈椎前路椎管减压融合术后,邻椎管再狭窄 MRI

与图 12-3-1(C、D)为同一患者,A、B、C. 矢状面 T1WI、STIR、轴位 T2WI 序列,示融合上方 C3~4、C4~5 椎间盘突出、C4~5 为著(长箭),轴位 T2WI 示 C4~5 双侧黄韧带肥厚(短箭),椎管狭窄

手术或内固定影响显示欠佳,可进行 MRI 增强扫描助诊。

【相关疾病】

1. 椎间盘突出,常发生于前路减压相邻椎间盘。

2. 退变性椎管狭窄,更多发生于融合固定后的邻椎椎管,可以是中央型狭窄,也可以是椎间孔狭窄;也可因手术减压不彻底、骨赘残留、再增生而局部复发,此多为中央型狭窄。

3. 其他,如脊椎结核,骨与软组织肿瘤等均可导致椎管狭窄,但发生于椎管减压术后、导致椎管再狭窄的情况极罕见。

【分析思路】

1. 正确识别征象,了解手术,排除术后内固定物伪影干扰,尽可能了解术前疾病影像表现,注意术后脊柱生理曲度,椎体、椎间关节突关节排列及稳定性的改变,从椎体、椎间盘、椎间小关节、黄韧带、后纵韧带、脊髓及椎旁软组织改变等进行综合分析。

2. 椎间融合后因生物力学改变,融合节段顺应性降低,邻近未融合节段应力集中,容易导致相邻近脊椎椎间不稳,椎体及椎间盘退变进程加快,因此常见邻近椎体边缘增生、骨赘形成,韧带肥厚骨化,关节突关节骨质增生内聚,黄韧带肥厚骨化,可导致中央型椎管狭窄或引起单侧椎间孔、侧隐窝狭窄。椎间融合后椎间盘突出也常发生在邻椎间盘,CT上为弧形、块状与椎间盘等密度软组织影,MRI上为T1WI、T2WI均低信号软组织影,压迫硬膜囊及神经根。另外,术后遗留的椎体后缘骨赘、韧带骨化,也可继续增大,造成手术部位椎管再狭窄。

3. 结合患者病史、体征、CT、MRI等资料,前入路椎管减压术后再狭窄诊断较容易。

【疾病鉴别】

前入路椎管减压术后再狭窄,结合临床病史及影像资料,一般诊断较容易。个别可能需要与减压局部及邻近脊柱炎症、结核、骨与软组织肿瘤等进行鉴别。炎症、结核有相邻椎体骨质破坏,椎间隙变窄,结核破坏区多数有沙砾状死骨,椎旁或椎管内低密度积脓,炎症破坏周围硬化明显、周围软组织肿胀;骨肿瘤可见椎体或椎弓的骨质破坏,周围软组织肿块需与椎间盘突出鉴别,肿块在MRI上常为T1WI等低信号、T2WI较高信号,必要时进行MRI增强扫描,肿块多强化,而突出椎间盘无强化可以鉴别。

1. 前入路椎管减压术后再狭窄常见病因的鉴别要点见表12-3-1。

2. 基于临床信息的鉴别诊断流程图见图12-3-5。

表 12-3-1 前入路椎管减压术后再狭窄相关疾病鉴别要点

疾病	典型影像特征	主要伴随征象	鉴别要点
椎间盘突出	CT椎间隙后弧形或块状后突的软组织密度影;T1WI、T2WI上与椎间盘信号相同,均呈等、低信号;增强扫描无强化	邻近硬膜囊及神经根受压,或神经根湮没,椎体后缘骨质增生	椎间隙后弧形或块状后突的与椎间盘等密度/等信号软组织影
退变性椎管狭窄	后纵韧带骨化,关节突增生肥大、移位内聚,黄韧带肥厚、骨化,小关节囊增厚钙化,椎管变形变窄,椎间孔变窄,侧隐窝变窄	邻椎间隙变窄,椎体边缘骨赘,椎体不稳或滑脱;同水平硬膜囊及神经根受压	后纵韧带骨化,关节突增生肥大、内聚,黄韧带增厚、骨化

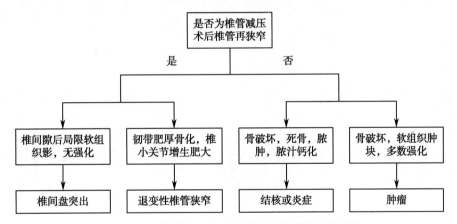

图 12-3-5 椎管减压术后再狭窄的鉴别诊断流程图

二、后入路椎管减压术后再狭窄

【定义】

后入路椎管减压是从椎体后方切口进入,切除部分椎板、一侧椎板甚至全椎板,从而减轻对脊髓与神经等压迫的手术方式。后入路椎管减压术后再狭窄(restenosis after posterior approach spinal canal decompression surgery)是指因减压不彻底、术后瘢痕、脊柱退变不稳、骨质增生、椎间盘再突出等发生椎管再狭窄。

【病理基础】

后入路手术减压不彻底可有后入路手术开窗较小、术后瘢痕、原有前方骨化加重、椎间盘突出加剧,或术后脊柱不稳、退变、椎间盘再突出等。

【征象描述】

1. X线 可以显示手术内固定情况,脊柱序列及骨性结构改变,可见生理曲度变直,椎体边缘骨质增生、移位不稳,椎间隙变窄,椎间小关节骨质增生变尖(图12-3-6)。但X线无法诊断椎管狭窄。

2. CT 能清楚显示减压开窗情况,显示椎间盘突出、钙化,椎体后缘骨质增生,后纵韧带、黄韧带肥厚骨化,小关节增生肥大扭曲,硬膜囊及神经根受压程度,显示椎管、椎间孔、侧隐窝的形态改变(图12-3-7)。

3. MRI 与X线及CT相比,MRI可以显示椎

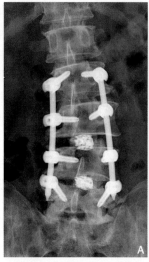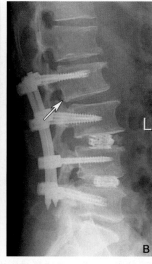

图 12-3-6　腰椎后入路椎管减压融合内固定术后,X 线正侧位

A、B. X 线正侧位示 L3～5 椎间融合、L2～5 后入路内固定术后(2 年),腰椎左侧凸,椎体边缘骨质增生,L2 椎体轻度后移不稳(箭)

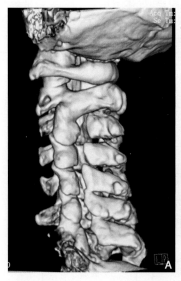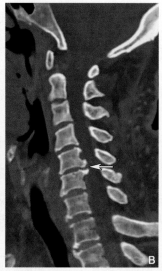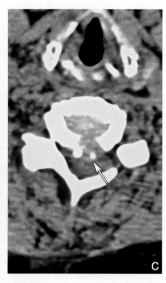

图 12-3-7　颈椎后路单开门术后,椎间盘突出钙化

C3～7 后路单开门术后 5 年,A. CT 三维重建示 C3～7 左侧椎板开窗;B. CT 矢状面重建示 C5～6 椎体后缘骨赘(箭);C. C5～6 间隙水平轴位示椎间盘突出、钙化(箭),左侧椎板部分切除

间盘突出、韧带肥厚、小关节及椎管变形,对观察椎管整体形态、脊髓及神经根受压情况观察更有优势;但对于椎间盘钙化、后纵韧带骨化难以区分。若因手术或内固定影响显示欠佳,MRI 增强扫描有助于诊断(图 12-3-8、图 12-3-9)。

【相关疾病】

1. 退变性椎管狭窄,减压后脊柱不稳,邻近节段退变加快,致邻近节段椎管狭窄;也可由于减压前方后纵韧带骨化加重致减压节段椎管变窄。

2. 椎间盘突出,多发生于减压相邻椎间盘,也可发生于减压所在间隙椎间盘或原有椎间盘突出加重、钙化,致椎管狭窄。

3. 其他,如炎症、结核、肿瘤等导致椎管再狭窄罕见。

【分析思路】

1. 仔细识别征象,分析思路同前入路减压术后,排除术后内植物伪影干扰,注意术前术后影像对比。

2. 临床上腰椎管狭窄多行后入路椎管减压术,术后复查特别要注意不要漏掉椎间孔处、椎间孔外侧极外侧型椎间盘突出。

3. 结合患者病史、体征、CT、MRI 等资料,椎管狭窄术后再狭窄病因诊断容易。椎体炎症、结核、肿

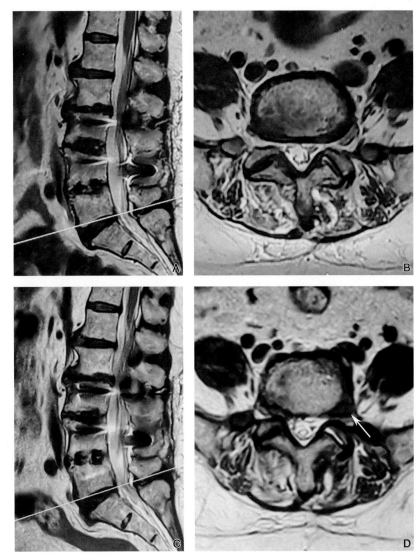

图 12-3-8　腰椎后入路椎管减压内固定术后，邻椎间盘突出（极外侧型）

A、B. L3～5 后路减压固定术后 8 年矢状面、轴位 T2WI 序列，示椎体骨质增生，未见明显
间盘突出及椎管狭窄；C、D. 术后 11 年矢状面、轴位 T2WI 序列，L5～S1 左侧椎间孔外侧
见较大弧形低信号椎间盘突出（箭），左侧神经根受压，L5～S1 左侧小关节间隙积液

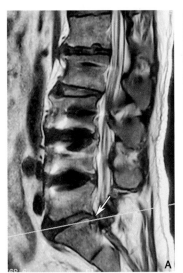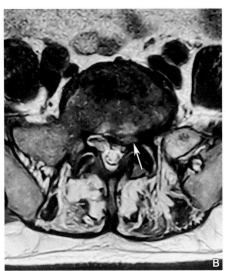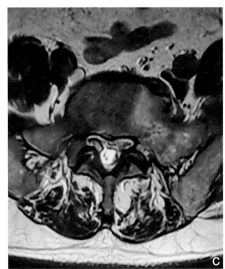

图 12-3-9　腰椎后路减压融合内固定术后，邻椎间盘突出，椎间孔狭窄

A、B. L2～5 后路减压固定术后 2.5 年矢状位、轴位 T2WI，示 L2 椎体轻度后移，L5～S1 椎间盘向左后突出（箭），椎体左后缘
骨质增生，左侧小关节突骨质增生，关节囊肥厚，左侧神经根受压，左侧椎间孔狭窄；C. 腰椎管减压术前 T2WI 轴位示 L5S1
间隙未见间盘突出，左侧小关节增生不明显

瘤等引起的椎管狭窄鉴别要点同前(前入路椎管减压术后再狭窄)。

【疾病鉴别】

后入路椎管减压术后再狭窄常见病因主要是椎间盘突出、退变性椎管狭窄,结合临床手术病史及影像学表现,容易鉴别。鉴别要点、鉴别思路同前(见表 12-3-1、图 12-3-5)。

(于静红)

参 考 文 献

[1] GERMON TJ, HOBART JC. Definitions, diagnosis, and decompression in spinal surgery: problems and solution [J]. Spine Journal, 2015, 15(3 Suppl): S5-S8.

[2] SHRIVASTAVA S, SAKALE H, DULANI R, et al. Role of decompression in late presentation of cervical spinal cord disorders [J]. Asian Spine Journal, 2014, 8(2): 183-189.

[3] 中国康复医学会骨质疏松预防与康复专业委员会, 中国老年保健协会骨科微创分会. 退行性腰椎管狭窄症诊疗专家共识(2023 年)[J]. 中华骨与关节外科杂志, 2023, 16(2): 97-103.

[4] FORSTH P, OLAFSSON G, CARLSSON T, et al. A randomized, controlled trial of fusion surgery for lumbar spinal stenosis [J]. N Engl J Med, 2016, 374(15): 1413-1423.

中英文名词对照索引

登录中华临床影像征象库步骤

▎公众号登录 >>

扫描二维码
关注"临床影像及病理库"公众号

点击"影像库"菜单
进入中华临床影像库首页

▎网站登录 >>

输入网址 medbooks.ipmph.com/yx
进入中华临床影像库首页

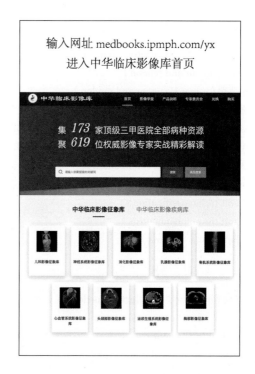

进入中华临床影像库首页

注册或登录

PC 端点击首页"兑换"按钮
移动端在首页菜单中选择"兑换"按钮

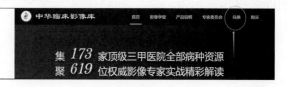

输入兑换码,点击"激活"按钮
开通中华临床影像征象库的使用权限

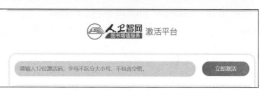

558

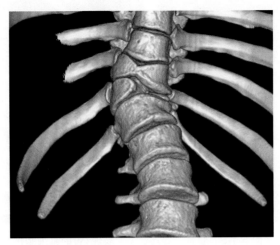

彩图 1-4-25　骨骼变形 CT 表现

脊柱侧弯患者,CT 容积重现示胸 10 椎体蝴蝶椎,胸 11
椎体半椎畸形

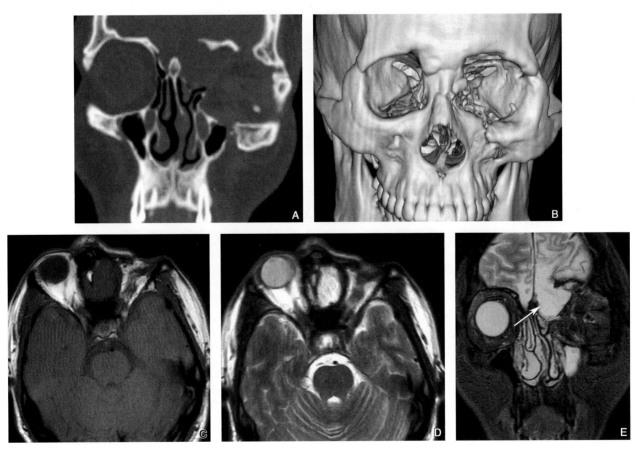

彩图 4-2-3　眼眶增大的影像表现

患者,男性,27 岁,左眶面部外伤 2 日,左眶壁骨折伴左额部脑膜脑膨出。颌面部 CT 冠状位(A)及 VR 重建(B)示左眶顶壁、
内壁、底壁骨质不连续;颌面部 MRI:T1WI(C)、T2WI(D)示左侧眼球缺失,眶壁骨质不连续;T2WI 抑脂冠状位(E)示左侧
额部脑膜脑膨出(箭),左额叶软化灶形成

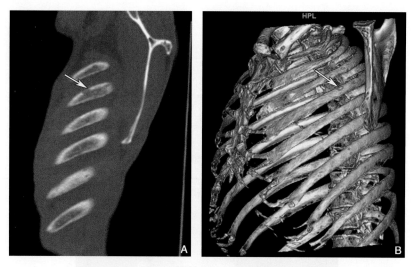

彩图 5-1-5　肋骨上缘压迹 CT 表现（骨的浆细胞瘤）

患者,男性,69 岁,确诊骨的浆细胞瘤。A. CT 多平面重建图像示左侧第 4 肋上缘局部骨皮质破坏缺损(白箭)形似压迹;B. 容积重建图像示左侧第 4 肋上缘因骨质破坏形成凹陷(白箭)

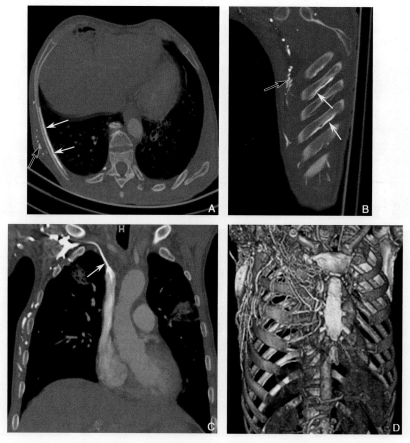

彩图 5-1-10　肋骨下缘压迹 CT 表现（上腔静脉阻塞）

患者,男性,68 岁,食管癌输液港置入多次化疗后。A. 右侧第 7 肋重建图像示肋间静脉迂曲扩张压迫肋骨(白箭),右侧胸壁多发侧支血管(黑箭),左侧胸壁未见迂曲静脉侧支;B. 肋骨 CT 重建图像示右侧多发肋间静脉迂曲扩张压迫肋骨下缘形成压迹(白箭),右侧胸壁多发侧支血管(黑箭);C. 增强 CT 冠状面重建图像示上腔静脉闭塞(白箭),可见输液港导管置入;D. 容积重建图像示右侧胸壁由扩张的胸廓内静脉、肋间静脉形成丰富侧支循环

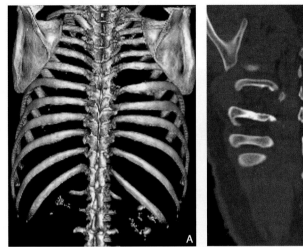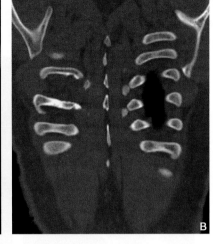

彩图 5-1-11 肋骨下缘压迹 CT 表现(神经纤维瘤病)
患者,男性,26 岁,确诊神经纤维瘤病。A. 容积重建图像示左侧 6～7 后肋间隙增宽,第 6 肋下缘可见压迹;B. 冠状面重建图像示左侧第 6～7 间隙软组织肿块沿肋间神经分布伴肋间隙增宽,第 6 肋下缘可见压迹,第 7 肋上缘可见骨质侵蚀

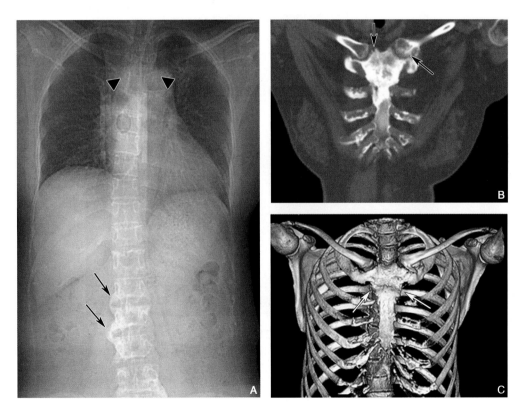

彩图 5-4-5 锁骨病变 CT 表现
女性,45 岁,确诊 SAPHO 综合征。A. CT 定位片示胸肋锁关节密度增高(黑三角箭),腰椎多发不符合年龄的明显骨赘(黑箭);B. 冠状面 CT 重建胸肋锁关节明显骨质增生、硬化,形成"牛头征",胸锁关节面侵蚀(黑箭);C. 容积重建图像示双侧胸肋锁关节形态似"牛头"(白箭)

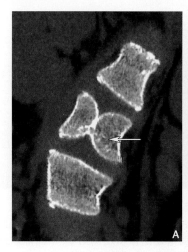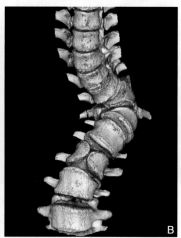

彩图 6-1-3　脊柱侧弯 CT 表现（1）

男性,11 岁,L3 椎体蝴蝶椎畸形并脊柱侧弯。A.腰椎 CT 平扫冠状位示 L3 椎体蝴蝶椎畸形（箭）;B.颈胸腰椎 CT 三维重建示胸腰椎旋转侧弯畸形

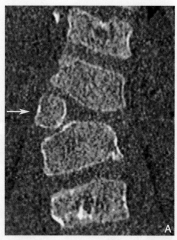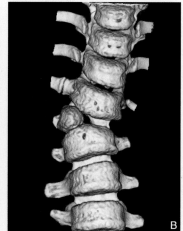

彩图 6-1-4　脊柱侧弯 CT 表现（2）

女性,6 岁,L1 椎体半椎畸形并脊柱侧弯。A.腰椎 CT 平扫冠状位示 L1 椎体半椎畸形（箭）;B.腰椎 CT 三维重建示 L1 椎体半椎体畸形,胸腰椎向右侧弯

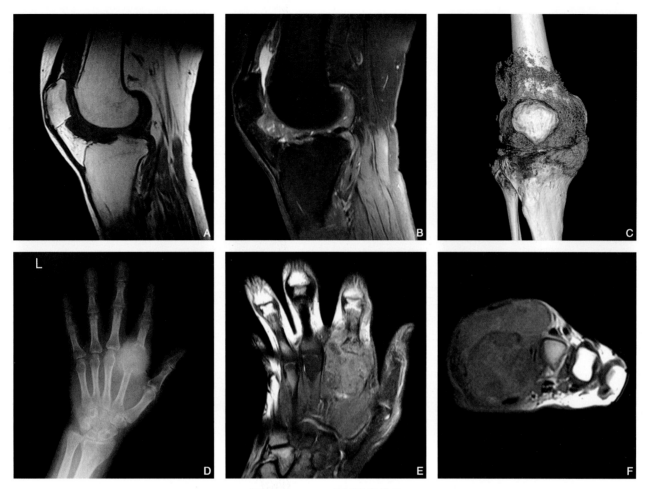

彩图 10-10-5　痛风性关节炎

男性,36 岁,影像学表现:A. 膝关节矢状面 T1WI;B. 矢状面 PD 抑脂序列;C. 膝关节 CT 痛风石成像;D. 手 X 线片;E. 手 MRI 冠状面 T2WI;F. 手横断面 T2WI。膝关节滑膜肿块样增厚(A、B),手第一掌骨远端近节指骨近端见软组织肿块及相邻骨质边缘翘起的骨侵蚀(D、E、F),膝关节双能量 CT 痛风石成像,病变处广泛绿染,痛风石成像阳性(C)

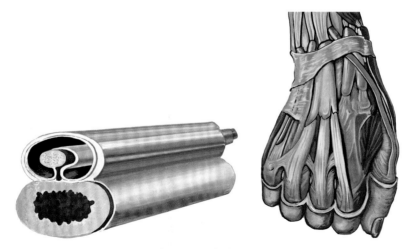

彩图 10-12-1　腱鞘解剖示意图